Checkliste
Chirurgie

Checklisten der aktuellen Medizin

Begründet von F. Largiadèr, A. Sturm, O. Wicki

Georg Thieme Verlag
Stuttgart · New York

Kardiopulmonale Reanimation – Differentialtherapie

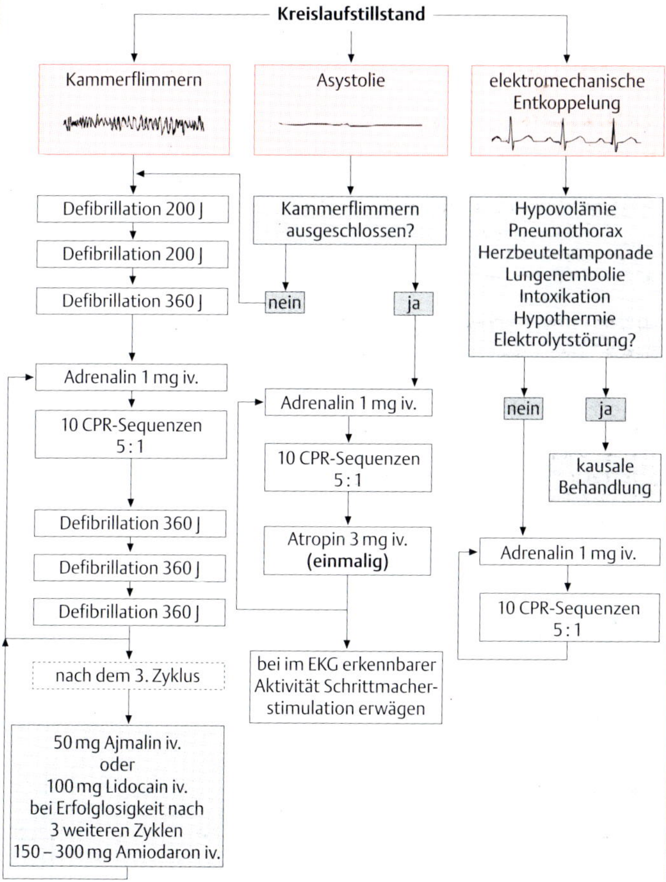

Basismaßnahmen:

Herzmassage und Beatmung mit 100 % Sauerstoff (1 CPR-Sequenz = 5 : 1)
Dokumentation aller Maßnahmen (mit Zeit)

Bei Kammerflimmern **unmittelbare** Defibrillation
(ggf. vor Intubation und Venenzugang)

Checkliste Chirurgie

Viszeral- und Allgemeinchirurgie

Felix Largiadèr
unter Mitarbeit von Sabine Baaske-Kohlhaußen,
Peter Buchmann, Urs Metzger, Markus Röthlin,
Hans Säuberli

7., völlig neu bearbeitete und erweiterte Auflage

304 Abbildungen, teilweise vierfarbig
65 Tabellen

1998
Georg Thieme Verlag
Stuttgart · New York

Die Deutsche Bibliothek – CIP-Einheitsaufnahme

Largiadèr, Felix:
Checkliste Chirurgie : Viszeral- und Allgemeinchirurgie : 65 Tabellen / Felix Largiadèr.
Unter Mitarb. von Sabine Baaske-Kohlhaußen ... – 7., völlig neu bearb. und erw. Aufl. –
Stuttgart ; New York : Thieme, 1998
(Checklisten der aktuellen Medizin)

Umschlaggrafik: Cyclus DTP Loenicker, Stuttgart

Wichtiger Hinweis:

Wie jede Wissenschaft ist die Medizin ständigen Entwicklungen unterworfen. Forschung und klinische Erfahrung erweitern unsere Erkenntnisse, insbesondere was Behandlung und medikamentöse Therapie anbelangt. Soweit in diesem Werk eine Dosierung oder eine Applikation erwähnt wird, darf der Leser zwar darauf vertrauen, daß Autoren, Herausgeber und Verlag große Sorgfalt darauf verwandt haben, daß diese Angabe dem **Wissensstand bei Fertigstellung des Werkes** entspricht.

Für Angaben über Dosierungsanweisungen und Applikationsformen kann vom Verlag jedoch keine Gewähr übernommen werden. **Jeder Benutzer ist angehalten,** durch sorgfältige Prüfung der Beipackzettel der verwendeten Präparate und gegebenenfalls nach Konsultation eines Spezialisten festzustellen, ob die dort gegebene Empfehlung für Dosierungen oder die Beachtung von Kontraindikationen gegenüber der Angabe in diesem Buch abweicht. Eine solche Prüfung ist besonders wichtig bei selten verwendeten Präparaten oder solchen, die neu auf den Markt gebracht worden sind. **Jede Dosierung oder Applikation erfolgt auf eigene Gefahr des Benutzers.** Autoren und Verlag appellieren an jeden Benutzer, ihm etwa auffallende Ungenauigkeiten dem Verlag mitzuteilen.

1. Auflage 1975
1. spanische Auflage 1978
2. Auflage 1979
3. Auflage 1983
4. Auflage 1986
5. Auflage 1990
6. Auflage 1993

Die 1.–6. Auflage
erschien unter dem Titel
Checkliste Viszerale Chirurgie.

Satz und Druck: Druckhaus Götz GmbH, 71636 Ludwigsburg
Gesetzt auf CCS Textline (Linotronic 630)

ISBN 3-13-522507-0 3 4 5 6

In der nach Schwerpunkten orientierten Neuordnung der Chirurgie im Studentenunterricht, in der Weiterbildung, in den Weiterbildungsordnungen und in den Krankenhausstrukturen verbleibt die Allgemeinchirurgie meistens bei der Viszeralchirurgie. Aus diesem Grund ist die Checkliste Chirurgie weitgehend auf diese beiden Teilbereiche ausgerichtet und entsprechend ergänzt und erweitert worden. Die Chirurgie hat kaum je in ihrer Geschichte in so kurzer Zeit einen so tiefgreifenden technischen Entwicklungsschub erfahren, wie ihn die viszerale Chirurgie in den letzten Jahren durchgemacht hat. Zwei Faktoren haben diese Entwicklung geprägt: die Einführung der minimal invasiven (laparoskopischen) Chirurgie und die neuen bildgebenden Verfahren, wie hochauflösendes Computertomogramm, Magnetresonanztomographie und Positronenemissionstomographie. Das war der Anlaß, auch den viszeralen Teil der Checkliste vollständig zu überarbeiten und zu erweitern.
Der erste, graue Teil dieser Checkliste enthält erweiterte Vorschriften über die Untersuchung des Patienten, die Grundsätze des Umgangs mit Patienten und Operationen, die für Studenten und Assistenten wichtigen Arbeitstechniken sowie die generellen perioperativen Maßnahmen und allgemeinchirurgischen Techniken. Völlig neu ist der grüne Teil, in welchem die allgemeinmedizinisch wichtigen Leitsymptome umschrieben sind und bezüglich ihrer differentialdiagnostischen Bedeutung analysiert werden. Der blaue Teil mit den Beschreibungen der Krankheitsbilder sowie der rote Teil mit den Operationsvorschriften und den zugehörigen Indikationen, Vorbehandlungen und Nachbehandlungen wurden komplett überarbeitet und auf neuesten Stand gebracht.
Die Titel wurden mit dem offiziellen internationalen Klassifikationscode versehen. Für die Krankheitsbilder des grünen und blauen Teils ist dies der ICD-Code (International Classification of Diseases, 10. Revision). Für den Operationscode haben sich die deutschsprachigen Länder leider noch nicht auf ein gemeinsames Vorgehen geeinigt; die Operationen des roten Teils sind mit dem in Deutschland gebräuchlichen ICPM-Code (International Classification of Procedure in Medicine) markiert.
Das Mitarbeiterteam ist erweitert worden. Dies hat uns unter anderem erlaubt, aus der Checkliste „Chirurgische Sonographie" Anleitungen zur sonographischen Untersuchung des normalen Abdomens zu übernehmen. Diese sind eine sehr wertvolle Ergänzung, weil ja die Sonographie in die Hand jedes Chirurgen gehört.
Aus der Checkliste eliminiert wurde die spezielle Thoraxchirurgie. Die Thoraxchirurgie hat sich ja – ebenfalls unter dem Einfluß der minimal invasiven Chirurgie – als selbständige chirurgische Spezialdisziplin etabliert. In der vorliegenden Checkliste wurden nur diejenigen thoraxchirurgischen Krankheiten beibehalten, welche von allgemeinchirurgischer Bedeutung sind.
Ähnliche Überlegungen gelten für die Unfallchirurgie. Von diesen Krankheitsbildern werden nur diejenigen behandelt, welche für den Viszeralchirurgen differentialdiagnostisch wichtig sind. Wir danken Herrn Professor O. Trentz für die Erlaubnis, zu den betreffenden Kapiteln Texte aus der Checkliste „Traumatologie" übernehmen zu dürfen.
Auch die Organtransplantation wurde aus der Checkliste eliminiert. Diese wichtige, immer noch von stürmischer Entwicklung gekennzeichnete Sparte der Chirurgie wurde inzwischen in der Checkliste „Organtransplantation" unter Mitwirkung vieler anerkannter Fachleute aus den deutschsprachigen Ländern dargestellt.
An der vorliegenden Neuauflage waren die Oberärzte Dr. Hans Peter Klotz und PD Dr. Othmar Schöb mit Einzelbeiträgen beteiligt. Die durch eine neue Unterteilung erforderlichen Umstellungen, Ergänzungen und Korrekturen vorhandener Texte

besorgte Dr. Ursina Largiadèr. Die neuen Abbildungen wurden von Carol de Simio und Stefan Schwyter mit großem Verständnis für die spezifischen Fragestellungen gezeichnet. Eva Clerc übernahm viele Schreibarbeiten. Die Manuskriptbetreuung und Korrekturen lagen wiederum in Händen von Helene Largiadèr. Im Georg Thieme Verlag haben Dr. Alexander Bob, Frau Dr. Bettina Hansen und Frau Elsbeth Elwing das entstehende Werk begleitet, und der Verlag hat uns nicht nur eine fachkundige, kompetente Mitarbeiterin zur Verfügung gestellt, sondern dem ganzen auch ein neues attraktives Gewand und ein modernes Layout gegeben. Allen, die zur Realisierung der siebten Auflage beigetragen haben, gilt unser herzlichster Dank.

Zürich, Herbst 1997

Felix Largiadèr
und Mitarbeiter

Dr. med. Sabine Baaske-Kohlhaußen
Programmplanung Medizin
Georg Thieme Verlag
D-70469 Stuttgart

Prof. Dr. med. Peter Buchmann
Chefarzt der Chirurgischen Klinik
Stadtspital Waid
CH-8037 Zürich

Prof. Dr. med. Felix Largiadèr
Vorsteher des Departments Chirurgie
und Direktor der Klinik für Viszeralchirurgie
Universitätsspital
CH-8091 Zürich

Prof. Dr. med. Urs Metzger
Chefarzt der Chirurgischen Klinik
Stadtspital Triemli
CH-8063 Zürich

PD Dr. med. Markus Röthlin
Klinik für Viszeralchirurgie
Departement Chirurgie
Universitätsspital
CH-8091 Zürich

Prof. Dr. med. Hans Säuberli
Chefarzt der Chirurgischen Klinik
Kantonsspital
CH-5404 Baden

Grauer Teil: Grundlagen, Arbeitstechniken, Untersuchungstechniken

Blauer Teil: Krankheitsbilder

Prinzip

- Gespräch mit dem Patienten allein führen. Zuziehen einer Bezugsperson nach Bedarf. Datum und Uhrzeit der Befragung notieren.
- Aktives Führen des Gespräches; suggestive Fragen vermeiden.
- Gespräch mit Übersetzer: Jeweils eine Frage übersetzen und beantworten lassen.

Persönliche Daten

- Name, Vorname, Geburtsdatum, Geschlecht, Adresse.
- Name und Adresse von wichtigen Bezugspersonen, insbesondere Hausarzt.

Jetziges Leiden

- **Aktuelle Beschwerden:** Gründe für die Arztkonsultation. Kausalität aus der Sicht des Patienten.
- **Schmerzen:** Beginn, Lokalisation, Ausstrahlung, Schmerzcharakter (z. B. dumpf, stechend, ziehend, bohrend, brennend), Schmerzintensität (z. B. anhand einer Numerischen Analogskala [NAS] von 1 – 10), zeitliches Auftreten, auslösende Faktoren, Begleitsymptome.
- **Funktionsstörung** (vgl. auch Systemanamnese).
- Spezielle Vorkommnisse.

Persönliche Anamnese

- Frühere Erkrankungen, Unfälle.
- Frühere Operationen (Art, perioperative Komplikationen, abnorme Blutungstendenz, Anästhesiezwischenfälle).
- Frühere Klinikaufenthalte.
- Bekannte Allergien.
- Stoffwechselerkrankungen, z. B. Diabetes mellitus (Typ I, II).
- Medikamente (vor allem der letzten 4 Wochen [besonders Insuline, Steriode, Kontrazeptiva, Antikoagulantien, Thrombozytenaggregationshemmer, Drogen]).
- Alkohol (Reinalkohol in g/Tag), Nikotin (Zigarren, Zigaretten, Pfeife; Anzahl Pakyears).
- Subjektive Leistungsfähigkeit (Treppensteigen, tägliche Aktivität, Arbeitsfähigkeit).

Systemanamnese

- **Kardiovaskulär:** Zustand nach Myokardinfarkt, Anstrengungsdyspnoe, Ruhedyspnoe, Orthopnoe, Angina pectoris, Palpitationen, Knöchelödeme, Claudicatio intermittens (Gehstrecke).
- **Respiratorisch:** Husten, Auswurf, Hämoptoe, Asthma bronchiale.
- **Gastrointestinal:** Schmerzen, Appetit, Gewichtsverlauf, Sodbrennen, Dysphagie, Nausea, Erbrechen, Hämatemesis, Obstipation, Diarrhoe, Blutabgang ab ano, Stuhlunregelmäßigkeiten, Stuhlinkontinenz, Ikterus.
- **Urogenital:** Dysurie, Hämaturie, Nykturie, Miktionsfrequenz, Urinmenge, Urininkontinenz, Ödeme, Durst.

- **Nervensystem:** Momentane Grundstimmung, psychische Veränderungen, Kopfschmerzen, Parästhesien, Paralysen, Bewußtseinsstörungen, Schwindel, Krampfanfälle.

Sozialanamnese

- Herkunft, Familienstand, Beruf, Freizeitaktivität, Ausmaß der Selbständigkeit, Wohnungssituation (besonders bei älteren Patienten).

Familienanamnese

- Bekannte vererbbare Krankheiten.
- Erkrankungen und allenfalls Todesursachen von Großeltern, Eltern, Geschwister, Kinder (Stoffwechselkrankheiten, Malignome).

Vorbemerkung

- Die Untersuchung bezieht sich zuerst auf den ganzen Menschen, nicht auf eine einzelne Körperregion.
- Kommunikation mit dem Patienten und Beurteilung seiner psychischen und sozialen Lage gehören zur Untersuchung.
- Die nachfolgenden Vorschriften sind den Bedürfnissen der viszeralen Chirurgie angepaßt.

Basisuntersuchung

- Allgemeinzustand, Sensorium, Sprache.
- Konstitutionstyp, Eigenheiten des Körperbaus.
- Ernährungszustand.
- **Größe** (häufig vom Patienten zu erfragen!).
- **Gewicht** (notieren, ob mit oder ohne Bekleidung).
- **Blutdruck** (notieren, in welcher Patientenposition, an welchem Arm): Normal (ab 15. Lebensjahr) bis 140/90 mmHg (18,7/12,0 kPa).
- **Puls:** Frequenz, Füllung, rhythmisch, arrhythmisch?
- **Atmung:** Frequenz, Atemtiefe, Unregelmäßigkeiten?
- **Körpertemperatur** (notieren, ob axillär, oral oder rektal gemessen).
- **Haut:** Farbe, Temperatur, Turgor, feucht oder trocken, schuppend, Exanthem?
- **Kopf:** Frei beweglich oder Nackenstarre?
- **Augen:** Pupillen seitengleich, auf Licht reagierend, Skleren weiß oder gelb? Exophthalmus, Ptose, Lidödem?
- **Mund:** Zunge (feucht, trocken, belegt?), Zähne, Tonsillen, Fötor.

Spezielle Untersuchungstechniken

- Die Untersuchungstechnik für folgende Körperpartien ist in speziellen Kapiteln beschrieben: Hals und Schilddrüse (S. 5), Thorax (S. 14), Weibliche Brust (S. 11), Abdomen (S. 20), Leiste und männliches Genitale (S. 34), Proktologie (S. 36).
- **Wirbelsäule:** Streckhaltung, Kyphose, Skoliose, Klopfdolenz?
- **Extremitäten:** Freie Beweglichkeit, Fehlstellungen, Ödeme, Ulzera, Narben, Tremor?
- **Periphere Gefäße:** Seitenvergleichende Palpation folgender Arterienpulse:
  - *Hals:* A. carotis.
  - *Arm:* A. radialis.
  - *Bein:* A. femoralis, A. poplitea, A. dorsalis pedis, A. tibialis posterior.
- **Lymphknotenstatus:** Aurikuläre, submandibuläre, nuchale, zervikale, supra- und infraklavikuläre, axilläre, inguinale, kubitale, popliteale Lymphknoten palpabel? Zahl, Abgrenzbarkeit, Größe, Konsistenz, Oberfläche, Verschiebbarkeit, Druckdolenz?
- **Nervensystem:**
  - *Motorik:* Vergleich der rohen Kraft in beiden Armen. Paresen, Muskelhypotonie oder -atrophie, Spastik?
  - *Sensibilität:* Parästhesien, Temperatur-, Vibrationsempfindung?

- *Reflexstatus:*
  - Eigenreflexe: Patellarsehnenreflex (PSR), Achillessehnenreflex (ASR), Bizepssehnenreflex (BSR), Trizepssehnenreflex (TSR), Radiusperiostreflex (RPR).
  - Fremdreflexe: Bauchhautreflex.
  - Pathologische Reflexe: Babinski.

➤ **Gynäkologische Untersuchung** (bei unklaren Unterbauchaffektionen):
- *Gynäkologische Anamnese:* Zyklusablauf, Blutungsanomalien, Schwangerschaften, Geburten, Menopause.
- Untersuchung Abdomen (S. 20) und äußeres Genitale.
- *Spekulumuntersuchung:* Inspektion, Zervixabstrich.
- *Bimanuelle Untersuchung:* Beurteilung der inneren Genitalorgane (Uterus, Adnexen, Douglas-Region) im Hinblick auf Größe, Konsistenz, Lage, Verschieblichkeit, Druckschmerzhaftigkeit, Tumorbildungen.
- Sonographische Untersuchung.

➤ **Besonderheiten der Untersuchung von Kindern:**
- *Detaillierte Fremdanamnese (Eltern):* Fehlbildungen, akute oder chronische Erkrankungen?
- *Kompletter klinischer Status* mit Blutdruck und anthropometrischen Maßen (Größe, Gewicht, Kopfumfang).
- *Rektale Untersuchung* bei jeder abdominellen Symptomatik.

Untersuchungsposition

- **Patient:** Sitzend, am besten auf einem Stuhl. Die Schultern hängen entspannt herab.
- **Untersucher:**
  - *Inspektion:* Der Untersucher steht vor dem Patienten.
  - *Palpation:* Der Untersucher steht hinter dem Patienten und umfaßt den Hals mit beiden Händen (Abb. 1).

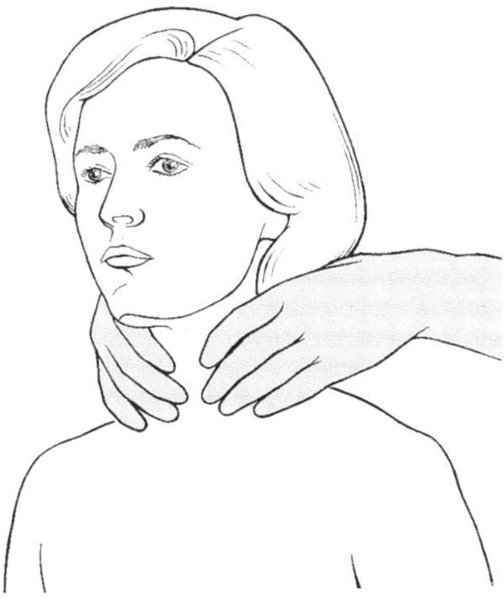

Abb. 1 Palpation der Schilddrüse.

Klinische Untersuchung

- **Inspektion:**
  - *Kopfhaltung:* Gerade? Aktive Beweglichkeit?
  - *Symmetrie des Halses:* Beurteilt an Kehlkopf, Fossa jugularis, Mm. sternocleidomastoidei.
  - *Veränderungen der Haut:* Narben, Fisteln, Rötung, Zyanose?
  - *Abnorme Schwellung:* Umschrieben, diffus, Lokalisation?
  - *Venen:* Abnorme Füllung, abnorme Pulsation?
  - *Bei Verdacht auf Hyperthyreose:* Feinschlägiger Tremor? Augensymptome?
- **Palpation:**
  - *Kehlkopf:* Symmetrisch, mittelständig, indolent? Palpation der Protuberanz und Inzisur des Schildknorpels.
  - *Trachea:* Gerade, mittelständig, verlagert?

- *Schilddrüse:*
  - ✓ Beachte: Die normale Schilddrüse ist wegen ihrer geringen Größe und ihrer weichen Konsistenz für den Ungeübten kaum spürbar! Der Isthmus liegt auf Höhe des 2.–4. Trachealknorpels, am nicht reklinierten Hals also knapp über dem Jugulum.
  - Seitengetrennte Beurteilung beider Lappen: Größe, Konsistenz, glatte oder knotige Oberfläche? Abgrenzbarkeit gegen oben, gegen lateral, gegen unten (schlucken lassen!)? Druckdolenz? Schluckverschieblichkeit.
  - Bei Vorliegen eines Szintigramms: Prüfen, ob palpierbare Knoten mit abnormen szintigraphischen Mustern (verstärkte oder abgeschwächte Speicherung = heiße oder kalte Knoten) übereinstimmen.
  - Schilddrüsenisthmus: Palpabel? Größe, Oberfläche, Ausläufer nach oben?
  - Paratracheale Schwellung: Bei fraglicher Zugehörigkeit einer paratrachealen Schwellung zur Schilddrüse den Patienten schlucken lassen (wenn nötig, Wasser zu trinken geben): Strumaknoten bewegen sich beim Schluckakt mit der Trachea aufwärts!
- *Mm. sternocleidomastoidei:* Anspannung, Dolenz?
- *Lymphknotenstationen* (Abb. 69): Lymphknoten palpabel? Zahl, Abgrenzbarkeit, Größe, Konsistenz, Oberfläche, Verschiebbarkeit, Druckdolenz?
- *Gll. submandibulares:* Größe, Konsistenz, Druckdolenz?
- *Karotiden* (A. carotis communis supraklavikulär, hinter M. sternocleidomastoideus; A. carotis interna an der Schädelbasis, vor M. sternocleidomastoideus; beidseitige Untersuchung): Pulsation kräftig, seitengleich? Pathologische Resistenz? Abnorme Pulsation? Fehlende Pulsation?
- *Bei Schluckstörungen, Regurgitation:* Zenker-Divertikel suchen, am Hinterrand des linken M. sternocleidomastoideus. Schwellung (nach Trinken) unter Gurren ausdrückbar?

➤ **Auskultation:**
- *Atemgeräusch über Trachea:* Inspiratorischer Stridor?
- *Struma:* Pulssynchrones Schwirren?
- *Karotiden:* Stenosegeräusch?

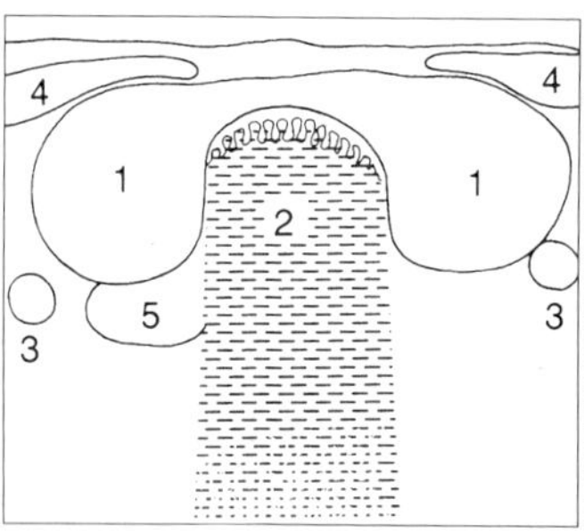

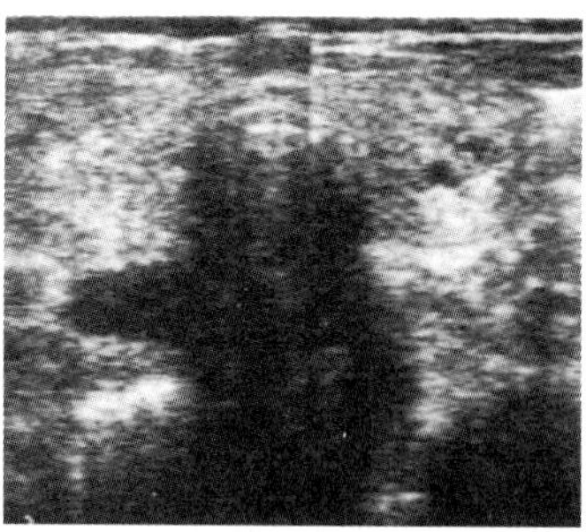

Abb. 2 Struma diffusa mit vergrößertem Epithelkörperchen, Querschnitt: 1 Struma, 2 Trachea, 3 A. carotis, 4 M. sternocleidomastoideus, 5 Epithelkörperchen.

Sonographie

➤ **Indikationen:**
 - Geeignet zur *Größen- und Volumenbestimmung* der Schilddrüse; erlaubt eine objektivere Volumenbestimmung als die digitale Palpation.
 - Feststellung von *Knoten*, insbesondere Solitärknoten in der Schilddrüse.
 - *Feinnadelpunktion* von Knoten unter sonographischer Führung: Aussagekraft beschränkt, da benigne Knoten von hoch differenzierten Karzinomen zytologisch nicht unterschieden werden können.
 - Suche nach vergrößerten *Nebenschilddrüsen* im Rahmen eines Hyperparathyreoidismus: Trefferquote < 50%.
 - *Tumornachkontrolle* nach Malignomoperationen im Kopf- und Halsbereich: Geeignet für die Suche nach vergrößerten Lymphknoten.

➤ **Durchführung:**
 - *Lagerung:* Rückenlage, Kopf nach dorsal rekliniert (kleines Kissen unter die Schultern legen).
 - *Schallkopf:* Verwendung eines 5- oder besser 7,5-MHz-Schallkopfs.

➤ **Normalbefund:**
 - *Lage, Begrenzung:*
   • H-förmiges Organ mit 2 Lappen beidseits der Trachea.
   • Glatte Begrenzung.
 - *Echostruktur:* Homogen mit feinen, mittelhellen Binnenreflexen.
 - *Größen- und Volumenbestimmung:*
   • Größe eines Schilddrüsenlappens: Quer (transversal) 1–3 cm; tief (sagittal) 1–2 cm; kraniokaudal 4–7 cm.
   • Gesamtvolumen: Quer × tief × kraniokaudal × 0,5 für jeden Schilddrüsenlappen. Das normale Schilddrüsengesamtvolumen beträgt bei Männern < 25 ml, bei Frauen < 18 ml.

Röntgenuntersuchungen

➤ **Trachea d.-v. und seitlich:** Bei Verdacht auf Tracheakompression durch Struma, bei inspiratorischem Stridor. Fragestellung: Trachea verlagert, verdrängt, eingeengt, von vorn, von der Seite?

➤ **Ösophaguspassage:** Indiziert bei Schluckstörungen und Verdacht auf Divertikel, Kompression, Stenose, gestörte Motilität.

➤ **Kontrastmitteluntersuchung:** Darstellung von kutanen Fisteln, insbesondere lateralen Halsfisteln.

➤ **Computertomographie:** Beste Methode zur Feststellung einer Verdrängung und Kompression der Trachea, zur Abgrenzung von infiltrierenden Tumoren (z. B. eines anaplastischen Schilddrüsenkarzinoms), zur Lokalisation von Metastasen vor einer Tumoroperation, zur Metastasensuche nach durchgeführter Tumoroperation, usw.

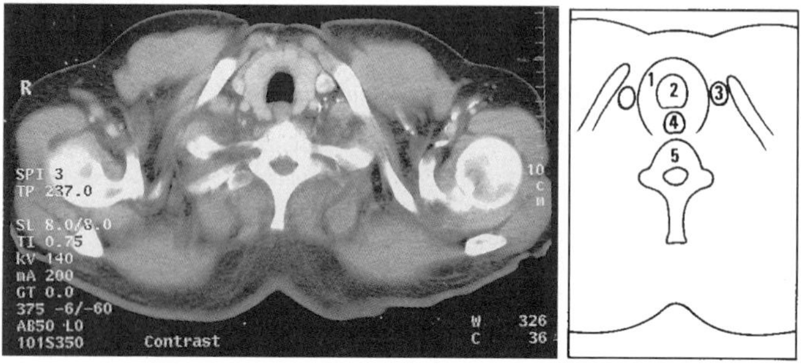

Abb. 3 Axialer Schnitt durch den Hals auf Höhe der Schilddrüse: 1 Schilddrüse, 2 Trachea, 3 V. jugularis, 4 Ösophagus, 5 Wirbelsäule.

Labordiagnostik

- **Bestimmung der Schilddrüsenparameter im Serum:** Durchführung bei jeder Erkrankung der Schilddrüse:
  - *Schilddrüsenhormone (T3, T4):* Bestimmung von Gesamtthyroxin (TT4) und -trijodthyronin (TT3) zusammen mit Thyroxin-bindendem Globulin (TBG); genauer ist jedoch die Bestimmung der freien Hormone (fT3, fT4). Normalwerte (Tab. 1), Interpretation (Tab. 2).
  - *Thyroidea-stimulierendes Hormon (TSH):* Bestimmung von TSH basal sensitivster Parameter zur Beurteilung der Schilddrüsenfunktion. Normalwert (Tab. 1), Interpretation (Tab. 2). Bei TSH-Werten im Grenzbereich Durchführung des TRH-Stimulationstests (s. u.).

Tabelle 1 Schilddrüsen-Normalwerte im Serum

T3 (Trijodthyronin)	1,1 – 2,8 nmol/l
fT3 (freies Trijodthyronin)	2,5 – 6 pg/ml
T4 (Gesamtthyroxin)	55 – 160 nmol/l
fT4 (freies Thyroxin)	8 – 20 ng/l
TBG (Thyroxin-bindendes Globulin)	14 – 28 mg/l
TSH basal	0,4 – 4,5 mIE/l
TSH nach TRH-Stimulation	bis 30 mIE/l
TG (Thyreoglobulin)	13 – 30 mg/l

Tabelle 2 Interpretation der Schilddrüsenlaborparameter

TSH basal	T3, T4	Interpretation
	↑	manifeste Hyperthyreose (z. B. Autonomie, immunogene Hyperthyreose)
↓	normal	latente Hyperthyreose (z. B. Autonomie, Behandlung mit Schilddrüsenhormonen)
	↓	sekundäre Hypothyreose (z. B. Hypophysentumor)
	↑	TSH-produzierender Hypophysentumor (TSH hochnormal oder erhöht)
normal	normal	Euthyreose: Schilddrüsenfunktionsstörung ausgeschlossen
	↓	Hypophyseninsuffizienz/-tumor (TSH niedrig-normal oder erniedrigt)
	↑	zentrale oder globale Schilddrüsenhormonresistenz, TSH-produzierender Hypophysentumor
↑	normal	latente Hypothyreose (Frühform einer chronischen Thyreoiditis, nach Schilddrüsenoperation, nach Radiojodtherapie)
	↓	manifeste primäre Hypothyreose (chronische Thyreoiditis, nach Schilddrüsenoperation, nach Radiojodtherapie)

Tabelle 3 Interpretation des TRH-Tests

TSH-Anstieg	T3, T4	Interpretation
	↑	manifeste Hyperthyreose
< 2,0 mIE/l	normal	latente Hyperthyreose
	↓	Hypophysenvorderlappeninsuffizienz (selten)
2,0 – 25 mIE/l	Schilddrüsenfunktionsstörung ausgeschlossen	
> 25 mIE/l	↑	zentrale oder globale Schilddrüsenhormonresistenz, TSH-produzierender Hypophysentumor
	normal	latente Hypothyreose
	↓	manifeste periphere Hypothyreose

➤ **Thyreotropin-Releasing-Hormon (TRH)-Stimulationstest:** Durchführung indiziert bei TSH-Werten im Grenzbereich. Nach Blutentnahme zur Bestimmung von TSH basal, TBG, T3 und T4 Applikation von 200 µg TRH (z. B. Antepan) i. v.; nach 30 Minuten erneute TSH-Bestimmung. Interpretation (Tab. 3).

- **Antithyreoidale Antikörper:**
  - *Thyreoglobulin-Antikörper (TAK):* Hinweis auf Hashimoto-Autoimmunthyreoiditis, jedoch auch bei immunogener Hyperthyreose und endokriner Orbitopathie gelegentlich nachweisbar.
  - *Mikrosomale Antikörper (MAK):* Antikörper gegen thyreoidale Peroxidase (anti-TPO-Ak). Hinweis auf Hashimoto-Autoimmunthyreoiditis.
  - *TSH-Rezeptorautoantikörper (TRAK):* Vorkommen bei immunogener Hyperthyreose (Morbus Basedow, S. 222).
- **Tumormarker** (S. Anhang).

Schilddrüsenszintigraphie

- **Prinzip:** Applikation kurzlebiger Radionuklide (i. v. oder p. o.) führt zur Aktivitätsverteilung in der Schilddrüse. 2dimensionale Registrierung mit dem Scanner oder der Gammakamera.
- **Standarduntersuchung:** Szintigraphie mit ^{99m}Technetium-Pertechnetat. Bestimmung der Verteilung und der aufgenommenen Gesamtmenge (= Tc-Uptake; s. Abb. 62).
  - *Indikationen:* Schilddrüsenfunktionsstörungen, abklärungsbedürftige sonographische Befunde.
  - *Beurteilung:* Lage-, Form- und Größenbestimmung der Schilddrüse, Nachweis von ektopem Schilddrüsengewebe (z. B. Zungengrund). Darstellung von Schilddrüsenanteilen mit vermehrter oder verminderter Stoffwechselaktivität:
    - Kalter Knoten: Areal ohne oder mit nur schwacher Nuklidanreicherung (Zyste, Malignom).
    - Warmer Knoten: Etwas stärkere Nuklidanreicherung als übriges Schilddrüsengewebe (Schilddrüsenadenom, selten Malignom).
    - Heißer Knoten: Intensive Nuklidanreicherung; keine oder nur schwache Nuklidanreicherung im restlichen Schilddrüsengewebe (autonomes Adenom).
- **Suppressionsszintigraphie:** Tc-Uptake-Bestimmung nach Gabe von L-Thyroxin in suppressiver Dosis (z. B. 75 µg/die über 2 Wochen; dann 150 µg/die über weitere 2 Wochen).
  - *Indikation:* Verdacht auf eine funktionelle Schilddrüsenautonomie bei unauffälligem Standardszintigramm.
- **Szintigraphie mit Radiojodisotopen:** Applikation von ^{123}Jod oder ^{131}Jod.
  - *Indikationen:* Postoperative Kontrolle bei Z.n. Schilddrüsenkarzinom; vor Radiojodtherapie.

Weitere diagnostische Verfahren

- **Laryngoskopie:** Durchführung vor jeder Operation an Schilddrüse und Nebenschilddrüsen. N. recurrens beidseits intakt?
- Differentialdiagnose der Schwellungen am Hals (S. 149).

Untersuchungsposition

- **Inspektion:** Patient sitzend oder stehend, Arme vorerst hängend, dann (durch den Untersuchenden) nach vorn angehoben.
- **Palpation der Brustdrüse:** Patient liegend.
- **Palpation der Axilla:** Patient liegend oder sitzend. Der Untersuchende hebt mit seiner gleichseitigen Hand den Arm leicht an und untersucht mit der gegenseitigen Hand von vorn.

Klinische Untersuchung

- **Inspektion:**
  - *Seitenvergleich:* Symmetrie beider Brüste bezüglich Größe, Form, Höhe (Stand), Verschiebung beim Aufheben der Arme.
  - *Einzelne Brust:* Endrundung, Rötung, Schwellung, Einziehung, fixierte Haut, Narben?
    - Warzenhof: Gerötet, schuppend, nässend?
    - Mamille: Verzogen, eingezogen, Sekret, Sekretkruste?
  - *Axilla:* Vorwölbung?
  - *Fossa supraclavicularis:* Ausgefüllt, Verwölbungen?
  - *Arm:* Vermehrte Venenzeichnung, Schwellung?
- **Palpation:**
  - *Drüsenkörper:* Dicke, Konsistenz, Lappung, Druckdolenz? Verschiebbarkeit gegen M. pectoralis. Verschiebbarkeit der Haut über dem Drüsenkörper. Systematische Suche nach pathologischen Resistenzen durch bimanuelle Palpation und durch Palpation gegen die Brustwand.
  - *Pathologische Resistenzen:* Lokalisation (wo, in welchem Quadranten?), Form, Größe, Abgrenzbarkeit gegen Drüsenkörper, Verschiebbarkeit gegen Unterlage und gegen Haut, Oberfläche (glatt, groblapppig, gehöckert?). Konsistenz (weich, derb, hart, prallelastisch?), Druckdolenz.
  - *Mamille:* Konsistenz, Dolenz. Invertierte Mamille durch Druck evertierbar oder nicht? Submamilläre Resistenz? Sekret ausdrückbar?
  - *Axilla:* Nochmalige Palpation des Axillarausläufers der Brustdrüse. Suche nach palpablen Lymphknoten unter Pektoralisrand, unter dem Rand des M. latissimus dorsi, auf der Brustwand kaudal der Gefäße, tief in der Axilla entlang den Gefäßen. Lokalisation, Zahl, Größe, Konsistenz?
  - *Fossa supraclavicularis:* Lymphknoten palpabel? Zahl, Größe, Konsistenz?

Sonographie

- **Stellenwert:** Geringe Bedeutung. Hat sich neben der als Standard geltenden Mammographie nicht als Routineuntersuchung durchsetzen können.
- **Indikationen:**
  - Kontraindikationen gegen Röntgenuntersuchung (z.B. in der Schwangerschaft).
  - Geeignet zur Abklärung von palpablen Knoten, insbesondere Unterscheidung von soliden Knoten und Zysten. Sonographisch gesteuerte Punktion von Zysten und Knoten.
- **Normalbefund:**
  - wenig echogen, homogen. Karzinomverdächtig sind Befunde mit unscharfer Begrenzung, vermehrter und inhomogener Echogenität.

Röntgenuntersuchungen

➤ **Mammographie:**
- *Indikationen:*
  - Objektivierung von unklaren Tastbefunden (insbesondere bei schwierig zu untersuchenden Brüsten) und zur Suche nach nicht palpablen Karzinomen bei Risikopatienten (Nullipara, Alter bei erster Geburt > 35 Jahre, späte Menopause, proliferierende Mastopathia cystica, Karzinom der Gegenseite, Mammakarzinom bei Mutter oder Schwester; je höher das Lebensalter, desto größer das Risiko).
  - Untersuchung der Gegenseite bei gesichertem Karzinom (Ausschluß eines simultanen Zweitkarzinoms der gegenseitigen Brust).
- *Stellenwert als Verfahren zur Reihenuntersuchung:* Der Einsatz der Mammographie zur Früherkennung des Mammakazinoms ist umstritten:
  - Einzelne Studien an größeren Kollektiven von Frauen zeigen eine Verbesserung der Frühdiagnostik.
  - Regelmäßige Wiederholung wäre nötig, damit sich untersuchte Frauen mit negativem Befund nicht fälschlicherweise in Sicherheit wiegen.
  - Untersuchung sämtlicher Frauen in regelmäßigen Abständen aus logistischen, apparativen und finanziellen Gründen völlig undenkbar.
- *Normalbefund:* Lockeres Gewebe mit zarten Bindegewebssträngen, gegen zentral zunehmend. Karzinomverdächtig sind umschriebene, unscharf begrenzte, mehr oder wenig homogene Verdichtungen. Mikroverkalkungen sind karzinomverdächtig, auch wenn kein eigentlicher Tumorschatten erkennbar ist.

➤ **Galaktographie:**
- *Indikation:* Verdacht auf Milchgangspapillom (erkennbar als Aussparungen im Milchgang; weiter erkennbar sind Duktektasien und Milchgangsabbrüche).

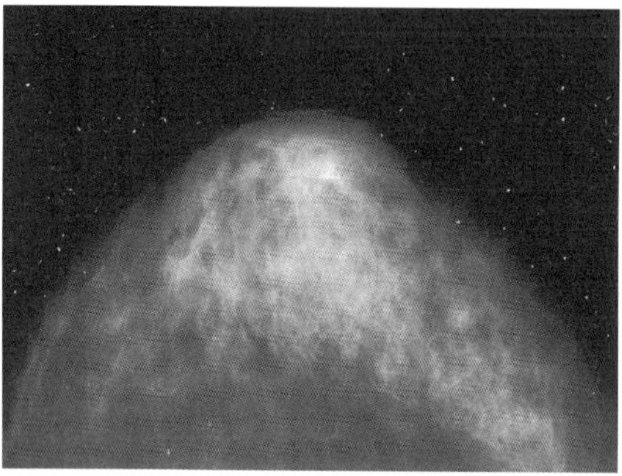

Abb. 4 Normales Mammogramm.

✓ Beachte: Nicht indiziert ist diese Untersuchung bei palpabler Resistenz im zentralen Mammabereich. In diesem Falle muß die Resistenz abgeklärt bzw. exzidiert werden!

Weitere diagnostische Verfahren

➤ **Feinnadelpunktion von Resistenzen:** Die Feinnadelpunktion und Zytologie von verdächtigen Resistenzen (Abb. 5) beschleunigt die Abklärung! Eine negative Zytologie dispensiert aber bei verdächtigem Palpationsbefund nicht von der Exzision!

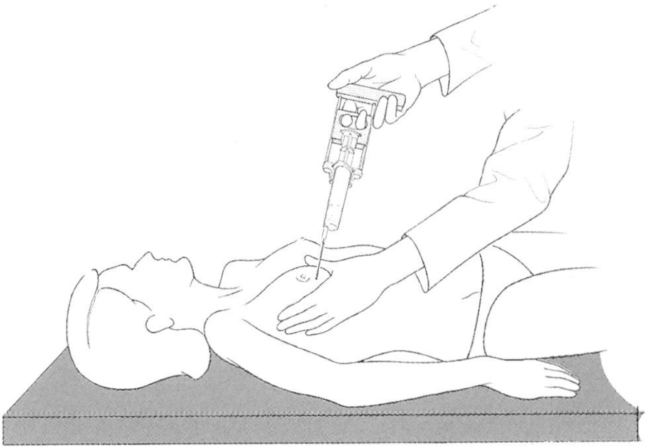

Abb. 5 Technik der Feinnadelpunktion eines Mammaknotens.

➤ **Zystenpunktion:** Punktion von Zysten mit zytologischer Untersuchung des Punktats und/oder Luftfüllung der Zyste und Mammographie.

➤ **Exzision:**
- *Indikation:* Jeder palpatorisch oder mammographisch verdächtige Befund muß exzidiert und histologisch untersucht werden.
- *Durchführung:* Bei Mammographiebefund (Mikroverkalkungen) ohne Tastbefund präoperative Markierung mit Nadel (kann auch sonographisch gelegt werden). Präparatradiographie zur Sicherung der korrekten Exzision.
- *Ausnahmen:* In folgenden Fällen darf auf Exzision und Histologie verzichtet werden:
  - Positive Diagnose einer benignen Veränderung.
  - Zartwandige Zyste und negative Sekretzytologie.
  - Mammographisch unverdächtiger Knoten nach mehrmaligem bioptischem Nachweis einer nicht proliferierenden Mastopathie.

➤ Siehe auch Leitsymptom Knoten in der Brustdrüse, S. 153.

Untersuchungsposition

- **Ventraler Thorax:** Patienten liegend, Oberkörper flach oder leicht angehoben.
- **Untersuchung des Rückens und der dorsalen Lungenpartien:** Patienten aufsitzen lassen.
- **Palpation der Supraklavikulärgruben:** Schultern nach oben und vorn ziehen lassen.

Klinische Untersuchung

- **Inspektion:**
  - *Knöcherner Thorax:* Symmetrie, Form, Faßthorax, Glockenthorax? Trichterbrust, andere Deformitäten?
  - *Haut:* Venenzeichnung, Teleangiektasien, Nävi?
  - *Atmung:* Atemexkursionen symmetrisch, Überwiegen der thorakalen oder der abdominalen Atmung, Betätigung der auxiliären Atemmuskulatur?
  - *Supraklavikulärgruben:* Ausgefüllt, beim Husten vorwölbend?
  - Pulsationen präkordial oder epigastrisch?
- **Palpation:**
  - *Lymphknoten axillär, supraklavikulär, intraklavikulär:* Vergrößert, derb, verbacken, druckdolent?
  - *Thoraxwand:* Druckdolenz? Stimmfremitus.
  - *Obere Thoraxapertur:* Hautemphysem?
  - *Männliche Brustdrüse:* Abnorm ausgebildeter Drüsenkörper, pathologische Resistenz, Druckdolenz?
  - Weibliche Brustdrüse (s. S. 11).
  - Herzspitzenstoß.
- **Perkussion:**
  - *Lungengrenzen* beidseits vorn und hinten sowie ihre respiratorische Verschiebbarkeit.
  - *Klopfschall* über allen Lungenfeldern und seitenvergleichend: Sonor, hypersonor, gedämpft? Lokalisation und Außmaß einer evtl. Dämpfung.
  - Die Herzperkussion ist wenig aussagekräftig!
- **Auskultation:**
  - *Lunge:*
    - Atemgeräusch: Vesikulär, bronchovesikulär, bronchial, abgeschwächt, fehlend? Vergleichende Untersuchung jeweils derselben Partie beider Lungenflügel.
    - Zusatzgeräusche: Giemen, Pfeifen, feuchte nicht klingende, klingende Rasselgeräusche, grobblasig, feinblasig?
    - Verhältnis Inspiration : Exspiration: Normal ca. 1 : 1,25.
    - Pleurareiben?
  - *Herz:*
    - Herzfrequenz und Herzrhythmus.
    - Herztöne und Herzgeräusche: Auskultationspunkte: Herzbasis (2. ICR links und rechts parasternal), Erb-Punkt (4. Rippe links 3 cm parasternal), Herzspitze (5.–6. ICR links in der Medioklavikularlinie), Trikuspidalis (5. ICR rechts parasternal).
    - Perikardreiben?

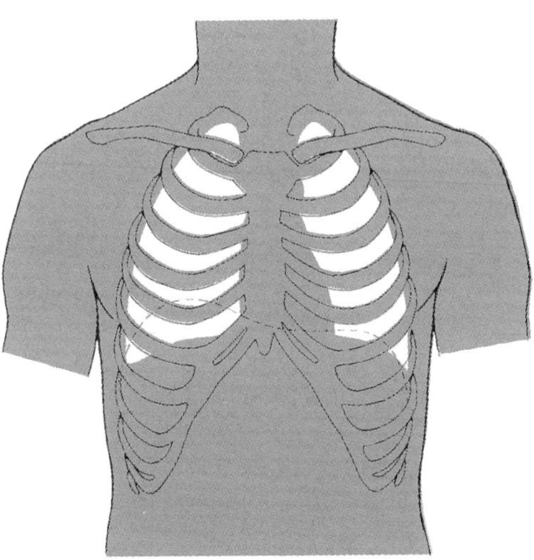

Abb. 6 Beziehungen von Röntgenbild und Rippenthorax zur äußeren Thoraxform.

Sonographie

- **Lunge:**
  - *Lungenprozesse* sind nicht beurteilbar (Luft!).
  - *Atelektasen:* Lungenparenchym sichtbar (Abb. 7).
- **Zwerchfell:** Abgrenzbarkeit und Verschieblichkeit des Zwerchfells sonographisch gut darstellbar.

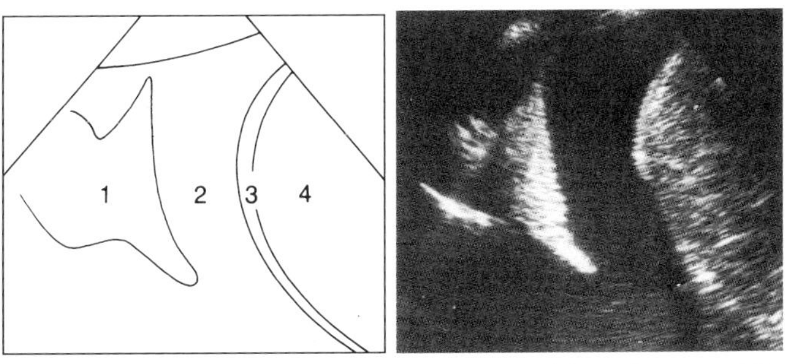

Abb. 7 Pleuraerguß, lateraler Längsschnitt rechts. 1 Atelektatische Lunge, 2 Erguß, 3 Zwerchfell, 4 Leber.

- **Pleuraerguß:** Die Feststellung resp. der Ausschluß eines Pleuraergusses ist mit großer Genauigkeit möglich (Ergußmengen ab ≥ 20 ml [echofreie Zone oberhalb des Zwerchfells] nachweisbar, Abb. 7).
- **Herz:** Größe? (Herzmuskel echoarm, Herzhöhlen echofrei), Perikarderguß?

Röntgenuntersuchungen

- **Thoraxnativaufnahme:**
  - *Durchführung:*
    - Dorsoventral (d.-v.) und seitlich im Stehen (Abb. 6).
    - Kann der zu untersuchende Patient nicht stehen (zu schwach, bewußtlos, frisch operiert etc.), wird eine Thoraxaufnahme anteroposterior (a.-p.) im Liegen durchgeführt.
    - ✓ Beachte: Ein Seitenbild gehört zur korrekten Thoraxröntgenuntersuchung! Der Befund soll plattennah sein, deshalb immer angeben, ob Strahlengang von rechts-links oder links-rechts.
  - *Beurteilung:*
    - Bildqualität, Symmetrie (anhand Jugulum!).
    - Zwerchfell: Begrenzung (glatt?); Höhe, Wölbung, Adhäsionen.
    - Sinus phrenicocostales: Einsehbar? (Ergüsse, Verschwartungen?).
    - Herzsilhouette: Herzgröße (Durchmesser Herz/Thorax; normal < 50%); linker und rechter Herzrand; Herztaille, Pulmonalisbogen, Aorta (Sklerose, Ektasie?); Retrokardialraum und Retrosternalraum (im Seitenbild).
    - Lungenhili: Breite und Konfiguration von Pulmonalarterien und -venen, Bronchien; Lymphknoten?
    - Lungenperipherie: Verschattungen? (flächenhaft, retikulär, fleckförmig, Rundherde?); Aufhellungen? Pneumothorax?
    - Mediastinum: Breite, Verlagerung? Tracheaverlauf, retrosternale Struma? Hiatushernie?
    - Skelettsystem (Rippen, Wirbelsäule): Deformitäten, Frakturen, Osteolysen, degenerative Veränderungen?
    - Weichteile.
    - Beschreibung pathologischer Befunde: Lokalisation, anatomische Beziehungen, Größe, Form, Begrenzung, Strahlendichte.
- **Thoraxdurchleuchtung:** Lagebeurteilung unklarer Herde, Beurteilung der Zwerchfellbeweglichkeit, insbesondere bei Zwerchfellhochstand. Mögliche Befunde:
  - *Atemsynchrone Beweglichkeit* (Hochsteigen bei Exspiration) bedeutet normale Motiliät.
  - *Zwerchfellhochstand:* Entstehung durch Druck von unten (z. B. Hepatomegalie) oder reduziertem Lungenvolumen oben (Atelektase oder Zustand nach Lungenresektion).
  - *Paradoxe Beweglichkeit* (hochsteigendes Zwerchfell bei Inspiration) bedeutet Phrenikusparese.
- **Computertomographie (CT):** Obligate Zusatzuntersuchung bei diffusen Lungenprozessen, Lungentumoren und anderen umschriebenen Lungenveränderungen, zystischen Lungenveränderungen sowie tumorösen oder schwartigen Pleuraverdickungen, Pleuraempyem oder gekammerten Ergüssen. Das hochauflösende CT hat in der Diagnostik der Bronchiektasen die Bronchographie weitgehend verdrängt.

Lungenszintigraphie

- **Prinzip:** Applikation kurzlebiger Radionuklide (i.v. oder p.o.) führt zur Aktivitätsverteilung in der Lunge. 2dimensionale Registrierung mit dem Scanner oder der Gammakamera.
- **Indikationen:** V.a. Lungenembolie; präoperativ vor Lungenresektion.
- **Methoden:**
  - *Perfusionsszintigraphie mit ^{99m}Technetium markierten Mikrosphären:* Untersuchung der Lungendurchblutung.
  - *Ventilationsszintigraphie mit ^{133} Xenon-Gas:* Untersuchung der Lungenbelüftung.

Bronchoskopie

- **Prinzip:** Untersuchung des Bronchialsystems mit starrem oder flexiblem Endoskop. Die Geräte verfügen über eine Spül- und Absaugvorrichtung sowie mindestens 1 Arbeitskanal, durch den Instrumente für diagnostische (Biopsie) und therapeutische Maßnahmen eingeführt werden können.
- **Methoden:**
  - *Flexible Bronchoskopie:* Nach Prämedikation und Lokalanästhesie Einführen des Instruments über Mund oder Nase. Beurteilung der Bronchien bis auf Segment-, teilweise sogar auch auf Subsegmentebene möglich.
  - *Starre Bronchoskopie:* Untersuchung in Vollnarkose mit Hilfe eines Metallrohrs und der zugehörigen Optik. Ermöglicht bei deutlich höherer Invasivität erweiterte diagnostische und therapeutische Maßnahmen.
- **Vorbereitung:** Röntgen-Thorax, EKG, Lungenfunktion, Gerinnungsstatus, nüchterner Patient, Pulsoxymetrie, EKG-Monitoring, O_2-Anschluß. Übliche Narkosevorbereitung bei starrer Bronchoskopie.
- **Indikationen:**
  - *Diagnostisch:*
    - Unklare Thoraxrundherde, Infiltrate, Atelektasen, Hilusveränderungen im Röntgenbild.
    - V. a. Bronchialkarzinom bei chronischem Husten oder Hämoptysen.
    - Bronchoalveoläre Lavage (BAL): Diagnostik interstitieller oder entzündlicher Lungenerkrankungen.
    - Transbronchiale Lungenbiopsie: Diagnostik interstitieller Lungenerkrankungen oder verdächtiger extrabronchialer Herde.
    - Transbronchiale Lymphknotenbiopsie: Ermöglicht die zytologische Untersuchung unklarer mediastinaler Lymphknotenvergrößerungen.
    - Bronchographie: Bronchoskopische Applikation von Röntgenkontrastmittel bei der Diagnostik von Bronchiektasen, Bronchusanomalien und bronchopleuralen Fisteln.
  - *Therapeutisch:*
    - Absaugen von Aspiraten oder Sekreten (Intensivpatienten).
    - Extraktion aspirierter Fremdkörper.
    - Lasertherapie: Blutstillung bei schweren Hämoptisen, palliative Behandlung tumorbedingter Stenosen.
    - Endobronchiale Strahlentherapie oder Stentimplantation: Behandlung stenosierender zentraler Bronchialkarzinome und stenosierender Tracheatumoren.

➤ **Kontraindikationen:** Relativ, Durchführung der Bronchoskopie nur bei vitaler Indikation!
- Ausgeprägte respiratorische Globalinsuffizienz.
- Schwere kardiale Dekompensation, akuter Myokardinfarkt.
- Blutgerinnungsstörungen.
- Bei starrer Bronchoskopie übliche Narkosekontraindikationen.

➤ **Komplikationen:** Bronchospasmus, Hypoxämie, Blutungen, Pneumothorax in Abhängigkeit von der gewählten Methode, den durchgeführten diagnostischen und therapeutischen Maßnahmen und dem Untersucher.

Thorakoskopie

➤ **Prinzip:** Untersuchung der Pleurahöhle, Pleura parietalis und der Lungenoberfläche nach Setzen eines offenen Pneumothorax, mit einem durch einen Trokar eingeführten Endoskop. Zweiter Trokarzugang für Instrumente (Schere, Taststab, Hakenelektrode, Faßzange).

➤ **Indikationen:**
- *Diagnostisch:*
  - Unklare Pleuraergüsse.
  - Abklärung verdächtiger Pleuraverschattungen im Röntgenbild.
  - Biopsie bei disseminierten oder peripher lokalisierten Lungenerkrankungen.
- *Therapeutisch:*
  - Rezidivierender Pneumothorax.
  - Pleurodese bei rezidivierenden malignen Pleuraergüssen (z. B. Talkverklebung).

➤ **Kontraindikationen:** Ausgeprägte Blutgerinnungsstörungen.

➤ **Komplikationen:** Blutungen, Pneumothorax, Luftembolie.

Mediastinoskopie

➤ **Prinzip:** Untersuchung des mittleren Mediastinums (prätrachealer und paratrachealer Raum) in Vollnarkose mit einem oberhalb des Jugulums eingeführten Endoskop nach Präparation eines Hohlraumes.

➤ **Indikationen:**
- Unklare mediastinale Prozesse oder Hilusveränderungen.
- Ggf. im Rahmen des Stagings beim Bronchialkarzinom als Ergänzung zur Computertomographie oder bei notwendiger histologischer Untersuchung.

➤ **Kontraindikationen:** Ausgeprägte obere Einflußstauung, Blutgerinnungsstörungen, Kontraindikationen gegen eine Vollnarkose.

➤ **Komplikationen:** Blutungen (*Cave:* Verletzung größerer Gefäße!), Pneumothorax, Rekurrensparese links.

Weitere diagnostische Verfahren

- **Lungenfunktionsprüfung** (Tab. 4):

Tabelle 4 Normalwerte (in Litern) von Vitalkapazität (VK), Erstsekundenkapazität (FEV_1) und Residualvolumen (RV) in Abhängigkeit von Geschlecht, Alter und Körpergröße

Parameter	Männer		Frauen		Größe
	20–29 J.	65–69 J.	20–29 J.	65–69 J.	
VK	3,49	3,06	3,13	2,76	
FEV_1	2,71	2,07	2,46	1,88	160 cm
RV	1,48	2,12	1,33	1,92	
VK	4,96	4,36	4,48	3,93	
FEV_1	3,86	2,95	3,48	2,67	180 cm
RV	2,10	3,02	1,89	2,73	

Männer 160 cm, 45–55 Jahre 3,20, 2,27, 1,80
Männer 180 cm, 45–55 Jahre 4,64, 3,30, 2,71
Frauen 160 cm, 45–55 Jahre 2,89, 2,08, 1,69
Frauen 180 cm, 45–55 Jahre 4,41, 2,95, 2,50

- **Grobe Lungenfunktionsprüfung:** Forcierter Ausatmungsstoß mit geöffnetem Mund gegen die Hand des Untersuchenden (Abstand 30 cm).
- **Sputumuntersuchung** (reines Sputum, nicht Speichel!): Bakteriologie und Zytologie.
- Leitsymptom Lungenrundherd (s. S. 170).

Abdomen

Untersuchungsposition

- Feste, aber nicht harte Unterlage.
- **Patient:**
  - Liegend, Oberkörper flach, Beine gestreckt.
  - Kopf leicht angehoben (Kissen!), abgelegt und entspannt.
  - Arme zwanglos seitlich neben dem Körper abgelegt (s. Abb. 8, 9).
- **Untersucher:** Rechts neben dem Bett stehend (oder sitzend), für Milzpalpation evtl. links.

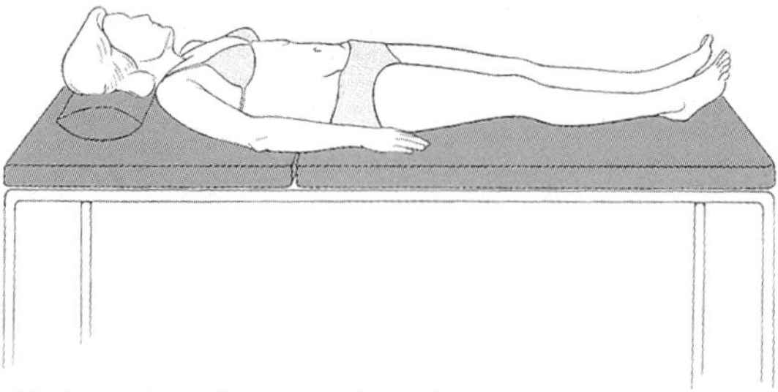

Abb. 8 Position für Untersuchung des Abdomens.

Klinische Untersuchung

- **Inspektion:**
  - *Bauchdecken:* Auf, über, unter Thoraxniveau? Peristaltische Wellen, Darmsteifungen sichtbar?
  - *Symmetrie:* Wo und wie asymmetrisch?
  - *Respiration:* Abdominal, thorakal?
  - *Haut:* Farbe, Spannung, Struktur?
  - *Narben, insbesondere Operationsnarben:* Lage, Verlauf, Aussehen?
  - *Behaarung:* Männlicher oder weiblicher Behaarungstyp?
  - *Venen:* Sichtbarkeit, Dicke, Verlauf, Schlängelung?
  - *Bruchpforten:* Vorwölbung?
- **Palpation:** Stets mit warmen Händen untersuchen!
  - *Bauchdecken:* Dicke des subkutanen Fettgewebes, Turgor, willkürliche Spannung, Défense (reflektorische Anspannung), Druckdolenz, Klopfdolenz, Entlastungsschmerz. Bei positiven Befunden Feststellen des Maximums.
  - *Bruchpforten bzw. Faszienlücken:* Umbilikal, epigastrisch (Rektusmuskulatur anspannen lassen durch Hochheben des Kopfes!), im Bereich von Operationsnarben.
  - *Organe:*
    - Leber: Größe, Kante, Oberfläche, Konsistenz (s. Abb. 9).
    - Milz: Nicht palpabel oder palpabel; Größe.
    - Zäkum, Sigma, Blase, Aorta, Nieren: Palpabel oder nicht palpabel, druck- oder klopfdolent.
  - *Pathologische Resistenzen und Druckdolenzen* (z. B. Appendicitis acuta, S. 410): Lokalisation, Ausdehnung, Beziehungen zu umgebenden Organen.

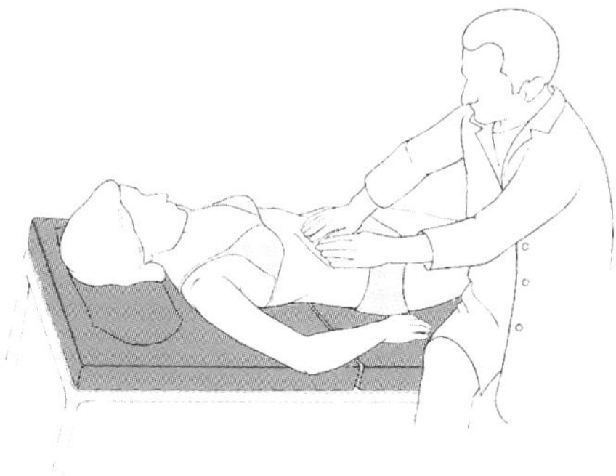

Abb. 9 Palpation der Leber.

➤ **Perkussion:**
- Tympanitischer Klopfschall über luftgefüllten Hohlorganen.
- *Leberdämpfung:* Normal, vergrößert, fehlend?
- *Milzdämpfung:* Normal, vergrößert, fehlend?
- *Flankendämpfung* (bei Aszites) und Verschiebbarkeit.
- *Blasendämpfung:* Vorhanden = gefüllte Blase.
- *Klopfdolenz:* Besonders im Zusammenhang mit Druckdolenz und/oder Entlastungsschmerz: betroffene Zone, Stärke?

➤ **Auskultation:**
- *Darmgeräusche:* Fehlend, spärlich, normal, vermehrt? Charakter der Darmgeräusche: normal, hochgestellt, Durchspritzgeräusche?
- Gefäßgeräusche.

Sonographie

➤ **Grundlagen:**
- *Voraussetzungen:* Da Darmgasüberlagerung die Untersuchungsbedingungen erschwert und eine gefüllte Gallenblase erwünscht ist, sollte die Abdomensonographie möglichst morgens am nüchternen Patienten erfolgen. Die Wirkung sog. Entschäumer ist zweifelhaft!
- *Schallkopf:* Verwendung eines 3,5-MHz-Schallkopfes.
- *Standardebenen* (Abb. 10): Damit nichts übersehen wird, empfiehlt sich eine schematisierte Untersuchung in stets gleicher Reihenfolge (auch bei Notfalluntersuchungen!) mit folgenden Standardebenen:
  1 Lateraler Längsschnitt rechts (s. Abb. 11).
  2 Paramedianschnitt rechts (s. Abb. 12).
  3 Paramedianschnitt links (s. Abb. 13).
  4 Lateraler Längsschnitt links (s. Abb. 14).
  5 Oberer Querschnitt (s. Abb. 15).
  6 Mittlerer Querschnitt (s. Abb. 16).
  7 Unterer Querschnitt (s. Abb. 17).
  8 Subkostalschnitt rechts (s. Abb. 18).
  9 Schrägschnitt rechts (s. Abb. 19).
  10 Interkostalschnitt rechts (s. Abb. 20).
  11 Suprapubischer Längsschnitt.
  12 Suprapubischer Querschnitt (s. Abb. 21).

- *Stellenwert:* Die Sonographie ist die wichtigste apparative Zusatzmethode bei der Abdomenuntersuchung. Sie ist Bestandteil der Erstuntersuchung sowie der Notfalluntersuchung und muß bezüglich der wichtigsten und einfachsten Befunde vom Chirurgen beherrscht werden.

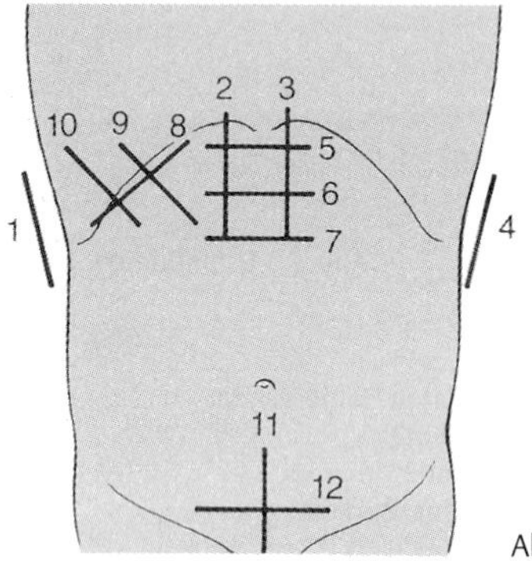

Abb. 10 Sonographie-Standardebenen.

➤ **Untersuchungsgang:** Siehe Abb. 11 – 21.
➤ **Beurteilung:**
- *Gefäße:*
  - Aorta: Normale Lumenweite: kranialer Teil < 2,5 cm, kaudaler Teil < 2 cm. Ektasie: Lumenweite 2,5 – 3 cm; Aneurysma: Lumenweite > 3 cm, evtl. Darstellung eines wandständigen Thrombus; Arteriosklerose: Verkalkungen, Knickbildungen, Kaliberschwankungen.
  - V. cava inferior: Normale Lumenweite < 2,5 cm, atem- und pulsvariable Lumenschwankung (sonst V.a. Rechtsherzinsuffizienz).
  - Vv. femorales: Normalerweise komprimierbares echofreies Venenlumen (sonst V.a. Thrombosierung).
- *Lymphknoten:* Beurteilung zusammen mit den Gefäßen. Jeder sonographisch sichtbare Lymphknoten ist zunächst als suspekt anzusehen! Typischer Befund: rundliche, echoarme bis echofreie Gebilde, die bei Bewegung des Schallkopfes kurz „aufblinken" (im Gegensatz zu den Gefäßen).
- *Leber:* Größe (normal 10 – 14 cm [Sagittalschnitt, MCL]), Form, normal ist ein spitzwinkliger kaudaler Leberrand. Feinkörnige, homogene Echostrukturierung.
- *Pfortader:* Maximaler Durchmesser < 15 mm (sonst V.a. portale Hypertension).
- *Gallenblase:*
  - Normalbefund: Länge 6 – 12 cm, Dicke < 3,5 cm, Dicke der ventralen Gallenblasenwand < 3 mm, echofrei.
  - Vorgehen bei schwieriger Darstellung: Patienten zur tiefen Inspiration auffordern, Leber von subkostal langsam durchfächern, Versuch der Darstellung von interkostal.

- *Gallenwege:*
  - Ductus choledochus: Durchmesser < 7 mm an der weitesten Stelle; bei Z. n. Cholezystektomie < 10 mm.
  - Intrahepatische Gallengänge: Nur bei Obstruktion sichtbar.
- *Pankreas:*
  - Normalbefund: Durchmesser Pankreaskopf 2 – 3 cm, Korpus 1,5 – 2 cm, Schwanzabschnitt < 3 cm, Ductus pancreaticus < 3 mm; homogene Echostruktur.
  - Bei schlechter Abgrenzbarkeit des Pankreas Patienten zur Inspiration auffordern oder die Bauchdecke „herausdrücken" lassen: zunächst Pfortader vom Leberhilus aus, dann V. lienalis darstellen; Schallkopf im Uhrzeigersinn drehen, bis er genau quer am Oberbauch aufliegt und V. lienalis längs sowie A. mesenterica superior quer sichtbar sind. Ggf. Durchführung in Seitenlage oder im Stehen.
- *Milz:*
  - Normalbefund: Dicke 4 cm, Breite 7 cm, Länge 11 cm; intakte Kapsel.
  - Eine Splenomegalie liegt dann vor, wenn mindestens 2 Parameter vergrößert sind.
  - Nebenmilz: Häufige Normvariante mit rundlicher Form, meist im Bereich des Milzhilus gelegen.
- *Nieren:*
  - Normalbefund: Länge 9 – 12 cm; Parenchymbreite > 1,5 cm (altersabhängig).
  - Häufige Zufallsbefunde: Nierenzysten, einseitige Nierenagenesie oder Hypoplasie, ektope Niere (meist Beckenniere), Hufeisenniere (Parenchymbrücke zwischen den beiden unteren Nierenpolen), Doppelbildungen (z. B. doppelt angelegtes Nierenbecken).
- *Harnblase* (Untersuchung in gefülltem Zustand):
  - Normalbefund: Im Querschnitt meist ovale, im Längsschnitt dreieckige Form. Aus der Größe in 3 Durchmessern (Länge × Breite × Höhe × 0,5) läßt sich der Blaseninhalt berechnen (normal < 50 ml; bei Restharnbestimmung nach spontaner Miktion < 30 ml).
  - Pathologische Befunde: Divertikel (umschriebene Wandaussackungen), Konkremente (echodicht, Schallschatten, Beweglichkeit bei Positionswechsel), Tumoren.
- *Darm:*
  - Normalbefund: Wandstärke Dünndarm < 3 mm, Dickdarm < 5 mm.
- *Aszites, Ergüsse:* Zu jeder Abdomensonographie gehört der Ausschluß von Aszites, Pleuraergüssen oder sonstiger Flüssigkeitsansammlungen im Bauchraum, zwischen den Darmschlingen oder im Douglas-Raum. Kleinere Aszitesmengen finden sich in den abhängigen Regionen, insbesondere zwischen Niere und Leber sowie an der lateralen Bauchwand.

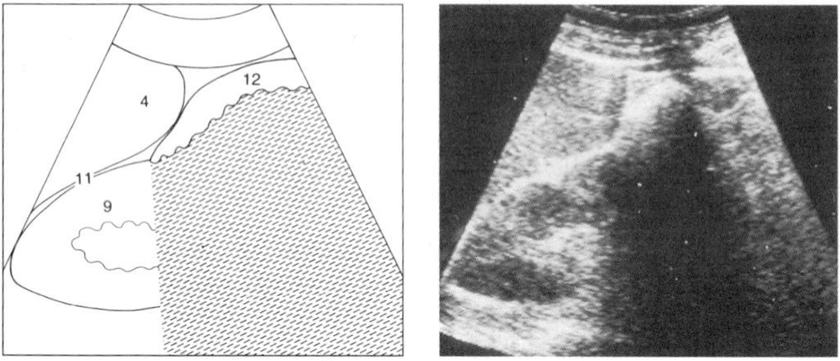

Abb. 11 Lateraler Längsschnitt rechts. In dieser Schnittebene erfolgt bei jeder Untersuchung die Anpassung der TGC („time gain compensation"). Dargestellt werden:1 Lunge. 2 Zwerchfell, 3 Sinus phrenicocostalis, 4 rechter Leberlappen, 5 Lebervenen, 6 Pfortaderäste. 7 Gallenblase, 8 V. cava, 9 rechte Niere,10 M. psoas,11 Sinus hepatorenalis (Morrison-Pouch),12 rechte Kolonflexur.

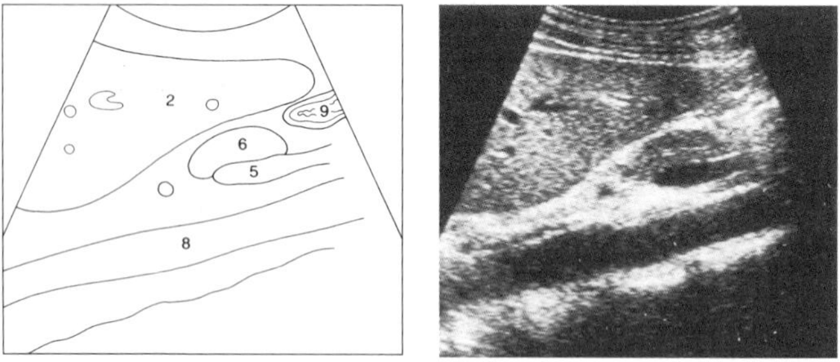

Abb. 12 Paramedianschnitt rechts. Dargestellt werden: 1 Zwerchfell, 2 kaudale Leberanteile, 3 Lobus caudatus, 4 Lebervenen, 5 Pfortader, 6 Pankreaskopf, 7 rechte Nierenarterie, 8 V. cava, 9 Magenantrum.

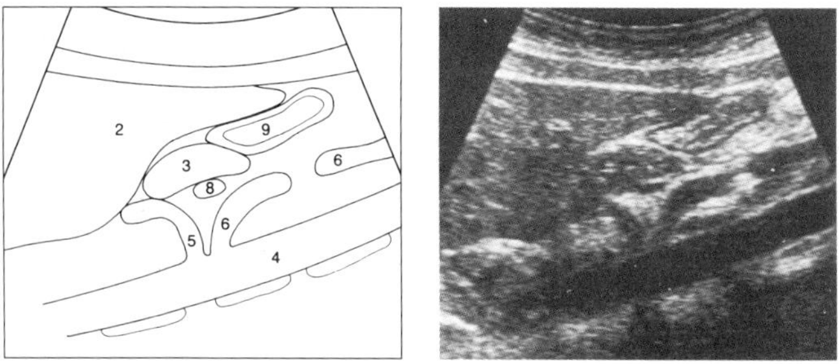

Abb. 13 Paramedianschnitt links. Sichtbar sind: 1 Zwerchfell, 2 kaudale Anteile des linken Leberlappens, 3 Pankreaskorpus, 4 Aorta, 5 Truncus coeliacus, 6 A. mesenterica superior, 7 V. mesenterica superior, 8 V. lienalis, 9 Magenantrum.

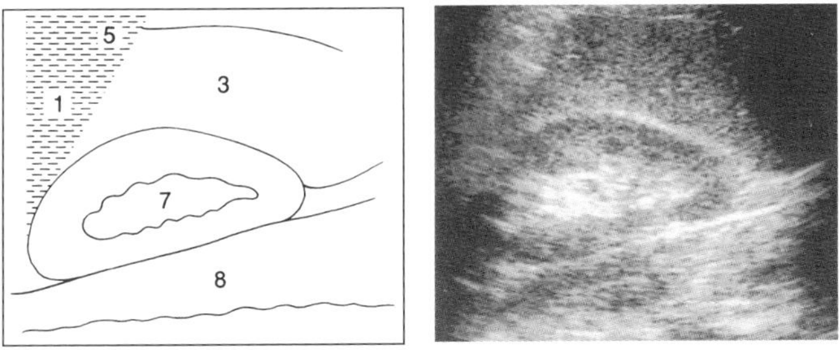

Abb. 14 Lateraler Längsschnitt links. Zur Darstellung kommen: 1 Lunge, 2 Zwerchfell, 3 Milz, 4 Magenfundus, 5 Sinus phrenicocostalis, 6 Sinus splenorenalis, 7 Niere, 8 M. psoas.

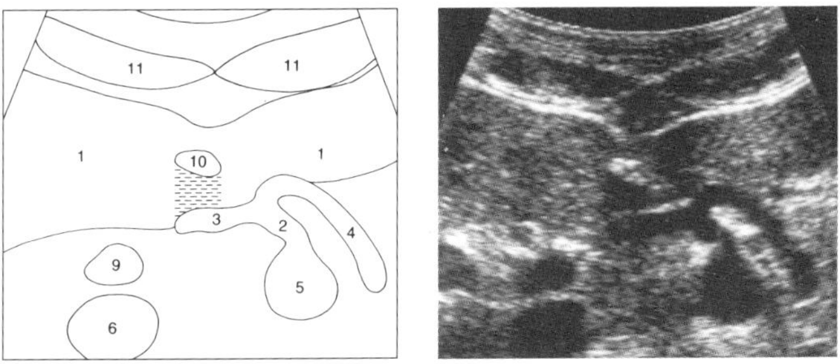

Abb. 15 Oberer Querschnitt. Erkennbar sind: 1 Leber, 2 Truncus coeliacus, 3 A. hepatica, 4 A. lienalis, 5 Aorta, 6 V. cava, 7 Wirbelsäule, 8 kleine Kurvatur, 9 Pfortader, 10 Lig. teres hepatis, 11 M. rectus abdominis.

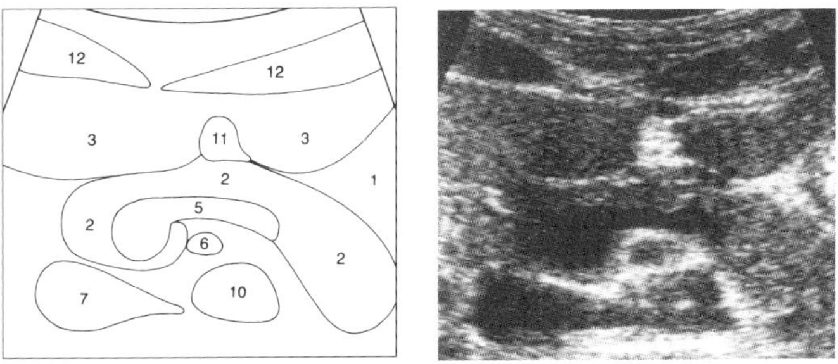

Abb. 16 Mittlerer Querschnitt. Dargestellt sind: 1 Magenantrum, 2 Pankreas, 3 Leber, 4 Ductus pancreaticus, 5 V. lienalis, 6 A. mesenterica superior, 7 V. cava, 8 Lig. hepatoduodenale, 9 Wirbelsäule, 10 Aorta, 11 Lig. teres hepatis, 12 M. rectus abdominis.

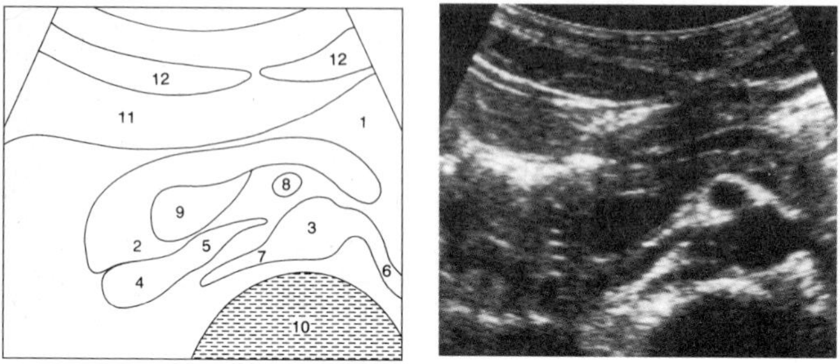

Abb. 17 Unterer Querschnitt. Darstellung von: 1 Magenantrum, 2 Processus uncinatus, 3 Aorta, 4 V. cava, 5 V. renalis sinistra, 6 A. renalis sinistra, 7 A. renalis dextra, 8 A. mesenterica superior, 9 V. mesenterica superior, 10 Wirbelsäule, 11 Leber, 12 M. rectus abdominis.

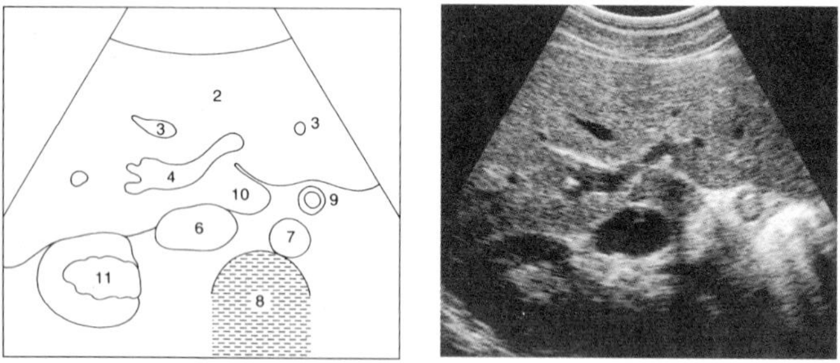

Abb. 18 Subkostalschnitt rechts. Sichtbar sind: 1 Zwerchfell, 2 Leber, 3 Lebervenen, 4 Pfortaderäste, 5 Gallenblase, 6 V. cava, 7 Aorta, 8 Wirbelsäule, 9 Kardia, 10 Lobus caudatus, 11 rechte Niere.

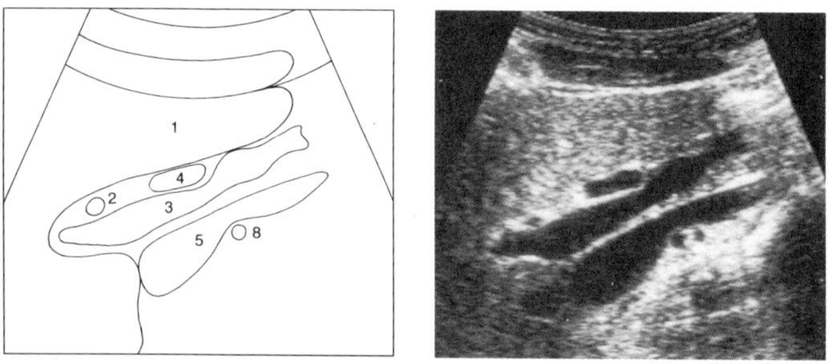

Abb. 19 Schrägschnitt rechts. Dargestellt werden: 1 Leber, 2 A. hepatica, 3 V. portae, 4 Ductus hepatocholedochus, 5 V. cava, 6 V. lienalis, 7 Pankreaskopf, 8 rechte Nierenarterie.

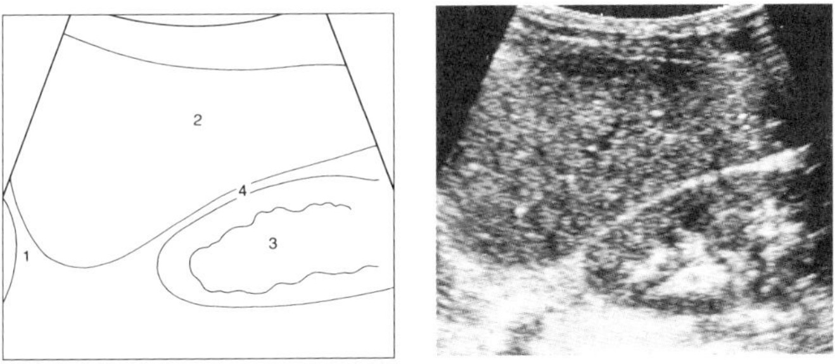

Abb. 20 Interkostalschnitt rechts. Sichtbar sind: 1 Zwerchfell, 2 rechter Leberlappen, 3 rechte Niere, 4 Sinus hepatorenalis.

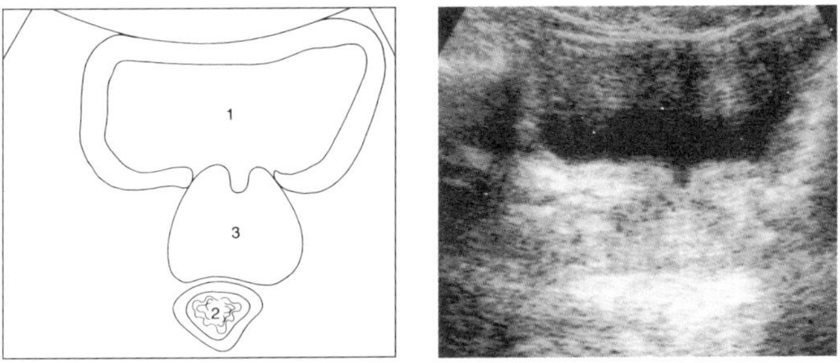

Abb. 21 Suprapubischer Querschnitt beim Mann. Dargestellt werden: 1 Blase, 2 Rektosigmoid, 3 Prostata, 4 Samenblasen.

Röntgenuntersuchungen

- **Abdomenübersichtsaufnahme im Liegen:**
  - *Gasgehalt* von Magen, Dünndarm und Dickdarm.
  - *Schlingendurchmesser, Innenkontur* (Ödem)?
  - *Größe, Lage und Abgrenzbarkeit* von Organen (Leber, Niere, Psoasschatten)?
  - Abnorme Weichteilschatten?
  - *Kalkdichte Konkremente* in Gallenblase und Gallenwegen, Pankreas, Ureteren?
  - *Extraintestinale Gasansammlungen* (Retroperitoneum, intraabdominale Abszesse, Gallenwege)?
- **Abdomenleeraufnahme im Stehen:**
  - *Spiegel* im Darm oder in Abszessen?
  - *Freie Luft*? Zum Nachweis subdiaphragmaler Luft ist eine Thoraxaufnahme im Stehen besser geeignet.

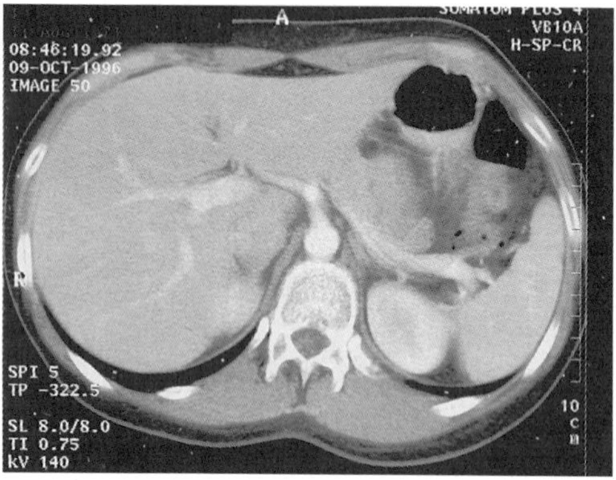

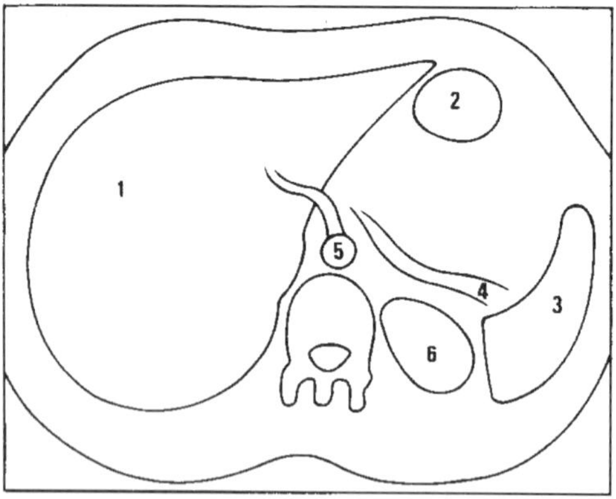

Abb. 22 Axialer CT-Schnitt durch den Oberbauch. 1 Leber, 2 Magen, 3 Milz, 4 V. lienalis, 5 Aorta, 6 li. Niere.

➤ **Computertomographie (CT):** Beste Methode zur Beurteilung der subdiaphragmalen Region, von fokalen Leberläsionen (Zysten, Malignomen, Metastasen usw.), Pankreasaffektionen (Pankreatitis und Pankreaskarzinom), retroperitonealen Tumoren, Lymphknotenvergrößerungen, usw. Je nach Fragestellung kombiniert mit peroraler oder intravenöser Kontrastmittelgabe.

Kontrastmitteluntersuchungen des Magen-Darm-Traktes

➤ **Voraussetzungen:** Nüchterner Patient, bei Untersuchung des Dickdarms Vorbereitung des Patienten mit Laxans (z. B. X-Prep) und Flüssigkeit.

➤ **Kontrastmittel:**
- *Bariumsulfat:* Je nach Untersuchung orale oder enterale Verabreichung. Kontraindiziert bei V.a. Perforation, akutem Abdomen, Peritonitis (Gefahr der Bariumperitonitis).
- Wasserlösliche Kontrastmittel (z.B. Gastrografin): Kontraindiziert bei Hyperthyreose, Schilddrüsenautonomie, bekannter Jodallergie (Gefahr anaphylaktischer Reaktion), Niereninsuffizienz, dekompensierter Herzinsuffizienz.

➤ **Doppelkontrastmethode:** Untersuchung von Hohlorganen mit Kontrastmittel und Doppelkontrastmittel (z.B. Luft oder Methylzellulose). Erfassung feinster Wandveränderungen durch dünnen Kontrastmittelbelag auf der Innenwand des untersuchten Organs.

➤ **Magen-Darm-Passage (MDP):**
- *Indikationen:* V.a. Ulkus oder Tumoren in Magen, Duodenum oder Dünndarm.
- *Durchführung:* Orale Kontrastmittelgabe und Untersuchung von Magen, Duodenum und übrigem Dünndarm in Verfolgung. Je nach Fragestellung Untersuchung in Muskelrelaxation mit N-Butylscopolam (z. B. Buscopan) oder Passagebeschleunigung mit Metoclopramid (z. B. Paspertin).

➤ **Dünndarmdoppelkontrastdarstellung** (Enteroklysma nach Sellink):
- *Indikationen:* Diarrhoen unklarer Genese, Morbus Crohn, Suche nach Tumoren oder intestinalen Lymphomen.
- *Durchführung:* Plazierung einer nasojejunalen Sonde jenseits des Treitz-Bandes. Instillation eines Bariumsulfat-Wasser-Gemisches (1 : 2); anschließend Methylzellulose als Doppelkontrastmittel.

➤ **Kolon-Kontrasteinlauf:**
- *Indikationen:* V.a. Tumoren, Entzündungen, Polypen oder Divertikel des Dickdarms.
- *Durchführung:* Applikation von Kontrastmittel über einen (Ballon-)katheter, retrograde Darstellung des gesamten Dickdarmes.

Cholegraphie

➤ **Prinzip:** Darstellung der Gallenwege mittels oraler oder intravenöser Gabe eines gallengängigen Kontrastmittels.

➤ **Voraussetzungen:** Nüchterner Patient, keine Kontraindikationen gegen i.v.-Kontrastmittelgabe, Bilirubin < 3 mg/dl.

➤ **Indikationen:**
  - *Orale Cholegraphie* (nur Gallenblase ausreichend darstellbar): Sonographisch unklarer Befund, vor Chemolitholyse.
  - *I.v.-Cholegraphie* (höheres Risiko einer Kontrastmittelallergie): In Einzelfällen bei unklarem sonographischem Befund und Unmöglichkeit der Durchführung einer ERC (s. S. 31).

Perkutane transhepatische Cholangiographie (PTC)

➤ **Prinzip:** Invasive Methode zur Darstellung der Gallenwege mittels perkutaner Leberpunktion.
➤ **Voraussetzungen:** Ausreichende Gerinnung (Quick > 50 %), ausreichend dilatierte intrahepatische Gallenwege zur Drainageanlage.
➤ **Indikationen:** Intra- bzw. posthepatische Cholestase, Unmöglichkeit der Durchführung einer ERC (s. S. 31). Durchführung häufig in Verbindung mit perkutaner Gallenwegsdrainage (z. B. palliativ bei Gallenwegstumoren).
➤ **Komplikationen:** Blutung, biliovenöse Fistel, Peritonitis, Pneumothorax.

Ösophago-Gastro-Duodenoskopie

➤ **Prinzip:** Untersuchung des Ösophagus, Magens und oberen Duodenums (ggf. bis zur Flexura duodenojejunalis) mit einem flexiblen Endoskop.
➤ **Voraussetzungen:** Nüchterner Patient, ausreichende Gerinnung (Quick > 50 %).
➤ **Vorbereitung:**
  - Bei gefährdeten Patienten kardiopulmonales Monitoring (EKG, Pulsoxymetrie).
  - Evtl. Prämedikation mit 2,5 – 5 mg Midazolam (Dormicum).
➤ **Indikationen:**
  - *Diagnostisch:*
    - Dysphagie.
    - Persistierende Oberbauchbeschwerden.
    - Abklärung einer chronischen Anämie.
    - Tumorsuche, Tumornachsorge.
    - Therapiekontrolle bei Ulzera, Z.n. Magenresektion.
    - Gastrointestinale Blutung.
    - Portale Hypertension.
  - *Therapeutisch:*
    - Endoskopische Blutstillung (Injektionsbehandlung, Laser- und Kryotherapie, Klipptechnik, Gummibandligatur).
    - Polypabtragung.
    - Ösophagusvarizensklerosierung.
    - Endoskopische Behandlung von Stenosen.
    - Extraktion verschluckter Fremdkörper.
➤ **Kontraindikationen:** Unkooperativer Patient; Störungen der Blutgerinnung (bei Biopsie, Polypektomie).
➤ **Durchführung:** Bei Patienten mit Dysphagie, insbesondere bei Ösophagusdivertikeln vorsichtiges Einführen des Endoskops (unter Sicht, wegen Perforationsgefahr!).
➤ **Komplikationen:** Blutung, Perforation, Aspiration.

Endoskopische retrograde Cholangio-Pankreatikographie (ERCP)

- **Prinzip:** Untersuchung des Duodenums bzw. der Papillenregion mit gleichzeitiger radiologischer Kontrastmitteldarstellung der Gallenwege (ERC) und/oder des Pankreasgangsystems (ERP) mit einem flexiblen Seitblickendoskop. Zunehmend sind zur direkten Inspektion beider Gangsysteme auch Feinkaliberendoskope (z. B. „Mother-Babyscope-System") im Einsatz.
- **Voraussetzungen:** Nüchterner Patient, ausreichende Gerinnung (Quick > 50%, Thrombozyten > 100.000).
- **Vorbereitung:**
  - Bei gefährdeten Patienten kardiopulmonales Monitoring (EKG, Pulsoxymetrie).
  - Prämedikation mit 2,5 – 5 mg Midazolam (Dormicum); evtl. zusätzlich 0,5 mg Atropin und 50 mg Pethidin (Dolantin).
  - Bei starker Peristaltik Verabreichung von N-Butylscopolamin (z. B. Buscopam) 20 – 40 mg i. v.
- **Indikationen:**
  - *Diagnostisch:*
    - ERC: Cholestase unklarer Genese, Choledocholithiasis, Stenosen der Papille und der Gallenwege, akute biliäre Pankreatitis.
    - ERP: Chronische Pankreatitis, V.a. Pankreaskarzinom, Pankreasmißbildung, Präoperativ vor Pankreaseingriffen.
  - *Therapeutisch:*
    - Papillotomie und Steinextraktion.
    - Einlage biliärer Drainagen oder Stents.
- **Kontraindikationen:**
  - *Absolut:* Unkooperativer Patient.
  - *Relativ:* Schwere Gerinnungsstörung, schwere Herzinsuffizienz, Z.n. akutem Myokardinfarkt, akute hämorrhagisch-nekrotisierende Pankreatitis.
- **Komplikationen:** Passagere Amylase- und Lipaseerhöhung (häufig), „Post-ERCP-Pankreatitis" (selten), Cholangitis, Blutung, Perforation.

Gastroenterologische Endosonographie

- **Prinzip:** Endokavitäre Ultraschalluntersuchung mittels flexiblen Echoendoskopen, im unteren Gastrointestinaltrakt auch mit starren Ultraschallsonden (s. S. 39).
- **Vorteile:** Die Endosonographie ermöglicht z. B. eine verbesserte Darstellung des Pankreas und stellt ein treffsicheres Verfahren im lokalen Staging gastrointestinaler Tumoren dar.
- **Nachteil:** Die Invasivität des Untersuchungsverfahrens entspricht der des jeweiligen endoskopischen Verfahrens.

Weitere diagnostische Verfahren

- **Ösophagus-Manometrie:**
  - *Prinzip:* Messung des intraluminalen Ösophagus-Druckes.
  - *Methoden:*
    - Mehrpunktmanometrie: Beurteilung der Ösophagusmotilität.
    - Durchzugsmanometrie: Beurteilung der Sphinkterfunktion.
  - *Indikationen:*
    - V.a. Achalasie.
    - Refluxkrankheit (Abklärung der Indikation für eine Fundoplikatio).
    - Postoperative Kontrolle nach Kardiadilatation oder Fundoplikatio.
    - Hyperkontraktiler Ösophagus.
- **Ösophagus-Langzeit-pH-Metrie:**
  - *Prinzip:* Messung der Wasserstoffionenaktivität über einen Zeitraum von 24 Stunden.
  - *Indikation:* V.a. Refluxkrankheit (Quantifizierung und zeitlicher Verlauf eines gastroösophagealen Refluxes).
  - *Durchführung:* Absetzen aller säuresekretionshemmenden Medikamente 1 Woche vor der geplanten Untersuchung. Plazierung einer nach Schleimhautanästhesie nasal eingeführten Sonde ca. 5 cm proximal des unteren Ösophagussphinkters (UÖS).
  - *Beurteilung:* Bei Reflux pH < 4 (normal 4 – 7). Dokumentation von Anzahl und Zeitdauer der Refluxepisoden.
- **Magensaftanalyse, Pentagastrintest:**
  - *Prinzip:* Analyse der Magensaftsekretion mit und ohne Stimulation.
  - *Indikationen:*
    - V.a. Zollinger-Ellison-Syndrom.
    - Therapiekontrolle nach Vagotomie.
  - *Vorbereitung:* Nüchterner Patient, Plazierung einer Magensonde (s. S. 68), Patient in Linksseitenlage.
  - *Durchführung:* Vollständige Entleerung des Magens.
    - Basal acid output (BAO): 4× alle 15 Minuten neu gebildeten Magensaft absaugen und asservieren.
    - Maximal acid output (MAO): Injektion von Pentagastrin (z. B. Gastrodiagnost) 6 µg/kg KG s. c. Erneut 4× alle 15 Minuten neu gebildeten Magensaft absaugen und asservieren.
  - *Beurteilung:*
    - Basal acid output (BAO): Männer 2 – 3 mval HCl/h; Frauen 1 – 2 mval HCl/h.
    - Maximal acid output (MAO): Männer 18 mval HCl/h; Frauen 13 mval HCl/h.

- **Gastrinanalyse:**
  - *Prinzip:* Messung des Gastrinspiegels im Serum ohne und mit Stimulation.
  - *Indikation:* V.a. Zollinger-Ellison-Syndrom.
  - *Vorbereitung:* Nüchterner Patient.
  - *Durchführung:*
    - Blutentnahme zur Bestimmung des basalen Gastrinspiegels.
    - Stimulation mit 75 K.E. Sekretin (z. B. Sekretolin).
    - Blutentnahme zur Gastrinbestimmung sofort nach Injektion und nach 5, 10 und 15 Minuten.
  - *Beurteilung:*
    - Gastrin basal: Normal < 240 pmol/l.
    - Gastrin nach Stimulation: Normalerweise Abfall des Serumgastrins. Bei Gastrinom Anstieg um das Doppelte des Ausgangswertes!

Leiste, männliche Genitale

Untersuchungsposition

- Rückenlage oder stehend.
- Für die Suche nach einer Leistenhernie ist die Untersuchung am liegenden Patienten nur genügend, wenn sie einen eindeutig positiven Befund ergibt. Sonst immer zusätzliche Untersuchung im Stehen!
- Immer beidseits untersuchen!

Klinische Untersuchung

- **Inspektion:**
  - Behaarung.
  - *Narben*, insbesondere Operationsnarben.
  - *Symmetrie der Leisten:* Vorhanden, gestört durch einseitige Schwellung?
  - *Auftreten einer abnormen Schwellung* beim Husten und Pressen? Lokalisation? Ausdehnung Richtung Skrotum bzw. Labium majus oder in den Oberschenkelansatz?
  - *Skrotum:* Schwellung, Rötung, variköse Venenzeichnung?
  - *Penis*, ohne und mit Zurückziehen des Präputiums: Phimose, Paraphimose, Hypospadie, Epispadie, Meatusstenose, Balanitis, Ulkus im Sulcus coronarius?
- **Palpation:**
  - *Äußerer Leistenring:* Äußeren Leistenring palpieren, bei der Frau direkt transkutan, beim Mann von unten durch Einstülpen von Skrotalhaut (Abb. 23): Abgrenzbarkeit, Durchmesser für Fingerspitze passierbar?
    - Spontan austretende Schwellung: Lokalisation (Inguinalhernien liegen medial und kranial des Tuberculum pubicum und dehnen sich in Skrotum bzw. Labium majus aus; Femoralhernien liegen lateral des Tuberculum pubicum im Oberschenkelansatz), Größe, Konsistenz, Reponierbarkeit, Gurren beim Reponieren?
    - Bei fehlender spontan austretender Schwellung: Finger locker auf den äußeren Leistenring legen, Patienten husten lassen: Schwellung gleitend oder anprallend, spürbar? Gurren? Hustenanprall = tiefertretender Bruchsack?
  - *Innerer Leistenring:* Wiederholung der Untersuchung über dem inneren Leistenring. Bei mageren Patienten mit dünner Externusfaszie ist gelegentlich der innere Leistenring direkt transkutan tastbar.
  - *Lacuna vasorum* (= femorale Bruchpforte): Schwellung beim Husten und Pressen (im Stehen!), Größe, Reponierbarkeit, Gurren beim Reponieren?
  - *Leistenbeuge:* Abnorme Schwellungen (Lymphknoten, Varixknoten, Lipom)? Lokalisation, Größe, Konsistenz, Dolenz? Bei vergrößerten Lymphknoten: Genaue Untersuchung des Einzugsgebiets auf entzündliche oder neoplastische Streuquellen:
    - Lymphknotenkette in der Leistenbeuge, parallel zum Leistenband drainiert Genitale und Perineum (Analkarzinom?).
    - Lymphknotenkette parallel der Femoralgefäße drainiert das Bein (infizierte Interdigitalmykose?).
  - Femoralispuls.

- *Funikel:* Verdickt, dolent, umschriebene prallelastische Schwellung (Hydrocele funiculi)? Wenn bei einer Schwellung im Bereich des Funikels nicht sicher zwischen Hydrozele und Hernie differenziert werden kann: Zug am Testis bewirkt Tiefertreten einer Hydrozele, hingegen nicht einer Hernie.
- *Hoden:* Vorhanden, normal groß, vergrößert, verkleinert? Konsistenz, Oberfläche, Dolenz? Gut abgrenzbar, schlecht abgrenzbar?
- *Nebenhoden:* Vergrößert, glatt oder höckerig, umschriebener Knoten, derb, dolent? Gut oder schlecht vom Hoden abgrenzbar?

➤ **Auskultation:**
- Darmgeräusche in einer hernienverdächtigen Schwellung?
- Femoralarterien beiderseits: Strömungsgeräusch?

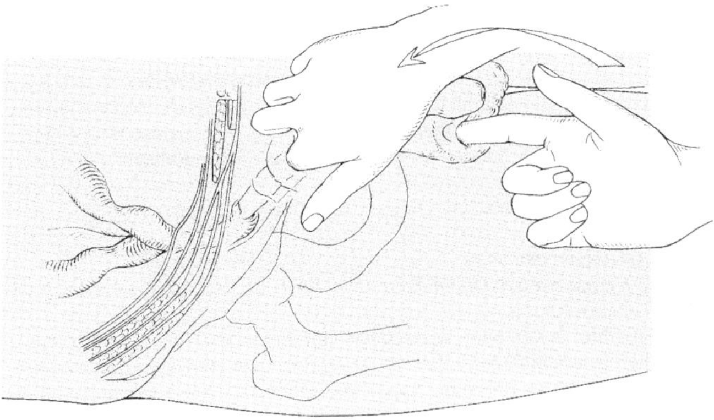

Abb. 23 Palpation des äußeren Leistenrings.

Röntgenuntersuchung

➤ **Beckenübersicht a.-p.:**
- *Indikation:* Leistenschmerzen ohne entsprechenden Befund in der klinischen Untersuchung.
- *Fragestellung:* Periostitis pubis, Koxarthrose, Knochenmetastasen?

Weitere diagnostische Verfahren

➤ **Diaphanoskopie:** Indiziert bei Schwellungen im Skrotalfach. Positive Diaphanie = Flüssigkeit = Hydrozele oder Spermatozele.
➤ Sonographische Restharnbestimmung.
➤ Siehe auch Leitsymptom Schwellung in der Leiste (s. S. 217).

Proktologie

Untersuchungsposition

- **Einfache Inspektion:** Linksseitenlage.
- **Pilonidalfistel:** Bauchlage.
- **Rektaluntersuchung:** Linksseitenlage, Steinschnittlage, Knie-Ellenbogen-Lage, evtl. Spezialuntersuchungstisch.

Klinische Untersuchung

- **Inspektion:**
  - *Nates:* Symmetrie, Rötung, Schwellung, Injektionsstellen?
  - *Perineum:* Rötung, Schwellung?
  - *Rima ani* (wenn nötig mit Spreizen der Nates): Reizlos, gerötet, Fistelöffnungen in der Mittellinie, Umgebung reizlos, geschwollen, gerötet, druckdolent? Sekret spontan, auf Druck?
  - *Anus* (wenn nötig mit Spreizen der Nates): Normalerweise Anus geschlossen, Haut fein radiär gefältelt, leicht pigmentiert, evtl. behaart, trocken und sauber. Abnorme Veränderungen: Kotreste, Rötung, ekzematöse Hautveränderungen, Marisken, Kondylome, Fisteln, abnorme Schwellungen?
- **Palpation:**
  - *Material:* Handschuh, Fingerling am Zeigefinger, Gleitmittel.
  - *Durchführung:*
    - Analregion palpieren.
    - Patienten pressen lassen, Zeigefinger unter leichter Drehung in den Analkanal einführen.
    - ✓ Beachte: Treten beim Versuch des Einführens des Fingers umschriebene heftigste Schmerzen auf, ist dies ein dringender Hinweis auf eine Analfissur! In diesem Fall ist die Applikation einer Lokalanästhesie notwendig!
  - *Beurteilung des Analkanals:* Sphinktertonus, Schmerzen, Stenose, Infiltration, Resistenz (Tumor, hypertrophe Papille)?
    - ✓ Beachte: Innere Hämorrhoiden werden nicht palpiert! Seltene Ausnahme sind thrombosierte innere Hämorrhoiden.
  - *Beurteilung der Ampulla recti:* Darmwand weich, verschiebbar?
    - Normale Resistenzen: Ventral Prostata und Samenblase bzw. Portio, dorsal Os sacrum und coccygis, lateral der weiche Trichter des M. levator ani.
    - Vortäuschung pathologischer Resistenzen: Skybala, Pessare, Ringe, gynäkologische Tampons, Blasenkatheter.
    - Pathologische Veränderungen: Schleimhaut fixiert, induriert, Douglas-Raum vorgewölbt, druckdolent, Prostata normal groß, vergrößert, glatt, höckrig, hart? Tumorverdächtige Resistenzen: Lage, evtl. Größe, untere Begrenzung (cm ab Linea anocutanea), Oberfläche, Verschiebbarkeit gegen Unterlage.
    - Finger dorsal an inneres Analkanalende (Puborektalisschlinge) legen, Anus zukneifen lassen: Finger wird durch funktionierenden M. puborectalis nach ventral gehoben. Rückzug des Fingers: Blut am Fingerling? Klaffender Anus? (Neurologische Störung.)
    - ✓ *Beachte:* Die Tiefe der Rektumpalpation ist durch die Fingerlänge limitiert. Eine Resistenz im tiefhängenden Sigma ist jedoch evtl. durch die Rektumwand hindurch spürbar.

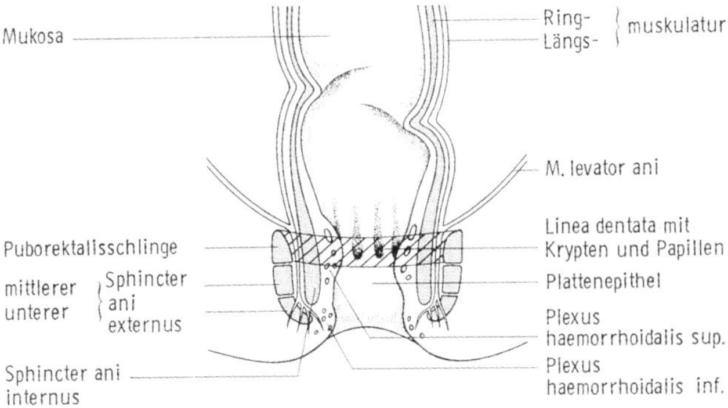

Abb. 24 Anatomie des Analkanals.

Röntgenuntersuchungen

- **Röntgen-Doppelkontrasteinlauf:**
  - *Prinzip:* Untersuchung von Rektum/Analkanal mit Kontrastmittel und Doppelkontrastmittel (z.B. Luft oder Methylzellulose). Erfassung feinster Wandveränderungen durch dünnen Kontrastmittelbelag auf der Innenwand.
  - *Indikationen:* V.a. entzündliche und tumoröse Veränderungen im Rektum bzw. Analkanal.
  - *Beurteilung:* Aussparungen, Divertikel, Stenosen, Fisteln, Wandstarre?
- **Fistelfüllung:** Beziehung zum analen Sphinkterapparat. Markieren: Analkanal mit Sonde, Anus und Fistelöffnung mit Bleimarke.
- **Ampullographie:** Kondom an Kavakatheter. Anatomische Beziehung von Ampulla recti und Analkanal.
- **Defäkographie:** Funktionelle Untersuchung. Okkulter Prolaps, Rektozele?

Proktoskopie

- **Prinzip:** Untersuchung des Analkanals mit starrem Instrument.
- **Stellenwert:** Wichtigste Zusatzuntersuchung! Gibt Übersicht über den gesamten Analkanal (s. Abb. 25).
- **Indikationen:**
  - Peranale Blutungen.
  - Beschwerden im Analbereich.
  - Ergänzende Untersuchung des Analkanals nach Koloskopie.
- **Kontraindikationen:** Keine absoluten Kontraindikationen. Erschwerte, schmerzhafte Untersuchung bei Analfissuren, periproktitischen Abszessen und Analstenosen.
- **Vorbereitung:** Keine Darmvorbereitung notwendig.
- **Durchführung:** Proktoskop, 7 – 10 cm lang, mit Obturator mit Gleitmittel bestreichen und unter Pressenlassen langsam vollständig einführen. Obturator herausziehen. Analkanal beim Zurückziehen des Proktoskops inspizieren.

- **Beurteilung:**
  - *Normalbefund:* Normale Schleimhaut ist blaß mit gut sichtbaren Gefäßen.
  - *Schleimhautveränderungen:* Rötung, Ulzeration, Auflagerungen, Blutungsneigung?
  - Innere Hämorrhoiden, hypertrophe Papillen, Fissuren?
  - Palpieren von *Krypten* mit gebogener Knopfsonde: Schmerz, Eiteraustritt?
  - *Perianalfistel:* Innere Fistelmündung feststellbar durch Sondierung mit Knopfsonde, Injektion von Methylenblau oder Luft.
  - Entnahme einer Biopsie aus tumorverdächtigen Veränderungen.

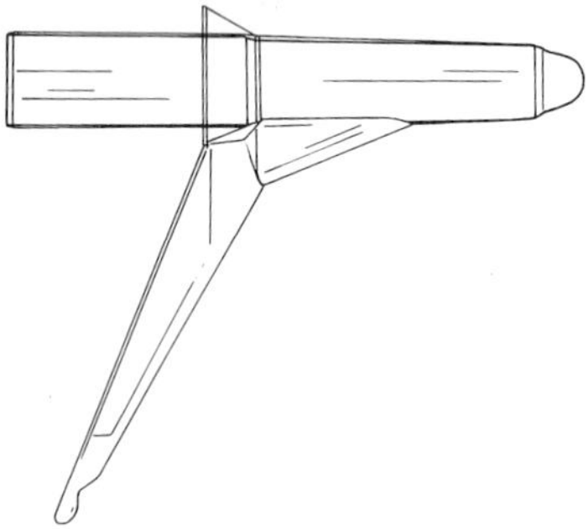

Abb. 25 Proktoskop.

Rektosimoidoskopie

- **Prinzip:** Untersuchung des Rektums und Sigmas mit starrem Instrument.
- **Stellenwert:** Ergibt Übersicht über den am häufigsten von Karzinomen befallenen Kolonabschnitt (s. S. 433).
- **Indikationen:**
  - V.a. Tumoren, Stenosen, Divertikel, Polypen in Rektum oder Sigma.
  - Peranale Blutungen.
  - Ergänzende Untersuchung des Analkanals nach Koloskopie.
- **Kontraindikationen:** Keine absoluten Kontraindikationen. Erschwerte, schmerzhafte Untersuchung bei Analfissuren, periproktitischen Abszessen und Analstenosen.
- **Vorbereitung:** Entleerung der Ampulla recti mit Einmalklysma 30 Minuten vor der Untersuchung.
- **Durchführung:** Rektoskop, 30 cm lang, starr, mit Gleitmittel bestreichen und unter Pressenlassen langsam vollständig einführen. Ohne Sedierung durchführbar, aber häufig auf 15 cm limitiert.
- **Komplikationen:** Perforation, Blutung, insbesondere nach Polypektomie.

Koloskopie

- **Prinzip:** Untersuchung des Kolons üblicherweise einschließlich des terminalen Ileums mit einem flexiblen Endoskop.
- **Voraussetzungen:** Nüchterner Patient, ausreichende Gerinnung (Quick > 50 %, Thrombozyten > 100.000).

➤ **Vorbereitung:**
- *Darmvorbereitung:*
  - Reinigung mit Laxans (z. B. X-Prep) und ausreichend Flüssigkeit oder (besser) mit Golytely-Lösung (3 – 4 l) oder Fordtranlösung (3 l). Mindestens die Hälfte sollte am Vorabend eingenommen werden. Ziel: Entleerung klarer Flüssigkeit.
  - Bei V.a. Darmobstruktion keine peroralen Abführmaßnahmen, sondern hohe Reinigungseinläufe.
- Bei gefährdeten Patienten kardiopulmonales Monitoring (EKG, Pulsoxymetrie).
- Evtl. Prämedikation mit 2,5 – 5 mg Midazolam (Dormicum).

➤ **Indikationen:**
- *Diagnostisch:*
  - Peranale Blutungen.
  - Änderungen der Stuhlgewohnheiten.
  - V.a. Tumor, Tumornachsorge.
  - Unklare abdominelle Beschwerden.
  - Subileus.
  - Unklarer radiologischer Befund.
  - V.a. entzündliche Darmerkrankung.
- *Therapeutisch:*
  - Polypektomie.
  - Palliative Lasertherapie maligner Tumoren.

➤ **Kontraindikationen:** Unkooperativer Patient, hochakute Kolitis oder Divertikulitis, toxisches Megakolon, V.a. Perforation, schwere kardiopulmonale Erkrankung.

➤ **Komplikationen:** Perforation, Postpolypektomieblutung.

Endosonographie (endoluminale Sonographie)

➤ **Prinzip, Geräte:**
- Verwendet werden Sonden mit einer, zwei oder mehreren Schallebenen und Frequenzen zwischen 4 und 10 MHZ.
- Wahlweise werden hohe und niedrige Frequenzen für die detaillierte Darstellung des Nah- und Fernbereiches eingesetzt.
- Optimal ist eine Schallebene senkrecht zur Rektumachse mit einem 360°-Bildsektor.
- Eine Kombination mit der Rektoskopie (starre 360°-Sektorsonde) oder der Koloskopie (Ultraschall-Koloskop mit Geraudeausoptik, Biopsiekanal, 360°-Schallsektor mit einer Frequenz von 7,5 MHz und 12 MHz) ist möglich.
- Die akustische Ankoppelung erfolgt über einen den Schallkopf umgebenden Wasserballon und zusätzlicher Füllung des Kolons mit Wasser über den Biopsiekanal.
- Indiziert bei Pararektalabszessen, Fisteln, supralevatorischen Abszessen, Rektumtumoren, Nachkontrolle von transanal abgetragenen Tumoren, Nachkontrolle nach tiefer Rektumresektion.

➤ **Beurteilung:**
- Feststellung von *Wandveränderungen,* auch Wandveränderungen unter der intakten Schleimhaut. Infiltration von Wandschichten durch einen Tumor, Durchbruch des Tumors über die Wand hinaus. Normale perirektale Lymphknoten sind sonographisch nicht erkennbar.
- Bei Entzündung und beim Karzinom sind *Lymphknoten* ≥ 3 mm Durchmesser darstellbar.
- Darstellung von supralevatorischen Abszessen, Fisteln und Sphinkterdefekten.

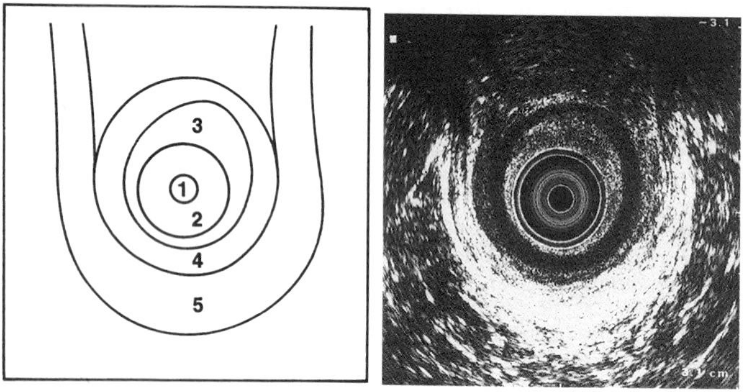

Abb. 26 Normales Endosonogramm des Analkanals: 1 Sonde, 2 Grenzfläche Ballon-Mukosa, 3 Submukosa, 4 Sphincter ani int., 5 Sphincter ani ext. und Puborectalisschlinge.

Weitere diagnostische Verfahren

➤ **Manometrie** (des analen Sphinkters): Zur Differentialdiagnose der Inkontinenz, zur differenzierten Hämorrhoidentherapie.

➤ **Sphinkter-EMG:** Ausschluß neurogener Ursachen der Inkontinenz.

Aufklärung

- **Anspruch des Patienten:**
  - Der Anspruch auf Aufklärung über die Diagnose, über eine geplante medizinische Handlung und insbesondere über eine Operation ist ein fundamentales Patientenrecht.
  - Korrekte Aufklärung über eine geplante Behandlung ist auch Voraussetzung für das rechtsgültige Einverständnis des Patienten mit dieser Behandlung.
- **Zeitpunkt:** Die Aufklärung muß so früh erfolgen, daß der Patient Zeit hat, über das Gesagte nachzudenken. Dies bedingt, daß hospitalisierte Patienten spätestens am Vortag der Operation aufgeklärt werden, ambulant zu operierende Patienten in der vorhergehenden Sprechstunde.
- **Inhalte:**
  - Zentrales Element der Aufklärung durch den Chirurgen ist die *Beschreibung der Operation, ihrer Nachbehandlung und ihres Ziels* in einer dem Laien verständlichen Sprache.
  - Die *möglichen Komplikationen* müssen erwähnt werden, vor allem die für den Eingriff spezifischen Komplikationen, soweit sie nicht extrem selten sind. Die Seltenheit läßt sich allerdings nicht mit fixen Prozenten definieren, die von der Rechtssprechung akzeptiert sind.
  - Die allgemeinen Komplikationsmöglichkeiten (Thrombose, Embolie, Infektion, Folgen eines dem Patienten bekannten Begleitleidens, usw.) dürfen eher als bekannt vorausgesetzt werden als für den Eingriff spezifische Komplikationen.
  - Es sind auch die *Behandlungsalternativen* zu erwähnen sowie der voraussichtliche Spontanverlauf ohne Behandlung.
- **Durchführung, Dokumentation:**
  - Als Schutz vor späteren Haftpflichtansprüchen wegen behaupteter Unterlassung der Aufklärung soll die mündliche Aufklärung in Anwesenheit eines Zeugen (Assistenzarzt, Pflegeperson) erfolgen und schriftlich kurz protokolliert werden.
  - Die mündliche Aufklärung kann durch Abgabe von schriftlichen Merkblättern mit Basisinformationen vorbereitet und systematisiert werden.
  - Sprachliche Verständigungsschwierigkeiten (Fremdsprache, kein Dolmetscher zur Verfügung) sind ebenfalls festzuhalten.

✓ **Beachte:** Nichts, auch nicht die Angst des Patienten, insbesondere des Malignompatienten vor der Wahrheit, entbindet den Arzt von der Aufklärungspflicht!

Einverständnis

- **Grundsatz:**
  - Im Prinzip muß jeder Patient mit *jeder ärztlichen Handlung* einverstanden sein. Das gilt insbesondere für operative Eingriffe, da diese für die Rechtssprechung den Tatbestand der Körperverletzung erfüllen.
  - Entscheidend ist immer das Einverständnis des *orientierten und urteilsfähigen Patienten*, nicht das seiner Angehörigen.

- **Eingriffe bei vitaler/dringlicher Indikation:**
  - Auch *vital wichtige sowie sehr dringende Eingriffe* bedürfen der Zustimmung, wenn der Patient bei klarem Bewußtsein ist.
  - In der *Notfallsituation* beim bewußtlosen oder nicht voll urteilsfähigen Patienten hat der Arzt so zu handeln, wie es den vermuteten Interessen des Patienten entspricht. Religiöse und kulturelle Besonderheiten sind evtl. zu berücksichtigen.
  - Ähnliches gilt für den *kritischen, beatmeten Patienten der Intensivstation*. Hier können die Angehörigen Auskunft über den vermuteten Willen des Patienten geben.

Haftung

- Der Chirurg ist für die sorgfältige Durchführung des Eingriffs verantwortlich, nicht für den Behandlungserfolg.
- Ein fehlender Behandlungserfolg kann nur zu Schadenersatzansprüchen führen, wenn die Aufklärung falsch oder fehlend war.
- Sorgfältig durchgeführt ist eine Operation dann, wenn sie die allgemein gültigen Standards beachtet. Schicksalshafte, trotz Beachtung der Sorgfaltspflicht eintretende Komplikationen oder Mißerfolge begründen keine Haftung.
- Ein Schaden, der ursächlich auf eine Mißachtung der Sorgfaltspflicht zurückgeführt werden muß, kann zu zivilrechtlichen Schadenersatzansprüchen führen.
- Körperverletzung und fahrlässige Tötung führen zur strafrechtlichen Haftung.

Ärztliches Verhalten bei sterbenden Patienten

- Bei chronischen Erkrankungen im Endstadium sollten medizinische Maßnahmen auf das notwendige Minimum beschränkt bleiben. Behandlungsziele sind Linderung des Leidens und Optimierung der Lebensqualität in der Zeit vor dem Tod.
- Sollen keine Reanimationsmaßnahmen mehr erfolgen, sind Kollegen und Pflegepersonal rechtzeitig zu informieren, evtl. entsprechender Eintrag in die Krankenakte.
- Die Aufklärung des Patienten richtet sich in dieser Situation nach dessen eigenen Wünschen. Alle Fragen sollten geduldig, einfühlsam und ehrlich beantwortet werden. Die Aussichtslosigkeit seiner Lage und die Möglichkeit des nahen Todes sollten dem Patienten jedoch nicht „aufgedrängt" werden.
- Besonders auch die Angehörigen des sterbenden Patienten benötigen in dieser Phase die Zeit des behandelnden Arztes. Eine rechtzeitige Aufklärung über die Schwere der Erkrankung und die Situation des Patienten erspart oft Unannehmlichkeiten nach einem „überraschenden Tod".
  ✓ *Beachte:* Jede Information der Angehörigen bezüglich der ärztlichen Behandlung erfordert prinzipiell das Einverständnis des Patienten!
- Frühzeitig sollte erfragt werden, ob der Patient noch ein Testament verfassen möchte oder seelsorgerischen Beistand wünscht.
- Nach dem Tod des Patienten im Krankenhaus ist der Hausarzt bzw. einweisende Arzt sofort zu informieren.

Feststellung des Todes

- **Unsichere Todeszeichen:** Bewußtlosigkeit, Pulslosigkeit, Atemstillstand, weite reaktionslose Pupillen (= klinischer Tod).
- **Erste sichere Todeszeichen:**
  - *Totenflecken:* Rotviolette Flecken durch Absinken des Blutes in die abhängigen Körperpartien. Auftreten ca. 30 – 60 Minuten nach Eintritt des Todes; Wegdrückbarkeit für 12 – 36 Sunden, länger bei Kälte, kürzer bei Wärme.
  - *Totenstarre:* Auftreten einige Stunden nach Todeseintritt, meist am Kiefergelenk beginnend. Volle Ausprägung nach 6 – 12 Stunden (Variationsbereich 2 – 20 Stunden); Rückbildung nach 2 – 6 Tagen.
- Die bisher erwähnten Todeszeichen setzen einen Herzstillstand voraus (Herztod). Bei Hirntod infolge Zerstörung des Hirns durch Krankheit oder Unfall mit künstlicher Beatmung und dadurch fortgesetzter Herzaktion treten die erwähnten Todeszeichen nicht auf. Die Feststellung des Todes verlangt daher beim Hirntod eine spezialärztliche Untersuchung (Neurologie oder Neurochirurgie) nach einem genauen Protokoll, das den vollständigen und definitiven Ausfall der Hirnfunktion diagnostizieren läßt.

Todesbescheinigung

- Die Leichenschau erfordert den Nachweis mindestens eines sicheren Todeszeichens und die Untersuchung der vollständig entkleideten Leiche.
- Ist die unmittelbare Todesursache nicht vollständig klar, sollten die vermutete wahrscheinliche Todesursache und der mögliche pathophysiologische Zusammenhang zur Grunderkrankung genannt werden. *Beispiel:* Todesursache: protrahierter septischer Schock; Folge von: Cholangitis; ursächliche Grunderkrankung: inoperables Pankreaskopfkarzinom.
- Bei völlig unklarer und bei unnatürlicher Todesursache (auch Verletzungen ohne ersichtliche Fremdeinwirkung), insbesondere bei unbekannten Patienten, müssen Kriminalpolizei und Staatsanwaltschaft (in der Schweiz die Bezirksanwaltschaft) informiert werden und die Leiche muß nach der Spurensicherung dem Gerichtsmedizinischen Institut zur Autopsie zugeführt werden.
- Bei Ärzten im Praktikum (ÄIP) sollte die Leichenschau unter Aufsicht eines voll approbierten Arztes erfolgen und die Todesbescheinigung gegengezeichnet werden.

Qualität

- **Qualität ärztlicher Leistungen:** Attribute der Qualität ärztlicher Leistungen sind Wirksamkeit, Effizienz, Relevanz, optimales Kosten-/Nutzenverhältnis, Akzeptanz, Legitimität und soziale Gerechtigkeit.
- **Bestimmende Faktoren:** Die Qualität wird bestimmt durch die Qualifikation der Ärzte, die Ausstattung der Arbeitsstätte, die Qualifikation der Mitarbeiter, sowie durch die Prozeßqualität mit der Befunddokumentation, den Standard bei der Diagnoseerhebung, den Indikationen zur Therapie, der Güte der Therapie und der Fortbildung.

Qualitätssicherung

- Die Begriffe **Qualitätskontrolle**, **Qualitätsbeurteilung** und **Qualitätsförderung** bezeichnen einzelne Stufen des Prozesses, für den meistens der umfassende Begriff Qualitätssicherung verwendet wird.
  - *Qualitätskontrolle:* Ersatz von Behauptungen und Annahmen durch Fakten.
  - *Qualitätsbeurteilung:* Messen an objektiven Kriterien, inwieweit das Qualitätsziel erreicht wird.
  - *Qualitätsförderung:* Wahrung guter und Besserung schlechter Qualität.
- Als **Qualitätsindikatoren** können in Studien herangezogen werden: Todesfälle, thromboembolische Komplikationen, histologische Untersuchungen von Operationspräparaten, oberflächliche infektiöse Komplikationen, septische Komplikationen, Krankenhausaufenthaltsdauer, kurz- und mittelfristige Resultate.

✓ **Beachte:**
  - Langzeitresultate sind für Qualitätssicherungsstudien *nicht* geeignet, da zum Teil subjektive Komponente in der Beurteilung des Resultats mitspielen können, das Resultat eventuell durch interkurrente Erkrankungen verändert ist, und da das Studienresultat erst sehr spät, resp. zu spät zur Verfügung steht.
  - Das Schicksal des Gesamtkrankenguts oder die Resultate aller durchgeführten Operationen eines Krankenhauses oder einer Praxis erlauben *keine* Qualitätssicherung wegen zu großer Heterogenität und deswegen fehlender Vergleichbarkeit.
  - Resultate bei seltenen Krankheiten oder spektakulären Einzelfällen sind ebenfalls *ungeeignet*, weil kein Referenzbereich definiert werden kann.

Tracer

- Anerkannte Qualitätssicherungsstudien arbeiten mit **Tracer-Diagnosen** und **Tracer-Therapien:**
  - Als *Tracer* werden ausgewählte Diagnosen und Therapien bezeichnet, die den Standard des untersuchten Krankenhauses widerspiegeln, und die einen Vergleich mit anderen Studienteilnehmern zulassen.
  - Tracer-Diagnosen und -Therapien müssen häufig sein, die medizinischen Voraussetzungen methodisch erforscht und die Resultate müssen mit gesicherten Methoden reproduzierbar sein.

Periphervenöser Zugang

Prinzip, Zugangswege

- **Prinzip:** Punktion einer oberflächlichen Vene.
- **Zugangswege:**
  - *Handrückenvenen oder Unterarmvenen:* Routinepunktionsort.
  - *Kubitalvenen* (V. cephalica oder V. basilica): Alternative Punktionsstellen, wenn weiter distal keine Punktion möglich ist. Achtung! Gefahr der versehentlichen arteriellen Punktion: Die Arteria brachialis verläuft in der Ellenbeuge oft knapp unterhalb der Vena basilica!
  - *Fußrückenvenen:* Alternative Punktionsstellen, wenn Venenpunktionen an den oberen Extremitäten nicht möglich oder wenn diese nicht zugänglich sind. Achtung! Thrombophlebitisgefahr, daher nur als Ultima ratio!
  - *Subkutane Halsvenen:* V. jugularis externa. Aufgrund der Nähe zum Herzen kann eine in die V. jugularis externa eingeführte Verweilkanüle als „quasizentraler Venenkatheter" angesehen werden. Applizierte Medikamente gelangen sehr schnell ins Herz. Dies könnte v. a. für Katecholamine bei Schock und Reanimation bedeutsam sein. Die Vene ist zur Routinepunktion beim wachen, kreislaufstabilen Patienten nicht geeignet, da die Punktion schmerzhaft und unangenehm sein kann. Die Vene läßt sich vor allem bei (Rechts)herzinsuffizienz (kardiogener Schock) gut punktieren, da sie dann gut gefüllt und gut sichtbar ist.

Indikationen

- **Einmalige Punktion:**
  - Blutentnahme.
  - Injektion nicht venenreizender Medikamente.
- **Venenverweilkanüle:**
  - Applikation von Flüssigkeit bzw. Volumenersatzlösungen.
  - Wiederholte Applikation von nicht venenreizenden Medikamenten.
  - Ungeeignet für wiederholte Blutentnahmen (aufgrund der raschen Koagulation).

Vorbereitung, Material

- **Einmalige Punktion:**
  - Stauschlauch oder Blutdruckmanschette.
  - Desinfektionsspray.
  - Tupfer, Spritze, Injektionsnadeln.
  - Blutröhrchen.
  - Pflaster.
- **Anlage einer Venenverweilkanüle:**
  - *Periphere Venenverweilkanülen (PVK):* Plastikverweilkanülen liegen in verschiedenen Größen vor, die meist durch die Farbe des Zuspritzkonusverschlusses kodiert sind (Tab. 5). Auswahl der Kanülengröße:
    - Bei Notwendigkeit der Zufuhr größerer Volumenmengen: Großlumige Kanülen (2,0 mm [braun] oder 1,7 mm [grau] ID). Die maximale Durchflußgeschwindigkeit für Volumen steigt theroretisch proportional zu der 4. Potenz des Radius an.

  • Zur anschließenden Medikamentenapplikation: Mittelstarke Kanülen (1,4 mm [weiß] oder 1,2 mm [grün] ID), da mit ihnen die Punktion einfacher und weniger schmerzhaft ist.
  • Bei Kindern und Patienten mit sehr schwierigen Venenverhältnissen: Dünne Kanülen (1,0 mm [rosa] oder 0,8 mm [blau] ID).
  • Bei Kleinkindern, Säuglingen und Neugeborenen: Kanülen mit 0,6 mm (gelb) ID.
- Stauschlauch oder Blutdruckmanschette.
- Desinfektionsspray.
- Fixationsmaterial (Pflaster), evtl. Aluschiene.
- Evtl. Spritze mit Lokalanästhetikum (z. B. Lidocain 0,5 – 1 %).
- *Vorbereitete Infusion:* Infusionsbesteck an desinfizierte Öffnung im Infusionsbeutel stecken, durch Kompression der Tropfkammer einen Flüssigkeitsspiegel erzeugen. Leitung entlüften und mit Rollklemme verschließen.
- Evtl. alternativ Verschlußstopfen oder Plastikmandrin.

Tabelle 5 Periphere Venenverweilkanülen

Farbkodierung	Durchmesser Innenlumen (ID) [mm]	Größe [Gauge]	Maximale Durchflußrate (Anhaltswerte) [ml/min]
rot oder braun	2,0	14	330
grau	1,7	16	200
weiß (früher gelb)	1,4	17	130
grün	1,2	18	100
rosa	1,0	20	60
blau	0,8	22	35
gelb	0,6	24	20

Technik

➤ **Schritt 1:** Anlegen eines Stauschlauchs oder einer Blutdruckmanschette proximal der Punktionsstelle (Ausnahme: Punktion der V. jugularis externa).

➤ **Schritt 2:** Stauschlauch straffen bzw. Manschette bis etwa 50 mmHg aufblasen. *Beachte:* Manschettendruck deutlich unter systolischem Blutdruck wählen! Der arterielle Puls muß distal immer gut tastbar sein.

➤ **Schritt 3:** Ablegen des Armes auf fester Unterlage. Palpation der Vene, Desinfektion der darüberliegenden Haut. Desinfektionsspray mindestens 15 – 30 Sekunden einwirken lassen. Bei vitalen Notfällen kann ausnahmsweise auf die Desinfektion bzw. das Abwarten der Einwirkzeit verzichtet werden.

- **Schritt 4:** Beim wachen Patienten evtl. Durchführung einer Lokalanästhesie: Mit dünner Nadel über der geplanten Punktionsstelle eine Hautquaddel mit Lokalanästhetikum (z.B. Lidocain 0,5 – 1%) setzen.
- **Schritt 5:** Haut über oder knapp neben der Vene durchstechen.
- **Schritt 6:** Vene subkutan anpunktieren und Kanüle einige Millimeter im Lumen vorschieben. Die erfolgreiche Punktion der Vene wird durch Einströmen von Blut in die Indikatorkammer der Kanüle angezeigt. Bei einmaliger Punktion Aspiration von Blut für die Untersuchung bzw. Bestätigung der einwandfreien Lage vor Injektion von Medikamenten.
- **Schritt 7:** Plastikverweilkanüle über die Stahlkanüle bis zum Anschlag vorschieben, anschließend Stahlkanüle entfernen.
- **Schritt 8:** Sicherstellung der korrekten intravasalen Lage der Kanüle durch Probeinfusion oder Probeinjektion von Kochsalz. Bei paravasaler Infusion oder Injektion bildet sich eine subkutane Schwellung aus. Die Kanüle muß dann entfernt werden.
- **Schritt 9:** Anschließen einer vorbereiteten Infusion, alternativ Abstöpseln der Kanüle mit einem passenden Plastikmandrin oder einem Verschlußstopfen. Bei Verwendung eines Verschlußstopfens sollte die Kanüle zur Verhinderung der Lumenobstruktion durch koaguliertes Blut über den Zuspritzkonus mit 1 – 2 ml Kochsalz gut durchgespült werden.
- **Schritt 10:** Verweilkanüle mit Pflaster fixieren.
- **Schritt 11:** Bei einmaliger Punktion nach Blutentnahme bzw. Injektion Tupfer locker auf die Nadeleintrittsstelle plazieren, Nadel zügig zurückziehen und Punktionsstelle sofort komprimieren.

Komplikationen

- Durchstechen („Platzen“) der Venenwand mit Hämatombildung → lokale Kompression.
- Thrombophlebitis bei Injektion oder Infusion venenreizender Substanzen → Lokale Kühlung, Heparin-Gel.
- Paravenöse Lage der Kanüle, ödematöse Schwellung → Entfernung der Verweilkanüle, Hochlagerung des Arms.

Prinzip, Zugangswege

- **Prinzip:** Einlage eines Venenverweilkatheters mit 1–3 Lumina mittels Seldinger-Technik in die obere Hohlvene. Steriles Vorgehen.
- **Zugangswege:**
  - *Zentral:*
    - V. subclavia.
    - V. jugularis interna (V. jugularis externa).
  - *Peripher:* V. basilica (V. cephalica).

Indikationen

- Notwendigkeit der ZVD-Messung unter intensivmedizinischer Überwachung (Vorgehen s. S. 54).
- Hochkalorische parenterale Ernährung.
- Zufuhr venenwandreizender Substanzen (z. B. Kalium, Glukose).
- Kontinuierliche oder wiederholte Injektion von Medikamenten (z. B. Katecholamine, Antibiotika, Zytostatika, Heparin etc.).
- Notwendigkeit wiederholter Blutentnahmen.
- Unmöglichkeit der Punktion einer peripheren Vene bei gegebener Indikation eines venösen Zuganges (Vasokonstriktion im schweren Schock oder bei ausgeprägter Hypothermie bzw. sehr schlechten Venenverhältnissen).

Grundsätzliche Risiken und Komplikationsmöglichkeiten

- Katheter-assoziierte Infektionen.
- Arterielle Gefäßverletzungen.
- Hämatome.
- Nervenverletzungen.
- Luftembolie.
- Pleura- und Lungenverletzungen (V. subclavia, V. jugularis interna).
- Herzrhythmusstörungen.
- Verletzungen des rechten Vorhofes, der Trikuspidalklappe und des rechten Ventrikels bei zu tiefem Vorschieben des Katheters.

Material

- **Set zum Legen eines zentralen Venenkatheters (ZVK):** Bestehend aus
  - 6–8 cm langer Einführungs- und Punktionskanüle.
  - Seldingerdraht.
  - *ZVK:* Länge 15–20 cm, bei Vorschieben via V. basilica 45–50 cm. Vorbereitung: Durchspülen des Katheters mit NaCl; bei mehrlumigen Kathetern Füllung der nicht für den Führungsdraht verwendeten Lumina und Verschluß mittels Dreiwegehahn.
- Sterile 5- oder 10 ml-Spritze.
- Desinfektionsspray.
- Sterile Handschuhe.
- Sterile Abdecktücher.
- Fixationsmaterial (Pflaster oder Nahtmaterial).
- Ggf. Spritze mit Lokalanästhetikum (z. B. Lidocain 0,5–1 %).

- **Vorbereitete Infusion:** Infusionsbesteck an desinfizierte Öffnung im Infusionsbeutel stecken, durch Kompression der Tropfkammer einen Flüssigkeitsspiegel erzeugen. Leitung entlüften und mit Rollklemme verschließen.

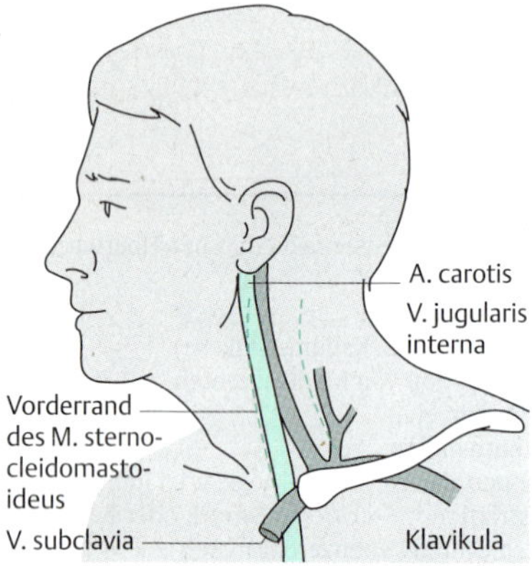

Abb. 27 Topographie der Gefäße im Halsbereich.

Technik der Punktion der V. subclavia

- **Vorteile:**
  - Die V. subclavia wird durch das umgebende straffe Gewebe auch noch bei schwerer Hypovolämie offengehalten.
  - Umgebende knöcherne Strukturen (Klavikula und 1. Rippe) erlauben eine gute Orientierung während der Punktion.
- **Nachteile/Komplikationsmöglichkeiten:**
  - Verletzungen der Pleura mit Entwicklung eines Pneumothorax oder Infusothorax (versehentlicher Eintritt von Infusionslösungen in die Pleurahöhle).
  - Verletzungen der A. subclavia.
  - Luftembolie (besonders bei bestehender Hypovolämie).
  - Herzrhythmusstörungen und Herzverletzung bei zu tiefem Vorschieben.
- **Vorgehen (infraklavikuläre Punktion):**
  - ✓ *Beachte:* Punktion auf der *linken Seite* bevorzugen, da von dort aus nach Vorschieben des Katheters die Wahrscheinlichkeit einer korrekten Lage der Katheterspitze in der oberen Hohlvene am größten ist.
  - *Schritt 1:* Patient, wenn möglich, in leichte Kopftieflagerung bringen (Schocklagerung), wodurch die Vene maximal gefüllt wird (besonders wichtig bei bestehender Hypovolämie). Kopf zur Gegenseite drehen.
  - *Schritt 2:* Der Arzt steht auf der ipsilateralen Seite des Patienten. Ein Helfer zieht den anliegenden ipsilateralen Arm in Längsrichtung des Körpers unter leichter Außenrotation nach distal.

- *Schritt 3:* Maßnahmen zur Risikoreduktion:
  - Infektionsvermeidung: Gründliche Hautdesinfektion im Punktionsbereich (Klavikular- und Subklavikularregion); steriles Abdecken; sterile Handschuhe.
  - Beatmeter Patient: Überdruckbeatmung während des Punktionsvorgangs kurzfristig unterbrechen, um die Ausdehnung der Lunge und damit das Risiko einer Pleuraverletzung zu reduzieren.
  - Spontanatmender, bewußtseinsklarer Patient: Ausatmen und während der Punktion möglichst nicht einatmen lassen, um das Risiko der Pleuraverletzung und der Luftembolie zu reduzieren.
- *Schritt 4:* Beim wachen Patienten Lokalanästhesie der Einstichstelle und des Stichkanals vornehmen (z. B. 2 – 5 ml Lidocain 0,5 – 1 %).
- *Schritt 5:* Sterile Spritze auf die Punktionskanüle aufsetzen; während der Punktion ständig sanft aspirieren.
  - Punktionsstelle: Lateral der Medioklavikularlinie ca. 2 cm unterhalb der Klavikula („Mohrenheim-Grube").
  - Punktionsrichtung: Flach zur Haut unter die Klavikula in Richtung Sternoklavikulargelenk.
- *Schritt 6:* Nach etwa 4 – 5 cm wird meist die V. subclavia getroffen. Schwallartige dunkle Blutaspiration zeigt die intravenöse Lage der Kanülenspitze an.
- *Schritt 7:* Spritze entfernen und Seldinger-Draht einführen. Punktionsnadel entfernen.
- *Schritt 8:* ZVK über den Seldinger-Draht einführen und beim Erwachsenen etwa 12 – 15 cm vorschieben. Führungsdraht entfernen.
- *Schritt 9:* Infusion anschließen, Kopftieflage aufheben und Katheter mit Pflaster befestigen oder annähen.
- *Schritt 10:* Steriler Verband.

✓ *Beachte:*
  - Eine versehentliche intraarterielle Lage macht sich bei ausreichendem Blutdruck durch pulsierendes Zurückströmen des Blutes aus der Kanüle und in das Infusionssystem bemerkbar, bei guter Oxygenierung auch durch die hellrote Farbe des Blutes.
  - ZVK stets einer Röntgenkontrolle unterziehen!

Technik der Punktion der V. jugularis interna

➤ **Vorteile:**
- Geringere Gefahr der Pleuraverletzung als bei Subklaviapunktion.
- Ein rechtsseitig via V. jugularis interna gelegter ZVK gelangt fast immer in die obere Hohlvene.
- Orientierung an Karotispuls, M. sternocleidomastoideus und Adamsapfel möglich.

➤ **Nachteile/Komplikationsmöglichkeiten:**
- Verletzungen der A. carotis.
- Verletzungen der Pleura mit Entwicklung eines Pneumothorax oder Infusothorax (versehentlicher Eintritt von Infusionslösungen in die Pleurahöhle).
- Luftembolie (besonders bei bestehender Hypovolämie).
- Rhythmusstörungen und Herzverletzung bei zu tiefem Vorschieben.

➤ **Vorgehen (sog. mittlerer Zugang):**

✓ *Beachte:* Punktion auf der *rechten Seite* bevorzugen, da von dort aus nach Vorschieben des Katheters die Wahrscheinlichkeit einer korrekten Lage der Katheterspitze in der oberen Hohlvene am größten ist und die rechtsseitige Jugularispunktion für den Rechtshänder einfacher ist.

- *Schritt 1:* Patient, wenn möglich, in leichte Kopftieflagerung bringen (Schocklagerung), wodurch die Vene maximal gefüllt wird (besonders wichtig bei bestehender Hypovolämie). Kopf zur Gegenseite drehen.
- *Schritt 2:* Der Arzt steht am Kopfende des Patienten.
- *Schritt 3:* Maßnahmen zur Risikoreduktion:
  - Infektionsvermeidung: Gründliche Hautdesinfektion der entsprechenden Halsseite; steriles Abdecken; sterile Handschuhe.
  - Beatmeter Patient: Überdruckbeatmung während des Punktionsvorgangs kurzfristig unterbrechen, um die Ausdehnung der Lunge und damit das Risiko einer Pleuraverletzung zu reduzieren.
  - Spontanatmender, bewußtseinsklarer Patient: Ausatmen und während der Punktion möglichst nicht einatmen lassen, um das Risiko der Pleuraverletzung und der Luftembolie zu reduzieren.
- *Schritt 4:* Beim wachen Patienten Lokalanästhesie der Einstichstelle und des Stichkanals vornehmen (z. B. 2 – 5 ml Lidocain 0,5 – 1 %).
- *Schritt 5:* Sterile Spritze auf die Punktionskanüle aufsetzen; während der Punktion ständig sanft aspirieren. Mit einer Hand in Höhe des Schildknorpels die A. carotis palpieren.
  - Punktionsstelle: Unmittelbar lateral der A. carotis am Vorderrand des M. sternocleidomastoideus.
  - Punktionsrichtung: Im Winkel von ca. 30° zur Hautoberfläche nach lateral in Richtung der gleichseitigen Mamille.
- *Schritt 6:* Nach etwa 2 – 4 cm wird meist die V. jugularis interna getroffen. Schwallartige dunkle Blutaspiration zeigt die intravenöse Lage der Kanülenspitze an.
- *Schritt 7:* Spritze entfernen und Seldinger-Draht einführen. Punktionsnadel entfernen.
- *Schritt 8:* ZVK über den Seldinger-Draht einführen und beim Erwachsenen etwa 12 – 15 cm vorschieben. Führungsdraht entfernen.
- *Schritt 9:* Infusion anschließen, Kopftieflage aufheben und Katheter mit Pflaster befestigen oder annähen.
- *Schritt 10:* Steriler Verband.

✓ *Beachte:*
  - Eine versehentliche intraarterielle Lage macht sich bei ausreichendem Blutdruck durch pulsierendes Zurückströmen des Blutes aus der Kanüle und in das Infusionssystem bemerkbar, bei guter Oxygenierung auch durch die hellrote Farbe des Blutes.
  - ZVK stets einer Röntgenkontrolle unterziehen!

Technik der Punktion der V. basilica

- **Vorteil:** Geringe Komplikationsgefahr bei der Punktion.
- **Nachteil:**
  - Katheterfehllagen (Katheterspitze außerhalb der V. cava superior) sind relativ häufig.
  - Im Schock läßt sich die V. basilica oft nicht punktieren.
- **Vorgehen:** Verwendung spezieller Kathetersets ohne Seldinger-Technik, z. B. Cavafix):
  - *Schritt 1:* Proximal der Punktionsstelle Stauschlauch oder Blutdruckmanschette anlegen. Stauschlauch straffen bzw. die Manschette bis etwa 50 mmHg aufblasen.
  - *Schritt 2:* Vene in der medialen Kubitalregion palpieren und Haut über der Vene gründlich desinfizieren. Alternativ zur V. basilica kann auch die lateral in der Kubitalregion gelegene V. cephalica punktiert werden. Ein Vorschieben des ZVK über die Achselregion hinaus ist via V. cephalica jedoch aus anatomischen Gründen oft nicht möglich.
  - *Schritt 3:* Beim wachen Patienten Lokalanästhesie durchführen: Mit einer dünnen Nadel über der geplanten Punktionsstelle eine Hautquaddel mit Lokalanästhetikum setzen.
  - *Schritt 4:* Haut über oder knapp neben der Vene durchstechen.
  - *Schritt 5:* Vene subkutan anpunktieren und die Kanüle einige Millimeter im Lumen vorschieben. Die erfolgreiche Punktion der Vene wird durch Einströmen von Blut in die Indikatorkammer der Kanüle angezeigt.
  - *Schritt 6:* Plastikkanüle über die Punktionsnadel vorschieben.
  - *Schritt 7:* ZVK durch die Plastikkanüle beim Erwachsenen etwa 40 – 45 cm vorschieben.
  - *Schritt 8:* Plastikkanüle über den ZVK zurückziehen und außerhalb des Körpers am Ansatz des ZVK befestigen.
  - *Schritt 9:* Infusion anschließen.
  - *Schritt 10:* Steriler Verband.
  - ✓ *Beachte:*
    - Eine versehentliche intraarterielle Lage macht sich bei ausreichendem Blutdruck durch pulsierendes Zurückströmen des Blutes aus der Kanüle und in das Infusionssystem bemerkbar, bei guter Oxygenierung auch durch die hellrote Farbe des Blutes.
    - ZVK stets einer Röntgenkontrolle unterziehen!

Beachte besonders

- Jeder ZVK muß unmittelbar nach Einlage einer *Röntgenkontrolle* (Röntgen-Thorax) unterzogen werden. Korrekte Lage der Katheterspitze: 1 – 2 cm vor Einmündung der oberen Hohlvene in den rechten Vorhof.
- Keine Einlage eines ZVK bei erhöhter Blutungsneigung (hämorrhagische Diathese, Antikoagulation, laufende Thrombolyse).
- Die Anlage eines ZVK via V. jugularis interna sollte vermieden werden bei Tracheostoma (Infektionsgefahr) und großer Struma (erschwerte Punktion).

Messung des zentralvenösen Druckes (ZVD)

- **ZVD:** Intravasaler Druck im intrathorakal gelegenen (zentralen) Hohlvenensystem, der in etwa dem Füllungsdruck der rechten Herzkammer entspricht. *Normbereich:* 4 – 12 cm H_2O.
- **Prinzip:** Messung mittels Flüssigkeits- oder Elektromanometrie über einen zentralvenösen Katheter.
- **Aussagefähigkeit:** Der ZVD erlaubt Rückschlüsse auf den Füllungszustand der Venen (Volumendefizit/Volumenüberlastung), z. B. zur Kontrolle einer Infusionstherapie s. S. 81).
- **Beeinflussende Faktoren:**
  - Funktion des rechten Herzens.
  - Intrathorakaler Druck (z. B. PEEP-Beatmung!).
  - Venentonus.
- **Material:**
  - Infusion (NaCl 0,9 %).
  - Infusionssystem mit Dreiwegehahn und Meßleitung.
  - Meßskala mit Thoraxlineal.
- **Vorgehen:**
  - Einstellen des Nullpunktes am flach liegenden Patienten: Thoraxlineal in Höhe des 4. ICR am Übergang von den oberen $^2/_5$ zu den unteren $^3/_5$ des anterior-posterioren Thoraxdurchmessers ausrichten.
  - Infusionssystem und Meßleitung mit NaCl füllen.
  - Infusionssystem mit Dreiwegehahn an den Venenkatheter anschließen.
  - Messung des ZVD (Dreiwegehahn-Verbindung: Meßleitung – Venenkatheter), dabei solange warten (maximal 3 Minuten), bis der Flüssigkeitsspiegel in der Meßleitung atemabhängig nicht mehr wesentlich absinkt.

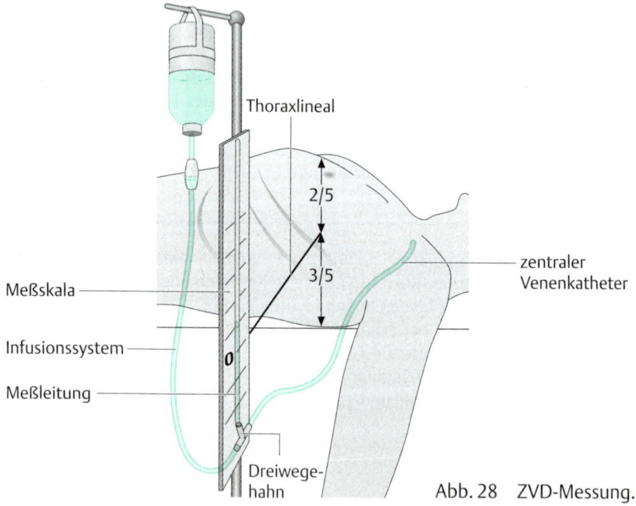

Abb. 28 ZVD-Messung.

Prinzip, Punktionsstellen

- **Prinzip:** Punktion einer Arterie unter sterilen Kautelen.
- **Punktionsstellen:**
  - A. radialis.
  - A. femoralis.
  - Ggf. A. brachialis (wenn Punktion der o.g. Gefäße nicht möglich).

Indikationen

- **Einmalige Punktion:** Blutentnahme zur arteriellen Blutgasanalyse (BGA).
- **Arterielle Verweilkatheter/-kanüle:**
  - Invasive Blutdruckmessung (Intensivpatienten, größere operative Eingriffe, Risikopatienten).
  - Gewinnung von arteriellen Blutproben für wiederolte Blutgasanalysen.

Kontraindikationen

- Erhöhte Blutungsneigung (Quick < 50%).
- Infektion im Bereich der Punktionsstelle.
- Pathologischer Allen-Test (A. radialis, s. u.).

Vorbereitung, Material

- **Einmalige Punktion:**
  - Desinfektionsspray.
  - Tupfer, Spritze, Injektionsnadeln.
  - BGA-Röhrchen.
  - Pflaster.
  - Evtl. Spritze mit Lokalanästhetikum (z.B. Lidocain 0,5 – 1%).
- **Arterielle Verweilkatheter/-kanüle:**
  - Arterielle Verweilkanüle (A. radialis), alternativ arterieller Verweilkatheter (Seldinger-Technik; A. radialis, A. femoralis).
  - Sterile Handschuhe.
  - Sterile Abdecktücher.
  - Mundschutz, OP-Haube.
  - Desinfektionsspray.
  - Tupfer, Spritze.
  - Fixationsmaterial (Pflaster oder Nahtmaterial), evtl. Aluschiene.
  - Evtl. Spritze mit Lokalanästhetikum (z.B. Lidocain 0,5 – 1%).
  - Vorbereitetes System zur invasiven Blutdruckmessung mit Druckaufnehmer, heparinisierter Kochsalzlösung (5000 I.E. Heparin in 500 ml NaCl 0,9%).

Arterielle Kanülierung

Technik

- **Allen-Test:**
  - *Prinzip:* Überprüfung des Kollateralkreislaufs der Hand.
  - *Durchführung:*
    - Abdrücken von A. radialis und A. ulnaris bei hochgehaltener Hand bis diese abgeblaßt ist.
    - Freigeben der A. ulnaris, die A. radialis bleibt komprimiert.
    - Bei rascher Reperfusion der Hand (Rötung) ist eine ausreichende Versorgung über die A. ulnaris gewährleistet.
- **Kanülierung der A. radialis:**
  - *Schritt 1:* Lagerung: Unterarm fixieren, Handgelenk leicht überstrecken.
  - *Schritt 2:* Hautdesinfektion, steriles Abdecken.
  - *Schritt 3:* Beim wachen Patienten Lokalanästhesie (Hautquaddel, z.B. mit 0,5 – 1 ml Lidocain 0,5 – 1 %).
  - *Schritt 4:* A. radialis mit Zeige- und Mittelfinger der nicht punktierenden Hand palpieren.
  - *Schritt 5:* Eingehen mit einer 20 G-Teflon-Verweilkanüle im Winkel von 30° durch die Haut.
  - *Schritt 6:* Nach Anpunktieren der Arterie Absenken der Kanüle, Vorschieben um wenige Millimeter, dann Zurückziehen des Mandrins unter gleichzeitigem Vorschieben der Teflonkanüle.
  - *Schritt 7:* Durchspülen der Kanüle mit heparinisierter Kochsalzlösung (5000 IE Heparin in 500 ml NaCl 0,9 %), Anschließen des Druckaufnehmers.
  - *Schritt 8:* Sicheres Fixieren der arteriellen Kanüle mit Naht oder Zügelpflaster, steriler Verband.
  - *Schritt 9:* Eindeutige Kennzeichnung mit Aufschrift ‚Arterie“ (Cave: versehentliche intraarterielle Injektion!).
  - *Seldinger-Technik:* Alternativ kann die arterielle Kanüle auch mittels Seldinger-Technik (spezielles Punktions-Set) plaziert werden (s. u., Punktion der A. femoralis).

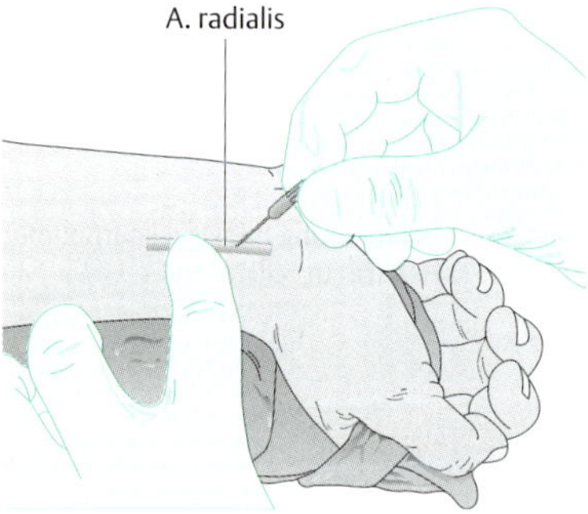

Abb. 29 Punktion der A. radialis.

➤ **Kanülierung der A. femoralis:**
- *Schritt 1:* Lagerung: Patient auf dem Rücken liegend, Hüfte gestreckt.
- *Schritt 2:* Rasur der Leiste, Hautdesinfektion, steriles Abdecken.
- *Schritt 3:* Palpation und gleichzeitige Fixation der A. femoralis unterhalb des Leistenbandes zwischen Zeige- und Mittelfinger der linken Hand („IVAN“: innen Vene, Arterie, Nerv).
- *Schritt 4:* Beim wachen Patienten Lokalanästhesie.
- *Schritt 5:* Eingehen mit einer 16 G Punktionskanüle mit aufgesetzter 10 ml-Kochsalzspritze im Winkel von 45° zur Haut in Richtung der Arterie.
- *Schritt 6:* Bei gelungener arterieller Punktion (Blut pulsiert in die Spritze) Kanüle neigen und noch 2 Millimeter vorschieben.
- *Schritt 7:* Unter Fixieren der Kanüle Spritze entfernen und Seldinger-Draht über die Kanüle einführen.
- *Schritt 8:* Kanüle entfernen und arterielle Kanüle über den Einführungsdraht in das Gefäß plazieren. Seldinger-Draht entfernen.
- *Schritt 9:* Spülung mit heparinisiertem NaCl 0,9%, Anschließen an Druckaufnehmer.
- *Schritt 10:* Sichere Fixierung der Kanüle, steriler Verband, Kennzeichnung mit Aufschrift „Arterie“.

✓ *Beachte besonders:*
  - Keine Punktion in der Inguinalfalte wegen Behinderung der Bewegung und erhöhter Infektrate.
  - Punktion unterhalb des Leistenbandes, da bei Durchstechen große retroperitoneale Hämatome entstehen können, die eine chirurgische Intervention notwendig machen.

Komplikationen

➤ Arteriospasmus, Ischämie.
➤ Gefäßverletzung, Hämatom, Aneurysma, AV-Fistel.
➤ Infektion.
➤ Thrombose.
➤ Versehentliche Diskonnektion, Diskonnektion bei unkooperativen Patienten mit massiven Blutverlusten.
➤ Versehentliche intraarterielle Injektion.

Pleurapunktion

Prinzip

- Diagnostische oder therapeutische Punktion in Lokalanästhesie mit Stichführung am Oberrand einer Rippe, da auf diese Weise keine Interkostalgefäße und -nerven anpunktiert werden können.

Indikationen

- **Therapeutisch:**
  - Großer und/oder therapieresistenter Erguß mit Lungenkompression.
  - Traumatischer Hämatothorax (s. S. 263).
  - Postoperativer Pleuraerguß.
  - Infizierter Pleuraerguß.
- **Diagnostisch:** Erguß unklarer Genese.

Vorbereitung, Material

- Punktionskanüle kurz geschliffen, Innendurchmesser mindestens 1 mm. Evtl. Verwendung eines Einmal-Sets (z. B. Pleuracath).
- Feine Kanülen für Anästhesie.
- Spritze mit Lokalanästhetikum (z. B. Lidocain 0,5 – 1 %).
- Verbindungsschlauch, z. B. Infusionssystem.
- Dreiwegehahn.
- Spritze 10 ml.
- Tupfer.
- Sterile Handschuhe.
- Sterile Abdeckung.
- Röhrchen für Zytologie, Tbc-Diagnostik, klinische Chemie.
- Sekretflasche unter Sog.

Technik

- **Konventionelles Vorgehen:**
  - *Schritt 1:* Bestimmen der Punktionsstelle anhand der abgezählten Rippen am Röntgenbild oder durch Perkussion. Evtl. Bestimmung der Lokalisation mittels Sonographie bei kleiner Ergußmenge. Punktionsstelle am liegenden Patienten meistens im 6. oder 7. Interkostalraum in der vorderen oder mittleren Axillarlinie. Wenn der Patient sitzen kann, ist die Punktion im Sitzen in der hinteren Axillarlinie oder Skapularlinie noch erfolgversprechender.
  - *Schritt 2:* Markieren der Stelle mit scharfer Nadel auf der Haut.
  - *Schritt 3:* Desinfizieren und Abdecken am liegenden Patienten, Arm nach vorn, Hand hinter den Kopf.
  - *Schritt 4:* Setzen der Lokalanästhesie, vor allem Periost, Interkostalspalt und Pleura. Vorschieben der dünnen Lokalanästhesienadel in den Interkostalraum am oberen Rippenrand entlang bis zur Aspiration von Flüssigkeit. Das Vorschieben beschränkt sich auf 5 – 10 mm nach Durchstechen der Pleura. Cave: Luftembolie durch Lungengefäßverletzung!
  - *Schritt 5:* Im gleichen Stichkanal Vorschieben der dicken Punktionskanüle mit angesetzter Spritze unter Aspiration. Ist viel Flüssigkeit vorhanden, Ansetzen der Rotandaspritze oder des Sogs und Absaugen der gesamten erreichbaren Flüssigkeit. Cave: Lufteintritt in den Pleuraraum!

- *Schritt 6:* Punktat zur Untersuchung einschicken: Bakteriologie, Zytologie.
- *Schritt 7:* Bei blutigem Punktat (Hämatothorax) oder eitrigem Punktat (Pleuraempyem) Einlegen eines großlumigen Schlauchs zur Dauer-Saugdrainage. Indikation zur thorakoskopischen Evakuation prüfen.

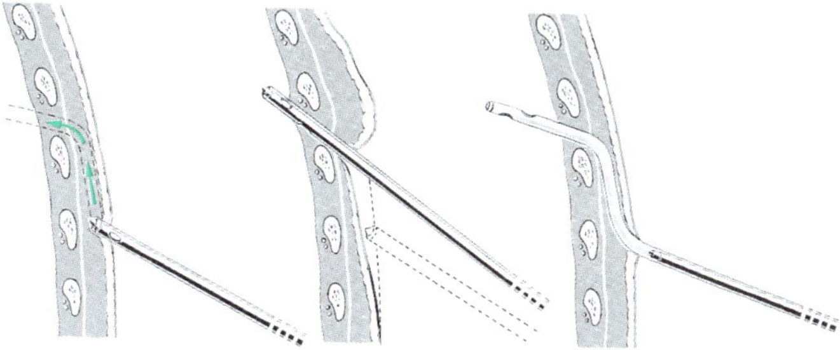

Abb. 30 Korrektes Einführen eines Drainageschlauchs.

➤ **Vorgehen nach Pneumonektomie:**
- *Schritt 1:* Punktion in Rücken- und Kopflage, Punktionsstelle 3 QF parasternal im 2. Interkostalraum.
- *Schritt 2:* Großlumige lange Kanüle ohne angesetzte Spritze vorschieben, bis die hintere Thoraxwand im Sulcus costovertebralis erreicht ist.
- *Schritt 3:* Absaugen des gesamten erreichbaren Inhalts, wobei nach 300–400 ml jeweils durch Entfernen der Spritze Druckausgleich geschaffen wird.
- *Schritt 4:* Bei übermäßiger Fibrinbildung Instillation von 100.000 I.E. Streptokinase zusammen mit einem Antibiotikum (Cefazolin = Gramaxin 2 g oder Cefuraxim = Zinacef 1,5 g).

Beachte besonders

➤ **Infektionsprophylaxe:** Punktion prinzipiell unter aseptischen Kautelen zur Vermeidung einer intrapleuralen Infektion.

➤ **Schwer lokalisierbarer Erguß** (interlobär, hängend, sehr klein): Bestimmung der Punktionsstelle und Durchführung der Punktion unter sonographischer oder Durchleuchtungskontrolle mit Bildverstärker. Nötigenfalls CT-Untersuchung.

➤ **Eitriges Punktat (Pleuraempyem):** Einlage eines Spüldrainageschlauchs. Saugspüldrainage.

➤ **Erguß bei Pleurakarzinose:** Rasche Rezidivierung. Nach Absaugen des Sekrets und zytologischer Diagnosesicherung. Pleuraverödung durch Insufflation von Talkpuder.

Pleurapunktion

- **Abpunktion großer Flüssigkeitsmengen:** Gefahr der Hypovolämie wegen Versackens von Blut in der wieder ausgedehnten Lunge. Ergußmengen > 1000 ml werden wegen der Gefahr des Reexpansionslungenödems fraktioniert entleert.
- **Nach Pneumonektomie oder Pleuropneumonektomie:** Die Punktion darf auf keinen Fall durch die laterale Thoraxwand erfolgen. Gefahr der Verletzung des dort eventuell anliegenden Herzens!

Prinzip, Zugangswege

- **Prinzip:** Einlage einer intrapleuralen Saugdrainage bis zur vollständigen Wiederausdehnung der Lunge und Verklebung der Leckage.
- **Zugangswege:**
  - *Anteriorer Zugangsweg:* 2.–3. Interkostalraum, Medioklavikularlinie. Zugang der Wahl bei Pneumothorax.
  - *Lateraler Zugangsweg:* 4.–6. Interkostalraum, mittlere Axillarlinie. Zugang der Wahl bei Pleuraerguß und Hämatothorax sowie bei Pneumothorax der Frau. Bei Erguß ist der Zugang beim sitzenden Patienten in der hinteren Axillarlinie noch empfehlenswerter.

Indikationen

- Spontanpneumothorax mit einer Breite von > 1 QF (s. S. 260).
- Spontanpneumothoraxrezidiv, als Überbrückung bis zur thorakoskopischen Pleurektomie.
- Traumatischer Pneumothorax (s. S. 263).
- Iatrogener Pneumothorax (nach Punktion u. a.).
- Großer und/oder therapieresistenter Erguß mit Lungenkompression.
- Traumatischer Hämatothorax (s. S. 263).
- Postoperativer Pleuraerguß.

Vorbereitung, Material

- Drainageschlauch (Durchmesser 16–20 Ch), auf Führungsspieß aufgezogen (z. B. Argyle-Trokar-Katheter).
- Motorsaugsystem mit einem Sog von 20–30 cm H_2O (= 2,94 kPa) (s. Abb. 3).
- Gebogene, spitz-stumpfe Schere.
- Skalpell.
- Desinfektionsspray.
- Sterile Handschuhe.
- Fixationsmaterial (Pflaster oder Nahtmaterial).
- Ggf. Spritze mit Lokalanästhetikum (z. B. Lidocain 0,5–1 %).

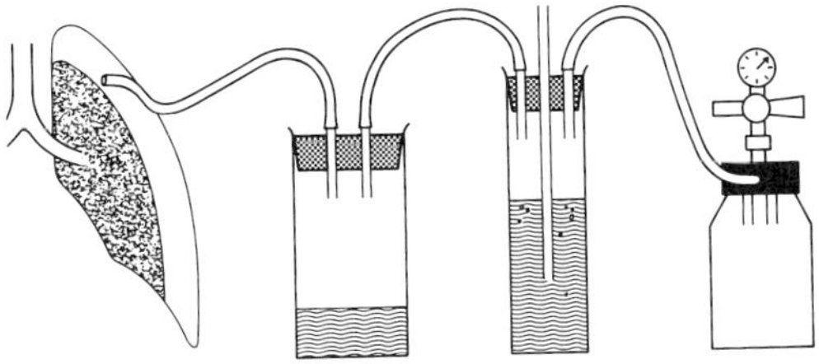

Abb. 31 Intrapleurale Saugdrainage (Bülau-Drainage) mit Sekretflasche, Sogregler und Vakuumanschluß.

Technik (anteriorer Zugang)

- **Schritt 1:** Rückenlagerung, Hautdesinfektion.
- **Schritt 2:** Lokalanästhesie: Hautquaddel über 2. ICR, in MCL (Punkt B) von dort aus Infiltrieren des Unterrandes der 2. Rippe und des Oberrandes der 3. Rippe (Zickzacklinien). 2. Hautquaddel 4 cm unterhalb 2. ICR (Punkt A), von dort aus Infiltrieren.
- **Schritt 3:** Quere Hautinzision 4 cm unterhalb 2. ICR (s. Abb. 32, Punkt A).
- **Schritt 4:** Drainageschlauch mit eingeführtem Führungsspieß schräg nach oben bis zum 2. ICR einführen, dann senkrecht aufstellen und im 2. ICR senkrecht durchbohren, anschließend Spieß zurückziehen. Schlauch in Richtung Spitze weiter vorschieben (s. Abb. 30).
- **Schritt 5:** Schlauch provisorisch fixieren (schlauchnaher Donati-Stich).
- **Schritt 6:** Bei Dyspnoe zunächst für ca. 3 – 4 Minuten absaugen.
- **Schritt 7:** Röntgen- oder Durchleuchtungskontrolle unter Sog.
- **Schritt 8:** Korrigieren der Schlauchlage: Spitze gehört in die Thoraxkuppe. Fixieren des Schlauches. (Hautnaht nahe der Eintrittsstelle und mehrmaliges Umschlingen des Schlauches und sattes Knoten der Fäden.)
- **Schritt 9:** Anlage einer Saugdrainage (sog. Dreiflaschensystem) mit einem Sog von etwa 20 – 30 cm H_2O.

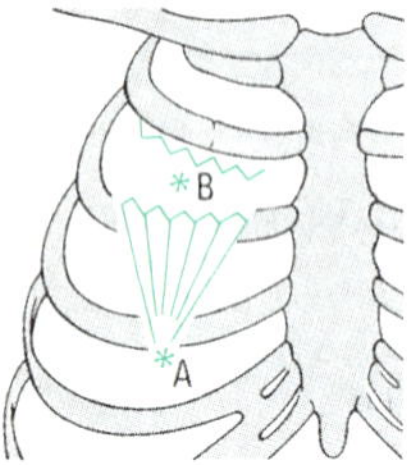

Abb. 32 Lokalanästhesie.

Beachte besonders

- **Infektionsprophylaxe:**
  - Gründliche Hautdesinfektion der entsprechenden Thoraxseite.
  - Steriles Abdecken.
  - Sterile Handschuhe.
- **Vermeidung einer Lungenverletzung:**
  - *Beatmeter Patient:* Überdruckbeatmung während des Punktionsvorgangs kurzfristig unterbrechen, um die Ausdehnung der Lunge und damit das Risiko einer Pleuraverletzung zu reduzieren.
  - *Spontanatmender, bewußtseinsklarer Patient:* Ausatmen und während der Punktion möglichst nicht einatmen lassen.

- **Vermeidung der Verletzung von Gefäßen und Thoraxorganen:**
  - Präparation stets am *Oberrand* einer Rippe (Interkostalgefäße verlaufen am Unterrand).
  - Präparation bei anteriorem Zugang nie medial der Medioklavikularlinie.
  - Präparation bei lateralem Zugang nur oberhalb der Mamillenebene.

Nachbehandlung

- Durchgängigkeit prüfen: Frührezidiv = verstopfter Schlauch.
- Nach 12 – 24 Stunden Röntgenkontrolle unter Sog.
- Der Sog wird bis zur vollständigen Lungenentfaltung und Sistieren der Sekretion belassen.
- Anschließend Abklemmen des Schlauches; Belassen für weitere 12 Stunden.
- Röntgenkontrolle. Bei vollständiger Lungenentfaltung Ziehen der Drainage.
- 24 Stunden nach Schlauchentfernung nochmalige Röntgenkontrolle.

Komplikationen

- Blutungen aus einem Interkostalgefäß.
- Blutungen aus der A. thoracica interna (anteriorer Zugang).
- Verletzung eines Oberbauchorgans (lateraler Zugang).
- Verletzungen der Lunge bzw. der viszeralen Pleura.
- Fehllage der Drainage (meist subkutan).
- Infektionen.

Pleurodese

- **Indikationen:** Eine geschlossene Pleurodese ist nur noch ausnahmsweise indiziert bei:
  - 2. oder 3. Pneumothoraxrezidiv mit Ablehnung der Narkose und thorakoskopischer Pleurektomie durch den Patienten.
  - Multimorbide Patienten.
- **Technik:**
  - *Schritt 1:* Prämedikation, z. B. Metamizol (Dormicum) 2,5 – 5 mg.
  - *Schritt 2:* Instillieren eines Lokalanästhetikums: Lidocain (Xylocain) 0,5% 100 ml oder Mepivacain (Scandicain, Carbostesin) 0,5% 100 ml, mit NaCl 0,9% auf 200 ml verdünnt.
  - *Schritt 3:* Lagewechsel: Je 5 Minuten Rücken-, Rechts-, Links- und Bauchlage in streng horizontaler Lage (ohne Kissen).
  - *Schritt 4:* Absaugen der Anästhesieflüssigkeit.
  - *Schritt 5:* Instillieren von 100 ml Glukose 50% und Talkpuder (2 Fläschchen).
  - *Schritt 6:* Wiederholen der Lagewechsel wie in Schritt 3.
  - *Schritt 7:* Absaugen des Pleurodesemittels.

Perikardpunktion

Prinzip

- Punktion eines Hämoperikards oder Perikardergusses unter sonographischer Kontrolle.

Indikation

- Dringender Verdacht auf eine Herzbeuteltamponade bei Hämoperikard, vor allem im Rahmen eines Thoraxtraumas oder nach Herzoperation.
- Großer Perikarderguß.

Material

- Ca. 8 cm lange Punktionskanüle (z. B. Kanüle zur Subklavia-Punktion).
- Sterile 10- oder 20 ml-Spritze.
- Dreiwegehahn.
- Desinfektionsspray.
- Sterile Handschuhe.
- Sterile Abdeckung.
- Spritze mit Lokalanästhetikum (z. B. Lidocain 0,5 – 1 %).
- Vorbereitete Infusion.

Technik

- **Schritt 1:** Halbsitzende Lagerung des Patienten.
- **Schritt 2:** Hautdesinfektion im Epigastrium, sterile Abdeckung.
- **Schritt 3:** Lokalanästhesie.
- **Schritt 4:** Aufsetzen der sterilen Spritze die Punktionsnadel. Punktion unter sonographischer Kontrolle:
  - *Punktionsort* (s. Abb. 33): Larrey-Winkel unter dem Processus xyphoideus (Rippen-Sternum-Winkel).
  - *Punktionsrichtung* (s. Abb. 33): Unter ständiger Aspiration in Richtung der Mitte des linken Schulterblattes.

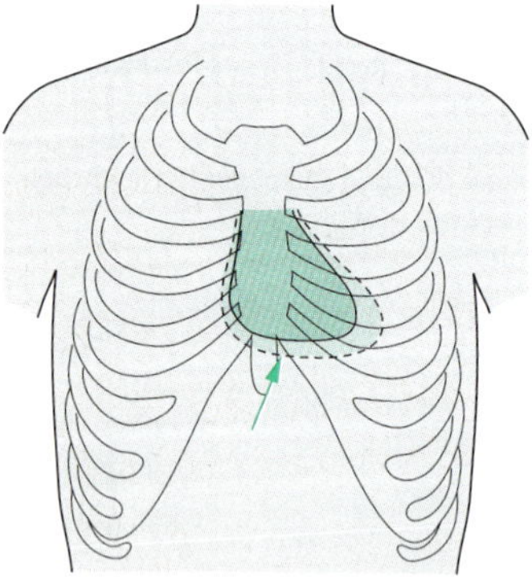

Abb. 33 Punktionsort und Punktionsrichtung bei der Perikardpunktion.

- **Schritt 5:** Das Perikard wird in 3 – 4 cm Tiefe erreicht.
- **Schritt 6:** Abpunktieren von Blut bzw. Erguß bis zur Besserung der klinischen Symptomatik unter Zwischenschaltung eines Dreiwegehahns.

Komplikationen

- Verletzung der Koronararterien und des Myokards.
- Lebensbedrohliche Rhythmusstörungen.
- Verletzungen der Lunge.
- Verletzungen von Oberbauchorganen.

Kollare Mediastinotomie

Prinzip

- Entlastung des Mediastinums bei lebensbedrohlichem Mediastinalemphysem.

Indikation

- Lebensbedrohliches Mediastinalemphysem mit obstruktivem Schock, vor allem wegen spontaner oder instrumenteller Ösophagusperforation oder Tracheaperforation.

Material

- Skalpell.
- Desinfektionsspray.
- Sterile Handschuhe.
- Sterile Abdeckung.
- Spritze mit Lokalanästhetikum (z. B. Lidocain 0,5 – 1 %).

Vorgehen

- **Schritt 1:** Hautdesinfektion im Jugulumbereich, sterile Abdeckung.
- **Schritt 2:** Lokalanästhesie.
- **Schritt 3:** Setzen einer ca. 3 cm langen, queren Hautinzision am Oberrand des Manubrium sterni.
- **Schritt 4:** Stumpfe digitale Präparation im lockeren Bindegewebe bis unter das Sternum (s. Abb. 34).
- **Schritt 5:** Bei korrekter Durchführung und Diagnosestellung entweicht dann hörbar Luft, vermischt mit blutig-schaumigem Sekret. Die klinische Symptomatik sollte sich bei korrekter Indikationsstellung sofort deutlich bessern.

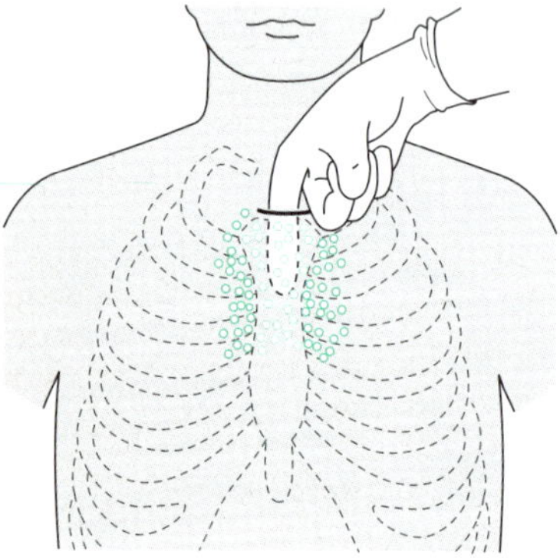

Abb. 34 Kollare Mediastinotomie: Stumpfe digitale Präparation im lockeren Bindegewebe bis unter das Sternum.

Komplikationen

- Infektionen.
- Gefäßverletzungen.

Prinzip

- Diagnostische oder therapeutische Aszitespunktion unter sonographischer Kontrolle.

Indikationen

- **Diagnostisch:** Siehe Leitsymptom Aszites, S. 204.
- **Therapeutisch:** Entlastungspunktion bei aszitesbedingten Beschwerden.

Material

- Ca. Punktionskanüle (z. B. Venenverweilkanüle 1,7 oder 1,4 mm ID).
- Verbindungsschlauch, z. B. Infusionssystem.
- Sterile Spritzen, Tupfer, Kanülen.
- Auffangbehälter.
- Dreiwegehahn.
- Desinfektionsspray.
- Sterile Handschuhe.
- Sterile Abdeckung.
- Spritze mit Lokalanästhetikum (z. B. Lidocain 0,5 – 1 %).
- Röhrchen für Zytologie, klinische Chemie.

Technik

- **Schritt 1:** Patient in Rückenlagerung.
- **Schritt 2:** Markierung der Punktionsstelle im rechten oder linken Unterbauch lateral der epigastrischen Gefäße unter sonographischer Kontrolle.
- **Schritt 3:** Hautdesinfektion, sterile Abdeckung.
- **Schritt 4:** Lokalanästhesie: Wechsel zwischen Injektion und Aspiration; nach Aspiration von Aszites Punktionstiefe merken!
- **Schritt 5:** Punktion: Senkrecht zur Hautoberfläche unter Aspiration mit aufgesetzter Spritze punktieren; läßt sich Aszites aspirieren, Stahlkanüle etwas zurückziehen und Plastikkanüle vorschieben.
- **Schritt 6:** Ggf. Material für Diagnostik entnehmen; anschließend Anschließen des Ableitungsschlauches und Ablassen des Aszites.

✓ **Beachte:**
  - Bei der therapeutischen Punktion kann die gesamte Aszitesmenge unter kontinuierlicher Puls- und RR-Kontrolle langsam auf einmal abgelassen werden.
  - Evtl. Mobilisierung von kontralateral gelegenem Aszites durch Lagerung des Patienten auf die Punktionsseite.

Nachbehandlung

- Bei therapeutischer Punktion größerer Aszitesmengen Substitution von Humanalbumin entsprechend Serum-Albumin.

Komplikationen

- Infektionen.
- Gefäßverletzungen.
- Verletzung intraabdomineller Organe.

Magensonde

Prinzip

- Einlage einer Kunsstoffsonde durch den unteren Nasengang in den Magen.

Indikationen

- Entlastung des Magens bei Ileus, postoperativ, unter künstlicher Beatmung, bei akuter Pankreatitis.
- Aspirationsprophylaxe bei intubierten, sedierten und bewußtseinsgetrübten Patienten.
- Enterale Ernährung.
- Spülung und Verlaufskontrolle bei gastrointestinalen Blutungen.
- Diagnostisch zur Bestimmung des Magen-pH (s. S. 32).

Material

- Plastik- oder Silikonsonde (Durchmesser 10–14 Ch). Im Kühlschrank aufbewahrte Sonden lassen besser vorschieben!
- Gleitmittel, evtl. mit Lokalanästhetikum, z. B. Lidocain-Gel.
- Auffangbeutel.

Technik

- **Vorgehen beim bewußtseinsklaren Patienten:**
  - *Schritt 1:* Patient in halbsitzender Lagerung, Kopf nach vorn inkliniert (erleichtert das Hineingleiten der Sonde in den Ösophagus).
  - *Schritt 2:* Mit Gleitmittel benetzte Sonde durch den unteren Nasengang einführen.
  - *Schritt 3:* Kooperative Patienten schlucken lassen.
  - *Schritt 4:* Sonde während des Schluckvorganges sanft, aber nachdrücklich vorschieben. Nach ca. 35–40 cm ist der Magen erreicht.
  - *Schritt 5:* Kontrolle der korrekten Lage: Beim Einblasen von ca. 10–20 ml Luft unter gleichzeitiger Auskultation des Epigastriums bei korrekter Lage deutliches „Blubbern".
  - *Schritt 6:* Mageninhalt absaugen bzw. ablaufen lassen.
  - *Schritt 7:* Fixation der Sonde mit Pflasterstreifen an der Nase.
- **Vorgehen beim bewußtlosen, intubierten Patienten:**
  - *Schritt 1:* Patient in Rückenlage.
  - *Schritt 2:* Mit Gleitmittel benetzte Sonde durch den unteren Nasengang einführen.
  - *Schritt 3:* Sonde vorsichtig vorschieben.
  - *Schritt 4:* Bei Widerstand im Mund Sonde zurückziehen, etwas drehen und erneut vorschieben. Ggf. Sonde vor der Rachenhinterwand mit behandschuhten Fingern (Zeige und Mittelfinger) in Richtung Ösophagus lenken (*cave:* Zubeißen des Patienten!). Ggf. Vorschieben der Sonde unter laryngoskopischer Sicht mit Magill-Zange. Nach ca. 35–40 cm ist der Magen erreicht.
  - *Schritt 5:* Kontrolle der korrekten Lage: Beim Einblasen von ca. 10–20 ml Luft unter gleichzeitiger Auskultation des Epigastriums bei korrekter Lage deutliches „Blubbern".
  - *Schritt 6:* Mageninhalt absaugen bzw. ablaufen lassen.
  - *Schritt 7:* Fixation der Sonde mit Pflasterstreifen an der Nase.

Gefahren, Komplikationen

- Auslösen von Erbrechen.
- Blutungen in Nase und Rachen.
- Vagale Reaktionen, Bradykardie: Magensonde unter EKG-Kontrolle legen!
- Via falsa: Submukös, intrapulmonal, intrazerebral (SHT!).
- Abknicken und Verstopfen der Sonde.
- Dislokation der Sonde.
- Schleimhautläsionen in Rachen, Ösophagus, Magen (vor allem bei starren Sonden).
- Ösophagusperforation.

Perkutane endoskopische Gastrostomie (PEG)

Prinzip

- Anlage einer perkutanen Sonde, am häufigsten mittels der sog. Fadendurchzugsmethode.

Indikation

- Enterale Sondenernährung bei chronischen Schluckstörungen unterschiedlicher Genese.

Kontraindikationen

- Gerinnungsstörungen.
- Lokale Infektion Haut im Bereich der Punktionsstelle.
- Peritonitis.
- Peritonealkarzinose.
- Massiver Aszites.
- Florides Ulcus ventriculi.

Vor- und Nachteile

- **Vorteile gegenüber einer nasalen Sonde:**
  - Geringere Belastung für den Patienten.
  - Geringere Dislokationsgefahr.
  - Lange Liegezeiten möglich.
- **Nachteil gegenüber einer nasalen Sonde:** Invasiveres Verfahren.

✓ **Beachte:** Strenge Indikationsstellung und sorgfältige Aufklärung bei terminal Erkrankten!

Material und Geräte

- PEG-Set mit Punktionskanüle, Zugfaden, Sonde.
- Sterile Spritzen, Tupfer, Kanülen.
- Desinfektionsspray.
- Sterile Handschuhe.
- Sterile Abdeckung.
- Spritze mit Lokalanästhetikum (z. B. Lidocain 0,5 – 1 %).
- Gastroskop und Zubehör (inkl. Videoausrüstung).

Vorbereitung

- Gerinnungsstatus.
- Säuresekretionshemmer 3 Tage vor dem Eingriff absetzen.

Technik

- **Schritt 1:** Patient in Linksseitenlage. Einführen des Gastroskops. Umlagerung des Patienten in die Rückenlage.
- **Schritt 2:** Darstellung einer Diaphanoskopie mit dem Gastroskop als Lichtquelle (meist Korpusvorderwand). Füllung des Magens mit Luft.
- **Schritt 3:** Markierung der Punktionsstelle dort, wo sich die Diaphanoskopie am besten darstellt, durch Assistenten.

- **Schritt 4:** Desinfektion, Abdecken, Lokalanästhesie bis zur Magenwand.
- **Schritt 5:** Hautinzision mit dem Skalpell und Einführen der Punktionskanüle. Zurückziehen der Stahlkanüle nach Erreichen des Magenlumens.
- **Schritt 6:** Einfädeln des Zugfadens durch die Kunststoffkanüle.
- **Schritt 7:** Zugfaden im Magen mit der Biopsiezange fassen und anschließend Gastroskop inkl. Biopsiezange und Faden herausziehen.
- **Schritt 8:** Zugfaden am oralen Ende mit der Sonde verknoten. Dann Faden und Sonde durch die Bauchdecke herausziehen, bis die gastrale Andruckplatte der Sonde der Magenwand anliegt.
- **Schritt 9:** Montage der übrigen Sondenbestandteile. Steriler Verband.

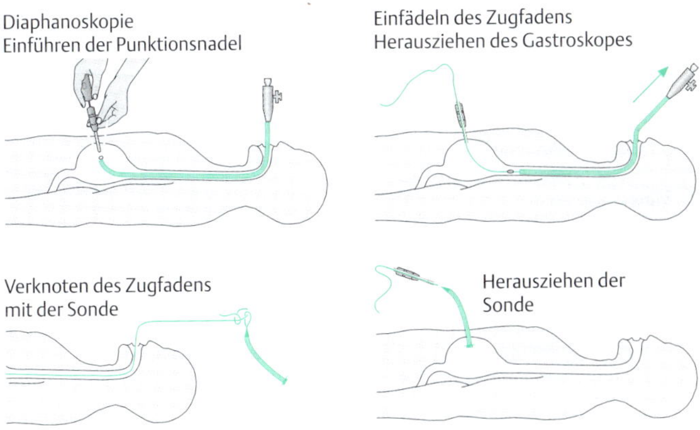

Abb. 35 Perkutane endoskopische Gastrostomie (Fadendurchzugsmethode).

Sondenbenutzung

- Möglich ab dem 1. Tag nach Anlage. Überprüfung der Magenentleerung durch spätere Aspirationsversuche. Evtl. Notwendigkeit der Verabreichung von Prokinetika.

Komplikationen

- Verletzung intraabdomineller Organe.
- Wundinfektion.
- Insuffizienz des Sondenkanals mit Austritt von Mageninhalt neben der Sonde.
- Peritonitis.
- Gastrokolische Fistel.
- Aspiration von Sondenkost.

Transurethraler Blasenkatheter

- **Prinzip:**
  - Bei den meisten Indikationen aseptisches, transurethrales Einlegen eines Blasenballonkatheters (Dauerkatheter).
  - Bei kurzfristigem Miktionsunvermögen: Einmalkatheterismus.
- **Indikationen:**
  - Blasenentleerungsstörungen mit Überlaufblase und/oder zystoureteralem Reflux (insbesondere Prostatahyperplasie).
  - Ausscheidungskontrolle bei längeren operativen Eingriffen sowie Eingriffen mit größeren Blutverlusten.
  - Blasenentleerung bei Eingriffen im kleinen Becken.
  - Ausscheidungskontrolle nach Eingriffen an den Nieren.
  - Blasenentlastung nach Blasentrauma, Blasenfistel, Blasennaht.
  - Miktionsunvermögen in der frühen postoperativen Phase trotz Gabe eines Sympatholytikums (z. B. Doryl).
  - Unmöglichkeit einer kontrollierten Spontanmiktion bei bewußtlosen oder sedierten Patienten.
  - Bilanzierung.
- **Material:**
  - Ballonkatheter mit runder, gerader (Bardex) oder konischer, leicht abgewinkelter Spitze (Tiemann), 12–20 Ch. Silikonisierter Latex, für Langzeitgebrauch Silikonkautschuk.
  - Gleitmittel mit Lokalanästhetikum, z. B. Instillagel.
  - Urinbeutel.
  - Sterile Handschuhe, Tupfer, Desinfektionsmittel (Oxycyanat).
  - Nierenschale, Pinzette, Spritze, Kochsalzlösung.

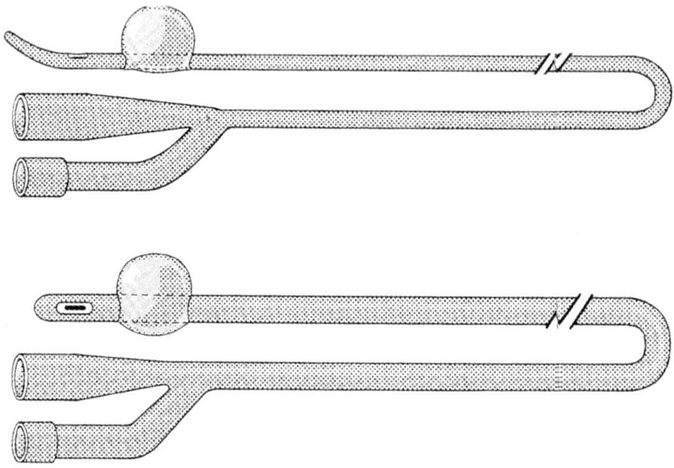

Abb. 36 Ballonkatheter: Tiemann-Katheter (oben), BardexKatheter (unten).

➤ **Technik:**

- *Vorgehen bei der Frau* (s. Abb. 37):
  - Schritt 1: Vorhaben mit Patientin besprechen.
  - Schritt 2: Rückenlage, Spreizen der Beine bei zusammengestellten Fersen.
  - Schritt 3: Steriles Abdecken (Lochtuch), sterile Handschuhe.
  - Schritt 4: Wiederholte Desinfektion der Vulva, der Labien sowie der Orificia urethrae et vaginae von ventral nach dorsal mit sterilen, in Desinfektionsmittel getränkten Tupfern.
  - Schritt 5: Spreizen der Schamlippen mit der linken (bzw. rechten) Hand.
  - Schritt 6: Einführen des Katheters in die Urethra mit der anderen Hand, 5 – 10 cm vorschieben.
  - Schritt 7: Blocken des Katheters mit 5 – 10 ml Wasser.
  - Schritt 8: Vorsichtiges Zurückziehen des Katheters bis zum federnden Widerstand.
  - Schritt 9: Anschließen eines sterilen Urinbeutels.

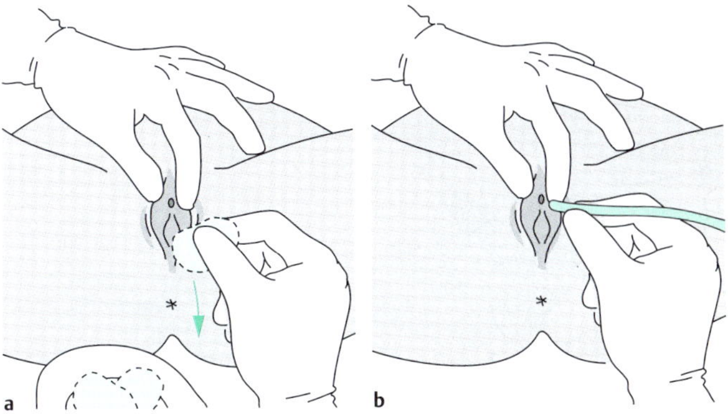

Abb. 37 Legen eines transurethralen Blasenkatheters bei der Frau: Desinfektion (a); Einführen des Katheters (b).

- *Vorgehen beim Mann* (s. Abb. 38):
  - Schritt 1: Vorhaben mit Patienten besprechen.
  - Schritt 2: Rückenlage, Beine zusammen.
  - Schritt 3: Steriles Abdecken (Lochtuch über Penis), sterile Handschuhe.
  - Schritt 4: Wiederholte Desinfektion der Glans penis und des Orificium urethrae mit sterilen, desinfektionsgetränkten Tupfern.
  - Schritt 5: Halten des Penis mit der linken (bzw. rechten) Hand, dabei Vorhaut zurückziehen und Urethralöffnung spreizen.
  - Schritt 6: Instillation von ca. 10 ml Gleitmittel (z. B. Instillagel) mit der rechten (bzw. linken) Hand.
  - Schritt 7: Einführen des Katheters in die Urethra mit der rechten (bzw. linken) Hand mittels Pinzette, 5 – 10 cm vorschieben.

- Schritt 8: Dabei Penis mit der linken (bzw. rechten) Hand erst nach oben ziehen, dann nach etwa 5 cm nach unten absenken.
- Schritt 9: Keine Gewalt anwenden!
- Schritt 10: Blocken des Katheters mit 5 – 10 ml Wasser.
- Schritt 11: Vorsichtiges Zurückziehen des Katheters bis zum federnden Widerstand.
- Schritt 12: Anschließen eines sterilen Urinbeutels.

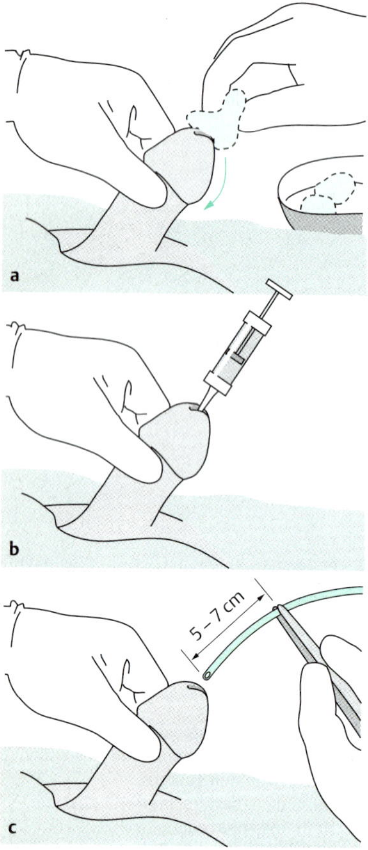

Abb. 38 Legen eines transurethralen Blasenkatheters beim Mann: Desinfektion (a); Instillation des Gleitmittels (b); Einführen des Katheters (c).

- **Komplikationen:**
  - Verletzungen der Urethra, der Prostata und der Blase.
  - Via falsa.
  - Aufsteigende Harnwegsinfekte → Antibiotische Behandlung, solange der Katheter liegt. Bei Langzeitdrainage ist die grundsätzliche Antibiotikaprophylaxe (s. S. 97) heute umstritten!

Suprapubische Blasenpunktion

- **Prinzip:** Suprapubische Blasenpunktion und Einführen eines dünnen Katheters.
- **Indikation:** Unmöglichkeit der Anlage eines transurethralen Zugangs (z. B. Urethrastenose o. ä.).
- **Material:**
  - Katheterset (z. B. Cystofix).
  - Gleitmittel mit Lokalanästhetikum, z. B. Instillagel.
  - Urinbeutel.
  - Sterile Handschuhe, Tupfer, Desinfektionsmittel (Oxycyanat).
  - Nierenschale, Pinzette, Spritze, Kochsalzlösung.
- **Technik** (s. Abb. 39):
  - *Schritt 1:* Sichere Palpation der gefüllten Harnblase über der Symphyse.
  - *Schritt 2:* Gründliche Desinfektion der Einstichstelle ca. 2 – 3 cm oberhalb der Symphyse in der Medianlinie.
  - *Schritt 3:* Steriles Abdecken (Lochtuch), sterile Handschuhe.
  - *Schritt 4:* Anlage einer Hautquaddel mit Lokalanästhetikum, z. B. Lidocain 0,5 – 1 %.
  - *Schritt 5:* Stichinzision der Haut mit dem Skalpell. Punktion mit Stahlkanüle, in der sich der Katheter befindet, senkrecht nach unten (80 – 90° zur Haut).
  - *Schritt 6:* Sobald Urin abfließt, Weiterschieben des Katheters und Entfernen der Kanüle (Teilen an der Perforationsstelle).
  - *Schritt 7:* Anschluß eines sterilen Urinbeutels.
  - *Schritt 8:* Fixierung des Katheters, steriler Verband.

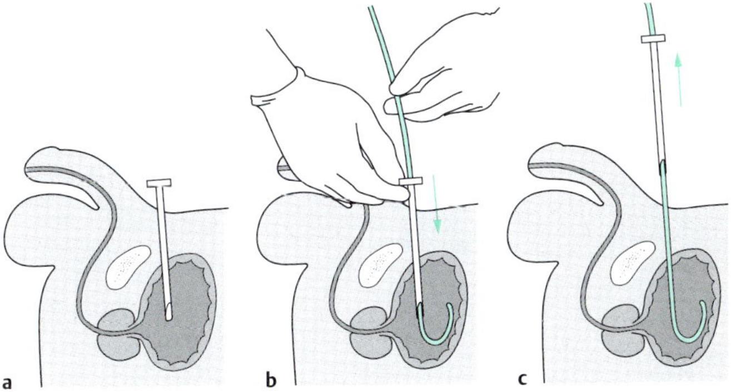

Abb. 39 Suprapubische Blasenpunktion/Katheterisierung: Punktion mit Kanüle 2 – 3 cm oberhalb der Symphyse (a); Ablaufenlassen des Urins oder Einführen eines Katheters (b); Entfernen der Kanüle (c).

Harnblasenkatheter

➤ **Komplikationen:**
  - Verletzung des Darmes.
  - Peritonitis.
  - Blutung.

Blasenkatheterentfernung

➤ Entfernung in einem Zug; sog. „Blasentraining“ wirkungslos!

Blutkulturen

- **Zeitpunkt der Blutentnahme:** Möglichst im frühen Stadium des Fieberanstiegs vor Beginn einer Antibiotikatherapie. Mehrmalige Entnahmen erhöhen die diagnostische Sicherheit.
- **Vorbereitung, Aufbewahrung:** 2 Blutkulturflaschen (aerob/anaerob) auf 20–36 °C anwärmen. Bei V.a. Endokarditis, Meningitis oder Pneumonie Warmhaltung (ca. 36 °C) bis zur mikrobiologischen Aufbereitung.
- **Material:**
  - 2 Blutkulturflaschen (aerob/anaerob), die mit dem Namen des Patienten beschriftet sind.
  - Desinfektionsmittel, sterile Tupfer.
  - 20-ml-Einmalspritze, 2 sterile Kanülen.
- **Entnahmetechnik:**
  - *Schritt 1:* Punktionsstelle mit Desinfektionsmittel und sterilem Tupfer vorreinigen. Desinfektionsmittel erneut auftragen, mindestens 30 Sekunden, besser 2 Minuten einwirken lassen, anschließend Haut mit sterilem Tupfer abwischen.
  - *Schritt 2:* Abnahme von 15–20 ml Blut (periphere Venenpunktion; s. S. 46).
  - *Schritt 3:* Frische Kanüle aufsetzen und jeweils die Hälfte des entnommenen Blutes in die Blutkulturflaschen injizieren; dabei die Flaschen mit dem Stopfen nach unten halten.
  - *Schritt 4:* Belüften der aeroben Blutkulturflasche.
- **Laboranforderung:** z. B. Erreger und Resistenz, wichtige klinische Daten und ggf. vorausgegangene Antibiotikatherapie angeben.

Katheter- und Drainagespitzen

- **Indikation:** V.a. Infektion durch ZVK, arterielle Kanüle, Redon-Drain.
- **Material:**
  - Desinfektionsmittel, sterile Tupfer.
  - Steriles Röhrchen.
  - Sterile Pinzette, sterile Schere.
- **Entnahmetechnik:**
  - *Schritt 1:* Haut im Bereich der Kathetereintrittsstelle mit Desinfektionsmittel reinigen.
  - *Schritt 2:* Entfernung des fraglich infizierten Katheters bzw. Drains mit steriler Pinzette.
  - *Schritt 3:* Abschneiden der Katheterspitze (2–3 cm) mit steriler Schere und Einbringen in ein steriles Röhrchen.

Sputum, Tracheal- und Bronchialsekret

✓ **Beachte:** Tracheal- und Bronchialsekret ist physiologischerweise weitgehend steril. Je geringer die Kontamination des zu untersuchenden Materials mit der Flora des Mund-Nasen-Rachenraumes kontaminiert ist, desto höher ist die Spezifität, weshalb die Bewertung von Sputum sehr kritisch vorzunehmen ist.

- **Entnahmetechnik:**
  - *Sputum:* Morgens Zähne putzen, Mund mit frischem Wasser ausspülen und anschließend in ein weites steriles Gefäß abhusten. Bei ungenügender Expektoration vorher Inhalation von hypertoner NaCl-Lösung.
  - *Tracheal- und Bronchialsekret:*
    - Bei intubierten oder tracheotomierten Patienten sterilen Absaugkatheter einführen und Sekret aspirieren.
    - Im Idealfall gezielte bronchoskopische Entnahme bzw. Entnahme im Rahmen einer bronchoalveolären Lavage.
- **Versand:** In sterilem Gefäß, bei geringer Materialmenge in Transportmedium.
- **Laboranforderung:** z. B. Erreger und Resistenz, je nach klinischer Verdachtsdiagnose ggf. gezielte Anforderung, wichtige klinische Daten und ggf. vorausgegangene Antibiotikatherapie angeben.

Urin

- **Zeitpunkt der Urinentnahme:** Um ausreichend hohe Keimzahlen zu erreichen, Urinentnahme frühestens 3 Stunden nach der letzten Miktion (z. B. Morgenurin) und vor Beginn einer Antibiotikatherapie.
- **Entnahmetechniken:**
  - *Mittelstrahlurin:* Genitalbereich mit milder Seifenlösung waschen und mit sauberer Kompresse oder Einmalhandtuch abtrocknen. Die erste Urinportion ablaufen lassen, anschließend, ohne den Harnstrahl zu unterbrechen, mindestens 10 ml in einem sterilen Gefäß auffangen.
  - *Katheterurin:* Reinigung wie bei Entnahme von Mittelstrahlurin (s. o.). Katheterisierung mittels Einmalkatheter (s. S. 72) und Entnahme von mindestens 10 ml Urin. Bei liegendem Dauerkatheter keine Urinentnahme aus dem Beutel, sondern aus dem zuvor desinfizierten Katheter.
  - *Blasenpunktionsurin:* Höchste diagnostische Aussagekraft, da der Urin ohne Kontamination gewonnen wird. Durchführung siehe suprapubische Blasenpunktion (S. 75).
- **Laboranforderung:** z. B. Erreger und Resistenz, wichtige klinische Daten und ggf. vorausgegangene Antibiotikatherapie angeben.

Stuhl

✓ **Beachte:** Erhöhung der Nachweisquote durch mehrmalige Stuhlentnahmen, z. B. an 3 verschiedenen Tagen.

- **Entnahmetechniken:**
  - *Stuhlprobe:* Stuhl in eine saubere Bettpfanne absetzen lassen. Mit dem Löffelchen des Probenbehälters möglichst schleimige, eitrige oder blutige Bestandteile aufnehmen, sonst Entnahme einer Probe von der Stuhloberfläche. Bei flüssigen Stühlen Entnahme von ca. 3 – 5 ml.
  - *Rektalabstrich:* Kann kein Stuhl gewonnen werden, vorsichtiges anales Einführen eines Stieltupfers bis hinter den Schließmuskel, mehrmalige Drehen des Tupfers und sofortiges Einbringen in Transportmedium.
  - Zügiger Transport der Probe in das Labor.
- **Laboranforderung:** z. B. TPER (Salmonellen, Shigellen, Yersinien) und Campylobacter. Sonst gezielte Anforderung entsprechend klinischem Verdacht. Wichtige klinische Daten (z. B. Auslandsreise) angeben.

Abstriche

✓ **Beachte:** Mit Sekret benetzte Abstrichtupfer unverzüglich in Transportmedium einbringen (Schutz vor Austrocknung)!

➤ **Entnahmetechniken:**
- *Wundabstrich:* Mit dem Abstrichtupfer Sekret vom Wundgrund und den Randbezirken entnehmen.
- Urethralabstrich: Entnahme vor der ersten Miktion. Keine Desinfektion! Harnröhre manuell von proximal nach distal ausstreichen (bei Frauen von vaginal) und austretendes Sekret mit Abstrichtupfer aufnehmen. Erscheint kein Sekret, Tupfer ca. 2 cm in die Urethra vorschieben und drehen. Bei Gonorrhoe und Trichomonadendiagnostik zusätzlich 2 luftgetrocknete Objektträgerausstriche anfertigen.

➤ **Laboranforderung:** z. B. Erreger und Resistenz, je nach klinischer Verdachtsdiagnose ggf. gezielte Anforderung, wichtige klinische Daten angeben.

Punktate

➤ **Entnahmetechnik:**
- Materialgewinnung durch perkutane Punktion: Pleurapunktion (s. S. 58); Aszitespunktion (s. S. 67).
- 5 – 10 ml des Punktats in eine Blutkulturflasche injizieren (nicht belüften!); weitere 5 – 10 ml in eine steriles Gefäß füllen. Zur Tbc-Diagnostik nur natives Material ohne Zusätze verwenden.

➤ **Laboranforderung:** z. B. Erreger und Resistenz, bzw. bei Tbc: Mikroskopie, Kultur, Resistenz; wichtige klinische Daten angeben.

Infusionstherapie: Postaggressionsstoffwechsel

Definition

- **Synonym:** „Streßstoffwechsel".
- Veränderte Stoffwechselsituation bei Patienten nach Trauma oder Akuterkrankung.

Verlauf, Vorgehen

- Verlauf in 3 Phasen (s. Tab. 6).
- ✓ **Beachte:** Modifizierungen des Verlaufes durch wiederholte Traumen (Operationen) und Erkrankungen mit protrahiertem Verlauf (z.B. Sepsis, Verbrennungen)!

Tabelle 6 Phasen des Postaggressionsstoffwechsels (nach Cubbertson)

Phase	Bezeichnung	Dauer
1	Akutphase (Streßphase, ebb-phase)	Stunden (bis 1 Tag)
2	Übergangsphase (flow-phase)	Tage (bis wenige Wochen)
3	Reparationsphase (anabole Phase)	Wochen

- **Phase 1: Katabolie:**
  - *Veränderungen:*
    - Verminderte Insulinwirkung.
    - Überwiegen antiinsulinerger Faktoren: Adrenalin, Glukokortikoide, ADH, Glukagon.
    - Hyperaldosteronismus.
  - *Folgen:*
    - Hyperglykämie.
    - Lipolyse.
    - Eiweißkatabolie („Autokannibalismus"): Vermehrter Stickstoffverlust, vermehrter Harnstoffanfall, negative Stickstoffbilanz.
    - Vermehrte Kaliumausscheidung.
    - Natriumretention.
  - *Vorgehen:* Zufuhr angemessener Mengen von Wasser und Elektrolyten (s.u.).
- **Phase 2:** Entscheidende und problematische Übergangsphase.
  - *Vorgehen:* Stufenweiser Aufbau einer parenteralen Ernährung unter engmaschiger Kontrolle des Stoffwechsels.
- **Phase 3: Anabolie**: Normalisierung der Insulinwirkung und antiinsulinerger Faktoren.
  - *Vorgehen:* Volle parenterale Ernährung.

Grundlagen

- **Flüssigkeitsbedarf:**
  - Basaler Bedarf: 30 ml/kg KG.
  - Mittlerer Bedarf: 50 ml/kg KG.
  - Hoher Bedarf: 100 – 150 ml/kg KG.
- **Flüssigkeitsbilanzierung:**
  - *ZVD:* Genaue Bilanzierung anhand des ZVD (Messung s. S. 54; Normbereich 2 – 12 cm H_2O).
  - Der individuelle Tagesbedarf kann aus folgenden Parametern errechnet werden (Anhaltswerte bei normaler Nierenfunktion):
    Diurese des Vortages +
    Perspiratio insensibilis (400 ml über die Atemwege, 400 ml über die Haut) +
    Verluste über Sonden und Drainagen +
    500 ml pro °C > 37 °C
  - Weiterhin zu berücksichtigen sind Ergüsse, Ödeme und Flüssigkeitssequestration in das Operationsgebiet und/oder in den Darm.
- **Weitere Steuerungsgrößen:**
  - Blutdruck.
  - Herzfrequenz.
  - Urinausscheidung.
  - Hämoglobinkonzentration.
  - Blut-pH, Base-Excess (BE).
  - HZV, PCWP (Pulmonaliskatheter).

Allgemeine Indikationen

- **Präoperativ:** Bestehendes Volumendefizit bei älteren Patienten, Tumoren des Magen-Darm-Traktes, Ileus u. a.
- **Intraoperativ:** Ersatz von Verlusten entsprechen Art und Größe des operativen Eingriffs.
- **Postoperativ:** Ersatz von Verlusten (Perspiratio, Diurese, Sonden, Drainagen, Fieber, s. o.); Substitution des Erhaltungsbedarfs.

Kristalloide Lösungen

- **Formen, Zusammensetzung:**
  - *Vollelektrolytlösungen:* Natriumgehalt entspricht ungefähr dem des Plasmas, also etwa 130 – 154 mmol/l. Beispiele:
    - Ringer-Lösung und ihre Derivate wie Ringer-Laktat und Ringer-Acetat. Notwendigkeit der alkalisierenden Ionen Laktat bzw. Acetat umstritten; sie fungieren im wesentlichen als Bikarbonat-Precursor.
    - Physiologische Kochsalzlösung (NaCl 0,9 %) (leicht hyperosmolare Lösung).
  - *Halb- oder Drittelelektrolytlösungen:* Natriumgehalt entspricht etwa der Hälfte resp. einem Drittel derjenigen des Plasmas, also etwa 70 resp. 50 mmol/l. Sog. *Anwässerungslösungen.*
  - *Glukoselösung 5 %:* Kein Natrium enthalten.
  - *Glukosehaltige Elektrolytlösungen:* Mischungen aus Glukose- und Elektrolytlösungen.

Infusionstherapie: Volumenersatz

➤ **Verteilungsraum:**
- *Vollelektrolytlösungen:* Gesamter Extrazellulärraum (4× so groß wie der Intravasalraum), dadurch relativ geringer Volumeneffekt.
- *Glukoselösungen* (Glukose 5%): Gesamter Intra- und Extrazellulärraum, dadurch sehr geringer Volumeneffekt und Verstärkung intrazellulärer Ödeme möglich.

➤ **Indikationen:**
- *Vollelektrolytlösungen:*
  - Volumenersatztherapie.
  - Medikamenteninfusion.
  - Offenhalten eines venösen Zugangs.
  - Beschleunigung der intravenösen Medikamentenwirkung durch Einschwemmen ins Gefäßsystem.
- *Halb- und Drittelelektrolytlösungen:* Infusions-/Ernährungstherapie.
- *Glukose 5%:*
  - Trägerlösung für Medikamente, die mit NaCl inkompatibel sind.
  - Parenterale Ernährung (s. S. 84).

Kolloidale Lösungen

➤ **Substanzen:**
- *Hydroxyaethylstärke* (HAES 200.000 10% oder 6%, HAES 70.000 6%): Künstliches Kolloid auf Stärkebasis.
  - Konzentration (z. B. 6% oder 10%): Beeinflußt vor allem den initialen Volumeneffekt: Je höher konzentriert, desto stärkerer Volumeneffekt.
  - Mittleres Molekulargewicht (z. B. 450.000 oder 200.000): Beeinflußt vor allem die Verweildauer im Gefäßsystem: Je höhermolekular, desto länger.
  - Wirkungen: Blutgerinnungshemmung, Verbesserung der Fließeigenschaften des Blutes (Mikrozirkulationsverbesserung), Speicherung in körpereigenen Makrophagen möglich.
  - Unerwünschte Wirkungen: Anaphylaktoide Reaktionen, nephrotoxische Wirkung, insbesondere bei eingeschränkter Nierenfunktion, möglich.
  - Höchstdosis: 2 g/kg KG/Tag (ca. 1500–2000 ml); kann im Notfall überschritten werden.
- *Dextrane* (z. B. Dextrane 60.000 6%, Dextrane 40.000 10%): Künstliches Kolloid auf Zuckerbasis.
  - Konzentration (6% oder 10%): Je höher konzentriert, desto stärkerer Volumeneffekt.
  - Mittleres Molekulargewicht (40.000, 60.000, 70.000): Je niedriger, desto höher der initiale Volumeneffekt; je höher, desto länger die Wirkdauer.
  - Wirkungen: Blutgerinnungshemmung, thromboseprophylaktische Wirkung, Verbesserung der Fließeigenschaften des Blutes (Mikrozirkulationsverbesserung).
  - Unerwünschte Wirkungen: Schwere anaphylaktische Reaktionen.
  - Verhinderung der anaphylaktischen Reaktionen: Gabe von 20 ml Dextran 1 (Promit) i. v. (reduziert als Hapten die Inzidenz schwerer anaphylaktischer Reaktionen um ca. 90%.) vor der ersten Dextraninfusion.
  - Höchstdosis: 2 g/kg KG/Tag (ca. 1500–2000 ml); kann im Notfall überschritten werden.

- *Gelatine* (succinylierte Gelatine 3% [Gelafundin], Oxypolygelatine 5,5% [Gelifundol], harnstoffvernetzte Gelatine 3,5% [Haemaccel]): Volumersatzmittel auf Kollagenbasis (Proteinbasis).
  - Wirkungen: Keine nennenswerte Blutgerinnungshemmung, osmotische Diurese, Senkung des Fibronektinspiegels (unklare klinische Relevanz).
  - Unerwünschte Wirkungen: Relativ häufig leichte anaphylaktoide Reaktionen, jedoch wenig schwere Unverträglichkeitsreaktionen.
  - Tageshöchstdosis: Keine! Menge lediglich limitiert durch Blutverdünnung.
- *Humanalbumin:* Natürliches Kolloid.
  - Sehr teuer, begrenzt lagerbar.
  - Als Volumenersatzmittel keine entscheidenden Vorteile gegenüber künstlichen Kolloiden.

➤ **Verteilungsraum:**
- *Isoonkotische Lösungen* (z. B. HAES 6%, Gelatine): Vorwiegend Intravasalraum (Voraussetzung: kein großes Kapillarleck). Volumeneffekt entspricht ungefähr der infundierten Menge.
- *Hyperonkotische Lösungen* (Plasmaexpander, z. B. Dextrane, HAES 10%): Ziehen Flüssigkeit aus Interstitium in den Intravasalraum. Volumeneffekt größer als infundierte Menge.

➤ **Indikationen:**
- *Volumenersatztherapie* bei schwerem Volumenmangel und im Schock.
- *Rheologische Therapie* (HAES, Dextrane): z. B. bei arterieller Verschlußkrankheit.

Tabelle 7 Vergleich verschiedener Volumenersatzlösungen

Präparat	Initialer Volumeneffekt (%)	Dauer des Volumeneffektes (h)	Hämorheologische Effekte
Dextran 40 10%	+++ (180–200)	++ (4)	+++
Dextran 60 6%	+++ (150)	+++ (8)	+++
HAES 450 6%	++ (100)	+++ (8)	+
HAES 200 6%	++ (120)	++ (5)	++
HAES 200 10%	+++ (130)	++ (5)	++
HAES 70 6%	++ (100)	+ (4)	++
Gelatine 3,5%	+ (90)	+ (3)	+
Humanalbumin 5%	++ (100)	+++ (8)	+

Infusionstherapie: Parenterale Ernährung

Prinzip

- Direkte intravenöse Zufuhr von Aminosäuren, Lipiden, Kohlehydraten, Elektrolyten, Vitaminen und Spurenelementen.
- Stufenweiser Aufbau (Stufenschema, s. S. 89) entsprechend der Stoffwechselsituation (Postaggressionsstoffwechsel, s. S. 80); stufenweiser Abbau.

Indikation

- Sofortiger und/oder erhöhter postoperativer Nahrungsbedarf (schlechter präoperativer AZ und EZ, großer Eingriff) bei Unmöglichkeit der peroralen oder enteralen Ernährung.
- Unmöglichkeit der enteralen Ernährung > 3 (– 5) Tagen.
- Magen-, Darm- oder Pankreasfistel.
- Akute nekrotisierende Pankreatitis.
- Malabsorptionssyndrom/Maldigestion.
- Short-bowel-Syndrom.
- Colitis ulcerosa, Enteritis regionalis (zur Darmruhigstellung).
- Sepsis.

Kontraindikationen

- Schwere metabolische Entgleisung, Schockzustände, dekompensiertes Multiorganversagen.
- 24 Stunden postoperativ (Phase 1 des Postaggressionsstoffwechsels).

Grundlagen

- **Energiebedarf:**
  - *Faustregel:* 25 – 30 kcal/kg KG/die.
  - Bei schweren Infektionen und Polytrauma 30% erhöht.
  - Bei Sepsis oder schweren Verbrennungen 40 – 60% erhöht.
  - Normalbedarf 1600 – 2400 kcal/die.
- **Kalorisches Äquivalent:** Vom Organismus zur Gewinnung von Energie aus einer Substanz verbrauchter Sauerstoff.
- **Zusammensetzung der parenteralen Ernährung:**
  - 50% Kohlenhydrate.
  - 25 – 30% Fett.
  - 20 – 25% Aminosäuren.
  - Vitamine, Elektrolyte, Spurenelemente, Wasser (s. S. 86 – 88).

Tabelle 8 Brennwerte, kalorische Äquivalente, Tagesbedarf und Tageshöchstdosis verschiedener Substanzen

Substanz	Brennwert kcal/g	kalorisches Äquivalent kcal/l O_2	Tagesbedarf pro kg KG	Tageshöchstdosis pro kg KG
Glukose	4,1	5,05	3 g	6 g
Fruktose	4,1	5,05		3 g
Sorbit	4,1	5,05		3 g
Xylit	4,1	5,05		3 g
Fett LCT	9,3	4,68	1 g	2 g
Fett MCT	8,3			
Alkohol	7,1			2 g
Aminosäuren	4,1	4,49	1 – 1,5 g	2 g

Substanzen

➤ **Kohlenhydrate:**
- *Bedarf:* Siehe Tab. 8.
- *Glukose:*
  - Erythrozyten, ZNS, periphere Nerven, Netzhaut und Nierenmark decken ihren Energiebedarf fast ausschließlich aus Glukose. Daher müssen auch im Streßstoffwechsel pro Tag ca. 150 – 200 g Glukose bereitgestellt werden (Vermeidung der endogenen Neusynthese aus glucoplastischen Aminosäuren im Streßstoffwechsel).
  - Präparate: z. B. Glukoselösung 5, 10, 20, 40, 50%.
- *Glukoseersatzstoffe (Fructose, Sorbit, Xylit):*
  - Insulinunabhängige Aufnahme in die Zelle, daher günstig im Streßstoffwechsel. Aufgrund schwerwiegender Nebenwirkungen (Hyperurikämie, Oxalose, Laktatazidose, fulminantes Leber- und Nierenversagen bei Fruktoseintoleranz) ist die Gabe von Glukoseersatzstoffen umstritten und darf nur in Intensiveinheiten erfolgen. Höchstdosen s. Tab. 8.
  - Präparate: z. B. GX 20% (Kombination Glukose/Xylit).

➤ **Aminosäuren:**
- *Bedarf:* Siehe Tab. 8. Wichtig für Proteinsynthese. Um eine energetische Verwertung der Aminosäuren zu vermeiden, müssen stets gleichzeitig Kalorien in Form von Kohlenhydraten und Fetten angeboten werden (25 kcal/1 g AS)! Im Streßstoffwechsel werden verzweigtkettige Aminosäuren schlechter verwertet, daher Verwendung von Streßstoffwechsel-adaptierten Aminosäurelösungen.

- *Präparate:* z.B. Intrafusin, Aminosteril KE.
- *Leberinsuffizienz:* Gestörte Verstoffwechselung kurzer, zyklischer Aminosäuren. Gabe leberadaptierter Lösungen, z.B. Aminoplasmal HEPA.
- *Niereninsuffizienz:* Gestörte Ausscheidung von Stickstoff, einem Endprodukt des Aminosäuren-Stoffwechsels (6 g AS ergeben 1 g Stickstoff). Gabe von Aminosäurelösungen, die überwiegend essentielle Aminosäuren enthalten, z.B. Nephrosteril.

➤ **Fette:**
- *Bedarf:* Siehe Tab. 8. Notwendig für den Energiestoffwechsel sowie als Strukturelemente (z.B. Membranen).
  - LCT-Lösungen (langkettige Triglyzeride): Enthalten zu 50% die essentielle Linolsäure und zu 50% Linolensäure. Einschleusung zur Oxidierung in Mitochondrien nur in Anwesenheit von Carnitin.
  - MCT/LCT-Lösungen (mittel- und langkettige Triglyzeride): Enthalten zu 50% das energetisch leichter zu verstoffwechselnde MCT (carnitinunabhängige Einschleusung in Mitochondrien), zu 25% Linol- und zu 25% Linolensäure. Möglicherweise höhere Proteinbildungsrate, bessere Stickstoffbilanz, keine Blockierung des RES.

Tabelle 9 Täglicher Vitaminbedarf eines Erwachsenen bei parenteraler Ernährung

Wasserlösliche Vitamine	**Tagesbedarf**
B_1 = Thiamin	3–4 mg
B_2 = Riboflavin	3–5 mg
B_6 = Pyridoxin	4–6 mg
PP = Niacin	40–50 mg
B_3 = Pantothensäure	10–20 mg
H = Biotin	60–120 µg
Folsäure	160–400 µg
C = Ascorbinsäure	200–300 mg
B_{12} = Cobalamin	4 µg
Fettlösliche Vitamine	**Tagesbedarf**
A = Retinol	1 800 µg
E = Tocopherol	20–40 mg
D = Calciferol	5 µg
K = Phytomenadion	100–150 µg

- *Präparate:*
  - LCT-Lösung: z.B. Intralipid 10 und 20%.
  - MCT/LCT-Lösung: z.B. Lipofundin MCT 10 und 20%.

➤ **Vitamine:**
- *Bedarf:* Siehe Tab. 9 (Anhaltswerte).
- *Präparate:* Vitaminkonzentrate zur intravenösen Gabe:
  - Multibionta (A, B_1, B_2, B_6, C, D, E, PP).
  - Vitintra (A, E, D, K).
  - Konakion (K).
  - Vitamin B_{12}-ratiopharm (B_{12}).
  - Folsan (Folsäure).
- *Praktisches Vorgehen:* Bei einer > 5 Tage hinausgehenden parenteralen Ernährung werden 2 – 3× pro Woche je 1 fettlösliches Vitaminpräparat (z.B. Vitintra als Zusatz zu Fettlösung) und ein wasserlösliches Vitaminpräparat (z.B. Multibionta in 250 ml Elomel als Kurzinfusion) verabreicht.

➤ **Elektrolyte:**
- *Bedarf:* Siehe Tab. 10.
- *Praktisches Vorgehen:* Die Substitution erfolgt in der Regel nach dem Blutspiegel. Insbesondere der Kaliumbedarf ist postoperativ meist stark erhöht.
- *Präparate:* Natriumchlorid (NaCl), Kaliumchlorid (KCl), Kaliumphosphat, Magnesiumsulfat, Kalziumchlorid (CaCl).

➤ **Spurenelemente:** Besonders wichtig unter den Spurenelementen ist das Zink für die Wundheilung und, wie auch das Magnesium, für die Stickstoffverwertung.
- *Bedarf:* Siehe Tab. 11.
- *Praktisches Vorgehen:* Bei einer längerfristigen parenteralen Ernährung wird täglich 1 Ampulle Inzolen HK (20 ml) den Infusionen *zugesetzt.*
- Präparat: Inzolen HK (enthält Kalium, Magnesium, Kupfer, Zink, Mangan, Kobalt).

Tabelle 10 Täglicher Elektrolytbedarf bei parenteraler Ernährung

Ion	mmol/kg KG/die	mmol/70 kg/die
Natrium	1 – 2	70 – 140
Kalium	1 – 2	50 – 140
Kalzium	0,1 – 0,2	10 – 20
Magnesium	0,1 – 0,4	10 – 20
Phosphat	0,1 – 0,2	10 – 20
Chlorid	1 – 2	70 – 140
✓ **Faustregel für Erwachsene:**		
Na^+, K^+, Cl^-		je 100
Ca^{2+}, PO_4^{3-}, Mg^{2+}		je 10

Tabelle 11 Täglicher Bedarf an Spurenelementen bei parenteraler Ernährung

Spurenelement	Tagesbedarf
Zink	50 – 75 µmol
Kupfer	2 – 5 µmol
Mangan	6 – 7 µmol
Chrom	0,2 µmol
Jod	0,8 – 1,2 µmol
Selen	0,25 – 0,8 µmol
Eisen (III)	18 µmol

Technik

- Verwendung von Infusionspumpen zur gleichmäßigen Infusion der Nährstoffe.
- Kontinuierliche Substratzufuhr über 24 Stunden.
- Infusion über separaten Schenkel eines Mehrlumenkatheters (ZVK ab > 800 mosmol/l).

Ernährungskonzept (Stufenschema)

- **Bestimmende Aspekte:**
  - Grad der Katabolie (Postaggressionsstoffwechsel, s. S. 80).
  - Voraussichtliche Dauer der Parenteralen Ernährung.
  - Ernährungszustand des Patienten.
  - Kalorienbedarf im Rahmen der Erkrankung.
  - Aktuelle Blutwerte (Kontrolluntersuchungen, s. u.).

Kontrolluntersuchungen

- Thoraxröntgen zur Lagekontrolle des zentralvenösen Katheters.
- Mehrmals täglich: Puls, RR, Körpertemperatur, ZVD.
- Täglich Gewichts- und Flüssigkeitsbilanz.
- Täglich Blutzuckertagesprofil, Blutbild, BGA, Elektrolyte, Harnstoff, Kreatinin, Laktat, Triglyzeride; nach Stabilisierung 2 tägig.
- Leberwerte, Transferrin, Albumin, Präalbumin und übrige Blutchemie wöchentlich.
- Harnstoffausscheidung im 24-h-Sammelurin 1× pro Woche.

Tabelle 12 Beispiel für parenterales Ernährungskonzept, Regime mit Glukose, Aminosäuren und Fett

Stufe 1: Flüssigkeitssubstitution mit Elektrolytlösungen mit geringen Glukoseanteil.
Indikationen: Akutphase Postaggressionsstoffwechsel, Nahrungskarenz < 2 Tage, kleinere Operationen.

Tag	Zufuhr	kcal	g AS
OP-Tag	6 × 500 ml Elomel OP G 6%	720	–
1. postop. Tag	6 × 500 ml Elomel OP G 6%	720	–
Stufe 2: Basisernährung mit zusätzlicher Flüssigkeitszufuhr. *Indikationen:* Abklingende Katabolie, Nahrungskarenz 2 – 3 Tage.			
2. postop. Tag	4 × 500 ml Elomel OP G 6% 1 × 500 ml Glukose 20% 1 × 500 ml Intrafusin 10%	480 400 200 1 080	50
3. postop. Tag	2 × 500 ml Elomel OP G 6% 2 × 500 ml Glukose 20% 2 × 500 ml Intrafusin 10%	240 800 400 1 440	100
Stufe 3: Bilanzierte totale parenterale Ernährung *Indikationen:* Reparationsphase (Anabolie), TPE > 3 Tage			
4. postop. Tag	4 × 500 ml Glukose 20% 2 × 500 ml Intrafusin 10% 1 × 100 ml Lipofundin MCT 20%	1 600 400 180 2 180	100
5. postop. Tag und alle weiteren bis zur Reduzierung	4 × 500 ml Glukose 20% 2 × 500 ml Intrafusin 10% 1 × 250 ml Lipofundin MCT 20%	1 600 400 450 2 450	100

Bei höherem Kalorienbedarf (Sepsis, Verbrennung) kann Glukose 20% durch Glukose 40% ersetzt werden und/oder auf bis zu 500 ml Lipofundin MCT 20% erhöht werden.

Zusätzlich Verabreichung von Vitaminen, Elektrolyten und Spurenelementen (s. o.).

Komplikationen

- Venenkatheter-bedingte Komplikationen: Infusionsthorax, Hämatothorax, Bakteriämie, Subklaviathrombose.
- Zu hohe Glukosezufuhr: Glukosurie und osmotische Diurese wegen Hyperglykämie mit Hyperosmolarität. Gefahr der Dehydratation.
- Hypoglykämie bei Insulinüberdosierung, Unterbrechung in der Glukosezufuhr oder abruptem Übergang auf geringere Glukosezufuhr.
- Leberverfettung bei zu hoher Glukosezufuhr > 400 g/d beinahe obligat. Progredientes Leberversagen durch Fettinfusionen bei Patienten mit vorher schon bestehenden Leberfunktionsstörungen.
- Cholestase durch Fehlen gastrointestinaler Entleerungsreize und akalkuläre Cholezystitis.
- Zerebrale Funktionsstörungen (Apathie, Verwirrtheit) durch Aminosäureinfusionen bei Überdosierung, bei Leberinsuffizienz und bei Patienten mit bereits bestehender Zerebralsklerose.
- Hypophosphatämie bei abrupt einsetzender hochkalorischer Ernährung, insbesondere bei Patienten mit schon bestehendem Phosphatmangel.
- Hyperurikämie, insbesondere bei Verwendung von Zuckeraustauschstoffen (Xylit, Fructose, Sorbit).

Prinzip

- Kontinuierliche Applikation oder Bolusapplikation adaptierter Nährstofflösungen über eine Magen- bzw. Dünndarmsonde oder ein perkutan angelegtes Gastrostoma.

Indikationen

- Chronische Schluckstörungen unterschiedlicher Genese.
- Mechanische Passagestörung.
- Bewußtseinsstörungen.
- **Vorteile gegenüber der parenteralen Ernährung:** Deutlich geringere Kosten, geringere Komplikationsrate, physiologischere Ernährungsform.

Kontraindikationen

- Ileus.
- Schwere Gastroenteritis, Diarrhoe.
- Peritonitis.
- Akute Pankreatitis.
- Darmatonie.
- Ösophagusvarizen.
- Akute Gastrointestinalblutung.
- Schwere Ulkuskrankheit.
- Hochgradige Resorptionsstörungen.
- Schweres Kurzdarmsyndrom.
- Fisteln zwischen Magen und Kolon oder Jejunum.
- Schwere Magen-Darm-Atonie.
- Ethische Gründe (z. B. Terminalstadium chronischer Erkrankungen mit Gefahr der Leidensverlängerung).

Nährstofflösungen

- **Nährstoffdefinierte hochmolekulare Diät** (z. B. Fresubin plus, Nutricomp F):
  - *Inhalt:* Kohlenhydrate, Eiweiß, Fett, Elektrolyte, Vitamine und Spurenelemente in ursprünglicher Form.
  - *Anwendung:* Bei normaler Digestion und Absorption.
- **Chemisch definierte niedermolekulare Diät** (z. B. Peptisorb flüssig, Survimed OPD, Nutricomp Peptid F):
  - *Inhalt:* Oligosaccharide, Oligopeptide, mittelkettige Triglyzeride, Elektrolyte, Vitamine und Spurenelemente; *keine* Ballaststoffe.
  - *Anwendung:* Eingeschränkte Digestion und Absorption, z. B. chronische Pankreatitis, Malassimilation, Kurzdarmsyndrom, Z.n. langfristiger parenteraler Ernährung.
- Normalkalorische Lösungen enthalten 1 kcal/ml, hochkalorische 1,5 kcal/ml.

Enterale Sondenernährung

Durchführung

- **Zugangswege:**
  - Magen- bzw. Duodenalsonde (s. S. 68).
  - Alternativ bei langfristiger enteraler Sondenernährung (> 6 Wochen) perkutane endoskopische Gastrostomie (PEG; s. S. 70).
- **Applikation:** 2 Formen:
  - *Bolusapplikation:* Verabreichen von wiederholten Einzelportionen, z. B. am 1. Tag 6× 50 ml, 2. Tag 6× 100 ml, 3. und 4. Tag 6× 150 ml, 5. und 6. Tag 6× 200 ml Sondenkost usw. (maximal 300 ml). Nach jeder Bolusgabe Spülen mit Wasser oder Tee. Überprüfung der regelrechten Magenentleerung durch Aspiration jeweils vor Bolusgabe.
  - *Kontinuierliche Applikation:* Verabreichung von Sondennahrung über Schwerkraftüberleitungssysteme oder Ernährungspumpen unter langsamer Steigerung des Volumens pro Zeiteinheit.
- **Kontrolluntersuchungen:** Wie bei parenteraler Ernährung (s. S. 88), jedoch in größeren Zeitabständen.

Komplikationen

- **Erbrechen, Aspiration:** Sonde umgeschlagen oder disloziert (Sondenlage zu hoch) → Röntgenkontrolle.
- **Diarrhoe:**
  - Sondenlage zu tief → Röntgenkontrolle.
  - Sondenkost zu hochdosiert oder kalt.
  - Bakterielle Kontamination.
- Druckulzera.
- Komplikationen der PEG (s. S. 71).

Rechtliche Voraussetzungen

- **Aufklärung des Patienten:** Komplikationen (s. u.), Notwendigkeit, Risiken bei Unterlassung, Alternativen (z. B. präoperative Eigenblutspende).
- **Einverständnis des Patienten:**
  - Bei *Minderjährigen* ggf. Einschaltung des Vormundschaftsgerichts (z. B. Familie Mitglied der Zeugen Jehovas, die eine Behandlung mit Blut oder Komponenten grundsätzlich ablehnen).
  - Bei *nicht bewußtseinsklaren Patienten* und vitaler Indikation zur Transfusionsbehandlung muß der mutmaßliche oder vorher schriftlich geäußerte Wille des Patienten berücksichtigt werden. Angehörige haben kein Bestimmungsrecht.
- **Einhaltung der gesetzlichen Richtlinien zur Bluttransfusion:** Blutgruppenbestimmung, Verträglichkeitsprüfung, Bedside-Test.

Erythrozytentransfusion

- **Präparate und Indikationen:**
  - *Erythrozytenkonzentrat (EK):*
    - Charakterisierung: Gewinnung aus 500 ml Vollblut; durch Zentrifugation geringer Plasma- und hoher Erythrozytenanteil (Hämatokrit 70–80%). Leukozyten und Thrombozyten sind in geringen Mengen enthalten. Lagerung bei +4 °C je nach Stabilisator 3–5 Wochen.
    - Indikationen: Akute und chronische Anämien. Pro transfundiertem EK ist ein Anstieg des Hämoglobins von 1 g/dl zu erwarten.
  - *Gefiltertes EK:*
    - Charakterisierung: Reduktion der Thrombozyten und Leukozyten um 99%.
    - Indikationen: Geplante Organtransplantation, Immunsuppression, hämatologische Patienten mit chronischer Erythrozytensubstitution.
  - *Gewaschenes EK:*
    - Charakterisierung: Weitgehend entferntes Restplasma; nach Aufbereitung sofortige Transfusion.
    - Indikationen: Plasmaunverträglichkeit, selektiver IgA-Mangel.
  - *Frischblut:*
    - Charakterisierung: Konservenalter < 72 Stunden.
    - Indikationen: Austauschtransfusionen, z. B. bei schweren Hämolysen.
  - *Vollblut:*
    - Charakterisierung: Zelluläre Bestandteile und Plasma in physiologischem Verhältnis.
    - Indikationen: Heute kaum noch verwendet! Statt dessen Substitution von Blutkomponenten.
- **Durchführung** (ärztliche Maßnahme!):
  - Bei allen Maßnahmen sorgfältige Identitätssicherung (Name, Vorname, Geburtsdatum) aller Blutproben, Konserven und Begleitpapiere.
  - Abnahme von Patientenblut für serologische Untersuchungen (Blutgruppe, Rhesusfaktor, Antikörpersuchtest, Kreuzprobe).
  - *Im Notfall* kann bei vitaler Indikation „ungekreuztes" Blut transfundiert werden; ist nicht ausreichend blutgruppenidentisches Blut vorhanden, sind *notfalls* folgende Alternativen möglich:

    - Unbekannte Blutgruppe: Erythrozytenkonzentrate 0, Rh-negativ.
    - Blutgruppe A: Erythrozytenkonzentrate 0.
    - Blutgruppe B: Erythrozytenkonzentrate 0.
    - Blutgruppe AB: Erythrozytenkonzentrate A, B oder 0.
    - Blutgruppe 0: Keine Alternativen.
    - Rh-positiv: Auch Rh-negative Erythrozytenkonzentrate.
    - Rh-negativ: Nur Rh-negative Erythrozytenkonzentrate.
  - *Maßnahmen unmittelbar vor Transfusion:*
    - Überprüfung der Daten auf dem Konservenbegleitschein und der Konserve.
    - Überprüfung der Identität des Empfängers.
    - Bedside-Test: AB0-D-Identitätstest mit Testkärtchen und Testseren.
  - *Transfusion:*
    - Beobachtung des Patienten während der ersten Minuten nach Beginn der Transfusion.
    - Engmaschige Kreislaufüberwachung (RR, Puls).
    - Dauer der Transfusion (außer im Notfall) ca. 1 – 2 Stunden.
- **Komplikationen:**
  - *Transfusionsreaktionen:*
    - Nichthämolytische Reaktion (häufig durch antileukozytäre Antikörper des Empfängers bei Transfusion leukozyten- oder thrombozytenhaltiger Konserven): Fieber, Schüttelfrost, Übelkeit, Kopfschmerzen, Blutdruckabfall. → Transfusion sofort abbrechen, Überwachung, symptomatische Behandlung (z. B. bei Schüttelfrost ½– 1 Amp. Dolantin i. v.).
    - Hämolytische Reaktion (antierythrozytäre Antikörper, z. B. bei AB0-Unverträglichkeit): Schwerste Schocksymptomatik mit Störungen der Mikrozirkulation, Gerinnungsstörungen, Kreislauf- und Organversagen. → Transfusion sofort abbrechen, Schockbehandlung.
    - Reaktion durch bakterielle Kontamination (meist endotoxinbildende gramnegative Keime): Fieber, Schüttelfrost, Schocksymptomatik (foudroyanter Verlauf!) → Transfusion sofort abbrechen, Schockbehandlung, antibiotische Therapie.
  - *Infektion:* Durch Spender-Screening gemindert; meist Hepatitis C (ca. 1 : 20.000), seltener Hepatitis B (ca. 1 : 50.000), sehr selten HIV (ca. 1 : 500.000).
  - *Volumenüberlastung:* Akute Linksherzinsuffizienz und Lungenödem bei zu rascher oder übermäßiger Transfusion, besonders bei Patienten mit vorbestehender Herz- oder Niereninsuffizienz.
  - *Komplikationen bei Massivtransfusionen* (= Zufuhr von mehr als der Hälfte des normalen Blutvolumens mit einer Transfusionsgeschwindigkeit von > 1,5 ml/kg KG/min):
    - Abfall der Körpertemperatur → Konserven vor Transfusion auf maximal 37 °C erwärmen.
    - Blutgerinnungsstörungen → Gabe von FFP (Faustregel: Ab dem 5. EK je 1 FFP-Einheit pro 2 EK).
    - Hypokalzämie (Zitrat > 50 – 80 mg/dl), Azidose, Hyperkaliämie → Kalziumsubstitution; ggf. Gabe von NaHCO3 (s. S. 116).
    - ✓ Beachte: Engmaschige Kontrollen von Blutbild, Gerinnungsstatus, Elektrolyten, BGA, Säure-Basen-Haushalt!

Thrombozytentransfusion

- **Indikationen:** Thrombozytopenie bei Bildungsstörung (< 20.000/µl) oder akuten Blutverlusten. Präoperative Prophylaxe (bei < 50.000/µl).
- **Präparate:**
  - *Einfach-Thrombozytenkonzentrat:* Ca. 0,5 × 10^{11} Thrombozyten/Einheit.
  - *Zellseparator-Thrombozytenkonzentrat:* Gewinnung durch Zentrifugation und Anreicherung, ca. 2–4 × 10^{11} Thrombozyten/Einheit.
- **Besonderheiten:**
  - Haltbarkeit bei Raumtemperatur unter ständiger maschineller Bewegung bis zu maximal 5 Tagen.
  - Verwendung spezieller Transfusionsbestecke (Filter zur leukozytenarmen Transfusion).
  - Transfusion von 1 × 10^{11} Thrombozyten führt beim Erwachsenen zu einem Anstieg von ca. 10.000/µl Blut.
- **Komplikationen:**
  - Infektionen.
  - Allergische Reaktionen.
  - Bei wiederholten Thrombozytentransfusionen Alloimmunisierung durch Leukozytenkontamination.
  - ✓ *Beachte:* Bei Patienten, die voraussichtlich wiederholt Thrombozytenkonzentrate erhalten, HLA-Typisierung zur HLA-kompatiblen Transfusion.

Substitution von Fresh Frozen Plasma (FFP)

- **Indikation:** Massivtransfusion (Faustregel: Ab dem 5. EK je 1 FFP-Einheit pro 2 EK), Verbrauchskoagulopathie.
- **Präparat:** Frischplasma (ca. 200 ml) mit Gerinnungsfaktoren und Plasmaproteinen in physiologischer Konzentration. Aufbewahrung bei -30 °C maximal 1 Jahr.
- **Durchführung:**
  - AB0-Kompatibilität erforderlich. Ist nicht ausreichend blutgruppenidentisches FFP vorhanden, sind *notfalls* folgende Alternativen möglich:
    - Blutgruppe A: FFP-Konserven AB.
    - Blutgruppe B: FFP-Konserven AB.
    - Blutgruppe AB: Keine Alternativen.
    - Blutgruppe 0: FFP-Konserven A, B oder AB.
  - Auftauen in speziellem Blutwärmer.
  - Anschließend sofortige Transfusion.
- **Komplikationen:** Infektionen, Transfusionsreaktion (s. o.).

Substitution spezieller Gerinnungspräparate

- **PPSB** (Prothrombin-Komplex, z. B. Beriplex HS; 200 IE/Amp., 400 IE/Amp., 500 IE/Amp., 1000 IE/Amp.):
  - *Inhalt:* Gerinnungsfaktoren II (Prothrombin), VII (Prokonvertin), IX (antihämophiler Faktor B) und X (Stuart-Prower-Faktor).
  - *Indikation:* Blutungen im Zusammenhang mit Leberfunktionsstörungen oder Kumarintherapie.
  - *Dosierung:* 1 IE/kg KG pro erwünschtem %-Anstieg des Quick-Werts (Ziel: Quick-Wert > 50%).

- **Antithrombin III** (AT III, z. B. Kybernin; 500 IE/Flasche, 100 IE/Flasche):
  - *Indikation:* AT III-Mangel, z. B. bei Verbrauchskoagulopathie, angeborenem Mangel, Lebersynthesestörung, Sepsis, Verbrennung.
    - ✓ Beachte: Heparin in niedriger Dosierung benötigt AT III zur Wirkungsentfaltung (Kofaktor von AT III).
  - Dosierung: 1 IE/kg KG pro erwünschtem %-Anstieg (Ziel: AT III-Spiegel ca. 80%).
- **Einzelfaktorenkonzentrate:** Substitution bei speziellen Indikationen, z. B. perioperativ bei angeborenen Gerinnungsstörungen.

Infektionsrisiko

- **Saubere Wunden:** Operationswunden ohne Verbindung zu entzündeten Regionen, zum Gastrointestinal-, Respirations- oder Urogenitaltrakt, bzw. zum Pharynx. Infektionsrate ca. 1,5%.
- **Kontaminationsgefährdete Wunden:** Wunden des Verdauungs-, Respirations- oder Urogenitaltraktes ohne Infekt oder Austritt von Flüssigkeit. Infektionsrate ca. 8%.
- **Kontaminierte Wunden:** Wunden des Gastrointestinaltraktes mit Flüssigkeitsaustritt oder am Urogenitaltrakt mit infektiösem Inhalt. Frische traumatische Wunden. Infektionsrate ca. 18%.
- **Verschmutzte Wunden:** Perforierende Wunden, die ein Hohlorgan einschließen oder Eiter enthält. Verzögert versorgte traumatische Wunden. Infektionsrate > 40%.

Prinzip, Durchführung

- **Prinzip:** Verabreichung eines Antibiotikums, dessen Serum- und Gewebespiegel während der ganzen Operationsdauer das Wachstum der im Operationsgebiet häufigen Erreger stoppt.
- **Durchführung:** Generell wird heute eine einmalige Antibiotikaapplikation bei der Narkoseeinleitung oder zu Beginn der Operation angestrebt (single shot-Prophylaxe). Bei langer Operationsdauer (> 6 Stunden) und kurzer Halbwertszeit kann eine zweite Applikation (Repetitionsdosis) nötig sein.

Chirurgie im Halsbereich

- **Erreger:** Staphylococcus aureus, Streptokokken, Klebsiella, orale Anaerobier.
- **Antibiotika:**
  - Amoxicillin/Clavulansäure (z.B. Augmentan, Augmentin) 1× 1,2 g i.v.
  - Alternativ Cephalosporine der I. und II. Generation, z.B. Cefazolin (Gramaxin, Kefzol) 1× 2 g i.v. oder Cefuroxim (Zinacef) 1× 1,5 g i.v.
- **Prophylaxe:**
  - Generell keine.
  - *Ausnahmen:* Bei Eröffnung von Pharynx, Trachea oder Ösophagus, Risikopatienten (Palliativoperationen und Reoperationen bei Struma maligna).

Mammachirurgie

- **Erreger:** Staphylococcus aureus, Staphylococcus epidermidis.
- **Antibiotika:**
  - Amoxicillin/Clavulansäure (z.B. Augmentan, Augmentin) 1× 1,2 g i.v.
  - Alternativ Cephalosporine der I. und II. Generation, z.B. Cefazolin (Gramaxin, Kefzol) 1× 2 g i.v. oder Cefuroxim (Zinacef) 1× 1,5 g i.v.
- **Prophylaxe:**
  - Generell keine.
  - *Ausnahmen:* Vorbestrahlung, Rezidivoperationen mit Thoraxwandresektion.

Lungenchirurgie

- **Erreger:** Staphylococcus aureus, Staphylococcus epidermidis, Streptokokken, gramnegative Stäbchen, orale Anaerobier, Pneumokokken, Enterokokken, Pilze.
- **Antibiotika:**
  - Amoxicillin/Clavulansäure (z. B. Augmentan, Augmentin) 1× 1,2 g i. v.
  - Alternativ Cephalosporine der I. und II. Generation, z. B. Cefazolin (Gramaxin, Kefzol) 1× 2 g i. v. oder Cefuroxim (Zinacef) 1× 1,5 g i. v.
- **Prophylaxe:** Generell indiziert, v. a. bei Risikopatienten.

Ösophaguschirurgie

- **Erreger:** Staphylococcus aureus, Streptokokken, gramnegative Stäbchen, orale Anaerobier, Enterokokken.
- **Antibiotikum:** Amoxicillin/Clavulansäure (z. B. Augmentan) 1× 1,2 g i. v.
- **Prophylaxe:** Generell indiziert, v. a. bei Risikopatienten (Emphysem, Malignom).

Gastroduodenale Chirurgie

- **Erreger:** Staphylococcus aureus, Streptokokken; gramnegative Stäbchen, Anaerobier, Enterokokken.
- **Antibiotikum:** Amoxicillin/Clavulansäure (z. B. Augmentan) 1× 1,2 g i. v.
- **Prophylaxe:**
  - Generell keine.
  - *Ausnahmen:* Resektion bei Malignom, Alter > 70 J., Pylorusstenose, chronische Zufuhr von H_2- oder Protonenpumpen-Blockern, massive Blutung.

Gallenwegschirurgie (inklusive Laparoskopie)

- **Erreger:** Gramnegative Stäbchen, Streptokokken, Enterokokken, Clostridien.
- **Antibiotika:**
  - Amoxicillin/Clavulansäure (z. B. Augmentan, Augmentin) 1× 1,2 g i. v.
  - Alternativ gallengängige Cephalosporine der II. und III. Generation, z. B. Cefotiam (Spizef) 1× 1,5 g i. v. oder Ceftazidim (Fortum, Fortam) 1× 2 g i. v.
- **Prophylaxe:**
  - Generell keine.
  - *Ausnahmen:* Akute Cholezystitis, Empyem, Stauungsikterus, Choledocholithiasis, Malignom.

Hernienoperationen (inklusive Laparoskopie)

- **Erreger:** Staphylococcus aureus, Staphylococcus epidermidis, gramnegative Stäbchen.
- **Antibiotika:**
  - Amoxicillin/Clavulansäure (z. B. Augmentan, Augmentin) 1× 1,2 g i. v.
  - Alternativ Cephalosporine der I. und II. Generation, z. B. Cefazolin (Gramaxin, Zinacef) 1× 2 g i. v. oder Cefuroxim (Zinacef) 1× 1,5 g i. v.
- **Prophylaxe:**
  - Generell keine.
  - *Ausnahme:* Implantation von Fremdmaterial (Netz).

Kolorektale Chirurgie, Appendektomie (inklusive Laparoskopie)

- **Erreger:** Gramnegative Stäbchen, Anaerobier, Enterokokken.
- **Antibiotika:** Aminoglykosid, z.B. Gentamycin (Refobacin) 1 – 2 mg/kg i.v. + Ornidazol (z.B. Tiberal), Metronidazol (z.B. Clont, Flagyl) 1× 500 mg i.v. oder Clindamycin (z.B. Sobelin, Dalacin) 1× 600 mg i.v.
- **Prophylaxe:**
  - Generell bei allen Koloneingriffen.
  - Bei Appendizitis ohne Perforation kontrovers beurteilt.

Perforation des Gastrointestinaltraktes

- **Erreger:** Gramnegative Stäbchen, Anaerobier, Enterokokken.
- **Antibiotika:**
  - Imipenem/Cilastin (z.B. Zienam, Tienam) 3 – 4 × 0,5 – 1,0 g i.v.
  - Alternativ Piperacillin/Tazobactam (z.B. Tazobac) 3 × 4,5 g i.v.
  - Alternativ Kombination Aminoglykosid, z.B. Gentamycin (Refobacin) 2 – 5 mg/kg/24 h i.v. (verteilt auf mehrere Einzeldosen) + Amoxicillin (z.B. Clamoxyl) 3 × 1 – 2 g i.v. + Ornidazol (z.B. Tiberal), Metronidazol (z.B. Clont, Flagyl) 3 × 500 mg oder Clindamycin (z.B. Sobelin, Dalacin) 3× 600 mg i.v.
- **Beachte:** Keine Prophylaxe, sondern Therapie von 3 – 5 Tagen.

Transplantationen

- **Erreger:** Gramnegative Stäbchen, Staphylococcus aureus, Pilze.
- **Antibiotika:**
  - Amoxicillin/Clavulansäure (z.B. Augmentan, Augmentin) 3 – 4× 1,2 g i.v.
  - Alternativ gallengängiges Cephalosporin der III. Generation, z.B. Ceftazidim (Fortum, Fortam) 2 – 3× 1 – 2 g i.v.
- **Prophylaxe:** Generell bei jeder Transplantation für 4 – 5 Tage wegen Immunsuppression.

Thromboembolie-Prophylaxe

Prinzip

- **Kurzzeittherapie:** Sofort wirksame Therapie mit Heparin bei jeder Indikation.
- **Dauertherapie:** Bei venöser Indikation mit Kumarinderivat, bei arterieller Indikation auch mit Thrombozytenaggregationshemmern möglich.
- **Adjuvante Maßnahmen:** Zur Vermeidung einer venösen Thrombose ist die aktive Bewegung und Frühmobilisation, zur Vermeidung einer arteriellen Thrombose die Aufrechterhaltung eines normalen Blutdrucks die wichtigste Begleitmaßnahme.

Allgemeine Indikationen zur Thromboembolieprophylaxe

- Eine perioperative Thromboembolieprophylaxe ist bei allen hospitalisierten Patienten indiziert, sowie auch bei ambulanten Operationen, die mit einer längeren Liegezeit verbunden sind, mit Ausnahme von kleineren Eingriffen an den Extremitäten und oberflächlichen Operationen am Rumpf.
- Immobilisation, nach Traumen, bei kardiovaskulären Erkrankungen.
- Rezidivprophylaxe nach Lungenembolie.
- Thrombose- und Rezidivprophylaxe nach Eingriffen am Venensystem insbesondere nach venöser Thrombektomie.
- Prophylaxe der arteriellen Thrombose (und damit des arteriellen Verschlusses) nach Eingriffen und Anastomosen an kleinen Arterien und nach Arterienersatz mit Kunststoff.
- Rezidivprophylaxe nach arterieller Embolektomie bei Morbus embolicus.

Heparin

- **Wirkungsmechanismus:**
  - Inhibition mehrerer plasmatischer Gerinnungsfaktoren, v. a. F X und F II.
  - Kofaktor von Antithrombin III.
  - In hohen Dosen auch Hemmung der Thrombozytenaggregation und -ädhäsion sowie fibrinolytische Komponente.
- **Wirkung:** Gerinnungshemmung (Inhibition der plasmatischen Gerinnung).
- **Unerwünschte Wirkungen:**
  - Heparinallergie, Pruritus, Urtikaria, Bronchospasmus.
  - Heparininduzierte Thrombopenie.
  - Blutungen (v. a. high-dose-Heparinisierung).
  - Transaminasen-, Lipase- und LDH-Erhöhung.
  - Reversible Alopezie.
  - Kopf- und Gliederschmerzen.
  - Osteoporose (bei längerer Anwendung).
- **Präparate:**
  - *Unfraktioniertes* Heparin (z. B. Calciparin, Liquemin N).
  - *Fraktioniertes* (= niedermolekulares) Heparin (z. B. Fragmin, Fraxiparin, Mono Embolex NM, Sandoparin): Aufgrund längerer Halbwertszeit einmalige Tagesgabe ausreichend. Weniger unerwünschte Wirkungen, jedoch höhere Kosten gegenüber unfraktioniertem Heparin; teilweise nur im operativen Bereich zugelassen.

- **Indikationen:**
  - *Prophylaktische Heparinisierung (low-dose):* Erhöhtes Risiko thromboembolischer Ereignisse bei Immobilisation, nach Operationen oder Traumen, bei kardiovaskulären Erkrankungen.
  - *Therapeutische Heparinisierung (high-dose):* Thromboembolische Erkrankungen, extrakorporale Blutzirkulation (z. B. Dialyse).
- **Kontraindikationen:** Manifeste Blutung oder Blutungsneigung, Gravidität.
- **Dosierung:**
  - *Prophylaktische Heparinisierung (low-dose):*
    - Unfraktioniertes Heparin: z. B. 2× 7500 I.E./die s. c.
    - Fraktioniertes (= niedermolekulares) Heparin: z. B. 1× 5000 I.E./die s. c.
  - *Therapeutische Heparinisierung (high-dose):*
    - Subkutane Applikation: Initialdosis 2 × 12.500 – 15.000 I.E. s. c., dann nach PTT (s. u.).
    - Intravenöse Applikation: Initial Bolusgabe von 5000 I.E. i. v., dann kontinuierliche Applikation über Perfusor, z. B. 25.000 I.E./50 ml (= 500 I.E./ml) mit zunächst 2 – 2,5 ml/h, dann nach PTT (s. u.).
- **Therapieüberwachung, Dosissteuerung:** Bestimmung der *PTT (Partielle Thromboplastinzeit).* Bestimmung 6 Stunden nach Beginn der therapeutischen Heparinisierung, dann 1 – 2× täglich.
  - *Normbereich der PTT:* 17 – 24 Sekunden.
  - *Therapeutischer Bereich:* 1,5 – 2,5fache Verlängerung.
- **Antagonisierung:**
  - *Indikation:* z. B. bei Blutungen.
  - *Substanzen:*
    - Protaminchlorid (z. B. Protamin-Roche 1000, 5 ml/Amp.).
    - Protaminsulfat (z. B. Protaminsulfat Novo Nordisk 100 mg/10 ml/Amp.).
  - *Dosierung:* 1 ml Protamin inaktiviert 1000 I.E. unfraktioniertes Heparin. Da die zu antagonisierende Heparinmenge häufig schwer abzuschätzen ist, erfolgt zunächst die Gabe von 5 ml Protamin und anschließende PTT-Kontrolle.
  - *Nebenwirkungen:* Allergische Reaktionen.

Kumarinderivate

- **Wirkungsmechanismus:** Vitamin-K-Antagonismus, dadurch verminderte Synthese der abhängigen Gerinnungsfaktoren II, VII, IX und X (sowie Protein C und S) in der Leber.
- **Wirkung:** Gerinnungshemmung.
- **Unerwünschte Wirkungen:**
  - Blutungen.
  - Appetitlosigkeit.
  - Übelkeit, Diarrhoe.
  - Hautnekrosen, Urtikaria, Dermatitis.
  - Reversible Alopezie.
  - Transaminasenerhöhung.
  - ✓ *Beachte:* Wechselwirkungen mit einer Vielzahl anderer Substanzen und Pharmaka möglich!
- **Präparat:** z. B. Phenprocoumon (Marcumar) 3 mg/Tbl.; HWZ ca. 6 Tage.
- **Indikation:** Erforderliche Langzeitantikoagulation bei Erkrankungen mit erhöhtem Risiko thromboembolischer Ereignisse.

Thromboembolie-Prophylaxe

- ➤ **Kontraindikationen:** Wie bei therapeutischer Heparinisierung (s. S. 101).
- ✓ **Beachte:** Vor Beginn einer oralen Antikoagulantientherapie muß der Patient über Risiken und mögliche unerwünschte Wirkungen detailliert aufgeklärt werden!
- ➤ **Dosierung:** Richtet sich nach der Grunderkrankung und orientiert sich am Quick-Wert (s. u.). Beginn der Behandlung überlappend zu der meistens vorangehenden Heparintherapie, die bis zum Erreichen des therapeutischen Quick-Bereichs fortgeführt wird. Initialdosis von Phenprocoumon (Marcumar) bei einem Ausgangs-Quickwert von 100%:
  - 1. Tag: 4 Tbl. = 12 mg.
  - 2. Tag: 2 Tbl. = 6 mg.
  - 3. Tag und folgende: Dosierung nach Quick-Wert, Erhaltungsdosis meist $^1/_2$– $1^1/_2$ Tbl. täglich (Einnahme abends). Verlängerung der Quick-Kontrollintervalle nach Erreichen des therapeutischen Wertes (z. B. 14tägige Bestimmung).
- ➤ **Therapieüberwachung, Dosissteuerung:**
  - *Quick-Wert (Thromboplastinzeit, TPZ):* Maß für das „extrinsic system" der Gerinnung.
    - Normbereich: 70 – 100%.
    - Therapeutischer Bereich 15 – 25%.
    - ✓ Beachte: Unterschiedliche therapeutische Bereiche durch unterschiedliche Quick-Reagenzien.
  - *INR (International Normalized Ratio):* Internationaler WHO-Standard, der einen Vergleich therapeutischer Bereiche und Meßergebnisse ermöglicht. Entspricht die Empfindlichkeit des Thromboplastins (z. B. Thromborel S) bei der Quick-Bestimmung in etwa der des Referenzthromboplastins, können die Werte entsprechend Tab. 13 einander zugeordnet werden.

Tabelle 13 INR- und Quick-Werte im Vergleich (Quick-Reagenz = Thromborel S)

INR	Quick (%)	INR	Quick (%)	INR	Quick (%)
1,5	50	2,5	28	3,5	20
2,0	35	3,0	23	4,5	15

- ➤ **Vorgehen bei Überdosierung:** Therapiepause und tägliche Quick-Kontrollen bis zum Erreichen des therapeutischen Bereiches. Bei Quick < 10% Gabe von Vitamin K (z. B. Konakion MM) 5 – 10 mg. Wirkungseintritt nach 8 – 12 Stunden.
- ➤ **Vorgehen bei bedrohlicher Blutung:** Gabe von PPSB (Dosierung s. S. 95) oder 1 – 2 Einheiten Frischplasma; zusätzlich Vitamin K (z. B. Konakion MM) 10 mg (= 1 Amp.) langsam i. v.

Thrombozytenaggregationshemmer

- **Wirkungsmechanismus:** Hemmung der thrombozytären Zyklooxygenase.
- **Wirkung:** Gerinnungshemmung (Thrombozytenaggregationshemmung). Analgetikum, Antiphlogistikum und Antipyretikum (s. S. 104).
- **Unerwünschte Wirkungen:**
  - Gastrointestinale Beschwerden, Ulzera, Blutungen.
  - Allergische Reaktionen, Bronchospasmus.
  - Ekzeme.
  - Selten Thrombopenie.
- **Substanz:** Acetylsalicylsäure (z. B. ASS, Aspirin).
- **Indikationen:**
  - Koronare Herzkrankheit, Z.n. Myokardinfarkt, instabile Angina pectoris.
  - Z.n. ischämischem zerebralen Insult.
  - Arterielle Verschlußkrankheit, Z.n. gefäßchirurgischen Eingriffen.
  - Weitere Indikationen siehe S. 100.
- **Kontraindikationen:**
  - Allergie.
  - Hämorrhagische Diathese.
  - Floride Magen-Darm-Ulzera.
  - Bekannter Bronchospasmus nac ASS-Einnahme.
  - Letztes Trimenon der Schwangerschaft.
- **Dosierung**: Bei Anwendung zur Thrombozytenaggregationshemmung 100 – 300 mg/die p. o.

Praktisches Vorgehen

- **Perioperative Prophylaxe venöser Thrombosen:**
  - *Routineprophylaxe bei den meisten Patienten:* Fraktioniertes (= niedermolekulares) Heparin, 3.000 oder 5.000 I.E. s. c. (bei Patienten mit Körpergewicht > 80 kg Dosis verdoppeln). Erste Dosis am Vorabend der Operation, zweite Dosis nach der Operation, dann täglich eine Dosis bis zur vollständigen Mobilisation.
  - Nach großen Operationen und/oder bei Intensivpatienten i. v. Applikation von Heparin, vorzugsweise als Dauerinfusion mit Perfusor wegen der Möglichkeit der raschen Dosisanpassung.
  - *Patienten unter Kumarin-Therapie:* wenn verantwortbar, Kumarin präoperativ absetzen, Quick auf über 50 steigen lassen, perioperative Gabe von franktioniertem Heparin wie beschrieben. Wenn die Antikoagulation nicht unterbrochen werden darf: Ersatz der Kumarin-Therapie durch eine i. v. Heparin-Therapie, bis die Drainagen kein Blut mehr fördern, dann wieder Übergang auf Kumarin.
  - *Patienten unter Therapie mit Thrombozyten-Aggregationshemmern:* keine zusätzliche perioperative Heparingabe. Einsetzen des fraktionierten Heparins 1 – 2 Tage postopertiv, wenn die Drainagen nicht vermehrt Blut fördern.

Grundlagen der postoperativen Schmerztherapie

- **Postoperativer Schmerz:** Folge jedes operativen Eingriffs. Dauer und Intensität sind abhängig von der Art bzw. Schwere der Wunde (insbesondere der Eröffnung und Durchtrennung von Muskulatur des Rumpfes), dem Anästhesieverfahren und subjektiven Faktoren des Patienten.
- **Postoperative Schmerztherapie:** Eine adäquate Schmerztherapie ist aus humanitären und klinisch-pathophysiologischen Gründen indiziert.
  - *Mögliche Folgen einer unzureichenden Schmerztherapie:* Pulmonale Komplikationen (z. B. Ventilationsstörung durch Schonatmung mit nachfolgender Hypostase und respiratorischer Insuffizienz) sowie Kreislaufinsuffizienz und Stoffwechselentgleisungen (gesteigerter Sympathikotonus).
  - *Formen:* Neben der systemischen Applikation geeigneter Analgetika (s. u.) kommen verschiedene Verfahren der Regionalanästhesie, z. B. die Katheter-Periduralanästhesie (KPDA) bei abdominalen Eingriffen oder die multisegmentale Interkostalblockade (z. B. durch einen subpleuralen Katheter) nach Thorakotomien zum Einsatz.
- **Richtlinien für die Schmerzmittelverordnung:**
  - *Kleine und oberflächliche Wunden* (z. B. Gynäkomstie, Laparoskopie, Lichtenstein-Operation): nicht steroidale antiinflammatorische Pharmaka wie Ponstan (500 mg per os oder als Supp.), Proxen (500 mg per os oder als Supp.). Brufen (800 mg per os oder als Supp.).
  - *Ungenügen der obigen Medikation:* Novalgin (500 mg per os) oder Panadol (500 mg per os oder als Supp.).
  - *Koliken* (Gallenkoliken, Nierenkoliken): Buscopan 10 – 20 mg langsam i. v.
  - *Größere Wunden ohne Eröffnung von Körperhöhlen* (z. B. Thyreoidearesektion, Ablatio mammae, Shouldice-Operation): schwache Opiate wie Tramadol, Tramal (20 – 40 Tropfen), Temgesic, Fortalgesic.
  - *Laparotomien und Thorakotomien:* Opioide wie Morphin (10 mg i. v. oder i. m.), Pethidin (50 mg s. c. oder i. m.), Vilan (10 mg s. c. oder i. m.). Nächste Dosis geben, bevor der Patient wiederum sehr starke Schmerzen hat. Bei vielen Patienten ist die patientenkontrollierte Analgesie (PCA) von Vorteil (der Patient kann selber die nächste i. v. Dosis abrufen, wobei die Dosishöhe limitiert ist und das Minimalintervall eingestellt werden kann).

Peripher wirkende Analgetika: Zyklooxygenaseinhibitoren

- **Wirkungsmechanismus:** Periphere und/oder zentrale Hemmung der Prostaglandinsynthese durch Hemmung der Zyklooxygenase.
- **Wirkungen:** Analgesie, Fiebersenkung. Zusätzlich:
  - *Antiinflammatorisch wirkende Zyklooxygenaseinhibitoren* (nicht-steroidale antiinflammatorische Pharmaka = NSAID):
    - Entzündungshemmung.
    - Hemmung der Thrombozytenaggregation (s. S. 103).
  - *Nicht antiinflammatorisch wirkende Zyklooxygenaseinhibitoren:*
    - Keine nennenswerte thrombozytenaggregatorische, nierendurchblutungshemmende oder ulzerogene Wirkung.
    - Nur Metamizol: Spasmolyse.

- **Unerwünschte Wirkungen:**
  - *Antiinflammatorisch wirkende Zyklooxygenaseinhibitoren:*
    - Hemmung der Nierendurchblutung, besonders bei Hypovolämie.
    - Ulzerogene Wirkung, besonders bei Langzeitanwendung.
  - *Nicht antiinflammatorisch wirkende Zyklooxygenaseinhibitoren:* Metamizol (bei den anderen fiebersenkenden Analgetika schwächer ausgeprägt bzw. seltener):
    - Blutdruckabfall und anaphylaktoide Reaktionen bei Injektion.
    - Selten Agranulozytose.
- **Substanzen:**
  - *Mit antiinflammatorischer Wirkung:*
    - Acetylsalicylsäure (ASS, z. B. Aspirin, Aspisol).
    - Ibuprofen (Brufen), Diclofenac (Volaren) und Indomethacin (Indocid) (gut wirksam bei Schmerzen im Bereich des Bewegungsapparates; in der Viszeralchirurgie seltener verwendet).
  - *Ohne antiinflammatorische Wirkung:*
    - Paracetamol (z. B. ben-u-ron, Panadol).
    - Metamizol (z. B. Novalgin).
- **Indikationen:**
  - Leichtere Schmerzen.
  - Starke Schmerzen in Kombination mit Opioiden.
- **Kontraindikationen:**
  - Manifeste Blutungen.
  - Floride Magen-Darm-Ulzera.
  - Volumenmangel.
  - Präexistente Nierenfunktionsstörungen.
  - Asthma bronchiale.
  - Bekannte Allergien auf NSAID.
  - Zusätzliche Kontraindikationen für *nicht entzündungshemmende NSAID:*
    - Leberversagen.
    - Bekannte Allergien auf Paracetamol bzw. Metamizol.
- **Dosierungen:**
  - *Paracetamol* (Panadol), (500 mg/Tbl., Supp.): 500 – 1000 mg p. o. oder als Supp.; ggf. repetitiv nach 4 Stunden; Tageshöchstdosis 6000 mg.
  - *Acetylsalicylsäure* (500 mg/Tbl.): 500 – 1000 mg p. o.; ggf. repetitiv nach 4 – 6 Stunden; Tageshöchstdosis 4000 mg.
  - *Metamizol* (Novalgin), (500 mg/Tbl., 500 mg/20 Tr., 500 mg/ml Inj.-Lsg.): 500 – 1000 mg p. o. oder langsam i. v. (vorzugsweise als Infusion); ggf. repetitiv nach 4 – 6 Stunden; Tageshöchstdosis 6000 mg.

Butylscopolamin

- **Wirkungsmechanismus:** Parasympatholytikum; Acetylcholinantagonismus an muskarinergen Rezeptoren.
- **Wirkungen:**
  - Spasmolyse an der glatten Muskulatur des Magen-Darm-Trakts, der Gallenwege, der ableitenden Harnwege und des Uterus.
  - Pupillenerweiterung (Mydriasis).
  - Hemmung der Speichel- und Bronchialsekretion.

- **Unerwünschte Wirkungen:** Tachykardie und Tachyarrhythmie.
- **Indikationen:** Koliken, kolikartige Schmerzen (ggf. in Kombination mit Analgetika und Nitroglycerin).
- **Dosierung:** Butylscopolamin (z. B. Buscopan) 10 – 20 mg s. c., i. m. oder langsam i. v.

Zentral wirksame Analgetika: Opioide

- **Wirkungsmechanismus:** Stimulation zentraler und peripherer Opioidrezeptoren.
- **Wirkungen:** Analgesie, Sedierung, Euphorie.
- **Unerwünschte Wirkungen:**
  - Atemdepression.
  - *Übelkeit, Erbrechen:* Besonders stark ausgeprägt bei Tramadol.
  - *Blutdruckabfall:* Besonders bei bestehender Hypovolämie, vor allem Pethidin.
  - *Histaminfreisetzung:* Vor allem bei Morphin und Pethidin.
  - *Bronchospastische Wirkung:* Gering ausgeprägt bei Piritramid.
  - *Spasmogene Wirkung auf die glatte Muskulatur* (Gallenwege, ableitende Harnwege): Am geringsten ausgeprägt bei Pethidin, das sogar eine spasmolytische Wirkung haben soll.
  - Obstipation.
  - Miktionsbeschwerden.
- **Substanzen** (Auswahl):
  - *Reine Opioidrezeptoragonisten* (μ-Agonisten):
    - Morphin (z. B. Morphin Merck): Referenzsubstanz der Opioide.
    - Piritramid (z. B. Dipidolor).
    - Pethidin (z. B. Dolantin).
    - Nivomorphin (z. B. Vilan)

Tabelle 14 Analgetische Potenz, mittlere Dosis, mittlere Wirkungsdauer und kardiozirkulatorische Nebenwirkungen gebräuchlicher Opioide

Substanz	Analgetische Potenz	Mittlere analgetische Dosis (mg)	Mittlere Wirkungsdauer (h)	Atemdepression	Kreislaufdepression
Morphin	1	10	4	++	+
Piritramid	0,75	15	6	+	+
Pethidin	0,1	50	2	++	+++
Buprenorphin	10 – 20	0,3	8	++	+
Pentazocin	0,25	30	3	+	++
Tramadol	0,1 – 0,2	50	3		+

- *Partielle Agonisten* (Agonisten-Antagonisten):
  - Buprenorphin (z.B. Temgesic).
  - Pentacozin (z.B. Fortral, Fortalgegic).
- *Tramadol* (z.B. Tramal): Leichte antagonistische Wirkkomponente, zusätzlich deutliche nicht-opioidrezeptorvermittelte analgetische Wirkung (niederpotentes Opioid).

✓ **Beachte:** Alle aufgeführten Opioide außer Tramadol unterliegen dem Betäubungsmittelgesetz (BtM)!

➤ **Indikationen:** Starke Schmerzzustände.

➤ **Dosierung:**

✓ *Beachte:* Die Dosis ist abhängig vom Zustand des Patienten (erhöhter Opioidbedarf möglich bei starken Schmerzen und stabilem Kreislauf, verminderter Opioidbedarf möglich im Schock und bei Somnolenz). Daher sind die nachfolgend genannten Dosierungen nur Anhaltswerte. Ggf. geringere Dosen verwenden und/oder repetitiv verabreichen! Stets titrierende Verabreichung!

- *Morphin*:
  - Morphinsulfat (z.B. MST Mundipharma Retardtbl. 10 mg/Tbl., 30 mg/Tbl., 60 mg/Tbl., 100 mg/Tbl., 200 mg/Tbl.): Einzeldosis 10 – 200 mg; ggf. repetitiv nach 8 Stunden. Tageshöchstdosis 2000 mg.
  - Morphin-HCl (z.B. Morphin Merck 10 mg/Amp., 20 mg/Amp.): 0,1 mg/kg KG (5 – 10 mg) sw.c., i.m. oder langsam i.v.; ggf. repetitiv nach 4 Stunden.
- *Piritramid* (z.B. Dipidolor 15 mg/Amp.): 0,1 – 0,2 mg/kg KG (5 – 15 mg) i.m. oder langsam i.v.; ggf. repetitiv nach 4 – 6 Stunden.
- *Pethidin* (z.B. Dolantin 50 mg/Amp.): 1 – 2 mg/kg KG (50 – 100 mg) i.m. oder langsam i.v.; ggf. repetitiv nach 2 – 3 Stunden.
- *Buprenorphin* (z.B. Temgesic 0,2 mg/Tbl., 0,3 mg/Amp.): 1 – 2 Tbl. s.l. oder 0,015 – 0,3 mg i.m. oder langsam i.v.; ggf. repetitiv nach 8 Stunden.
  ✓ Beachte: Keine Antagonisierung durch Naloxon möglich!
- *Pentacozin* (z.B. Fortral 30 mg/Amp.): 15 – 30 mg i.m. oder langsam i.v.; ggf. repetitiv nach 3 – 4 Stunden.
- *Tramadol* (z.B. Tramal 50 mg/Kps., 50 mg/20 Tr., 100 mg/Supp. 50 mg/ml Inf.-Lsg.): Einzeldosis 1 – 2 mg/kg KG (50 – 100 mg); ggf. repetitiv nach 4 Stunden.

➤ **Opioidüberdosierung:**
- *Cave:* Lebensgefährliche Atemdepression und Blutdruckabfall!
- *Antagonisierung:* Naloxon (Narcanti 0,4 mg/ml Inj.-Lsg.) initial 10 µg/kg KG (0,4 – 0,8 mg) i.v.; evtl. deutlich mehr (Titration!).

✓ **Beachte:**
- Jeden Notfallpatient nach Opioidgabe kontinuierlich überwachen!
- Besonders auf Atemdepression (beim spontanatmenden Patienten) und Blutdruckabfall achten!
- Opioide zur Schmerztherapie ausreichend dosieren, dabei aber vorsichtig nach Wirkung titrieren!

Grundlagen der Behandlung chronischer (Tumor-)Schmerzen

- **Medikamentöse Therapie:**
  - *Stufenplan der WHO:*
    - 1. Stufe: Peripher wirksame Analgetika.
    - 2. Stufe: Niederpotentes Opioid (z. B. Tramadol) mit oder ohne peripher wirksame Analgetika.
    - 3. Stufe: Hochpotentes Opioid (z. B. Buprenorphin, Morphin) mit oder ohne peripher wirksame Analgetika.
  - *Allgemeine Richtlinien:*
    - Gabe der Analgetika nach Zeitschema, nicht erst auf Verlangen!
    - Orale Applikation der parenteralen vorziehen (Unabhängigkeit des Patienten).
    - Bevorzugung langwirksamer Präparate, ausreichende Dosierung.
- **Weitere Verfahren:**
  - Peridurale Opiattherapie.
  - Reversible oder irreversible Nervenblockaden (maligne Tumoren).
  - Strahlentherapie.

Indikation

- Jeder Herz-Kreislaufstillstand.

Fehlende Indikationen

- Vorliegen sicherer Todeszeichen.
- Endzustand eines chronisch-progressiven Leidens.

Diagnostische Maßnahmen

- **Feststellen der Bewußtlosigkeit:**
  - *Ansprechen* des Patienten, z. B. „was ist los?", „alles in Ordnung?".
  - *Sanfter Schmerzreiz* bei Nichtansprechbarkeit, z. B. Beklopfen der Wangen, Rütteln an der Schulter.
- **Feststellen des Atemstillstands:**
  - *Inspektion des Thorax:* Atemexkursionen vorhanden?
  - *Ohr vor Mund und Nase des Patienten halten:* Hör- und spürbare Atemtätigkeit?
- **Feststellen des Kreislaufstillstandes:**
  - *Fühlen des Karotispulses* an beiden Halsseiten.

✓ **Beachte:** Sämtliche diagnostischen Maßnahmen dürfen nur wenige Sekunden in Anspruch nehmen! Im Zweifelsfall müssen initial immer Reanimationsmaßnahmen nach dem ABC-Schema eingeleitet werden!

Therapeutische Maßnahmen (ABC-Schema)

- Siehe auch S. 117.
- **A** = Atemwegsmanagement (s. S. 110).
- **B** = Beatmung (s. S. 113).
- **C** (Circulation) = Herzdruckmassage (s. S. 114).
- **D** (Drugs) = Kreislaufwirksame Medikamente (s. S. 114).
- **E** = EKG-Diagnose (s. S. 116).
- **F** (Fibrillation) = Defibrillation (s. S. 118).

Praktisches Vorgehen

- **Defibrillator nicht sofort greifbar:**
  - Diagnostisches Vorgehen (s. o.).
  - Weiteres *Vorgehen in der ABC-Reihenfolge* (s. S. 110 – 114), sobald wie möglich differentialtherapeutische Maßnahmen (DEF, S. 114 – 118).
  - *Hilfe holen* (definitive Patientenversorgung und differentialtherapeutische Maßnahmen ohne zusätzliche Hilfe nicht möglich):
    - Bei Atemstillstand mit noch vorhandenem Puls zunächst 10× beatmen, dann so rasch wie möglich Hilfe holen/rufen und sofort weiter beatmen.
    - Bei Kreislaufstillstand sofort Hilfe holen/rufen; bis zum Eintreffen der Helfer Reanimationsmaßnahmen mit der Einhelfer-Methode durchführen.
- **Defibrillator sofort greifbar** (z. B. Intensivstation):
  - Zunächst *EKG-Diagnose*, bei Kammerflimmern oder pulsloser Kammertachykardie sofortige *Defibrillation* (EF) initial mit 200 J (Joule), bei Erfolglosigkeit Defibrillation unmittelbar im Anschluß mit 200 J, dann mit 360 J wiederholen.
  - Erst dann mit *ABCD-Maßnahmen* beginnen.

A: Atemwegsmanagement

➤ **Atemwege freimachen:**

- *Digitales Ausräumen der Mundhöhle*, ggf. unter Anwendung des *Esmarchschen Handgriffs* (Dreifachhandgriff, Abb. 40):
  - Der Patient liegt auf dem *Rücken.*
  - Der Helfer kniet *hinter* dem Patienten.
  - Er faßt mit den Zeigefingern beider Hände unter den Kieferwinkel und legt die Daumen beider Hände auf den Unterkiefer. Dann wird:
    1. der Kopf rekliniert,
    2. der Mund geöffnet,
    3. der Unterkiefer vorgezogen (subluxiert).

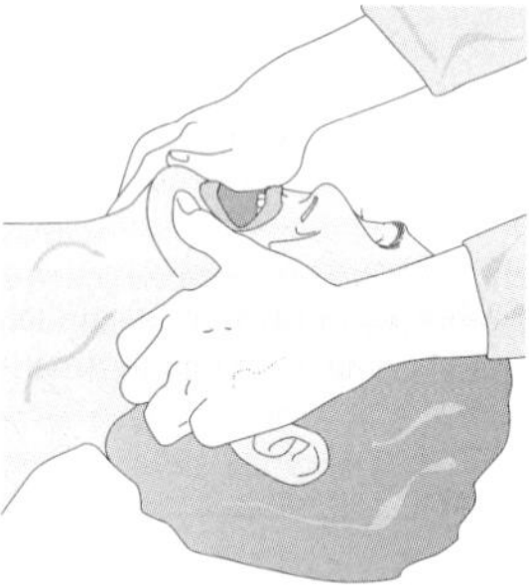

Abb. 40 Esmarch-Handgriff (Dreifachhandgriff).

- Verwendung einer Absaugpumpe, wenn vorhanden.
- *Fremdkörperextraktion mittels Magill-Zange:* Die Magillzange, die auch als Hilfsmittel der nasotrachealen Intubation verwendet wird, ist so geformt, daß auch im Hypopharynx liegende Fremdkörper gefaßt werden können:
  - Der Mund wird geöffnet.
  - Die Magillzange wird mit der rechten Hand in den Mund eingeführt.
  - Der Fremdkörper wird gefaßt und extrahiert.
  - Läßt sich der Fremdkörper bei normaler Mundöffnung nicht fassen, muß der Patient wie zur endotrachealen Intubation gelagert werden; nach Einführen des Laryngoskops wird der Fremdkörper mit der Zange gefaßt und extrahiert.
- *Heimlich-Manöver:* Bei Hinweisen auf eine tiefere Verlegung der Atemwege: Beim auf dem Rücken liegenden, bewußtlosen Patienten wird der Oberbauch mit einem Handballen des rittlings über ihn gebeugten Helfers ruckartig eingedrückt (die schlagartige thorakale Druckerhöhung in oraler Richtung durch Kompression des Oberbauchs soll zur Expulsion des Fremdkörpers aus dem Larynx oder der Trachea führen).

➤ **Freihalten der Atemwege ohne Hilfsmittel:**

- *Spontanatmende Patienten:* Seitenlage, kontinuierliche Beobachtung, wiederholte Überprüfung der Atmung.

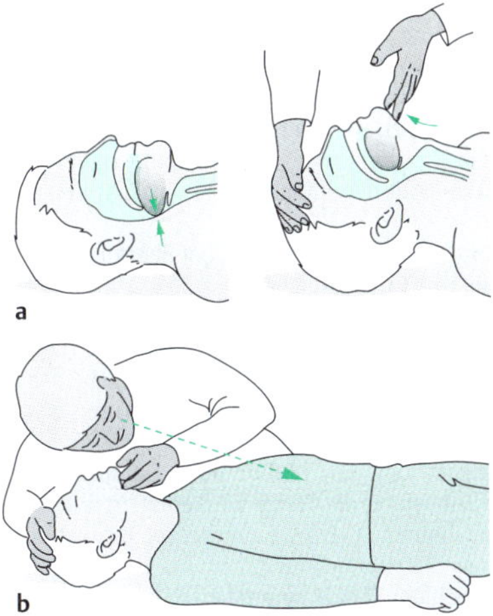

Abb. 41 HTCL-Manöver (a); wiederholtes Überprüfen der Atmung (b).

- *Patienten mit Atemstillstand oder unzureichender Atmung:* Rückenlage, HTCL-Manöver (Head tilt and chin lift): Eine Hand faßt unter das Kinn und hebt dieses an, während die andere Hand auf der Stirn des Patienten liegt und diese nach unten drückt. Dadurch werden Zunge und weicher Gaumen angehoben und von der Rachenhinterwand entfernt.

➤ **Freihalten der Atemwege mit einfachen Hilfsmitteln:**
- *Pharyngealtuben (z. B. Guedeltubus):* Verwendung zur Erleichterung der Maskenbeatmung. Einführen des Tubus in den geöffneten Mund mit der konkaven Seite nach oben (zur Nase). Nach einigen Zentimetern (beim Erwachsenen nach etwa 5 cm) Drehen des Tubus um 180°, Vorschieben bis zum Anschlag mit der konkaven Seite nach unten.

➤ **Endotracheale Intubation:**
- *Lagerung:* Der Kopf wird leicht überstreckt und erhöht gelagert, um die Sicht auf die Glottis zu verbessern.
- *Medikamente:* Auf Medikamente zur Intubationserleichterung kann verzichtet werden; es sollte aber auch bei bewußtlosen Patienten die Gabe eines Injektionshypnotikums (z. B. Etomidat 0,15 – 0,3 mg/kgKG i. v. = 20 – 30 ml) erwogen werden, da selbst beim komatösen Patienten Husten-, Würge- und vegetative Reflexe (Blutdruckanstieg) erhalten sein können.
- *Krikoiddruck (Sellick-Handgriff):* Ein Helfer drückt den Ringknorpel des Kehlkopfs mit 2 Fingern gegen die Wirbelsäule; dadurch soll die Regurgitation von Mageninhalt verhindert werden.
- *Einführen des Laryngoskops:* Das Laryngoskop wird mit der linken Hand so eingeführt, daß die Zunge nach links zur Seite geschoben wird. Die Spitze des Laryngoskopspatels wird in die Mitte gerichtet und bis in die glossoepiglottische Falte (Vallecula), d. h. *vor* die Epiglottis geschoben.

- *Einstellen der Stimmbänder:* Das Laryngoskop wird nach vorne-oben gezogen; dadurch werden Mundboden und Kehldeckel ebenfalls nach oben gezogen; der Blick auf die Stimmlippen wird frei.
- *Plazierung des Tubus* (s. Abb. 42): Der möglichst mit einem Führungsstab versehene Tubus wird mit der rechten Hand mit der Spitze durch die Stimmlippen so tief eingeführt, daß die Blockungsmanschette gerade hinter den Stimmlippen verschwindet. Dann wird der Führungsstab entfernt und mit der Beatmung begonnen.
- *Blockung:* Der Tubus wird mit 5–8 ml Luft geblockt, bis bei Beatmung keine Luft mehr inspiratorisch aus der Trachea entweicht.
- *Kontrolle der Tubuslage:* Beatmungsbeutel aufsetzen und korrekte endotracheale Lage des Tubus wird überprüfen:
  - Auskultation beider Thoraxseiten möglichst weit lateral: Lunge beidseits gut belüftet? Bei einseitiger Belüftung Tubus entblocken und Tubus etwas zurückziehen.
  - Auskultation über dem Epigastrium: Ein blubberndes Geräusch dort spricht für eine ösophageale Tubuslage; der Tubus wird entfernt und nach kurzer Maskenbeatmung mit hohem O_2-Flow ein erneuter Intubationsversuch vorgenommen.
  - Inspektion des Thorax: Hebt sich der Thorax symmetrisch?
  - Palpation des Thorax unterhalb der Schlüsselbeine: Hebt sich der Thorax symmetrisch?
  - Kapnometrie: Nachweis von Kohlendioxid (CO_2) in der Ausatemluft über mindestens 3 Atemzüge schließt die ösophageale Fehlintubation fast sicher aus, jedoch nicht eine zu tiefe Intubation.
- *Beißschutz, Fixation:* Einführung eines Guedeltubus neben dem Tubus in den Mund; sichere Fixierung des Tubus mit Pflaster oder Mullbinde.

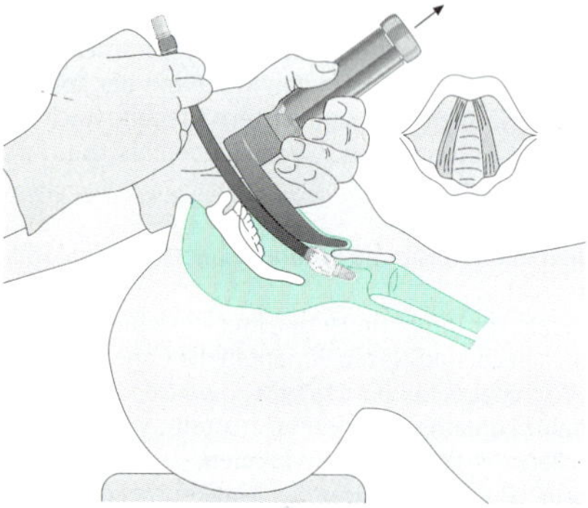

Abb. 42 Endotracheale Intubation.

➤ **Notfallkoniotomie:** Ist die endotracheale Intubation oder Maskenbeatmung aufgrund eines Intubationshindernisses (z. B. Fremdkörper, Glottisödem) nicht möglich, muß eine notfallmäßige Koniotomie erfolgen:
- Schildknorpel („Adamsapfel“) und darunter (kaudal) liegenden Ringknorpel tasten.

- Mit einem Skalpell einen etwa 2 cm langen kutanen Längsschnitt zwischen beiden Knorpeln setzen. Wunde spreizen und mit einem weiteren Längsschnitt das darunterliegende Ligamentum conicum ca. 1,5 cm eröffnen.
- Durch die Öffnung einen Tubus mit 6 – 7 mm Innendurchmesser ca. 5 cm tief endotracheal eingeführen und blocken.
- Nun mit der Beatmung beginnen, Kontrolle der Tubuslage (s. o.).

B: Beatmung

➤ **Vorgehen:**
- Atemwege freihalten (s. S. 111).
- Zunächst 2× schnell hintereinander beatmen, dann Beatmung und Herzdruckmassage im Wechsel (s. S. 114), Beatmungsfrequenz = 12 – 16/min.
- Nach jeder Luftinsufflation passive Exspiration (Beobachtung des Thorax) abwarten.

➤ **Beatmung ohne Hilfsmittel:**
- *Mund-zu-Mund-Beatmung:* Standardverfahren.
- *Mund-zu-Nase-Beatmung:* Alternativverfahren; gelegentlich effektiver.
- *Mund-zu-Tracheostoma-Beatmung:* Bei bereits tracheostomierten Patienten.
- *Mund-zu-Mund-und-Nase-Beatmung:* Bei kleinen Kindern Mund und Nase gleichzeitig umschließen.

➤ **Maskenbeatmung** (s. Abb. 43): Der Helfer kniet hinter dem Patienten. Daumen und Zeigefinger der linken Hand fixieren die Maske über Mund und Nase, die übrigen Finger üben durch Zug am Unterkiefer Gegendruck aus. Der Beatmungsbeutel wird mit der rechten Hand komprimiert, bis sich der Thorax des Patienten hebt, dann wird die passive Exspiration abgewartet. Während der Beatmung Sauerstoff über einen speziellen Anschluß am Beatmungsbeutel in hohem Flow (8 – 10 l/min) zuführen.

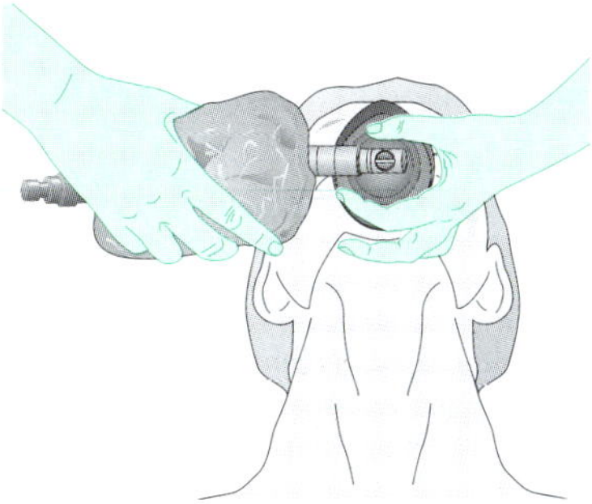

Abb. 43 Maskenbeatmung.

C: Zirkulation (Herzdruckmassage)

- Patient flach auf dem Rücken und auf einer harten Unterlage lagern.
  - Wenn nötig, Brett unterlegen (CPR im Bett).
  - Hochlagerung der Beine kann den venösen Rückfluß verstärken, ist jedoch kein Standardverfahren.
- Position neben dem Patienten einnehmen.
- Oberkörper des Patienten entblößen.
- Mit dem Zeigefinger der ersten Hand den Schwertfortsatz bzw. den unteren Rand des Brustbeins aufsuchen.
- 2 Querfinger oberhalb den Ballen der anderen Hand auf das Sternum legen.
- **Druckpunkt für die Herzmassage = Mitte der unteren Sternumhälfte.**
- Ballen der ersten Hand auf den Rücken der anderen Hand legen. Finger beider Hände miteinander verschränken, um keinen Druck auf die Rippen auszuüben.
- Beide Arme strecken mit dem eigenen Oberkörper direkt über der Brust des Patienten.
- **Kompressionsphase:** Sternum zügig etwa 4 – 5 cm streng senkrecht in Richtung auf die Wirbelsäule komprimieren.
- **Dekompressionsphase:** Kompression beenden. Der Thorax dehnt sich selbständig wieder aus. Hände jedoch in Kontakt mit der Haut des Patienten lassen.
- **Kompressionsfrequenz:** 80 – 100/min.
- **Verhältnis von Kompressions- und Dekompressionsphase:** Etwa 1 : 1 (je ca. 0,3 – 0,4 Sekunden).
- **Erfolgskontrolle:** Die Effektivität der Herzdruckmassage kann durch Palpation des Femoralispulses orientierend beurteilt werden.
- **Verhältnis von Herzdruckmassage zu Beatmung:**
  - *1 Helfer-Methode:* 15 : 2.
  - *2 Helfer-Methode:* 5 : 1.
  - Bei *Kindern* immer 5 : 1, unabhängig von der Anzahl der Helfer.

D, E, F: Differentialtherapie

- **D: Drugs (kreislaufwirksame Medikamente):**
  - *Applikationswege:*
    - Venöser Zugang: Punktion einer peripheren Vene (s. S. 46). Die V. jugularis externa stellt einen sehr guten Zugangsweg im Rahmen der CPR dar. Nur bei fehlender peripherer Zugangsmöglichkeit ist die Anlage eines ZVK (s. S. 49).
    - Endobronchiale Applikation: Kann innerhalb kurzer Zeit kein venöser Zugang gelegt werden und ist der Patient bereits intubiert, kann die Applikation von Adrenalin, Lidocain oder Atropin in 3facher Dosierung und nach Verdünnung mit NaCl 0,9 % auf 10 ml über den Endotrachealtubus erfolgen.
  - *Substanzen:*
    - Adrenalin (1 mg = 1 ml = 1 Amp. Suprarenin verdünnt mit 9 ml NaCl 0,9%): 1 mg i. v. bei allen Formen des Kreislaufstillstandes (s. Abb. 45); ggf. repetitiv alle 2 – 3 Minuten (keine Höchstdosis).
    - Atropin (0,5 mg = 1 ml = 1 Amp. Atropin): Bei Asystolie (s. Abb. 45) und Erfolglosigkeit von Adrenalin einmalig 3 mg i. v.

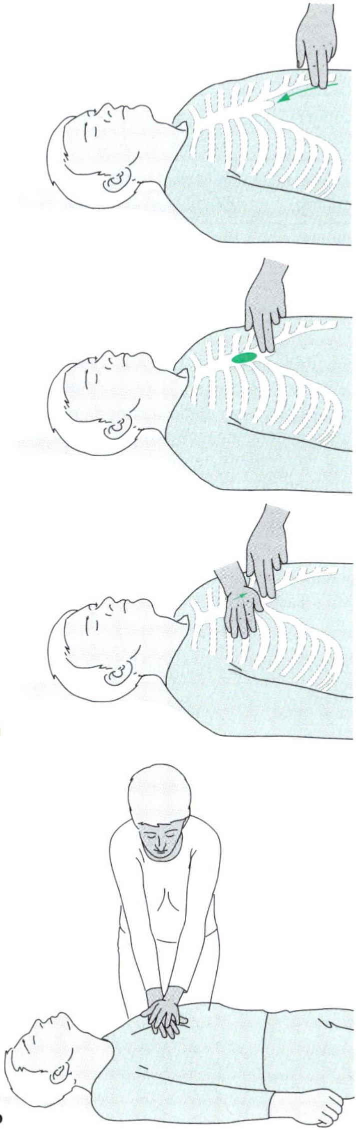

a

b

Abb. 44 Herzdruckmassage beim Erwachsenen: Aufsuchen des Druckpunktes (a); Kompression (b).

Tabelle 15 Antiarrhythmika bei defibrillationsresistentem Kammerflimmern

Substanz	Initialdosis	Weiterbehandlung nach Erfolg (Perfusor)
Lidocain (z. B. Xylocain 2% 100 mg/Amp.)	1,5 mg/kg KG (z. B. 100 mg)	1 – 4 mg/min (bei 1 000 mg/ 50 ml: 6 – 12 ml/h)
Ajmalin (z. B. Gilurytmal 50 mg/Amp.)	0,75 mg/kg KG (z. B. 50 mg)	2 – 4 mg/min (bei 1 000 mg/ 50 ml: 3 – 12 ml/h)
Amiodaron (z. B. Cordarex 150 mg/Amp.)	2 mg/kg KG (z. B. 150 mg)	10 – 20 mg/kg KG/Tag (bei 75 kg KG und 750 mg/50 ml: 2 – 4 ml/h)

- Antiarrhythmika bei defibrillationsresistentem Kammerflimmern (s. Tab. 15): Anwendung nur nach erfolglosen Defibrillationsversuchen (s. Abb. 45). Nach erfolgreicher Anwendung eines Antiarrhythmikums Weiterbehandlung mittels Perfusor (kontinuierliche Applikation) mindestens bis zur Stabilisierung von Klinik und Herzrhythmus.
- Natriumbikarbonat (100 mmol = 100 ml = 1 Flasche $NaHCO_3$ 8,4%): Gabe von 0,5 mmol/kg KG frühestens 10 Minuten nach dem vermuteten Beginn des Herz-Kreislaufstillstandes Wiederholung nach 10 Minuten oder (besser) Blutgasanalyse und Errechnung des Bedarfs nach der Astrup-Formel: $NaHCO_3$ [mmol] = 0,3 × kg KG × Basendefizit; davon zunächst die Hälfte i. v.; Ziel: pH > 7,2.

➤ **E: EKG-Diagnose:**

- Schnellste Möglichkeit der *EKG-Ableitung*: Über Defibrillatorelektroden.
  - 1. Elektrode: Rechts subklavikulär.
  - 2. Elektrode: Linke vordere Axillarlinie unterhalb der Mamille.
  - Defibrillator auf EKG-Ableitung über Defi-Elektroden einstellen.
- *EKG-Formen des Herz-Kreislaufstillstands* (s. Abb. 45):
  - Asystolie: Fehlende elektrische und mechanische Aktivität. Herzstillstand im engeren Sinne.
  - Kammerflimmern: Ungeordnete elektrische Aktivität ohne mechanische Aktivität. Funktioneller Kreislaufstillstand. Weitaus häufigster und am besten therapiebarer Rhythmus beim Kreislaufstillstand im Erwachsenenalter.
  - Elektromechanische Dissoziation (EMD, Elektromechanische Entkopplung, Hyposystolie): Geordnete elektrische Aktivität ohne mechanische Aktivität. Funktioneller Kreislaufstillstand.

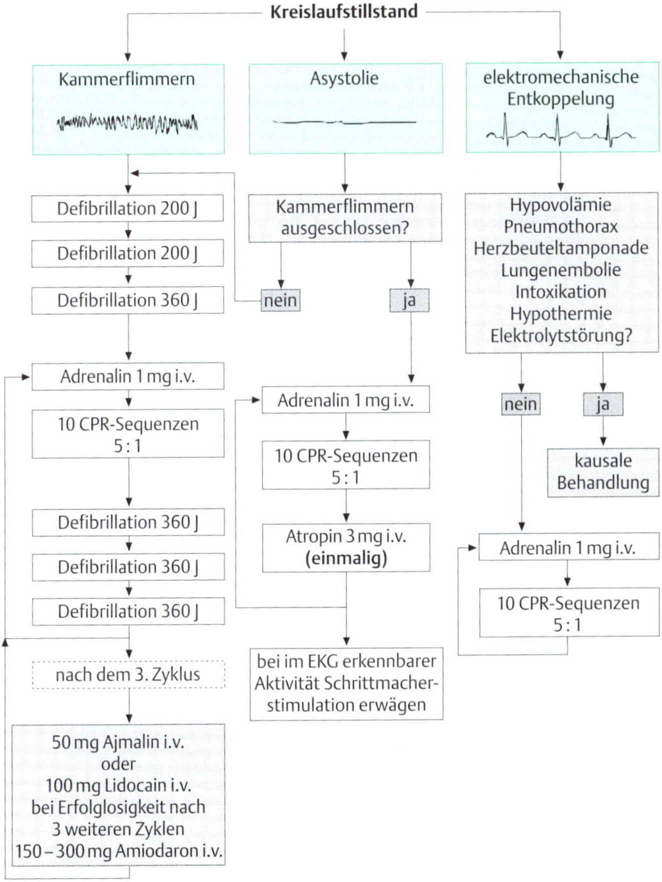

Basismaßnahmen:

Herzmassage und Beatmung mit 100 % Sauerstoff (1 CPR-Sequenz = 5 : 1)
Dokumentation aller Maßnahmen (mit Zeit)
Bei Kammerflimmern **unmittelbare** Defibrillation
(ggf. vor Intubation und Venenzugang)

Abb. 45 Kardiopulmonale Reanimation: Differentialtherapie.

ABC-Schema

- **F: Fibrillation (Defibrillation):**
  - *Indikationen:* Kammerflimmern, pulslose ventrikuläre Tachykardie (PVT).
  - *Technik:*
    - Elektroden mit Paste bestreichen.
    - Positionierung der Elektroden: 1. Elektrode rechts subklavikulär; 2. Elektrode linke vordere Axillarlinie unterhalb der Mamille.
    - Laden des Defibrillators.
    - Sicherstellen, daß niemand Berührung mit dem Patienten oder mit dem Bett hat.
    - 200 J für die beiden ersten Defibrillationen.
    - 360 J für alle folgenden Defibrilltionen.

Erfolgreiche Reanimation

➤ Sind Karotis- und Femoralispuls wieder gut tastbar, kann die Reanimation beendet werden.
➤ **Maßnahmen der Postreanimationsphase:**
  - Kreislaufüberwachung (Intensivstation).
  - Kurze maschinelle Nachbeatmung.
  - Je nach Kreislaufsituation ggf. Stabilisierung mit *Katecholaminen:*
    - Dopamin (z. B. Dopamin Giulini) 2 – 30 μg/kg/min kontinuierlich i. v.
    - Dobutamin (z. B. Dobutrex) 2 – 10 μg/kg/min kontinuierlich i. v.; evtl. kombiniert mit Dopamin (Verhältnis 1 : 1 oder 2 : 1).
    - Noradrenalin (Arterenol) 0,05 – 1 μg/kg/min kontinuierlich i. v.
  - Ggf. *Azidoseausgleich* (indiziert bei Blut-pH < 7,2) mit Natriumbikarbonat ($NaHCO_3$ 8,4 %) nach der Astrup-Formel:
    - $NaHCO_3$ [mmol] = 0,3 × kg KG × Basendefizit; davon zunächst die Hälfte i. v.; Ziel: pH > 7,2.
  - Bilanzierte Infusionstherapie (s. S. 90) nach ZVD (s. S. 49).

Erfolglose Reanimation

➤ Treten nach 30minütiger suffizienter kardiopulmonaler Reanimation keine eigenständigen Herzaktionen auf und sind die Pupillen als Ausdruck einer schweren zerebralen Schädigung weit und lichtstarr, sind die Chancen einer erfolgreichen Reanimation sehr gering.
➤ Die Entscheidung über den Abbruch einer Reanimation sollte unter Miteinbeziehung des vorher bestehenden Allgemeinzustandes (z. B. maligne Grunderkrankung, Polymorbidität) erfolgen.

Fadenmaterial

Grundlagen

- **Grundsubstanz:**
  - *Resorbierbare Substanzen:* z. B. Catgut (Kollagen), PDS (Polydioxanon), Vicryl (Polyglactin 910), Dexon (Polyglykolsäure).
  - *Nicht resorbierbare Substanzen:* z. B. Ethilon (Polyamid), Supramid (Polyamid), Prolene (Polypropylen), Mersilene (Polyester), Ethibond (Polyester).
- **Nahtaufbau und Oberfläche:**
  - *Monofile Fäden:*
    - Bessere Gleitfähigkeit.
    - Geringere Dochtwirkung.
    - Haltbarkeit erst mit mindestens 5 übereinandergelegten Knoten gewährleistet.
  - *Geflochtene Fäden:*
    - Größere Kapillarität.
    - Bewirken mehr Gewebereaktion.
    - Größere Geschmeidigkeit.
    - Haltbarkeit schon mit 3 übereinandergelegten Knoten gewährleistet.
- **Manufaktur:** Am Stück, geschnitten oder mit einer Nadel versehen (atraumatisch). Für spezielle Zwecke (Gefäßnaht) Nadeln an beiden Enden (doppelt armiert) oder (für Brust- und Bauchwandnaht) doppelter Faden mit Schlaufe.
- **Stärke:** Die Angabe der Fadenstärke erfolgt entweder nach der USP-Einteilung ohne Zusammenhang zur wahren Fadenstärke oder nach der Europäischen Pharmakopöe (EP) metrisch in 1/10 mm (z. B. metric 3 = 0,3 mm).
  - *Stärker belastete Nähte:* Stärke 0, 1 oder 2.
  - *Subkutannähte, Nähte an inneren Organen:* Stärke 2/0, 3/0 oder 4/0.
  - *Gefäßnähte:* Stärke 5/0 bis 7/0.

Resorbierbares Fadenmaterial

- **Catgut:** Auflösung innerhalb von Tagen.
- **Geflochten synthetisch:** Nach ca. 2 Wochen auf 50 % der Reißfestigkeit gesunken; z. B. Dexon (Polyglykolsäure), Vicryl (Polyglactin 910).
- **Monofil synthetisch:** Nach ca. 4 Wochen auf 50 % der Reißfestigkeit gesunken; z. B. Maxon (Polyglykonat), PDS (Polydioxanon).

Nichtresorbierbares Fadenmaterial

- **Geflochten:** Seide, Polyester.
- **Monofil:** Prolene (Polypropylen), Primalon, Dermalon, Supramid (Polyamid).

Wahl des Fadenmaterials

- **Hautnähte:** Primalon, Dermalon, intrakutan Maxon farblos.
- **Fasziennähte:** Dexon, Vicryl; fortlaufend Maxon, PDS.
- **Ligaturen:**
  - In der Regel Dexon oder Vicryl.
  - *Große Gefäße, vor allem Thorax:* Seide.
- **Durchstechungsligaturen:**
  - *Große Gefäße, vor allem Thorax:* Monolene, Prolene.
  - *Kleine Gefäße:* Resorbierbares Nahtmaterial.
- **Gefäßnähte:** Polyester, Prolene.
  - *Große Gefäße:* Fortlaufend mit unterbrechendem Knoten.
  - *Kleine Gefäße:* Einzelknopfnähte.
- **Gastrointestinale Nähte:** Maxon oder PDS.
- **Proktologie:**
  - *Geschlossene Hämorrhoidektomie:* Nur mit Catgut.
  - *Endoanale Anastomose:* Wie gastrointestinale Anastomosen.
- **Bronchusnaht:** Maxon oder PDS.

Chirurgische Nadeln

- **Nadel-Faden-Verbindung:**
  - Chirurgische Nadeln werden mit einem entsprechenden Faden armiert (atraumatische Naht) oder als Nadeln mit Öhr (traumatische Naht) geliefert.
  - Abreißfäden verfügen über eine Sollbruchstelle am Übergang vom Faden zur Nadel.
- **Nadelformen:**
  - *Kreisförmige Nadeln:* Entsprechend der Bogenlänge, das heißt dem Kreissektor, den die Nadel umschreibt, finden in der Viszeralchirurgie folgende Nadeln Verwendung: $^{3}/_{8}$-Kreis oder $^{1}/_{2}$-Kreis: Intestinalnaht, Hautnaht u. a.; $^{5}/_{8}$-Kreis: Enge Platzverhältnisse, z. B. Fasziennaht in der Laparoskopie.
  - *Gerade Nadeln:* Tabaksbeutelnaht, selten für Hautnaht.
  - *Skinnadeln oder Schlittennaht:* Gerade Nadel mit leicht gebogener Spitze für laparoskopische Naht.
- **Nadelkörper-/Nadelspitzen-Querschnitt:**
  - *Rundkörper-Nadeln:* Durchstechen das Gewebe und vermeiden das Einschneiden. Geeignet für weiche Gewebe. Spezielle Lebernadeln mit stumpfer Spitze.
  - *Schneidende Nadeln:* Der scharf geschliffene Nadelkörper durchschneidet das Gewebe. Geeignet für derbe Strukturen wie Haut oder Faszie.

Indikationen

- Vereinigung von Gewebeteilen zum Verschluß eines Lumens (z.B. Bronchus, Magen, Darm) oder Anastomosierung von 2 Lumina.

Prinzip

- Mechanisch angelegte, nicht ischämisierende Doppelklammerreihe. Klammergröße vom Anwendungsgebiet abhängig.
- Geräte zum Nachladen mit Einwegmagazinen oder Einweggeräte, zum Teil nachladbar für die Anwendung am selben Patienten.
- Je nach Gerät evertierende oder invertierende Allschichtnaht (s. Abb. 46).

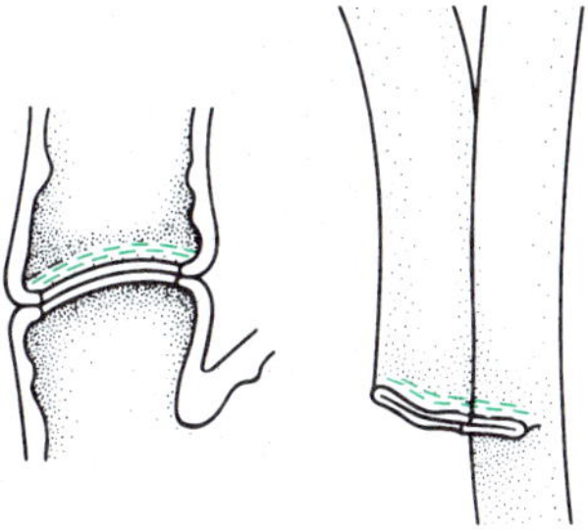

Abb. 46 Klammernaht: Zirkulär invertierend und linear evertierend.

Einsatz der Klammergeräte

- **Ligatur und Durchtrennung:**
  - *Anwendung:* Gefäße.
  - *Technik:* Die Gefäße werden beiderseits mit einer Klammer verschlossen und in der Mitte durchtrennt.
  - *Gerät:* LDS (s. Abb. 47).
- **Verschluß von Lumina:**
  - *Anwendung:* Bronchus, Ösophagus, Magen und Darm sowie Verschluß des Lungenparenchyms bei der Keilexzision.
  - *Technik:* Durch eine leicht versetzte Klammerdoppelreihe (s. Abb. 46) werden die gegenüberliegenden Wände vereinigt.
  - *Geräte:*
    - TA 30 mm, 55 mm, 90 mm.
    - RL 60 mm, 90 mm (s. Abb. 47).
- **Geschlossene Durchtrennung im Intestinaltrakt:**
  - *Anwendung:* Magen, Dünndarm, Kolon.
  - *Technik:* Während des Vorschiebens der zentralen Messerklinge werden je 2 Doppelklammerreihen rechts und links des Schnittes geschlossen. Es kann kein Darminhalt austreten (keine Kontamination).
  - *Geräte:*
    - GIA 55 mm, 90 mm.
    - PLC 50 mm, 70 mm (s. Abb. 47).

➤ **Anastomosierung mit gerader Klammernaht:**
- *Anwendung:* Gastroenterostomie, Enteroenterostomie, Ersatzmagen- und Pouchbildung.
- *Technik:* Die Anastomosierung muß durch den Verschluß der Lücke, welche durch das Einführen des Instrumentes entstanden ist, vervollständigt werden (s. S. 46).
- *Geräte:*
  - GIA 55 mm, 90 mm.
  - PLC 50 mm, 70 mm (s. Abb. 47).

➤ **Anastomosierung mit zirkulärer Klammernaht:**
- *Anwendung:* Distale Kolonchirurgie, ösophagoenterale Anastomosen.
- *Technik:* Die End-zu-End-Anastomose wird durch das intraluminal eingeführte zirkuläre Klammergerät mit zentralem Messer hergestellt. Beim Schließen des Magazins werden gleichzeitig 2 versetzte Klammerreihen geschlossen und die zentral gelegenen Gewebeanteile von proximal und distal ausgestanzt (s. S. 46).
- *Geräte:*
  - EEA 25 mm, 28 mm, 31 mm.
  - ILP 25 mm, 29 mm, 33 mm (s. Abb. 47).

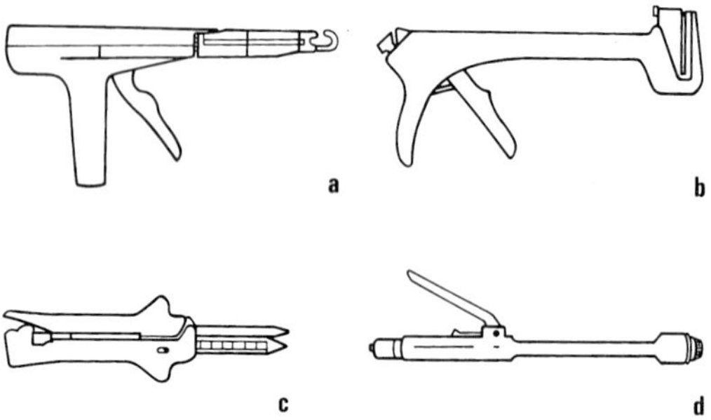

Abb. 47 Klammergeräte: a für doppelte Ligatur und Durchtrennung; b Linearstapler; c doppelte Klammernaht und Durchtrennung (Stapler-Cutter); d für zirkuläre Anastomosierung.

Apparate

- **Endoskope:** Starre Endoskope, 2–10 mm Durchmesser 0°–30°. Häufigste Verwendung findet die 10 mm 25°-Optik. Kleinere Optiken (5 mm) sind neuerdings ebenso leistungsfähig wie Standardoptiken, Nachteil: kleinerer Bildausschnitt.
- **Endo-Videokamera:** 1–3-Chip-Kamerasysteme mit automatischem Lichtkontrollsystem und Zoombedienung am Kamerakopf Vorteil der 3-Chip-Kamera ist die bessere Auflösung und Möglichkeit der 3 D-Projektion. Viele 1-Chip-Kamerasysteme sind fast ebenso leistungsfähig, jedoch wesentlich kostengünstiger.
- **Kaltlichtquelle:** Zum Anschluß des Endoskops. Aufgrund der automatischen Lichtkontrolle bilden Kamerasystem und Lichtquelle heutzutage in der Regel eine Funktionseinheit.
- **Elektrochirurgiegerät:** Hochfrequenz-Elektrochirurgiegerät mit Anschluß für bipolare und monopolare Operationselektroden. Teure Geräte verfügen über beide Funktionen gleichzeitig und erlauben den Einsatz multifunktionaler Elektroden (Schneiden, monopolare und bipolare Koagulation), z.B. für transanale mikrochirurgische Resektionen (TEM).
- **CO_2-Insufflationsgerät:** Zur Erzeugung des Pneumoperitoneums mittels Insufflation von CO_2.
  - Sämtliche Geräte sind mit Flowanzeige, Manometer, Druckvorwahl und Automatik zur Konstanthaltung des intraperitonealen Drucks trotz der unvermeidlichen Gasverluste ausgestattet.
  - *Neuere Geräte* erlauben einen High-Flow bis 20 Liter/Minute mit zusätzlicher Möglichkeit zur Nivellierung der Sensorik für die Druckkontrolle. Die Reaktionsfähigkeit des Insufflators wird dadurch verbessert und das Pneumoperitoneum trotz größerer Gasverluste aufrechterhalten.
- **Irrigationssystem:** Verfügt über Flowregulation und einstellbaren Irrigationsdruck zur Anpassung der Spülmengen an die jeweilige Situation.
- **Saugsystem:** Je nach Verwendung Möglichkeit der Einstellung eines konstanten oder regulierbaren Vakuums.
- **Videorecorder:** Fakultativ, zur Überprüfung der durchgeführten Eingriffe und/ oder zur Herstellung von wissenschaftlichen oder Instruktions-Videobändern. Qualität und Leistungsfähigkeit sollten auf den Benutzungszweck abgestimmt werden.

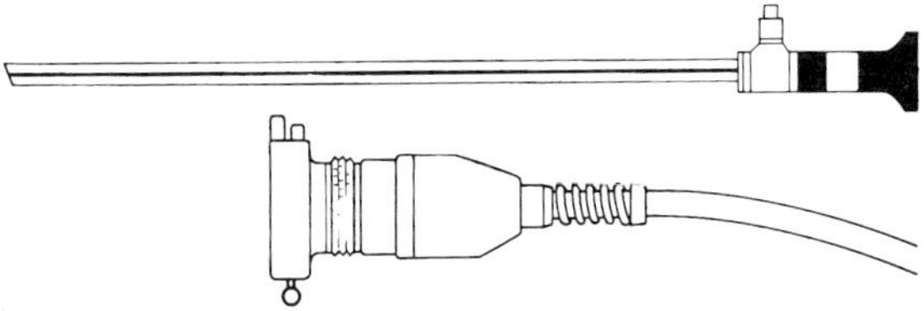

Abb. 48 Endoskop mit Videokamera für minimal invasive Chirurgie.

Laparoskopie-Ausrüstung

Instrumente

- Trokarhülsen mit Trokaren, Durchmesser 5 mm und 10 mm, wiederverwendbar oder Einmalgeräte (Endopath).
- Reduzierhülsen zum Einführen von 5-mm-Instrumenten in 10-mm-Hülsen.
- Dilatationshülse zur Dilatation eines 10-mm-Zugangs auf 20 mm.
- Führungsstab.
- Veress-Nadel.
- Titanclips mit Applikator (Ligaclip).
- Einzelclip-Stapler (Endoscopic Multifeed-Stapler; Hernienstapler).
- Monopolare Hakenelektrode (s. Abb. 49 A).
- Faßzangen, atraumatisch, mehrere Modelle (s. Abb. 49 B, C).
- Hakenschere (s. Abb. 49 D).
- Gerade Schere (s. Abb. 49 E).
- Saugspülrohr.
- Koagulations-Saugrohr (s. Abb. 49 G).
- Punktionsnadel (s. Abb. 49 H).
- Nadelhalter.
- Tupferzange (s. Abb. 49 F).
- Klammer-Schneidegeräte (Endo-Linear-Cutter).
- Roeder-Schlingen (PDS Endoloop).
- Nahtmaterial (Vicryl, PDS) mit gerader oder Ski-Nadel, Rundkörper.
- Biopsiezange.

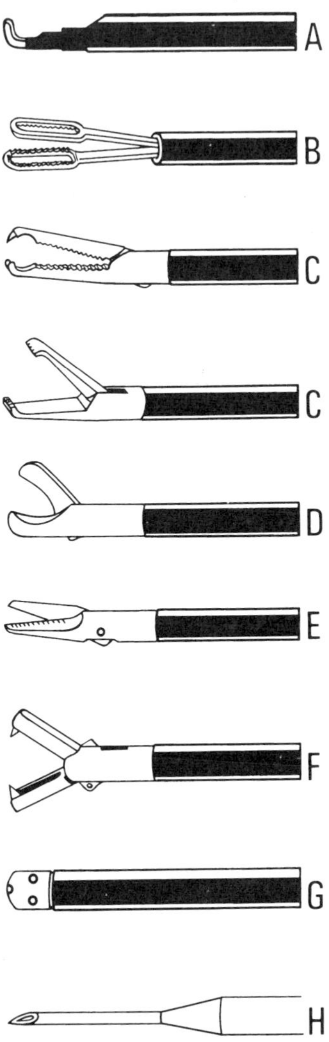

Abb. 49 Instrumente für minimal invasive Chirurgie (natürliche Größe).

Drainagen

Prinzip

- Einlegen eines bezüglich Durchmesser, Länge und Festigkeit dem zu drainierenden Material und der Umgebung angepaßten Schlauches.
- Offene Ableitung oder Dauersog.
- Entfernen des Schlauches, sobald er seinen Zweck erfüllt hat.

Indikationen

- Unsichere Blutstillung, große Wundfläche oder große Wundhöhle, zur Verhütung von Hämatomen und Seromen.
- Infizierte Wundhöhle, zur Verhütung der Abszeßbildung.
- Abszeß.
- Anastomose des Magen-Darm-Trakts, insbesondere jede Ösophagus- und Kolonanastomose, zur Erkennung und Ableitung einer Nahtinsuffizienz.
- Thorakotomie, zur Wiederausdehnung der Lunge.
- Pneumothorax.

Material

- **Rundgummidrain:**
  - *Material:* Gummi oder silikonisierter Latex.
  - *Länge, Durchmesser, Beschaffenheit:* Länge und Seitenlöcher werden je nach Bedarf zurechtgeschnitten. Weiche Wandung, nicht für Sog geeignet. Durchmesser 5–12 mm.
  - *Anwendung:* Intraperitoneal und retroperitoneal.
- **CWD-System (closed wound drainage**, Mallinckrodt): Rundsilikonschlauch mit fest montiertem Beutel.
  - *Material:* Silikon.
  - *Durchmesser*: 20 und 30 Ch.
  - *Anwendung:* Gleiche Anwendung wie Rundgummidrain, hygienisch sicherer, einfacher in der Nachbehandlung, aber teurer.
- **Spülkatheter mit Ansatz (Typ Frauenkatheter):**
  - *Material:* Polyvinyl.
  - *Durchmesser*: 12 Ch.
  - *Anwendung:* Spülen von kurzen Fistelkanälen, Offenhalten der Haut von Fistelkanälen.
- **Silikonkapillardrain („easy flow"):**
  - *Material:* Silikon.
  - *Länge, Durchmesser, Beschaffenheit:* Drain mit dünner, geriffelter Wand, kollabierend; Durchmesser 8, 10 und 12 mm. Länge und Seitenlöcher werden je nach Bedarf zurechtgeschnitten.
  - *Anwendung:* Intraperitoneal.
- **Penrose-Drain (Zigarettendrain):**
  - *Material:* Gummi, mit einer Gaze im Inneren.
  - *Länge:* 20 cm, kann nach Bedarf gekürzt werden.
  - *Anwendung:* Begünstigt die Entstehung von Infektionen (feuchte Kammer in der gummiumhüllten Gaze), daher wird die Anwendung nicht mehr empfohlen! Statt dessen Verwendung von Silikonkapillardrains.

- **Wellgummidrain:**
  - *Material:* Gummi.
  - *Beschaffenheit:* wellenförmige Struktur, 25 cm lang, 2 cm breit, kann nach Bedarf zurechtgeschnitten werden.
  - *Anwendung:* Nur zur Drainage von großen perianalen Abszessen.
- **Redon-Drain:** Drain mit Vakuumflasche:
  - *Material:* Kunststoff (Polyvinylchlorid).
  - *Durchmesser, Beschaffenheit:* Vielfach perforiert, nicht komprimier- und kollabierbar, Durchmesser 6 – 14 Ch.
  - *Anwendung:* Geeignet zur Blutungsdrainage im Bereich der Körperwandung, insbesondere subkutan; *nicht* geeignet zur Einlage in Körperhöhlen oder zur Abszeßdrainage.
- **Thoraxschlauch:**
  - *Material:* Kunststoff (Polyvinylchlorid u. a.).
  - *Durchmesser, Beschaffenheit:* Nicht komprimier- und kollabierbar, Durchmesser 24, 28, 32 Ch. Seitenlöcher vorhanden; je nach Bedarf muß der Schlauch vor Einlage gekürzt werden.
  - *Anwendung:* Geeignet zur Sekret- und Luftdrainage aus dem Thorax mit Dauersog.
- **Trokarkatheter:**
  - *Material:* Kunststoff (Polyvinylchlorid u. a.).
  - *Durchmesser, Beschaffenheit:* Nicht komprimier- und kollabierbar, Durchmesser 12, 16, 20 Ch, passender Trokar. Seitenlöcher vorhanden; je nach Bedarf muß der Schlauch vor Einlage gekürzt werden.
  - *Anwendung:* Geeignet zur Pneumothorax- und Abszeßdrainage.
- **Saugspüldrainage:**
  - *Material:* Polyvinyl.
  - *Durchmesser, Beschaffenheit:* Drain mit integriertem Spülkatheter zur Spülung des Schlauchs (nicht der Wundhöhle!); Durchmesser 16 – 20 Ch.
  - *Anwendung:* Geeignet zur Drainage von starken Blutungen und ungereinigten Abszeßhöhlen.

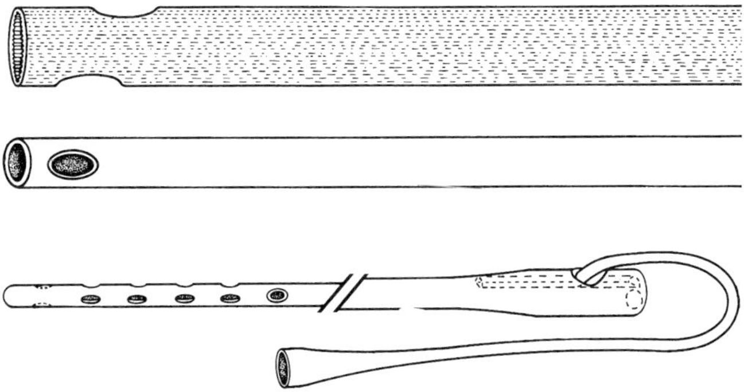

Abb. 50 Wunddrains: Silikonkapillardrain, Rundgummidrain, Saugspüldrainagekatheter.

Entfernung von Drainagen

- **Blutungsdrain** (Rundgummidrain, Redon-Drain, CWD-System, Thoraxschlauch):
  - *Zeitpunkt:* Entfernung, sobald nur noch wenig blutige, geringe Sekretmengen gefördert werden, in der Regel nach 1 – 3(– 4) Tagen.
  - *Technik:* Drain vollständig ziehen, nicht schrittweise kürzen. Bei Saugspüldrainage vorgängig auf reinen Sog umstellen, um die geförderte Sekretmenge besser bestimmen zu können.
- **Abszeßdrain** (Rundgummidrain, Trokarkatheter, Saugspüldrain):
  - *Zeitpunkt:* Entfernung, sobald die Abszeßhöhle verschwunden ist. Eine völlige Keimfreiheit ist nicht erforderlich, da sie in einem Drainagekanal mit Fremdmaterial häufig nicht erzielt werden kann.
  - *Technik:* Je nach Situation schrittweises Kürzen des Drains (fortwährende Verödung des Drainagekanals) oder vollständige Entfernung und Ersatz durch einen kurzen Spülkatheter (damit sich die Haut nicht vorzeitig schließt).
- **Intraabdominales Anastomosendrain** (Rundgummidrain, Silikonkautschukdrain):
  - *Zeitpunkt:* 6 Tage unverändert belassen. Bei Fehlen von pathologischem Sekret und anderen Nahtinsuffizienzzeichen Entfernung durch schrittweises Kürzen.
  - *Technik:* Durch schrittweises Kürzen innerhalb von 2 – 3 Tagen entfernen.
- **Thorakaler Luftdrain** (Thoraxschlauch, Trokarkatheter):
  - *Zeitpunkt:* Entfernung nach Abklemmen der Drainage für 24 Stunden bei vollständiger Entfernung von Blut und Luft bzw. Entfaltung der Lunge, in der Regel nach 2 – 6 Tagen. Im Zweifelsfall vorgängige Röntgenkontrolle nach Abklemmen des Schlauchs.
  - *Technik:* Drain vollständig ziehen.

Hautnaht

- **Prinzip:** Adaptation der Hautränder in einer Weise, daß eine feine, strichförmige Narbe entsteht und an exponierten Körperpartien die Nähte selber keine Narben hinterlassen.
- **Indikation:** Jede frische und saubere Operationswunde. Nur bei manifester Infektion und Verschmutzung der Subkutis soll die Haut nicht verschlossen werden.
- **Techniken:**
  - *Einfache, durchgreifende Einzelknopfnaht* (s. Abb. 51):
    - Nahtmaterial (siehe auch S. 120): Monofil synthetisch, nicht resorbierbar (Dermalon, Primalon).
    - Die Stichtiefe und Stichbreite richtet sich nach der Dicke und dem Turgor der Haut.
  - *Donati-Naht* (Einzelknopfnaht oder fortlaufend; s. Abb. 51):
    - Nahtmaterial (siehe auch S. 120): Monofil synthetisch, nicht resorbierbar (Dermalon, Primalon).
    - Sicherere Adaptation der Hautränder ohne Einstülpung oder Überlappung. Zeitaufwendigere Technik als die einfache Naht.
  - *Intrakutannaht* (s. Abb. 52):
    - Nahtmaterial (siehe auch S. 120): Monofil synthetisch, resorbierbar, farblos (Maxon, PDS), mit scharfer Nadel.

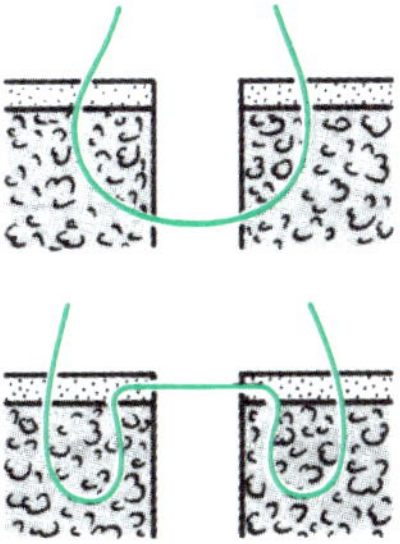

Abb. 51 Hautnaht: Einfache, durchgreifende Einzelknopfnaht und Donatinaht.

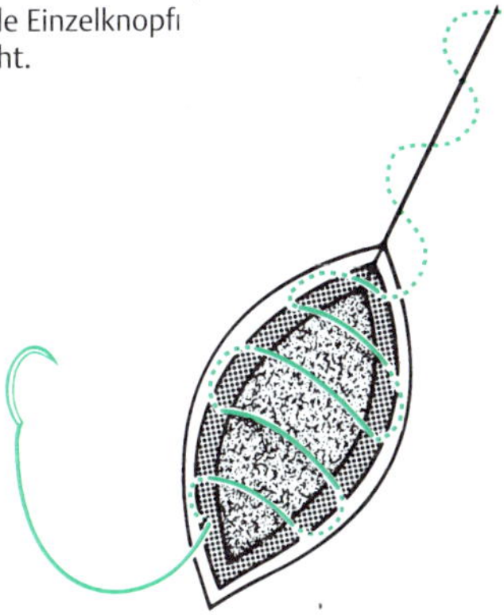

Abb. 52 Intrakutane Naht zum Hautverschluß.

- Folienverband für wenige Tage, keine Fadenentfernung nötig. Gute kosmetische Ergebnisse. Gefahr: Bei zu starkem Anziehen der Naht resultiert eine wellenförmigen Narbe.

– *Klammernaht:* Klammern aus Klammerpistolen erlauben einen sehr schnellen Hautverschluß. Kosmetisch weniger befriedigend als eine Naht und bedeutend teurer.

Weitere Gewebenähte

➤ Gastrointestinale Anastomosen (Hand- und Klammernahttechniken; s. S. 531).
➤ **Parenchymnaht:** Fortlaufende Naht (s. Abb. 53 b); lockere Adaptation, um eine ausreichende Organdurchblutung zu gewährleisten.
➤ **Peritonealnaht:** Fortlaufende Naht.
➤ **Muskelnaht:** U-Nähte (s. Abb. 53 a); lockere Adaptation, um eine ausreichende Muskeldurchblutung zu gewährleisten.
➤ **Fasziennaht:** bei Verschluß ohne Spannung und sauberem Gewebe fortlaufende Naht, Maxon oder PDS, evtl. mit Schlaufe. Bei Spannung und/oder kontaminiertem Gewebe Einzelknopfnaht (Dexon, Vicryl).
➤ **Subkutannaht:** Einzelknopfnaht zur Vermeidung einer Höhlen- oder Taschenbildung.
➤ **Gefäßnaht:** Atraumatische allschichtige Naht.
➤ **Nervennaht:** Atraumatische perineurale (faszikuläre) Naht (Operationsmikroskop); bei kleinkalibrigen Nerven der Peripherie epineurale Naht (keine sichere Vereinigung der Faszikelstümpfe).

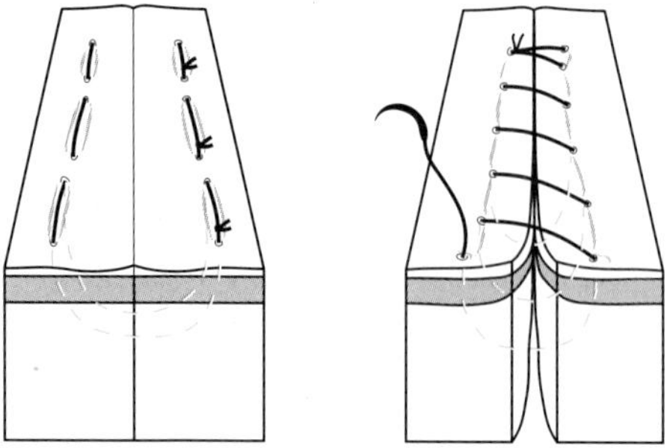

a b

Abb. 53 U-Naht (a); fortlaufende Naht (b).

Techniken zur Blutstillung

➤ **Ligatur:** Anklemmen einzelner Gefäße, einfache oder doppelte Umschlingung, Knoten.
➤ **Durchstechungsligatur**: Durchstechung größerer Gefäße und Setzen je eines Knotens vor und hinter die Durchstechung (Verhinderung des Abrutschens einer Ligatur).
➤ **Umstechung:** Umstechung einer Blutungsquelle im umgebenden Gewebe bei diffusen Blutungen.

Prinzip

- Trockene Behandlung von per primam intentionem (p.p.) heilenden Wunden. Nahtmaterialentfernung, bevor dieses grobe Narben gesetzt hat.
- Frühzeitiger Übergang auf offene Behandlung (zur Erzielung einer Heilung per secundam intentionem) bei infizierten oder nekrotischen Wunden.

Indikationen

- Die hier beschriebenen Grundsätze beziehen sich auf die Pflege von Operationswunden der im roten Teil (s. S. 485 – 720) beschriebenen Eingriffe.

Material und Medikamente

- Sterile Pinzette und Schere.
- Evtl. sterile Spezialklemme zur Klammerentfernung.
- Tupfer, Gaze, Pflaster.
- Benzin oder Äther (zur Entfernung von Heftpflaster und Klebstoffresten).
- Schnelltrocknendes Desinfiziens (Tinctura Jodi, Alkohol, Betadinelösung).
- Wäßriges Spülmittel, z. B. Chlorhexidin (Hibitane).

Kontrolluntersuchungen

- **Klinisch:** Rötung? Schwellung? Druckdolenz? Fieber?
- **Labor:** Leukozytose? CRP-Anstieg?

Technik

- **Vorgehen bei p. p.-Heilung:**
  - *1. Verbandwechsel:*
    - Zeitpunkt: Nach 1 – 2 Tagen, bei stark verkrusteten Verbänden früher.
    - Vorgehen: Wunde mit schnelltrocknendem Desinfizienz betupfen. Steriler, lockerer, luftdurchlässiger Verband. – Eine Wundentlastung kann, wenn angezeigt, nicht durch einen straffen Verband allein erreicht werden; ein Miteinbezug der gesamten Rumpfpartie ist notwendig → Hemizingulum am Thorax, Korsett für das Abdomen.
  - *Entfernung des Verbands:* In der Klinik ist ab dem 4./5. postoperativen Tag (Wundränder definitiv verklebt) ein Verband nicht mehr nötig. Bei ambulanter Behandlung ist der Verband jedoch weiterhin angezeigt (Schutz der Wunde vor Irritation durch Kleidung usw.).
  - *Entfernung von Nähten bzw. Hautklammern:*
    - Kleine Wunden (z. B. Lymphknotenbiopsie), Wunden in Hautspaltrichtung (z. B. Strumektomie, Appendektomie): 4. oder 5. postoperativer Tag.
    - Große Wunden mehr oder weniger in Hautspaltrichtung (z. B. Ablatio mammae): 7. oder 8. postoperativer Tag.
    - Alle anderen Wunden (insbesondere Laparotomie, Thorakotomie): 9. oder 10. postoperativer Tag.
    - Intrakutannähte mit feinem (4/0 oder 5/0) monofilem synthetisch-resorbierbarem Faden (Maxon, PDS) müssen nicht entfernt werden.

✓ Beachte: Bei Kindern ist eine etwas frühere Entfernung möglich. Bei verzögerter Wundheilung (Diabetes mellitus, Eiweißmangel, Kortikosteroidbehandlung, sehr alte Patienten) werden Nähte und Hautklammern 1–3 Tage länger belassen.

- *Körperpflege:* Waschen und Duschen ab 12. postoperativen Tag, Baden (kurz) ab 15. postoperativen Tag.

➤ **Vorgehen bei infizierten Wunden:** Grundsätzlich offene Behandlung, da sicherer und schneller als Versuche zur geschlossenen Behandlung mit Saugspüldrainagen u. a. Vorgehen identisch bei primär offengelassenen Wunden.
- Bei Zeichen einer Infektion (nicht erst bei voll ausgebildetem Wundabszeß) Entfernen von Fäden und Spreizen der Wunde im betreffenden Bereich, wenn nötig auf der ganzen Länge.
- Schonendes Ausspülen des Eiters, sparsames Abtragen von nekrotischem Gewebe. In regelmäßigen Abständen wiederholen (je nach Situation einmal bis mehrmals täglich).
- Zwischen den Wundbehandlungen lockeres Austamponieren mit Gaze. Hauptzweck: Zur Verhinderung des vorzeitigen Verklebens der Hautränder Gaze anfeuchten (damit sie nicht auf der Wunde klebt).
- Durch Bedeckung mit Granulationsgewebe reinigt sich die Wunde selbst. Wundreinigende Medikamente (Debrisan, Perubalsam u. a.) können diesen Vorgang nicht beschleunigen, höchstens eine Verzögerung verhüten.
- Große granulierende Flächen evtl. mit Salbetüll (Biogaze, Sofratulle) bedekken.
- Sauber granulierende, gereinigte Wunden evtl. sekundär verschließen, insbesondere wenn sehr tief. Sekundärverschluß aber häufig nicht nötig: Durch die physiologische Wundkontraktion ergeben auch große Wunden schließlich schmale Narben.

➤ **Vorgehen bei Wunddehiszenz (Platzbauch und Thoraxwanddehiszenz):**
- Notfallmäßige Reoperation.
- Adäquate Drainage. Wenn nötig sparsames Abtragen von nekrotischen Wundrändern. Wundverschluß mit resorbierbarem Faden, Einzelknopfnaht. Bei Verschluß unter Spannung Entlastungsnähte. (Platzbauchverschluß siehe auch S. 541).
- Entlastender Verband (Korsett bzw. Hemizingulum).
- Antibiotische Abschirmung (s. S. 97).

Prinzip

- Fachgerechte Versorgung eines Stomas unter Berücksichtigung von Art, Größe und Form. Bei der Stomapflege und der individuellen Betreuung des Patienten ist die enge Zusammenarbeit von Arzt, Stomatherapeutin und Pflegepersonal notwendig.

Indikation

- Nach jeder Anlage eines Enterostomas (s. S. 623, 635, 639).

Grundsätzliche Aspekte der Stomapflege

- **Erstversorgung:** Unmittelbar postoperativ im Operationssaal erfolgt die Applikation eines ein- oder zweiteiligen Versorgungssystems mit Hautschutz und Ausstreifbeutel auf die sauber gereinigte Haut.
- **Postoperative Veränderungen:** Tägliche Inspektion eines Stomas während der ersten 8 Tage! Mögliche Veränderungen:
  - Ödematöse Schwellung (normal).
  - Blutung.
  - Retraktion.
  - Dunkle Verfärbung der Schleimhaut bis zur Nekrose (mangelnde Durchblutung).
  - Prolaps.
- ✓ **Beachte:** Regelmäßiges Entleeren der Ausstreifbeutel und häufige Kontrolle der Versorgung sind am Anfang sehr wichtig. Beim Wechseln des Versorgungssystems Nahtstellen desinfizieren!
- **Versorgungsprodukte:** Dem Stomapatienten steht eine reichhaltige Palette von Versorgungsprodukten zur Verfügung. Für die Wahl des optimalen Versorgungssystems ist der Patient auf die fachgerechte Unterstützung der Stomatherapeutin und des Pflegepersonals angewiesen.
  - *Reinigungsmittel:* Wasser, Kernseife, Esemtan-Lösung, Kamillosan.
  - *Mittel zur Klebstoffentfernung:* Unisolve, Wundbenzin, Äther.
  - *Pflegemittel:* Dansac-Lotion, Hamameliswasser.
  - *Hautschutzprodukte:* Dansac-Lotion, Benzoe-Tinktur 20%, Stomaadhäsivpaste, Karaya-Paste.
  - *Abdichtungs-, Adhäsivringe:* Karayaring, Comfilring.
  - *Hautschutzplatten, Adhäsivverband:* Comfeel, Stomaadhäsiv, Holliadhäsiv, Biotrol.
  - *Basisplatten:* Biotrol, Combihäsiv.
  - *Postoperativer Ausstreifbeutel:* Coloplast ileo 30 spezial, Hollister, Loopostomy-System.
  - *Zweiteiliges Beutelsystem:* Biotrol-Platte und -Beutel, Coloplast.
  - *Minibeutel:* Coloplast, Dansac, Hollister.

Material

- Handwarmes Wasser.
- PH-neutrale Seife (z. B. Escenta-Kernseife).
- Reißfestes, saugfähiges Papier (Haushaltrolle).
- Watteträger (z. B. Q-tips).

- Abfallbeutel.
- Versorgungssystem nach Wahl, ein- oder zweiteilig mit integriertem Hautschutz.
- Ausstreifbeutel bei häufiger und dünnflüssiger Stuhlentleerung; geschlossener Kolostomiebeutel mit integriertem Filter bei gefestigteren Stuhlentleerungen.
- Zusatzprodukte bei Bedarf (siehe auch oben, Versorgungsprodukte): Adhäsivverband, Adhäsivring, Abdichtungspaste, Hautlotion, Hamameliswasser, hautfreundliches Pflaster, Gürtel zur Fixation, Überzug.

Technik

- **Schritt 1:** Versorgungssystem von oben nach unen mit Wasser entferne.
- **Schritt 2:** Gründliches Abwaschen der Haut rund um das Stoma.
- **Schritt 3:** Stomarand mit Watteträger reinigen.
- **Schritt 4:** Haut bei Bedarf mit Hautlotion oder Hamameliswasser pflegen.
- **Schritt 5:** Haut an der Luft trocknen lassen.
- **Schritt 6:** Hautschutz exakt der Stomaform und -größe anpassen. Bei Bedarf Adhäsivverband leicht anwärmen (Körperwärme).
- **Schritt 7:** Passenden Beutel applizieren, dabei mit dem Kleben am unteren Stomarand beginnen und den Beutel unter Vermeidung einer Faltenbildung nach oben ziehen.
- **Schritt 8:** Fixation mittels hautfreundlichem Pflaster und Gürtel (bei Bedarf).

Irrigationsmethode

- **Prinzip:** Spülung des Darms mit Wasser unter Nutzung des hydrostatischen Drucks.
- **Ziele:**
  - Kontinenz über 24–48 Stunden.
  - Geringerer Gasabgang.
  - Diskrete Versorgung.
- **Indikation:** Möglich bei Patienten mit endständiger linksseitiger Kolostomie.
- **Kontraindikationen:**
  - Peristomale Hernie, Prolaps, Stenose.
  - Syphonbildung im distalen Bereich.
  - Infauste Prognose.
  - Spastischer, nervöser Darm.
  - Bestrahlungs- und Chemotherapie.
  - Diarrhoe.
  - Schlechter Allgemeinzustand.
  - Herz- und Kreislaufstörungen.
- **Technik:** Instruktion des Patienten durch eine Stomatherapeutin 2–3 Monate nach der Operation oder nach Vereinbarung.
  - *Schritt 1:* Füllen eines Wasserbehälters mit 1 Liter körperwarmem Wasser.
  - *Schritt 2:* Schlauch entlüften.
  - *Schritt 3:* Behälter in Schulterhöhe des Patienten aufhängen.
  - *Schritt 4:* Entleerungsbeutel auf Andruckplatte fixieren und mit einem Gürtel auf dem Stoma befestigen. Unteres Ende in die Toilette hängen.
  - *Schritt 5:* Konus mit Vaseline einfetten und am Schlauch des Wasserbehälters befestigen.

- *Schritt 6:* Konus durch die obere Öffnung des Entleerungsbeutels in das Stoma einführen.
- *Schritt 7:* Mit 150 – 200 ml Wasser anspülen, kurz auslaufen lassen. Restliches Wasser einlaufen lassen (je nach Körpergröße 600 – 800 ml).
- *Schritt 8:* Konus entfernen. Darm ca. 20 Minuten entleeren lassen.
- *Schritt 9:* Auslaufbeutel hochklappen, so daß ein geschlossenes System entsteht. Der Patient kann sich nun frei bewegen.
- *Schritt 10:* Nach weiteren 20 Minuten Haut reinigen, anschließend mit Stomacap oder Minibeutel abdecken.

✓ **Beachte:** Ein Wechsel von der Irrigationsmethode zur Beutelversorgung ist jederzeit möglich. Hierbei ist jedoch zu Beginn mit einer leichten Obstipation zu rechnen.

Nachbehandlung nach Abdominaleingriffen

Ulkusprophylaxe

- **Prinzip:** Medikamentöse Therapie zur Prophylaxe von Streßulzera und erosiven Gastritiden.
- **Indikation:** Jeder nicht normal oral ernährte Patient.
- **Substanzen:** Omeprazol (Antra) 2 × 20 mg i. v., später p. o.; alternativ Ranitidin (z. B. Zantic) 2 × 50 mg i. v.

Stimulation der Darmfunktion

- **Postoperative Hypomotilität/Atonie des Magen-Darm-Trakts:** Normale Reaktion auf einen operativen Eingriff, die nicht in jedem Fall einer Behandlung bedarf. Am wenigsten ist der Dünndarm in seiner Motilität und Resorptionsleistung beeinträchtigt. Nach *Notfalloperationen* am gefüllten Magen-Darm-Trakt sind stimulierende und abführende Maßnahmen früher angezeigt als nach einer Elektivoperation am nüchternen Patienten.
- **Darmstimulierende und abführende Maßnahmen:** Verschiedene Möglichkeiten:
  - *Bisacodyl* rektal (z. B. Dulcolax-Suppositorien) oder 5 mg p. o. (z. B. Dulcolax-Dragees).
  - *Hoher Einlauf oder Hebe-Senk-Einlauf* mit 500 ml warmer Kamillosanlösung oder X-Prep (Extrakt aus Alexandriner Sennesfrüchten).
    ✓ Beachte: Nicht bei frischen Kolonanastomosen!
  - *Karlsbader Salz* p. o. ab 4. postoperativen Tag.
    ✓ Beachte: Nicht bei frischen Anastomosen am Magen oder oberen Dünndarm!
  - *Metoclopramid* (z. B. Paspertin, Primperan) 10 mg i. v. oder p. o.
  - Bei verzögertem Ingangkommen der Darmfunktion und noch liegender Magensonde: *Prostigmin* 4 Amp. à 5 mg als Infusion über 4 Stunden (am besten vormittags).

Magensonde

- **Funktionen einer Magensonde:**
  - *Ableitung von Magensekret* zur Verhinderung einer Magendilatation mit Übelkeit und Aspiration.
  - *Ruhigstellung einer Anastomose*, insbesondere bei Ösophagus-Anastomosen.
  - *Sondenernährung* (s. S. 91): Bei dieser Indikation sollte eine duodenal oder jejunal plazierte Sonde bevorzugt werden.
- **Zeitpunkt der Entfernung:** Die Sekretretention im Magen ist der empfindlichste Parameter für die Darmfunktion und zuverlässiger als die Auskultation des Darms. Praktisches Vorgehen:
  - Entfernung in der Regel bei < 300 ml Reflux/24 Stunden.
  - Im Zweifelsfall wird die Magensonde abgeklemmt und bei Übelkeit sofort wieder geöffnet.
  - Bei Stuhl- und Windabgang ist eine Magensonde nicht mehr notwendig.

Kostaufbau

- **Trinken:** Bei sistierender Sekretretention im Magen; Beginn mit Flüssigkeitsmengen ≤ 300 ml, bevorzugt Tee. Bei guter Verträglichkeit kann die Flüssigkeitsmenge rasch gesteigert werden; Zugabe von Bouillon und Schleimsuppe.
- **Leichte Kost:** In Abhängigkeit von der Magen-Darm-Funktion, in der Regel ab 2.–6. Tag, z. B. Zwieback, leichte passierte Kost.
- **Normal-/Wunschkost:** Rascher Übergang bei guter Verträglichkeit der leichten Kost und unauffälligem postoperativen Verlauf.

Physiotherapie

- **Stellenwert:** Physiotherapeutische Maßnahmen nach viszeralchirurgischen Eingriffen haben einen hohen Stellenwert. Neben der Thromboembolie- und Pneumonieprophylaxe dienen sie der Beschleunigung des Heilungsverlaufs. Konsequente Durchführung unter Anleitung erfahrener Physiotherapeuten, auch bei Patienten, die die Maßnahmen als unangenehm, störend oder lästig empfinden!
- **Voraussetzung:** Bei sämtlichen Maßnahmen, insbesondere im Rahmen der Mobilisation, ist eine adäquate Schmerztherapie (s. S. 104) erforderlich.
- **Bewegungstherapie:**
  - *Indikation:* Immobilisierte Patienten.
  - *Technik:* Aktive und passive Bewegungsübungen, insbesondere Bewegung der Gelenke, im Bett.
- **Mobilisation:** In der Regel ist eine Frühmobilisation, d. h. eine Mobilisation ab 1. postoperativen Tag unter Überwachung und Hilfe durch das Pflegepersonal anzustreben. Infusionen, Sonden und Drainagen stellen keine Kontraindikation dar; sie werden mitgetragen.
  - ✓ *Beachte:* Vor der Mobilisation sind stets Kompressionsstrümpfe anzuziehen!
  - *Stufen der Mobilisation:*
    - Zunächst Sitzen auf dem Bettrand, Stehen neben dem Bett.
    - Gang zum Waschbecken, selbständige Körperpflege.
    - Später Spaziergänge im Korridor.
- **Atemgymnastik:** Wichtigster Bestandteil der postoperativen Physiotherapie.
  - *Indikation:* Anwendung bei sämtlichen in Allgemeinanästhesie operierten Patienten; Durchführung bei immobilisierten und teilmobilisierten Patienten bis zur vollständigen Mobilisation mehrmals täglich.
  - *Techniken:*
    - Bewußte tiefe In- und Exspiration unter Konzentration auf die Thoraxatmung.
    - Aushusten nach Abklopfen des Thorax resp. der Lungen.
    - Vibrationsmassage und anschließendes Aushusten.
    - Exspiration gegen Widerstand in ein graduiertes Spirometer; Kinder auch Luftballon aufblasen lassen.
    - Inhalation von angefeuchteter, mit Mukolytika angereicherter Atemluft bei speziellen Indikationen (eingedicktes, schlecht abhustbares Sekret).

Nachbehandlung nach Abdominaleingriffen

Drainagen

- Siehe auch S. 128.
- **Zeitpunkt der Entfernung:** Abhängig von Art und Funktion der Drainage sowie von der durchgeführten Operation.

Weitere Maßnahmen

- Infusionstherapie (s. S. 80).
- Antibiotikaprophylaxe (s. S. 97).
- Thromboembolieprophylaxe (s. S. 100).
- Postoperative Schmerztherapie (s. S. 104).
- Nachbehandlung bei Dickdarm-Operationen (s. S. 141).

Vorbereitung

- **Stellenwert:** Außerordentlich wichtig, denn eine Stuhlverschmutzung während der Operation ist neben unsauberer Nahttechnik die häufigste Ursache für Abszeßbildung und Anastomoseninsuffizienz.
- **Ernährung:**
  - *Nach Krankenhausaufnahme:* Schlackenarme Kost, z. B. Eier, Zwieback, Bouillon, Tee.
  - *Am Tag vor der Operation:* Lediglich flüssige Kost, ab Mitternacht totale Nahrungskarenz (nichts mehr trinken!).
- **Orthograde Darmspülung:** Präoperative Reinigung des Dickdarms am Nachmittag vor der Operation.
  - *Durchführung:*
    - Zufuhr von insgesamt ca. 3 Liter körperwarmem Mannitol 10% oder Fordtran (Natriumsulfat) p.o., 1. Liter innerhalb 45 Minuten (Patient sollte niemals gedrängt werden, cave: Übelkeit).
    - 15 Minuten nach Beginn der Gabe von Metoclopramid (Primperan, Paspertin) 20 mg i.v.
    - Weitere Zufuhr von Mannitol oder Fordtran, bis Darmentleerung farblos, dann noch $^1/_2$ Liter.
    - Bei Obstipation am Vortag Gabe von Magnesiumsulfat p.o.
  - *Bewertung:* Die orthograde Darmspülung ist schneller, wirkungsvoller, weniger personalintensiv und erlaubt eine kürzere präoperative Hospitalisation als die konventionelle Reinigung mit Abführmitteln und Einläufen.
- **Präoperative Sterilisation des Dickdarmes:**
  - *Durchführung:* Gabe von z. B. Neomycin 1 g + Ornidazol (Tiberal) 500 mg p.o. 4 Stunden präoperativ.
  - *Bewertung:* Nützlichkeit umstritten. Fakultativ!
- **Perioperative antibiotische Abschirmung:** Wirkungsvoller als die präoperative Darmsterilisation ist die Gabe von Netilmycin (Netromycin) 150 mg + Clindamycin (Dalacin C Phosphat) 600 mg oder Ornidazol (Tiberal) 1 g langsam i.v. bei Operationsbeginn.

Nachbehandlung

- **Bilanzierte Infusionstherapie** (s. S. 80), **Parenterale Ernährung** (s. S. 84): Gabe von ca. 3000 ml Mischinfusion mit Vitaminzusatz pro Tag. Zusätzliche Flüssigkeits- und Elektrolytverluste (Magensonde, Schwitzen, Durchfälle und Fieber) ersetzen. Fortführen der Infusionstherapie, bis gute Darmtätigkeit vorhanden, mindestens über 5 Tage.
- **Labor:** Kontrollen Elektrolyte (Natrium, Kalium, Chlorid), Hämatokrit am 2. und 4. postoperativen Tag bei komplikationslosem postoperativem Verlauf.
- **Kostaufbau:**
  - Ab 1. postoperativen Tag löffelweise Tee.
  - Ab 5. postoperativen Tag Flüssigkeitszufuhr nach Bedarf des Patienten. Beginn mit Schleim.
  - Ab 6. postoperativen Tag bei komplikationslosem Verlauf volle orale Ernährung. 1 Tag vor Beginn der oralen Ernährung 3× 1 Teelöffel Paraffinöl pro Tag (weicher Stuhl!).

Vor- und Nachbehandlung bei Dickdarm-Operationen

- **Antibiose:** Keine antibiotische Abschirmung bei glatt verlaufenden Elektivoperationen.
- **Wunddrainage:** Kürzen und Ziehen der Drainage erst bei voller oraler Ernährung, sauberem Wundsekret und fehlenden Zeichen einer Nahtinsuffizienz.

Grundlagen

- **Fieber:** Erhöhung der Körperkerntemperatur durch veränderte hypothalame Wärmeregulation (Sollwertverstellung). Abhängig von Tagesrhythmik, Meßverfahren (rektale Messung am genauesten) und Menstruationszyklus.
  - *Normalwerte:* Frühmorgens rektal 36,5 °C, oral 36,2 °C, axillar 36,0 °C; nachmittags 0,7 – 1 °C höher, nach Ovulation mittlerer Anstieg um 0,5 °C.
  - *Einteilung:*
    - Subfebrile Temperaturen: < 38 °C.
    - Fieber: > 38 °C.
- **Unklares Fieber:** > 3 Wochen anhaltendes Fieber ohne wegweisende zusätzliche Symptome.

Häufigste Ursachen

- Infektionen (50 – 60 %).
- Malignome (20 – 30 %).
- Kollagenosen, Vaskulitiden (5 – 10 %).

Diagnostisches Vorgehen

- **Anamnese:** Vorangegangene Traumen, Operationen, Berufsanamnese, Tierkontakte, Medikamenteneinnahme. Zusätzlich Nachtschweiß, Gewichtsverlust?
- **Klinische Untersuchung:** Haut (Exanthem, Abszeß?), Nasennebenhöhlen (Klopfschmerz?), tastbare Lymphknoten? Abdominaler Schmerz (Divertikulitis, Appendicitis?), Leber-, Milzvergrößerung? Rektale Untersuchung (Abszeß?); ggf. gynäkologische Untersuchung.
- **Wiederholte Fiebermessungen** (6× täglich)
  - *Fiebertypen:*
    - Kontinua (Tagesschwankungen < 1 °C): Bakterielle und schwere virale Infektionen, z. B. Pneumokokkenpneumonie, Typhus abdominalis, Erysipel.
    - Remittierend (Tagesschwankungen > 1 – 2 °C): Septische Prozesse (Pyämie), Abszesse, Bronchopneumonie, Pyelonephritis (Urosepsis) Pleuritis, Wundinfekte.
    - Intermittierend (fieberfreie Intervalle): z. B. Cholangitis, Cholezystitis, Pyelonephritis, Malignome, Tuberkulose.
    - Periodisch (mehrphasisch): Malaria, Rückfallfieber, Leptospirose.
    - Undulierend (wellenförmiger Verlauf mit Intervallen von mehreren Tagen): Bruzellose, Pel-Ebstein-Fieber, Morbus Hodgkin.
  - *Fieberhöhe:*
    - Subfebrile Temperaturen (< 38 °C): Tuberkulose, Endokarditis lenta, rheumatisches Fieber, Resorptionsfieber, Hyperthyreose, lokale Infekte, Wurminfektionen etc.
    - Hochfebrile Temperaturen (> 38,5 °C): Alle schweren bakteriellen (Sepsis) oder virale Infektionen, Malaria, Pilzinfektionen.
- **Obligate Untersuchungen:**
  - *Labor:* CRP, Blutbild, Differentialblutbild, Transaminasen, alkalische Phosphatase, Bilirubin, LDH, Kreatinin, Harnstoff, Gesamteiweiß, Serumelektrophorese, TSH, Rheumafaktoren, antinukleäre Antikörper, ASL-Titer, Urinstatus, Hämoccult-Test, Blutkulturen (mehrfach aerob/anaerob), bei Tropenanamnese Malariadiagnostik.

- Abdomen-Sonographie.
- Röntgen-Thorax in 2 Ebenen.

➤ **Weiterführende Untersuchungen:** Je nach Verdachtsdiagnose (siehe auch Tab. 16):
- *Tbc-Diagnostik:* Tuberkulin-Test, Sputum, Magensaft, Urin.
- *Serologisches Screening:* z. B. Mononukleose, Hepatitis, HIV, Zytomegalie, Toxoplasmose, Salmonellose, Brucellose, Leptospirose, Psittakose.
- *HNO-Konsil*, Röntgen-NNH, zahnärztliche Untersuchung.
- *CT Thorax und Abdomen:* Lymphome, Abszesse?
- *Endoskopie:* Gastroduodenoskopie, Koloskopie, Rektoskopie, Bronchoskopie, ERCP.
- *Skelettszintigraphie:* Osteomyelitis, Spondylitis, Metastasen?
- Ggf. *Biopsien* verdächtiger Organveränderungen, Lymphknoten.

Diagnostisches Vorgehen bei nosokomial erworbenem Fieber

➤ **Häufigste Ursachen:** Infektionen (Wundinfektion, Atem-, ableitende Harnwege, intravasale Katheter), Medikamente, Transfusionsreaktion, Thrombose, Lungenembolie.

➤ **Obligate Untersuchungen:**
- *Klinische Untersuchung:* Besonders Lungenauskultation, Inspektion von Wunden und Punktionsstellen.
- *Labor:* BSG, CRP, Blutbild, Differentialblutbild, Transaminasen, Bilirubin, Kreatinin, Urinstatus, Blutkulturen.
- Abdomen-Sonographie.
- Röntgen-Thorax in 2 Ebenen.

Tabelle 16 Differentialdiagnose des unklaren Fiebers

Verdachtsdiagnose	Wegweisende Untersuchungen
Infektionen (Auswahl):	
Abdominalabszesse (z. B. Leber, Milz, Pankreas; s. S. 329, 363, 539)	Sonographie, CT
Divertikulitis (s. S. 423)	Sonographie, Röntgen, CT
Andere Abszesse (z. B. Zähne, NNH, Gehirn)	Röntgen, CT
Osteomyelitis, Spondylitis	Skelettszintigraphie
Malaria	Reiseanamnese, Ausstrich, dicker Tropfen
Toxoplasmose	Serologie
Typhus	Serologie, Erregernachweis im Blut/Stuhl
Brucellose, Leptospirose	Berufsanamnese, Blutkulturen, Serologie
Ornithose, Psittakose	Anamnese (Tierkontakt), Serologie

Tabelle 16 Fortsetzung

Verdachtsdiagnose	Wegweisende Untersuchungen
Infektionen (Auswahl):	
Infektiöse Mononukleose	Differentialblutbild, Mononukleoseschnelltest
HIV-Infektion (s. S. 454)	Serologie
Virale Hepatitis	Transaminasen, Serologie
Zytomegalie	Serologie
Bakterielle Endokarditis	Echokardiographie, Blutkulturen
Tuberkulose	Röntgen-Thorax, Tbc-Diagnostik
Urogenitale Infektionen	Urinstatus, Sonographie
Hepatobiliäre Infektionen	Transaminasen, Bilirubin, Sonographie, ERCP
Malignome (Auswahl)	
Hypernephrom	Sonographie, CT
Leberzellkarzinom (s. S. 341)	Sonographie, CT, AFP
Kolonkarzinom (s. S. 429, 433)	Koloskopie
Maligne Lymphome	Elektrophorese, Sonographie, CT, LK-PE, Knochenmark
Leukämien	Differentialblutbild, Knochenmark
Kollagenosen, Vaskulitiden (Auswahl)	
Lupus erythematodes	ANA, Anti-dsDNA-AK
Polymyalgia arteriitica	BSG, Steroidversuch
Sonstige Erkrankungen (Auswahl)	
Vorgetäuschtes Fieber	Temperaturmessung unter Aufsicht
Thrombose, Lungenembolie	Sonographie, Lungenszintigraphie
Medikamentenfieber („drug fever"), z. B. Barbiturate, Sulfonamide, Antibiotika, Zytostatika	Anamnese
Retroperitoneales Hämatom	Sonographie, CT
Sarkoidose	Röntgen-Thorax
Hyperthyreose (s. S. 222)	TSH basal

Gewichtsverlust, Kachexie (ICD: R 63.4, R 64)

Grundlagen

- **Abklärungsbedürftige Gewichtsabnahme:** Ungewollte Gewichtsabnahme von mehr als 10% des Ausgangsgewichts innerhalb von 3 Monaten ohne ersichtlichen Grund.
- **Body Mass-Index** (BMI, Körpermassenindex): Beurteilung des individuellen Normalgewichtes.
  - *Berechnung:* BMI = Körpergewicht in kg/(Körperlänge in m)^2.
  - *Normalwert:* BMI 20 – 25.
  - *Untergewicht:* BMI 17,5 – 19.
  - *Kachexie:* BMI < 17,5.
- **Maß der Körperfettmasse:** Trizepsfalte (mm). Normalwerte:
  - Männer 12,0 – 9,5 mm.
  - Frauen 23,0 – 18,5 mm.

Diagnostisches Vorgehen

- **Anamnese:**
  - Ausmaß des Gewichtsverlustes, Zeitraum, gewollter/ungewollter Gewichtsverlust, Appetit, Nahrungsmittelunverträglichkeiten und -abneigungen, Änderungen der Ernährungsgewohnheiten.
  - *Sonstige Beschwerden:* Schluckbeschwerden, Schmerzen im Zusammenhang mit dem Essen, Leistungsknick, allgemeines Krankheitsgefühl, Infektneigung, vermehrtes Durstgefühl, Geschmacksstörungen.
  - *Vorerkrankungen:* Leber-, Nieren-, Pankreaserkrankungen, Erkrankungen des Magen-Darm-Traktes, Diabetes mellitus, Voroperationen.
  - *Stuhlgang:* Häufigkeit, Menge, Konsistenz, Farbe, Blutbeimengungen.
  - *Exogene Noxen:* Medikamente, Alkohol-, Drogen-, Nikotinabusus (seit wann?).
  - *Sozialanamnese:* Psychische Belastungen, Umfeld.
- **Klinische Untersuchung:** Mangelerscheinungen (Ödeme, Aszites, Hautveränderungen), Lymphknotenstatus, abdominale und rektale Untersuchung (s. S. 20, 36), Stuhlinspektion, Schilddrüsenuntersuchung (s. S. 5).
- **Obligate Untersuchungen:**
  - *Labor:* CRP, Blutbild, Differentialblutbild, Blutzucker, Elektrolyte, Transaminasen, alkalische Phosphatase, Bilirubin, Lipase, LDH, Eisen, Cholesterin, Kreatinin, Harnstoff, Gesamteiweiß, Albumin, Serumelektrophorese, TSH, Rheumafaktoren, antinukleäre Antikörper, ASL-Titer, Urinstatus, Hämoccult-Test, Stuhl auf Würmer und Wurmeier.
  - Abdomen- und Schilddrüsensonographie.
  - Röntgen-Thorax in 2 Ebenen.
  - Ggf. Gewichtskontrollen, Eßprotokoll.
- **Weiterführende Untersuchungen:** Je nach Verdachtsdiagnose (siehe auch Tab. 17):
  - *Endoskopie:* Gastroduodenoskopie, Koloskopie, Rektoskopie.
  - CT Thorax und Abdomen.
  - Gynäkologisches, urologisches und HNO-Konsil.
  - Ergänzende Laborkontrollen je nach Verdachtsdiagnose (s. Tab. 17).

Tabelle 17 Differentialdiagnose des unklaren Gewichtsverlustes

Verdachtsdiagnose	Wegweisende Untersuchungen
Appetit normal oder gesteigert	
Ungenügende Nährstoffverwertung	
Malassimilation	Anamnese (voluminöse Durchfälle?)
Diabetes mellitus	Blutzucker, HbA
Darmparasiten	Stuhl auf Würmer und Wurmeier
Chronisch-entzündliche Darmerkrankungen (Colitis ulcerosa, Enteritis regionalis; s. S. 417, 420)	Sonographie, Koloskopie
Enterale Fisteln	Sonographie, Röntgenkontrastdarstellung
Chronische Diarrhoe, chron. Laxantienabusus	Anamnese
Kurzdarmsyndrom (nach ausgedehnten Darmoperationen)	Anamnese
Ungenügende Verdauung (Z.n. Totaler Gastrektomie, chron. Pankreatitis; s. S. 324, 368)	Anamnese
Erhöhter Nährstoffbedarf	
Hyperthyreose (s. S. 222)	TSH basal
Cushing-Syndrom (s. S. 460)	Klinik, Dexamethason-Test
Phäochromozytom (s. S. 460)	Katecholamine im 24-h-Urin
Fieber	Temperaturmessung
Schwere körperliche Arbeit (Sportler, Schwerarbeiter), physische Belastung (z. B. Kälte)	Anamnese
Appetit vermindert	
Konsumierende Erkrankungen	
Malignome	Sonographie, CT, Endoskopie, Tumormarker
Chronische Infektionen	Klinik, BSG

Gewichtsverlust, Kachexie (ICD: R 63.4, R 64)

Tabelle 17 Fortsetzung

Verdachtsdiagnose	Wegweisende Untersuchungen
Appetit vermindert	
Psychogene Ursachen	
Anorexia nervosa, Bulimie	Anamnese
Depression	Anamnese
Alkohol-, Drogenabusus	Anamnese
Medikamente	
Digitalisglykoside	Anamnese
Analgetika, Antirheumatika	Anamnese
Immunsuppressiva, Zytostatika	Anamnese
Antibiotika, Antimykotika	Anamnese
Eisenpräparate	Anamnese
Neuroleptika, Antidepressiva	Anamnese
Hormonpräparate	Anamnese
Sympathomimetika	Anamnese
Sonstige Ursachen	
Leberzirrhose	Transaminasen, Quick, Sonographie
Niereninsuffizienz (s. S. 465)	Kreatinin, Harnstoff
Morbus Addison	Elektrolyte, ACTH-Test
HNO-/Zahnerkrankungen	HNO-Konsil
Herzinsuffizienz	Klinik, Röntgen-Thorax

Diagnostisches Vorgehen

➤ Siehe S. 5.

Topographische Differentialdiagnose

➤ **Nacken:**
  - Atherom.
  - Furunkel.
  - Karbunkel.
  - Lymphknoten.

➤ **Paramedian und lateral** (nicht schluckverschieblich):
  - Follikulitis.
  - Speicheldrüsen.
  - Glomustumor.
  - Aneurysma A. carotis.
  - Lymphzyste.
  - Lymphoepitheliale Zyste.
  - Laterale Halszyste (S. 243).
  - Lymphknoten (S. 245).

➤ **Median:**
  - *Schluckverschieblich:*
    - Struma (S. 218).
    - Hyperthyreote Struma (S. 222).
    - Struma maligna (S. 231).
    - Mediane Halszyste (s. S. 241).
    - Laryngozele.
  - *Nicht schluckverschieblich:*
    - Lipom.
  - Differentialdiagnose der Lymphknotenvergrößerungen s. S. 150.
  - Umschriebene, akut entzündliche Schwellungen vor allem bei infektiösen Herden in Zähnen und in Tonsillen.
  - Umschriebene neoplastische Vergrößerungen sind vor allem Metastasen (Mammakarzinom, Bronchuskarzinom, Karzinom im Bereich von Mund und Rachen).
  - *Spezialsituation:* metastatischer Lymphknoten an der Mündung des Ductus thoracicus (Virchow-Lymphknoten): durch Karzinome im Bauchraum, insbesondere Magenkarzinom.

Lymphknotenvergrößerung (ICD: R 59. X)

Grundlage

- Vergrößerte Lymphknoten sind mit wenigen Ausnahmen Sekundärerscheinungen eines an anderer Stelle lokalisierten Primärprozesses oder Manifestationen einer generalisierten Lymphknotenerkrankung.
- Normal große Lymphknoten sind sonographisch nicht darstellbar und im allgemeinen nur in den Leisten tastbar. Abgeklärt werden sollten vor allem neu entstandene Lymphknoten von einer Größe > 1 – 2 cm, die sonographisch darstellbar sind sowie tastbare Lymphknoten an anderen palpatorisch zugänglichen Stationen.

Häufigste Ursachen

- **Lokal:** Lymphknotenmetastasen von Karzinomen, bakterielle Haut- oder Schleimhautinfektionen.
- **Generalisiert:** Maligne Lymphome, Virusinfektionen.

Diagnostisches Vorgehen

- **Anamnese:**
  - *Entwicklung der Lymphknotenvergrößerung:*
    - Akute Entwicklung spricht für Leukämien und virale oder bakterielle Infekte.
    - Schleichende Entwicklung spricht für Lymphknotenmetastasen, maligne Lymphome, Tuberkulose und Sarkoidose.
  - Vorausgegangene Infektionskrankheiten oder andere Erkrankungen.
  - Trauma oder Infektion distal der Lymphknotenvergrößerung.
  - *Sonstige Beschwerden:* Leistungsknick, allgemeines Krankheitsgefühl, Fieber, Nachtschweiß, Gewichtsverlust.
  - Berufsanamnese, Tierkontakte, Medikamenteneinnahme, Drogenabusus.
- **Klinische Untersuchung:**
  - *Palpation der Lymphknotenvergrößerung* sowie sämtlicher Lymphknotenstationen:
    - Umschriebene, weiche, druckdolente verschiebliche Lymphknoten sprechen für eine akut entzündliche Genese, im Bereich des Halses z. B. entzündliche Herde in Zähnen oder Tonsillen.
    - Generalisiert weiche, druckdolente Lymphknoten können auf Mononucleosis infectiosa oder eine HIV-Infektion hindeuten.
    - Umschriebene, chronisch-entzündliche Lymphknoten (verbacken) treten bei Tuberkulose (mit Tendenz zur Einschmelzung und Perforation), Lues und Toxoplasmose auf.
    - Umschriebene, derbe, indolente, verbackene Lymphknoten sprechen für Metastasen von Karzinomen (im Halsbereich insbesondere von Mund, Rachen, Hals, Larynx, Bronchialsystem, Ösophagus, Magen, Mamma, Thyreoidea).
    - Generalisiert indolente Lymphknoten (nicht verbacken) können Hinweis auf maligne Lymphome (Hodgkin oder Non-Hodgkin) oder Leukämien (insbesondere chronische Leukämien) sein.
  - *Untersuchung von Leber und Milz:* Hepato- und/oder Splenomegalie sprechen für maligne Lymphome und Leukämien, kommen jedoch auch bei entzündlichen Lymphknotenvergrößerungen oder Speicherkrankheiten vor.

- **Obligate Untersuchungen:**
  - *Labor:* Blutbild, Differentialblutbild. Je nach Verdachtsdiagnose Blutkulturen, Transaminasen, LDH, CK, Gesamteiweiß, Serumelektrophorese, Mononukleose-Schnelltest, Zytomegalie-Antikörper, Hepatitis-Serologie, HIV-Test, Rheumafaktoren, antinukleäre Antikörper, ASL-Titer, Tine-Test, Tbc-Diagnostik, Urinstatus, Hämoccult-Test.
  - *Abdomen-Sonographie:* Leber-/Milzgröße, Lymphome?
  - *Röntgen-Thorax* in 2 Ebenen: Hilus-, Mediastinallymphome?
- **Weiterführende Untersuchungen:** Je nach Verdachtsdiagnose (siehe auch Tab. 18):
  - *Feinnadelpunktion und Zytologie:* Indiziert bei Malignomverdacht (nicht bei Tuberkulose, *cave:* Fistelbildung!) zur raschen Grobdiagnose. Eine Typendifferenzierung beim malignen Lymphom ist hiermit nicht möglich.
    ✓ Beachte: Negativer Befund schließt Malignom nicht aus!
  - *CT oder MR:* Indiziert bei ausgedehnten, unklaren Befunden.
  - *Lymphknotenexstirpation:*
    - Indikationen: Diagnosestellung (histologische Typisierung) insbesondere bei unklaren Lymphknotenvergrößerungen mit Malignomverdacht. Einzige kurative Indikation: Lymphadenitis tuberculosa.
    - Operationsprinzipien: Exstirpation mit Hautschnitt direkt über dem palpablen Knoten. Nativpräparat!

Tabelle 18 Differentialdiagnose vergrößerter Lymphknoten

Verdachtsdiagnose	Wegweisende Untersuchungen
Maligne Erkrankungen	
Maligne Lymphome	Lymphknotenexstirpation
Leukämien	Lymphknotenexstirpation
Metastasen epithelialer oder mesenchymaler Tumoren	Lymphknotenexstirpation
Virusinfektionen	
Infektiöse Mononukleose	Klinik, Serologie
Zytomegalie	Klinik, Serologie
Hepatitis	Klinik, Serologie
HIV-Infektion	Klinik, Serologie
Röteln	Klinik, Serologie
Varizella-Zoster-Infektion	Klinik, Serologie

Lymphknotenvergrößerung (ICD: R 59. X)

Tabelle 18 Fortsetzung

Verdachtsdiagnose	Wegweisende Untersuchungen
Bakterielle Infektionen	
Streptokokkeninfekt	Klinik, Erregernachweis (lokal, Blutkulturen), Serologie
Staphylokokkeninfekte	Klinik, Erregernachweis (lokal, Blutkulturen), Serologie
Tuberkulose	Klinik, Erregernachweis (lokal, Blutkulturen), Serologie
Leptospirose	Klinik, Erregernachweis (lokal, Blutkulturen), Serologie
Lues	Klinik, Erregernachweis (lokal, Blutkulturen), Serologie
Morbus Whipple	Tiefe Duodenalbiopsie
Katzenkratzkrankheit	Anamnese (Katzenkontakt), Intrakutantest, Serologie
Tularämie	Anamnese (Kontakt mit wilden Kaninchen), Intrakutantest, Serologie
Chlamydieninfektion	Erregernachweis, Serologie
Parasitäre Infektionen	
Toxoplasmose	Serologie
Tropische Infektionen	Reiseanamnese
Pilzinfektionen	
	Klinik, Erregernachweis, Serologie
Immunologische Erkrankungen	
Rheumatoide Arthritis	Rheumafaktoren
Systemischer Lupus erythematodes	Antinukleäre und Anti-dsDNA-Antikörper
Dermatomyositis	CK
Medikamentenallergische Reaktion	Anamnese (z. B. Penicillin, Gold, Phenytoin Hydralazin, Allopurinol)
Sonstige Ursachen (Auswahl)	
Sarkoidose	Lymphknotenexstirpation
Lipidspeicherkrankheiten	Lymphknotenexstirpation

Diagnostisches Vorgehen

- Siehe auch Abb. 55.
- ✓ **Beachte:** Bestätigung oder Ausschluß eines Karzinoms steht immer im Vordergrund!
- **Anamnese:** Schmerzen? Sekretion aus der Mamille? Rötung, Schwellung?
- **Klinische Untersuchung** (Brustuntersuchung, s. S. 11): Palpation des Knotens im Drüsenkörper:
  - *Umschriebene entzündliche Veränderungen:* Druckdolente, umschriebene, meist weiche Knoten mit Schmerz und Rötung, evtl. Fistelung (pyogener Abszeß, sehr selten Tuberkulose, extrem selten Aktinomykose).
  - *Eindeutige Karzinome:* Derbe, unscharf begrenzte Knoten, Haut fixiert, evtl. exulzeriert, evtl. Lymphknotenmetastasen in der Axilla.
  - ✓ *Beachte:* Differentialdiagnostisch anspruchsvoll ist der eindeutige oder fragliche, indolente, nicht sichtbare, nur palpatorisch feststellbare Knoten.
- **Obligate Untersuchungen:**
  - *Sonographie:* Unterscheidung Zysten/solide Knoten bei fraglichem Palpationsbefund.
  - *Mammographie* (s. S. 12): In jedem Fall einer Neubildung der Mamma indiziert.
  - *Ultraschallgesteuerte Feinnadelpunktion und Zytologie:* Indiziert bei palpablen Knoten.
  - *Mammaknotenexzision* (s. S. 13): Bei unsicherem Befund nach Feinnadelpunktion.
- **Ergänzende Untersuchungen:**
  - *Galaktographie* (s. S. 12): Indiziert bei pathologischer Sekretion aus der Mamille.

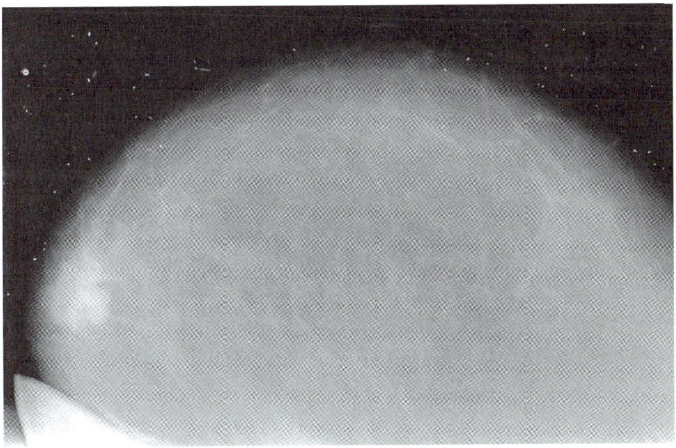

Abb. 54 Mammogramm mit einem schlecht palpierbaren Karzinom.

Mammaknoten (ICD: N 63)

Differentialdiagnose

- Die **histologische Beurteilung** entscheidet die definitive Einordnung des Knotens:
  - Lipophages Granulom (nach Trauma).
  - Organisiertes Hämatom (bei Antikoagulation).
  - Mammazyste.
  - Galaktozele.
  - Mastopathia cystica fibrosa (Restdrüsenkörper auch vergröbert; s. S. 249).
  - Fibroadenom (häufig bei jungen Frauen; s. S. 247).
  - Adenom (selten).
  - Cystosarcoma phylloides (sehr selten; s. S. 247).
  - Stromasarkom (sehr selten).
  - Mammakarzinom (häufig, 5–6% aller Frauen; s. S. 251).

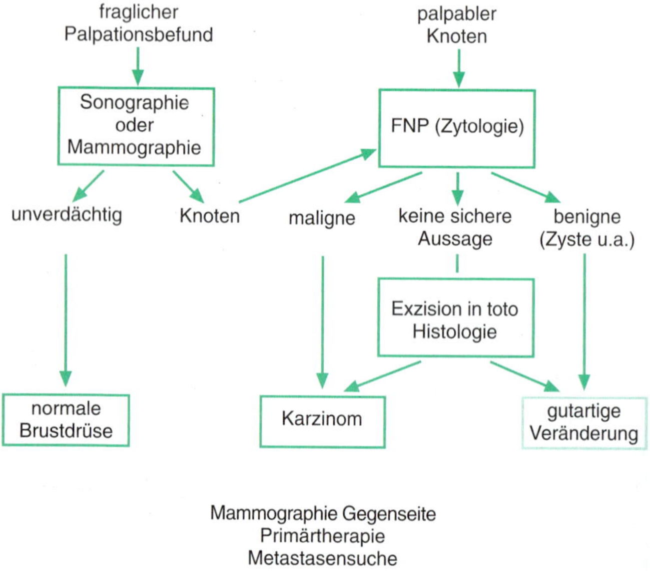

Abb. 55 Abklärung eines Knotens in der Brustdrüse (exkl. eindeutiges Karzinom).

Grundlagen

- Beim akut auftretenden Thoraxschmerz steht für Patient und Arzt, besonders bei linksseitiger Lokalisation die Angina pectoris im Vordergrund.
- Ca. 20% der als typisch empfundenen Schmerzattacken in der Herzgegend haben jedoch eine extrakardiale Ursache!

Häufigste Ursachen

- Koronare Herzkrankheit, gastroösophageale Refluxkrankheit, Pleuritis.
- Thoraxschmerzen funktioneller und vertebragener Genese.

Diagnostisches Vorgehen

- **Anamnese:**
  - Schmerzlokalisation, Schmerzcharakter (stechend, drückend, brennend), Schmerzausstrahlung.
  - Beziehung zu Körperposition, Atmung, Bewegung, Belastung, Nahrungsaufnahme.
  - Vorerkrankungen, Operationen, Risikofaktoren.
- **Klinische Untersuchung:** Auskultation von Herz und Lunge: Herzgeräusche, Perikard- oder Pleurareiben, einseitig abgeschwächtes Atemgeräusch?
- **Obligate Untersuchungen:**
  - *Röntgen-Thorax:* Herzkonfiguration, Aortenektasie, Pleuraerguß, Lungeninfiltrat, Pneumothorax, Hiatushernie, Mediastinalemphysem-/verbreiterung (s. S. 173), Rippenfrakturen, Rippentumoren?
  - *Ruhe-EKG:* Hinweise auf eine koronare Herzkrankheit? ST-Hebungen (konvexbogige ST-Hebungen sprechen für Myokardinfarkt, konkavbogige eher für Perikarditis)?
  - *Sonographie:* Perikard-/Pleuraerguß, Arteriosklerose? Aortenaneurysma, Cholezystolithiasis, Choledocholithiasis, Pankreatitis?
  - *Echokardiographie:* Herzvitium, Kardiomyopathie?
  - *Lungenszintigraphie:* Indiziert bei klinischen und anamnestischen Hinweisen auf eine Lungenembolie; ggf. Pulmonalisangiographie.
  - *CT:* Bei fehlenden Infarkthinweisen, bestehender arterieller Hypertonie und V. a. Aortendissektion.
- **Ergänzende Untersuchungen:** Je nach klinischer Verdachtsdiagnose (siehe auch Tab. 19) bei stabilem Zustand des Patienten:
  - *Belastungs-EKG:* KHK?
  - *Myokardszintigraphie:* Bei unauffälligem Belastungs-EKG und weiter bestehendem V. a. KHK.
  - *Koronarangiographie:* Bei pathologischem Belastungs-EKG bzw. Myokardszintigraphie.
  - *Langzeit-EKG:* Herzrhythmusstörung?
  - *Gastroskopie:* Refluxösophagitis, Hiatushernie? Ulkuskrankheit?
  - *Ösophaguspassage* mit Kontrastmittel: Hiatushernie, Ösophagospasmus?
  - *Ösophagus-pH-Metrie:* Bei weiterhin bestehendem V. a. gastroösophagealen Reflux.
  - *Ösophagomanometrie:* Ösophagospasmus?
  - *Röntgen Wirbelsäule* in 2 Ebenen: Fehlstellung, Fehlhaltung, degenerative Veränderungen?

Thoraxschmerz (ICD: R 07.4)

Tabelle 19 Differentialdiagnose der Thoraxschmerzen

Verdachtsdiagnose	Wegweisende Untersuchungen
Kardiale Ursachen	
Angina pectoris (AP): Typischer retrosternaler Schmerz mit/ohne Ausstrahlung in linke Schulter/Arm. Besserung in Ruhe oder auf Nitroglycerin.	Ruhe-EKG, Belastungs-EKG, Koronarangiographie
Myokardinfarkt: Lang anhaltender heftiger Schmerz; Übelkeit, Angst, Dyspnoe	Ruhe-EKG, Herzenzyme
Herzvitien, bes. Aortenklappenstenose	Auskultation, RR-Amplitude, Echokardiographie
Hypertrophische Kardiomyopathie	Echokardiographie
Perikarditis, Perimyokarditis: Inspiratorische Schmerzverstärkung	Auskultation, EKG, Echokardiographie
Nichtkardiale Ursachen	
Dissezierendes Aneurysma der Aorta ascendens: Plötzlicher Vernichtungsschmerz	Röntgen-Thorax, CT, MRT
Spontanpneumothorax (s. S. 260)	Röntgen-Thorax
Pleuritis, Pleuropneumonie	Auskultation, Röntgen-Thorax
Lungenembolie, Lungeninfarkt	Röntgen-Thorax, Lungenszintigraphie
Pleuramesotheliom	Röntgen-Thorax, CT, MRT
Refluxösophagitis (s. S. 292):	Ösophaguspassage, Endoskopie
Ösophaguskarzinom (s. S. 285)	Ösophaguspassage, Endoskopie
Ösophagusdivertikel (s. S. 275)	Ösophaguspassage, Endoskopie
Achalasie (s. S. 289)	Ösophaguspassage, Endoskopie
Hiatushernie (s. S. 292)	Ösophaguspassage, Endoskopie
Ösophagusruptur (s. S. 283)	Ösophaguspassage, Endoskopie
Akute Pankreatitis (s. S. 363)	Oberbauchsonographie, Lipase
Subphrenischer Abszeß (s. S. 539)	Oberbauchsonographie

Tabelle 19 Fortsetzung

Verdachtsdiagnose	Wegweisende Untersuchungen
Nichtkardiale Ursachen	
Peptisches Ulkus (s. S. 308, 311)	Oberbauchsonographie
Cholezystitis (s. S. 353)	Oberbauchsonographie
Milzinfarkt (s. S. 186)	Oberbauchsonographie
Tumoren von Rippen und Sternum (Metastasen, Myelom, Leukämie)	Röntgen-Thorax
Sternumfraktur	Röntgen-Thorax
Herpes zoster	Klinik (Hautaffektionen)
Interkostalneuralgie	Ausschlußdiagnose
Vertebragene Thoraxschmerzen	Ausschlußdiagnose
Funktionelle Thoraxschmerzen	Ausschlußdiagnose

Dyspnoe (ICD: R 06.0)

Grundlagen

- **Definitionen:**
  - *Dyspnoe:* Subjektiv empfundene, erschwerte Atmung (= Atemnot).
  - *Orthopnoe:* Ausgeprägte Atemnot, die den Einsatz der Atemhilfsmuskulatur erforderlich macht.
  - *Stridor* (ICD: 06.1): Verschärftes Atemgeräusch., evtl. Pfeifen, mit Verlängerung der betreffenden Atemphase. Normales Verhältnis Inspiration : Exspiration in Ruhe = 1 :1,25.
    - Inspiratorisch oder gemischt: Larynx-, Trachealstenosen.
    - Exspiratorisch: Asthma bronchiale (Stenose der Bronchiolen).
- **Schweregradeinteilung** (nach WHO):
  I Keine Dyspnoe (auch nicht bei physiologischer Belastung).
  II Dyspnoe bei leichter Belastung (z. B. Gehen auf der Ebene).
  III Dyspnoe bei schwerer Belastung (z. B. Treppensteigen).
  IV Ruhedyspnoe.

Häufigste Ursachen

- **Akut:** (Spannungs-)Pneumothorax, Fremdkörperaspiration, Larynxödem, Lungenembolie, Lungenödem, Asthma bronchiale, Hyperventilationssyndrom.
- **Chronisch:** Linksherzinsuffizienz, chronisch-obstruktive Bronchitis, Lungenemphysem.

Diagnostisches Vorgehen

- **Diagnostisches Vorgehen bei akuter Dyspnoe (Notfalldiagnostik):**
  - Kurze orientierende *Anamnese* oder Fremdanamnese.
  - *Klinische Untersuchung:* Häufig typische wegweisende Symptome:
    - Einseitig aufgehobenes Atemgeräusch, evtl. akute Thoraxschmerzen: Pneumothorax.
    - Dyspnoe nach Aspiration, z. B. Nahrung: Verlegung der Atemwege.
    - In-/exspiratorischer Stridor, Z.n. Insektenstich, Virusinfekt: Larynxödem.
    - „Brodeln" über der Lunge, weißlich-schaumiger Auswurf: Alveoläres Lungenödem.
    - Giemen, leises Atemgeräusch: Asthmaanfall.
    - Guter Allgemeinzustand, Pfötchenstellung, Parästhesien: Hyperventilationssyndrom.
  - *Röntgen-Thorax:*
    - Pneumothorax: Saum ohne Lungengefäßzeichnung bis zum kompletten Lungenkollaps; bei Spannungspneumothorax Mediastinalverlagerung zur gesunden Seite.
    - Lungenödem: Symmetrische schmetterlingsförmige Verschattung perihilär und in den Unterfeldern.
    - Asthma bronchiale: Überblähte (vermehrt strahlentransparente) Lungen, tiefstehendes Zwerchfell.
  - *Ruhe-EKG:*
    - Lungenödem: Evtl. Linksherzbelastungszeichen.
    - Asthma bronchiale: Evtl. Rechtsherzbelastungszeichen.
    - Lungenembolie: Evtl. Rechtsherzbelastungszeichen.

- *Blutgasanalyse (BGA):* Initiale Veränderungen:
  - Lungenödem: Hypoxämie.
  - Asthma bronchiale: Hypoxämie mit oder ohne Hyperkapnie.
  - Lungenembolie: Hypoxämie, Hypokapnie.
  - Hyperventilationssyndrom: Hypokapnie.
- *Labor:* Mindestens Blutbild, Gerinnungsstatus, Elektrolyte, Kreatinin, CK, CK-MB, GOT, LDH:
  - Myokardinfarkt als Ursache des Lungenödems: Herzenzyme erhöht.
  - Nierenversagen als Ursache des Lungenödems: Kreatinin erhöht.
  - Lungenembolie: Evtl. LDH erhöht.

➤ **Diagnostisches Vorgehen bei chronischer Dyspnoe:**
- *Anamnese:* Zeitpunkt des Auftretens, Belastungsfähigkeit, Vorerkrankungen, begleitende Symptome (z.B. Husten, s. S. 161; Thoraxschmerzen, s. S. 155; Fieber, s. S. 143).
- *Klinische Untersuchung:* Stridor, Tachypnoe, Zyanose, Ödeme, Emphysemthorax, Hinweise auf chronische Hypoxie (Trommelschlegelfinger, Uhrglasnägel)? Mund- und Racheninspektion, Blutdruckmessung, Herzauskultation, Auskultation und Perkussion der Lunge:
  - Gedämpfte Klopfschmerzen, abgeschwächtes oder aufgehobenes Atemgeräusch: Pleuraerguß.
  - Inspiratorischer Stridor: Larynx-/Trachealstenose.
  - In-/exspiratorische feinblasige Rasselgeräusche: Linksherzinsuffizienz.
  - Verkürzter Klopfschall, verschärftes Atemgeräusch, Knisterrasseln: Pneumonisches Infiltrat.
  - Giemen und Brummen, leises Atemgeräusch: Asthma bronchiale.
  - Beidseits sehr leises Atemgeräusch ohne Nebengeräusche: Lungenemphysem.
- *Röntgen-Thorax* in 2 Ebenen.
- Ruhe-EKG.
- *Labor:* Blutbild, CRP, BGA.
- Lungenfunktion.
- Ergänzende Untersuchungen je nach Verdachtsdiagnose (s. Tab. 20).

Tabelle 20 Differentialdiagnose der Dyspnoe

Verdachtsdiagnose	Wegweisende Untersuchungen
Kardiovaskuläre Ursachen	
Herzinsuffizienz bei KHK, Myokardinfarkt, Herzvitien, Perikarditis, Rhythmusstörungen	Ruhe-EKG, Röntgen-Thorax, Echokardiographie
Lungenembolie	Röntgen-Thorax, Lungenszintigraphie, ggf. Pulmonalisangiographie
Bronchopulmonale Ursachen	
Asthma bronchiale, chronische Bronchitis, Lungenemphysem	Auskultation, Röntgen-Thorax, Lungenfunktion

Dyspnoe (ICD: R 06.0)

Tabelle 20 Fortsetzung

Verdachtsdiagnose	Wegweisende Untersuchungen
Bronchopulmonale Ursachen	
Pneumonie	Röntgen-Thorax
ARDS	Röntgen-Thorax
Z.n. Lungenresektion	Röntgen-Thorax, Lungenfunktion
Interstitielle Lungenerkrankung	Röntgen-Thorax, Lungenfunktion
Bronchialkarzinom (s. S. 268)	Röntgen-Thorax, Bronchoskopie
Atelektase	Röntgen-Thorax, Bronchoskopie
Fremdkörperaspiration	Röntgen-Thorax, Bronchoskopie
Pleurale Ursachen	
Pleuraerguß (s. S. 167)	Röntgen-Thorax, Sonographie
Pleuratumoren (z. B. Mesotheliom)	Röntgen-Thorax, Sonographie
Pneumothorax (s. S. 260)	Röntgen-Thorax, Sonographie
Obstruktion der oberen Atemwege	
Larynxerkrankungen	HNO-Konsil, Röntgen-Thorax, CT
Tracheomalazie bei Struma, narbige oder tumoröse Tracheastenose (s. S. 218)	Röntgen-Thorax, Tracheazielaufnahme, CT
Mediastinaltumoren	Röntgen-Thorax, Tracheazielaufnahme, CT
Sonstige Ursachen	
Anämie	Blutbild
Fieber	Körpertemperaturmessung
Metabolische Azidose (z. B. Urämie, diabet. Koma)	BGA
Gravidität, Adipositas, Aszites	Klinik, Sonographie
Hyperthyreose (s. S. 222)	TSH-basal
Hyperventilationssyndrom	Klinik, BGA
Neuromuskuläre Erkrankungen (Myasthenia gravis, Guillain-Barré-Syndrom u. a.)	Neurologische Untersuchung Myasthenia gravis: Nachweis von Auto-Ak gegen Acetylcholinrezeptoren Guillain-Barré-Syndrom: Liquoruntersuchung, Nervenleitgeschwindigkeit

Grundlagen

- **Definition:** Mechanismus zur Selbstreinigung der Atemwege.
- Häufiges Symptom akuter banaler Infekte oder bei Rauchern. Abklärungsbedürftigkeit besteht bei länger als 3 Wochen anhaltendem Husten oder Auftreten zusätzlicher Symptome wie Dyspnoe, Fieber oder Hämoptisen.

Häufigste Ursachen

- **Akut:** Akute virale Infekte der oberen Luftwege.
- **Chronisch:** Chronische Bronchitis (vor allem Raucherhusten), chronisch-obstruktive Bronchitis, Asthma bronchiale, chronische Entzündungen der Nasennebenhöhlen.

Diagnostisches Vorgehen

- **„Hustenanamnese":**
  - *Nicht-poduktiver Reizhusten:* z.B. bei Pneumothorax, Lungenembolie, Bronchialkarzinom, akuter Tracheitis, Inhalationstrauma, Pneumonie, Einnahme von ACE-Hemmern, Linksherzinsuffizienz.
  - *Produktiver Husten mit Auswurf* (ICD: R 09.3):
    - Gelb-grünes, eitriges Sputum: z.B. bei chronischer Bronchitis, bakterieller Pneumonie, fortgeschrittener Tbc, Bronchialkarzinom.
    - Bräunliches Sputum: z.B. bei Pneumokokkenpneumonie, chronischer Linksherzinsuffizienz.
    - Blutiges Sputum: Hämoptyse, s. S. 164.
    - Dreischichtiges Sputum (Schleim/Eiter/Blut) mit morgendlicher „maulvoller Expektoration": Bronchiektasen.
    - Zähes, glasiges Sputum: Asthma bronchiale.
    - Schaumiges, rötliches Sputum: Kardiales Lungenödem.
    - Faulig riechendes Sputum (Anaerobier): Abszedierende Pneumonien, Bronchiektasen, zerfallende Tumoren.
  - *Zeitliches Auftreten, Hustencharakter:*
    - Morgendlicher Husten: z.B. bei Bronchiektasien, chronischer Bronchitis.
    - Nächtlicher Husten: Gastroösophagealer Reflux, Linksherzinsuffizienz.
    - Postprandialer Husten: Ösophagusdivertikel, tracheoösophageale Fistel, neurogene Schluckstörungen.
    - Anfallsweise auftretender Husten mit inspiratorischem Stridor: Pertussis (Keuchhusten).
    - Bellender Husten (Krupphusten): Beteiligung von Larynx oder Epiglottitis.
    - Räuspern: Reizung der Pharynxhinterwand, z.B. Pharyngitis.
- **Allgemeine Anamnese:**
  - Zusätzliche Symptome: z.B. Dyspnoe, Thoraxschmerzen, Gewichtsverlust, Leistungsknick, Fieber?
  - Nikotinabusus (wie viel, seit wann?), Medikamenteneinnahme?
  - Berufsanamnese.
- **Klinische Untersuchung:**
  - Allgemeinzustand, Zyanose, Dyspnoe? Hinweise auf chronische Hypoxie (Trommelschlegelfinger, Uhrglasnägel)?
  - Auskultation und Perkussion der Lungen.

Husten (ICD: R 05)

- **Obligate Untersuchungen:** Indiziert bei jedem unklaren akuten Husten mit schwerem Krankheitsbild und jedem > 3 Wochen anhaltenden Husten:
  - *Röntgen-Thorax* in 2 Ebenen.
  - *Labor:* Blutbild, CRP, BGA.
  - Sputumuntersuchung.
  - V.a. Tbc: Mikroskopie und Kultur von Sputum und Magensaft.
  - Lungenfunktion.
- **Ergänzende Untersuchungen:** Je nach Verdachtsdiagnose (siehe auch Tab. 21), z.B.:
  - Bronchoskopie.
  - HNO-Konsil, Röntgen-NNH.
  - Ösophaguspassage mit Kontrastmittel.
  - Lungenszintigraphie.

Tabelle 21 Differentialdiagnose des Hustens

Verdachtsdiagnose	Wegweisende Untersuchungen
Akuter Husten	
Akute Bronchitis (meist Virusinfektion: z. B. Influenza, Parainfluenza, Rhino-, Adenoviren; seltenere Bakterien)	Klinik, Verlauf
Pneumonie	Röntgen-Thorax
Lungenembolie	Röntgen-Thorax, Lungenszintigraphie, ggf. Pulmonalisangiographie
Linksherzinsuffizienz	Röntgen-Thorax, EKG
Pneumothorax (s. S. 260)	Röntgen-Thorax
Fremdkörperaspiration	Anamnese, Röntgen-Thorax, Bronchoskopie
Inhalationstrauma	Anamnese
Husten > 3 Wochen	
Chronische Bronchitis, Asthma bronchiale	Anamnese, Klinik, BGA, Lungenfunktion
Exogen-allergische Alveolitis	Berufsanamnese, Röntgen-Thorax, Lungenfunktion, bronchoalveoläre Lavage
Pneumonie	Röntgen-Thorax
Bronchialkarzinom (s. S. 268)	Röntgen-Thorax, Bronchoskopie
Linksherzinsuffizienz	Röntgen-Thorax, EKG

Tabelle 21 Fortsetzung

Verdachtsdiagnose	Wegweisende Untersuchungen
Husten > 3 Wochen	
ACE-Hemmer-Einnahme	Anamnese
Chronische Sinusitis/Rhinitis	Röntgen-NNH
Bronchiektasen	Anamnese, CT
Tbc	Sputum-Diagnostik, Röntgen-Thorax
Sarkoidose	Röntgen-Thorax
Refluxösophagitis (s. S. 292)	Anamnese, Ösophaguspassage, Endoskopie
Ösophagusdivertikel (s. S. 275)	Anamnese, Ösophaguspassage, Endoskopie
Psychogen	Ausschlußdiagnose

Lungenblutung (ICD: R 04.2)

Grundlagen

- **Definitionen:**
  - *Hämoptoe* (= Lungenblutung): Aushusten von reinem (schaumigem) Blut, ohne Berücksichtigung der Blutmenge.
  - *Hämoptyse:* Aushusten von blutig tingiertem Sputum (häufig bei akuter Bronchitis und bei Bronchuskarzinom).
  - ✓ *Beachte:* Differenzierung der Lungenblutung vom Ausspucken von Blut aus dem Nasenrachenraum und vom Bluterbrechen (Hämatemesis).

Häufigste Ursachen

- Akute und chronische Bronchitis, Bronchialkarzinom, Tuberkulose, Bronchiektasien.

Diagnostisches Vorgehen

- **Anamnese:**
  - Vorerkrankungen des Herzens, der großen Gefäße oder Lunge? Bekanntes Karzinom im thorakalen Bereich? Nikotinabusus (seit wann, wieviel)?
  - Zusätzliche Symptome wie z. B. Fieber, Dyspnoe, Thoraxschmerzen, Gewichtsverlust, Leistungsknick?
- **Klinische Untersuchung:**
  - Allgemeinzustand, Zyanose, Dyspnoe? Hinweise auf chronische Hypoxie (Trommelschlegelfinger, Uhrglasnägel)?
  - Inspektion von Mund, Nase, Rachen: Blutungsquelle lokalisierbar?
  - Inspektion des ausgehusteten Blutes: Frisch, koaguliert, schaumig, andere Beimengungen?
  - Auskultation und Perkussion der Lungen.
- **Obligate Untersuchungen:**
  - *Röntgen-Thorax d.-v. und seitlich:* Tumor? Atelektase? Kaverne?
  - *Bronchoskopie:* Wenn möglich, Durchführung während der Blutung (starres, offenes Bronchoskop!): Lokalisation der Blutung, Ursache?
  - *Labor:* Gerinnungsstatus, Blutbild, BGA, Kreatinin, Urinstatus.
  - *Sputumuntersuchung:* Tbc, Mikroskopie, Kultur.
  - EKG.
  - HNO-Konsil.
- **Ergänzende Untersuchungen:** Je nach Verdachtsdiagnose (siehe auch Tab. 22):
  - *Bronchographie* (Durchführung nur im blutungsfreien Intervall): Bronchiektasen? Füllungsdefekt (Karzinoid)? Kaverne?
  - CT, MR.

Tabelle 22 Differentialdiagnose der Lungenblutung

Verdachtsdiagnose	**Wegweisende Untersuchungen**
Entzündliche Ursachen	
Akute/chronische Bronchitis	Auskultation
Pneumonie	Auskultation, Röntgen-Thorax
Bronchiektasen	Auskultation, Röntgen-Thorax, Bronchographie
Lungenabszeß	Auskultation, Röntgen-Thorax
Tbc	Tbc-Diagnostik, Röntgen-Thorax
Tumoren	
Bronchuskarzinom (s. S. 268)	Röntgen-Thorax, Bronchoskopie
Bronchuskarzinoid	Röntgen-Thorax, Bronchoskopie
Tracheatumor (Zylindrom)	Röntgen-Thorax, Bronchoskopie
Durchbrechendes Ösophaguskarzinom (s. S. 285)	Röntgen-Thorax, Gastro-Ösophagoskopie
Sonstige Ursachen	
Lungenembolie, Lungeninfarkt	Röntgen-Thorax, Lungenszintigraphie
Aortenaneurysma mit Läsion der Bronchien	Röntgen-Thorax, CT, MRT
Linksherzinsuffizienz	Röntgen-Thorax, EKG
Trauma: Fremdkörperaspiration, stumpfes Thoraxtrauma (s. S. 263)	Anamnese, Röntgen-Thorax
Iatrogen: Nach Bronchoskopie, Biopsie, Punktionen	Anamnese
Hämorrhagische Diathesen	Gerinnungsstatus, Blutungszeit
Blutungen aus Mundhöhle oder HNO-Bereich	Untersuchungsbefund, HNO-Konsil

Lungenblutung (ICD: R 04.2)

Sofortmaßnahmen, konservative und interventionelle Therapie

- **Sofortmaßnahmen bei massiver Blutung:**
  - Seitenlagerung (auf die befallene Seite!) und Kopftieflage zur Verhinderung einer Blutaspiration in die gesunde Seite.
  - Bilanzierte Volumentherapie, ggf. Substitution von Blut und Frischplasma.
  - Sedierende Medikation (z. B. Diazepam 5 – 10 mg i. v.).
  - Evtl. hustendämpfende Medikation (Codein). Das Blut soll vom Patienten vorsichtig herausgeräuspert werden. Heftiges Husten ist unbedingt zu vermeiden!
  - Bronchoskopie (mit dem starren Bronchoskop): Absaugen des Blutes, Feststellen der Lokalisation und der Ursache, evtl. Blockade des betreffenden Bronchus mit Ballonkatheter.
  - Anschließend evtl. in gleicher Narkose notfallmäßige Operation (s. u.).
- **Konservative Therapie:**
  - *Indikationen:*
    - Frische Einschmelzung.
    - Antikoagulation.
    - Mitralstenose.
  - *Maßnahmen:*
    - Bettruhe.
    - Hustendämpfende Medikation.
    - Wenn nötig, Konektur der Blutgerinnung.
    - Gezielte tuberkulostatische bzw. antibiotische Therapie.
- **Interventionelle Therapie:** Bronchoskopie.

Operative Therapie

- **Indikation:** Jede Lungenblutung, mit Ausnahme der einmaligen Blutung aus einer frischen Einschmelzung (tuberkulös oder unspezifisch) und der Blutung infolge eines extrapulmonalen Grundleidens.
- **Operationsprinzipien:** Abhängig vom Grundleiden!
  - In der Regel Resektion nach den Richtlinien der kurativen Operation des betreffenden Leidens (Bronchiektasen, Bronchuskarzinoid, Bronchuskarzinom, s. S. 268).
  - Bei ungesichertem Grundleiden, aber lokalisierter Blutungsquelle: Lobektomie.
- **Nachbehandlung:**
  - Abhängig vom Grundleiden und der Art des durchgeführten Eingriffs!
  - *Arbeitsunfähigkeit:* Viele Wochen.

Prognose

- Die massive Lungenblutung hat per se eine beträchtliche Letalität, sofern nicht rasch und konsequent behandelt wird.

Grundlagen

- **Definitionen:**
  - *Pleuraerguß:* Flüssigkeitsansammlung in der Pleurahöhle.
  - *Pleuraempyem:* Eitriger Pleuraerguß (> 15.000/µl Leukozyten, Nachweis einer bakteriellen Besiedlung).
  - *Chylothorax:* Lymphflüssigkeit in der Pleurahöhle (milchige Färbung, Fettanteil > 4 g/l).
  - *Hämatothorax:* Blutansammlung in der Pleurahöhle (Hkt > 50% des peripheren Blutes).
- **Differenzierung zwischen Transsudat und Exsudat:**
  - *Transsudat:* Nicht entzündlicher, meist seröser Erguß. Entstehung durch lokale Stauung, abnorme kapilläre Durchlässigkeit oder pathologischen Eiweißgehalt des Serums.
  - *Exsudat:* Entzündlich bedingtr Austritt von Flüssigkeit und Zellen. Unterschiedliche Zusammensetzung: serös, eitrig, fibrinös, hämorrhagisch.
  - Siehe auch Tab. 23.

✓ **Beachte:** Im Röntgenbild sind Ergußmengen erst ab ca. 200 ml nachweisbar; bei Sonographie sind bereits sehr geringe Mengen erkennbar.

Häufigste Ursachen

- **Transsudat:** Herzinsuffizienz, Leberzirrhose, chronische Niereninsuffizienz.
- **Exsudat:** Bakterielle Infektionen, Malignome, Lungenembolie.

Diagnostisches Vorgehen

- **Anamnese:**
  - Vorerkrankungen, Traumen?
  - Zusätzliche Symptome wie z. B. Fieber, Dyspnoe, Husten, Auswurf, Gewichtsverlust, Leistungsknick?
- **Klinische Untersuchung:**
  - Allgemeinzustand, Zyanose, Dyspnoe, Ödeme, Aszites? Hinweise auf chronische Hypoxie (Trommelschlegelfinger, Uhrglasnägel)?
  - Herzauskultation, Auskultation und Perkussion der Lungen.
- **Obligate Untersuchungen:**
  - *Labor:* CRP, Blutbild, Differentialblutbild, Blutzucker, Gerinnungsstatus, Elektrolyte, Transaminasen, LDH, Lipase, Gesamteiweiß, Kreatinin, Urinstatus.
  - Röntgen-Thorax in 2 Ebenen.
  - *Sonographie:* Differenzierung Erguß/solider Pleuraprozeß.
  - *Diagnostische Pleurapunktion* (s. S. 58): Indiziert bei jedem Pleuraerguß unklarer Genese. Untersuchungen im Punktat:
    - Spezifisches Gewicht, Gesamteiweiß (GE), LDH, Glukose, Leukozyten, Erythrozyten, Triglyzeride, Lipase.
    - Bakterielle Diagnostik (Blutkulturflasche).
    - Tbc-Diagnostik (natives Material ohne Zusätze).
    - Zytologie.
    - Differenzierung Transsudat – Exsudat im Pleuraerguß, siehe Tab. 23.
- **Ergänzende Untersuchungen:** Je nach Verdachtsdiagnose (s. Tab. 24).

  ✓ *Beachte:* Ein blutiger Erguß ist bis zum Beweis des Gegenteils tumorverdächtig!

Pleuraerguß (ICD: J 90)

Tabelle 23 Differenzierung Transsudat – Exsudat im Pleuraerguß

Parameter	Transsudat	Exsudat
Spez. Gewicht	< 1015	> 1015
Gesamteiweiß (GE)	< 30 g/l	> 30 g/l
GE-Punktat/GE-Serum	< 0,5	> 0,5
LDH	< 200 U/l	> 200 U/l
LDH-Punktat/LDH-Serum	< 0,6	> 0,6
Glukose	wie im Blut	bei Infektionen niedriger als im Blut
Leukozyten	< 1000/ μl	meist > 1 000 μl
Erythrozyten	< 10.000/ μl	Malignom, Trauma, Lungenembolie: oft > 100.000 μl

Tabelle 24 Differentialdiagnose des Pleuraergusses

Verdachtsdiagnose	Wegweisende Untersuchungen
Meist Transsudat	
Herzinsuffizienz unterschiedlicher Genese	Echokardiographie
Hypoproteinämie	Albumin
Leberzirrhose	Transaminasen
Nephrotisches Syndrom, Urämie (s. S. 465)	Urinstatus, Kreatinin
Mangelernährung, Malassimilation	Klinik
Exsudative Enteropathie	Klinik, α_1-Antitrypsin im Stuhl
Meist Exsudat	
Malignome	
Metastasen (v. a. Mamma-, Bronchialkarzinom; s. S. 251, 268)	Tumorsuche
Maligne Lymphome	Lymphomsuche, Sonographie, CT
Pleuramesotheliom	Röntgen-Thorax, Sonographie, CT, Biopsie

Tabelle 24 Fortsetzung

Verdachtsdiagnose	Wegweisende Untersuchungen
Meist Exsudat	
Infektionen (bei bakterieller Genese häufig Pleuraempyem)	
Tbc	Röntgen-Thorax, Sputumuntersuchung
Pneumonie	Röntgen-Thorax
Iatrogen nach Pleurapunktion	Anamnese
Lungenembolie	Lungenszintigraphie
Sonstige Ursachen	
Posttraumatisch, postoperativ, Dressler-Syndrom nach Myokard-infarkt	Anamnese
Kollagenosen	antinukleäre Antikörper
Pankreatitis (s. S. 363)	linksseitiger Erguß, Lipase
Subphrenischer Abszeß	Sonographie
Meigs-Syndrom	Sonographie: Ovarialtumor, Aszites
Myxödem	TSH-basal, hoher Eiweißgehalt im Punktat
Chylothorax	
Verletzung des Ductus thoracicus (traumatisch, postoperativ)	Anamnese
Störung des Lymphabflusses durch Malignome	CT
Kongenitale Lymphgefäßdysplasien (selten)	CT

Lungenrundherd (ICD: gutartig D 14.3, bösartig C 34.9)

Grundlagen

- **Definition:** Umschriebenes, intrapulmonales ovales oder runde Verschattung unterschiedlicher Begrenzung, Dichte und Homogenität mit einem Durchmesser von 1 – 4 cm im Thorax-Röntgenbild in 2 Ebenen (oder CT).
- **Auftreten:** Rundherde können solitär oder multipel auftreten.
- **Radiologische Kriterien:**
  - *Kriterien der Benignität:*
    - Größe < 3 cm.
    - Scharfe Begrenzung.
    - Verkalkungen: typischerweise zentral gelegen, laminär aufgebaut, diffus oder mit „Popcornmuster“. Zarte Verkalkungen können einer konventionellen Röntgenaufnahme entgehen.

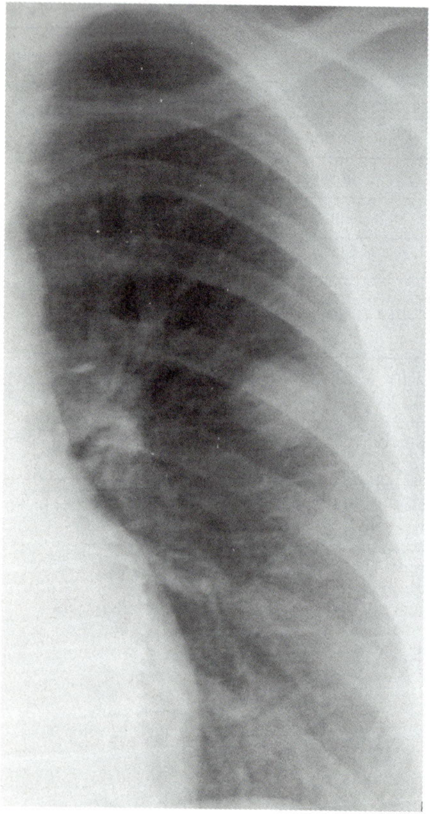

Abb. 56 Lungenrundherd (Hamartom).

   - Volumenverdopplungszeit (nur bei Vergleich mit Voraufnahme): > als 400 Tage.
   - Bei einem solchen Befund ist die Wahrscheinlichkeit eines malignen Befundes < 1%.
- *Kriterien der Malignität:*
   - Größe von ≥ 3 cm.
   - Multiple Rundherde.
   - Selten Verkalkungen; wenn vorhanden, häufig exzentrisch gelegen.
   - Unregelmäßige Oberfläche.
   - Ausläufer in das umgebende Parenchym.
   - „Tumornabel".
   - Volumenverdoppelungszeit 20 – 400 Tage.

Häufigste Ursachen

- Bronchialkarzinom, Metastase.
- Tuberkulom.
- Benigne Tumoren, Hamartom.

Diagnostisches Vorgehen

- **Anamnese:** Rezidivierende Pneumonien (häufig Primärsymptom)?, Reizhusten, Dyspnoe, Fieber, Nachtschweiß, Hämoptyse, Appetitverlust, Gewichtsabnahme, Thoraxschmerzen, Nikotinabusus (seit wann, wieviel?).
- **Klinische Untersuchung:**
  - Allgemeinzustand, Zyanose, Dyspnoe, Ödeme, Aszites? Hinweise auf chronische Hypoxie (Trommelschlegelfinger, Uhrglasnägel)?
  - Herzauskultation, Auskultation und Perkussion der Lungen.
- **Obligate Untersuchungen:**
  - *CT:* Ausdehnung, Hilusbefall, morphologische Beurteilung:
    - Homogen, scharf begrenzt: Chondromatöses Hamartom, Metastase, Echinokokkus.
    - Zentrale Einschmelzung: Tuberkulom, Pflasterzellkarzinom, Abszeß.
    - Luftsaum: Aspergillom.
    - Verkalkung: Tuberkulom, Hamartom, Metastasen.
    - Polyzyklisch: Karzinom, AV-Aneurysma.
    - Unscharf begrenzt, feine Ausläufer: Bronchuskarzinom.
    - Multipel: Metastasen, Infektionen, Wegener-Granulomatose.
  - *Bronchoskopie:* Tumor? Stenose? Kompression von außen?
  - *Histologische Untersuchung:* Bronchoskopische Biopsie; evtl. transbronchiale Punktionsbiopsie. Zytologie aus Bürstenabstrich und Spülwasser.
  - *Lungenfunktionsprüfung* (s. S. 19): Beurteilung von Vitalkapazität, Atemgrenzwert, Sekundenkapazität. Bereits eingeschränkte Lungenfunktion?
  - *Labor:* Blutbild, Leberwerte, Tumormarker CEA, SCC, NSE.
- **Ergänzende Untersuchungen:** Je nach Verdachtsdiagnose (siehe auch Tab. 25):
  - *Zytologische Sputumuntersuchung:* Morgensputum von 3 Tagen.
  - *Transkutane Feinnadelpunktion* (unter Durchleuchtungskontrolle oder CT-gesteuert) und Zytologie: Indiziert bei peripheren Befunden.
  - *Mediastinoskopie:* Indiziert bei Verdacht auf Mediastinumbefall und Grenzfällen bezüglich der Operationsindikation.

- *Skelettszintigraphie:* Metastasensuche bei gezielter Indikation, fraglicher Operationsindikation, als Grundlage für wissenschaftliche Auswertung u. a.
- *Ergometrie mit Blutgasanalyse:* Indiziert bei fraglicher allgemeiner Operabilität.
- *Seitengetrennte Perfusions-Ventilations-Szintigraphie:* Indiziert bei fraglich genügender Lungenfunktion.

Differentialdiagnose

Tabelle 25 Differentialdiagnose des Lungenrundherdes

Verdachtsdiagnose	Wegweisende Untersuchungen
Tumoren	
Chondromatöses Hamartom	CT
Gutartiges Chondrom, Fibrom, Osteom	CT
Benignes Interlobär-Mesotheliom	CT, Sonographie
Bronchuskarzinom (s. S. 268)	CT, Bronchoskopie
Bronchuskarzinoid	CT, Bronchoskopie
Metastase	CT, Bronchoskopie
Infektionen	
Lungenabszeß	CT, Bronchoskopie
Tuberkulom	CT, Tbc-Diagnostik
Aspergillom	CT
Nocardiose	CT
Echinococcus granulosus (s. S. 332)	CT
Vaskulär	
Lungeninfarkt (orthograd getroffen)	Klinik, Lungenszintigraphie
Sonstige Ursachen	
Bronchogene Zyste	CT
Wegener-Granulomatose	CT
Arteriovenöses Aneurysma	CT
Interlobärerguß	Sonographie, CT
Hämatom	Sonographie, CT

Grundlagen

- **Diffuse Mediastinalverbreiterung:** Häufig bei Adipositas; vorgetäuscht durch Röntgenbild mit a.-p.-Strahlengang bei liegendem Patienten.
- **Umschriebene Mediastinalverbreiterung:** Als „Mediastinaltumoren" werden alle Prozesse bezeichnet, die röntgenologisch zu einer umschriebenen Mediastinalverschattung führen.

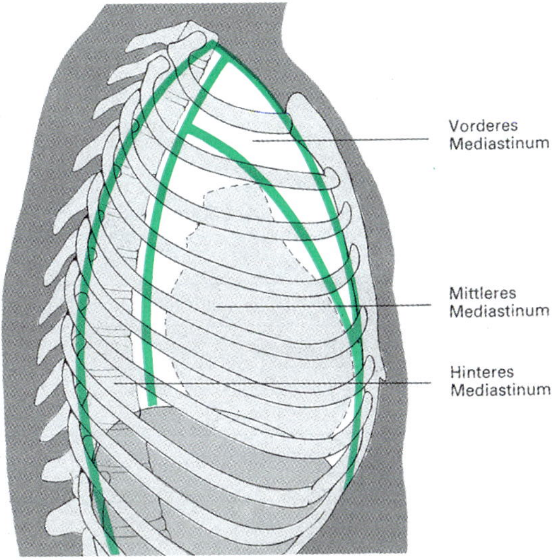

Abb. 57 Topographie des Mediastinums im Seitenbild.

Häufigste Ursachen

- Lymphknotenvergrößerungen (entzündlich, neoplastisch, granulomatös).
- Neurogene Tumoren, Thymome, intrathorakale Struma.

Diagnostisches Vorgehen

- **Anamnese:** Häufig Zufallsbefund bei symptomlosen Patienten! Husten, Schmerzen, Dyspnoe, Fieber, Nachtschweiß, Hämoptyse, Appetitverlust, Gewichtsabnahme?
- **Klinische Untersuchung:**
  - Einflußstauung?
  - Allgemeinzustand, Zyanose, Dyspnoe, Ödeme, Aszites? Hinweise auf chronische Hypoxie (Trommelschlegelfinger, Uhrglasnägel)?
  - Herzauskultation, Auskultation und Perkussion der Lungen.

Mediastinalverbreiterung

- **Obligate Untersuchungen:**
  - Thorax-Röntgen in zwei Ebenen (dorso-ventral und seitlich).
  - *CT:* Lokalisation, Ausdehnung, Hilusbefall, betroffene Strukturen?
  - *Bronchoskopie:* Tumor? Stenose? Kompression von außen?
  - *Labor:* Blutbild, Leberwerte, Tumormarker CEA, SCC, NSE.
- **Ergänzende Untersuchungen:** Je nach Verdachtsdiagnose (siehe auch Tab. 26):
  - *Schilddrüsendiagnostik* (s. S. 8): fT_3, fT_4, TSH basal.
  - *Zytologische Sputumuntersuchung:* Morgensputum von 3 Tagen.
  - Ggf. *Mediastinoskopie.*
  - *MR:* bessere Beurteilbarkeit der Gewebe als CT.
  - Tumormarker, insbesondere HCG.

Differentialdiagnose

Tabelle 26 Differentialdiagnose der umschriebenen Mediastinalverbreiterung nach der Lokalisation

Verdachtsdiagnose	Wegweisende Untersuchungen
Vorderes Mediastinum	
Struma retrosternalis (s. S. 218)	Klinik, TSH, Schilddrüsenszintigraphie
Thymom (30 % maligne)	CT, Histologie
Keimzelltumoren (adultes Teratom, Teratokarzinom, Dermoidzyste).	CT, Tumormarker, Histologie
Malignes Lymphom (insbes. Morbus Hodgkin)	CT, Biopsie, Histologie
Lipom	CT, Histologie
Fibrom	CT, Histologie
Mittleres Mediastinum	
Lymphknotenaffektion (Karzinommetastasen, malignes Lymphom, Morbus Boeck)	CT, Biopsie, Histologie
Perikardzyste	CT, Histologie
Bronchogene Zyste	CT, Histologie
Angiom	
Hinteres Mediastinum	
Neurogene Tumoren (Neurinom, Schwannom, Neurofibrom, Neuroblastom, Ganglioneurom, Sympathoblastom, Sympathogoniom)	CT, Histologie

Tabelle 26 Fortsetzung

Verdachtsdiagnose	Wegweisende Untersuchungen
Hinteres Mediastinum	
Enterogene Zyste	
Vortäuschung von Mediastinaltumoren (insbesondere, wenn nur ein Röntgenbild mit dorsoventralem oder anteroposteriorem Strahlengang zur Verfügung steht)	
Aortenaneurysma	CT, Kontastmitteldarstellung
Herzwandaneurysma	CT
Zentrales oder infiltrierendes Bronchuskarzinom (s. S. 268)	CT, Bronchoskopie, Biopsie
Tracheatumor (adenoid-zystisches Karzinom = Zylindrom)	CT, Bronchoskopie, Biopsie
Ösophaguserkrankungen (Divertikel, Leiomyom; s. S. 275)	Röntgenkontrastuntersuchung, Ösophagogastroskopie
Hiatushernie (s. S. 292)	Röntgenkontrastuntersuchung, CT
Lumbokostale Zwerchfellhernie (Bochdalek; s. S. 273)	CT
Sternkostale Zwerchfellhernie (Morgagni; s. S. 273)	CT
Mediastinale Pankreaspseudozyste (s. S. 372)	CT
Kyphoskoliose	Klinik

Dysphagie (ICD: R 13)

Grundlagen

- **Definition:** Subjektives Gefühl der Schluckstörung.
- **Symptomatik:** Aus den Angaben des Patienten lassen sich immer 2 subjektiv gewertete Komponenten herausschälen:
  - Ein *Gefühl des Steckenbleibens der Nahrung* während des Schluckakts oder ein Gefühl der verlangsamten Passage; im Extremfall ein Wiederhochsteigen der geschluckten Nahrung (Regurgitation), evtl. verbunden mit Aspiration von Nahrungsbestandteilen.
  - *Schmerzen, stechende Sensationen* oder unangenehmes Gefühl beim Schlucken; evtl. auch retrosternales Brennen.

Häufigste Ursachen

- Entzündliche, narbige oder maligne Stenosen im Ösophagus inkl. Kardia.
- Motorische Schluckstörungen durch neuromuskuläre Erkrankungen.

Diagnostisches Vorgehen

- **Anamnese:** In ca. 75–80% der Fälle kann die Diagnose allein durch die Anamnese gestellt werden!
  - Vorerkrankungen, z. B. bekannte Refluxkrankheit, neuromuskuläre Erkrankungen, z.n. apoplektischem Insult?
  - *Schluckbeschwerden abhängig von der Nahrungskonsistenz?*
    - Schluckbeschwerden nur bei fester Nahrung: Bei Einengung des Ösophaguslumens durch peptische Stenosen, Karzinome, extraluminale Prozesse.
    - Schluckbeschwerden bei fester und flüssiger Nahrung: Bei Motilitätsstörungen (diffuser Ösophagospasmus, Achalasie, Sklerodermie) oder Zenker-Divertikel.
  - *Zeitlicher Verlauf der Schluckbeschwerden:*
    - Intermittierende Beschwerden: Bei rezidivierenden Ösophagitiden, diffusem Ösophagospasmus, Zenker-Divertikel.
    - Konstante, langsam zunehmende Dysphagie: Bei Ösophaguskarzinom, peptischen Stenosen.
  - *Im Vordergrund stehende Beschwerden:*
    - Obstruktionsgefühl: Bei Einengung des Ösophagus durch Ösophaguskarzinom, peptische Stenosen, extraluminalen Prozessen.
    - Odynophagie: Bei entzündlichen Prozessen oder intermittierend mit heftigen Schmerzen bei diffusem Ösophagospasmus.
    - Regurgitation: Bei Ösophagusstenosen, Achalasie (ca. 30–60 Sekunden nach Schluckvorgang), Zenker-Divertikel (häufig nächtlich oder nach längerem Zeitintervall), neuromuskulären Schluckstörungen (sofort).
  - *Zusätzliche Symptome* wie z. B. Fieber, Dyspnoe, Thoraxschmerzen, Gewichtsverlust, Leistungsknick?
- **Klinische Untersuchung:**
  - Inspektion von Mund und Rachen, Beobachtung des Schluckvorganges (Probeschluck mit Wasser). Foetor ex ore?
  - Allgemeinzustand; ggf. tastbare Halslymphknoten?

➤ **Obligate Untersuchungen:**
- *Röntgenuntersuchung mit Kontrastmittel:* Ein Kontrastmittelbreischluck ergibt bei Divertikeln und Motilitätsstörungen die bessere oder eine ergänzende Aussage zur Ösophagoskopie. Untersuchung je nach Situation mit wasserlöslichem Kontrastmittel oder mit Bariumsulfat.
- *Ösophagoskopie mit Biopsie und Histologie:* Bei Verwendung eines dünnkalibrigen und flexiblen Instruments Methode der Wahl zur primären Abklärung einer Dysphagie. Diagnosesicherung bei Karzinom.
- CT.
- *Endosonographie:* Zeigt die Tiefenausdehnung der ösophagoskopisch festgestellten Veränderungen, die Infiltration oder Zerstörung der Schichten der Ösophaguswand, das Verhältnis zu den umliegenden Strukturen und vergrößerte Lymphknoten.
- *Kinematographie:* Für spezielle Fragestellungen (Hypertrophie der Pars fundiformis des M. cricopharyngeus ohne Divertikel, diffuse Motilitätsstörung, usw.) ist diese Untersuchungstechnik den statischen Röntgenaufnahmen vorzuziehen.
- Ggf. CT Hals/Thorax.
- HNO-Konsil.
- Labor.

➤ **Ergänzende Untersuchungen:** Je nach Verdachtsdiagnose (s. Tab. 27).

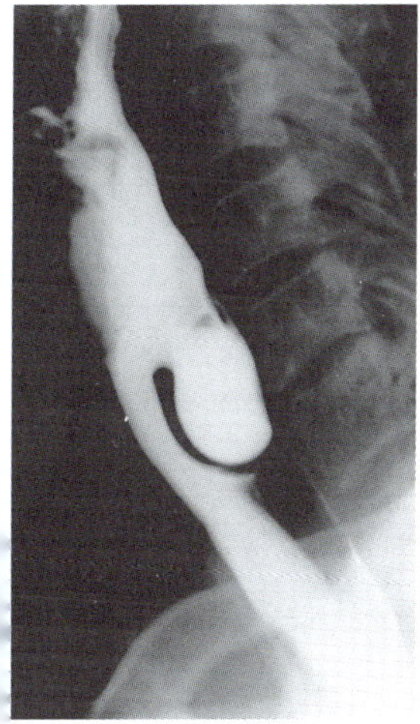

Abb. 58 Zenker-Divertikel als Ursache einer Dysphagie.

Dysphagie (ICD: R 13)

Differentialdiagnose

Tabelle 27 Differentialdiagnose der Dysphagie

Verdachtsdiagnose	Wegweisende Untersuchungen
Druck oder Infiltration von außen	
Struma maligna (s. S. 231)	Thorax-CT
Bonchuskarzinom (s. S. 268)	Thorax-CT, Bronchoskopie
Aortenaneurysma	Thorax-CT
Gefäßanomalie (doppelter Aortenbogen, Arteria lusoria)	Thorax-CT, Angiographie
Paraösophageale Hiatushernie (s. S. 292)	Röntgenkontrastuntersuchung, Ösophagogastroskopie
Ringbildungen	
Hypertrophie und Dysfunktion des Musculus cricopharyngeus ohne Divertikel (s. S. 275)	Kinematographie
Membranöse Ringe (Webs; meist angeboren)	Röntgenkontrastuntersuchung, Ösophagogastroskopie
Schatzki-Ring (am Epithelübergang einer Hiatushernie)	Röntgenkontrastuntersuchung, Ösophagogastroskopie
Motilitätsstörungen	
Achalasie (s. S. 289)	Ösophagus-Manometrie
Diffuser Ösophagospasmus (s. S. 289)	Ösophagus-Manometrie
Parese der Pharynxmuskulatur (z. B. nach apoplektischem Insult)	Klinik
Poliomyelitis, multiple Sklerose, Myasthenia gravis	Anamnese, neurologische Untersuchung
Tetanus, Tollwut	Anamnese, neurologische Untersuchung
Tumoren	
Ösophaguspflasterzellkarzinom (s. S. 285)	Röntgenkontrastuntersuchung, Ösophagogastroskopie, CT
Ösophagusadenokarzinom nach Refluxösophagitis (s. S. 297)	Röntgenkontrastuntersuchung, Ösophagogastroskopie, CT

Tabelle 27 Fortsetzung

Verdachtsdiagnose	Wegweisende Untersuchungen
Tumoren	
Kardiakarzinom (s. S. 297)	Röntgenkontrastuntersuchung, Ösophagogastroskopie, CT
Leiomyom der Ösophaguswand (s. S. 285)	Röntgenkontrastuntersuchung, Ösophagogastroskopie, CT
Entzündliche Schleimhauterkrankungen	
Ösophagitis, insbesondere Soor- und Herpesösophagitis (bei Immunschwäche)	Ösophagogastroskopie
Medikamentös induziertes Ösophagusulkus	Ösophagogastroskopie
Peptische Refluxösophagitis (s. S. 292) bei axialer Hiatushemie bzw. Endobrachyösophagus	Ösophagogastroskopie
Narbenstenose infolge Ösophagitis	Ösophagogastroskopie
Sklerodermie	Röntgenkontrastuntersuchung, Ösophagogastroskopie
Plummer Vinson-Syndrom (sideropenische Dysphagie)	Röntgenkontrastuntersuchung, Ösophagogastroskopie
Intramurale Pseudodivertikulose (bei alten Patienten)	Röntgenkontrastuntersuchung, Ösophagogastroskopie
Trauma- und Operationsfolgen	
Verschlucker Fremdkörper	Röntgenkontrastuntersuchung, Ösophagogastroskopie
Schleimhautverätzungen (vor allem durch Laugen; s. S. 278)	Ösophagogastroskopie
Narbenstriktur nach Verätzung (s. S. 278)	Ösophagogastroskopie
Anastomosenstenose (nach Ösophagogastrostomie; s. S. 324)	Ösophagogastroskopie
Narbenstenose nach Kardiomyotomie (s. S. 324)	Röntgenkontrastuntersuchung, Ösophagogastroskopie
Zu enge Fundoplicatio (s. S. 324)	Röntgenkontrastuntersuchung, Ösophagus-Manometrie

Übelkeit und Erbrechen (ICD: R 11)

Grundlagen

- Übelkeit und Erbrechen sind häufige, meist uncharakteristische Begleitsymptome zahlreicher Erkrankungen.
- Das Brechzentrum (Area postrema) ist in der Medulla oblongata lokalisiert. Direkte Reizung durch Magen, Toxine, intrakranielle Drucksteigerung etc.; indirekte vegetative Reizung über des Großhirn, z. B. bei psychogenem Erbrechen durch Aufregung etc.
- Übelkeit und Erbrechen können von Blässe, Speichelfluß, Schweißausbruch, Tachykardie begleitet sein.

Häufigste Ursachen

- Akute Gastritis und Gastroenteritis.
- Nahrungsmittelintoleranz, Medikamente.

Diagnostisches Vorgehen

- **Anamnese:**
  - Erbrechen akut oder chronisch?
  - Vorerkrankungen, bekannte Gravidität?
  - *Weitere Symptome*, z. B. Gewichtsverlust, Fieber, abdominelle Schmerzen, Diarrhoe, Ikterus, Schwindel, Kopfschmerzen?
  - Auslandsaufenthalt, ähnliche Erkrankung im sozialen Umfeld des Patienten?
  - Medikamenteneinnahme, Nikotin-, Drogenabusus?
  - *Zeitpunkt* des Erbrechens:
    - Morgendliches Erbrechen: Gravidität, Alkoholabusus, Urämie.
    - Unmittelbar postprandiales Erbrechen: Funktionelle Nahrungsmittelintoleranz, Ulkuskrankheit, Gastritis.
    - Erbrechen 6 – 12 Stunden nach Nahrungsaufnahme: Bei Magenausgangsstenose durch Ulkus oder Tumor, Motilitätsstörungen.
  - *Aussehen und Geruch* des Erbrochenen:
    - Unverdaute Nahrung ohne bitteren Geruch: Kein Erbrechen, sondern Regurgitation, z. B. bei Ösophaguserkrankungen.
    - Kotiges Erbrechen: Mechanischer Ileus (s. S. 393).
    - Beimengung von Blut oder Hämatin: Gastrointestinale Blutung (s. S. 190).
  - Schwallartiges Erbrechen ohne vorausgehende Übelkeit bei intrakranieller Drucksteigerung.
- **Klinische Untersuchung:**
  - Abdomenuntersuchung (s. S. 20): Druckschmerz, Abwehrspannung, Resistenzen, Bruchpforten, Auskultation der Darmgeräusche.
  - Rektale Untersuchung (s. S. 36).
  - Herz- und Lungenauskultation; Allgemeinzustand (z. B. Exsikkosezeichen, Vigilanz?).
- **Obligate Untersuchungen:**
  - *Labor:* CRP, Blutbild, Blutzucker, Gerinnungsstatus, CK, Transaminasen, Bilirubin, alkalische Phosphatase, Lipase, Kreatinin, Elektrolyte, Urinstatus, ggf. β-HCG-Test bei V. a. Gravidität.
  - Ggf. Abdomensonographie.
- **Ergänzende Untersuchungen:** Je nach Verdachtsdiagnose (s. Tab. 28).

Differentialdiagnose

Tabelle 28 Differentialdiagnose von Übelkeit und Erbrechen

Verdachtsdiagnose	Wegweisende Untersuchungen
Abdominelle Ursachen	
infektiös-toxisch	
Akute Gastroenteritis	Anamnese, Stuhl auf pathogene Keime
Nahrungsmittelintoleranz	Anamnese
Ulkuskrankheit	
Magen-, Duodenalulkus (s. S. 308)	Gastroskopie
Passagehindernis	
Magenkarzinom (s. S. 320)	Gastroskopie
Pylorusstenose	Gastroskopie
Dünndarmileus durch Bride, Adhäsion, Invagination, Volvolus, Tumor (s. S. 393)	Röntgen-Abdomenübersichtsaufnahme
Entzündliche Erkrankungen	
Hepatitis	Transaminasen
Cholezystitis (s. S. 353)	Sonographie
Pankreatitis (s. S. 363)	Lipase
Appendizitis (s. S. 410)	Klinik
Peritonitis (s. S. 303)	Klinik
Koliken (starke Schmerzen)	
Gallenkolik (s. S. 348)	Sonographie
Nierenkolik	Klinik, Sonographie, Urinstatus
Zentralnervöse Ursachen	
Intrakranieller Druckanstieg (SHT, Hirntumoren, -blutungen, Meningitis, Enzephalitis, Sonnenstich)	Schädel-CT; Liquorpunktion (cave: Einklemmung!)
Migräne	Anamnese
Vestibuläre Störungen (z. B. Morbus Menière)	Klinik (Nystagmus, Hörstörung)

Übelkeit und Erbrechen (ICD: R 11)

Tabelle 28 Fortsetzung

Verdachtsdiagnose	Wegweisende Untersuchungen
Metabolisch-endokrine Ursachen	
Gravidität	β-HCG-Test
Urämie	Kreatinin
Diabetisches Koma	Blutzucker
Leberkoma	Transaminasen, Ammoniak
Hyperthyreose (s. S. 222)	TSH basal, Szintigraphie
Morbus Addison	Elektrolyte, ACTH-Test
Phäochromozytom (s. S. 460)	Vanillinmandelsäure im 24 h-Urin
Medikamente, Toxine	
Alkohol, Digitalis, Zytostatika, Opiate, Antibiotika, Eisen, Kalium, Theophyllin, Schwermetalle u. a.	Anamnese, Medikamentenspiegel
Sonstige Ursachen	
Glaukom	Anamnese
Myokardinfarkt	EKG, Herzenzyme
Hypertensive Krise	Anamnese, RR
Strahlentherapie	Anamnese
Anorexia nervosa, Bulimie	Anamnese (provoziertes Erbrechen)
Psychogenes Erbrechen	Anamnese, Ausschlußdiagnose
Azetonämisches Erbrechen von Kleinkindern	Klinik, Elektrolyte, BZ, BGA

Grundlagen

- **Definition:** Akute, diagnostisch noch nicht geklärte Erkrankung in abdomine mit Handlungszwang.
- **Obligate Leitsymptome:**
  - *Abdominale Schmerzen* (s. Abb. 59):
    - Viszerale Schmerzen: Dumpf, krampfartig zu- und abnehmend (kolikartig), häufig schlecht lokalisierbar.
    - Somatische Schmerzen: Scharf, brennend, in der Regel gut lokalisierbar.
  - *Unwillkürliche Abwehrspannung* (Défense):
    - Lokalisiert: In der Region des betroffenen Organs.
    - Diffus: Im gesamten Abdomen, Hinweis auf diffuse Peritonitis.
  - Störung der Peristaltik.
- **Fakultative Symptome:** Fieber, Unruhe, Dyspnoe, Diarrhoe, Übelkeit, Erbrechen; Stuhl- und Windverhaltung, Kollaps, Schock.

✓ **Beachte:** Schwere, Kombination und Reihenfolge des Auftretens der Leitsymptome und fakultativen Symptome ermöglichen meist eine genaue Diagnosestellung!

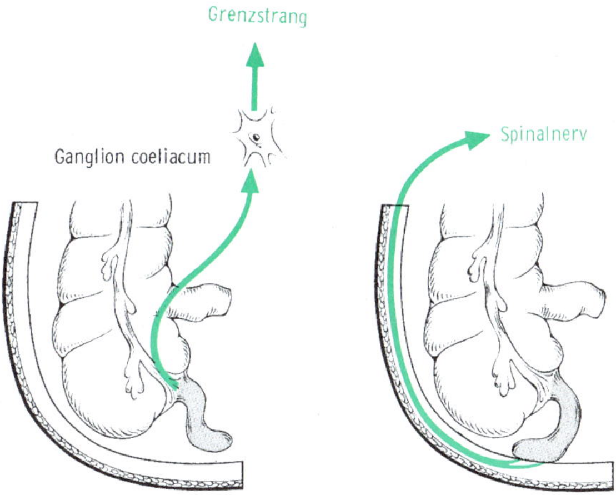

Viszeraler Schmerz (am Beispiel der Frühphase der Appendicitis acuta): Dehnung eines Hohlorgans, durch das autonome System fortgeleitet. Diffus, schlecht lokalisiert (in Mittellinie), ausstrahlend

Somatischer Schmerz (am Beispiel der Spätphase der Appendicitis acuta): Entzündliche Reizung des Peritoneum parietale, durch Zerebrospinalnerven fortgeleitet. Deutlich lokalisiert, wenig ausstrahlend

Abb. 59 Entstehung und Charakter der beiden hauptsächlichsten abdominalen Schmerztypen.

Akutes Abdomen (ICD: R 10.0)

- **Schweregradeinteilung:**
  - *Perakutes Abdomen:* Vernichtungsschmerz, bretthartes Abdomen, Schocksymptomatik → Behandlungszwang innerhalb von Minuten!
  - *Akutes Abdomen:* Heftige abdominelle Schmerzen, Peritonitis, Kreislauflabilität → Behandlungszwang innerhalb weniger Stunden.
  - *Subakutes Abdomen:* Persistierende oder abklingende abdominelle Beschwerden mit geringer peritonealer Mitbeteiligung und ohne Kreislaufbeteiligung → Kein unmittelbarer Handlungszwang, beschleunigte Abklärung möglich.

Häufigste Ursachen

- **Jüngere Patienten:** Meist Appendizitis.
- **Ältere Patienten:** Meist Ileus oder Subileus durch inkarzerierte Hernien, Briden, intestinalen Durchblutungsstörungen, Divertikelperforation.
- Weiterhin häufig sind Cholezystolithiasis, Cholezystitis, Cholangitis, akute Pankreatitis, Nierenkolik, Divertikulitis, Ulkusperforation, Gastroenteritis sowie gynäkologische Ursachen (s. Tab. 29).

Diagnostisches Vorgehen

✓ **Beachte:** Diagnostisches Vorgehen stets unter Berücksichtigung des Zustandes des Patienten und der für diagnostische Zwecke verbleibenden Zeit!

- **Anamnese:**
  - *Schmerzbeginn, Schmerzverlauf, Schmerztyp:*
    - Perforationsschmerz: Akuter, heftiger Beginn, evtl. passageres Abklingen, später Peritonitis; z. B. bei Ulkus-, Gallenblasen-, Divertikelperforation, Mesenterialinfarkt.
    - Kolikschmerz: An Intensität zu- und abnehmend, krampfartig; z. B. bei Gallen-, Nierenkolik, mechanischem Ileus.
    - Entzündungsschmerz: Langsam zunehmend; z. B. bei Appendizitis, Cholezystitis, Divertikulitis, Pankreatitis.
  - *Schmerzlokalisation, -ausstrahlung:*
    - Rechter Oberbauch → rechter Rücken: z. B. Cholezystitis.
    - Oberbauchmitte: z. B. Ulcus duodeni.
    - Oberbauchmitte → Rücken: z. B. akute Pankreatitis.
    - Rechter Unterbauch: z. B. akute Appendizitis (häufig atypische Lokalisation!).
    - Linker Unterbauch: z. B. akute Sigmadivertikulitis.
    - Rechter oder linker Unterbauch → Leiste: z. B. perforierte Kolontumoren, Ovarialzyste, Tubargravidität.
    - Rechte oder linke Flanke → Leiste oder äußeres Genitale: z. B. Nieren-, Uretersteine.
  - *Vorausgehende Ereignisse:* Alkoholkonsum (z. B. akute Pankreatitis)? Fettreiches Essen (z. B. Gallenkolik)? Postprandiale Schmerzen (z. B. Mesenterialinfarkt)?
  - *Stuhlgang:* Zeitpunkt des letzten Stuhlgangs, Konsistenz, Farbe?
  - *Miktion:* Beschwerden?
  - *Gynäkologische Anamnese:* Letzte Menstruation, mögliche Gravidität?
  - Vorerkrankungen?
  - Medikamenteneinnahme, Alkohol-, Nikotin-, Drogenabusus?

- **Klinische Untersuchung:**
  - *Allgemeinzustand:* Schocksymptomatik? Exsikkosezeichen?
  - *Körperhaltung:* Gekrümmt (z. B. Pankreatitis, Appendizitis)? Unruhig (z. B. Gallen-, Nierenkolik)?
  - *Abdomenuntersuchung* (s. S. 20):
    - Inspektion: Vorwölbungen? Narben?
    - Palpation: Bauchdecken weich? Resistenzen? Abwehrspannung? Druckschmerz? Klopf- oder Loslaßschmerz? Bruchpforten offen oder geschlossen? Inkarzerierte Hernie?
    - Perkussion: Meteorismus (z. B. Ileus)?
    - Auskultation der Darmgeräusche (alle 4 Quadranten!): Verstärkt (z. B. Enterokolitis)? Metallisch klingend, hochgestellt (z. B. mechanischer Ileus)? Fehlend (z. B. paralytischer Ileus)?
  - *Rektale Untersuchung* (s. S. 36):
    - Druckschmerzhafter Douglas-Raum (z. B. Appendizitis, Adnexitis)?
    - Blut am Fingerling (z. B. Mesenterialinfarkt)?
    - Palpable Resistenz (z. B. Rektumkarzinom mit mechanischem Ileus)?
  - *Herz- und Lungenauskultation und -perkussion:* Herzinsuffizienz, Pleuritis, Pneumonie?
- **Obligate Untersuchungen:**
  - *Labor:* CRP, Blutbild, Differentialblutbild, Blutzucker, Gerinnungsstatus, CK, Transaminasen, Bilirubin, alkalische Phosphatase, Lipase, Amylase, Kreatinin, Harnstoff, Elektrolyte, Urinstatus, ggf. β-HCG-Test bei V.a. Gravidität.
  - *Abdomensonographie:* Abszeß? Konkremente? Freie Flüssigkeit?
  - *Röntgen-Abdomenübersichtsaufnahme* (wenn möglich, Aufnahme im Stehen und im Liegen): Freie Luft unter dem Zwerchfell (Perforation)? Konkremente? Spiegelbildung (Ileus)?
  - *Röntgen-Thorax* (wenn möglich, Aufnahme im Stehen): Freie Luft unter dem Zwerchfell (Perforation)? Pleuraerguß? Pneumonie?
  - *EKG:* Myokardinfarkt?
- **Ergänzende Untersuchungen:** Je nach Verdachtsdiagnose (s. Tab. 29):
  - *CT Abdomen:* Wenn Sonographie wegen Gasüberlagerung nicht schlüssig.
  - *Röntgen-Kontrastmitteluntersuchungen:* Gastrografinschluck bei Verdacht auf Perforation, Gastrografineinlauf (Perforation, Ileus).
  - *I.v. Pyelogramm:* Verdacht auf Nieren-Ureterkonkrement.
  - *Gastroskopie:* Ulkus? Blutung?
  - *Laparoskopie:* Bei extraluminalen Blutungen (Trauma), Entzündungen, Perforationen, Durchblutungsstörungen (Mesenterialinfarkt).

Sofortmaßnahmen

- **Schockbehandlung:** Kreislaufstabilisierung, engmaschige Überwachung.
- Zügige Operationsvorbereitung!

Akutes Abdomen (ICD: R 10.0)

Differentialdiagnose

Tabelle 29 Differentialdiagnose des akuten Abdomens nach Schmerzlokalisation

Verdachtsdiagnose	Wegweisende Untersuchungen
Oberbauch	
Oberbauch allgemein	
Gastritis	Gastroskopie
Gastroenteritis	Stuhl auf pathogene Keime
Magen-, Duodenalulkus (s. S. 308, 311), evtl. perforiert	Gastroskopie, Röntgen-Abdomenübersichtsaufnahme
Pankreatitis (s. S. 363)	Lipase, Amylase
Refluxösophagitis	Ösophagogastroskopie
Traumatische Ösophagusruptur, Ösophagusspontanruptur (s. S. 283) *Basale Pleuritis*Röntgen-Thorax	Röntgen-Thorax, Ösophaguspassage (Gastrografin)
Pneumothorax (s. S. 260)	Röntgen-Thorax
Lungenembolie	Lungenszintigraphie
Herzinfarkt	EKG, Herzenzyme
Oberbauch links	
Milzruptur (s. S. 386)	Sonographie
Milzinfarkt (s. S. 157)	Sonographie
Oberbauch rechts	
Cholelithiasis, Choledocholithiasis (s. S. 348, 351)	Sonographie
Cholezystitis acuta, Gallenblasenempyem (s. S. 353)	Sonographie
Nephrolithiasis rechts	Sonographie
Subphrenischer Abszeß (s. S. 539)	Sonographie
Appendizitis acuta (bei Adipositas, Gravidität; s. S. 410)	Klinik, Sonographie
Leberabszeß, Stauungsleber	Sonographie

Tabelle 29 Fortsetzung

Verdachtsdiagnose	Wegweisende Untersuchungen
Oberbauch	
Leberruptur (s. S. 326)	Sonographie
Leberhämangiom	Sonographie, CT
Pleuritis rechts	Röntgen-Thorax
Mittelbauch (evtl. schlecht lokalisiert)	
Unspezifische Enterokolitis	Klinik, Stuhluntersuchung
Dünndarmileus (s. S. 393)	Röntgen-Abdomenübersicht
Dickdarmileus (s. S. 413)	Röntgen-Abdomenübersicht
Angina abdominalis (s. S. 400)	Klinik, Angiographie
Mesenterialinfarkt (s. S. 397)	Klinik, Angiographie
Ischämische Kolitis	Klinik
Colitis ulcerosa (s. S. 420)	Koloskopie, Röntgenkontrastuntersuchung
Aortenaneurysma (rupturierend)	Klinik, Sonographie, CT
Unterbauch	
Unterbauch allgemein	
Meckel-Divertikulitis (s. S. 402)	Laparoskopie
Inkarzerierte Hernie (s. S. 468)	Klinik
Adnexitis (rechts, links oder beidseits)	Sonographie, gynäkologische Untersuchung
Tubarruptur (rechts oder links), Extrauteringravidität	Sonographie, gynäkologische Untersuchung
Stielgedrehte Ovarialzyste (rechts oder links)	Sonographie, gynäkologische Untersuchung
Ureterstein (rechts oder links)	Sonographie, Urinstatus
Follikelsprung	Sonographie, gynäkologische Untersuchung
Intraabdominale Blutung	Sonographie
Akute Harnverhaltung	Klinik, Sonographie

Akutes Abdomen (ICD: R 10.0)

Tabelle 29 Fortsetzung

Verdachtsdiagnose	Wegweisende Untersuchungen
Unterbauch links	
Sigmadivertikulitis (s. S. 423)	Sonographie, Röntgen-Abdomenübersicht
Unterbauch rechts	
Appendizitis (s. S. 410)	Klinik, Sonographie
Enteritis regionalis (vorwiegend rechts; s. S. 417)	Sonographie, Röntgenkontrastuntersuchung
Diffuse Peritonitis	
Ulkusperforation (Magen, Duodenum; s. S. 308, 311)	Sonographie, Röntgen-, Thorax- und Abdomenübersicht
Appendizitis perforata (s. S. 410)	Sonographie, Röntgen-Abdomenübersicht
Sigmadivertikulitisperforation (s. S. 423)	Sonographie, Röntgen-, Thorax- und Abdomenübersicht
Gallenblasenperforation (Hydrops, Empyem; s. S. 353)	Sonographie, Röntgen-Abdomenübersicht
Traumatische Magenperforation	Sonographie, Röntgen-Abdomenübersicht
Nekrosierende Pankreatitis (s. S. 363)	Sonographie, Röntgen-Abdomenübersicht
Tumorperforation (Magen, Dünndarm, Kolon)	Sonographie, Röntgen-Abdomenübersicht
Traumatische Darmruptur	Sonographie, Röntgen-Abdomenübersicht
Typhusulkusperforation des Dünndarms	Sonographie, Röntgen-Abdomenübersicht
Kaliumulkusperforation des Jejunums	Sonographie, Röntgen-Abdomenübersicht
Mesenterialinfarkt (Spätphase; s. S. 397)	Sonographie,Laparoskopie
Toxisches Megakolon mit Perforation	Sonographie, Röntgen-Abdomenübersicht
Instrumentelle Sigmaperforation	Anamnese, Röntgen-Abdomenübersicht
Instrumentelle Uterusperforation	Anamnese, Sonographie, Röntgen-Abdomenübersicht

Tabelle 29 Fortsetzung

Verdachtsdiagnose	Wegweisende Untersuchungen
Diffuse Peritonitis	
Hämatogene Peritonitis	Klinik
Pseudoperitonitis (Peritonismus ohne Peritonitis)	
Drogenentzug	Anamnese
Hämolytische Krise	Blutbild, LDH, Haptoglobin
Urämie	Kreatinin
Porphyrie, akute intermittierende	Porphobilinogen im Urin
Pseudoperitonitis diabetica	Blutzucker
Intoxikationen (Blei, Thallium, Methylalkohol)	Anamnese,Blutspiegel
Epilepsie	Anamnese, Klinik
Gravidität	β-HCG-Test
Tabes dorsalis	Anamnese, Klinik

Gastrointestinalblutung (ICD: K 92.X)

Grundlagen

- **Definition:** Blutung aus dem Gastrointestinaltrakt mit Melaena und/oder Hämatemesis mit hypovolämem Schockzustand und/oder chronischer Blutungsanämie.
- **Hämatemesis (ICD: K 92.0):** Bluterbrechen, meist „kaffeesatzartig", bei frischer, starker Blutung auch Erbrechen roten Blutes möglich. Hinweis auf obere Gastrointestinalblutung mit Blutungsquelle oberhalb des Treitz'schen Ligamentes (Flexura duodenojejunalis).
- **Melaena (ICD: K 92.1):** Teerstuhl; d. h. schwarzer, glänzender, zäher Stuhl. Absetzen in der Regel ca. 6–10 Stunden nach Blutung. Bei leerem Magen-Darm-Trakt kürzere Passagezeit, daher ggf. noch rotes Blut. Hinweis auf untere Gastrointestinalblutung, Blutungsquelle kann im gesamten Gastrointestinaltrakt lokalisiert sein. 90% der Blutungsquellen liegen oberhalb des Treitz'schen Ligamentes. Schon eine schwache Blutung (ca. 60 ml) führt zu Melaena.
- **Mikroblutung:** Spätsymptom der sonst nicht erkannten Mikroblutung ist die chronische Blutungsanämie. Häufig bei Magen-Duodenalulkus, kolorektalem Karzinom.

Häufigste Ursachen

- **Obere Gastrointestinalblutung:** Duodenalulkus, Magenulkus, Ösophagusvarizen, erosive Gastritis.
- **Untere Gastrointestinalblutung:** Hämorrhoiden, anorektale Verletzungen, Divertikel, Mesenterialinfarkt, Tumoren und Polypen.

Diagnostisches Vorgehen

- **Anamnese:** Oft stumm oder mit Symptomen der chronischen Blutungsanämie (Müdigkeit, Schwindel, Orthostase).
- **Klinische Untersuchung:**
  - *Allgemeinzustand:* Schocksymptomatik (Tachykardie, Hypotonie)? Anämiezeichen?
  - *Abdomenuntersuchung* (s. S. 20): Bauchdecken weich? Resistenzen? Abwehrspannung? Druckschmerz?
  - *Rektale Untersuchung* (s. S. 36):
    - Blut am Fingerling (z. B. Mesenterialinfarkt, Hämorrhoiden)?
    - Palpable Resistenz (z. B. Rektumkarzinom)?
- **Obligate Untersuchungen:** Durchführung in der genannten Reihenfolge!
  - *Labor:* Blutbild, Differentialblutbild, Gerinungsstatus, Transaminasen, Bilirubin, alkalische Phosphatase, Lipase, Amylase, Kreatinin, Harnstoff, Elektrolyte, Urinstatus.
  - *Proktoskopie:* Hämorrhoiden?
  - *Gastroduodenoskopie:* Ulkus, Ösophagusvarizen?
  - *Koloskopie:* Karzinom, Divertikulitis, Angiodysplasie?
- **Ergänzende Untersuchungen:** Je nach Verdachtsdiagnose (s. Tab. 30):
  - *Mesenterikographie:* Bei starker Blutung und negativer Panendoskopie.
  - *Röntgen-Kontrastmitteluntersuchung des Dünndarms:* Bei Verdacht auf Tumoren, Meckel-Divertikel.

Differentialdiagnose

Tabelle 30 Differentialdiagnose der Gastrointestinalblutung

Verdachtsdiagnose	Wegweisende Untersuchungen
Oberer Magen-Darm-Trakt (85 % aller Blutungen)	
Ulcus ventriculi, erosive Gastritis (s. S. 308, 316)	Gastroskopie
Ulcus duodeni (s. S. 311)	Gastroduodenoskopie
Karzinome, insbesondere Magenkarzinom (s. S. 320)	Gastroduodenoskopie
Gutartige Tumoren, insbesondere im Magen (s. S. 318)	Gastroduodenoskopie
Ösophagusvarizen (s. S. 388)	Ösophagogastroskopie
Hiatushernie, insbesondere paraösophageale (s. S. 292)	Röntgenkontrastuntersuchung, Ösophagogastroskopie
Emetogene Schleimhautrisse der Kardia (Mallory-Weiss)	Ösophagogastroskopie
Mukosaprolaps in den Pylorus (sehr selten)	Ösophagogastroskopie
Hämorrhagisch-nekrotisierende Pankreatitis (s. S. 363)	Sonographie, CT
Papillenkarzinom (s. S. 378)	CT, ERCP
Duodenaldivertikel (als Blutungsursache extrem selten)	Gastroduodenoskopie
Hämobilie (Koliken, rez. Ikterus, Meläna), insbesondere posttraumatisch (sehr selten)	Gastroduodenoskopie
Dünndarm	
Zollinger-Ellison-Ulzera im distalen Duodenum (s. S. 382)	Gastroduodenoskopie
Tumor, insbesondere Leiomyom, Neurinom	Gastroduodenoskopie, Enteroskopie
Meckel-Divertikel (s. S. 402)	Selektive Dünndarmpassage, Laparoskopie
Jejunumdivertikel mit Magenschleimhaut (extrem selten)	Dünndarmpassage, Enteroskopie

Gastrointestinalblutung (ICD: K 92.X)

Tabelle 30 Fortsetzung

Verdachtsdiagnose	Wegweisende Untersuchungen
Dünndarm	
Aortenaneurysma-perforation in Duodenum/Jejunum	Sonographie, CT
Hämangiom, Angiodysplasie (sehr selten)	Endoskopie
Hereditäre Teleangiektasien (Morbus Osler; sehr selten)	Endoskopie
Invagination (bei Kindern)	Röntgenkontrastuntersuchung, Sonographie
Polyposesyndrome (Peutz-Jeghers u. a.; sehr selten; s. S. 426)	Endoskopie
Dickdarm	
Kolorektales Karzinom (s. S. 429)	Koloskopie
Adenome (s. S. 426)	Koloskopie
Divertikel, insbesondere Sigmadivertikulose (s. S. 423)	Rektosigmoidoskopie
Colitis ulcerosa (s. S. 420)	Sonographie, Röntgenkontrastuntersuchung, Koloskopie
Ischämische Kolitis, Darminfarkt (s. S. 397)	Klinik, Koloskopie, Angiographie
Strahlenenterokolitis	Anamnese
Angiodysplasie	Koloskopie
Anus/Rektum	
Hämorrhoiden, Analfissuren, anorektale Verletzungen	Anamnese, Rektaluntersuchung, Proktoskopie
Anorektale Tumoren	Rektaluntersuchung, Proktoskopie
Ohne spezifische Lokalisation	
Hämorrhagische Diathese, z. B. Hämophilie	Gerinnungsstatus
Antikoagulation	Gerinnungsstatus
Panarteriitis nodosa	Klinik (abdominelle Krisen), Biopsie

Grundlagen

- **Definition:** Vergrößerung der Leber. Häufig gleichzeitige Vergrößerung der Milz (= Hepatosplenomegalie) im Rahmen einer Systemerkrankung oder sekundär durch portale Hypertension.
- **Größenbestimmung:** Perkutorisch oder mittels Sonographie (am genauesten); Normbereich: 9 – 12 cm in der rechten Medioklavikularlinie.

Häufigste Ursachen

- Fettleber.
- Stauungsleber bei Rechtsherzinsuffizienz.
- Virusinfekte.
- Lebermetastasen.

Diagnostisches Vorgehen

- **Anamnese:** Vorerkrankungen (z. B. Hepatitiden, Tumorerkrankungen, Fettstoffwechselstörungen, Cholezystolithiasis)? Chronischer Alkohol-, Medikamentenkonsum? Leistungsknick, Gewichtsverlust (Malignom)? Reise-, Berufsanamnese (Infektionen)?
- **Klinische Untersuchung:**
  - *Haut:* Ikterus (s. S. 200)? Dunkle Hautpigmentierung (bei Hämochromatose)? Leberhautzeichen (z. B. Spider naevi, Palmarerythem)?
  - *Hinweise auf portale Hypertension* (s. S. 388)?
  - *Palpation der Leber:*
    - Weiche, glatte, evtl. druckdolente Leber: Bei Hepatitis, Stauungsleber.
    - Harte, unregelmäßige bis höckrige Leber: Bei Leberzirrhose (bei fortgeschrittener Zirrhose häufig keine Hepatomegalie mehr), Lebermetastasen, Leberzellkarzinom.
  - *Palpation der Milz:* Splenomegalie (s. S. 196)?
  - *Zeichen der Rechtsherzinsuffizienz:* z. B. Beinödeme?
  - *Palpation aller Lymphknotenstationen:* Lymphknotenvergrößerung?
- **Obligate Untersuchungen:**
  - *Labor:* Blutbild, Differentialblutbild, Retikulozyten, Transaminasen, CHE, Bilirubin, LDH, Eisen, Ferritin, Serum-Elektrophorese, Quick, Hepatitisserologie. Bei Hepatosplenomegalie zusätzlich Haptoglobin, Coombstest, antinukleäre Antikörper.
  - *Abdomensonographie:* Milz, Leber, Gallenwege, Pfortadersystem, Lymphome?
  - *Röntgen-Thorax:* Herzvergrößerung? Pleuraerguß? Lymphome?
- **Ergänzende Untersuchungen:** Je nach Verdachtsdiagnose (s. Tab. 31).
  - Bei Hinweisen auf eine Leberzirrhose weitere Diagnostik (s. S. 202).
  - Evtl. Leberpunktion.

Hepatomegalie (ICD: R 16.0)

Tabelle 31 Differentialdiagnose der Hepatomegalie und Hepatosplenomegalie

Verdachtsdiagnose	Wegweisende Untersuchungen
Hepatomegalie	
Fettleber	Anamnese, γ-GT, Sonographie
Stauungsleber bei Rechtsherzinsuffizienz	Sonographie, Echokardiographie
Akute Virushepatitis	Hepatitisserologie
Lebermetastasen (s. S. 345)	Sonographie, CT
Leberzellkarzinom (s. S. 341)	Sonographie, AFP
Biliäre Obstruktion, z. B. Stein, Tumor (s. S. 351, 360)	Sonographie
Leberabszeß (s. S. 329)	Sonographie, CT
Zystenleber (s. S. 336)	Sonographie
Leber-Echinokokkose (s. S. 332)	Sonographie, CT
Hämochromatose	Eisen, Ferritin
Hepatosplenomegalie	
Leberzirrhose (außer Spätstadium) und deren Ursachen	Transaminasen, Quick, Sonographie
Akute Virushepatitis	Hepatitisserologie
Mononukleose	Mononukleose-Schnelltest
Myeloproliferative Erkrankungen	Blutbild, Knochenmarkpunktion
Maligne Lymphome	Lymphomsuche, Lymphknoten-PE, Knochenmarkpunktion
Hämolytische Anämien	Blutbild, Haptoglobin, Coombstest
Akute Leukämien	Blutbild, Knochenmarkpunktion
Brucellosen, Leptospirosen	Berufsanamnese, Blutkulturen, Serologie
Protozoenerkrankungen, z. B. Malaria, Leishmaniose	Reiseanamnese, Blutbild, dicker Tropfen, Antikörpernachweis
Sarkoidose	Röntgen-Thorax, Leber-/Milz-PE
Systemischer Lupus erythematodes	Antinukleäre Antikörper

Tabelle 31 Fortsetzung

Verdachtsdiagnose	Wegweisende Untersuchungen
Hepatosplenomegalie	
Miliartuberkulose	Röntgen-Thorax, Leber-PE
Amyloidose	Tiefe Rektumbiopsie
Lipidspeicherkrankheiten, z. B. Morbus Gaucher	Knochenmarkpunktion

Splenomegalie (ICD: R 16.1)

Grundlagen

- **Definition:** Vergrößerung der Milz, meistens sekundär bei Allgemeinerkrankung, weniger häufig infolge primärer Milzerkrankung oder umschriebener Krankheitsbilder.
- **Größenbestimmung:** Erfolgt am schnellsten und einfachsten mittels Sonographie: Obere Grenzwerte: Dicke 4 cm, Querdurchmesser 7 cm, Länge 11 cm.
- **Hypersplenie-Syndrom (Hypersplenismus; ICD D 73.1):** Die diffus vergrößerte Milz kann mit einer Sequestration von korpuskulären Blutbestandteilen einhergehen: Reduktion der zirkulierenden Thrombozyten, Leukozyten und Erythrozyten, allein oder in Kombination. Der Schweregrad des Hypersplenismus steht jedoch in keinem direkten Zusammenhang mit der Milzgröße.

Häufigste Ursachen

- Virusinfektionen.
- Portale Hypertension.

Diagnostisches Vorgehen

- **Anamnese:** Vorerkrankungen (z. B. Hepatitiden, Tumorerkrankungen, Fettstoffwechselstörungen, Cholezystolithiasis)? Chronischer Alkohol-, Medikamentenkonsum? Leistungsknick, Gewichtsverlust (Malignom)? Reise-, Berufsanamnese (Infektionen)?
- **Klinische Untersuchung:**
  - *Palpation der Milz:* Zur genauen Größenbestimmung unzuverlässig (Körperbau, Adipositas)!
  - *Palpation der Leber:* Hepatomegalie (s. S. 193)?
  - *Hinweise auf portale Hypertension* (s. S. 388)?
  - *Palpation aller Lymphknotenstationen:* Lymphknotenvergrößerung?
- **Obligate Untersuchungen:**
  - *Labor:* Blutbild, Differentialblutbild, Retikulozyten, Transaminasen, CHE, Bilirubin, LDH, Eisen, Ferritin, Serum-Elektrophorese, Quick, Hepatitisserologie, Mononukleose, CMV, Toxoplasmose, HIV, ggf. Haptoglobin, Coombstest, Rheumafaktoren, antinukleäre Antikörper.
  - *Abdomensonographie:* Schnellste und häufig ausreichende Methode zur Bestimmung der Milzgröße (Splenomegalie bei Länge ≥ 12 cm und Dicke [kürzeste Distanz Hilus – konvexe Oberfläche] ≥ 5 cm). Beurteilung der Milzkontur (herdförmige Veränderungen?); ggf. Nachweis perisplenischer Flüssigkeit. Reflexmuster (homogen oder herdförmig) je nach Grunderkrankung echoarm (lymphoproliferative Erkrankungen) bis echoreich (z. B. Tbc). Leber, Gallenwege, Pfortadersystem, Lymphome?
  - *Röntgen-Thorax:* Herzvergrößerung? Lymphome?
- **Ergänzende Untersuchungen:** Je nach Verdachtsdiagnose (s. Tab. 32).
  - *CT:* Größe, Kontur, Tumor, Zyste? Gefäße und Lymphknoten am Hilus? Milzvene offen?

Differentialdiagnose

Tabelle 32 Differentialdiagnose der Splenomegalie

Verdachtsdiagnose	Wegweisende Untersuchungen
Leichte bis mäßige Splenomegalie	
Systemische Infektionen	
Sepsis	Klinik, Blutkulturen
Miliartuberkulose	Tbc-Diagnostik
Mononucleosis infectiosa	Serologie
Malaria	Reiseanamnese, dicker Tropfen
Toxoplasmose	Serologie
HIV-Infektion (alle Stadien)	Serologie
Portale Hypertension	
Leberzirrhose und deren Ursachen (s. S. 388)	Transaminasen, Quick, Sonographie
Pfortader- oder Milzvenen-thrombose	Duplexsonographie, Angiographie
Budd-Chiari-Syndrom	Duplexsonographie, Angiographie
Rechtsherzinsuffizienz	Sonographie, Echokardiographie
Sonstige Ursachen	
Maligne Lymphome (Hodgkin oder Non-Hodgkin)	Lymphomsuche, Lymphknoten-PE, Knochenmarkpunktion
Hämolytische Anämien	Blutbild, Haptoglobin, Coombstest
Akute Leukämien	Blutbild, Knochenmarkpunktion
Rheumatische Arthritis	Rheumafaktoren
Sarkoidose	Röntgen-Thorax, Leber-/Milz-PE
Amyloidose	Tiefe Rektumbiopsie
Systemischer Lupus erythematodes	Antinukleäre Antikörper

Splenomegalie (ICD: R 16.1)

Tabelle 32 Fortsetzung

Verdachtsdiagnose	Wegweisende Untersuchungen
Ausgeprägte Splenomegalie	
Hämolytische Anämien	Blutbild, Haptoglobin, Coombstest
Chronisch myeloproliferative Erkrankungen	Blutbild, Knochenmarkpunktion
Lipidspeicherkrankheiten, z. B. Morbus Gaucher	Knochenmarkpunktion
Milztumoren	
Kavernöses Hämangiom	Sonographie, CT
Hamartom (Splenom; stumm oder mit peripherer Panzytopenie)	Sonographie, CT
Echte Milzzyste (extrem selten)	Sonographie, CT
Posttraumatische Zyste	Sonographie, CT
Echinococcus cysticus	Sonographie, CT
Milzabszeß (Rarität)	Sonographie, CT

Operative Therapie

- **Indikationen:**
  - Hypersplenismus jeglicher Genese.
  - HIV-Splenomegalie mit schwerer, therapieresistenter Thrombozytopenie.
  - Milzvenenthrombose (s. S. 388).
  - Splenomegalie mit Beschwerden und Verdrängungserscheinungen.
  - Lymphoma malignum.
  - Leukämie (gewisse Fälle).
  - Milzzyste von störender Größe oder unklarer Dignität.
  - Echinococcus cysticus.
  - Hämangiom.
- **Vorbereitung:** Pneumokokkenimpfung (z. B. Pneumovac) zur Prophylaxe einer Pneumokokkensepsis
- **Operationsprinzipien:**
  - *Splenektomie* (s. S. 608): Bei diffusen Erkrankungen.
  - *Milzteilresektion* (s. S. 606): Bei umschriebenen Prozessen.
- **Nachbehandlung:**
  - Thrombozytenaggregationshemmung (s. S. 103).
  - *Arbeitsunfähigkeit:* durch die Splenektomie allein 3–4 Wochen, je nach Grundleiden und Nachbehandlung aber länger.

Prognose

- Im Prinzip abhängig vom Grundleiden.
- **Nach Splenektomie:** Geringgradig erhöhtes Thromboserisiko; eindeutig erhöhtes Risiko der Erkrankung an einer foudroyanten, oft letalen Pneumokokkensepsis (oder anderer bekapselter Bakterien, z. B. Meningokokken, Hämophilus influenzae).
- **Nach Milzresektion:** Patienten geheilt; kein besonderes Risiko.

Ikterus (ICD: R 17)

Grundlagen

- **Definition:** Gelbfärbung von Skleren, Haut und Schleimhäuten infolge Bilirubineinlagerung im Gewebe (ab Gesamt-Bilirubin > 2 mg/dl). Am frühesten an der Gelbfärbung der Skleren erkennbar.
- **Einteilung nach Pathogenese:** Siehe Tab. 33.

Tabelle 33 Ikterusformen

	Prähepatisch (hämolytisch)	**Hepatisch (hepatozellulär)**	**Posthepatisch (cholestatisch)**
Serum: direktes Bilirubin indirektes Bilirubin	 ↔ ↑	 ↑ ↔	 ↑ ↔
Urin: Bilirubin Urobilinogen	 ↔ ↑	 ↑ ↑	 ↑ ↔
Transaminasen	↔	↑ ↑	↑
γ-GT	↔	↑	↑ ↑
alkalische Phosphatase	↔	↑	↑ ↑
Stuhlfarbe	dunkel	hell	hell
Pruritus	–	(+)	+

Häufigste Ursachen

- Akute Hepatitis.
- Verschlußikterus: Meist Gallenwegsverschluß durch Steine und Tumoren.

Diagnostisches Vorgehen

- **Anamnese:**
  - *Zeitliche Entwicklung des Ikterus:* Akut oder schleichend?
  - *Weitere Symptome:* z. B.
    - Subfebrile Temperaturen, Abgeschlagenheit: Virushepatitis.
    - Oberbauchkoliken, Übelkeit, Erbrechen: Choledocholithiasis.
    - Fieber, Sepsis: Eitrige Cholangitis.
    - Schmerzloser Ikterus, Leistungsknick, Gewichtsverlust: Maligne Gallenwegsobstruktion.
  - *Vorerkrankungen* (z. B. Hepatitiden, Tumorerkrankungen, Fettstoffwechselstörungen, Cholezystolithiasis)?
  - Chronischer Alkohol-, Medikamenten-, Drogenkonsum (Hepatitis B, C)?
  - Reise-, Berufsanamnese (Hepatitis A)?

➤ **Klinische Untersuchung:**
- *Haut:* Leberhautzeichen (z. B. Spider naevi, Palmarerythem)? Kratzspuren (Pruritus)?
- *Hinweise auf portale Hypertension:* z. B. Umgehungskreisläufe (s. S. 388)?
- *Palpation der Leber:*
  - Weiche, glatte, evtl. druckdolente Leber: Bei Hepatitis, Stauungsleber.
  - Harte, unregelmäßige bis höckrige Leber: Bei Leberzirrhose (bei fortgeschrittener Zirrhose häufig keine Hepatomegalie mehr), Lebermetastasen, Leberzellkarzinom.
- *Palpation der Milz:* Splenomegalie (s. S. 196)?

➤ **Obligate Untersuchungen:**
- *Labor:* Blutbild, Differentialblutbild, Retikulozyten, Transaminasen, γ-GT, aP, CHE, direktes und indirektes Bilirubin, LDH, Serum-Elektrophorese, Quick, Hepatitisserologie.
- *Abdomensonographie:* Leber, Gallenwege, Pfortadersystem, Milz, Lymphome?

➤ **Ergänzende Untersuchungen:** Je nach Verdachtsdiagnose (s. Tab. 34).
- *CT:* Tumor?
- Ggf. ERCP.
- Ggf. ultraschallgesteuerte Feinnadelpunktion.

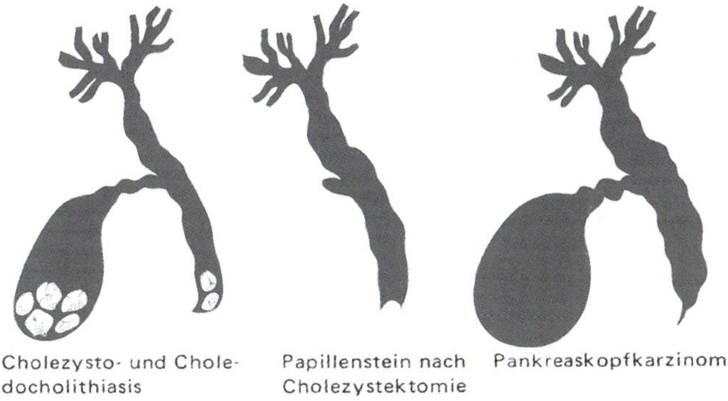

Abb. 60 Cholangiogramm bei extrahepatischer Cholostase.

Ikterus (ICD: R 17)

Differentialdiagnose

Tabelle 34 Differentialdiagnose des Ikterus

Verdachtsdiagnose	Wegweisende Untersuchungen
Prähepatischer (hämolytischer) Ikterus	
Hämolytische Anämien	Blutbild (Retikulozyten ↑, LDH ↑) Haptoglobin ↓
Ineffektive Erythropoese (meist megaloblastäre Anämie)	Blutbild (makrozytäre Anämie, Retikulozyten ↓, LDH ↑)
Hepatischer (hepatozellulärer) Ikterus	
Akute infektiöse Hepatitis (meist Virushepatitis)	Hepatitisserologie
Chronische Hepatitis	Anamnese, Hepatitisserologie
Leberzirrhose und deren Ursachen (s. S. 388)	Transaminasen, Quick, CHE, Sonographie
Stauungsleber bei Rechtsherzinsuffizienz	Sonographie, Echokardiographie
Toxische Leberschädigung	
Alkoholtoxische Fettleberhepatitis	Anamnese, Transaminasen, Quick, CHE, Sonographie
Medikamente, Chemikalien	Anamnese
Intrahepatische Cholestase	
Parenterale Ernährung	Anamnese
Postoperativ	Anamnese
Gravidität (3. Trimenon)	Anamnese
Konjugationsstörungen	
Morbus Gilbert-Meulengracht Crigler-Najjar-Syndrom (Kinder)	Indirektes Bilirubin isoliert ↑ Indirektes Bilirubin isoliert ↑
Ausscheidungsstörungen (selten)	
Dubin-Johnson-Syndrom	Direktes Bilirubin isoliert ↑, Leber-PE
Rotor-Syndrom	Direktes Bilirubin isoliert ↑, Leber-PE

Tabelle 34 Fortsetzung

Verdachtsdiagnose	Wegweisende Untersuchungen
Sonstige (seltene) Ursachen	
Maligne Lymphome	Lymphomsuche, Lymphknoten-PE, Knochenmarkpunktion
Sarkoidose	Röntgen-Thorax, Leber-PE
Amyloidose	Tiefe Rektumbiopsie, Leber-PE
Lipidspeicherkrankheiten, z. B. Morbus Gaucher	Knochenmarkpunktion, Leber-PE
Posthepatischer Ikterus	
Intraluminale Obstruktion	
Steine, Sludge (s. S. 351)	ERCP
Gallengangskarzinom (s. S. 360)	ERCP oder PTC
Primär-sklerosierende Cholangitis	ERCP, antimitochondriale Antikörper
Extraluminale Obstruktion	
Pankreaskarzinom (s. S. 378)	ERCP, CT
Magenkarzinom (s. S. 320)	Gastroskopie
Metastasen, Lymphome im Lig. hepatoduodenale	CT
Hepatikusgabelkarzinom (Klatskin-Tumor; s. S. 360)	Sonographie, CT, ERCP
Papillenadenom	ERCP, CT
Pankreaspseudozyste (s. S. 372)	Sonographie, CT
Papillenstenose (entzündlich, narbig; s. S. 586)	ERCP, CT
Parasiten im Choledochus (Askariden)	ERCP
kongenitale Mißbildungen (Choledochuszyste, Choledochocele	ERCP
Kompression des D. hepaticus durch Infundibulumstein (Mirizzi-Syndrom)	ERCP, CT

Aszites (ICD: R 18)

Grundlagen

- **Definition:** Ansammlung freier Flüssigkeit in der Bauchhöhle.
- **Nachweis:** Mit der Sonographie sind Aszitesmengen ab ca. 50 ml nachweisbar.
- **Differenzierung zwischen Transsudat und Exsudat:**
  - *Transsudat:* Nicht entzündlicher, meist seröser Erguß. Entstehung durch lokale Stauung, abnorme kapilläre Durchlässigkeit oder pathologischen Eiweißgehalt des Serums. Spezifisches Gewicht < 1050 g/l, Eiweiß < 25 g/l.
  - *Exsudat:* Entzündlich bedingter Austritt von Flüssigkeit und Zellen. Unterschiedliche Zusammensetzung: serös, eitrig, fibrinös, hämorrhagisch. Spezifisches Gewicht > 1050 g/l, Eiweiß > 25 g/l.

Häufigste Ursachen

- **Transsudat:** Leberzirrhose, Rechtsherzinsuffizienz.
- **Exsudat:** Malignome des Abdomens.

Diagnostisches Vorgehen

- **Anamnese:**
  - Vorerkrankungen?
  - Chronischer Alkohol-, Medikamentenkonsum?
  - Zusätzliche Symptome wie z. B. Fieber, Ikterus, Schmerzen, Dyspnoe, Gewichtsverlust, Leistungsknick?
- **Klinische Untersuchung:**
  - Vorgewölbtes Abdomen, verstrichener Nabel, evtl. prominente Nabelhernie, lageabhängige Dämpfung, evtl. Wellenschlag.
  - *Haut:* Ikterus (s. S. 200), Ödeme, Leberhautzeichen (z. B. Spider naevi, Palmarerythem)? Kratzspuren (Pruritus)?
  - *Hinweise auf portale Hypertension:* z. B. Umgehungskreisläufe (s. S. 388)?
  - Palpation der Leber: (s. S. 20).
  - Zeichen der Herzinsuffizienz?
- **Obligate Untersuchungen:**
  - *Labor:* CRP, Blutbild, Differentialblutbild, Blutzucker, Gerinnungsstatus, Elektrolyte, Transaminasen, LDH, Lipase, Gesamteiweiß, Kreatinin, Urinstatus.
  - *Abdomensonographie:* Leber, Gallenwege, Pfortadersystem, Milz, Pankreas, Ovarien?
  - *Diagnostische Aszitespunktion* (s. S. 67): Bei Aszites unklarer Genese stets indiziert. Untersuchungen im Punktat:
    - Spezifisches Gewicht, pH, Gesamteiweiß (GE), Albumin, LDH, Glukose, Leukozyten, Erythrozyten, Triglyzeride, Lipase, Amylase.
    - Bakterielle Diagnostik (Blutkulturflasche).
    - Tbc-Diagnostik (natives Material ohne Zusätze).
    - Zytologie.
  - CT.
- **Ergänzende Untersuchungen:** Je nach Verdachtsdiagnose (s. Tab. 35).
  - ✓ *Beachte:* Ein hämorrhagischer Aszites ist bis zum Beweis des Gegenteils tumorverdächtig!

Tabelle 35 Differentialdiagnose des Aszites

Verdachtsdiagnose	Wegweisende Untersuchungen
Meist Transsudat	
Hepatisch, portale Hypertension	
Leberzirrhose (s. S. 388)	Transaminasen, Quick, CHE, Sonographie
Fettleberhepatitis	Anamnese, Transaminasen, Quick, CHE, Sonographie
Budd-Chiari-Syndrom (s. S. 388)	Duplexsonographie
Pfortaderthrombose (s. S. 388, 614)	Duplexsonographie
Kardiale Ursachen	
Rechtsherzinsuffizienz	Röntgen-Thorax, Echokardiographie
Pericarditis constrictiva	Röntgen-Thorax, Echokardiographie
Hypalbuminämie	
Nephrotisches Syndrom	Urinstatus, Kreatinin
Mangelernährung, Malassimilation	Klinik, Hypalbuminämie
Exsudative Enteropathie	Klinik, α_1-Antitrypsin im Stuhl
Meist Exsudat	
Malignome	
Peritonealkarzinose, intraabdominelle Karzinome (s. S. 320)	Sonographie, Gastroskopie, Koloskopie, CT
Leberzellkarzinom, Metastasenleber (s. S. 341, 345)	Sonographie, AFP
Mesotheliom	CT, Peritonealbiopsie
Maligne Lymphome	Sonographie, CT
Dünndarmkarzinoid (s. S. 408)	5-Hydroxy-Indolessigsäure im 24 h-Urin
Entzündungen	
Bakterielle Peritonitis (s. S. 303)	Punktat: Kultur
Tuberkulose	Punktat: Tbc-Diagnostik
Eosinophile Gastroenteritis	Punktat: Zytologie
Akute Pankreatitis (s. S. 363)	Lipase Aszites/Serum > 1

Aszites (ICD: R 18)

Tabelle 35 Fortsetzung

Verdachtsdiagnose	Wegweisende Untersuchungen
Trauma	
Bauchtrauma	Anamnese
Sonstige (seltene) Ursachen	
Rheumatoide Arthritis	
Kollagenosen	Antinukleäre Antikörper
Morbus Whipple	Malabsorption, Duodenalbiopsie
Amyloidose	Rektal-Biopsie
Meigs-Syndrom	Sonographie: Ovarialtumor, Pleuraerguß
Myxödem	TSH-basal, hoher Eiweißgehalt im Aszites
Chylöser Aszites	
Störung des Lymphabflusses durch maligne Prozesse (z. B. Lymphome, Metastasen)	Sonographie, CT

Grundlagen

➤ **Definition:** Stuhlgang zu häufig (> 3/die) zu flüssig (75% Wasser), zu große Mengen (> 250 g/die).

✓ *Beachte:* Bei der *paradoxen Diarrhoe*, die bei stenosierenden Prozessen im Kolon mit prästenotischer Koprostase auftritt, sind die Stuhlgänge zu häufig und zu flüssig, jedoch mit eher verminderter Gesamtmenge.

➤ **Einteilung nach Dauer:**

- *Akute Diarrhoe:* Tage bis < 3 Wochen.
- *Chronische Diarrhoe:* > 3 Wochen.

Häufigste Ursachen

➤ **Akute Diarrhoe:** Infektionen, Lebensmittelvergiftung, Medikamente.

➤ **Chronische Diarrhoe:** Meist nichtinfektiöser Genese. Am häufigsten funktionelle Diarrhoe, chronisch-entzündliche Darmerkrankungen, Laxantienabusus.

Diagnostisches Vorgehen

➤ **Anamnese:**

- *Zeitpunkt des Auftretens der Diarrhoe, Aussehen und Häufigkeit des Stuhlgangs:*
  - Häufige wäßrige Durchfälle meist ohne Fieber: Bei akuter infektiöser Diarrhoe durch Vibrio cholerae, Salmonellen, toxinbildende E. coli, Norwalk- oder Rotaviren, Lamblien, Kryptosporiden (= nichtdysenterische Diarrhoe).
  - Weniger voluminöse, dafür eitrige und/oder blutige Stühle, meist mit Abdominalschmerzen und Fieber: Bei akuter infektiöser Diarrhoe durch Shigellen, Campylobacter, Yersinien, Clostridium difficile, Amöben bei Tropenrückkehrern (= dysenterische Diarrhoe).
  - Blutige Stühle: Bei ischämischer Kolitis, Colitis ulcerosa, Morbus Crohn, Tumoren und akut bei gastrointestinaler Blutung (meist Teerstuhl; s. S. 190).
  - Voluminöse, evtl. fettglänzende Stühle mit Meteorismus: Bei Maldigestion und Malabsorption.
  - Häufige flüssige Stühle mit verminderter Gesamtmenge (paradoxe Diarrhoe): Bei Tumoren im distalen Kolon.
  - Intermittierende, breiig-flüssige schleimige Diarrhoe v. a. morgens und postprandial bei jahrelanger Anamnese und stabilem Allgemeinzustand sprechen für eine funktionelle Diarrhoe.
- *Beziehung der Diarrhoe zur Nahrungsaufnahme:* Besserung beim Fasten spricht für eine malabsorptive Diarrhoe; keine Besserung beim Fasten für sekretionsbedingte Diarrhoe.
- *Zusätzliche Symptome* wie z. B. Fieber, Abdominalschmerzen, Gewichtsverlust, Mangelerscheinungen (Ödeme, Knochenschmerzen, Blutungsneigung, Parästhesien)?
- Vorerkrankungen (z. B. Pankreatitis)? Voroperationen (z. B. Magen- oder Darmresektion)?
- Chronischer Alkohol-, Medikamentenkonsum?
- Reiseanamnese?

Diarrhoe (ICD: R 19.4)

- **Klinische Untersuchung:** Allgemeinzustand (Exsikkose, Kachexie, Ödeme?); Abdominalbefund, rektale Untersuchung, Stuhlinspektion.
- **Obligate Untersuchungen bei akuter Diarrhoe:**
  - *Labor:* CRP, Blutbild, Differentialblutbild, Blutzucker, Elektrolyte, Kreatinin.
  - *Stuhluntersuchung* auf pathogene Keime und Parasiten.
- **Ergänzende Untersuchungen bei akuter Diarrhoe:** Je nach Verdachtsdiagnose (s. Tab. 36).
  - *Erregernachweis* im Blut bei V.a. Typhus abdominalis.
  - *Serologischer Antikörpernachweis* (Titeranstieg nach ca. 2 Wochen) bei Typhus, Yersinien-, Campylobacter-, Amöben- und Virusinfektionen.
  - Bei weiterhin unklarer Diarrhoe Vorgehen wie bei chronischer Diarrhoe (s. u.).
- **Obligate Untersuchungen bei chronischer Diarrhoe:** Obligate Untersuchungen wie bei akuter Diarrhoe, zusätzlich:
  - *Labor:* Alkalische Phosphatase, γ-GT, Bilirubin, Serumeisen, Cholesterin, Gesamteiweiß, Serumelektrophorese, Quick, TSH-basal.
  - *Stuhlgewicht:* Pathologisch > 250 g/die.
  - Abdomensonographie.
- **Ergänzende Untersuchungen bei chronischer Diarrhoe:** Je nach Verdachtsdiagnose (s. Tab. 36).

Tabelle 36 Differentialdiagnose der Diarrhoe

Verdachtsdiagnose	Wegweisende Untersuchungen
Akute Diarrhoe	
Infektiöse Diarrhoe	
Bakterien oder Bakterientoxine: Salmonellen, Shigellen, Campylobacter jejuni, enteropathogene E. coli, Legionellen, Vibrio cholerae, Yersinien, Staphylokokken, Clostridien	Erregerdiagnostik im Stuhl, Serologie
Viren: V.a. Norwalk-, Rotaviren	Erregerdiagnostik im Stuhl, Serologie
Protozoen: Amöben, Lamblien, Kryptosporidien	Erregerdiagnostik im Stuhl, Serologie
Pilze: Candida, Aspergillus	Erregerdiagnostik im Stuhl, Serologie
Lebensmittelintoxikation	
Enterotoxine: Staphylococcus aureus, Clostridium perfringens, Bacillus cereus	Klinik, Stuhluntersuchung

Tabelle 36 Fortsetzung

Verdachtsdiagnose	Wegweisende Untersuchungen
Akute Diarrhoe	
Medikamente	
Laxantien, Antibiotika, Eisenpräparate, Mg^{++}-haltige Antazida, Zytostatika, Colchicin, Chenodeoxycholsäure	Anamnese
Genußmittel	
Ungewohnter oder übermäßiger Genuß von Alkohol, Kaffe oder Nikotin	Anamnese
Nahrungsmittelallergie	
z. B. Meeresfrüchte, Erdbeeren, Eier	Anamnese
Intoxikationen	
Arsen, Quecksilber, verdorbene Pilze, Knollenblätterpilz	Anamnese
Sonstige Ursachen	
Ischämische Kolitis	Koloskopie
Chronische Diarrhoe	
Kolonerkrankungen	
Colitis ulcerosa (s. S. 420), Kolitis bei Morbus Crohn (s. S. 417)	Koloskopie
Ischämische Kolitis	Koloskopie
Tumoren: Karzinome (s. S. 429), villöse Adenome (s. S. 426), maligne Lymphome	Koloskopie
Strahlenkolitis	Anamnese
Erkrankungen, die häufig mit *Maldigestion* verbunden sind	
Z.n. Magenresektion (s. S. 324)	Anamnese
Exogene Pankreasinsuffizienz, chronische Pankreatitis (s. S. 368), Z.n. Pankreasresektion (s. S. 595), Pankreaskarzinom (s. S. 378)	Klinik, Anamnese, Sonographie, CT
Verschlußikterus (s. S. 200), intrahepatische Cholestase (s. S. 203), primär biliäre Zirrhose	Bilirubin, aP, γ-GT, Sonographie

Diarrhoe (ICD: R 19.4)

Tabelle 36 Fortsetzung

Verdachtsdiagnose	Wegweisende Untersuchungen
Chronische Diarrhoe	
Gallensäureverlustsyndrom: Z.n. Ileumresektion (s. S. 618), Blindsacksyndrom nach bakterieller Fehlbesiedlung bei Z.n. Magenresektion (s. S. 324), Dünndarmdivertikel (s. S. 406), Fistelbildungen	Anamnese, Röntgenuntersuchung nach Selink
Erkrankungen, die häufig mit *Malabsorption* verbunden sind	
Kurzdarmsyndrom nach Dünndarmresektion	Anamnese
Einheimische Sprue, Morbus Whipple	Tiefe Duodenalbiopsie
Morbus Crohn (s. S. 417)	Koloskopie
Amyloidose	Rektumbiopsie
Laktoseintoleranz	Toleranztest
Intestinale Lymphome	CT
Endokrine Erkrankungen	
Diabetische autonome Polyneuropathie	Anamnese
Hyperthyreose (s. S. 222)	TSH-basal
VIPom (s. S. 382)	VIP im Plasma
Gastrinom (Zollinger-Ellison-Syndrom; s. S. 382)	Serum-Gastrin
Karzinoid (s. S. 408)	5-Hydroxy-Indolessigsäure im 24 h-Urin
Chronische Darminfektionen	
Bakteriell-parasitäre Erkrankungen: z. B. Askariden, Trichuren, Strongyloiden, Amöben, Tbc, Yersinien	Erregerdiagnostik im Stuhl, Serologie
Opportunistische Infektionen bei AIDS (s. S. 454): Kryptosporien, Mykobakterien, Zytomegalievirus	Erregerdiagnostik im Stuhl, Serologie
Sonstige Ursachen	
Medikamente (s. o.)	Anamnese
Eosinophile Gastroenteritis	Endoskopie, Biopsie
Kollagenose, v. a. Sklerodermie	Antinukleäre AK
Funktionelle Diarrhoe, z. B. Colon irritabile	Ausschlußdiagnose

Grundlagen

- **Definition:** Zu seltene Entleerung (< 3 Stuhlentleerungen/Woche) mit zu harten Stühlen und Schwierigkeiten bei der Defäkation (massives Pressen notwendig).

Häufigste Ursachen

- Chronische habituelle Obstipation.
- Akut auftretende Obstipation bei Kolontumoren, Analerkrankungen, Medikamenten.

Diagnostisches Vorgehen

- **Anamnese:**
  - *Stuhlfrequenz* (ohne Laxantieneinnahme): Echte Obstipation? Übertriebene Ansprüche des Patienten an die Suhlfrequenz?
  - *Stuhlbeschaffenheit:* Farbe, Konsistenz, Blutbeimengungen?
  - *Dauer* der Obstipation?
  - Schmerzen bei der Defäkation?
  - Ernährungsgewohnheiten, Genußmittelkonsum?
  - Medikamenteneinnahme, insbesondere regelmäßige Einnahme von Laxantien?
- **Klinische Untersuchung:** Untersuchung des Abdomens (Resistenzen?), Analinspektion, rektale Untersuchung, Stuhlinspektion.
- **Obligate Untersuchungen:**
  - *Labor:* CRP, Blutbild, Differentialblutbild, Blutzucker, Elektrolyte, TSH-basal, Urinstatus, okkultes Blut im Stuhl.
  - Abdomensonographie.
  - Proktoskopie.
  - Bei Frauen ggf. gynäkologische Untersuchung.
- **Ergänzende Untersuchungen:** Je nach Verdachtsdiagnose (s. Tab. 37): z. B.
  - Koloskopie.
  - Kolonkontrasteinlauf.
- **Funktionsdiagnostik:** Indiziert bei ausbleibendem Erfolg nach konservativer Therapie:
  - *Kolon-Transitzeit:* Gabe röntgendichter Marker in Kapselform (1 Kps./die vor dem Frühstück für 6 Tage). Am 7. Tag Röntgen-Abdomenübersicht im Liegen. Pathologischer Befund bei > 20% im Darm verbliebener Marker. Bei Verteilung im gesamten Kolon Hinweis auf Kolontransitstörung; bei Verteilung im Colon descendens und Rektosigmoid Hinweis auf anorektale Obstruktion.
  - *Defäkographie:* Röntgenologische Überwachung der Defäkation mit Kontrastmittel.

Obstipation (ICD K 59.0)

Tabelle 37 Differentialdiagnose der Obstipation

Verdachtsdiagnose	Wegweisende Untersuchungen
Mechanische Hindernisse, Passagestörung	
Kolon- und Rektumtumoren: Karzinome (s. S. 429), große Polypen (s. S. 426)	Koloskopie
Uterus-, Ovarialtumoren	Sonographie
Divertikulitis (s. S. 423)	Kontrasteinlauf
Hernien (s. S. 468)	Klinik
Briden, Strikturen nach Operationen oder Strahlentherapie	Anamnese, Kontrasteinlauf
Analerkrankungen (distale Passagestörung)	
Akut: Analfissuren (s. S. 439), Hämorrhoidalthrombose (s. S. 446), perianale Abszesse (s. S. 444)	Rektale Untersuchung, Proktoskopie
Chronisch: Rektumprolaps (s. S. 436), Rektozele (s. S. 436), Rektuminvagination	Rektale Untersuchung, Proktoskopie
Endokrine und metabolische Störungen	
Hypothyreose (s. S. 218)	TSH-basal
Diabetische autonome Polyneuropathie	Anamnese
Hyperparathyreoidismus (s. S. 236)	Serum-Kalzium
Hypokaliämie (chron. Laxantienabusus!)	Serum-Kalzium
Neurogene Störungen	
Peripher: Morbus Hirschsprung (Megakolon congenitum), selten bei Chagaskrankheit, Sklerodermie, Amyloidose	Kontrasteinlauf
Zentral: Apoplektischer Insult, Morbus Parkinson, multiple Sklerose	Anamnese
Medikamente	
Aluminiumhaltige Antazida, Analgetika, Sedativa, Opiate, Psychopharmaka, Spasmolytika, Anticholinergika, Eisenpräparate, Kalziumantagonisten	Anamnese

Tabelle 37 Fortsetzung

Verdachtsdiagnose	Wegweisende Untersuchungen
Passagere Obstipation	
Im Rahmen anderer Erkrankungen, z. B. Pankreatitis, Nieren-, Gallenkolik	Anamnese
Äußere Einflüsse, z. B. Ortswechsel, Kostwechsel, Immobilisation	Anamnese
Gravidität	Anamnese
Chronische habituelle Obstipation	
Jahrelang andauernde Obstipation funktioneller bzw. idiopathischer Genese, z. B. im Rahmen eines Colon irritabile, einer primär verlangsamten Kolonmotilität oder eines gestörten Defäkationsablaufs (= Anismus). Begünstigende Faktoren sind schlackenarme Kost und geringe Flüssigkeitszufuhr	Anamnese, Ausschlußdiagnose
Psychiatrische Störungen	
Depression, Anorexia nervosa, Bulimie	Ausschlußdiagnose

Stuhlinkontinenz (ICD R 15)

Definition

- **Formen, Definitionen:**
  - *Inkontinenz:* Unkontrollierter Abgang von Gas, Schleim, flüssigem Stuhl und festen Bestandteilen (je nach Schweregrad, s. u.).
  - *Feinkontinenzstörung:* Unkontrollierter analer Sekretverlust.
- **Schweregradeinteilung:**
  - I Inkontinenz für Gas, kein Stuhlschmieren.
  - II Kontrollverlust für Winde und flüssigen bis breiigen Stuhl, intermittierender Stuhlverlust.
  - III Ständiges Stuhlschmieren.

Diagnostisches Vorgehen

- **Anamnese:**
  - Genaue Stuhlgewohnheiten: Art und Menge, Umstände? Stuhlschmieren, unkontrollierter Wind- und Stuhlabgang?
  - Frauen: Schwere Geburten (intrapartale Überdehnung → Descensus perinei)?
  - Voroperationen, iatrogene Verletzung des Sphinkterapparates (Dammriß, Fistelchirurgie)?
- **Klinische Untersuchung** (s. S. 36):
  - *Inspektion:* Bestehende Perianaldermatitis, Prolaps?
  - *Kutaneoanalreflex:* Kontraktion des Sphinkters auf Bestreichen der Perianalhaut?
  - *Digitale Untersuchung:* Kontraktion der Puborektalisschlinge? Plastische Verformbarkeit: Anus bleibt nach Dehnung offen. Schwacher Sphinkterdruck, evtl. Rektozele?
- **Obligate Untersuchungen:**
  - *Endosonographie:* Anatomie von Sphincter ani internus und externus.
- **Ergänzende Untersuchungen:** Je nach Verdachtsdiagnose (s. auch Tab. 38):
  - Anale Druckmessung, Sphinkter-EMG (nur bei fehlendem Kutaneoanalreflex).
  - Bestimmung der Kapazität des Rektums.
  - Rektoanalreflex (rasche Füllung des Ballons im Rektum führt nach einer kurzen Kontraktion zur Sphinktererschlaffung).

Differentialdiagnose

Tabelle 38 Differentialdiagnose der Stuhlinkontinenz

Ursache	Verdachtsdiagnose	Wegweisende Untersuchungen
Sensorische Inkontinenz		
Anodermblockierung	Hämorrhoidal- und Analprolaps (s. S. 446)	Klinik, Anamnese
Anodermverlust	Analatresie Z.n. Durchzugsoperationen	Anamnese
rritation	Hämorrhoiden (s. S. 446) Proktitis (s. S. 439)	Klinik
Neurogen	Diabetische Polyneuropathie Diskopathie Querschnitt	Klinik, neurologische Untersuchung
Muskuläre Inkontinenz		
Sphinkterläsion	Pfählungsverletzung Fistelspaltung Darmriß 3. Grades	Anamnese, Endosonographie
Sphinkterlähmung	Rektumprolaps (s. S. 436) Altersinvolution	Klinik
Beckenbodeninsuffizienz	Rektumprolaps Descensus perinei	Klinik, Rektoskopie
Agenesie	Anal-, Rektumatresie	Klinik
Mechanische Inkontinenz		
Rektumfaltenverlust	Proktitis (s. S. 439)	Rektoskopie
Angulationsverlust	Rektumprolaps Beckenbodeninsuffizienz	Klinik, Rektoskopie
Drainagerinnen	Analoperationen	Anamnese
ypass	rektokutane Fisteln (s. S. 417) rektovaginale Fisteln (s. S. 423)	Klinik, Kontrastmitteldarstellung

Stuhlinkontinenz (ICD R 15)

Tabelle 38 Fortsetzung

Ursache	Verdachtsdiagnose	Wegweisende Untersuchungen
Neurogene Inkontinenz		
Peripher	Pudendusneuropathie	Anamnese
Proximal	Conus-Cauda-Syndrom	Neurologische Untersuchung
Zentral	Altersinkontinenz, hirnorganische Prozesse	Neurologische Untersuchung
Gemischte Inkontinenz		
	Rektumprolaps Altersinkontinenz	Klinik
Pseudoinkontinenz		
Massive Obstipation (s. S. 211)	Koprostase	Anamnese, Rektoskopie, Koloskopie

Konservative Therapie

- Stuhlregulation.
- Sphinktertraining: Beckenbodengymnastik, Biofeedback.

Operative Therapie

- **Indikationen:**
  - *Feinkontinenzstörung:* Deformation des Analkanals, Verlust der sensiblen Rezeptoren.
  - Rektumprolaps mit Inkontinenz trotz Prolapsoperation.
  - Sphinkterverletzung.
  - Descensus perinei, wenn Sphinktertraining erfolglos.
- **Operationsprinzipien:**
  - *Feinkontinenzstörung:* Rekonstruktion des Sphincter ani internus bei Deformation, Verschiebelappenplastik bei Sensibilitätsstörung.
  - *Rektumprolaps mit Inkontinenz:* Rektopexie (s. S. 664, 666).
  - *Sphinkterverletzung:* Rekonstruktion, evtl. Gracilis-Plastik.
  - *Descensus perinei:* Beckenbodenplastik (s. S. 670).
- **Nachbehandlung:** Weiterführung der Stuhlregulation, der Beckenbodengymnastik und des Biofeedback-Trainings.

Prognose

- Bei jüngeren Patienten gut; bei älteren Patienten aufgrund Überlagerung durch neurogene Störungen häufig keine vollständige Kontinenz mehr erreichbar.

Grundlagen

- Die Hernien stehen zahlen- und bedeutungsmäßig im Vordergrund.
- Umschriebene Schwellung oberhalb des Leistenbandes, in den Skrotalansatz (oder das Labium majus) übergehend: Leistenhernie. Blickdiagnose! Einige der wenigen Situationen in der Viszeralchirurgie, in der die Inspektion schon vor der Palpation die Diagnose stellen kann.
- Im übrigen Diagnosestellung durch Inspektion und Palpation. Eine nicht palpierbare Bruchpforte spricht dafür, daß die Schwellung einer ausgetretenen Hernie entspricht.
- Beweis für die Hernie: Völlige Reponierbarkeit, anschließend gute Palpierbarkeit der Bruchpforte.
- Apparative Zusatzuntersuchungen von geringer Bedeutung.
- Die Sonographie ist zur Herniendiagnostik nicht zuverlässig. In Form der Doppler-Sonographie kann sie hingegen Varixknoten identifizieren.

Diagnostisches Vorgehen

- Siehe S. 34.

Differentialdiagnose

- **Oberhalb des Leistenbandes:**
  - Leistenhernie (s. S. 468).
  - Leistenhoden.
  - Hydrocele funiculi.
  - Lymphknoten, entzündlich vergrößert.
  - Lymphknotenmetastasen (Karzinom, Lymphom, Leukämie).
  - Follikulitis.
- **Kaudal des Leistenbandes bzw. im Oberschenkelansatz:**
  - Femoralhernie (s. S. 471).
  - Varixknoten (ausdrückbar oder thrombosiert).
  - Lymphknoten, entzündlich vergrößert.
  - Lymphknotenmetastasen (Karzinom, Melanom, Sarkom, Lymphom, Leukämie).
  - Lipom.
  - Hüftgelenksganglion.
  - Senkungsabszeß.
- **Schmerzhafte Schwellung:**
  - Inkarzerierte Hernie.
  - Entzündlich vergrößerte Lymphknoten.
  - Frisch thrombosierter Varixknoten.

Struma (ICD: E 01.2 D 34)

Grundlagen

➤ **Definition:** Struma = Schilddrüsenvergrößerung beim Erwachsenen > 25 g (beim Neugeborenen > 2 g).

➤ **Ätiologie:**
- Früher exogener alimentärer Jodmangel als häufigste Ursache (80–90 %), s. u.
- Vermehrter Schilddrüsenhormonbedarf in Pubertät, Gravidität.
- *Strumigene Substanzen:*
  - Jodhaltige Medikamente, Kontrastmittel.
  - Schilddrüsenhormone, Thyreostatika.
  - Orale Kontrazeptiva.
  - Phenytoin, Hydantoin, Salizylate, Antirheumatika, Lithiumpräparate.

➤ **Epidemiologie:** Vorkommen vermehrt in Gebieten endemischen Jodmangels In Deutschland Nord-Süd-Gefälle. Starker Rückgang dank der Jodierung des Kochsalzes (Schweiz: jetzt 20 mg KJ pro kg KG). Verhältnis Frauen : Männer = 5 : 1.

➤ **Einteilung:**
- *Struma-Klassifikation (WHO):*
  - I Struma nur bei rekliniertem Kopf sichtbar; Schilddrüse tastbar vergrößert
  - II Struma bei normaler Kopfhaltung sichtbar.
  - III Sehr große Struma mit lokalen Stauungs- und Kompressionszeichen.
- *Morphologie:*
  - Struma diffusa: Auftreten bei Jugendlichen und in der Schwangerschaft.
  - Struma nodosa: Auftreten im Erwachsenenalter. Knotenbildung durch autonom wachsende oder TSH-stimulierte Follikel. Unterschiedliche Proliferationsneigung, bis hin zu Adenomen (insbesondere follikuläre Adenome).
- *Funktionszustand:*
  - Euthyreote Struma: Hormonneutrale Vergrößerung der Schilddrüse.
  - Hyperthyreote Struma: Schilddrüsenüberfunktion (Hyperthyreose s. S. 222).
  - Hypothyreote Struma: Unterfunktion (Hypothyreose).

Klinik

➤ **Blande euthyreote Struma:** Höchstens unspezifische subjektive Beschwerde (Globusgefühl). Symptome erst bei Komplikationen (Dyspnoe bei Tracheakompression, Schmerzen bei Thyreoiditis). Bei kosmetisch störenden Strumen wird häufig ein unbestimmtes Druckgefühl angegeben, als somatischer Ausdruck des Unbehagens.

➤ **Hypothyreote Struma:** Allgemeinsymptome: Kretinismus, Myxödem.

✓ **Beachte:**
- Schmerzen ohne Entzündungszeichen sind verdächtig auf Malignität (Infiltration)!
- Benigne Schilddrüsenadenome sind klinisch von einer banalen Struma nodosa nicht zu unterscheiden und gleich wie diese zu behandeln. Szintigraphisch können sie unauffällig oder heiß (toxisches Adenom) oder kalt sein.

Diagnostik

- **Obligate Untersuchungen:**
  - *Klinische Untersuchung* (s. S. 5):
    - Halsschwellung (Stadieneinteilung s. o.).
    - Ggf. Stridor und Dyspnoe durch Tracheakompression.
    - Heiserkeit bei Rekurrensparese.
    - Obere Einflußstauung bei fortgeschrittenen Strumen.
    - Zeichen einer Hyperthyreose (s. S. 222).
    - Zeichen einer Hypothyreose: Trockene, blasse, kühle Haut; struppiges Haar; rauhe, heisere Stimme; Myxödem; Verlangsamung der Muskeleigenreflexe.
  - *Labordiagnostik:* Serumwerte von fT4, TSH basal (s. S. 8).
  - *Sonographie* (s. Abb. 2, S. 7): Größenbestimmung (normal Frauen bis 18 ml, Männer bis 25 ml), Lage, Form. Zysten? Adenome?
  - *Aspirationszytologie:* Utraschallgesteuerte Feinnadelpunktion von verdächtigen Knoten.
  - *Laryngoskopie:* Rekurrensfunktion beidseits intakt?
- **Ergänzende Untersuchungen:**
  - *Szintigraphie mit ^{99m}TC:* Größe der Schilddrüse? Form? Kalte oder heiße Knoten?
  - *Röntgenuntersuchungen:*
    - Röntgen-Thorax d.-v. und seitlich: Verdrängung und/oder Kompression der Trachea? Retrosternale (intrathorakale) Strumaanteile?
    - Tracheazielaufnahme, Ösophagusbreischluck: Nachweis von Verdrängung und/oder Kompression bei großer Struma.
    - CT, MR: Indiziert bei Stridor, Verdacht auf Infiltration, Lymphknotenvergrößerung zur genauen Größenbestimmung, Metastasennachweis.
  - *Labordiagnostik:*
    - Thyreotropin-Releasing-Hormon (TRH)-Stimulationstest (s. S. 9): Verstärkter TSH-Anstieg bei Hypothyreose, normaler Anstieg bei Euthyreose (s. Tab. 3).
    - Antithyreoidale Antikörper (s. S. 10): Bestimmung bei Verdacht auf Hypothyreose. Nachweis von Thyreoglobulin-Antikörpern (TAK) und/oder mikrosomalen Antikörpern (MAK): Hinweis auf Hashimoto-Autoimmunthyreoiditis.

Differentialdiagnose

- Autonomien, Adenome (s. S. 222).
- Schilddrüsenmalignome (Struma maligna, s. S. 231).
- Hyperthyreose (s. S. 222).
- Strumitis, Thyreoiditis (s. S. 228).
- Mediane Halszyste (s. S. 241).
- ✓ **Beachte:** Die gutartige „Struma aberrans“ gibt es nur sublingual! In den Halsweichteilen isoliert liegendes Schilddrüsengewebe ist auch bei hochdifferenziertem (insbesondere papillärem) Bau eine Metastase einer Struma maligna.
- Differentialdiagnose des kalten Knotens (s. S. 233).

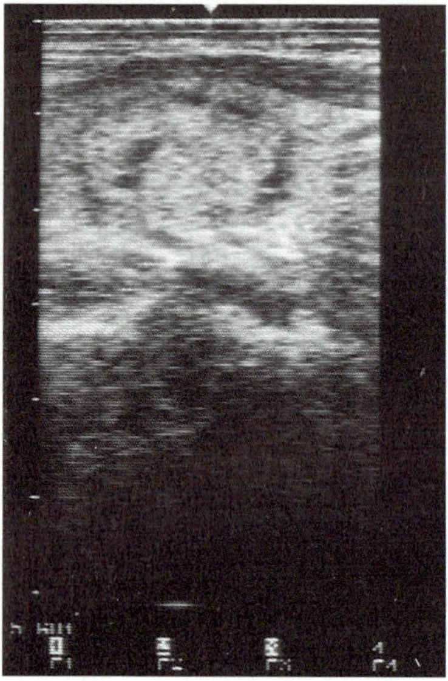

Abb. 61 Sonogramm einer Schilddrüse mit einem Knoten.

Konservative und interventionelle Therapie

- **Medikamentöse Therapie:**
  - *Prinzip:* Substitution von Thyroxin. T3-Gabe nicht unbedingt nötig, da T4 extrathyreoidal in T3 umgewandelt werden kann.
  - *Indikationen:*
    - Besonders indiziert bei jugendlicher Struma diffusa sowie bei Struma während der Gravidität, da in beiden Fällen relativer Jodmangel (gesteigerter Bedarf bei unveränderter Zufuhr) besteht.
    - Jodfehlverwertungsstruma.
    - Hypothyreose infolge Jodmangel.
  - *Durchführung:*
    - Therapie der Wahl: L-Thyroxin (Eltroxin, Euthyrox, Synthroid, Thyrex 0,1 – 0,2 mg täglich per os.
    - Alternativ: T3/T4-Kombinationspräparat, z. B. Novothyral (Trijodthyronin 0,02 mg/Thyroxin 0,1 mg) oder Combithyrex forte (Trijodthyronin 0,025 mg/Thyroxin 0,1 mg) 1 Tabl. täglich.
  - *Therapiekontrolle:* TSH supprimiert < 0,1 mIE/l, T4 normal.
- **Interventionelle Therapie:** Zysten-Entlastungspunktionen sind nur vorübergehend wirksam!

Operative Therapie

- **Indikationen:**
  - Kosmetisch störende, euthyreote Struma nodosa.
  - Tracheakompression (Einengung und/oder Verdrängung) durch euthyreote oder hypothyreote Struma.
  - Intrathorakale Lage (mit oder ohne obere Einflußstauung, mit oder ohne Tracheakompression) einer euthyreoten oder hypothyreoten Struma.
  - Kalter Knoten (6 – 12 % der kalten Solitärknoten im chirurgischen Krankengut sind maligne, auch der Knoten in multinodösen Strumen).
- **Kontraindikation:** Hypothyreose, mit Ausnahme der obengenannten Fälle.
- **Operationsprinzipien:**
  - *Strumektomie, einseitig oder beidseitig* (s. S. 485): Subtotale Resektion der Schilddrüse; Belassen eines mandelgroßen Parenchymrests (ca. 5 – 8 g), der hinteren Kapsel und der Epithelkörperchen.
  - Seltener nur Exzision oder Enukleation eines umschriebenen Knotens.
- **Nachbehandlung:**
  - Nach subtotaler Strumektomie beidseits 3 Monate postoperativ Bestimmung des TSH. Bei Anzeichen einer subklinischen Hypothyreose (TSH erhöht) Substitution mit Thyroxin (Eltroxin), in der Regel 0,1 mg täglich.
  - *Arbeitsunfähigkeit:* 2 – 3 Wochen.

Prognose

- **Operationsrisiko:** Bei der Indikationsstellung darf berücksichtigt werden, daß die elektive Operation ein sehr risikoarmer Eingriff ist (Operationsletalität < 0,1 %, einseitige Rekurrensparese ca. 3 %, klinische Hypothyreose < 1 %, Hypoparathyreoidismus < 1 %).
- **Rezidive, Rezidivprophylaxe:**
  - *Rezidivquote:* Ohne Nachbehandlung 10 – 20 %, zum Teil aufgrund einer TSH-Stimulation.
  - *Rezidivprophylaxe:* Bestimmung von TSH basal 3 Monate postoperativ, bei grenzwertigem Befund Wiederholung der Untersuchung 6 Monate postoperativ. Bei erhöhtem TSH lebenslängliche Rezidivprophylaxe mit Thyroxinpräparat (Eltroxin, Euthyrox, Synthroid, Thyrex). Soviel Thyroxin geben (in der Regel 0,1 – 0,2 mg täglich), daß das TSH supprimiert wird. Da diese Behandlung einen rein prophylaktischen Sinn hat, muß sie unlimitiert weitergeführt werden. Klinische Euthyreose und Gesundheit sind keine Gründe für einen Abbruch der Prophylaxe! Alternative: grundsätzliche Behandlung aller Patienten mit einem Thyroxinpräparat; dies scheitert jedoch in der Regel am Unverständnis der Patienten.
  - *Diagnostik:* Frühe Rezidive sind durch die Sonographie besser erfaßbar als durch Palpation.
  - ✓ *Beachte:* Echte Strumarezidive sind in 8 – 10 % maligne (gegenüber 1 % Malignität in primären Strumen)!

Hyperthyreose (ICD: E 05)

Grundlagen

- **Definition:** Überfunktion der Schilddrüse, d.h. gesteigerte Sekretion von Schilddrüsenhormonen.
- **Ätiologie, Pathogenese:**
  - *Immunogene Hyperthyreose* (E 05.0): Entstehung infolge Stimulation der TSH-Rezeptoren der Zelloberfläche durch Thyreotropinrezeptorantikörper (TSI = Thyreotropin-Rezeptor stimulierendes Immunglobulin; Synonym: TRAK = TSH-Rezeptor-Autoantikörper). Genetische Disposition. In ca. 60% der Fälle verbunden mit einer endokrinen Orbitopathie (s. u.). Formen:
    - Morbus Basedow: Primäre immunogene Hyperthyreose.
    - Struma basedowificata: Sekundäre immunogene Hyperthyreose in vorher schon bestehender Struma nodosa.
  - *Autonome Hyperthyreose:* Von zentraler Steuerung unabhängige Überfunktion von Schilddrüsenfollikeln. Unterscheidung von 3 Formen aufgrund der szintigraphischen Verteilung des autonomen Schilddrüsengewebes:
    - Solitäre Autonomie („toxisches Adenom") (E 05.1): 30%.
    - Multifokale Autonomie (E 05.2): 50%.
    - Disseminierte Autonomie: Auftreten selten.
  - *Seltenere Formen der Hyperthyreose:*
    - Autoimmunthyreoiditis Hashimoto: Hyperthyreose im Initialstadium.
    - Subakute Thyreoiditis (s. S. 228): Passagere Hyperthyreose.
    - Hyperthyreosis factita: Hyperthyreose durch exogene Zufuhr von Schilddrüsenhormonen.
    - Zentrale Hyperthyreose: Regelkreis Hypothalamus – Hypophyse gestört.
    - TSH-produzierendes Hypophysenadenom (sehr selten).
    - Schilddrüsenkarzinom (s. S. 231).
- **Epidemiologie:** Auftreten der Hyperthyreose in jedem Lebensalter möglich, selten jedoch im Kindesalter (1,3%). Verhältnis Frauen : Männer = 5 : 1.

Klinik

- **Allgemeine Symptome der Hyperthyreose:**
  - Nervosität, Labilität, Schlafstörungen.
  - Schwächegefühl, Gewichtsverlust, Heißhunger, Durchfälle.
  - Haarausfall, Wärmeintoleranz, warme Haut, Schwitzen.
- **Morbus Basedow:** Sog. „Merseburger Trias": Struma, Exophthalmus, Tachykardie.
  - Struma diffusa, gelegentlich jedoch keine Schilddrüsenvergrößerung.
  - *Endokrine Ophthalmopathie:* Muzinöses Ödem im retrookularen Raum durch Ablagerung von Wasser und Mucopolysacchariden, induziert durch Exophthalmus-produzierende Faktoren (ERF):
    - Exophthalmus.
    - Kornealulzerationen.
    - Augenmuskellähmungen.
    - Dalrymple-Zeichen: Retraktion des Oberlides.
    - Graefe-Zeichen: Zurückbleiben des Oberlids bei Blicksenkung.
    - Stellwag-Zeichen: Seltener Lidschlag.
    - Möbius-Zeichen: Konvergenzschwäche bei Nahsicht.
  - *Selten:* Endokrine Orbitopathie ohne klinisch manifeste Hyperthyreose und ohne Struma. Zusammenhang mit TSI unklar.

- **Autonome Hyperthyreose:** Auftreten von Hyperthyreosezeichen erst dann, wenn die Überfunktion nicht mehr durch Stillegung des normalen Gewebes kompensiert werden kann. Entwicklung langsamer. Nie Orbitopathie.

Diagnostik

- **Obligate Untersuchungen:**
  - *Klinische Untersuchung* (s. S. 5): Warme Haut, Schwitzen, Tremor, motorische Unruhe, Tachykardie oder -Arrhythmie. Auskultatorisch Schwirren über der Schilddrüse.
  - *Labordiagnostik:*
    - Serumwerte von T4, fT4 (beide erhöht, s. S. 1), T3 (in 10% isoliert erhöht), TSH (supprimiert, Ausnahme: TSH-produzierendes Hypophysenadenom).
    - Schilddrüsen-Autoantikörper (TSI = TRAK, MAK, TAK, s. S. 10):
  - *Sonographie* (Abb. 2, S. 7): Größenbestimmung (normal Frauen bis 18 ml, Männer bis 25 ml), Lage, Form. Zysten? Adenome?
    - Immunogene Hyperthyreose: In der Regel diffuse Echoarmut.
    - Autonome Hyperthyreose (Adenome): Glatt begrenzte, homogene echoarme Raumforderungen.
  - *Aspirationszytologie:* Ultraschallgesteuerte Feinnadelpunktion von verdächtigen Knoten.
- **Ergänzende Untersuchungen:**
  - *Szintigraphie:* Durchführung mit TSH-Stimulation bzw. T3-Suppression der Restschilddrüse.
    - Immunogene Hyperthyreose: Diffuse Struma.
    - Autonome Hyperthyreose: Umschriebene Mehranreicherung.
    - Disseminierte Autonomie: Ähnlich wie bei immunogener Hyperthyreose.
  - *MR:* Größe? Homogene Struktur?
  - *Laryngoskopie:* Rekurrensfunktion beidseits intakt? (Obligate präoperative Abklärung.)
  - *Thyreotropin-Releasing-Hormon (TRH)-Stimulationstest* (s. S. 9): Kein TSH-Anstieg.

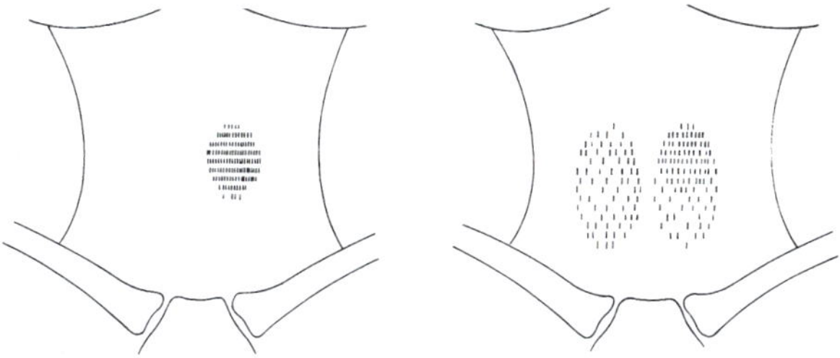

Abb. 62 Toxisches Adenom im oberen linken Schilddrüsenpol vor und nach Stimulation mit TSH.

Hyperthyreose (ICD: E 05)

Differentialdiagnose

- Immunogene oder autonome Hyperthyreose (s. o.).
- Seltenere Formen der Hyperthyreose (s. o.).

Konservative Therapie

- **Medikamentöse Therapie:**
  - *Prinzip:* Thyreostatische Therapie als Dauerbehandlung.
  - *Indikationen:*
    - Leichtere Formen der Hyperthyreose.
    - Hyperthyreose bei Jugendlichen.
    - Hyperthyreose ohne Struma.
  - *Durchführung* (s. auch Tab. 39):
    - Initial Thiamazol (Favistan) 10 – 20 mg täglich p. o. oder Carbimazol (Neo-Thyreostat) 15 – 60 mg täglich p. o. für ca. 6 Wochen.
    - Erhaltungsdosis nach Erreichen einer euthyreoten Stoffwechsellage Thiamazol (Favistan) 2,5 – 10 mg täglich p. o. oder Carbimazol (Neo-Thyreostat) 2,5 – 15 mg täglich p. o.
    - Während der Laktation Gabe von Propylthiouracil (Propyl-Thiouracil).
  - *Therapiekontrolle:* 4 Wochen nach Beginn der thyreostatischen Therapie Hormonkontrolle, dann alle 6 – 12 Wochen Kontrollen von Hormonspiegeln, Blutbild, sonographischem Befund, TRAK (Abfall kann Zeichen einer Remission sein).
  - *Adjuvante Therapie:*
    - Bei Tachykardie β-Blocker, z. B. Propanolol (Dociton) 3 × 20 – 40 mg täglich p. o.
    - Bei malignem progredientem Exophthalmus Gabe hoher Prednisondosen (z. B. 100 mg i. v.); Mitbetreuung durch Strahlentherapeuten und Ophthalmologen.
- **Radiojodtherapie:**
  - *Prinzip:* Einlagerung von radioaktivem Jod^{131} in die Schilddrüse, dadurch Gewebezerstörung.

Tabelle 39 Verschiedene Thyreostatika

Generic	Thiamazol	Carbimazol	Propylthiouracil
Handelsname (Beispiele)	Favistan	Neo-Thyreostat	Propyl-Thiouracil
Initialdosis (mg/Tag)	20 – 45	30 – 60	150 – 450
Erhaltungsdosis (mg/Tag)	2,5 – 10	5 – 15	50 – 150
Proteinbindung	keine	keine	ca. 75 %
Serumhalbwertszeit (h)	3 – 7	3 – 7	1,25

- *Indikationen:*
  - Kontraindikationen für eine Operation.
  - Versagen der medikamentösen Therapie.
  - Ältere Patienten.
  - Maligner Exophthalmus (Wirkungseintritt langsam und schonend).
- *Kontraindikationen:*
  - Gravidität.
  - Patienten < 45 Jahren (irreversible Hypothyreose, strahleninduziertes Karzinom, genetische Schädigung als Spätkomplikationen möglich).
- *Durchführung:* Thyreostatische Vorbehandlung (s. o.); nach Erreichen einer euthyreoten Stoffwechsellage Absetzen der Thyreostatika und Beginn der Radiojodtherapie.

Operative Therapie

➤ **Indikationen:**
- Struma Basedow bei jüngeren Patienten, insbesondere bei Rezidiv nach Thyreostatika.
- Struma basedowificata (sofern keine schwerwiegenden kardiopulmonalen Kontraindikationen) in jedem Alter.
- Jede autonome Hyperthyreose.
- Gravidität (Radiojod kontraindiziert, Fetotoxizität der Thyreostatika nicht ausgeschlossen). Operation nach Vorbehandlung zwischen 3. und 6. Monat. Postoperativ Thyroxin geben!
- Jede jodinduzierte Hyperthyreose (immunogen oder autonom).
- Tracheakompression.
- Fragliche Malignität (kalter Knoten).

➤ **Operationsvorbereitung:**
- *Thyreostatische Therapie* (s. o.), bis eine euthyreote Stoffwechsellage erreicht ist.
- *β-Blocker* bis zum Erreichen normfrequenter Verhältnisse (Herzfrequenz < 100/min).

✓ *Beachte:* Bei toxischem Adenom Vorbehandlung nur bei klinischen Hyperthyreosezeichen notwendig.

➤ **Operationsprinzipien:**
- *Subtotale Strumektomie, ein- oder beidseitig* (s. S. 485): Subtotale Resektion der Schilddrüse; Belassen eines mandelgroßen Parenchymrests (ca. 5–8 g), der hinteren Kapsel und der Epithelkörperchen.
- Seltener nur Exzision oder Enukleation eines umschriebenen Knotens (toxisches Adenom).

➤ **Nachbehandlung:**
- Nach subtotaler Strumektomie beidseits 3 Monate postoperativ Bestimmung des TSH. Bei Anzeichen einer subklinischen Hypothyreose (TSH erhöht) Substitution mit Thyroxin (Eltroxin), in der Regel 0,1 mg täglich p. o.
- *Arbeitsunfähigkeit:* 2–3 Wochen.

Hyperthyreose (ICD: E 05)

Komplikation: Thyreotoxische Krise (E 05.5)

- **Synonym:** Coma basedowicum.
- **Definition:** Akute maligne Hyperthyreose. Akut lebensbedrohliche Dekompensation der peripheren Regulationsmechanismen gegenüber den erhöhten Schilddrüsenhormonen.
- **Ätiologie:** Unbehandelte Hyperthyreose oder behandelte Hyperthyreose durch zusätzliche Belastung. Auslösende Ursachen:
  - Streßsituationen.
  - Infektion, Trauma.
  - Exogene Jodzufuhr (Kontrastmittel!).
  - Mechanische Manipulationen an der Schilddrüse.
  - ✓ *Beachte:* Besonders typisch und gefährlich ist die thyreotoxische Krise nach Hyperthyreoseoperation ohne medikamentöse Vorbehandlung!
- **Klinik:** Zunahme der Hyperthyreosesymptome:
  - Extreme Tachykardie mit Herzrhythmusstörungen und Kreislaufinsuffizienz.
  - Extreme Hyperthermie (Fieber bis 41 °C), profuses Schwitzen mit nachfolgender Exsikkose und Hyperosmolarität.
  - Unruhe, Erregung, Delirium, schließlich Somnolenz und Koma.
  - Evtl. Bulbärparalyse mit Dysarthrie und Schluckstörungen.
  - Symptome der NNR-Insuffizienz.
  - Unbehandelt Tod im Kreislaufversagen.
- **Diagnostik:**
  - Diagnose aufgrund der klinischen Symptome stellen.
  - *Labor:* Blutabnahme für T4-Bestimmung, Resultat nicht abwarten, sofort mit der Behandlung beginnen!
- **Differentialdiagnose:**
  - Diabetisches Koma.
  - Hypoglykämischer Schock.
  - Durchgangssyndrom.
  - Alkoholdelir.
  - Psychose.
  - Addison-Krise.
  - Phäochromozytom.
- **Soforttherapie:** Sofortige Intensivtherapie!
  - *Thyreostatika* (Verhinderung der Neubildung von Thyroxin): Initial Thiamazol (Favistan) oder Carbimazol (Neo-Thyreostat) 80 mg i. v. dann 3 – 4× 40 mg i. v.
  - *Jodid* (Blockierung der Thyroxinausschüttung): Proloniumjodid (Endojodin) 0,95 g = 4 Amp./24 Std. i. v.; alternativ Sol. iodi aquosa 5% (Lugol-Lösung) 20 ml/24 Std. per infusionem.
  - *Glukokortikoide:* z. B. Prednisolon (Urbason solubile, Ultracorten-H) 250 mg i. v.
  - *β-Blocker*: z. B. Propanolol (Dociton) 20 mg unter EKG-Kontrolle langsam i. v.
  - *Sauerstoffzufuhr*, ggf. endotracheale Intubation (s. S. 112) und Beatmung.
  - *Bilanzierte Infusionstherapie* (s. S. 81): Ausgleich des Flüssigkeitdefizits, parenterale Ernährung (s. S. 84).
  - *Fiebersenkung:* Physikalische Maßnahmen (Kühlmatte, Wadenwickel); ggf. medikamentös (Paracetamol).

- *Behandlung einer Kreislaufinsuffizienz:* Digitalisierung; differenzierte Katecholamintherapie (*Cave:* Erhöhte Ansprechbarkeit auf Katecholamine!)
- *Plasmapherese:* Bei ausbleibendem Therapieerfolg nach 1–2 Tagen Plasmapherese zur Elimination der zirkulierenden Schilddrüsenhormone indiziert (Austausch von mindestens 4–6 Litern Plasma notwendig!).

➤ **Operative Therapie:** Nach Stabilisierung definitive Sanierung durch Operation indiziert.

Prognose

➤ **Operative Therapie:** Ohne thyreotoxische Krise hohe Erfolgsquote (Dauerheilung > 95%) bei minimaler Letalität (< 1%).

➤ **Thyreotoxische Krise:** Hohe Letalität (> 20%)!

Thyreoiditis (ICD: E 06)

Grundlagen

➤ **Definition:** Entzündung der Schilddrüse unterschiedlicher Genese.

➤ **Einteilung, Ätiologie, Histopathologie:**
- *Akute bakterielle Thyreoiditis*, evtl. mit Abszeßbildung (E 06.0): Entstehung durch hämatogene oder lymphogene Verschleppung bei extrathyreoidalen Infekten, z. B. Sinusitiden, Tonsillitiden, Pharyngolaryngitiden. Auftreten selten.
- *Subakute, granulomatöse Thyreoiditis de Quervain* (E 06.1): Wahrscheinlich Virusinfektion (Adeno-, Echo-, Coxsackieviren). Histopathologisch granulomatöse Entzündung mit Epitheloid- und Riesenzellen. Behandlung mit Kortikosteroiden. Führt zu kalten Knoten.
- *Autoimmunthyreoiditis Hashimoto* (E 06.3): Autoimmunerkrankung. Histopathologisch lymphozytäre Infiltrate bis hin zur Bildung von Lymphfollikeln. Vor allem Frauen mittleren Alters betroffen.
  - Sonderform: Eisenharte Strumitis Riedel (äußerst selten). Invasiv sklerosierende Thyreoiditis mit Übergreifen auf benachbarte Strukturen (Muskulatur, Halsgefäße).

Klinik

➤ **Akute bakterielle Thyreoiditis:** Meist im Anschluß an einen vorangegangenen Infekt (s. o.):
- Fieberanstieg.
- Heiserkeit.
- Bei *Abszedierung* Schwellung, ggf. Spontanperforation.

➤ **Subakute, granulomatöse Thyreoiditis:** Meist akuter Beginn mit Schwellung und Schmerzen auf der betroffenen Seite, starkes Krankheitsgefühl.

➤ **Autoimmunthyreoiditis Hashimoto:**
- Langsam verlaufende, vorerst schmerzlose Entzündung der Schilddrüse, einhergehend mit Schilddrüsenvergrößerung. Mit der Zeit Auftreten von Druck und Spannungsgefühl, z. T. brennendes Gefühl.

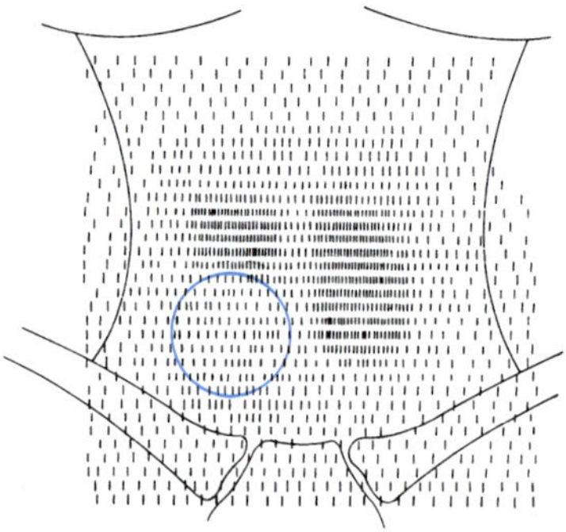

Abb. 63 Szintigramm einer euthyreoten Schilddrüse mit einem kalten Knoten, der mit dem blau eingezeichneten palpablen Knoten übereinstimmt.

- Endokrine Ophthalmopathie möglich (Übergangsform zu Morbus Basedow, s. S. 222). Im Spätstadium immer Hypothyreose mit entsprechenden Symptomen.
- Bei der fibrosierenden invasiven Thyreoiditis (Struma Riedel) im Spätstadium Schmerzen als Ausdruck der Nerveninfiltration.

Diagnostik

➤ **Obligate Untersuchungen:**
- *Klinische Untersuchung* (s. S. 5):
  - Akute bakterielle Thyreoiditis: Bei Abszedierung Fluktuation palpierbar.
  - Subakute, granulomatöse Thyreoiditis de Quervain: Deutlich herabgesetzter Allgemeinzustand. Schilddrüse vergrößert, evtl. Seitendifferenz, kaum dolent, evtl. palpabler Knoten.
  - Autoimmunthyreoiditis Hashimoto: Gummiartige Konsistenz der Schilddrüse, lokale Lymphadenopathie.
- *Labor* (s. S. 8): Serumwerte von TSH, fT4: Hypothyreose? Initial evtl. Hyperthyreose.
  - Akute bakterielle Thyreoiditis: Leukozytose, CRP- und BSGErhöhung; ggf. T3- und T4-Erhöhung (passagere Hyperthyreose).
  - Subakute, granulomatöse Thyreoiditis de Quervain: Geringe Leukozytose, CRP und BSG stark erhöht; initial Hyperthyreose, als Spätfolge hypothyreote Stoffwechsellage.
  - Autoimmunthyreoiditis Hashimoto: CRP- und BSG-Erhöhung, Erhöhung der γ-Globuline, keine Leukozytose. In der Regel euthyreote oder hypothyreote, selten hyperthyreote Stoffwechsellage. Nachweis von TAK (Thyreoglobulin-Antikörper) und MAK (Antikörper gegen mikrosomales Antigen) in 70% resp. 95% der Fälle.
- *Sonographie* (s. S. 7):
  - Akute bakterielle Thyreoiditis: Ggf. Einschmelzung.
  - Subakute, granulomatöse Thyreoiditis de Quervain: Unscharf abgegrenzte, echoarme Areale.
  - Autoimmunthyreoiditis Hashimoto: Echoarme, häufig verkleinerte Schilddrüse.
- *Feinnadelpunktion* und Zytologie.

➤ **Ergänzende Untersuchungen:**
- *Szintigraphie mit* ^{99m}*Tc* (s. Abb. 63): Kalte Bezirke (keine Nuklidanreicherung in den betroffenen Bereichen).
- *Röntgenuntersuchung:* Trachea d.-v. und seitlich: Kompression?
- *Laryngoskopie:* Rekurrensfunktion beidseits intakt? (Präoperative obligate Abklärung).
- *CT oder MR:* Infiltration?

Differentialdiagnose

➤ **Struma maligna** (s. S. 231): Klinisch häufig nicht abzugrenzen!

Thyreoiditis (ICD: E 06)

Konservative Therapie

- **Akute bakterielle Thyreoiditis:**
  - *Antibiotische Behandlung*, wenn möglich nach Antibiogramm.
  - *Symptomatische Therapie:* Lokale Kühlung, Bettruhe, ggf. Antiphlogistika, z. B. Diclofenac (Voltaren).
  - *Ruhigstellung der Schilddrüse* mit L-Thyroxin 50 – 150 µg täglich p. o.
  - *Abszeßpunktion*; aus kosmetischen Gründen keine grundsätzliche Inzision.
- **Subakute, granulomatöse Thyreoiditis de Quervain:**
  - *Kortikosteroide*, z. B. 40 mg Prednisolon täglich p. o.
  - *Substitution von L-Thyroxin* 50 – 150 µg täglich p. o.
- **Autoimmunthyreoiditis Hashimoto:**
  - *Kortikosteroide*, z. B. initial 40 mg Prednisolon täglich p. o., später Dosisreduktion auf 20 mg.
  - Bei Hyperthyreose vorübergehend Thyreostatika.
  - Substitution der im fortgeschrittenen Stadium immer vorhandenen Hypothyreose mit L-Thyroxin 50 – 150 µg täglich p. o. Wirkt bei Autoimmunthyreoiditis Hashimoto gleichzeitig als TSHSuppressionstherapie.

Operative Therapie

- **Indikationen:**
  - Ausschluß einer Struma maligna.
  - Kompressionserscheinungen (Trachea, Ösophagus, Nerven).
  - Große, kosmetisch störende Struma lymphomatosa.
  - Strumitis Riedel (ausgedehnte Resektion unter Mitnahme des sklerosierten Gewebes der Umgebung).
- **Kontraindikation:** Subakute, granulomatöse Thyreoiditis de Quervain.
- **Operationsprinzipien:**
  - Offene Biopsie bzw. Exzision der verdächtigen Knoten zur Sicherung der Diagnose bzw. Ausschluß eines Karzinoms.
  - Bei Kompressionserscheinungen sowie kosmetisch störender Größe sparsame Schilddrüsenresektion (s. S. 485).
- **Nachbehandlung:**
  - TSH-Kontrollen lebenslänglich.
  - *Arbeitsunfähigkeit:* 4 Wochen.

Prognose

- **Akute bakterielle Thyreoiditis:** Nach Abheilung gut.
- **Subakute, granulomatöse Thyreoiditis:** Keine definitive Funktionsabnahme. Hinterläßt jedoch evtl. szintigraphisch kalte Bezirke.
- **Autoimmunthyreoiditis Hashimoto:** Führt mit und ohne Behandlung zur definitiven Hypothyreose.

Grundlagen

- **Synonym:** Struma maligna.
- **Epidemiologie:** 5 Fälle pro 100.000 Einwohner und Jahr. Verhältnis Frauen : Männer = 2 : 1.
- **Einteilung, Histopathologie, Häufigkeit:**Der histologische Typ ist wichtig für Therapie und Prognose.
  - *Follikuläres Karzinom* (20 – 40%): Differenziert, Jodspeicherung möglich. Vorwiegend hämatogene Metastasierung durch frühzeitigen Gefäßeinbruch. Auftreten selten doppelseitig.
  - *Papilläres Karzinom* (40 – 50%): Differenziert, Jodspeicherung möglich. Vorwiegend lymphogene Metastasierung. Auftreten häufig vor dem 40. Lebensjahr. Nicht selten multifokal.
  - *Medulläres oder C-Zell-Karzinom* (5 – 10 %): Von parafollikulären kalzitoninproduzierenden C-Zellen ausgehend. Gelegentlich mit anderen Tumoren des APUD-Systems kombiniert (multiple endokrine Neoplasien, s. S. 463). Häufig familiäres, seltener sporadisches Auftreten.
  - *Undifferenziertes (anaplastisches) Karzinom* (10 – 25%): Besonders aggressiver Tumor mit rascher Infiltration der Nachbarorgane und der Gegenseite und frühzeitiger Fernmetastasierung (Lunge, Leber, Knochen, Gehirn). Histopathologisch spindelzellig, riesenzellig, kleinzellig.
  - *Extrem seltene Malignome:* Andere Karzinome, Sarkome, maligne Hämangioendotheliome, maligne Lymphome, unklassifizierte Tumoren, Metastasen.

Tabelle 40 Klassifizierung der malignen Schilddrüsentumoren nach der WHO 1988

I.	**Epitheliale Tumoren**	
	1.	Follikuläres Karzinom
	a.	Minimal invasives (gekapseltes) follikuläres Karzinom
	b.	Breit invasives follikuläres Karzinom
	c.	Eosinophilzellige oder hellzellige Varianten
	2.	Papilläres Karzinom
	a.	Papilläres Mikrokarzinom (≤ 1,0 cm)
	b.	Gekapseltes papilläres Karzinom
	c.	Follikuläre Variante
	d.	Diffus sklerosierendes papilläres Karzinom
	e.	Eosinophilzellige Variante

Schilddrüsenkarzinom (ICD: C 73)

Tabelle 40 Fortsetzung

I.	**Epitheliale Tumoren**	
	3.	Medulläres Karzinom (C-Zell-Karzinom)
	4.	Undifferenziertes (anaplastisches) Karzinom
	5.	Andere Karzinome
II.	**Nicht-epitheliale Tumoren**	
	1.	Sarkome
	2.	Malignes Hämangioendotheliom
III.	**Maligne Lymphome**	
IV.	**Ungewöhnliche Schilddrüsentumoren**	
V.	**Metastasen**	
VI.	**Unklassifizierte Tumoren**	

Tabelle 41 TNM-Stadien des Schilddrüsenkarzinoms

T = Tumor = Primärtumor	
T_0	Kein Anhalt für Primärtumor
T_1	Tumor < 1 cm
T_2	Tumor > 1 cm und ≤ 4 cm
T_3	Tumor > 4 cm
T_4	Tumor jeglicher Größe mit Überschreiten der Kapsel
T_{1-4}	a) solitär b) multifokal
N = Noduli = regionale Lymphknoten	
N_0	keine
N_{1a}	ipsilaterale zervikale LK
N_{1b}	bilaterale, mittelständige oder kontralaterale zervikale bzw. mediastinale LK
M = Metastasen = Fernmetastasen	
M_0	keine
M_1	Fernmetastasen vorhanden
M_X	Metastasenstatus unbekannt

Klinik

- **Frühsymptome:**
  - Schnell wachsende Strumaknoten ohne Entzündungszeichen.
  - Diarrhoe häufig beim medullären Karzinom.
- **Spätsymptome:**
  - Schmerzen ohne Entzündungszeichen.
  - Rekurrensparese.
  - Dysphagie, Dyspnoe (Infiltration von Ösphagus/Trachea).
  - Horner-Syndrom (Ptosis, Miosis, Enophthalmus).

Diagnostik

- **Obligate Untersuchungen**:
  - *Klinische Untersuchung* (s. S. 5):
    - Derber, indolenter, z. T. schlecht abgrenzbarer, eventuell aber auch harmlos erscheinender solitärer Schilddrüsenknoten oder Knoten in Struma nodosa.
    - Vergrößerte, schlecht abgrenzbare, vermindert verschiebliche Struma: Hinweis auf anaplastisches Karzinom.
  - *Sonographie:*
    - In der Regel echoarme Raumforderung, jedoch auch echoreiche, isogene oder zystische Befunde möglich. Homogene, inhomogene oder gemischte Echostruktur.
    - Kleine papilläre oder follikuläre Karzinome sind scharf begrenzt, bei ausgedehnteren Karzinomen oft unscharfe Begrenzung.
    - Evtl. Infiltration der umliegenden Strukturen, zervikale Lymphknotenvergrößerungen (Metastasen!).
  - *Ultraschallgesteuerte Feinnadelpunktion:* Sensitivität und Spezifität der Zytologie 80%.
  - *Schilddrüsen-Szintigraphie mit* ^{99m}*Tc:* Symptomloser kalter Knoten?
  - *Labor:* TSH, fT4 (meist normal, s. Tab. 1 S. 8). Kalzitonin als Marker des medullären Karzinoms.
  - *Röntgenuntersuchung:* Strumaverkalkungen beim medullären Karzinom, Trachea (Stenose?), Thorax (Metastasen?).
  - *Laryngoskopie:* Rekurrensparese?
- **Ergänzende Untersuchungen:**
  - *CT, MR:* Indiziert zum Ausschluß der Infiltration von Nachbarorganen.
  - *Skelett-Szintigraphie:* Indiziert bei Verdacht auf Skelettmetastasen.

Differentialdiagnose

- **Zysten:** Bei schneller Größenzunahme Zystenblutung.
- **Regressive Veränderungen:** Fibrose, Verkalkungen.
- Thyreoiditis (s. S. 228).
- Mediane Halszyste (s. S. 241).
- **Adenome:** Follikulär (makro- und mirofollikulär) oder trabekulär (evtl. großzellig, onkozytär), nie papillär; papillär bedeutet immer Malignität!

Schilddrüsenkarzinom (ICD: C 73)

Konservative Therapie

- **Medikamentöse Therapie:** Keine.
- **Radiotherapie:** Alleinige perkutane Radiotherapie bei undifferenziertem Karzinom mit Fernmetastasen oder schweren Kontraindikationen gegen einen operativen Eingriff.

Operative Therapie

- **Indikationen:**
  - Unklarer kalter Knoten.
  - ✓ *Cave:* Falsch negative Zytologie! 10 – 12% aller kalten Knoten sind maligne!
  - Jede gesicherte Struma maligna jeglicher Histologie (Ausnahme: verifiziertes anaplastisches Karzinom mit Infiltration und/oder Fernmetastasen, s. o.).
- **Operationsprinzipien:**
  - *Follikuläres Karzinom, papilläres Karzinom:* Totale Thyreoidektomie der befallenen Seite (Totalentfernung des Schilddrüsenlappens unter Schonung des N. recurrens, mit oder ohne Schonung einer Parathyreoidea; s. S. 488), fast totale Thyreoidektomie der Gegenseite (s. S. 485). Anschließend (exkl. kleines papilläres Karzinom < 1 cm ohne Infiltration – sog. okkultes Karzinom oder Mikrokarzinom) Radiojodelimination der Restschilddrüse, dann Ganzkörperszintigraphie (Metastasen?) und Radiojodtherapie.
  - *Medulläres Karzinom:* Totale Thyreoidektomie (s. S. 488) und Nackenausräumung mitsamt Lymphknoten auf der befallenen Seite. Subtotale Resektion und Histologie der Gegenseite, da häufig beidseitiger Befall. Bei der familiären Form beidseits totale Thyreoidektomie und Lymphknotenausräumung. Radiojodbehandlung zwecklos, perkutane Strahlentherapie wenig wirksam.
  - *Anaplastisches Karzinom:* Totale Thyreoidektomie und grundsätzlich radikale Nackenausräumung auf der befallenen Seite. Keine Indikation zur routinemäßigen subtotalen Resektion der Gegenseite! Immer Nachbehandlung mit perkutaner Hochvoltbestrahlung (60 Gy). Weitergehende chirurgische Radikalität bei Metastasen und Infiltration (Ausräumung der Gegenseite oder des Mediastinums, Resektion der Trachea oder des Ösophagus) hingegen sinnlos.

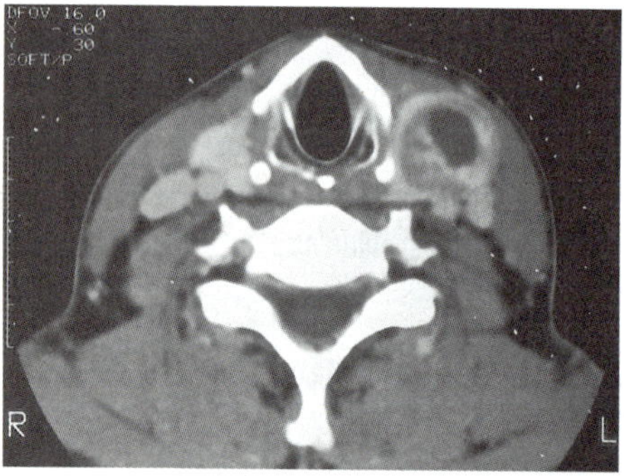

Abb. 64 CT eines Schilddrüsenknotens links: Papilläres Karzinom.

➤ **Nachbehandlung:**
- *Postoperative Radiojodtherapie:* Obligater Bestandteil des kurativen Therapiekonzepts bei differenzierten (papillären und follikulären) Karzinomen (Ausnahme: papilläres Karzinom < 1 cm).
  ✓ Beachte: Keine Jodspeicherung durch einige onkozytäre Formen!
- *Substitutionstherapie:*
  - Indiziert nach jeder Struma-maligna-Operation.
  - Nach der therapeutischen Applikation von Radiojod Substitution mit Trijodthyronin (Cynomel) 3× 25 µg/die (kürzere Halbwertszeit als Thyroxin). Definitive Substitution mit L-Thyroxin 0,1 – 0,3 mg/die (Ziel: totale TSH-Suppression).
  - Unmittelbar postoperativ keine Substitution (würde Radiojodstudium unmöglich machen).
- *Verlaufskontrolle:* Thyreoglobulin (TG) nach Thyreoidektomie wegen eines differenzierten Karzinoms.
- *Metastasensuche im Spätverlauf bei differenziertem Karzinom*: Radiojod-Ganzkörperszintigraphie und Thyreoglobulin im Serum.
- *Arbeitsunfähigkeit:* Bis nach Abschluß der Radiojodtherapie bzw. der perkutanen Bestrahlung; d. h. ca. 2 Monate.

Prognose

➤ **5-Jahres-Heilung:** Nach kombinierter chirurgisch-radiotherapeutischer Behandlung papilläres Karzinom 90%, follikuläres Karzinom 80%, medulläres Karzinom (5 – 10 Jahres-Heilung) 60%, anaplastisches Karzinom < 10%.

➤ **Beste Prognose:** Papilläres Karzinom bei Patienten < 40 Jahren: 95%.

Hyperparathyreoidismus (ICD: D 35.1)

Grundlagen

- **Definition:** Überproduktion von Parathormon durch ein oder mehrere vergrößerte Epithelkörperchen (Glandulae parathyreoideae).
- **Formen, Ätiologie:**
  - *Primärer Hyperparathyreoidismus:* Überproduktion von Parathormon durch solitäres Adenom (85–90%), multiple Adenome (2%), diffuse Hyperplasie (10–12%) oder Karzinom (1–2 %). Hyperkalzämie, Hypophosphatämie, Hyperkalzurie, Hyperphosphaturie. Ätiologie unbekannt.
  - *Sekundärer Hyperparathyreoidismus* (s. Abb. 66): Reaktiver Hyperparathyreoidismus bei Niereninsuffizienz als Folge von Phosphatretention und Hypokalzämie oder bei langandauernder intestinaler Malabsorption. Selten bei Vitamin-D-Mangel, Osteomalazie, Rachitis, Sprue, Steatorrhoe, Morbus Crohn.
  - *Tertiärer Hyperparathyreoidismus:* Hyperkalzämie infolge Autonomwerdens eines sekundären Hyperparathyreoidismus. Histologisch knotige Hyperplasie, meist aller Nebenschilddrüsen.
- **Epidemiologie:** 20–30 Fälle pro 100.000 Einwohner und Jahr. Beim primären Hyperparathyreoidismus Verhältnis Frauen : Männer 3 : 1; Altersgipfel 50.–60. Lebensjahr.

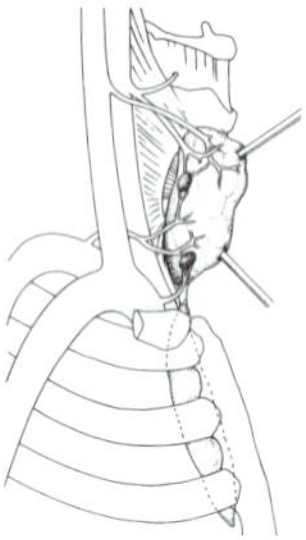

Abb. 65 Beziehung der (rechten) Glandulae parathyreoideae zur Schilddrüse und zur A. thyreoidea inferior.

Klinik

- **Primärer Hyperparathyreoidismus:**
  - *Nieren:* Nephrolithiasis, Nephrokalzinose.
  - *Gastrointestinaltrakt:* Übelkeit, Erbrechen, Dyspepsie, rezidivierende Magen- und Duodenalulzera, Pankreatitiden, Pankreatolithiasis, Obstipation.
  - *Skelettsystem:* Osteolysen, Osteoklastome, Chondrokalzinose, Markfibrosen, Osteodystrophia fibrosa cystica.
  - *Hyperkalzämiesyndrom:* Neurasthenie, Depression, muskuläre Hypotonie, Myalgie, Hypertonie.
- **Sekundärer Hyperparathyreoidismus:** Ggf. Symptome einer Niereninsuffizienz, zusätzlich Knochenschmerzen, Muskelschwäche, Juckreiz.
- **Tertiärer Hyperparathyreoidismus:** Wie bei primärem Hyperparathyreoidismus (s. o.)

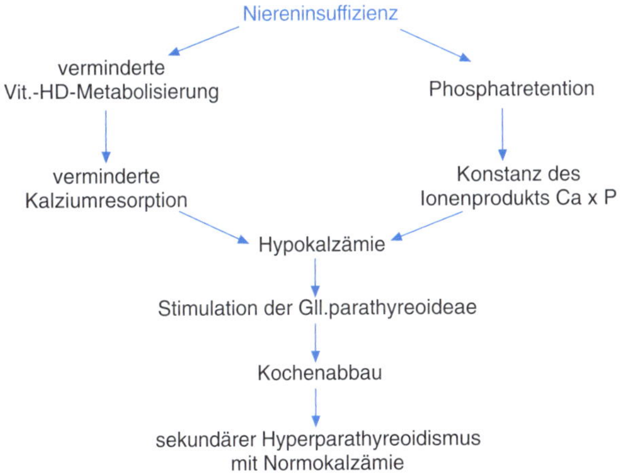

Abb. 66 Genese des Hyperparathyreoidismus infolge Niereninsuffizienz.

Diagnostik

- **Obligate Untersuchungen:**
  - *Klinische Untersuchung:* Palpation des Halses immer negativ!
  - *Labor:*
    - Primärer Hyperparathyreoidismus: Ionisiertes Kalzium im Serum meist erhöht (normal bis 1,25 mmol/l); anorganische Phosphate erniedrigt; Parathormon im Serum erhöht (C-Assay < 40 ng/ml, N-Assay < 0,25 ng/ml).
    - Sekundärer Hyperparathyreoidismus: Ionisiertes Kalzium im Serum erniedrigt; Parathormon im Serum reaktiv auf das 10 – 20fache erhöht; alkalische Phosphatase stark erhöht; Kreatinin, Harnstoff und Phosphat im Serum erhöht.
  - *I.v.-Pyelogramm:* Nachweis einer Nephrolithiasis.
  - *Röntgenuntersuchungen:*
    - Skelett: Osteodystrophie? Subperiostale Resorption?
    - Thorax: Metastasen?
- **Ergänzende Untersuchungen:**
  - *Lokalisationsdiagnostik:* Wegen der tiefen Trefferquote nur vor Zweitoperationen wegen Rezidiv oder persistierendem Hyperparathyreoidismus obligat!
    - Sonographie der Halsregion (s. Abb. 67): Trefferquote 50 – 60 %.
    - MR Hals/Thorax: Trefferquote 60 – 70 %.
    - CT Hals/Mediastinum: Trefferquote 50 %, v. a. geeignet für mediastinale Lage.
    - Parathormonbestimmung im selektiv entnommenen Venenblut: Aufwendiges Verfahren, Trefferquote umstritten.
    - Subtraktionsszintigraphie (mit ^{201}Tl, ^{99}Tc).

Hyperparathyreoidismus (ICD: D 35.1)

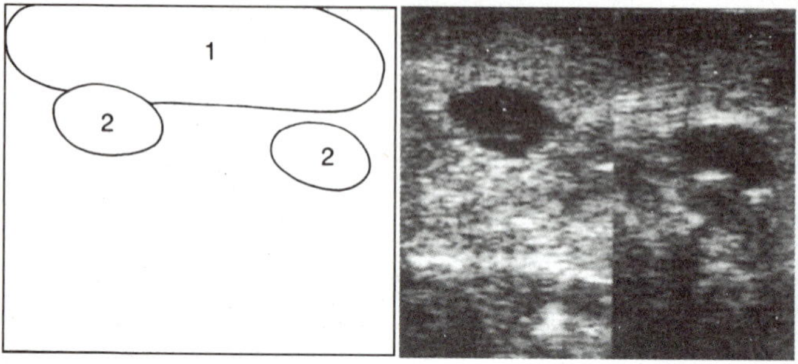

Abb. 67 Tertiärer Hyperparathyreoidismus, sonographischer Längsschnitt: 1 Schilddrüse; 2 hypertrophe Epithelkörperchen.

Differentialdiagnose

- **Hyperkalzämie anderer Genese** (Parathormon meistens normal!):
  - Vitamin-D-Intoxikation.
  - Intoxikation mit Thiaziden, Lithium, Vit. A.
  - Morbus Boeck (Sarkoidose).
  - Osteolytische Metastasen (insbesondere bei Mammakarzinom).
  - Milch-Alkali-Syndrom.
  - Hyperkortizismus (Überfunktion der Nebennierenrinde).
  - Morbus Paget.
  - Hyperthyreose.
  - Paraneoplastischer Pseudohyperparathyreoidismus (durch PTH-related Protein) bei verschiedenen Malignomen.

Konservative Therapie

- **Prinzipien:**
  - Behandlung des Grundleidens.
  - Bei Niereninsuffizienz Phosphatrestriktion, Substitution von Vitamin D und Kalzium.
- **Indikation:** Nur bei sekundärem Hyperparathyreoidismus!
- **Durchführung:**
  - *Vitamin D* oder Vitamin-D-Metaboliten (Vit. D_3) p.o.; Initialdosis 50.000 I.E. Intervalle zwischen den weiteren Dosen individuell anpassen (Laborkontrollen!), Hyperkalzämie vermeiden.
  - *Phosphatarme Kost* (Milch und Milchprodukte meiden).

Operative Therapie

- **Indikationen:**
  - Jeder primäre und jeder tertiäre Hyperparathyreoidismus, auch ohne Lokalisationsdiagnostik!

- Beim sekundären Hyperparathyreoidismus Nierentransplantation zur Behebung der Ursache! Der Übergang in einen tertiären Hyperparathyreoidismus kann durch eine Transplantation allerdings nicht in jedem Fall verhindert werden. Bei progredienten Knochenschmerzen, Gliederschmerzen und Schwäche trotz adäquater medikamentöser Therapie ist jedoch auch beim sekundären Hyperparathyreoidismus eine Parathyreoidektomie indiziert.
- ✓ *Beachte:* Beim Auftreten von Komplikationen, insbesondere Urolithiasis, darf der operative Eingriff erst nach Behebung des Primärleidens durchgeführt werden!

➤ **Operationsprinzipien:**
- Aufsuchen aller 4 Parathyreoideae. Exstirpation des/der Adenome beim primären, Resektion von $3^1/_2$–($3^3/_4$) der hyperplastischen Drüsen beim tertiären Hyperparathyreoidismus.
- ✓ *Beachte:* Wird bei lege artis durchgeführter Parathyreoidektomie kein Adenom und keine Hyperplasie gefunden und/oder persistiert der Hyperparathyreoidismus, ist eine erweiterte Lokalisationsdiagnostik und gezielte Zweitoperation, wenn nötig mit Mediastinotomie notwendig. Insbesondere auch überzähliges (5.) Epithelkörperchen suchen!

➤ **Nachbehandlung:** Vorübergehender Hypoparathyreoidismus (Tetanie) möglich. Behandlung (Ziel: Serum-Kalzium > 2 mmol/l):
- *Kalzium* 20% 10 ml i.v.; wiederholen, bis zum Verschwinden des Kribbelns und Normalisierung des Serum-Kalziums. Zusätzlich Kalzium-Brause per os (Getränk mit Kalziumbrausetabletten).
- *Dihydrotachysterol* 1 mg (3× 10 Tr. = 1 ml AT 10 Bayer). Dosis steigern bis zur Normalisierung des Serum-Kalziums.
- *Arbeitsunfähigkeit:* 2 – 3 Wochen.

Komplikation: Parathyreotoxische Krise

➤ **Definition:** Akute Hyperparathyreoidismus-Krise mit Hyperkalzämie > 3,9 mmol/l und entsprechender Klinik.

➤ **Symptome:** Müdigkeit, Kopfschmerzen, Halluzinationen, Hypertonie, Hyperpyrexie, Anurie, Erbrechen.

➤ **Sofortmaßnahmen:**
- *Senkung des Serum-Kalziums:*
  - Forcierte Diurese: NaCl-Infusionen 6 – 10 l + Furosemid (Lasix) zur Erhöhung der renalen Kalziumausscheidung.
  - Kalzitonin 2× 0,5 mg s.c. zur Verminderung der Kalziumfreisetzung aus dem Skelett; alternativ: Mithramycin (Mithracin) 25 µg/kg KG i.v. als Kurzinfusion.
  - Elektrolytkorrektur, insbesondere Kaliumsubstitution nach Serum-Kalium (Anhalt: Bei Erniedrigung des Serum-Kaliums um 1 mval/l ist bei normalgewichtigen Patienten die Substitution von ca. 60 mval Kalium notwendig).
  - Bindung von Kalzium durch K-Na-Phophat, z. B. Bisphosphonat (Aredia) 40 mg: Langsame Infusion! Nur kurzfristig! Cave: Metastatische Verkalkungen.
- *Notfallmäßige Parathyreoidektomie:* Durchführung innerhalb von Stunden bei parathyreotoxischer Genese indiziert!

Hyperparathyreoidismus (ICD: D 35.1)

Prognose

- Bei frühzeitiger (symptomlose Hyperkalzämie) und vollständiger Operation gut.
- In fortgeschrittenen Fällen unsicher, da sich Nephrokalzinose, Niereninsuffizienz, Hypertonie und Osteodystrophie nicht vollständig zurückbilden.
- Beim sekundären und tertiären Hyperparathyreoidismus Bestimmung der Prognose durch das Grundleiden.

Grundlagen

- **Definitionen:**
  - *Mediane Halszyste:* Zystischer Tumor in der Mittellinie des Halses, unterhalb oder in Höhe des Zungenbeins.
  - *Mediane Halsfistel:* Von einer medianen Halszyste ausgehender vollständiger (bis zum Foramen caecum) oder unvollständiger (blindes Ende para- oder intrahyoidal) Fistelgang.
- **Ätiologie, Pathogenese:**
  - *Mediane Halszyste:* Reste des Ductus thyreoglossus. Durch Schleimproduktion der Epithelzellen kommt es zur Entstehung einer Zyste zwischen Zungengrund (Foramen caecum) und Schilddrüsenisthmus. Häufig unmittelbar oberhalb des Kehlkopfes lokalisiert (Abb. 68).
  - *Mediane Halsfistel:* Durch Infektion und Perforation einer medianen Halszyste Ausbildung einer persistierenden oder rezidivierenden kutanen Fistel.
- **Manifestationsalter:** $^1/_3$ bereits vor dem 10. Lebensjahr.

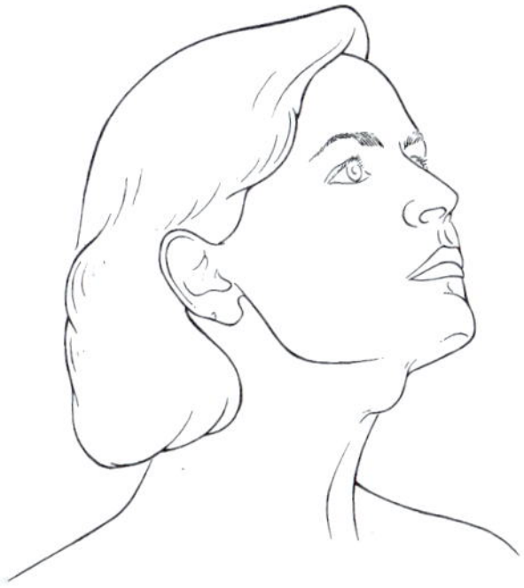

Abb. 68 Mediane Halszyste.

Klinik

- **Mediane Halszyste:** Verschieblicher, indolenter, prall-elastischer Tumor im Halsbereich median, schluckverschieblich.
- **Mediane Halsfistel:** Eingezogene Haut, Absonderung von schleimig-eitrigem Sekret.

Diagnostik

- **Obligate Untersuchungen:**
  - Klinische Untersuchung (s. S. 5).
  - *Sonographie:* Darstellung einer medianen Halszyste.
  - *Röntgen-Kontrastuntersuchung:* Darstellung einer medianen Halsfistel.

Mediane Halszyste und -fistel (ICD: Q 89.2)

Differentialdiagnose

- Atherom.
- Zystische Struma des Processus pyramidalis.
- Ektope Schilddrüse (selten).
- Laryngozele.

Operative Therapie

- **Indikationen:**
  - Mediane Halszyste: Bei Kindern immer, bei Erwachsenen, sofern über erbsengroß.
  - Kutane Fistel.
- **Operationsprinzipien:** Radikale Exstirpation der Halszyste und -fistel bis zum Zungengrund unter Mitnahme der mittleren Portion des Hyoids (s. S. 492).
  ✓ *Beachte:* Entstehung eines Rezidivs bei unvollständiger Entfernung!
- **Nachbehandlung:**
  - Keine spezielle Nachbehandlung notwendig.
  - *Arbeitsunfähigkeit:* 2 Wochen.

Prognose

- Gut bei Radikaloperation, hohe Rezidivquote bei unvollständiger Entfernung des Fistelganges.

Laterale Halszyste und -fistel (ICD: Q 18.0)

Grundlagen

- **Definitionen:**
  - *Laterale Halszyste:* Zystischer Tumor im vorderen Halsdreieck.
  - *Laterale Halsfistel:* Komplette (durchgehende) oder inkomplette Fistel, selten bilateral auftretend; Verlauf vom Vorderrand des M. sternocleidomastoideus durch die Karotisgabel bis zum Pharynx unter- oder oberhalb der Tonsille.
- **Ätiologie, Pathogenese:**
  - *Laterale Halsfistel:* Fehlbildung aus Resten eines embryonalen Kiemenbogens (Ductus pharyngobranchialis), meist des 2. Kiemenbogens, oder der 3. Schlundtasche (Ductus thymopharyngeus).
  - *Laterale Halszyste:* Entstehung aus inkompletter, beidseitig geschlossener Fistel.
- **Epidemiologie:** Verhältnis Männer : Frauen = 3 : 1. Häufigstes Manifestationsalter 3. Lebensjahrzehnt.

Klinik

- **Laterale Halszyste:** Langsam wachsende, prall-elastische, schmerzlose Schwellung unter dem Kieferwinkel oder vor dem M. sternocleidomastoideus.
- **Laterale Halsfistel:** Eingezogene Haut am Vorderrand des M. sternocleidomastoideus. Evtl. Absonderung von schleimig-eitrigem Sekret.

Diagnostik

- **Obligate Untersuchungen:**
  - Klinische Untersuchung.
  - *Sonographie:* Darstellung einer lateralen Halszyste.
  - *Röntgen-Kontrastuntersuchung:* Darstellung durch die kutane Fistel oder mittels Punktion der Zyste.
- **Ergänzende Untersuchungen:**
  - *Feinnadelpunktion und Zytologie:* Indiziert bei unklaren Befunden.

Differentialdiagnose

- **Laterale Halszyste:**
  - Lipom.
  - Lymphzyste, lymphoepitheliale Zyste, zystisches Lymphangiom: Inhalt serös.
  - Lymphknotenschwellung (s. S. 245).
  - Metastase, insbesondere einer Struma maligna (s. S. 231).
  - Glomustumor (Paragangliom, Chemodektom).
  - Branchiogenes Karzinom (Rarität).
- **Laterale Halsfistel:**
  - Lymphadenitis tuberculosa.

Laterale Halszyste und -fistel (ICD: Q 18.0)

Sofortmaßnahmen, operative Therapie

- **Sofortmaßnahmen:** Inzision bei Abszedierung, Radikaloperation nach Abheilen der Infektion.
- **Operative Therapie** (s. S. 492):
  - *Indikation:* Jede laterale Halsfistel und -zyste.
  - *Operationsprinzip:* Radikale Exstirpation der Halszyste in toto bzw. der Fistel bis zum Pharynx (s. S. 492). Sorgfältige Präparation zur Schonung von Gefäßen und Nerven!
  - ✓ *Beachte:* Entstehung eines Rezidivs bei unvollständiger Entfernung!
  - *Nachbehandlung:*
    - Keine spezielle Nachbehandlung notwendig.
    - Arbeitsunfähigkeit: 2 Wochen.

Prognose

- Nach radikaler Operation ist der Patient geheilt.

Zervikale Lymphknotenschwellung (ICD: R 59.0)

Grundlagen

- **Ätiologie, Pathogenese:** Vergrößerte zervikale Lymphknoten sind mit wenigen Ausnahmen Sekundärerscheinungen eines anderswo lokalisierten Primärprozesses oder Manifestationen einer generalisierten Lymphknotenerkrankung.

Klinik

- **Umschrieben, akut-entzündlich:** Entzündliche Herde in Zähnen, Tonsillen usw.
- **Generalisiert entzündlich:** Mononucleosis infectiosa, HIV-Infektion.
- **Umschrieben, chronisch-entzündlich** (Knoten verbacken): Tuberkulose (mit Tendenz zur Einschmelzung und Perforation), Lues, Toxoplasmose.
- **Umschrieben oder generalisiert neoplastisch** (Knoten nicht verbacken):
  - *Primär:* Maligne Lymphome (Hodgkin oder Non-Hodgkin), Leukämien (insbesondere chronische Leukämien).
  - *Sekundär:* Lymphknotenmetastasen von Karzinomen (insbesondere von Mund, Rachen, Hals, Larynx, Bronchialsystem, Ösophagus, Magen, Mamma, Thyreoidea).

Diagnostik

- **Obligate Untersuchungen:**
  - *Klinische Untersuchung:* Untersuchung von Hals (s. o. und S. 5) und Mund-Rachen-Raum.
  - *Labor:* CRP, BSG, Differentialblutbild.
- **Ergänzende Untersuchungen:**
  - *Feinnadelpunktion und Zytologie:* Indiziert bei Malignomverdacht (nicht bei Tuberkulose, *cave:* Fistelbildung!) zur raschen Grobdiagnose. Eine Typendifferenzierung beim malignen Lymphom ist hiermit nicht möglich.
    ✓ Beachte: Negativer Befund schließt Malignom nicht aus!
  - *CT oder MR:* Indiziert bei ausgedehnten, unklaren Befunden.

Differentialdiagnose

- Siehe auch Leitsymptom Schwellung am Hals, S. 149.
- Laterale Halszyste (s. S. 243).
- Lipom.
- Lymphzyste, lymphoepitheliale Zyste.
- Glomustumor (Paraganglion, Chemodektom).
- Struma (s. S. 218).

Operative Therapie

- **Indikationen:**
  - Diagnosestellung, insbesondere bei unklaren Lymphknotenvergrößerungen mit Malignomverdacht.
  - Histologischer Typ des Lymphoma malignum (für Therapie wichtig). Die radikale Ausräumung aller Knoten ist hingegen nicht angezeigt.
  - *Einzige kurative Indikation:* Lymphadenitis tuberculosa.

Zervikale Lymphknotenschwellung (ICD: R 59.0)

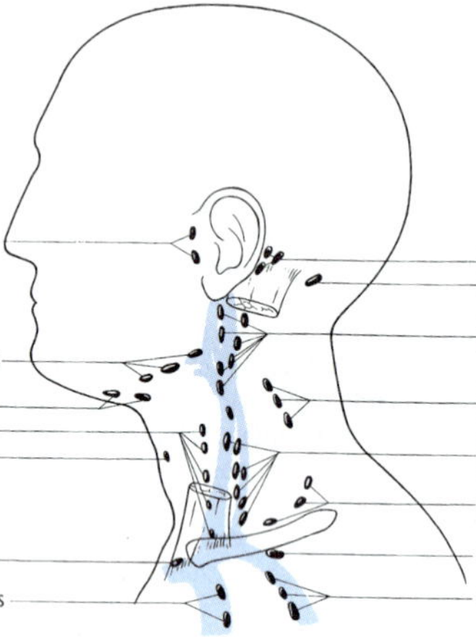

Abb. 69 Lymphknotenstationen am Hals (Lnn. = Lymphonoduli). Drainierte Organe: Lnn. suprasternales: Lunge. Lnn. cervicales superficiales, jugulares caudales: Thyreoidea, Ösophagus. Lnn. supraclaviculares: Mamma, Lunge, Ösophagus, Magen.

➤ **Operationsprinzipien:**
- Exstirpation mit Hautschnitt direkt über dem palpablen Knoten. Nativpräparat!
- *Lymphadenitis tuberculosa:* Radikale Exstirpation aller Knoten und Fisteln in Allgemeinnarkose unter tuberkulostatischer Abschirmung. Hierzu intraoperative Gabe von Rifampicin (z. B. Rifa, Rimactan) 600 mg i. v.

✓ *Beachte:* Der N. accessorius und N. phrenicus müssen unbedingt geschont werden!
  - N. accessorius: Verlauf lateral der V. jugularis interna, versorgt mit einem Ast den M. sternocleidomastoideus und zieht dann schräg nach hinten zum M. trapezius.
  - N. phrenicus: Verlauf auf dem M. scalenus anterior, hinter dem M. sternocleidomastoideus.

➤ **Nachbehandlung:**
- Je nach Grundleiden.
- *Lymphadenitis tuberculosa:* Postoperativ 3× täglich Rifampicin (z. B. Rifa, Rimactan) 150 mg + Isoniacid (z. B. Neoteben, Rimifon) 100 mg p. o., alternativ Kombinationspräparat (z. B. Rimactazid).
- *Arbeitsunfähigkeit:* Abhängig vom Grundleiden.

Prognose

➤ Abhängig vom Grundleiden.

Grundlagen

- **Zysten (ICD: N 60. X):** Häufig im Rahmen einer fibrös-zystischen Mastopathie auftretende Sekretionszysten.
  - *Formen:* Unterschieden werden Mikrozysten (< 2 mm) und Makrozysten.
  - *Epidemiologie:* Häufig, vor allem prämenopausal (45 – 55 Jahre).
- **Fibroadenom (ICD: D 24):** Häufigster prämenopausal auftretender gutartiger Mammaknoten. In 90% solitärer Knoten, in 10% multiples Auftreten. Größe 2 – 5 cm. Starkes Wachstum während Schwangerschaft und Laktation möglich.
  - *Epidemiologie:* 30% aller Frauen vor der Menopause betroffen, Altersgipfel 20 – 24 Jahre.
  - *Sonderform: Cystosarcoma phylloides* (proliferierendes Fibroadenom): Rasch wachsender Tumor; maligne Entartung möglich!
- **Milchgangspapillom (ICD: D 24):** Papillomatöse Wucherung des Milchgangepithels, häufig mamillennahe Lokalisation. Formen:
  - Solitäres Milchgangspapillom.
  - *Milchgangspapillomatose:* Multipel auftretende Milchgangspapillome mit erhöhtem Risiko einer malignen Entartung.
- **Lipom** (ICD: D 24): Meist abgekapselter, sich aus dem Brustfettgewebe entwickelnder benigner Tumor.
- **Adenom** (ICD: D 24): Eher selten auftretende gutartige Neubildungen der Brustdrüse.

Klinik

- **Anamnese:** Selbstpalpation, selten: Schmerz, pathologische Sekretion.
- **Symptome:** Oft keine Beschwerden; selten Schmerz, pathologische Sekretion aus der Mamille.

Diagnostik

- **Obligate Untersuchungen:**
  - *Klinische Untersuchung* (s. S. 11): Palpation des Knotens im Drüsenkörper. Selten: diffuse Verhärtung, Druckdolenz, Rötung.
  - *Sonographie:* Unterscheidung Zysten/solide Knoten:
    - Zysten: Glatte Begrenzung, typische Schallverstärkung.
    - Solide Knoten: Randauslöschphänomen.
  - *Ultraschallgesteuerte Feinnadelpunktion:* Indiziert bei Mammazysten.
  - *Mammographie* (s. S. 13): In jedem Fall einer Neubildung der Mamma indiziert. Zysten, Fibroadenome: Glatte Randkonturen, homogene Verdichtung.
    - ✓ Beachte: Auch beim medullären Karzinom und beim Gallertkarzinom glatte Begrenzung → Feinnadelpunktion!
- **Ergänzende Untersuchungen:**
  - *Galaktographie* (s. S. 12): Indiziert bei pathologischer Sekretion aus der Mamille.

Gutartige Mammaknoten

Differentialdiagnose

- **Chronische Infektion:** Unspezifisch, Tbc, Aktinomykose, HIV.
- **Traumafolgen:** Lipophages Granulom.
- **Malignom:** Mammakarzinom (s. S. 251), Metastasen.
- Mastopathia cystica fibrosa.
- Siehe auch Leitsymptom Mammaknoten, S. 153.

Konservative und interventionelle Therapie

- **Konservative Therapie:** Nur bei Infektionen indiziert.
- **Interventionelle Therapie:** Punktion von größeren, schmerzhaften Zysten.

Operative Therapie

- **Indikation:** Praktisch jeder Knoten, zum Ausschluß eines Malignoms.
- **Operationsprinzipien:**
  - *Exzisionsbiopsie* (s. S. 497): Vollständige Exzision des Befundes zur histologischen Untersuchung.
  - Bei Verdacht auf Malignom: Exzision, Schnellschnittuntersuchung; bei positivem Befund chirurgische Therapie des Karzinoms (s. S. 501).
- **Nachbehandlung:**
  - *Therapiekontrolle:* Klinisch, evtl. sonographisch oder mammographisch.
  - *Arbeitsunfähigkeit:* Wenige Tage.

Prognose

- Die Patientinnen sind nach Exzision des Knotens geheilt. Trotzdem besteht weiterhin die Notwendigkeit der regelmäßigen Mammographie zur Früherkennung eines evtl. an anderer Stelle auftretenden Mammakarzinoms.

Grundlagen

- **Definition:** Diffuse, beidseitige Brustdrüsenerkrankung bei Frauen im geschlechtsreifen Alter mit Hyperplasie und Proliferation des Epithels, Zystenbildung, Bindegewebsproliferation, Sklerose und evtl. Begleitentzündung.
- **Ätiologie:** Hormonelle Dysregulation.
- **Epidemiologie:** Auftreten bei 40–50% aller Frauen, Altersgipfel 45–52 Jahre.
- **Einteilung, Histopathologie:** Je nach Dauer und Ausprägung können fibröse oder zystische Veränderungen überwiegen. Mit zunehmender Epithelproliferation steigt auch das Entartungsrisiko. Einteilung nach Prechtel:
  - *Mastopathie Grad I:* Sklerosierende Form = Fibrosis mammae ≅ Mazoplasie ≅ Mastodynie. Keine Epithelproliferation, minimales Entartungsrisiko.
  - *Mastopathie Grad II:* Ruhende Form = eigentlicher Morbus Reclus. Epithelproliferation ohne Dysplasien oder Atypien, geringes Entartungsrisiko.
  - *Mastopathia Grad III:* Proliferierende Form ≫ Fibroadenosis ≫ Morbus Schimmelbusch (N 60.2). Epithelproliferationen mit deutlichen Atypien. Erhöhtes Karzinomrisiko (Präkanzerose).

Klinik

- **Anamnese:** Häufig Entdeckung der knotigen Veränderungen im Rahmen der Selbstpalpation oder Screening-Untersuchung.
- **Symptome:** Veränderungen häufig schmerzhaft, insbesondere prämenstruell und menstruell.

Diagnostik

- **Obligate Untersuchungen:**
  - *Klinische Untersuchung* (s. S. 11): Palpation des Knotens oder diffuser Indurationen, häufig Druckdolenz, selten Rötung und Schwellung.
  - Sonographie.
  - Ultraschallgesteuerte Feinnadelpunktion: Zytologische Untersuchung.
  - Mammographie (s. S. 12).

Differentialdiagnose

- Gutartige Mammaknoten (s. S. 247).
- Mammakarzinom (s. S. 251), Metastasen.
- Siehe auch Leitsymptom Mammaknoten, S. 153.

Konservative und interventionelle Therapie

- **Konservative Therapie:**
  - Evtl. *Hormontherapie:* Gabe von Gestagenen (z. B. Primolut-Nor) 5–10 mg p.o. in der 2. Zyklushälfte (19.–26. Zyklustag), jedoch erst bei gesicherter Histologie!
  - Lokale Antiphlogistika bei Schmerzen, gut stützender Büstenhalter.
- **Interventionelle Therapie:** Punktion von größeren, schmerzhaften Zysten.

Mastopathia cystica fibrosa (ICD: N 60. X)

Operative Therapie

- **Indikationen:**
  - Ausschluß eines Karzinoms!
  - Therapieresistente, starke Schmerzen.
  - Proliferierende Form.
- **Operationsprinzipien:**
  - *Exzisionsbiopsie* (s. S. 497): Vollständige Exzision des Befundes zur histologischen Untersuchung.
  - *Alternative:* Subkutane Mastektomie, insbesondere bei proliferierender Form.
- **Nachbehandlung:**
  - *Therapiekontrolle:* Klinisch, evtl. sonographisch oder mammographisch. Bei Frauen vor der Menopause ist eine Mammographie in Abständen von 2 Jahren indiziert.
  - *Arbeitsunfähigkeit:* Nach Exzision 4–6 Tage, nach subkutaner Mastektomie 2 Wochen.

Prognose

- Gut, spontane Regression der Symptome nach der Menopause.

Grundlagen

- **Definition:** Bösartige Neubildung der Brustdrüse.
- **Ätiologie:**
  - Familiäre und genetische Disposition bewiesen.
  - *Weitere Risikofaktoren:*
    - Nullipara.
    - Spätgebärende (> 35 Jahre).
    - Frühe Menarche (< 12 Jahre).
    - Proliferierende Mastopathie.
    - Ionisierende Strahlen > 90 cGy.
    - Frühere Adenokarzinome (Mamma, gynäkologisch, kolorektal).
    - Beim Mann in 40% auf dem Boden einer Gynäkomastie.
- **Epidemiologie:**
  - Häufigstes Karzinom der *Frau* (5–6% aller Frauen). 91 Fälle pro 100.000 Einwohner und Jahr. Verantwortlich für 20% der Malignomtodesfälle der Frau. Altersgipfel 40. Lebensjahr und Postmenopause.
  - Vorkommen selten auch beim *Mann.* 1 Fall pro 100.000 Einwohner und Jahr. Vorwiegend Milchgangskarzinome, Verlauf ähnlich wie beim Mammakarzinom der Frau, Prognose bei befallenen axillären Lymphknoten aber schlechter.
- **Pathogenese:** Wahrscheinlich über mehrere Gen-Mutationen.
- **Klassifikation, Histopathologie:**
  - Siehe auch Tab. 42.
  - *Nicht-invasive Karzinome* (ca.10%):
    - Intraduktales Karzinom = duktales Karzinom in situ (Sonderform: M. Paget = Milchgangskarzinom der Brustwarze mit ekzemähnlicher, histologisch spezifischer Epidermisveränderung und Warzenstörung).
    - Lobuläres Karzinom in situ (oft multizentrisch und bilateral).
  - *Invasive Karzinome:*
    - Invasiv duktale Karzinome (am häufigsten; ca. 70%). Spezialformen: Muzinöse, tubuläre, medulläre, apokrine, adenoid-zystische, Plattenepithelkarzinome u. a.
    - Invasive duktale Karzinome mit prädominant intraduktaler Komponente.
    - Invasive lobuläre Karzinome.
  - *Seltenere Tumoren:*
    - Tumoren mesenchymalen Ursprungs (Sarkome).
    - Maligne Lymphome, v. a. Non-Hodgkin-Lymphome.
  - *Sonderform:* Inflammatorisches Karzinom.
- **Lokalisation:** Siehe Abb. 70.

Tabelle 42 Klassifizierung der Mammakarzinome

1.	**Nichtinfiltrierende Karzinome**	
	a.	Intraduktale (solide) und kribriforme Komedokarzinome
	b.	Intraduktale papilläre Karzinome
	c.	Nicht-infiltrierende lobuläre Karzinome

Mammakarzinom (ICD: C 50)

Tabelle 42 Fortsetzung

I.	**Nichtinfiltrierende Karzinome**	
	d.	Morbus Paget ohne nachweisliche Infiltration
II.	**Infiltrierende Milchgangskarzinome (70%)**	
	a.	Überwiegend solide (undifferenzierte) Karzinome
		– mit geringer Fibrosierung
		– mit starker Fibrosierung
	b.	Überwiegend adenoide Karzinome
		– mit geringer Fibrosierung
		– mit starker Fibrosierung
III.	Infiltrierende lobuläre Karzinome (smallcell carcinomata) (20%)	
IV.	Infiltrierende Karzinome mit ungewöhnlicher Differenzierung	
	a.	Medulläre Karzinome; desgleichen mit lymphozytärer Randinfiltration
	b.	Papilläre Karzinome
	c.	Adenoid-zystische Karzinome
	d.	Hochdifferenzierte tubuläre Karzinome
	e.	Gallertkarzinome
	f.	Karzinome mit apokriner Differenzierung
	g.	Invasive Paget-Karzinome
	h.	Plattenepithelkarzinome
	i.	Nicht klassifizierbare Karzinome
V.	**Sarkome**	
	a.	Cystosarcoma phylloides (maligne Variante)
	b.	Fibro- und lipoplastische Sarkome
	c.	Chondro- und osteoplastische Sarkome
	d.	Angioplastische Sarkome
	e.	Sonstige Sarkome
VI.	**Metastatische Geschwülste**	

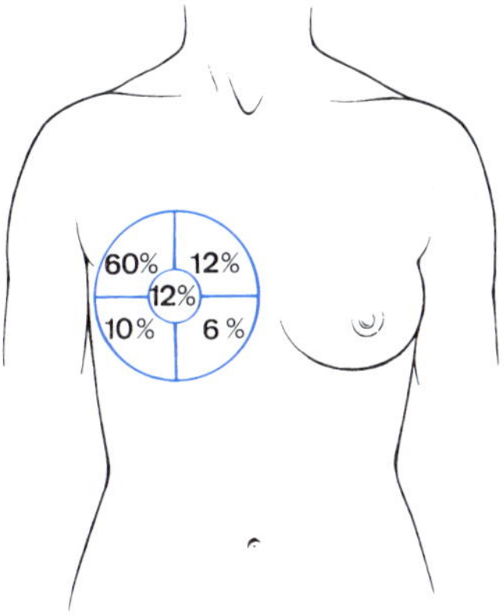

Abb. 70 Karzinomverteilung in den Quadranten der rechten Brust. Häufigste Lokalisation: oberer äußerer Quadrant.

➤ **Metastasierung:**
- Initial *lymphogene Metastasierung*, wobei der Befall der jeweiligen Lymphknotenstationen häufig auf die Tumorlokalisation hinweisen kann:
  - Tumoren des oberen äußeren Quadranten → axilläre Lymphknotenmetastasen.
  - Zentral sitzende Tumoren → axilläre und parasternale Lymphknotenmetastasen.
  - Tumoren des inneren Quadranten → parasternale Lymphknotenmetastasen.
- *Hämatogene Metastasierung:* Sekundär oder simultan in entfernten Lymphknoten (sogenannte Skip-Metastasen), Lunge, Skelett (Brust-, Lendenwirbel, Femur, Becken), Leber, Haut, Ovar, ZNS.

Tabelle 43 TNM-Stadien des Mammakarzinoms

T = Tumor = Primärtumor	
TIS	Präinvasives Karzinom, Carcinoma in situ
T_0	Kein Tumor palpabel
T_1	Tumordurchmesser ≤ 2 cm
	– T_{1a} ≤ 0,4 cm
	– T_{1b} 0,5 ≤ 1 cm
	– T_{1c} 1 ≤ 2 cm
T_2	Tumor > 2 cm, ≤ 5 cm
T_3	Tumor > 5 cm

Mammakarzinom (ICD: C 50)

Tabelle 43 Fortsetzung

T = Tumor = Primärtumor	
T_4	Tumor jeglicher Größe mit:
	– T_{4a} Fixation an der Brustwand
	– T_{4b} Armödem, Ulzeration oder Hautmetastasen
	– T_{4c} mit beidem
	– T_{4d} inflammatorisch
N = Noduli = regionale (ipsilaterale) Lymphknoten	
N_0	Keine palpablen axillären Lymphknoten
N_1	Tastbare axilläre ipsilaterale Lymphknoten
N_2	Lymphknoten ipsilateral axillär, untereinander oder anderswo fixiert
N_3	LK entlang der A. mammaria interna
M = Metastasen = Fernmetastasen	
M_0	Keine Fernmetastasen nachweisbar
M_1	Fernmetastasen vorhanden (inklusiv LK supra- oder infraklavikulär!)
M_X	Metastasenstatus unbekannt

Klinik

- **Anamnese:** Häufig Entdeckung des Tumors im Rahmen der Selbstpalpation oder einer Screening-Untersuchung.
- **Symptome:** In den meisten Fällen keine Symptome! Selten Rötung, Schwellung.
  - Schmerzen bei inflammatorischem Karzinom.
  - Hautulzeration bei fortgeschrittenem Karzinom.
  - Skelettschmerzen bei Metastasen.

Diagnostik

- **Primärtumor:**
  - *Klinische Untersuchung beider Mammae* (Untersuchungstechnik, s. S. 11): Klassische Malignitätszeichen:
    - Hauteinziehung über einem Tumor (Peau d'orange, Apfelsinenhaut) oder Mamilleneinziehung.
    - Nichtverschieblichkeit durch Tumoradhärenz an Haut oder Subkutis.
    - Hochrote, unscharf begrenzte Verfärbung der Brust im Tumorbereich mit ödematöser, glänzender Haut und Überwärmung bei inflammatorischem Karzinom.

  - Volumenveränderung der Brust, Hochstand bei zirrhösem Karzinom.
  - Hautveränderungen (erysipelähnlich) ohne Entzündung.
  - Mamillenekzem (Morbus Paget).
- Untersuchung der regionären Lymphknotenstationen.
- *Sonographie:* Vermehrt echogene Zonen.
  ✓ Beachte: Die Sonographie ist bezüglich der Aussagekraft bei dieser Indikation der Mammographie unterlegen!
- *Ultraschallgesteuerte Feinnadelpunktion und Zytologie* (s. S. 13): Eine negative FNP dispensiert nicht von einer Exstirpation des Tumors! (Cave: falsch-negative FNP!)
- *Mammographie* (s. S. 12): Malignitätskriterien:
  - Mikroverkalkungen: Kleine (0,1 mm), bizarr geformte, herdförmig angeordnete Strukturen. Insbesondere beim duktalen Karzinom.
  - Radiäre Ausläufer („Krebsfüßchen"): Verdichtungsherde, bestehend aus meist radiär angeordneten faserigen Strängen bei zirrhös wachsenden Karzinomen.
  - Kutane Verdickung beim inflammatorischen Karzinom.
- *Mammabiopsie* (s. S. 497): Exstirpation und möglichst rasche histologische Untersuchung jedes Befundes, dessen Malignität nicht ausgeschlossen werden kann.
- *Bestimmung der Hormonrezeptoren* im Primärtumor.
- *Zytologische Untersuchung* von Sekret oder Zysteninhalt.
- *Vorgehen bei reinem Mammographiebefund ohne Tastbefund:* Präoperativ radiologische Markierung des Tumors; postoperative Präparatradiographie (korrekte Exzision?).
- *Selektive Galaktographie* (s. S. 12): Bei Mamillensekretion oder -blutung.

➤ **Metastasensuche:**
- *Obligate Untersuchungen:*
  - Röntgenuntersuchung: Rö-Thorax in 2 Ebenen, bei V.a. Skelettmetastasen ggf. gezielte Röntgenaufnahmen der betroffenen Region.
  - Mammographie der Gegenseite.
  - Skelettszintigramm.
  - Sonographie Abdomen (Leber, gynäkologische Organe).
  - Labor: Blutbild, Serumchemie (GOT, alkalische Phosphatase, Kalzium, Harnsäure, Kreatinin), Tumormarker (CEA, CA 153, CA 125; Verlaufsparameter).
- *Ergänzende Untersuchungen:* CT Abdomen, Schädel bei klinischem Verdacht auf Metastasen.

Differentialdiagnose

➤ Gutartige Mammatumoren und ihre Differentialdiagnose (s. S. 247).
➤ Mammasarkom (sehr selten).
➤ Cystosarcoma phylloides (sehr selten).
➤ Mastitis.
➤ Metastasen von malignen Lymphomen, kleinzelligem Bronchuskarzinom.
➤ Siehe auch Leitsymptom Mammaknoten, S. 153.

Mammakarzinom (ICD: C 50)

Konservative Therapie

- **Chemotherapie und lokale Radiotherapie:** Indiziert bei fortgeschrittenen, inflammatorischen und inoperablen Tumoren. Interdisziplinäre Therapieplanung.

Operative Therapie

- **Indikationen:** Mit wenigen Ausnahmen jedes Mammakarzinom. Die Indikationsstellung erfolgt immer im interdisziplinären Gespräch mit Onkologen und Radiotherapeuten.
- **Kontraindikationen:**
  - *Allgemeine Kontraindikationen:* Patientinnen in schlechtem Allgemeinzustand oder hohem Alter, mit einem kleinen, nicht ulzerationsgefährdeten Primärtumor und/oder bereits vorhandener generalisierter Metastasierung.
  - *Temporäre Kontraindikationen:* Ausgedehntes entzündliches Ödem (inflammatorisches Karzinom), regionäre Hautmetastasen, Fixation an der Brustwand. Vorerst durch Radiotherapie und Chemotherapie in einen lokal operablen Zustand bringen!
- **Operationsprinzipien:** Grundsätzlich erfolgt der Eingriff angepaßt an Größe, Stadium und Typ des Karzinoms!
  - *Segmentresektion* (s. S. 499): Indiziert bei kleinen (< 3 cm), nicht zentralen Karzinomen. Nicht indiziert bei histologisch undifferenziertem Karzinom. Tumorizide hochenergetische Nachbestrahlung der Brust obligat. Kosmetisches Resultat gut. Lokalrezidive in 10 – 15 %.
  - *Ablatio mammae* (s. S. 501): Standardverfahren. Bei kurativer Operation kann der spätere (nicht gleichzeitige) Wiederaufbau (mit eigenem Gewebe und Prothese) geplant werden.
  - *Mammaamputation inkl. Mm. pectorales* (klassische Radikaloperation nach Halsted): Mit Nachteilen verbunden (Motilität!). Nur bei Tumorinfiltration des M. pectoralis indiziert.
  - *Kurative Brustwandresektion:* Bei umschriebener Brustwandinfiltration (durch den Primärtumor oder insbesondere durch ein Rezidiv) ohne Metastasen ist die kurative Brustwandresektion möglich. Resektion, wenn nötig, mitsamt Rippen und Pleura; Deckung des Defekts mit Doppelnetzplastik oder Latissimus-dorsi-Lappen.
  - *Axilläres Lymphknoten-Sampling:* Entfernung aller vergrößerten resp. verdächtigen Lymphknoten unterhalb der V. axillaris resp. zwischen M. pectoralis major und minor. Dient der Beurteilung der Prognose resp. der Indikation zur adjuvanten Therapie. Zudem widerspricht das Zurücklassen tumor-positiver Lymphknoten den Prinzipien der radikalen Tumor-Chirurgie.
  - *Alternativen:*
    - Erweiterte Radikaloperation mit Ausräumung der Lymphknoten oberhalb der V. axillaris, supraklavikulär und retrosternal: Erhöhte Morbidität, vermehrte Spätkomplikationen (Lymphödem), keine Resultatverbesserung. Von dieser Operation muß abgeraten werden!
    - Verzicht auf Ausräumung der Axilla oder Beschränkung auf Exzision von eindeutig vergrößerten axillären Lymphknoten: Nur in Spezialfällen erlaubt (alleinige Ablatio aus pflegerischen Gründen bei alten, multimorbiden Patientinnen).

- Subkutane Mastektomie und Prothese: Nicht zu empfehlen!
- Lokale Karzinomexzision ohne Bestrahlung: Nicht zu empfehlen! Rezidivrate 40 – 50%!

➤ **Nachbehandlung:**
- *Nachbestrahlung:* Tumorizide hochenergetische Nachbestrahlung obligat bei Segmentresektion. 50 Gy Brustdrüse homogen mit Telekobalt oder Linearbeschleuniger, 21 Gy Aufsättigung des Primärtumorbereichs mit schnellen Elektronen.
- *Vorgehen bei pN-positiven Patientinnen:*
  - Postmenopausal und rezeptorpositiv: Adjuvante Hormontherapie mit Tamoxifen (Nolvadex) 20 mg/die.
  - Prä- und perimenopausale Patientinnen (evtl. auch postmenopausale, rezeptornegative Patientinnen): Adjuvante Chemotherapie.
- *Vorgehen bei pN-negativen Patientinnen:* Adjuvante Nachbehandlung nur bei Risikopatientinnen (Rezeptor-Negativität, Grading III etc.).
- ✓ *Beachte:* Keine prophylaktische Ovarektomie oder Radiomenolyse!
- *Therapiekontrolle:* Während der ersten 2 postoperativen Jahre vierteljährliche, später halbjährliche klinische Untersuchung, Mammographie nach brusterhaltenden Eingriffen, Sonographie der Leber, Thorax-Röntgenbild.
- *Arbeitsunfähigkeit:* 2 – 3 Wochen; weiter je nach Nachbehandlung.

Prognose

➤ Siehe auch Tab. 44.

➤ Generell abhängig vom histologischen Typ.

➤ **5-Jahres-Überlebensrate** (alle Histologien):
- Stadium pT_1, N_0, M_0: 85%.
- Stadium pT_1 und pT_2, N_1, M0: 40 – 60%.

Tabelle 44 Prognosefaktoren beim radikal operablen Mammakarzinom

Gute Prognose	Schlechte Prognose
Tumordurchmesser < 2 cm	Tumordurchmesser > 2 cm
N_0	N+, > 3 Knoten
Keine Fixation an Haut oder Pektoralisfaszie	Fixation an Haut und/oder Pektoralisfaszie
Rezeptorstatus positiv	Rezeptorstatus negativ
postmenopausal	prämenopausal
Intraduktales Karzinom	Invasives duktales Karzinom
Lobuläres Karzinom	

Gynäkomastie (ICD: N 62)

Grundlagen

- **Definition:** Ein- oder beidseitige Vergrößerung des Brustdrüsenkörpers beim Mann.
- **Ätiologie:** Überwiegen von Östrogenen gegenüber Testosteron.
  - *Idiopathisch:* Adoleszenz, höheres Lebensalter.
  - *Symptomatisch:*
    - Hormonstörungen (Hodentumor, Hypogonadismus, Nebennierenrindentumor, Hypophysentumor, Leberzirrhose).
    - Paraneoplastisch.
    - Therapie mit Östrogenen (Prostatakarzinom!) oder Choriongonadotropin (Kryptorchismus!).
    - Medikamentös (Digitalis, Amphetamin, Reserpin, Chlorpromazin, Aldactone u. a.).
- **Histopathologie:** Wucherung der Ausführungsgänge, Drüsenläppchen nicht betroffen.

Klinik

- Schmerzhafte ein- oder beidseitige Schwellung unter der Mamille.

Diagnostik

- **Obligate Untersuchungen:**
  - *Anamnese:* Endokrine Erkrankungen? Medikamentenanamnese.
  - *Klinische Untersuchung:* Eingehende körperliche Untersuchung einschließlich Palpation von Mamma und Testes. Zeichen für endokrine Störung? Klinische Hinweise auf eine Leberzirrhose? (jenseits der Adoleszenz).
- **Ergänzende Untersuchungen:**
  - *Labor:* Leberparameter!
  - *Hormonanalysen:* Bei klinischem Verdacht auf endokrine Störung Bestimmung von HCG im Urin, Östrogenen, Testosteron, Prolaktin.
  - *Röntgenuntersuchung:* Röntgen-Thorax; Röntgen Sella bei V.a. Hypophysentumor.
  - Feinnadelpunktion (s. S. 13).

Differentialdiagnose

- Mammakarzinom des Mannes (s. S. 251).
- Benigne Mammatumoren (s. S. 247).
- Pseudogynäkomastie (= Lipomastie = Fettgewebshypertrophie).

Konservative Therapie

- Keine, insbesondere keine Röntgenbestrahlung!

Operative Therapie

- **Indikationen:**
  - Kosmetisch störende Größe der Brust (bei Adoleszenten häufig psychologisches Problem!).
  - Schmerzen.
  - Karzinomverdacht.
- **Operationsprinzipien:**
  - *Mastektomie* (subkutane Exstirpation des Drüsenkörpers, s. S. 497): Schnittführung an der unteren Zirkumferenz des Warzenhofs, nahe und konzentrisch zu diesem. Weiteres Vorgehen ähnlich wie Mammabiopsie (s. S. 497).
  - Bei Karzinomverdacht histologischer Schnellschnitt, wenn positiv: Ablatio mammae (s. S. 501) und Lymphknoten-Staging.
- **Nachbehandlung:**
  - Bei benigner Gynäkomastie keine Nachbehandlung notwendig. Nach einseitiger Operation regelmäßige Kontrollen der Gegenseite.
  - Bei Karzinom mit positiven axillären Lymphknoten adjuvante Chemotherapie und regelmäßige Tumornachsorge.
  - *Arbeitsunfähigkeit:* Bei benigner Erkrankung wenige Tage; bei Karzinom abhängig von der Art der Weiterbehandlung.

Prognose

- Bei Adoleszenten bis zu 19 Jahren meist spontan regredient.
- Bei unvollständiger Exstirpation Rezidive häufig.

Spontanpneumothorax (ICD: I 93)

Grundlagen

- **Synonym:** Idiopathischer Pneumothorax.
- **Ätiologie, Pathogenese:**
  - Bei *jüngeren Patienten* Ruptur angeborener subpleuraler Bullae. Familiäre Disposition kommt vor, dabei häufig doppelseitiges Auftreten (nicht simultan).
  - Bei *älteren Patienten* fast immer Ruptur von Emphysemblasen. Hierbei häufig Entstehung eines Teilpneumothorax (Mantelpneu), da pleuropulmonale Adhäsionen die völlige Retraktion des Lungenparenchyms verhindern.
- **Epidemiologie:** Weitaus am häufigsten sind asthenische Männer im Alter von 20 – 30 Jahren betroffen.

Klinik

- **Anamnese, Symptome:** Plötzlicher, stechender Brustschmerz, atemabhängig. Auftreten ohne jede äußere Ursache, insbesondere ohne Trauma. Gelegentlich beim Bücken oder Tragen und anderen Situationen, die den intrabronchialen Druck erhöhen. Nach Abklingen des Schmerzes evtl. langsam zunehmende Atemnot oder „Druck auf der Brust".
- **Komplikation:** Bedrohlicher Verlauf bei Entwicklung eines inneren Spannungspneumothorax:
  - *Pathomechanismus:* Die in den Thorax austretende Inspirationsluft kann bei Exspiration nicht in das Bronchialsystem zurückfließen, da ein Ventilmechanismus der rupturierten Blase dies verhindert (s. Abb. 71).
  - *Folgen:* Verdrängung des Mediastinums und Behinderung des venösen Rückstroms.
  - *Symptomatik:* Zyanose, obere Einflußstauung, Dyspnoe, Tachykardie, Kreislaufinsuffizienz.

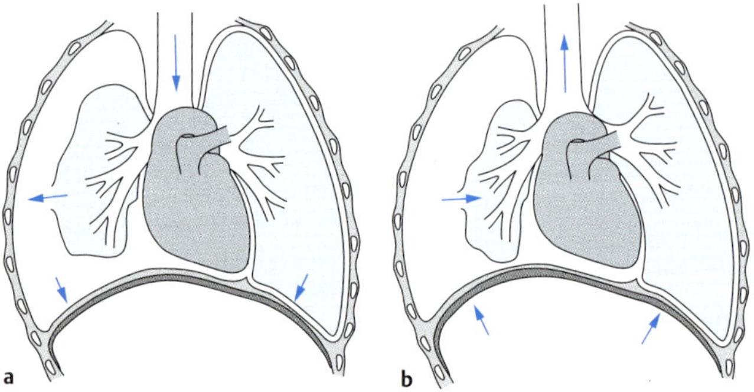

Abb. 71 Spannungspneumothorax: a Inspiration; b Exspiration.

Diagnostik

- **Obligate Untersuchungen:**
  - *Klinische Untersuchung* (s. S. 14):
    - Inspektion: Halsvenenstauung?, Zyanose?, Dyspnoe?
    - Perkussion: Hypersonorer Klopfschall (Schachtelton).
    - Auskultation: Abgeschwächtes oder fehlendes Atemgeräusch.
  - *Röntgenuntersuchung:* Röntgen-Thorax d.-v. und seitlich in Exspiration: Ausmaß des Pneumothorax? Adhäsionen? Spannungszeichen?
- **Ergänzende Untersuchungen:**
  - *CT:* Ausmaß des apikalen Emphysems? Für die Operationsplanung wichtig, insbesondere bei Rezidiv, familiärer Häufung und bei Doppelseitigkeit.

Differentialdiagnose

- Symptomatischer Pneumothorax infolge Perforation von Karzinom, Abszeß, Tbc-Kaverne (häufig Pyopneumothorax).
- Traumatischer Pneumothorax (s. S. 263).
- Überblähte Emphysemblase (perkutorisch und auskultatorisch von einem partiellen Pneumothorax nicht zu unterscheiden!).

Sofortmaßnahmen, konservative und interventionelle Therapie

- **Sofortmaßnahmen:** Bei Spannungspneumothorax sofortige Entlastung (Behebung des Überdrucks) indiziert. Lebensbedrohliche Notfallsituation!
  - Punktion der Pleurahöhle im 2. oder 3. Interkostalraum in der Medioklavikularlinie mit großlumiger Venenverweilkanüle (ID 2,0 mm).
  - Auch beim nur vermuteten, aber nicht bestätigten Spannungspneumothorax soll vor dem Transport ins Krankenhaus eine Entlastungspunktion (oder Anlage einer Thoraxdrainage, wenn entsprechend ausgerüsteter Notarzt zur Stelle) vorgenommen werden!
- **Konservative Therapie:** Keine aktive Therapie bei Mantelpneumothorax (Breite < 1 QF), 1. Ereignis, notwendig.
- **Interventionelle Therapie:** Anlage einer Thoraxsaugdrainage (s. S. 61, Abb. 31) im 2. ICR in der Medioklavikularlinie beim 1. Ereignis oder wenn der Patient eine Operation ablehnt. Anschluß der Saugung (–20 mmHg) über Wasserschloß (z. B. Pleurevac). Belassen der Drainage für 3–5 Tage, dann Abklemmen für 12 Stunden; Röntgenkontrolle. Bei vollständigem Verschluß des Lecks mit Entfaltung der Lunge kann die Drainage entfernt werden.

Operative Therapie

- **Indikationen:**
  - Jedes Spontanpneumothorax-Rezidiv.
  - Jeder Spontanpneumothorax mit nachgewiesenen Emphysemblasen (Bullae).
  - Erfolglosigkeit der Behandlung mit Thoraxdrainage bei Erstereignis.

Spontanpneumothorax (ICD: J 93)

➤ **Operationsprinzipien:**
- Thorakoskopische parietale Pleurektomie oder Pleurabrasio (exkl. Pleura diaphragmatica, Sinus phrenicocostalis und Pleura mediastinalis).
- Bei bullösen Veränderungen zusätzlich thorakoskopische Resektion der Lungenspitze. Auch bei einer einzelnen Blase angezeigt.
- Bei Rezidiv trotz Pleurektomie oder persistierender Fistelung nach Pleurektomie zusätzliche Verödung der Pleura visceralis mit Talkpuder.

➤ **Nachbehandlung:**
- *Röntgenkontrolle:* Vor Entlassung Röntgen-Thorax in 2 Ebenen.
- *Arbeitsunfähigkeit:* 1 – 2 Wochen.

Prognose

➤ **Rezidivquoten:**
- Ohne Behandlung oder mit alleiniger Punktion: 70 – 80 %.
- Nach Saugdrainage: 30 – 40 %.
- Nach Thorakoskopie mit Bullaresektion und Pleurektomie/Pleurabrasio: < 5 %.

Grundlagen

- **Einteilung, Ätiologie, Pathogenese:**
  - *Geschlossener Hämatopneumothorax:* Auftreten beim stumpfen Thoraxtrauma; Verletzung der viszeralen Pleura bei Lungenlazeration, Anspießung durch Rippenfragmente, Tracheobronchialverletzung.
  - *Offener Hämatopneumothorax:* Verletzung der Thoraxwand mit klaffendem Leck; fast immer Mitverletzung der Lunge (Schuß, Splitter).
  - *Hämatothorax ohne Pneumothorax:* Entstehung bei alleiniger Läsion der parietalen Pleura (Rippenfrakturen).

Klinik

- **Anamnese:** Trauma.
- **Symptome:** Schmerzen, Dyspnoe.
- **Komplikationen:**
  - *Totalkollaps der Lunge:* Nur bei Fehlen pleuraler Adhäsionen möglich.
  - *Spannungspneumothorax* (siehe auch S. 260): Akut lebensbedrohliche Situation durch Verlagerung des Mediastinums und Kompression der intrathorakalen Venenstämme (Einflußstauung).
  - *Mediastinalflattern:* Entstehung bei nach außen offenem Pneumothorax. Bei Inspiration verschiebt sich das Mediastinum zur gesunden Seite und beeinträchtigt so die Luftfüllung der gesunden Lunge. Akut lebensbedrohliche Situation durch Einflußstauung, Veminderung der Ventilation, Herzrhythmusstörungen.

Diagnostik

- **Obligate Untersuchungen:**
  - *Klinische Untersuchung* (s. S. 14):
    - Atemmechanik: Nachhinken der Thoraxhälfte, paradoxe Atmung? Lufthunger, Tachypnoe, Tachykardie?
    - Einflußstauung: Zyanose, gestaute Halsvenen, Petechien, bes. in den Konjunktiven.
    - Emphysem: Zunächst am oberen Thorax und Hals, sekundär auf Gesicht, Schultern und Bauchdecken übergreifend.
    - Penetrierende Thoraxwunde? Extrathorakale Verletzungen?
  - *Röntgenuntersuchungen:*
    - Röntgen-Thorax stehend dorsoventral und seitlich in Exspiration: Ausmaß des Hämatopneumothorax; Typisches Bild: Blut im unteren Thoraxbereich (Flüssigkeitsspiegel), darüber Luft. Verlagerung des Mediastinums (Überdruck)?
    - Röntgen-Thorax im Liegen (wenn Stehen nicht möglich ist): Der Hämatothorax ist wegen flächiger Ausbreitung als diffuse Verschattung erkennbar.
- **Ergänzende Untersuchungen:**
  - *CT:* Frakturen? Lungenkontusionen? Sonstige Begleitverletzungen?

Hämatopneumothorax (ICD: S 27.2)

Sofortmaßnahmen, interventionelle Therapie

➤ **Sofortmaßnahmen:**
- *Spannungspneumothorax:* Sofortige Entlastung (Behebung des Überdrucks) indiziert. Lebensbedrohliche Notfallsituation!
  - Ggf. Punktion der Pleurahöhle im 2. oder 3. Interkostalraum in der Medioklavikularlinie mit großlumiger Venenverweilkanüle (ID 2,0 mm).
  - Endgültige Therapie: Thoraxdrainage (s. S. 61).
- *Offener Pneumothorax:* Notfallmäßige endotracheale Intubation, Beatmung, lockerer Deckverband. Falls aus örtlichen Gegebenbeiten keine Beatmung möglich ist, Anlegen eines luftdichten Klebeverbandes (→ verwandelt den offenen in einen geschlossenen Pneumothorax, verhindert Mediastinalflattern), birgt aber das Risiko der Entstehung eines Spannungspneumothorax; daher gleichzeitige Anlage einer Thoraxdrainage (s. S. 61).

➤ **Interventionelle Therapie:** Anlage einer Thoraxsaugdrainage (s. S. 61, Abb. 31) im 5. oder 6. ICR in der vorderen Axillarlinie.
- Anschluß der Saugung (– 20 mmHg) über Wasserschloß (z. B. Pleurevac). Röntgenkontrolle d.v. und seitlich. Wiederholte arterielle Blutgasanalysen.
- Bei respiratorischer Insuffizienz trotz korrekter Lage der Saugdrainage (Lungenparenchymverletzung, Thoraxwandinstabilität und/oder Bewußtseinsverlust) evtl. Respiratorbeatmung indiziert.
- Belassen der Drainage für 3 – 5 Tage, dann Abklemmen für 12 Stunden; Röntgenkontrolle d.-v. und seitlich. Bei vollständiger Entfernung von Blut und Luft bzw. Entfaltung der Lunge kann die Drainage entfernt werden.

Operative Therapie

➤ **Indikationen:**
- Massiver Luft- und/oder Blutverlust trotz einwandfrei funktionierender Thoraxdrainage.
- Penetrierende Thoraxverletzung.
- Koagulierter Hämatothorax (Empyemrisiko).

➤ **Operationsprinzip:** Thorakotomie im Bereich der Blutungsquelle oder der Thoraxwunde. Hämostase, Debridement, evtl. Resektion von lazerierten Lungenabschnitten. Einlage einer Thoraxdrainage, Verschluß des Thorax.

➤ **Nachbehandlung:**
- Vor Entlassung abschließende Röntgenkontrolle des Thorax in 2 Ebenen.
- *Arbeitsunfähigkeit:* Abhängig vom Außmaß der Begleitverletzungen.

Prognose

➤ Abhängig vom Außmaß der Begleitverletzungen.

Grundlagen

- **Definitionen:**
  - *Pleuraempyem:* Eiteransammlung in der Pleurahöhle.
  - *Empyemresthöhle:* Umschriebenes Empyem im Pleuraraum mit schwartiger Verdickung der Pleura viceralis und parietalis in diesem Bereich nach unvollständiger Ausdehnung der Lunge. Nach Pneumothorax, Lungenoperationen u.a.
- **Ätiologie, Pathogenese:**
  - Perforation, Penetration (Pneumonie, Tbc, Abszeß).
  - Posttraumatisch.
  - Iatrogen (unsachgemäße Punktion eines Pneumothorax oder eines Pleuraergusses, nach Lungen- , Ösophagusoperation).
  - Fortgeleitet aus dem Abdomen (z.B. Peritonitis, subhepatischer Abszeß).
- **Verlauf:**
  - *Akut:* Bei frischem Pleuraempyem (hochfebriler Zustand!).
  - *Chronisch:* Bei organisierter Verschwartung, und/oder innerer (bronchopleuraler) Fistel und/oder fibrosierter, nicht expandierbarer Lunge.

Klinik

- **Anamnese:** Pneumonie kurz zuvor oder gleichzeitig? Lungenerkrankung? Z.n. Thoraxpunktion? Z.n. Operation? Z.n. entzündlicher Abdominalerkrankung? Subphrenischer Abszeß?
- **Symptome:** Hohes Fieber, einseitiger Thoraxschmerz, evtl. Dyspnoe.
- **Komplikationen:**
  - Sepsis.
  - Bronchopleurale Fistel.
  - Langfristig Ausbildung von Pleuraschwarten mit Lungenkompression.

Diagnostik

- **Obligate Untersuchungen:**
  - *Klinische Untersuchung* (s.S. 14):
    - Inspektion: Dyspnoe? Allgemeinzustand?
    - Perkussion: Absolute Dämpfung.
    - Auskultation: Abgeschwächtes oder aufgehobenes Atemgeräusch.
  - *Röntgenuntersuchung:* Röntgen-Thorax d.-v. und seitlich in Exspiration: Ausdehnung des Ergusses? Spiegelbildung (Hinweis auf innere Fistel)?
  - *Diagnostische Pleurapunktion* (s.S. 58) und Bakteriologie.
  - Abklärung des Grundleidens.
- **Ergänzende Untersuchungen:**
  - *Lungenfunktionsprüfung:* Herabgesetzte Vitalkapazität und vermehrtes Residualvolumen, da die Atemexkursionen der betroffenen Thoraxhälfte durch das Empyem behindert werden.
  - *CT:* Präzise Diagnostik eines gekammerten Empyems; Feststellung der Verschwartung. Obligat bei Empyemresthöhle.
  - *Bronchographie:* Darstellung einer bronchopleuralen Fistel bei Empyemresthöhle.

Pleuraempyem (ICD: I 86)

Differentialdiagnose

- Steriles Transsudat bei dekompensierter Herzinsuffizienz.
- Steriles Exsudat bei Rheumatismus u. a.
- Chylothorax.
- Pleuritis exsudativa tuberculosa.
- Pleurakarzinose.
- Pleuramesotheliom.
- Infizierte Lungenzyste.
- Lungenabszeß.
- Siehe auch Leitsymptom Pleuraerguß, S. 167.

Sofortmaßnahmen, konservative und interventionelle Therapie

- **Sofortmaßnahme:** Anlage einer Thoraxsaugdrainage (s. S. 61, Abb. 31) im 5. oder 6. ICR in der vorderen Axillarlinie.
- **Konservative Therapie:** Antibiotische Abdeckung gemäß bakteriologischer Differenzierung und Resistenzprüfung. Nie als einzige Therapie!
- **Interventionelle Therapie:** Anlage einer Thoraxsaugdrainage, evtl. Saugspüldrainage (s. S. 61, Abb. 31) an der Stelle, wo perkutorisch und/oder anhand des Röntgenbildes das Maximum des Empyems zu erwarten ist:
  - *Einführen der Drainage:* Unter Durchleuchtungskontrolle mit Bildverstärker oder unter sonographischer Kontrolle.
  - *Vorgehen bei dickflüssigem, schlecht absaugbarem Sekret oder beginnender Schwartenbildung:* Instillation von 100.000 I.E. Streptokinase und Abklemmen der Drainage für 4 – 6 Stunden. Anschließend erneuter Versuch der Eiterentleerung. Diesen Vorgang mehrmals wiederholen.
  - ✓ *Beachte:* Jedes frische Pleuraempyem heilt aus, wenn durch Saugdrainage die Lunge vollständig zur Expansion gebracht werden kann.

Operative Therapie

- **Indikationen:**
  - Akutes Empyem mit stark gekammerten Eiteransammlungen, die einer Saugspüldrainage nur teilweise zugänglich sind.
  - Chronisches Empyem und Empyemresthöhle (unvollständige Ausdehnung der Lunge, Saugspüldrainage nicht ausreichend).
  - Bronchopleurale Fistel.
- **Operationsprinzipien:**
  - *Thorakoskopie:* Ausräumen der Fibrin- und Eitermassen beim akuten Empyem mit stark gekammerten Eiteransammlungen.
  - *Thorakotomie und Dekortikation, Ausräumung des Empyems:* Bei chronischem Empyem.
  - *Zusätzliche Lungenresektion:* Bei intrapulmonalem Grundprozeß (Lungenabszeß, Tbc-Kaverne).
  - *Zusätzliche Thorakoplastik:* Sehr seltene Indikation bei starrem Thorax oder fibrosierter Lunge (Lunge füllt die Thoraxhöhle trotz Dekortikation nicht aus). In diesem Fall posterolaterale Thorakotomie (s. S. 506)!
  - *Vorgehen bei Empyem in Pneumonektomiehöhle:* Thorakotomie und Säuberung der Höhle. Wiederholte, geplante Rethorakotomie, bis die gesamte Höhle von sauberem Granulationsgewebe ausgekleidet ist.

- **Nachbehandlung:** Antibiotika gemäß Antibiogramm bis zur vollständigen, röntgenologisch gesicherten Abheilung.

Prognose

- Ein akutes, frühzeitig korrekt behandeltes Pleuraempyem kann folgenlos ausheilen.
- Nach Verschwartung und Dekortikation bleibt in den meisten Fällen eine eingeschränkte Lungenfunktion (Reduktion des Lungenvolumens und der Atemexkursionen) zurück.

Bronchuskarzinom (ICD: C 34)

Grundlagen

- **Definition:** Bösartige Neubildung der Bronchialschleimhaut.
- **Ätiologie:** Exogene Noxen, an erster Stelle Inhalation von Rauchinhaltsstoffen des Tabaks. Hierzu gehört auch Passivrauchen! Risikoabschätzung: Angabe in „pack-years" (1 PY bedeutet: 1 Päckchen resp. 20 Zigaretten pro Tag während eines Jahres).
- **Epidemiologie:** Häufigstes Karzinom des Menschen in der industrialisierten Welt. Bei *Männern* häufigstes Karzinom mit 89 Fällen pro 100.000 Einwohner und Jahr; zunehmend auch *Frauen* betroffen, 12 Fälle pro 100.000 Einwohner und Jahr. Erkrankungsgipfel im 60.– 70. Lebensjahr.
- **Klassifikation, Histopathologie, Häufigkeit:**
  - Plattenepithel- (Pflasterzell-) karzinom (50%).
  - Anaplastisches großzelliges Karzinom (30%).
  - Anaplastisches kleinzelliges Karzinom („oat cell-Karzinom", neuroendokrines Karzinom) (10%).
  - Adenokarzinom (Karzinom des Nichtrauchers) (10 – 20%).
  - Bronchioloalveolarzellkarzinom (1%).

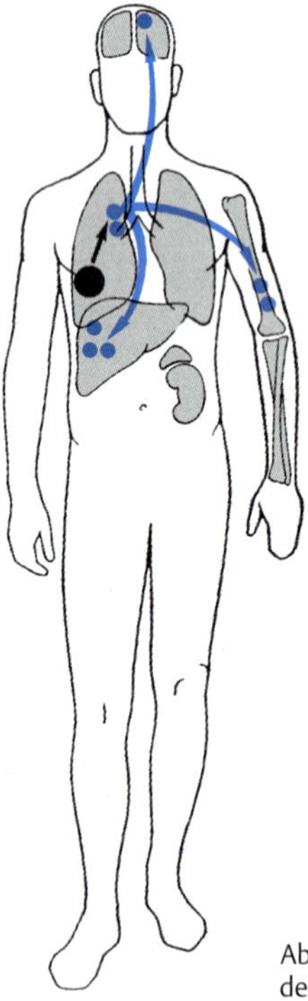

Abb. 72 Bevorzugte Metastasierungswege und -organe des Bronchuskarzinoms.

Tabelle 45 TNM-Stadien des Bronchuskarzinoms

T = Tumor = Primärtumor	
T_X	Positive Zytologie
TIS	Carcinoma in situ
T_0	Kein Anhalt für Primärtumor
T_1	Tumordurchmesser ≤ 3 cm
T_2	Tumor > 3 cm *oder* infiltriert Hauptbronchus *oder* 2 cm distal der Karina *oder* infiltriert Pleura visceralis *oder* partiell assoziiert mit Atelektasen
T_3	Tumor infiltriert Brustwand, Zwerchfell, Pleura mediastinalis, parietales Perikard *oder* Tumor < 2 cm distal der Karina jedoch ohne Einschluss der Karina *oder* Totalatelektase
T_4	Tumor infiltriert Mediastinum, Herz, große Gefäße, Trachea, Oesophagus, Karina oder Wirbelkörper *oder* Tumor mit malignem Pleuraerguß
N = Noduli = regionale Lymphknoten	
N_0	Keine
N_1	Ipsilaterale, peribronchiale und/oder ipsilaterale hiläre Lymphknoten
N_2	Ipsilaterale mediastinale und/oder subkarinäre Lymphknoten
N_3	Kontralaterale mediastinale, hiläre, ipsilaterale oder kontralaterale supraklavikuläre Lymphknoten
M = Metastasen = Fernmetastasen	
M_0	Keine Fernmetastasen nachweisbar
M_1	Fernmetastasen vorhanden
M_X	Metastasenstatus unbekannt

- **Metastasierung:**
  - Lymphogene und hämatogene Metastasierung (s. Abb. 72).
  - Das Bronchioloalveolarzellkarzinom metastasiert auch kanalikulär (→ multilokuläres Bild).

Bronchuskarzinom (ICD: C 34)

Klinik

- **Symptome:**
  - ✓ *Beachte:* In frühen Stadien ist das Bronchialkarzinom in der Regel stumm! Nicht selten Zufallsbefund bei Röntgen-Thorax-Aufnahme aus anderem Grund. Gelegentlich Metastase als erste Manifestation!
  - *Häufigstes Primärsymptom:* Rezidivierende Pneumonien.
  - *Weitere mögliche Symptome* (Aufzählung in der Reihenfolge abnehmender Häufigkeit):
    - Reizhusten.
    - Fieber, Nachtschweiß.
    - Hämoptyse.
    - Appetitverlust, Gewichtsabnahme.
    - Thorakale Schmerzen.
    - Dyspnoe.
  - *Paraneoplastische Symptome:* Symptome durch Fernwirkung eines malignen Tumors, v.a. durch Hormonbildung, auf den Organismus, z.B. Cushing-Syndrom (s.S. 460), Gynäkomastie (s.S. 258), Galaktorrhoe, Hyperkalzämie mit Pseudohyperparathyreoidismus (s.S. 236).
- **Komplikationen:**
  - Bronchusverschluß mit Totalatelektase.
  - Bronchusverschluß mit abszedierender Pneumonie.
  - Tumorblutung.

Diagnostik

- **Obligate Untersuchungen:**
  - *Klinische Untersuchung* (s.S. 14): Meistens negativ; erst in fortgeschrittenen Stadien (z.B. mit ausgedehnter Pneumonie oder Atelektase) positiv.
  - *Röntgenuntersuchung:* Röntgen-Thorax d.-v. und seitlich. Tumor lokalisierbar? Größe?
  - *CT:* Ausdehnung des Tumors? Hilusbefall? Leber-, Nebennierenmetastasen?
  - *Bronchoskopie:* Tumor? Stenose? Kompression von außen?
  - *Histologische Untersuchung:* Bronchoskopische Biopsie; evtl. transbronchiale Punktionsbiopsie. Zytologie aus Bürstenabstrich und Spülwasser.
  - *Lungenfunktionsprüfung* (s.S. 19): Beurteilung von Vitalkapazität, Atemgrenzwert, Sekundenkapazität. Bereits eingeschränkte Lungenfunktion?
  - *Labor:* Blutbild, Leberwerte, Tumormarker CEA, SCC, NSE.
- **Ergänzende Untersuchungen:**
  - *Zytologische Sputumuntersuchung:* Morgensputum von 3 Tagen.
  - *Transkutane Feinnadelpunktion* (unter Durchleuchtungskontrolle oder CT-gesteuert) und Zytologie: Indiziert bei peripheren Befunden.
  - *Mediastinoskopie:* Indiziert bei Verdacht auf Mediastinumbefall und Grenzfällen bezüglich der Operationsindikation.
  - *Skelettszintigraphie:* Metastasensuche bei gezielter Indikation, fraglicher Operationsindikation, als Grundlage für wissenschaftliche Auswertung u.a.
  - *Ergometrie mit Blutgasanalyse:* Indiziert bei fraglicher allgemeiner Operabilität.

- *Seitengetrennte Perfusions-Ventilations-Szintigraphie:* Indiziert bei fraglich genügender Lungenfunktion.
- *PET:* Zur Differenzierung zwischen Lymphknotenmetastasen und unspezifischen Lymphknotenschwellungen.

Differentialdiagnose

- **Unspezifische Pneumonie**, insbesondere chronische Pneumonie.
- **Lungentuberkulose:**
  ✓ *Beachte:* In alten tuberkulösen Veränderungen kann ein Narbenkarzinom entstehen!
- **Intrabronchiale Tumoren:** Bronchuskarzinoid: Bronchusobstruktion oder Blutung!
- Siehe auch Leitsymptom Lungenrundherd, S. 170.

Operative Therapie

- **Indikation:** Jedes aufgrund des Lokalbefundes, des Allgemeinzustandes und der Lungenfunktion operable Bronchuskarzinom ohne Fernmetastasen. Die Operation stellt die einzige potentiell kurative Maßnahme dar!

✓ **Beachte:**
  - Die *Operationsindikation beim anaplastischen kleinzelligen Karzinom* ist nur nach vorangegangener erfolgreicher Chemotherapie gegeben!
  - Nach Resektion muß das *Sekunden-Exspirationsvolumen* der verbleibenden Lunge > 1000 ml betragen.
  - *Palliative Resektion:* Indiziert bei Abszedierung und Blutung.
- **Präoperative Strahlenbehandlung:** Methode der Wahl beim Lungenspitzenkarzinom mit Pancoast-Syndrom (ausstrahlende Schulterschmerzen bei Plexusinfiltration und Horner-Syndrom).
- **Operationsprinzipien:**
  - Anterolaterale Thorakotomie (s. S. 504).
  - *Lobektomie, rechts auch Bilobektomie:* Immer dann indiziert, wenn der Tumor dadurch radikal exstirpiert werden kann.
  - *Pneumonektomie:* In allen Fällen, in denen mit einer Lobektomie keine ausreichende Radikalität erreicht werden kann.
  - *Erweiterte Resektion:* Gerechtfertigt, wenn dadurch in einem umschriebenen Bezirk eine nicht radikale in eine radikale Lobektomie oder Pneumonektomie verwandelt werden kann. Beispiel: Brustwandresektion bei umschriebenem Einwachsen eines peripheren Karzinoms.
  - *Biopsie* aller Lymphknotenstationen bei jeder Operation.
- **Nachbehandlung:**
  - *Radiotherapie:*
    - Grundsätzliche Nachbestrahlung nur bei fraglicher Radikalität. Verdächtige Stellen intraoperativ mit Clips markieren!
    - Radiotherapie als palliative Behandlungsmaßnahme zur Linderung von Beschwerden (Schmerzen, Stenose) bzw. zur Verminderung von Komplikationen (s. o.).
  - *Arbeitsunfähigkeit*: 6 – 8 Wochen.

Bronchuskarzinom (ICD: C 34)

Prognose

- Zum Zeitpunkt der Diagnosestellung besteht in > 50% der Fälle Inoperabilität.
- **Operationsletalität:** Pneumonektomie < 5%, Lobektomie < 2%.
- **5-Jahres-Überlebensrate:**
  - 20% aller Patienten, die operiert werden.
  - 50% aller Patienten mit makroskopisch und mikroskopisch radikaler Operation und Tumorfreiheit der regionären Lymphknoten.
  - 35% aller Patienten mit kombiniert behandeltem Pancoast-Karzinom.

Grundlagen

- **Definitionen, Ätiologie, Pathogenese:**
  - *Echte Zwerchfellhernien:* Herniation von Abdominalorganen in den Thorax durch vorgebildete Lücken oder Schwachstellen im muskulären oder tendinösen Zwerchfell (Abb. 73). Ein vom Peritoneum ausgekleideter Bruchsack ist vorhanden. Hierzu gehören die Hiatushernien (Bruchlücke: Hiatus ösophageus, s. S. 292). Alle anderen Formen sind sehr selten.
  - *Traumatische Zwerchfellhernien:* Unechte Hernien. Durch eine Zwerchfellruptur, meistens im Centrum tendineum, kommt es zur Eventration von Abdominalorganen in den Thorax. Ein Bruchsack fehlt! In 90 % linksseitige Ruptur, da das rechte Zwerchfell durch die Leber geschützt ist.
    - ✓ Beachte: Zwerchfellrupturen werden initial häufig verkannt, da fast immer Begleitverletzungen (Frakturen, besonders des Beckens) vorliegen, die klinisch im Vordergrund stehen, und/oder der Patient beatmet wird. Die Eventration von Abdominalorganen in den Thorax erfolgt mit einer Latenz von Stunden bis Tagen!
- **Komplikationen:**
  - Blutung aus Ulzera, Inkarzeration, Gangrän.
  - Ruptur des herniierten Hohlorgans bei Bagatelltrauma.

Klinik

- **Symptome der echten Zwerchfellhernie:** Entsprechend herniiertem Organ:
  - Druckgefühl.
  - Nahrungsabhängige Schmerzen.
  - Passagestörungen.
  - Dyspnoe.

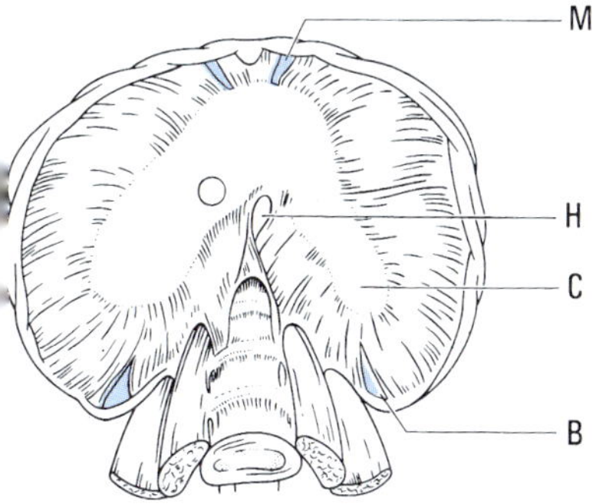

Abb. 73 Bruchpforten der Zwerchfellhernien: M = Trig. sternocostale sin. (Larrey): Morgagni-Hernie; H = Hiatus oesophageus; C = Centrum tendineum; B = Trig. lumbocostale: Bochdalek-Hernie.

Zwerchfellhernien, -ruptur (ICD: Q 79.0, S 27.8)

Diagnostik

- **Obligate Untersuchungen:**
  - *Klinische Untersuchung:*
    - ✓ Beachte: Bei der echten Hernie finden sich häufig keine pathologischen klinischen Befunde!
    - Inspektion: Bei echter Hernie evtl. Blutungsanämie (blasse Haut und Schleimhäute); bei traumatischer Hernie evtl. nachhinkende Atmung.
    - Auskultation: Bei echter Hernie evtl. Darmgeräusche thorakal auskultierbar; bei traumatischer Hernie evtl. abgeschwächtes Atemgeräusch.
  - *Röntgenuntersuchung:*
    - Als typischer Befund im Röntgen-Thorax d.-v. und seitlich findet sich ein Flüssigkeitsspiegel, der sich auf den Herzschatten projiziert. Zwerchfellbeweglichkeit?
    - Kontrastmittel-Darstellung (Magen-Darm-Passage).
- **Ergänzende Untersuchungen:**
  - *CT:* Zwerchfellränder sicher erkennbar!
  - *Laparoskopie oder Thorakoskopie:* Bestätigung oder Ausschluß einer Ruptur.

Differentialdiagnose

- Phrenikusparese: Paradoxe Zwerchfellbeweglichkeit!
- Relaxatio diaphragmatica (Atrophie der Muskulatur).
- Basaler Pneumothorax.
- Lungensequestration.
- Intrathorakale Pankreaspseudozyste.

Sofortmaßnahme

- **Notfalloperation** bei Komplikationen.

Operative Therapie

- **Indikation:** Jede Zwerchfellhernie in jedem Alter.
- **Operationsprinzipien:** Obere mediane Laparotomie (s. S. 525), oder Laparoskopie (s. S. 521, 524); Reposition des Bruchinhalts und Verschluß der Bruchlücke. Auch die alte traumatische Eventration ist fast immer gut von unten reponierbar. Thorakotomie selten notwendig.
- **Nachbehandlung:**
  - *Physiotherapie:* Atemgymnastik.
  - *Arbeitsunfähigkeit:* Nach echter Hernie 2 – 3 Wochen, nach Ruptur abhängig von den Begleitverletzungen.

Prognose

- Nach echter Hernie gut.
- Nach Ruptur abhängig von den Begleitverletzungen.

Grundlagen

- **Definition, Ätiologie, Pathogenese:**
  - *Pulsionsdivertikel:* Sackförmige Ausstülpung der Ösophagusschleimhaut mitsamt Submukosa durch eine Muskellücke oder einen Ort mit muskulärer Wandschwäche. Überdruck im betreffenden Speiseröhrensegment infolge Dyskinesie/Dysfunktion des nachfolgenden „Sphinkters".
    - Zenker-Divertikel: Klinisch bedeutsamstes Divertikel an der Grenze zwischen willkürlicher Pharynx- und unwillkürlicher Ösophagusmuskulatur (M. constrictor pharyngis inferior bzw. Pars fundiformis des M. cricopharyngeus). Austritt hinten in Mittellinie (im Killian-Dreieck), Divertikel meistens etwas nach links geschlagen.
    - Epiphrenisches Divertikel: Zeichen eines nachfolgenden Passagehindernisses, wahrscheinlich chronische Funktionsstörung des unteren Ösophagussphinkters (UÖS).
  - *Traktionsdivertikel:* Echte, alle Wandschichten umfassende Divertikel infolge Zug an der Ösophaguswand durch entzündlich-schrumpfende Prozesse (meist Tbc-Lymphadenitis). Bevorzugte Lokalisation: mittlerer Ösophagus (parabronchiales Traktionsdivertikel). Ohne ösophagobronchiale Fistel keine Behandlungsbedürftigkeit. Sehr selten.

Klinik

- Im Laufe des Essens zunehmende Dysphagie.
- Regurgitation unverdauter Speisereste.
- Foetor ex ore.
- **Beachte:** Die alleinige Hypertrophie und Dysfunktion des M. cricopharyngeus (ohne Divertikel) verursacht eine ähnliche Dysphagie, jedoch keine Regurgitation von unverdauter Nahrung!
- Siehe auch Leitsymptom Dysphagie, S. 176.

Diagnostik

- **Obligate Untersuchungen:**
  - *Klinische Untersuchung:*
    - Zenker-Divertikel: Beim Druck auf das Divertikel entleeren sich unverdaute Speisen. Foetor ex ore.
    - Probeschluck mit Wasser: Bei Zenker-Divertikel glucksende Geräusche am Hals. Divertikel unter Gurren ausdrückbar.
  - *Ösophaguspassage* mit Barium: Nachweis des Divertikelsacks.
- **Ergänzende Untersuchungen:**
  - *Ösophaguspassage mit Kinematographie:* Indiziert bei Beschwerden ohne Divertikelnachweis. Die Dysfunktion des M. cricopharyngeus kann oft nur kinematographisch erfaßt werden.
  - *Ösophagoskopie* (s. S. 177): Zur lokalen Beurteilung nur bei besonderer Indikation (V.a. Tumor, Entzündung, Ulkus). *Cave:* Perforation.

Ösophagusdivertikel (ICD: Q 39.6)

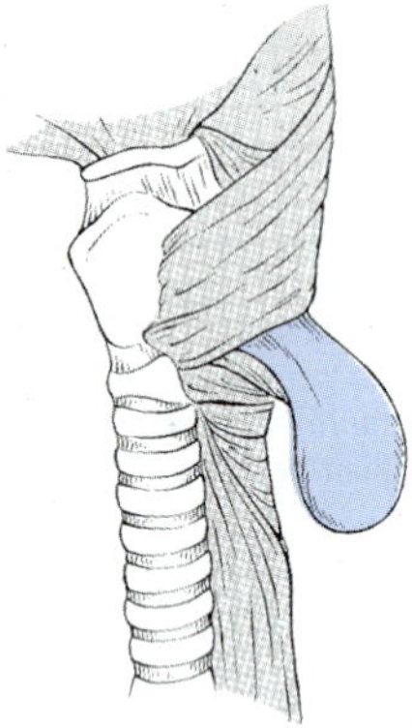

Abb. 74 Zervikales Ösophagusdivertikel (Zenker-Divertikel).

Differentialdiagnose

- Achalasie (s. S. 289).
- Ösophaguskarzinom (s. S. 285).
- Dysphagia lusoria.
- Plummer-Vinson-Syndrom.
- Gutartiger Ösophagustumor.

Konservative Therapie

- **Indikation:** Nur vorübergehend, als Überbrückung bis zur Operation!
- **Durchführung:**
  - Einnahme mehrerer kleiner Mahlzeiten am Tag. Gut kauen! Reichlich trinken.
  - Durch Druck mit der Hand auf die linke Halsseite während des Essens kann die Füllung des Zenker-Divertikels evtl. verhindert werden.

Operative Therapie

- **Indikationen:**
  - *Zenker-Divertikel:* Operation immer indiziert. Die Operationsbelastung ist auch bei alten Patienten zumutbar (Operation in Lokalanästhesie möglich!
  - *Epiphrenisches Divertikel:* Stenose suchen! Ist distal eines epiphrenischen Divertikels eine Achalasie oder eine ösophagitische Striktur vorhanden, so diese operiert werden, nicht das Divertikel!
  - *Traktionsdivertikel:* Operation nur bei starken Beschwerden (Schmerzen, Dysphagie), oder bei ösophagotrachealer Fistel indiziert.

- **Operationsprinzipien:**
  - *Zenker-Divertikel:* Abtragen des Divertikels und Myotomie des M. cricopharyngeus (s. S. 511).
  - *Hypertrophie/Dysfunktion des M. cricopharyngeus:* Myotomie (s. S. 511).
  - *Epiphrenisches Pulsionsdivertikel:* Abtragen des Divertikels durch linksseitige anterolaterale Thorakotomie (s. S. 504) subkostal der 6. Rippe. Myotomie des distalen Ösophagus (Stenosebeseitigung).
  - *Divertikel im mittleren Ösophagusbereich* (Pulsions- und insbesondere Traktionsdivertikel): Abtragen des Divertikels transthorakal, durch rechtsseitige anterolaterale Thorakotomie (s. S. 504) subkostal der 5. Rippe.
- **Nachbehandlung:**
  - Nahrungskarenz für 3 Tage. Speisen gut kauen (Zustand des Gebisses?).
  - *Arbeitsunfähigkeit:* 2 – 3 Wochen.

Prognose

- **Operationsrisiko:** Operationsletalität des Zenker-Divertikels < 1 %.
- **Rezidivquote:** Nach korrekter Operation ist die Rezidivrate praktisch Null.

Ösophagusverätzung (ICD: K 20. T 28.6)

Grundlagen

- **Ätiologie:** Orale Einnahme von korrosiven Substanzen (Laugen, Säuren) in suizidaler Absicht (Mehrzahl der Fälle) oder unbeabsichtigt bei unsachgemäßer Aufbewahrung (insbesondere Kinder).
- **Pathogenese:**
  - *Laugen* (Natronlauge, Ammoniak): Kolliquationsnekrose (Verflüssigung des Gewebes). Hauptschädigungsorte sind Ösophagus (Ösophagusmund, Höhe der Bifurkation, Kardia) und Magen (kleinkurvaturseits und präpylorisch).
  - *Säuren* (Salzsäure, Schwefelsäure, Phosphorsäure, Oxalsäure): Koagulationsnekrose (Schorfbildung), Hauptschädigungsorte sind Magen und Duodenum.
- **Einteilung nach Schweregrad:**
  - *Grad I:* Hyperämie, Schleimhautödem.
  - *Grad II:* Ulkusbildung (narbige Verheilung).
  - *Grad III:* Nekrose aller Wandschichten mit Gefahr der Perforation.

Klinik

- **Symptome:**
  - Starke Schmerzen im Mund- und Rachenraum sowie retrosternal.
  - Dysphagie, Würgereiz.
  - Hypersalivation.
  - Evtl. Dyspnoe, Stridor (Glottisödem, *cave:* Aspiration!).
  - Evtl. Schocksymptomatik (s. S. 80) ab Verätzung Grad II.
- **Komplikationen:**
  - *Ösophagusperforation* mit Mediastinitis, Mediastinalemphysem, Pneumonie, Pleuraerguß, Pneumothorax; ggf. Peritonitis.
  - Bildung von Ösophagusstrikturen (Spätkomplikation).
  - Ösophaguskarzinom (Spätkomplikation).

Diagnostik

- **Obligate Untersuchungen:**
  - *Anamnese:* Ingestion korrosiver Substanzen?
  - *Klinische Untersuchung:* Inspektion von Mundhöhle und Rachenraum: Schleimhautödem? Glottisödem? Sichtbare Verätzungsspuren?
  - *Röntgenuntersuchung:* Röntgen-Thorax: Freie Luft subphrenisch? Pneumomediastinum?
  - *Endoskopie:* Beurteilung des Schadens.
- **Ergänzende Untersuchungen:**
  - *Ösophaguspassage* mit wasserlöslichem Kontrastmittel (Gastrografin): Indiziert bei Verdacht auf Perforation (*cave:* ösophagotracheale Fistel!).

Differentialdiagnose

- Traumatische Ösophagusperforation (s. S. 280).

Sofortmaßnahmen

- Stabilisierung der Vitalfunktionen, endotracheale Intubation, falls notwendig.
- Einlage einer Magensonde unter Sicht (zur Spülung, Neutralisierung und späteren [ab 6.– 10. Tag] Bougierung).
- Hochdosiert Kortikosteroide bei Ösophagusschädigung (zur Strikturverhütung).
- Breitspektrumantibiotikum (s. S. 97), z. B. Clindamycin (Sobelin, Dalacin) 600 mg i. v. plus Ceftriaxon (Rocephin) 2 g i. v.
- Evtl. Schienung mit einem dicken Silikonschlauch.
- **Beachte:** Die Gabe von Mitteln, die Erbrechen induzieren (→ Zweitpassage), und chemischen Antagonisten (→ Wärmeentwicklung mit zusätzlicher thermischer Schädigung) sind streng kontraindiziert!

Operative Therapie

- **Indikationen:**
  - Perforation.
  - Schwere Säurenverätzung (→ sofortige Gastrektomie).
  - Tiefe Laugennekrosen (→ sofortige Ösophagektomie).
- **Operationsprinzipien:**
  - *Exstirpation des perforierten Organs:* Subtotale Ösophagektomie (s. S. 513) oder Gastrektomie (s. S. 560) bzw. Ösophagogastrektomie. Perforationsübernähung oder knappe Resektion sinnlos!
  - Herausleiten der Stümpfe als kutane Stomata, keine primäre Rekonstruktion.
  - *Alternative:* Laparoskopische Inspektion mit second look (*cave:* auch Magenhinterwand einsehen!).
- **Nachbehandlung:**
  - *Steroide* 6 – 12 Wochen in niedriger Dosierung, z. B. Prednison 20 mg p. o.
  - *Langzeit-Bougierung:* Beginn am 6.– 10. Tag; vorsichtiges Aufdilatieren mittels Hartgummibougies mit zunehmendem Durchmesser. Anleitung des Patienten zur selbständigen Durchführung mehrmals täglich.
  - *Rekonstruktion der Passage:* Kolon- oder Dünndarminterponat (s. S. 513).
  - Evtl. *Spätösophagektomie* bei schwerer Dysphagie (s. S. 513).
  - *Arbeitsunfähigkeit:* Abhängig vom Schweregrad der Verätzung; sehr lange.

Prognose

- **Letalität:** 20 % bei Einnahme in suizidaler Absicht, 2 % bei akzidenteller Einnahme; 60 % bei Perforation mit akuter Mediastinitis.
- **Ausbildung von Ösophagusstrikturen:** In 10 – 20 % (davon 80 % innerhalb von 2 Wochen).
- Ösophaguskarzinom als Spätkomplikation!

Traumatische Ösophagusperforation (ICD: S 27.8)

Grundlagen

➤ **Ätiologie, Pathogenese:**
- *Iatrogen* (80%):
  - Endoskopie: Am häufigsten im Hypopharynx (51%, Ösophagusmund verpaßt!) und vor einem Hindernis. Häufger bei Verwendung eines starren Endoskops als mit einem flexiblen Instrument.
  - Perforation bei Bougierung einer Stenose (Achalasie, Tumor), beim Einführen einer Sengstaken- oder Magensonde u.a.
- *Fremdkörper* (8%): Drucknekrose durch Fremdkörper; Ösophaguseinriß bei der endoskopischen Extraktion von Fremdkörpern (Zahnprothese, Knochen u.a.).
- Stich-/Schußverletzungen (5%).
- Thoraxtrauma (5%).
- Verätzung (s.S. 278).
- Spontane Ösophagusruptur (s.S. 283).

Klinik

➤ **Symptome:**
- Thoraxschmerz, Fieber.
- Evtl. Dysphagie, Dyspnoe.
- Selten: Haut-, Mediastinalemphysem.
- ✓ *Beachte:* In 7% zunächst keine Symptome!

➤ **Komplikationen:** Ohne Behandlung Entwicklung einer Mediastinitis mit Fieber, Dyspnoe, retrosternalem und epigastrischem Schmerz, septischem Schock.

Diagnostik

➤ **Obligate Untersuchungen:**
- *Anamnese:* Z.n. Endoskopie? Thoraxverletzung? Fremdkörperingestion?
- *Klinische Untersuchung:* Palpation des Halses: Hautemphysem?
- *Röntgenuntersuchung:* Thorax inkl. Hals: Mediastinum verbreitert? Luft entlang dem Ösophagus, im Mediastinum, in den Halsweichteilen? Pneumothorax? Pleuraexsudat?
- *Ösophaguspassage* mit wasserlöslichem Kontrastmittel (Gastrografin): Lokalisierung der Perforation.

➤ **Ergänzende Untersuchungen:**
- *Ösophagoskopie:* Nur in Ausnahmefällen zur Beurteilung der Schleimhaut indiziert. Schonende Durchführung!

Differentialdiagnose

➤ Ösophagusverätzung (s.S. 278).
➤ Ösophagusspontanruptur (s.S. 283).

Konservative Therapie

- **Indikation:** Nur bei frischer, symptomloser Perforation (durch Endoskop) im Hypopharynx und im zervikalen Ösophagus.
- **Durchführung:**
  - Stationäre Aufnahme.
  - Ruhigstellung (absolute Nahrungskarenz).
  - Antibiotische Abdeckung (s. S. 97), z. B. mit Clindamycin (Sobelin, Dalacin) 600 mg i. v. plus Ceftriaxon (Rocephin) 2 g i. v.
  - Engmaschige Überwachung (Schmerzen? Fieber? Druckdolenz? Hautemphysem?).

Operative Therapie

- **Indikationen:**
  - Jede Ösophagusperforation; evtl. Ausnahme der frischen, völlig symptomlosen instrumentellen Perforation im Hypopharynx und zervikalen Ösophagus (Konservative Therapie s. o.).
  - Auftreten von Symptomen unter der oben beschriebenen konservativen Behandlung einer Perforation im Hypopharynx oder zervikalen Ösophagus.
- **Operationsprinzipien:** Vorgehen abhängig von Lokalisation und Alter der Perforation sowie evtl. Begleiterkrankungen bzw. Komplikationen:
  - *Instrumentelle Perforation des Hypopharynx oder zervikalen Ösophagus:* Direktes Freilegen durch kleinen Schnitt entlang dem Vorderrand des M. sternocleidomastoideus und Drainage mit Silikonkapillardrain. Naht nicht nötig. Durchführung des Eingriffs in Lokalanästhesie möglich.
  - *Frische instrumentelle Perforation des thorakalen und abdominalen Ösophagus:* Freilegen (Thorakotomie), Übernähen, Decken mit Pleura- oder Perikardlappen, Drainage, Gastrostomie.
  - *Frische Perforation bei Patienten mit operablem Tumor:* Notfallmäßige Radikaloperation des Tumors.
  - *Veraltete instrumentelle Perforation mit Mediastinitis:* Thorakotomie und ausgiebige transpleurale Drainage, zervikale Ösophagostomie (Speichelfistel), innere Ösophagusschienung und -drainage mit Hinausleiten durch den Magen, Ernährungsjejunostomie (*cave:* Magen für nachfolgende Rekonstruktion schonen!).
  - *Alternativen:*
    - Abdichten der Perforation mit Ösophagusendoprothese und antibiotische Abschirmung. Bei verschleppten Fällen evtl. kombiniert mit Drainage. Erfolg unsicher!
    - Bei alten Patienten mit hohem Operationsrisiko und geringer klinischer Symptomatik evtl. nur Drainage durch kollare Mediastinotomie.
  - *Nachbehandlung:*
    - Antibiotische Abdeckung (s. o.).
    - Parenterale resp. Sondenernährung (s. S. 84, 91).
    - Ösophaguspassage (Gastrografin) vor Beginn des oralen Kostaufbaus.
    - Arbeitsunfähigkeit: Je nach durchgeführter Operation 2 – 6 Wochen.

Traumatische Ösophagusperforation (ICD: S 27.8)

Prognose

- Gut bei korrekt behandelter zervikaler Perforation.
- Bei tieferen Perforationen stark abhängig von Delay, Grundleiden, Zustand des Patienten.
- **Letalität:**
  - < 20% bei operativer, > 20% bei nichtoperativer Behandlung einer thorakalen Perforation.
  - > 50% bei verschleppter Perforation (> 24 Stunden) des thorakalen Ösophagus.

Grundlagen

- **Synonym:** Boerhaave-Syndrom.
- **Ätiologie, Pathogenese:** Ruptur bei plötzlicher Druckerhöhung im distalen Ösophagus, daher fast ausschließlich bei Erbrechen, sehr selten infolge von Husten, Defäkation, stumpfem Bauchtrauma. Gleicher Entstehungsmechanismus wie Mallory-Weiss-Syndrom.
- **Epidemiologie:** Selten. Auftreten fast nur bei Männern, gehäuft bei Alkoholikern (Wandschädigung?), typisch nach Alkoholgenuß.
- **Lokalisation der Ruptur:** Oberhalb der Kardia oder unmittelbar oberhalb des Hiatus, meist hinten links. Länge 2–6 cm, vertikal.

Klinik

- **Symptome:**
  - Plötzliche, heftige retrosternale und epigastrische Schmerzen.
  - Ggf. Dyspnoe, stoßweise beschleunigte Atmung.
  - Häufig zervikales Hautemphysem.
- **Komplikation:** Mediastinitis.

Diagnostik

- **Obligate Untersuchungen:**
  - *Anamnese:* Massives Erbrechen?
  - *Klinische Untersuchung:* Druckdolenz im Epigastrium, evtl. Hautemphysem am Hals, evtl. Zyanose.
  - *Röntgenuntersuchung:* Thorax im Stehen: Linksseitiger Pleuraerguß? Pneumomediastinum?
  - *Ösophaguspassage* mit wasserlöslichem Kontrastmittel (Gastrografin): Nachweis der Ruptur.
- **Ergänzende Untersuchungen:**
  - *Ösophagoskopie:* Lokalisation der Ruptur; Beurteilung der umgebenden Schleimhaut. In eindeutigen Fällen nicht notwendig!

Differentialdiagnose

- Magen- oder Duodenalulkusperforation (s. S. 308, 311, 353).
- Gallenblasenperforation (s. S. 353)
- Myokardinfarkt.
- Lungenembolie.
- Aortendissektion.
- Spontanpneumothorax (s. S. 260).

Operative Therapie

- **Indikation:** Jede spontane Ösophagusruptur! Notfalleingriff!
- **Operationsprinzipien:**
  - Mediane Laparotomie und Verschluß der Ruptur (s. S. 517).
  - Falls die Ruptur von abdominal her nicht erreicht werden kann: Thorakotomie links und Verschluß der Ruptur (s. S. 529, 517).
  - Bei verschleppter Ruptur nur Einlage von Drainagen. Zusätzlich Gastrostomie.

- **Nachbehandlung:**
  - Antibiotische Abdeckung (s. S. 97), z. B. mit Clindamycin (Sobelin, Dalacin) 600 mg i. v. plus Ceftriaxon (Rocephin) 2 g i. v.
  - Parenterale Ernährung (s. S. 84).
  - Ösophaguspassage vor Beginn des oralen Kostaufbaus.
  - *Arbeitsunfähigkeit:* Mindestens 4 Wochen.

Prognose

- Bei sofortiger Diagnosestellung und Operation gute Prognose.
- Bei verschleppten Fällen hohe Letalität infolge Mediastinitis.

Grundlagen

- **Definition:** Bösartige Neubildung des Ösophagus.
- **Ätiologie, Pathogenese:** Hauptrisikofaktor ist chronischer Alkoholabusus; weiterhin Nikotinabusus, Nitrosamingehalt der Nahrung. Spätverlauf nach Verätzung (s. S. 278), Endobrachyösophagus, Achalasie (s. S. 289).
- **Epidemiologie:** Häufigste chirurgische Erkrankung des Ösophagus. Inzidenz 9–10 Fälle pro 100.000 Männer und Jahr. Betroffen sind überwiegend Männer jenseits des 50. Lebensjahres. Verhältnis Männer : Frauen = 8 : 1.
- **Histopathologie:** Meist Pflasterzellkarzinome, zunehmend auch Adenokarzinome (Endobrachyösophagus).
- **Lokalisation:** Vorkommen in allen 3 Abschnitten des Ösophagus, am wenigsten häufig im proximalen Drittel.
- **Metastasierung:**
  - *Lymphogen:* Regionäre Lymphknoten nach proximal und distal.
  - *Hämatogen:* Lunge, Leber, Knochen.

Tabelle 46 TNM-Stadien des Ösophaguskarzinoms

T = Tumor = Primärtumor	
TIS	Carcinoma in situ
T_0	Kein Anhalt für Primärtumor
T_1	Tumor infiltriert Lamina propria oder Submukosa
T_2	Tumor infiltriert Muscularis propria
T_3	Tumor infiltriert Adventitia
T_4	Tumor infiltriert angrenzende Strukturen
N = Noduli = regionale Lymphknoten	
N_0	Keine
N_1	Regionale Lymphknoten vorhanden: zervikale, supraklavikuläre, mediastinale und perigastrische
M = Metastasen = Fernmetastasen	
M_0	Keine Fernmetastasen nachweisbar
M_1	Fernmetastasen vorhanden
M_X	Metastasenstatus unbekannt

Ösophaguskarzinom (ICD: C 15)

Klinik

- Frühe Gewichtsabnahme.
- Zunehmende Dysphagie, vorerst für feste Speisen, dann auch für weniger konsistente Nahrung.
- Retrosternale Schmerzen.
- Später Husten, Heiserkeit.
- Terminal Pleuraergüsse und Arrosionsblutungen als Ausdruck des Einwachsens des Karzinoms in die Nachbarschaft.

Diagnostik

- **Obligate Untersuchungen:**
  - *Anamnese:* Dysphagie? Gewichtsverlust?
  - *Klinische Untersuchung:* Ggf. tastbare Halslymphknoten.
  - *Ösophagoskopie mit Biopsie und Histologie:* Direkter Tumornachweis.
  - *Röntgenuntersuchung:* Kontrastmittelpassage: Füllungsdefekt, Schleimhautzerstörung, Wandstarre, Stenose (Abb. 75).
  - *CT:* Beziehung zu den Nachbarorganen? Lebermetastasen?
  - *Endosonographie:* Infiltrationstiefe? Lymphknotengröße?
  - *Labor:* Blutbild, Leberwerte, Nierenwerte, CEA.
- **Ergänzende Untersuchungen:**
  - *MR:* Tumorinfiltration oder bindegewebige Verwachsungen?

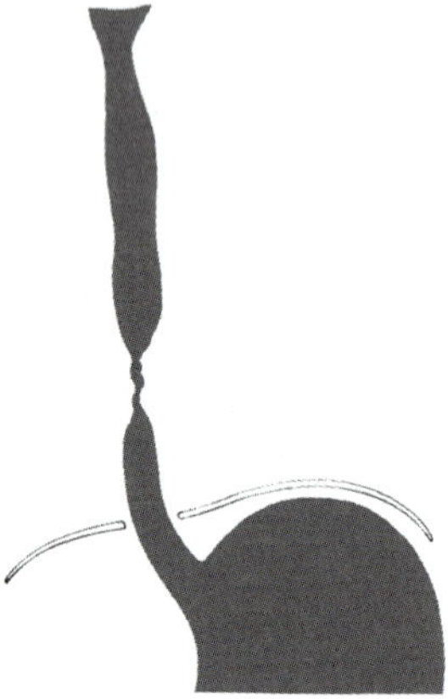

Abb. 75 Karzinom im mittleren Ösophagusdrittel mit Stenose, Wandstarre und proximaler Dilatation.

Differentialdiagnose

- Gutartige Ösophagustumoren.
- Kardiakarzinom (s. S. 297).
- Ösophagusstriktur infolge Refluxösophagitis (s. S. 292).
- Achalasie (s. S. 289).

- Bronchuskarzinom (s. S. 268) mit Einwachsen in den Ösophagus.
- Zenker-Divertikel (s. S. 275).
- Hypertrophie/Dysfunktion des M. cricopharyngeus (s. S. 275).
- Narbenstenose nach Verätzung (s. S. 278).
- Sklerodermie.
- Akutes Ösophagusulkus.
- Plummer-Vinson-Syndrom (bei Eisenmangel).
- Intramurale Pseudodivertikulose (insbesondere bei älteren Patienten).
- Dysphagia lusoria (meist schon im Kindesalter).
- Siehe auch Leitsymptom Dysphagie, S. 176.

Konservative und interventionelle Therapie

- **Konservative Therapie:**
  - *Karzinom im oberen Ösophagusdrittel:* Kombinierte kurative Strahlen- und Chemotherapie, da praktisch immer inoperabel.
  - *Inoperable Karzinome im mittleren Drittel:* Kombinierte Strahlen- und Chemotherapie.
  - *Pflasterzell-Karzinome < 5 cm:* Mit kombinierter Strahlen- und Chemotherapie werden fast vergleichbare Resultate zur Chirurgie erzielt.
  - *Vorbehandlung beim operablen Karzinom:* 5-FU Infusionen evtl. kombiniert mit Cisplatin und transkutaner Bestrahlung (ca. 40 Gy). *Cave:* Operationsrisiko wird dadurch deutlich erhöht!
- **Interventionelle Therapie:**
  - *Indikation:* Nur bei Inoperabilität (keine Lebensverlängerung).
  - *Maßnahmen:*
    - Endoluminale Laserresektion.
    - Endoskopische Tubusimplantation (selbstexpandierende Maschendraht-Endoprothesen).
    - Ernährungsgastrostomie (s. S. 70, 568).

Operative Therapie

- **Indikationen:**
  - Lokal radikal operables Ösophaguskarzinom im mittleren oder unteren Drittel bei ordentlichem Allgemeinzustand des Patienten und Ausschluß von Fernmetastasen: Radikaloperation (subtotale Ösophagektomie).
  - Lokal operables, stenosierendes Karzinom mit Metastasen: Palliative subtotale Ösophagektomie.
  - Lokal inoperables Karzinom: Vorgehen s. o. interventionelle Therapie.

Ösophaguskarzinom (ICD: C 15)

- **Operationsprinzipien:**
  - *Subtotale Ösophagektomie*, transmediastinal ohne Thorakotomie (vor allem für distales Drittel) (s. S. 513) oder durch Thorakotomie bei proximalerer Lage oder wenn wegen Infiltration in ein Nachbarorgan die Präparation unter Sicht nötig ist. Rekonstruktion primär durch Ösophagogastrostomie (s. S. 513).
  - Inoperables stenosierendes Karzinom im oberen und mittleren Drittel: Ernährungsgastrostomie (s. S. 568).
  - Ösophagotracheale und oesophagobronchiale Fistel (Tumorperforation oder Radionekrose): Abdichten der Fistel mit einer Endoprothese.
  - Palliative Ösophagogastrostomie zur Umgehung des belassenen Tumors: Nicht empfohlen!
- **Nachbehandlung:**
  - Antibiotische Abdeckung (s. S. 97), z. B. mit Clindamycin (Sobelin, Dalacin) 600 mg i. v. plus Ceftriaxon (Rocephin) 2 g i. v.
  - Parenterale Ernährung (s. S. 84).
  - Ösophaguspassage vor Beginn des oralen Kostaufbaus.
  - Kostaufbau mit 5 – 6 Mahlzeiten.
  - *Arbeitsunfähigkeit:* 5 – 6 Wochen.

Prognose

- **Perioperative Letalität:** Transmediastinal 5 %, transthorakal 5 – 10 %.
- Generell schlechte Prognose, da die Patienten spät zum Arzt kommen und früh regionäre Metastasen auftreten.
- **5-Jahres-Überlebensrate:**
  - *Karzinome im unteren Drittel:* Nach Resektion 20 %.
  - *Karzinome im mittleren Drittel:* Nach Resektion 5 %.
  - *Karzinome im oberen Drittel:* Nur vereinzelt 5-Jahres-Heilungen.

Grundlagen

- **Definition, Ätiologie, Pathogenese:** Diffuse Motilitätsstörung des Ösophagus durch Veminderung oder Fehlen der Ganglienzellen des Auerbach-Plexus:
  - Fehlende oder verminderte propulsive Peristaltik (Fehlen der primären und sekundären Kontraktionen).
  - Fehlen der koordinierten Erschlaffung der Kardia beim Schlucken. Kein Kardiospasmus!
- **Schweregradeinteilung:**
  - *Initiales Stadium (kompensiertes Stadium):* Hypermotilität (Symptome noch wenig charakteristisch).
  - *Späteres Stadium (dekompensiertes Stadium):* Deutliche Hypomotilität (vollständiges Krankheitsbild).
  - *Terminales Stadium:* Amotilität mit grotesker Dilatation (Megaösophagus) und Elongation (Dolichoösophagus, s. Abb. 76).

Klinik

- Dysphagie, Regurgitation von Nahrungsresten und Speichel.
- Kontinuierliche, aber langsame Gewichtsabnahme.
- Epigastrische und retrosternale Schmerzen.
- Nächtliche Aspirationen, rezidivierende Bronchopneumonien.

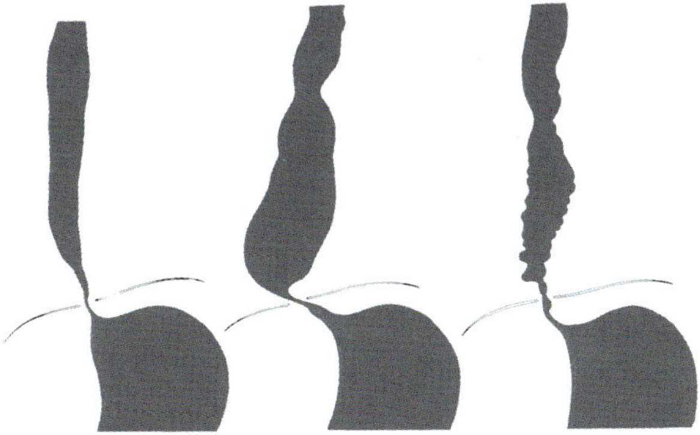

Abb. 76 Achalasie und Ösophagusspasmus.

Achalasie (ICD: K 22.0)

Diagnostik

- **Obligate Untersuchungen:**
  - *Anamnese:* Dysphagie? Regurgitation von Nahrungsresten? Gewichtsabnahme? Epigastrische und/oder retrosternale Schmerzen?
  - Klinische Untersuchung.
  - *Röntgenuntersuchung Ösophaguspassage* (optimal mit Kinematographie): Gestörte Peristaltik, Dilatation des Ösophagus, trichterförmige, glatte Verengung der Kardia ohne reflektorische Öffnung (s. Abb. 76).
  - *Ösophagoskopie mit Biopsie und Histologie:* Ausschluß Refluxösophagitis und Karzinom. Kardia bei Achalasie ohne Widerstand passierbar!
  - *Ösophagusmanometrie* (Dreipunktemanometrie, Durchzugsmanometrie, s. S. 294): fehlende Erschlaffung des unteren Sphinkters beim Schlucken? Ruhedruck erhöht? (Bei 1/3 der Fälle ist der Ruhedruck im unteren Ösophagus erhöht). Druckanstieg auf Methacholinium (Mecholyl) oder Neostigmin (Prostigmin) 2 – 10 mg? (Abnorm starker Ösophagospasmus auf Parasympathikomimetika).

Differentialdiagnose

- **Diffuser Ösophagospasmus** (s. Abb. 76): Verwandtes klinisches Krankheitsbild, jedoch andere Ätiologie (höher liegende neurale Störung? Degeneration des N. vagus? Neurohumorale Störung?). Ösophagus in der distalen Hälfte eng, hyperaktiv, tertiäre (nicht peristaltische) Kontraktionen („Korkenzieherösophagus“). Unterer Ösophagussphinkter (UÖS) öffnet normal (keine Störung der reflektorischen Erschlaffung beim Schlucken).
- Ösophaguskarzinom (s. S. 285).
- Kardiakarzinom (s. S. 297).
- Refluxösophagitis mit Narbenstriktur (s. S. 242).
- Gutartige Ösophagustumoren.
- Epiphrenisches Divertikel (s. S. 275).
- Kompression von außen.
- Dysphagia lusoria (bei jüngeren Patienten).
- Chagas-Krankheit (Trypanosoma cruzi).
- Striktur nach Verätzung.
- Siehe auch Leitsymptom Dysphagie, S. 176.

Konservative und interventionelle Therapie

- **Konservative Therapie:**
  - Sorgfältiges Kauen.
  - Vermeidung von emotionellem Streß.
  - *Kalziumantagonisten:* Bei der hypermotilen Form ggf. Gabe von Nifedipin (Adalat), 3× 10 mg täglich p.o.
- **Interventionelle Therapie:**
  - *Endotherapie:* Dilatation des unteren Ösophagussphinkters mit einem pneumatischen Dilatator. Die Dilatation kann mehrmals wiederholt werden. Heute Behandlungsmethode der Wahl.

Operative Therapie

- **Indikation:** Keine Besserung durch konservative Therapie und Dilatation.
- **Operationsprinzip:** Ösophagokardiomyotomie (s. S. 519).
- **Nachbehandlung:** Arbeitsunfähigkeit: 2 – 3 Wochen.

Prognose

- 90% der Patienten werden mit konsequenter konservativer Therapie und einer oder mehreren Dilatationen des stenosierten Bezirks auf Dauer symptomfrei.
- Bei amotiler Form Resultate jeder Therapie unbefriedigend.

Hiatushernie (ICD: K 44)

Grundlagen

- **Definitionen, Einteilung nach Pathogenese:**
  - *Hiatusgleithernie (axiale Hiatushernie):* Hochsteigen der Kardia in der Längsachse durch den Hiatus oesophagei in das Mediastinum; nicht fixiert, von der Körperposition abhängig (s. Abb. 77).
  - *Paraösophageale Hiatushernie:* Verlagerung des Magenfundus, evtl. mit Milz, Netz, Kolon etc., entlang dem distalen Ösophagus bei fixiertem kardiaösophagealem Übergang in das Mediastinum (s. Abb. 77).
  - *Gemischte Hiatushernie:* Kombination aus axialer und paraösophagealer Gleithernie; häufiger als reine paraösophageale Hernien. Extremform: Magenvolvulus (upside down stomach).
- **Epidemiologie:** Von der Hiatusgleithernie sind bevorzugt Frauen zwischen 40 und 50 Jahren betroffen.
- **Komplikationen:**
  - *Hiatusgleithernie:*
    - Gastroösophagealer Reflux mit nachfolgender Refluxösophagitis (ICD: K 21) durch Kardiainsuffizienz.
    - Endobrachyösophagus („Barrett-Ösophagus", s. Abb. 78 und S. 294): Zirkuläre Auskleidung des terminalen Ösophagus mit Zylinderepithel. Immer erworben, sekundär, als Folge der Zerstörung des Pflasterepithels durch die Refluxösophagitis.
    - Ulzeröse Ösophagitis mit Narbenstenose: Wichtigste Komplikation der Refluxösophagitis. Prädisponiert zu Kardiakarzinom.
  - *Paraösophageale Hernie:*
    - Strangulation.
    - Blutung.

Klinik

- **Hiatusgleithernien:** Zu 80% klinisch stumm. Bei gastroösophagealem Reflux mit nachfolgender Refluxösophagitis:
  - Retrosternales Druckgefühl und Brennen, besonders nach dem Essen und im Liegen zunehmend.
  - Übelkeit, Erbrechen.
  - Chronische hypochrome Anämie (Blutungen).
- **Paraösophageale Hernien:** Zu 50% klinisch stumm. Auftreten von Symptomen bei Komplikationen (Strangulation, Blutung):
  - Retrosternales Druckgefühl und Brennen, besonders nach dem Essen und im Liegen zunehmend.
  - Übelkeit, Erbrechen.
  - Blutiges Erbrechen.

Diagnostik

- **Obligate Untersuchungen:**
  - Klinische Untersuchung (s. S. 20).
  - *24 Stunden pH-Metrie im distalen Ösophagus:* Säurereflux? Häufigkeit? pH-Wert im Ösophagus?
  - *Ösophagoskopie mit Biopsie und Histologie:* Ösophagitis? In welchem Stadium (s. Tab. 47)?

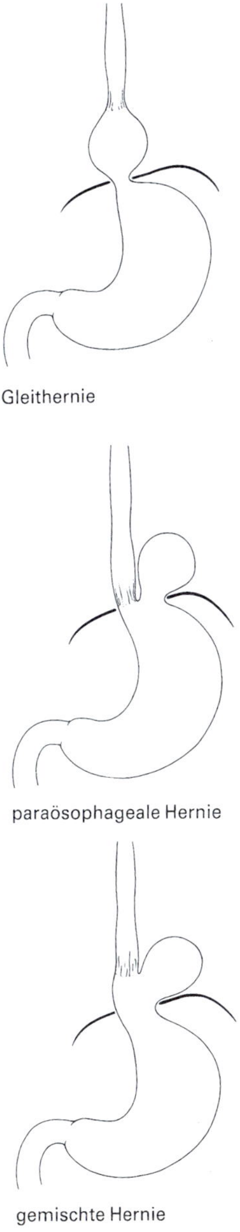

Abb. 77 Typische Formen der Hiatushernie.

Hiatushernie (ICD: K 44)

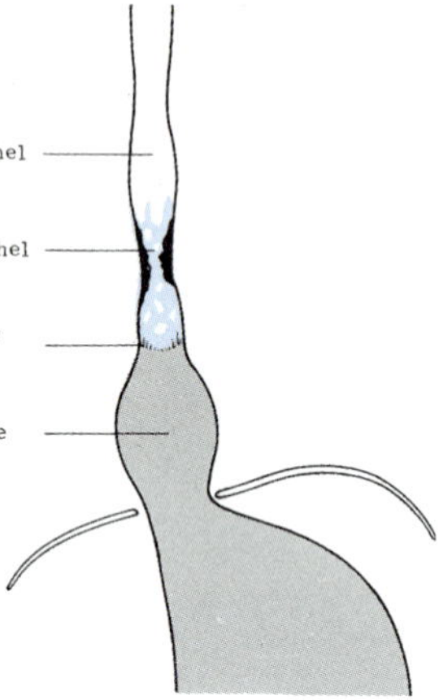

Abb. 78 Endobrachyösophagus

- **Ergänzende Untersuchungen:**
  - *Röntgenuntersuchung:* Ösophagus-MDP mit Bildern in Kopftieflage: Herniation? Reflux? Magenentleerung zeitgerecht? Striktur?
  - *Ösophagus-Durchzugsmanometrie:* Druck im unteren Ösophagussphinkter?

Tabelle 47 Endoskopische Schweregradeinteilung der Refluxösophagitis

Stadium	Endoskopischer Befund
0	Normale Schleimhaut
1	Fleckförmige Erosionen
2	Streifenförmig-konfluierende Erosionen
3	Zirkuläre Erosionen bzw. Ulzera
4	Komplikationen: Stenose, Endobrachyösophagus

Differentialdiagnose

- **Schmerzen wegen Refluxösophagitis:**
  - Ulcus ventriculi (s. S. 308).
  - Ulcus duodeni (s. S. 311).
  - Cholelithiasis, Cholezystitis chronica (s. S. 348, 356).
  - Colon irritabile.
  - Funktionelle Beschwerden.
  - Angina pectoris.

- **Dysphagie wegen ösophagitischer Stenose:**
  - Achalasie (s. S. 289).
  - Distales Ösophaguskarzinom (s. S. 285).
  - Gutartige Ösophagustumoren, insbesondere Leiomyom (s. S. 176).
  - Kardiakarzinom (s. S. 297).
  - Divertikel und Dysfunktion des M. cricopharyngeus (s. S. 275).
  - Akutes Ösophagusulkus.
  - Intramurale Pseudodivertikulose.
  - Sklerodermie, Plummer-Vinson-Syndrom.
- **Endobrachyösophagus:** Angeborener Brachyösophagus (existiert praktisch nicht).
- Siehe auch Leitsymptom Dysphagie, S. 176.

Konservative und interventionelle Therapie

- **Allgemeine Maßnahmen:**
  - Gewichtsreduktion.
  - Nach dem Essen nicht liegen, nicht sitzen.
  - Kopfende des Bettes hochstellen.
  - Obstipation korrigieren.
  - Häufige Mahlzeiten, klein, fettarm, eiweißreich.
  - Alkohol- und Nikotinzufuhr reduzieren.
  - Keine Cholinergika, Adrenergika.
- **Medikamentöse Therapie:**
  - *Stadium I und II:*
    - Alginsäure mit Antazidum als Oberflächenschutz (z. B. Gaviskon), je 1 Kautablette $^1/_2$ Std. vor dem Essen sowie nachts.
    - Antazidum mit Anästhetikum (Muthesa) bei Sodbrennen.
  - *Stadium III und IV:*
    - H_2-Blocker Ranitidin (z. B. Zantic) 300 mg p. o.
    - Protonenpumpenblocker Omeprazol (Antra) 1 – 2× 40 mg p. o. für 8 Wochen, dann evtl. Rezidivprophylaxe mit 1× 20 mg p. o.
- **Interventionelle Therapie:** Bougierung bei Narbenstriktur.

Operative Therapie

- **Indikationen:**
  - *Hiatusgleithernien:*
    - Refluxösophagitis Stadium III und IV ohne Ansprechen auf konservative Therapie (Ansprechen in 90% der Fälle!).
    - Blutende Hiatushernie (mechanische Ursache).
    - Rezidivierende Aspirationspneumonien bei Refluxerkrankung (pH-Metrie) trotz adäquater antisekretorischer Therapie.
    - Refluxbedingtes (pH-Metrie) Asthma trotz adäquater antisekretorischer Therapie (intragastrische pH-Kontrolle).
    - Junge Refluxpatienten mit dokumentierter Refluxkrankheit, die keine lebenslange medikamentöse Therapie wünschen.
    - Ausdrücklicher Patientenwunsch bei korrekter Indikationsstellung.
  - *Paraösophageale und gemischte Hernien:* Operation immer indiziert, mit Ausnahme der symptomlosen Hernie bei alten Patienten.

Hiatushernie (ICD: K 44)

- **Operationsprinzipien:**
  - *Refluxösophagitis mit und ohne Gleithernie:* Laparoskopische Fundoplikatio .
  - *Paraösophageale Hernie:* Laparoskopische Reposition der Hernie, Verschluß der Bruchlücke (Raffung der Zwerchfellschenkel) und Gastropexie.
- **Nachbehandlung:**
  - *Konservative Therapie* (s. o.): Langzeitbehandlung.
  - *Arbeitsunfähigkeit nach Operation:* 7 – 14 Tage.

Prognose

- Konservative Therapie: 25%– 90% Rezidivrate.
- Nach Fundoplikatio sind 95% der Patienten beschwerdefrei.
- Narbenstriktur verschwindet nach Fundoplikatio und Bougierung.

Grundlagen

- **Definition:** Bösartige Neubildung des gastroösophagealen Übergangs.
- **Prädisposition:** Refluxösophagitis.
- **Histopathologie:** Adenokarzinom.
- **Klassifikation** (s. Tab. 48, 49).

Tabelle 48 Klinische Klassifikation des Kardiakarzinoms (nach Siewert)

Typ	Form
I	Adenokarzinom im Endobrachyösophagus
II	Von der Kardiaschleimhaut ausgehendes Karzinom
III	Subkardiales Funduskarzinom mit Infiltration des distalen Ösophagus

- **Epidemiologie:** Vor allem Männer jenseits des 50. Lebensjahres betroffen.
- **Metastasierung:** Zum Truncus coeliacus und in das Retroperitoneum.

Tabelle 49 TNM-Stadien des Kardiakarzinoms

T = Tumor = Primärtumor	
TIS	Carcinoma in situ
T_0	Kein Anhalt für Primärtumor
T_1	Tumor beschränkt auf Mukosa
T_2	Tumor umfaßt Magenwand bis zur Subserosa
T_3	Serosa durchbrochen ohne Einbruch in die Umgebung
T_4	Alle Schichten diffus ohne erkennbare Grenzen befallen Einbruch in benachbarte Organe
T_X	Grad der Tumorinfiltration nicht bestimmbar
pT	Tumor pathologisch klassifiziert
N = Noduli = regionale Lymphknoten	
N_0	Keine Lymphknoten
N_1	Perigastrische Lymphknoten innerhalb von 3 cm ab Primärtumor
N_2	Perigastrische Lymphknoten $>$ 3 cm vom Primärtumor entfernt oder Lymphknoten entlang der A. gastrica sinistra, hepatica communis, A. renalis oder A. colica

Kardiakarzinom (ICD: C 16.0)

Tabelle 49 Fortsetzung

M = Metastasen = Fernmetastasen	
M_0	Keine Fernmetastasen nachweisbar
M_1	Fernmetastasen inkl. Metastasen in nicht regionalen Lymphknoten
M_X	Metastasen nicht mit adäquaten Mitteln gesucht Metastasenstatus unbekannt

Klinik

- Zunehmende Dysphagie.
- Gewichtsverlust.
- Anämie.

Diagnostik

- **Obligate Untersuchungen:**
  - *Anamnese:* Dysphagie? Gewichtsverlust?
  - Klinische Untersuchung.
  - *Ösophagoskopie mit Biopsie und Histologie:* Direkter Tumornachweis.
  - *Röntgenuntersuchung:* Kontrastmittelpassage: Füllungsdefekt, Schleimhautzerstörung, Wandstarre, Stenose.
  - *Sonographie:* Lebermetastasen?
  - *Labor:* Blutbild, Leberwerte, Nierenwerte, CEA.
- **Ergänzende Untersuchungen:**
  - *CT:* Infiltration in Zwerchfellschenkel? Beziehung zu den Nachbarorganen? Lebermetastasen?
  - *Endosonographie:* Infiltrationstiefe? Lymphknotengröße?

Differentialdiagnose

- Distales Ösophaguskarzinom (s. S. 285).
- Ösophagusstriktur infolge Refluxösophagitis.
- Achalasie (s. S. 289).

Interventionelle Therapie

- **Indikation:** Inoperabilität.
- **Verfahren:** Endoluminale Laserresektion oder Tubusimplantation.

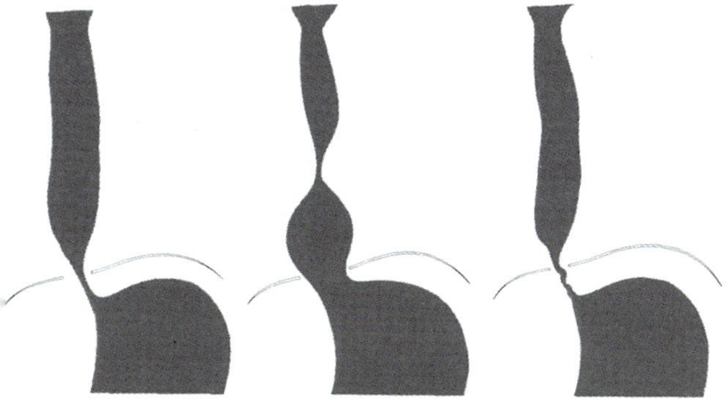

Abb. 79 Typische Kardiastenosen.

Operative Therapie

- **Indikation:** Jedes operable Kardiakarzinom. Ausnahme: Sehr schlechter Allgemeinzustand und Fernmetastasen.
- **Operationsprinzip:**
  - Totale Gastrektomie mit Jejunumersatzmagen (s. S. 560, 563) oder Ösophagusresektion (s. S. 513).
  - ✓ *Beachte:* Kardiaresektion mit Ösophagoantrostomie nicht empfohlen (schlechte Resultate wegen Refluxösophagitis und Rezidiven).
- **Nachbehandlung:**
  - Nahrungskarenz für 3 Tage. Initial 5 – 6 Mahlzeiten.
  - *Arbeitsunfähigkeit:* 6 Wochen.

Prognose

- **Operationsletalität:** 5 – 10 %.
- **5-Jahres-Heilungsrate:** 20 %.

Stumpfes Bauchtrauma (ICD: S 36.9)

Grundlagen

- **Definition:** Isolierte oder kombinierte stumpfe Verletzung des Abdomens.
- **Ätiologie:** Zu > 80% Verkehrs- und Arbeitsunfälle, z.B. Einklemmung, Explosion, Überrollung, Verschüttung, Sturz aus großer Höhe.
- **Häufigkeit der betroffenen Organe in absteigender Reihenfolge:** Milz (25%), Nieren (15%), Leber (12%), Magen-Darm-Trakt, Harnblase, Zwerchfell, Pankreas
- **Epidemiologie:** Unter zivilen Verhältnissen überwiegender Verletzungsmodus des Abdomens, 8 – 10×häufiger als das penetrierende Trauma.
- **Komplikationen:** Innere Verblutung, Peritonitis, Urosepsis.

✓ **Beachte:**
  - Gefahr des Nichterkennens bei Bewußtseinsverlust!
  - Das stumpfe Bauchtrauma ist in der Mehrzahl der Fälle kombiniert mit extraabdominalen Verletzungen: Schädel, Thorax, Extremitäten, Becken.

Klinik

- Evtl. Bauchschmerzen.
- Schulterschmerz (Kehr-Zeichen) durch Phrenikusreiz kann Hinweis auf eine Blutung in die freie Bauchhöhle sein. Diagnostisch von geringer Zuverlässigkeit
- Ggf. Begleitverletzungen.

Diagnostik

- **Obligate Untersuchungen:**
  - *Anamnese:* Adäquates Trauma?
  - *Klinische Untersuchung* (s. S. 20):
    - Kreislaufsituation: Evtl. Schocksymptomatik; sofern kein extraabdominaler Blutverlust besteht, ist ein bestehender hämorrhagischer Schock ein Indiz für Blutung in die Bauchhöhle.
    - Palpation: Druckdolenz, Peritonismus bei Blut oder Verdauungssäften in der freien Bauchhöhle. Nur schlüssig bei erhaltenem Bewußtsein!
    - Perkussion: Freie Luft bewirkt Verschwinden der Leberdämpfung und läßt auf Perforation im Magen-Darm-Trakt schließen.
    - Auskultation: Blut in der freien Bauchhöhle erzeugt anfänglich Hyperperistaltik, saurer Magensaft dagegen eine sofortige reflektorische Darmparalyse.
    - Inspektion: Evtl. Hämaturie; spontaner Blutabgang aus Urethra oder Unmöglichkeit der Miktion trotz Harndrangs sind Indizien für Urethraruptur
    - Klinischer Allgemeinstatus: Schädel-Hirn-Trauma? Thoraxtrauma? Frakturen? Gefäßverletzungen?
  - *Labor:* Hb, Hkt, Leukozyten (immer erhöht, für Organdiagnose unspezifisch)
  - *Urinstatus:* Hämaturie verlangt spezifische radiologische Abklärung im urologischen Bereich (s. u.).
  - *Sonographie:* Freie Flüssigkeit? Ruptur parenchymatöser Organe? Retroperitoneale Hämatome?

- **Ergänzende Untersuchungen:**
  - *Röntgenuntersuchungen:*
    - Röntgen-Thorax: Freie Luft subdiaphragmal? Zwerchfellhochstand? Hämato-Pneumothorax?
    - Röntgen-Abdomen liegend: Zwerchfellhochstand? Verlagerung der Magenblase? Bei Duodenumruptur: retroperitoneale Luftblasen um rechte Niere und entlang dem Psoasrand. Bei Nierenverletzung: verstrichener Psoasschatten (retroperitoneales Hämatom), Frakturen basaler Rippen oder Querfortsatzfrakturen.
    - Röntgen-Abdomen in Seitenlage: Freie Luft, Spiegelbildung.
  - *CT:* Freie Flüssigkeit im Abdomen? Blut retroperitoneal? Rupturen von Leber, Milz? Pankreas, Nieren?
  - *Ausscheidungsurographie:*
    - Indiziert bei Makrohämaturie und Rücken- oder Flankensymptomen.
    - Vorgehen: I.v.-Injektion von 20 ml Kontrastmittel oder, bei hämorrhagischem Schock, Kurzinfusion von 100 ml Kontrastflüssigkeit zur Infusionsurographie,10 Minuten vor Anfertigung der Abdomenübersichtsaufnahme.
    - Beurteilungskriterien: 2 funktionierende Nieren? Stumme Niere? Kontrastaustritt ins Retroperitoneum?
  - *Urethrographie, Zystographie:* Füllungs- und Entleerungsbild. Extravasate?
  - *Aortographie:*
    - Prinzip, Indikation: Die selektive Darstellung der großen Gefäßabgänge ist nur sinnvoll bei konkretem Organverdacht, stabiler Kreislauflage und adäquatem Angiographiedienst.
    - Vorgehen: Kanülierung einer A. femoralis (s. S. 55) mit Seldinger-Technik.
  - *Peritoneallavage:*
    - Prinzip: Nachweis von Blut in der freien Bauchhöhle (ohne Organdiagnose).
    - Stellenwert: Als diagnostisches Verfahren heute zunehmend durch die Sonographie ersetzt.

Sofortmaßnahmen, konservative Therapie

- **Sofortmaßnahmen:**
  - *Schockbehandlung:* Zentralvenöser Zugang, Volumentherapie.
  - Ggf. Anlage einer Thoraxdrainage (s. S. 61).
  - Antibiotische Abdeckung (s. S. 97): Bei V. a. Verletzung des Magen-Darm-Traktes oder Urogenitaltraktes, z. B. mit Clindamycin (Sobelin, Dalacin) 600 mg i. v. plus Ceftriaxon (Rocephin) 2 g i. v.
- **Konservative Therapie:** Nur bei erhaltenem Bewußtsein, stabilen Kreislaufverhältnissen und fehlenden peritonealen Symptomen unter kontinuierlicher klinischer Überwachung.

Operative Therapie

- **Indikation:**
  - Hämorrhagisch-peritoneales Abdomen.
  - ✓ Beachte: Eine erschöpfende Organdiagnose ist präoperativ weder möglich noch anzustreben!
- **Operationsprinzipien:**
  - *Große mediane Laparotomie* (s. S. 525), die eine Übersicht in alle Kompartimente des Bauchraumes erlaubt. Aufgrund der Kenntnis traumatologischer Schadenmuster gezielte Exploration am offenen Abdomen.
  - *Diagnostische Laparoskopie* (s. S. 536): Bei geringer Symptomatik oder als Alternative zur klinischen Überwachung.
- **Nachbehandlung:** Entsprechend den gefundenen und behandelten Verletzungen, insbesondere Organverletzungen.

Prognose

- Letalität abhängig vom abdominalen Schadenmuster und Zeitfaktor, überlagert durch die große Häufigkeit extraabdominaler Mitverletzungen.

Grundlagen

- **Definition:** Diffuse oder lokalisierte Entzündung des Bauchfells.
- **Ätiologie:**
  - *Primär:* Selten hämatogen (Chlamydien und Gonokokken des Erwachsenen, Streptokokken und Pneumokokken des Kindes).
  - *Sekundär:* Sehr viel häufiger infolge Perforation eines Hohlorgans infolge einer Entzündung (z.B. Divertikulitis) oder Insuffizienz einer chirurgischen Naht; Durchwanderungsperitonitis (z.B. bei Appendizitis, Gallenblasenempyem, Ileus).
- ✓ **Beachte:** Die sofortige adäquate Therapie hat absolute Priorität!

Klinik

- Diffuse oder lokalisierte Bauchschmerzen, Bauchdeckenspannung.
- Im fortgeschrittenen Stadium der diffusen Peritonitis peritonealer Schock mit Hypotonie, Hypoxie, Azidose und Anurie sowie psychischer Alteration.

Diagnostik

- **Obligate Untersuchungen:**
  - *Anamnese:* Bauchschmerzen? (Appendizitis, Divertikulitis), Stuhlunregelmäßigkeiten?
  - *Klinische Untersuchung* (s. S. 20):
    - Abdomenuntersuchung: Frühzeitig paralytischer Ileus!
    - Rektaluntersuchung.
    - Blutdruckmessung: Volumenverlust (Darm, Peritonealhöhle, Interstitium)? Schocksymptomatik?
  - *Blasenkatheterisierung:* Oligurie durch Volumenmangel und Hypotonie?
  - *Labor:*
    - Entzündungsparameter: BSG-, CRP-, Leukozytenanstieg?
    - Serumelektrolyte: Verluste in den Darm, Verluste durch Erbrechen?
    - Blutgasanalyse: Hypoxie und metabolische Azidose?
    - Serumbilirubin und leberspezifische Fermente: Sekundäre Leberschädigung?
    - Amylase im Serum und im Urin: Pankreatitis?
  - *Sonographie:* Freie Flüssigkeit? Abszeß? Pankreatitis? Konkremente?
  - *Röntgenuntersuchungen:*
    - Abdomenleeraufnahme im Liegen: Ödem der Darmwand? Gas in Abszessen oder retroperitoneal?
    - Abdomenleeraufnahme im Stehen oder in linker Seitenlage: Spiegelbildungen? Freie Luft?
    - Röntgen-Thorax: Freie Luft subdiaphragmal? Atelektase?
- **Ergänzende Untersuchungen:**
  - *Evtl. explorative Laparoskopie* (s. S. 536): Indiziert in diagnostisch unklaren Fällen.

Sofortmaßnahmen, konservative Therapie

- **Indikation:** Nur als OP-Vorbereitung!
- **Durchführung:** Intensivtherapie:

Peritonitis (ICD: K 65. X)

- *Bilanzierte Infusionstherapie* (s. S. 80), Elektrolytsubstitution.
- Volumensubstitution: Großzügige Substitution von Plasma, Plasmaexpander, Blut, evtl. FFP unter ZVD-Kontrolle.
- Ggf. *Azidoseausgleich* (indiziert bei Blut-pH < 7,2) mit Natriumbikarbonat ($NaHCO_3$ 8,4%) nach der AstrupFormel: $NaHCO_3$ [mmol] = 0,3 × kg KG × Basendefizit; davon zunächst die Hälfte i. v.; Ziel: pH > 7,2.
- Bei Hypoxie *Sauerstoffgabe* per Nasensonde, 4 – 6 l/min. Anfeuchtung der Inspirationsluft!
- *Intubation und maschinelle Beatmung* (s. S. 112), sofern Azidose und Hypoxie auf obige Behandlung resistent.
- *Breite antibiotische Abdeckung* (s. S. 97), z. B. Kombination Netromycin (Netilmycin) 3× 100 mg, Amoxycillin (Clamoxyl) 3× 2 g und Clindamycin (Dalacin) 4 × 600 mg i. v.
- *Blasenkatheter* (s. S. 72): Überwachung der Ausscheidung, Bilanzierung.
- *Magensonde* (s. S. 68): Verhinderung von Erbrechen, Darmdekompression.
- *Steigerung der Diurese* mit Furosemid (z. B. Lasix) 4 stündlich 40 mg i. v., sobald Volumen substituiert.
- *Digitalisierung*, sobald Kalium und Kalzium im Serum im Normbereich, mit Digoxin (z. B. Lanicor, Lanoxin; 0,5 mg/Amp.) oder Metildigoxin (z. B. Lanitop 0,2 mg/Amp.). Aufsättigungsdosis 0,8 – 1,6 mg/24 h. Weitere Dosierung nach Digitalisspiegel.
- Je nach Kreislaufsituation ggf. Stabilisierung mit *Katecholaminen:*
  - Dopamin (z. B. Dopamin Giulini) 2 – 30 µg/kg/min kontinuierlich i. v.
  - Dobutamin (z. B. Dobutrex) 2 – 10 µg/kg/min kontinuierlich i. v.; evtl. kombiniert mit Dopamin (Verhältnis 1 : 1 oder 2 : 1).
  - Noradrenalin (Arterenol) 0,05 – 1 µg/kg/min kontinuierlich i. v.
- *Hämofiltration* bei Anurie und Überwässerung. Mit modernen Geräten direkt am Krankenbett durchführbar.

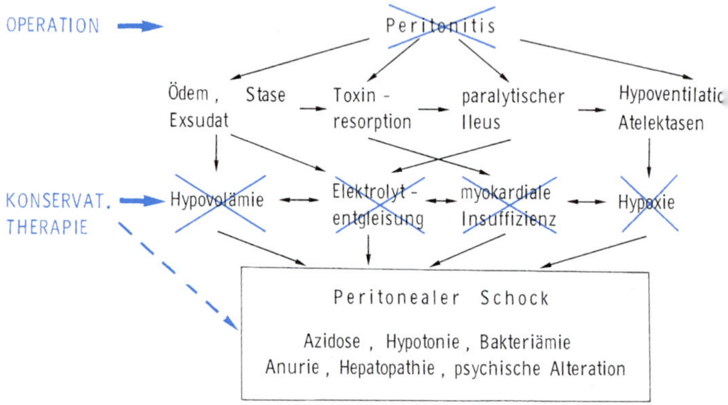

Abb. 80 Pathogenese des peritonealen Schocks und (blau) Angriffspunkte der Therapie.

Operative Therapie

- **Indikation:** Im Prinzip jede Peritonitis (bei Peritonitis ohne Schock sofortige Durchführung des Eingriffs; bei peritonealem Schock intensive Verbesserung des Allgemeinzustandes mittels medikamentöser Therapie, Operation innerhalb von 2–4 Stunden).
  - *Ausnahmen:*
    - Gesicherte leichte hämatogene Peritonitis ohne Schock (Beachte: Evtl. abgekürzte Heilung durch Operation!).
    - Gesicherte Peritonitis tuberculosa.
    - Unterbauchperitonitis bei Adnexitis.
- **Kontraindikation:** Moribunder Patient im peritonealen Schock mit Progredienz der Symptomatik trotz Maximaltherapie.
- **Operationsprinzipien:**
  - Zugänge für Laparoskopie (s. S. 536).
  - *Zugänge für Laparotomie:* Bei diffuser Peritonitis mediane Laparotomie (s. S. 525); bei lokalisierter Peritonitis Zugang entsprechend dem Befund.
  - Entnahme von Peritonealsekret für Bakteriologie, auch für anaerobe Kultur. Großzügiges mehrmaliges Ausspülen der Bauchhöhle mit Ringerlactat mit Neomycinzusatz (Totaldosis nicht über 2 g). Wirkungsvoller, auch gegen Anaerobier, ist das Spülen mit Taurolin 2%. Alle Spüllösungen werden auf Körpertemperatur angewärmt!
  - Bei Perforationsperitonitis Verschluß der Perforation entsprechend dem Befund. Bei Darmperforation evtl. Ausschalten des perforierten Abschnitts.
  - *Drainieren* von lokalen Abszessen, übernähten Perforationen u.ä. Obligatorische Drainagen: subphrenisch beidseits sowie DouglasRaum.
  - Bauchdeckenverschluß: Bei leichter Peritonitis, stark dilatierten Därmen oder adipösen Patienten wie Platzbauch (s. S. 541). Bei schwerer Peritonitis nur provisorischer Verschluß (evtl. Reißverschluß) und geplante Relaparotomie mit Abdomenspülung in 1-, höchstens 2 tägigen Abständen.
- **Nachbehandlung:**
  - *Bilanzierte Infusionstherapie* (s. S. 80) bis zum Einsetzen der Darmtätigkeit, Elektrolytsubstitution.
  - Breite antibiotische, resistenzgerechte Abschirmung (s. S. 97).
  - *Arbeitsunfähigkeit:* Abhängig vom auslösenden Leiden und Schweregrad der Peritonitis.

rognose

- Abhängig vom zugrundeliegenden Leiden.
- **Peritonealer Schock:** Sehr schlechte Prognose. Überlebenschancen nur bei sofortiger, vollständiger und massiver Therapie.

Nässender Nabel (ICD: R 21)

Grundlagen

- **Ätiologie:**
  - Unvollständiger Verschluß embryonaler Nabelorgane mit nachfolgender Fistelung (s. Abb. 81).
  - Enger, tiefer Nabel, der nicht regelmäßig gereinigt wird oder wegen seines engen Durchmessers nicht gereinigt werden kann. Vorkommen besonders bei adipösen Patienten.
- **Pathogenese:** Sekret- und Detritusretention im Nabel. Dadurch wird eine chronische Nabelentzündung unterhalten.

Klinik

- Nabel feucht, evtl. schmerzhafte oder juckende Entzündung.

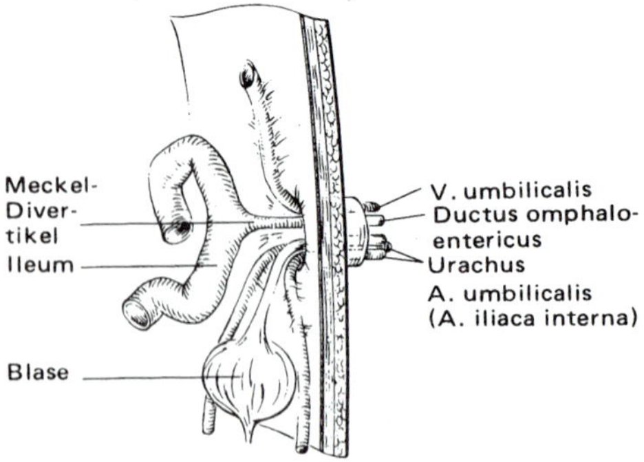

Abb. 81 Nabelorgane, die sich unvollständig verschließen und zu Nabelfistel führen können.

Diagnostik

- **Obligate Untersuchungen:**
  - *Anamnese:* Nabel immer oder häufig feucht.
  - *Klinische Untersuchung:*
    - Inspektion: Evtl. ekzematöse Rötung am Rand von außen sichtbar.
    - Ausputzen des Nabels: Stinkender Detritus.
    - Sondieren des gesäuberten Nabels mittels feiner Knopfkanüle: Gang in di Tiefe sondierbar?
  - *Röntgenuntersuchung:* Bei sondierbarem Gang Röntgenkontrastdarstellun mit Aufnahme im seitlichen Strahlengang.

Operative Therapie

- **Indikationen:**
  - Bei Nachweis eines Restes eines embryonalen Ganges immer gegeben.
  - Bei fehlendem Gangnachweis gegeben, sofern durch konsequente Hygiene der Nabel nicht abheilt oder sofern wegen sehr engem und langem Nabel keine konsequente Hygiene möglich ist.
- **Operationsprinzipien:**
  - *Bei Nachweis eines embryonalen Ganges oder wenn dieser nicht ausgeschlossen werden kann:* Laparoskopie. Wird ein Gang gefunden, erfolgt seine Freipräparation und Resektion mit Klippen der Enden am Darm (bei Ductus omphaloentericus) oder an der Blase (bei Urachus).
  - *Bei fehlendem Nachweis eines embryonalen Ganges:* Auslösen des Nabels aus der Bauchwand, Abpräparieren der Faszie, Kürzen und evtl. Erweitern des Nabels, lockeres Fixieren der neu geschaffenen Basis an der Faszie.
- **Nachbehandlung:**
  - In der Regel kurzstationäre Behandlung.
  - Spezifische Nachbehandlung nicht nötig.
  - *Arbeitsunfähigkeit:* 1 Woche.

Prognose

- Bei korrekt durchgeführtem Eingriff gut.

Ulcus ventriculi (ICD: K 25)

Grundlagen

- **Ätiologie:** Veränderung der protektiven Faktoren (Schädigung der Schleimhautgrenze, Störung der Zusammensetzung des Muzins etc.) im Vordergrund. Helicobacter pylori zu 70% nachweisbar.
- **Pathogenese:** Oft Oberflächengastritis und Subazidität vorhanden.
- **Histopathologie:** Schleimhautdefekt, der über die Muscularis mucosae in die Magen- bzw. Darmwand penetriert.
- **Epidemiologie:** 10 – 15% der Bevölkerung erkrankt im Laufe ihres Lebens an einem Ulkus. Altersgipfel 50 – 60 Jahre. Männer sind 4× häufiger betroffen als Frauen. Die Inzidenz nimmt seit 1962 in allen zivilisierten Ländern kontinuierlich ab.

Klinik

- **Symptome:** Uncharakteristisch!
  - Häufig kein nahrungsabhängiger Schmerz, oft keine Schmerzperiodik.
  - Evtl. Übelkeit, Erbrechen.
- **Komplikationen:**
  - *Blutung* (s. Tab. 50): Arrodiertes Gefäß am Ulkusgrund, lebensbedrohlich bei Arrosion der A. gastrica sinistra.
  - Karzinom: 5 – 10% aller Magenulzera sind exulzerierte Magenkarzinome!
  - Chronische Anämie.
  - Retentionsmagen (selten).
  - Penetration (selten).

Tabelle 50 Einteilung der Ulkusblutung (nach Forrest)

Typ	Blutungsaktivität
1 A	Spritzende arterielle Blutung
1 B	Existente Sickerblutung
2 A	Thrombosierter Gefäßstumpf
2 B	Koagel, Hämatin als Zeichen der stattgehabten Blutung
3	Läsion ohne Zeichen der stattgehabten Blutung

Diagnostik

- **Obligate Untersuchungen:**
  - *Anamnese:* Oft uncharakteristisch! Regelmäßige Einnahme ulzerogener Medikamente (z. B. nichtsteroidale Antiphlogistika, Salizylate, Glukokortikoide)? Nikotin-, Alkoholabusus? Ulkusvorgeschichte? Magengeschwüre in der Verwandtschaft? Gewichtsverlust?
  - *Klinische Untersuchung* (s. S. 20): Evtl. lokaler Druckschmerz im Epigastrium.
  - *Labor:* Oft hypochrome Anämie.
  - *Gastroskopie:* Histologischer Nachweis (sofern an der richtigen Stelle biopsiert wurde!). Diagnostik des Helicobacter pylori im Urease-Schnelltest.

- **Ergänzende Untersuchungen:**
  - *Röntgenuntersuchung:* Magen-Darm-Passage mit Barium: Ulkusnische, narbig verzogener Bulbus. Pylorusstenose? Retentionsmagen?
  - *Pentagastrintest und Gastrinanalyse* (s. S. 311): Nur bei spezieller Fragestellung (Verdacht auf Zollinger-Ellison-Syndrom [Gastrinom]).

Differentialdiagnose

- Ulcus ventriculi (s. S. 508).
- Erosive Gastritis (s. S. 511).
- Zollinger-Ellison-Syndrom (s. S. 382).
- Riesenfaltengastritis (Morbus Ménétrier).
- MALT-Lymphom.
- Banale Gastroenteritis.
- Magenkarzinom (s. S. 320).

Sofortmaßnahmen, konservative und interventionelle Therapie

- **Sofortmaßnahmen bei Blutung:**
  - Magensonde, Spülung des Magens.
  - Omeprazol (Antra) 2× 20 mg i. v.
  - *Endoskopische Primärtherapie* mit Unterspritzung (s. u., interventionelle Therapie).
  - *Notfallmäßige Operation:* Bei Perforation, endoskopisch nicht stillbarer Blutung (selten).
- **Konservative Therapie:**
  - *Allgemeine Maßnahmen:*
    - Einnahme vieler kleiner Mahlzeiten, Diät.
    - Regelmäßiger Lebensrhythmus, Vermeiden von Streßsituationen, evtl. Psychotherapie, Nikotin- und Alkoholabstinenz, wenn möglich Meiden ulzerogener Medikamente (s. o.).
    - Antazida (Alucol, Milch, Wismuthsubzitrat 2 – 4× 480 mg).
    - Evtl. leichtes Sedativum.
  - *Medikamentöse Therapie des Ulcus ventriculi und Helicobacter-Eradikation:* Tripeltherapie mit 1 Säuresekretionshemmer und 2 Antibiotika, z. B. Omeprazol (Antra) 2× 40 mg, Amoxicillin (z. B. Clamoxyl, Penimox) 3× 750 mg und Metronidazol (z. B. Flagyl, Clont) 3× 500 mg p. o. zu den Mahlzeiten für 10 Tage. Im Anschluß daran Omeprazol (Antra) 2× 40 mg für weitere 2 Wochen. Die Eradikation des Helicobacter ist ein wichtiger Eckpfeiler jeder konservativen Ulkustherapie (Ulcus ventriculi und Ulcus duodeni)!
- **Interventionelle Therapie:** Bei Blutung endoskopische Unterspritzung. Notfallmaßnahme zur Stabilisierung!

Operative Therapie

- **Indikationen:**
  - Ulkus nach 6 – 12 Wochen intensiver konservativer Therapie nicht abgeheilt, Karzinomverdacht oder sicherer Karzinomausschluß nicht möglich.
  - *Ulkuskomplikationen:* Unstillbare Blutung, Perforation, selten Retentionsmagen und Penetration.
  - *Ulkusrezidiv* trotz korrekter konservativer Therapie (inkl. Helicobacter-Eradikation).
- **Operationsprinzipien:** Bei jeder Operation wegen eines Magenulkus: Ulkus entfernen (Malignitätsgefahr!) und Vagotomie (Prophylaxe eines Anastomosenulkus).
  - *Vagotomie:* Bei elektiver Operation selektiv, bei Notfalleingriff wegen Blutung selektiv oder trunkal, bei Notfalleingriff wegen Perforation trunkal (s. S. 542, 545).
  - *Antrales Ulcus ventriculi:* Vagotomie (selektiv oder trunkal), kombiniert mit Antrektomie oder ausgedehnter distaler Magenresektion (s. S. 552).
  - *Höhergelegenes Ulkus, insbesondere kardianahes Ulkus:* Vagotomie (in der Regel proximal selektiv) und Ulkusexzision. Pyloroplastik, sofern trunkale Vagotomie (s. S. 547).
- **Nachbehandlung:**
  - *Therapiekontrolle:* Nach Magenresektion bei Beschwerden Gastroskopie; 10 Jahre nach Resektion in 5-jährlichen Abständen Gastroskopie (Magenstumpfkarzinom).
  - *Arbeitsunfähigkeit:* Bei konservativer Behandlung je nach Schwere des Falles, bei Operation 6 – 8 Wochen.

Prognose

- **Rezidivquote:** Magenresektionen, kombiniert mit trunkaler oder proximal selektiver Vagotomie, weisen heute eine Rezidivquote von 2 – 6% auf.
- **Letalität:** Bei Resektion 1%.
- **Spätkomplikation:** Nach resezierenden Verfahren gelegentlich Auftreten eines Dumping-Syndroms, das durch Eßgewohnheiten und Medikamente jedoch meist gut beherrschbar ist.

Grundlagen

- **Definition:** Zu der sog. duodenalen Ulkuskrankheit gehören das Ulcus duodeni, das Ulcus pyloricum und das antrale Ulcus praepyloricum.
- **Ätiologische Faktoren:**
  - Psychische Disposition.
  - Erhöhter Vagotonus.
  - Hyperchlorhydrie.
  - Helicobacter-pylori-Gastritis (in 95% der Fälle nachweisbar).
  - Medikamente (nichtsteroidale Antiphlogistika, Salizylate, Steroide).
  - *Symptomatische Ulzera:* Gastrinom (s. S. 382), Hyperparathyreoidismus, Leberzirrhose.
  - ✓ *Beachte:* Das Streßulkus des körperlich belasteten Patienten (Operation, Verbrennung, Trauma) ohne Prädisposition zur Ulkuskrankheit ist meist eine erosive Gastritis.
- **Histopathologie:** Schleimhautdefekt, der über die Muscularis mucosae in die Magen- bzw. Darmwand penetriert.
- **Epidemiologie:** Auftreten gehäuft zwischen dem 20. und 40. Lebensjahr, Männer 4× häufiger als Frauen befallen. Inzidenz seit 1962 in allen zivilisierten Ländern kontinuierlich abnehmend.

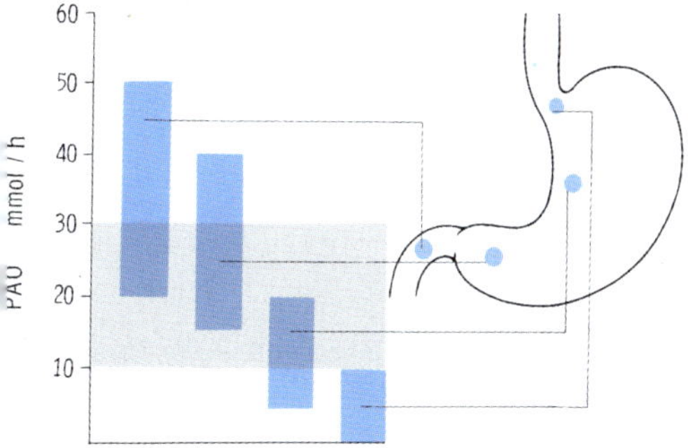

Abb. 82 Bereich der stimulierten Säure bei Ulzera verschiedener Lokalisation. Beachte: der hier angegebene Normalbereich gilt für erwachsene Männer. Er ist abhängig von Geschlecht (Männer > Frauen), Alter und Körpergewicht.

Klinik

- **Symptome:** Oft asymptomatisch! Episodisch auftretende Schmerzen im Epigastrium und rechten Oberbauch. Klassisch, aber bei weitem nicht immer vorhanden: Nüchternschmerz. Prompte Besserung durch Nahrungsaufnahme oder Antazida. Verschlimmerung durch nervöse Belastung und Streß. Evtl. Periodizität des Schmerzes und des Ulkusrezidivs (gehäuft im Frühjahr und im Herbst).

Ulcus duodeni (ICD: K 26)

- **Komplikationen:**
  - *Blutung* (s. S. 308, Tab. 50): Arrodiertes Gefäß am Ulkusgrund, lebensbedrohlich bei Arrosion der A. gastroduodenalis.
  - Perforation.
  - Penetration.
  - Stenose.

Diagnostik

- **Obligate Untersuchungen:**
  - *Anamnese:* Regelmäßige Einnahme ulzerogener Medikamente (z. B. nichtsteroidale Antiphlogistika, Salizylate, Glukokortikoide)? Ulkusvorgeschichte (frühere Ulkusschübe)? Familiäre Belastung?
  - *Klinische Untersuchung* (s. S. 20): Evtl. lokaler Druckschmerz im Epigastrium.
  - *Gastroduodenoskopie:* Ulkus? Größe? Lokalisation? Helicobacter-Nachweis im Biopsat (Urease-Schnelltest).
- **Ergänzende Untersuchungen:**
  - *Röntgenuntersuchung:* Magen-Darm-Passage mit Barium: Ulkusnische, narbig verzogener Bulbus. Pylorusstenose? Retentionsmagen? (Heute untergeordnete Rolle.)
  - *Pentagastrintest und Gastrinanalyse* (s. S. 311): Bei spezieller Fragestellung (Verdacht auf Zollinger-Ellison-Syndrom [Gastrinom]).

Differentialdiagnose

- Ulcus ventriculi (s. S. 308).
- Magenkarzinom und Magenlymphom (s. S. 320).
- Gutartige Magentumoren (s. S. 318).
- Erosive Gastritis (s. S. 316).
- Zollinger-Ellison-Syndrom (Gastrinom).
- Banale Gastroenteritis.

Sofortmaßnahmen, konservative und interventionelle Therapie

- **Sofortmaßnahmen bei Blutung:**
  - Magensonde, Spülung des Magens.
  - Omeprazol (Antra) 2× 20 mg i. v.
  - *Endoskopische Primärtherapie* mit Unterspritzung (s. u., interventionelle Therapie).
  - *Notfallmäßige Operation:* Bei Perforation, endoskopisch nicht stillbarer Blutung (selten).
- **Konservative Therapie:**
  - *Allgemeine Maßnahmen:*
    - Einnahme vieler kleiner Mahlzeiten.
    - Regelmäßiger Lebensrhythmus, Vermeiden von Streßsituationen, evtl. Psychotherapie, Nikotin- und Alkoholabstinenz, wenn möglich Meiden ulzerogener Medikamente (s. o.).
    - Antazida (Alucol, Milch, Wismuthsubzitrat 2 – 4× 480 mg).
    - Evtl. leichtes Sedativum.

- *Medikamentöse Therapie des Ulcus duodeni und Helicobacter-Eradikation:* Tripeltherapie mit 1 Säuresekretionshemmer und 2 Antibiotika, z. B. Omeprazol (Antra) 2× 40 mg, Amoxicillin (z. B. Clamoxyl, Penimox) 3× 750 mg und Metronidazol (z. B. Flagyl, Clont) 3× 500 mg p. o. zu den Mahlzeiten für 10 Tage. Im Anschluß daran Omeprazol (Antra) 2× 40 mg für weitere 2 Wochen. Die Eradikation des Helicobacter ist ein wichtiger Eckpfeiler jeder konservativen Ulkustherapie (Ulcus ventriculi und Ulcus duodeni)!

➤ **Interventionelle Therapie:** Bei Blutung endoskopische Unterspritzung. Notfallmaßnahme zur Stabilisierung!

Operative Therapie

➤ **Indikationen:**
- *Ulkusrezidiv* trotz konservativer Therapie.
- *Ulkuskomplikationen:* Unstillbare Blutung, Pylorusstenose mit Retentionsmagen, Perforation und Penetration.
- *Patientenwunsch, soziale Indikation:* Ulkus kann nicht konservativ behandelt werden (nicht eliminierbar, unregelmäßige Arbeitszeit, auswärtige Verpflegung u. a.).
- Jedes Riesenulkus.

➤ **Operationsprinzipien:**
- *Elektive Operation:* Die Vagotomie ist Bestandteil jeder Elektivoperation! Deshalb: proximal selektive Vagotomie (s. S. 542), bei Pylorusstenose kombiniert mit Pyloroplastik (s. S. 547).
- *Ulkusrezidiv nach selektiver Vagotomie:* Trunkale Vagotomie, Antrektomie, Rekonstruktion mit Y-Roux (s. S. 552).
- *Notfalloperation bei Blutung:* Trunkale Vagotomie oder proximal selektive Vagotomie (s. S. 542). Dazu Pyloroplastik oder Duodenotomie und Umstechen bzw. Übernähen des Ulkus und Arterienligatur (A. gastroduodenalis, s. S. 547).
- *Notfalloperation bei Ulkusperforation:*
  - Trunkale Vagotomie mit Exzision des Ulkus und Verschluß der Exzision als Pyloroplastik (s. S. 547).
  - Alternative: Bei Ulkusperforation ohne Ulkusvoranamnese bleibt es häufig beim einmaligen Ereignis, d. h. es entwickelt sich keine chronische Ulkuskrankheit. Deshalb: laparoskopischer Verschluß der Perforation, keine Vagotomie.

➤ **Nachbehandlung:**
- *Therapiekontrolle:* Kontroll-Endoskopie nach konservativer Behandlung nach 6 Wochen; nach Operation ohne Beschwerden nach 2 Jahren.
- *Arbeitsunfähigkeit:* Bei konservativer Therapie je nach Schwere des Falles. Nach Operation 6–8 Wochen.

Prognose

➤ **Rezidivquote:** Vagotomien weisen heute eine Rezidivquote von 2–6% auf. Niedrigste Rezidivquote (2%) nach Vagotomie und Antrektomie.

➤ **Letalität:** Bei proximal selektiver Vagotomie am niedrigsten (< 0,5%).

➤ **Spätkomplikation:** Dumping-Syndrom nach resezierenden Verfahren häufiger als nach alleiniger Vagotomie. Nach proximal selektiver Vagotomie ohne Pyloroplastik wird es praktisch nie gesehen.

Ulcus pepticum jejuni (ICD: K 28)

Grundlagen

- **Definition, Ätiologie:** Erneute Ulkusbildung an dem zur Anastomose verwendeten Jejunumschenkel bei Status nach 2/3-Resektion des Magens und Rekonstruktion nach Billroth II.
- **Häufigkeit:** 1 – 4% nach adäquater Magenresektion ohne Vagotomie. Besonders nach Ulcus duodeni (Hyperazidität), weniger nach Ulcus ventriculi. Heute sehr selten geworden, da die Duodenalulzera nicht mehr mit Magenresektion behandelt werden.

Klinik

- **Symptome:** Typische Ulkusbeschwerden mit Nüchternschmerz, evtl. Schmerzen bei der Nahrungsaufnahme, Linderung durch Milch und Säurehemmer. Keine Periodizität, sondern anhaltende Beschwerden.
- **Komplikationen:** Die üblichen Ulkuskomplikationen wie Ulkusblutung und freie Perforation sind sehr selten. Typisch hingegen die Perforation in ein benachbartes Organ, insbesondere in das Kolon. Nach Perforation in das Kolon therapieresistente Durchfälle.

Diagnostik

- **Obligate Untersuchungen:**
  - *Anamnese:* Status nach Magenresektion. Nüchternschmerz? Schmerzen bei der Nahrungsaufnahme? Diarrhoe (Kolonperforation)?
  - *Klinische Untersuchung* (s. S. 20): Evtl. lokaler Druckschmerz.
  - *Gastroskopie:* Bestätigung der Diagnose. Beste Methode! Urease-Schnelltest (Helicobacter-Nachweis im Biopsat).
  - *Serumgastrin (postprandiales Gastrinprofil, Gastrin-Provokationstest):* Jedes Anastomosengeschwür nach adäquater Resektion ist auf ein Zollinger-Ellison-Syndrom verdächtig, bis letzteres mit normalen Gastrinwerten ausgeschlossen ist.
- **Ergänzende Untersuchungen:**
  - *Röntgenuntersuchung:* Magen-Darm-Passage mit Barium: Ulkus nur in 30% der Fälle sichtbar.
  - *Pentagastrintest* (s. S. 311): Hyperazidität? Nur bei spezieller Fragestellung (Verdacht auf Zollinger-Ellison-Syndrom [Gastrinom]).

Differentialdiagnose

- Anastomosenkarzinom (Magenstumpfkarzinom, s. S. 324).
- Erosive Gastritis (s. S. 316).

Konservative Therapie

- **Medikamentöse Therapie des Ulkus und Helicobacter-Eradikation:** Tripeltherapie mit 1 Säuresekretionshemmer und 2 Antibiotika, z. B. Omeprazol (Antra) 2× 40 mg, Amoxicillin (z. B. Clamoxyl Penimox) 3× 750 mg und Metronidazol (z. B. Flagyl, Clont) 3× 500 mg p. o. zu den Mahlzeiten für 10 Tage. Im Anschluß daran Omeprazol (Antra) 2× 40 mg für weitere 2 Wochen.

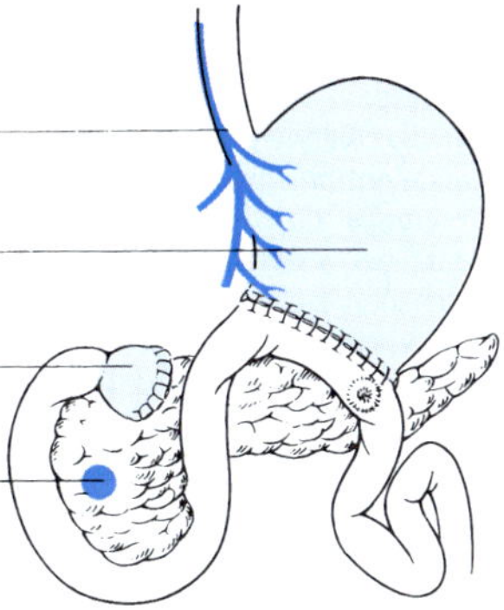

Abb. 83 Typische Ursachen des Ulcus pepticum jejuni.

Operative Therapie

- **Indikationen:**
  - Versagen der konservativen Therapie (häufig; das Anastomosenulkus muß in über 90% der Fälle operiert werden!).
  - Ulcus pepticum mit Komplikationen (Blutung, Stenosierung, Perforation).
- **Operationsprinzipien:**
  - *Trunkale Vagotomie* (s. S. 545): Wichtiger Teil jeder Operation wegen peptischem Ulkus, sofern nicht bei der Erstoperation bereits vollständig vagotomiert wurde.
  - Prinzipiell Resektion der Anastomose, Magennachresektion (s. S. 552) bei großem Restmagen und Wiederherstellung der Kontinuität durch Y-Roux-Rekonstruktion (s. S. 556).
  - Je nach Ursache und Befund: Revision des Duodenalstumpfs (Gastrinsezernierende Magenschleimhaut).
- **Nachbehandlung:**
  - *Therapiekontrolle:* Bei beschwerdefreiem Verlauf nach 2 Jahren Kontroll-Gastroskopie.
  - *Arbeitsunfähigkeit:* Nach Operation 6–8 Wochen.

Prognose

- Das mit einer trunkalen Vagotomie und einer Magen-Nachresektion behandelte Ulcus pepticum jejuni hat eine sehr gute Prognose. Wiederauftreten eines Anastomosenulkus in 1–3%.

Erosive Gastritis (ICD: K 29.0)

Grundlagen

- **Ätiologie, Pathogenese:**
  - *Oberflächengastritis:* Überwiegend durch exogene Noxen verursacht (Alkohol, nichtsteroidale Antiphlogistika, Steroide).
  - *Streßinduzierte erosive Gastritis:* Gehäuft nach schweren Operationen, schwerem Trauma, bei Verbrennungen, bei Langzeitintubation. Toxisch-allergische Gefäßschäden, Ischämie, Beeinträchtigung der protektiven Faktoren. Nicht durch Hyperazidität verursacht!
- **Erscheinungsbild:** Von der vereinzelten Erosion (Erosio simplex Dieulafoy) über multiple Erosionen bis zur diffusen hämorrhagischen Gastritis können alle Übergangsformen im Magen und/oder Duodenum vorkommen.

Klinik

- Häufig keine Schmerzen.
- Blutung (Anämie, Hämatemesis, Meläna).

Diagnostik

- **Obligate Untersuchungen:**
  - *Anamnese:* Zufuhr schleimhautschädigender Substanzen (Alkohol, nichtsteroidale Antiphlogistika, Steroide)? Zustand nach schwerer Operation, schwerem Trauma, Verbrennung, Langzeitintubation?
  - *Labor:* Blutbild, Gerinnungsstatus.
  - *Ösophagogastroduodenoskopie:* Methode der Wahl. Nachweis der Läsion.

Differentialdiagnose

- Emetogene Schleimhautrisse (Mallory-Weiss-Syndrom).
- Ulcus ventriculi (s. S. 308) und Ulcus duodeni (s. S. 311).
- Ösophagusvarizenblutung (s. S. 388).
- Siehe auch Leitsymptom Gastrointestinalblutung, S. 190.

Sofortmaßnahmen, interventionelle Therapie

- **Sofortmaßnahmen bei Blutung:**
  - Substitution von Erythrozytenkonzentraten und FFP (s. S. 93).
  - Magensonde, Spülung des Magens mit Eismilch.
  - Omeprazol (Antra) 2× 40 mg und Amoxicillin (z. B. Clamoxyl, Penimox) 2× 1 g i. v.
- **Interventionelle Therapie:** Bei lokalisierter Blutung endoskopische Unterspritzung der Blutungsquelle. Bei echter erosiver Gastritis jedoch nicht immer möglich.

Operative Therapie

- **Indikation:** Mit konservativen Mitteln nicht beherrschbare Blutung (sehr selten!).
- **Operationsprinzip:** Trunkale Vagotomie und $^2/_3$-Resektion bis subtotale Resektion mit Rekonstruktion mittels Y-Roux oder nach Billroth II (s. S. 552, 556, 558). *Cave:* Keine alleinige trunkale Vagotomie!
- **Nachbehandlung:**
  - Omeprazol (Antra) 2× 20 mg oder Ranitidin (z. B. Zantic) 2× 50 mg i. v. bis zur vollständigen Erholung.
  - *Arbeitsunfähigkeit:* Abhängig vom Grundleiden.

Prognose

- Je nach Grundleiden; meist gute Prognose, wenn der Patient die Blutung und den Eingriff übersteht.
- **Letalität:** Bei notfallmäßiger Operation wegen nicht beherrschbarer Blutung 5–8%.

Gutartige Magentumoren (ICD: D 13.1)

Grundlagen

- **Histopathologie:**
  - Neurinome, Leiomyome, polypöse Adenome („Magenpolypen"), Hämangiome, Lipome.
  - Als Rarität im Rahmen der ohnehin seltenen Polyposesyndrome („tumor like lesions", s. S. 426).
- **Häufigkeit:** Selten. Ca. 2% aller Magentumoren.
- **Komplikationen:**
  - Massive Blutungen (insbesondere Leiomyome und Neurinome).
  - Selten Obstruktion (evtl. durch transpylorischen Prolaps).
  - ✓ *Beachte:* Die polypösen Adenome entarten in einem hohen Prozentsatz maligne!

Klinik

- **Symptome:** Massive Blutung als Hauptmanifestation.

Diagnostik

- **Obligate Untersuchungen:**
  - *Gastroduodenoskopie mit Biopsie:* Diagnosesicherung bei Schleimhautprozessen. Meistens nur Vermutungsdiagnose bei Wandtumoren.
  - *Stuhluntersuchung* auf okkultes Blut.
- **Ergänzende Untersuchungen:**
  - *Röntgenuntersuchung:* Magen-Darm-Passage mit Barium: Polypen gestielt oder breitbasig, übrige submukös, evtl. ulzeriert.

Differentialdiagnose

- Ulcus ventriculi (s. S. 308).
- Magenkarzinom (s. S. 320).
- Magensarkom (Fibrosarkom, Leiomyosarkom; sehr selten!).
- Malignes Lymphom.
- Riesenfaltengastritis.

Sofortmaßnahmen, Interventionelle Therapie

- **Sofortmaßnahmen bei akuter Blutung:** Notfallmäßige Operation. Ausnahme: Kleine, gestielte Tumoren → endoskopische Abtragung.
- **Interventionelle Therapie:** Endoskopische Abtragung gestielter Adenome. Selten!

Operative Therapie

- **Indikationen:**
  - Polypöse Adenome.
  - Alle Tumoren ohne sichere histologische Diagnose.
  - Große Tumoren.
  - Komplikationen, insbesondere Blutungen.
- **Operationsprinzipien:**
  - Gastrotomie und Abtragung oder Exzision mitsamt Magenwand.
  - Polyposen, Riesenfaltengastritis: Magenresektion (s. S. 552).
- **Nachbehandlung:** Siehe S. 138.
  - *Arbeitsunfähigkeit:* Nach Operation 3 – 4 Wochen.

Prognose

- Nach Abtragung oder Exzision im Gesunden sind die Patienten geheilt.

Magenkarzinom (ICD: C 16)

Grundlagen

- **Definition:** Bösartige Neubildung des Magens.
- **Prädisponierende Faktoren:**
  - Genetische Disposition (oft familiäre Häufung von Magenkarzinomen).
  - Unterernährung.
  - Chronische Gastritis, Infektion mit Helicobacter pylori, perniziöse Anämie, Achlorhydrie.
  - Riesenfaltengastritis.
  - Magenpolypen (polypöse Adenome, s. S. 318).
  - Status nach Magenresektion.
  - Blutgruppe A.
  - N-Nitrosoverbindungen.
- **Epidemiologie:** Inzidenz Frauen 10,5 Fälle pro 100.000 Einwohner und Jahr, Männer 24 Fälle pro 100.000 Einwohner und Jahr; abnehmend. 95% der Patienten sind über 45 Jahre alt, Erkrankungsgipfel 55.– 70. Lebensjahr. Häufiger in Japan, Südamerika und Indien als in Nordamerika und Europa.
- **Lokalisation:** Hauptsächlich im Antrum, entlang der kleinen Kurvatur und im Magenfundus. Seltener an der großen Kurvatur.
- **Histopathologie:** Meist Adenokarzinome, seltener Siegelringkarzinome, ganz selten Lymphome (Histologische Klassifikation s. Tab. 51).
- **Metastasierung:** Lymphogen und hämatogen (vorwiegend Leber) sowie kavitär (Peritonealkarzinose).

Tabelle 51 Histologische Klassifikation des Magenkarzinoms (WHO)

Adenokarzinom (ca. 70%) – Tubuläres Karzinom (ca. 50%) – Papilläres Karzinom – Muzinöses Karzinom – Siegelringkarzinom
Undifferenziertes Karzinom (ca. 10%)
Adenosquamöses Karzinom
Plattenepithelkarzinom

Tabelle 52 TNM-Stadien des Magenkarzinoms

T = Tumor = Primärtumor	
TIS	Carcinoma in situ
T_0	Kein Anhalt für Primärtumor
T_1	Tumor beschränkt auf Mukosa (Frühkarzinom, early gastric cancer)
T_2	Tumor umfaßt Magenwand bis zur Subserosa

Tabelle 52 Fortsetzung

T = Tumor = Primärtumor	
T_3	Serosa durchbrochen ohne Einbruch in die Umgebung
T_4	Alle Schichten diffus ohne erkennbare Grenzen befallen Einbruch in benachbarte Organe
T_X	Grad der Tumorinfiltration nicht bestimmbar
pT	Tumor pathologisch klassifiziert
N = Noduli = regionale Lymphknoten	
N_0	Keine Lymphknoten
N_1	Perigastrische Lymphknoten innerhalb von 3 cm ab Primärtumor
N_2	Perigastrische Lymphknoten > 3 cm vom Primärtumor entfernt oder Lymphknoten entlang der A. gastrica sinistra, hepatica communis, A. renalis oder A. colica.
M = Metastasen = Fernmetastasen	
M_0	Keine Fernmetastasen nachweisbar
M_1	Fernmetastasen inkl. Metastasen in nicht regionalen Lymphknoten
M_X	Metastasen nicht mit adäquaten Mitteln gesucht Metastasenstatus unbekannt

Klinik

- Relativ spätes Auftreten, uncharakteristisch. Dyspepsie, Inappetenz, Aversion gegen Fleisch, Gewichtsverlust, Müdigkeit, unbestimmte Oberbauchbeschwerden, Nausea, Erbrechen.

Diagnostik

- **Obligate Untersuchungen:**
  - *Anamnese:* In den meisten Fällen uncharakteristisch. Dyspepsie? Gewichtsverlust? Oberbauchbeschwerden? Leistungsknick? Familienanamnese?
  - *Klinische Untersuchung* (s. S. 20): Palpabler Tumor, Aszites und supraklavikuläre Lymphknoten sind Zeichen der Inoperabilität!
  - *Gastroskopie mit Biopsie; evtl. mit Endosonographie:* Verdickte Magenwand? Infiltration? Perigastrische Lymphknoten?
  - *Sonographie:* Verdickte Magenwand? Lebermetastasen? Aszites?
  - *Labor:* BSG (beschleunigt), Blutbild (Anämie), Leberwerte, Albumin (erniedrigt), CEA, CA 72–4, CA 19–9, CA 50.
  - *Stuhluntersuchung:* Okkultes Blut.

Magenkarzinom (ICD: C 16)

- **Ergänzende Untersuchungen:**
  - *Röntgenuntersuchung:* Magen-Darm-Passage mit Barium: Füllungsdefekt, Schleimhautzerstörung, Wandstarre, Stenose?
  - *CT:* Ausdehnung? Peritonealkarzinose? Lebermetastasen?
  - *Laparoskopie mit Peritoneallavage:* Für Zytologie, im Rahmen von präoperativen Chemotherapie-Protokollen.

Differentialdiagnose

- Ulcus ventriculi (s. S. 308).
- Gutartige Magentumoren (s. S. 318).
- Sarkom, insbesondere Leiomyo- und Fibrosarkom (sehr selten).
- Riesenfaltengastritis.
- Karzinom der Umgebung (Pankreas, Kolon, Leber).
- Malignes Lymphom (Hodgkin oder Non-Hodgkin): Selten. Rascheres Wachstum als Magenkarzinom. Oft viel breitflächiger. Fieber!
- B-Zell-Lymphom vom MALT-Typ.

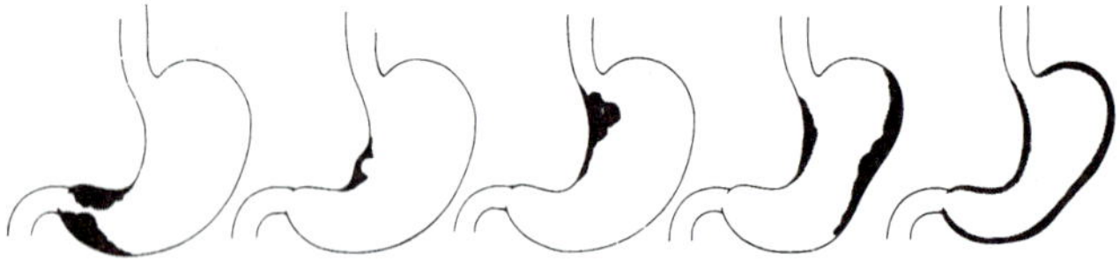

Abb. 84 Typische Formen des fortgeschrittenen Magenkarzinoms.

Konservative und adjuvante Therapie

- **Konservative Therapie:** Palliative Chemotherapie, sofern Beschwerden durch inoperable Tumoren.
- **Adjuvante Therapie:** Präoperative neoadjuvante Chemotherapie im Rahmen von Therapieprotokollen, evtl. Verbesserung der Resektabilität und des Überlebens.

Operative Therapie

- **Indikationen:**
  - Jedes *lokal radikal operable Magenkarzinom* ohne Fernmetastasen bei operablem Patienten! Die radikale Operation ist die einzige kurative Behandlung.
  - *Metastasierendes Karzinom mit Stenosierung oder starker Blutung:* Palliative Resektion, sofern Tumor lokal radikal resezierbar.
  - *Lokal inoperables Karzinom mit Stenose:* Umgehungsoperation.
- **Operationsprinzipien:**
  - *Antrum- und Korpuskarzinom* (gut differenziertes Adenokarzinom, intestinaler Typ): Distale $^{4}/_{5}$-Resektion oder subtotale distale Magenresektion

(s. S. 552) unter Mitnahme von Omentum majus, Omentum minus und evtl. Milz sowie Ausräumung der regionären Lymphknotenstationen; Abstand nach proximal 5 cm. Rekonstruktion nach Billroth II retrokolisch (s. S. 558) oder mit Jejunum-Y nach Roux (s. S. 556), ebenfalls retrokolisch.
- *Frühkarzinom:* Vorgehen analog zum Antrum- und Korpuskarzinom!
- *Funduskarzinom, ausgedehntes oder undifferenziertes (diffuses) Karzinom jeder Lokalisation, Siegelringkarzinom jeder Lokalisation:* Totale Gastrektomie (s. S. 560) unter Mitnahme von Omentum majus, Omentum minus und Milz sowie mit Ausräumen der regionären Lymphknotenstationen (Kompartimente I und II). Bei Infiltration des Pankreas distale Pankreasresektion. Gelegentlich auch Transversumresektion. Rekonstruktion durch Ersatzmagenbildung (s. S. 563).
- *Alternativen:*
  - Inoperable Antrumstenose: Hohe Gastroenterostomie (s. S. 566).
  - Inoperables, stenosierendes, oberes Magenkarzinom: Gastrostomie (s. S. 566) oder Jejunostomie zur Ernährung•
  - Inoperables Funduskarzinom, übergreifend auf die Kardia: Überbrückung der Stenose mit einer Endoprothese.

▶ **Nachbehandlung:**
- *Adjuvante postoperative Chemotherapie:* Nur im Rahmen von Studienprotokollen.
- Diätberatung, Vitamin B_{12}-Substitution.
- *Pneumokokkenimpfung:* Prophylaxe des Splenektomiesyndroms (Overwhelming Post Splenectomy Infection, OPSI-Syndrom, s. S. 199, 387).
- *Nachsorge:* Basisuntersuchung mit Anamnese, klinischer Untersuchung, Leberparameter und Quick; Abdomensonographie (Lebermetastasen?). Durchführung der Kontrolluntersuchungen im 1. postoperativen Jahr vierteljährlich, im 2. postoperativen Jahr halbjährlich, dann bis zum 7. postoperativen Jahr jährlich. Gastroskopie und Endosonographie nur nach subtotaler Resektion, im 1. und 2. postoperativen Jahr halbjährlich, dann jährlich. CT nur bei Rezidivverdacht.
- *Arbeitsunfähigkeit:* Je nach Größe des Eingriffs, des Zustands und Berufs des Patienten 4 – 8 Wochen, nach Gastrektomie evtl. länger.

Prognose

▶ **Operationsletalität:**
- *Distale $^4/_5$-Resektion oder subtotale distale Magenresektion:* < 5 %.
- *Gastrektomie:* < 10 %.

▶ **5-Jahres-Heilungsrate:**
- *In Abhängigkeit von der Art des Eingriffs:*
  - Distale $^4/_5$-Resektion oder subtotale distale Magenresektion: 25 – 30 %.
  - Gastrektomie: Etwa 20 %.
- *In Abhängigkeit von Infiltrationstiefe und Lymphknotenbefall:*
  - T_1: 85 %.
  - T_2: 50 %.
  - N- (alle T): 50 %.
  - N+ (alle T): 10 %.
- *Frühkarzinom ohne/mit Lymphknotenmetastasen:* 95 %.

Wandel der Magenchirurgie

- **Wandel der Magenchirurgie in den letzten 25 Jahren:**
  - *Therapie bei Ulkusleiden:* Die früher beim Ulkusleiden angewandte Magenresektion wurde durch die Vagotomie ersetzt (Elektivoperation: proximale selektive Vagotomie, Notfalloperation: trunkale Vagotomie). Die Inzidenz der Ulzera nahm in den hochzivilisierten Ländern kontinuierlich ab. Die schweren, komplizierten Ulzera mit Stenose und Vernarbung verschwanden fast vollständig. Im letzten Jahrzehnt führten die Erfolge der medikamentösen Ulkustherapie und damit im Zusammenhang die Erkenntnisse der Rolle des Helicobacter in der Ulkusgenese dazu, daß die operative Indikation weitgehend auf die Notfallsituation (Blutungen und insbesondere Perforationen) eingeengt wurde.
  - *Therapie bei Magenkarzinom:* Für das Karzinom wird heute im Gegensatz zu früher häufiger die Gastrektomie angewandt als die klassische $^3/_4$- oder $^4/_5$-Resektion.
  - Einen weiteren Wandel hat die *minimal invasive Chirurgie* gebracht. Perforationen werden heutzutage vorwiegend laparoskopisch operiert. Auch die Fundoplikatio wegen Refluxösophagitis hat dank der Laparoskopie einen neuen Aufschwung erfahren.
- **Schlußfolgerungen:** Dies alles führt dazu, daß die Magenchirurgie eintöniger geworden ist und die Erfahrung mit Komplikationen und der Umgang mit Indikationen zur Reoperation nicht mehr chirurgisches Allgemeinwissen darstellen.

Komplikationen des operierten Magens

- **Komplikationen der frühen postoperativen Phase (bis 8. Tag):**
  - *Anastomosen- und Nahtinsuffizienzen:*
    - Kleinere Insuffizienzen der Ösophagojejunostomie und des Duodenalstumpfs können bei gut liegender Drainage konservativ behandelt werden und bedürfen keiner Reoperation.
    - Bei Insuffizienzen einer Magennaht (Gastrojejunostomie) oder einer Pyloroplastik ist eine sofortige operative Versorgung notwendig.
  - *Blutungen:*
    - Ursache: Blutungsquellen sind am häufigsten Schleimhautnähte oder zurückgelassene Ulzera.
    - Vorgehen: Die Blutungsursache sollte endoskopisch festgestellt und wenn möglich endoskopisch behandelt werden. Bei massiver oder sich wiederholender Blutung ist die Indikation zur Reoperation gegeben.
  - *Magenwandnekrose:*
    - Ursache: Sehr seltene Komplikation der proximalen selektiven Vagotomie.
    - Symptomatik: Sehr schweres Zustandsbild mit Peritonitis und Schock.
    - Vorgehen: Indikation zur notfallmäßigen Gastrektomie.
- **Mittelfristig auftretende Komplikationen (Wochen bis Monate):**
  - ✓ *Beachte:* Mittelfristig auftretende Komplikationen nach Magenoperation sind meist Folgen einer fehlerhaften Technik bei der Erstoperation!
  - *Fundoplikatioversager:*
    - Ursachen: Zu enge Manschette, irrtümliche Verwendung einer Korpusmanschette, Dislokation bei fehlendem Verschluß der Zwerchfell-Lücke, Teleskop-Phänomen.

  - Vorgehen: Indikation zur Reoperation. Lösen der Manschette, eventuell Neuanlage.
- *Ulkusrezidiv:*
  - Ursachen: Unvollständige Vagotomie, Hypergastrinämie, ungenügende medikamentöse Behandlung.
  - Vorgehen: Indikation zur Reoperation nur dann gegeben, wenn das Ulkusrezidiv nicht medikamentös beherrscht werden kann.
- *Refluxösophagitis:*
  - Ursachen: Entstehung häufig nach proximaler Magenresektion und Ösophagogastrostomie.
  - Prophylaxe: Vermeidung der Durchführung einer proximalen Magenresektion!
- *Syndrom der zuführenden Schlinge (afferent-loop-Syndrom) nach Billroth II-Rekonstruktion:*
  - Ursache: Vorliegen einer Billroth II-Rekonstruktion ohne Fußpunktanastomose.
  - Prophylaxe und Therapie: Enteroenterostomie am Fußpunkt.
- *Syndrom der abführenden Schlinge (efferent-loop-Syndrom) nach Billroth II-Rekonstruktion:* Retentionsmagen durch Stenosierung der abführenden Schlinge im Mesokolonschlitz.
- *Abgeknickte Schlinge nach Y-Roux-Gastroenterostomie:* Prophylaxe und Therapie: Fixation der Anastomose im Mesokolonschlitz.
- *Dumping-Syndrom:*
  - Symptome: Übelkeit, Schwächegefühl, Schwitzen und Durchfall kurze Zeit nach der Nahrungsaufnahme.
  - Ursache: Sturzentleerung des Magens, osmotische Wirkung der unverdauten Nahrung.
  - Therapie: Einhaltung einer Diät.
- *Lokalrezidiv eines Magenkarzinoms:* Dieses ist aufgrund der Metastasierung bei Diagnosestellung meistens nicht mehr lokal operabel. Prophylaxe: Großzügige Indikation zur Gastrektomie.

Spätfolgen eines operierten Ulkusleidens:
- Ulcus pepticum jejuni (s. S. 314).
- *Magenstumpfkarzinom:* Im Restmagen entstandenes Karzinom bei Z. n. Resektion aufgrund eines benignen Leidens vor 15 – 20 Jahren.
  - Ursache: Alkalische Refluxgastritis!
  - Prophylaxe: Y-Roux-Rekonstruktion bei der Erstoperation.
  - Therapie: Operationsindikation (Restgastrektomie) immer gegeben, sofern das Karzinom noch operabel erscheint.

Lebertrauma (ICD: S 36.1)

Grundlagen

- **Ätiologie, Pathogenese:** Häufige Verletzung bei stumpfem oder perforierendem Oberbauch- oder unterem rechtsseitigem Thoraxtrauma. In > 90% sind Begleitverletzungen (Rippenfrakturen, Lungenkontusion, Milzruptur, SHT, Extremitätenverletzungen) vorhanden.
  ✓ *Beachte:* Die isolierte Leberruptur ist eine Rarität!
- **Lokalisation:** Rechter Leberlappen ist in 70% der Fälle, linker Leberlappen in 15% und Leberhilus in 15% der Fälle verletzt.
- **Verletzungsformen:** Oberflächliche, glatte Parenchymeinrisse, Teilabrisse, zentrale Berstungsrupturen, Abriß der Bänderansätze, Lebervenen- und retrohepatischer Kavariß.
  ✓ *Beachte:* Zweizeitige Leberruptur durch subkapsuläre Leberrisse mit sekundärer Perforation in die freie Bauchhöhle und plötzlichem hämorrhagischem Schock nach freiem Intervall von Stunden bis Tagen.

Klinik

- In die rechte Schulter ausstrahlende Schmerzen (Phrenikusreizung).
- Bei massiver Blutung hämorrhagischer Schock.

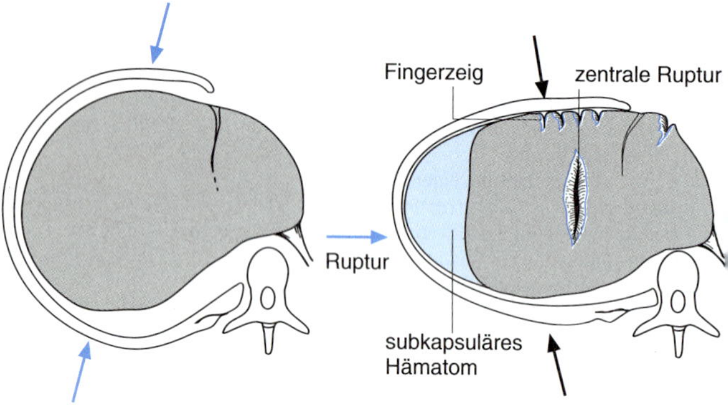

Abb. 85 Das stumpfe Lebertrauma und seine Folgen.

Diagnostik

- **Obligate Untersuchungen:**
  - *Anamnese:* Adäquates Trauma.
  - *Klinische Untersuchung* (s. S. 20): Abwehrspannung im rechten Oberbauch mit Darmparalyse, Flankendämpfung rechts wegen Hämatombildung. Zeichen der inneren Blutung bis zum Volumenmangelschock.
  - *Sonographie:* Freie Flüssigkeit? Leberkontur? Milzkontur?
  - *Röntgenuntersuchung:* Röntgen-Thorax: Rippenfrakturen rechts? Zwerchfellhochstand? Lungenkontusion?

- *Labor:* Blutbild (Hkt-/Hb-Abfall, Leukozytenanstieg auf 20.000–30.000 wegen Peritonealreizung); Gerinnungsstatus.

➤ **Ergänzende Untersuchungen:**
- *CT:* Intraperitoneale Flüssigkeit? Retroperitoneales Hämatom? Ruptur von Leber, Milz, Pankreas, Nieren?
- *Diagnostische Laparoskopie:* Indiziert in unklaren Fällen.

Differentialdiagnose

➤ **Traumatische Magen-, Duodenum-, Dünndarm- und Dickdarmverletzung:** Meist freie Luft unter dem Zwerchfell.

➤ **Traumatische Pankreas- oder Milzverletzung** (s. S. 386): Andere Lokalisation des Lokalbefundes (linker Oberbauch).

➤ **Nierenkontusion:** Evtl. Hämaturie.

➤ **Thoraxverletzung** (s. S. 263): Keine Abdominalsymptomatik, weniger rascher Anstieg der Leukozyten.

Sofortmaßnahmen, konservative und interventionelle Therapie

➤ **Sofortmaßnahmen bei massiver intraabdomineller Blutung:** Notfallmäßige Laparotomie ohne Zeitverlust durch diagnostische Abklärung.

➤ **Konservative Therapie:**
- *Indikation:* Nur bei Patienten mit stabilen Kreislaufverhältnissen und geringer intraabdominaler Blutmenge.
- *Durchführung:* Intensivtherapie, engmaschige Überwachung (Kontrolle von Blutdruck, Hämatokrit, Bauchumfang)!

➤ **Interventionelle Therapie:** Bei gleichzeitig bestehendem Thoraxtrauma Anlage einer Thoraxdrainage (s. S. 61).

Operative Therapie

➤ **Indikationen:**
- Gesicherte Leberruptur mit Blut in abdomine (Sono!).
- Patient mit Verdacht auf Leberruptur und peritonealer Symptomatik im hämorrhagischen Schock.

➤ **Operationsprinzipien:**
- *Laparotomie und Versorgung der Leberverletzung:* Abklemmen des Lig. hepatoduodenale. Gezielte Durchstechungsligaturen von blutenden Gefäßen. Zusätzliche Blutstillung mit Infrarotkoagulator oder Argonbeamer. Tiefe Risse mit durchgreifenden starken Nähten (z. B. Vicrylband) verschließen, wenn nötig filzgestützt.
- Evtl. gleichzeitig *Cholezystektomie* (s. S. 581) zur Prophylaxe der postoperativen steinfreien Cholezystitis. T-Drainage bei Verletzung von größeren Gallengängen.

➤ **Nachbehandlung:**
- Intensivtherapie!
- *Arbeitsunfähigkeit:* Abhängig von der Schwere der Leberverletzung und Begleitverletzungen.

Lebertrauma (ICD: S 36.1)

Prognose

- **Letalität:** Abhängig von der Schwere der Ruptur:
  - Bei zentralen Berstungen, Lebervenenabriß oder retrohepatischem Kavariß etwa 50%.
  - Der Zufallsbefund eines oberflächlichen Parenchymrisses hat keine eigenständige Letalität.
- Im Überlebensfall hinterläßt auch ein großer Parenchymverlust kaum bleibende Nachteile.
- **Spätkomplikationen:** Auftreten nach Wochen und Monaten möglich:
  - Leberabszeß (infiziertes Hämatom).
  - Hämobilie (zentrale Ruptur → arteriobiliäre Fistel).
  - Gallengangsstenose (Narbenstriktur).

Grundlagen

- **Ätiologie und Pathogenese:**
  - *Infektionswege:*
    - Hämatogen über V. portae (früher häufigste Pathogenese): Eitrige Phlebitis nach Appendizitis, Divertikulitis, zerfallendem Kolontumor, Enteritis regionalis, Nabelinfektion u. a.
    - Hämatogen über A. hepatica (sehr selten): Bei Bakteriämie infolge Furunkel, Panaritium, Sinusitis, Tonsillitis u. a.
    - Aszendierend (biliärer Weg): Cholangitische Abszesse, insbesondere bei langdauernder Gallenstauung oder biliodigestiver Fistel.
    - Posttraumatisch: Infektion eines Hämatoms.
  - *Erreger:*
    - E. coli, Klebsiellen, Enterokokken; häufig Mischinfektionen (Darmflora).
    - Heute häufig: Amöbenabszeß, ausgehend von Kolitis durch Entamoeba histolytica (Amöbendysenterie, Amöbenruhr).
  - *Prädisponierende Grunderkrankungen:* Diabetes mellitus, Karzinom, chronischer Alkoholabusus.
- **Lokalisation:** Rechter Lappen häufiger befallen als linker. Solitäre oder multiple Abszesse. Cholangitische Abszesse typischerweise multipel auftretend; Amöbenabszeß unscharf begrenzte, z. T. konfluierende Höhlen.

Klinik

- **Symptome:**
  - Oft Tage bis Wochen oder sogar Monate nach den Symptomen der Ersterkrankung einsetzend; Beginn häufig schleichend.
  - Uncharakteristische Allgemeinsymptome der chronischen Entzündung mit Leukozytose und Fieberschüben, Nachtschweiß, Gewichtsverlust.
  - Schmerzen in der rechten Flanke, oft ausstrahlend in Rücken und Schultern, verstärkt beim Husten und Niesen.
- **Komplikationen:**
  - Ruptur.
  - Gallenstau mit Ikterus.

Diagnostik

- **Obligate Untersuchungen:**
  - *Anamnese:* Reise in die Tropen oder Subtropen? Schwerer Durchfall vor 2 – 3 Wochen? Andere infektiöse Erkrankungen, besonders in abdomine?
  - *Klinische Untersuchung* (s. S. 20):
    - Palpation: Lokale Druckempfindlichkeit, vor allem der Interkostalräume über der Leber sowie des rechten Rippenbogens und der Lebergegend.
    - Perkussion: Leber evtl. vergrößert und klopfdolent.
    - Inspektion: Evtl. Subikterus.
    - Fieber.
  - *Sonographie:* Sicherung der Diagnose, Lokalisation. Rundlich-ovaläre, zu Beginn und bei Amöbiasis auch polyzyklische echoarme, homogene Strukturen. Anfänglich unscharfe Kontur, mit zunehmendem Alter des Abszesses schärfer, evtl. durch echoreiche Kapsel abgesetzt. Amöbenabszeß ohne Kapsel, typischer Randsaum von nekrotischem Lebergewebe.

- *Abszeßpunktion:* Blinde Durchführung gefährlich, unter ultrasonographischer Kontrolle fast gefahrlos. Bakteriologische Untersuchung.
- *Röntgenuntersuchung:* Im Röntgen-Thorax im Stehen evtl. Zwerchfellhochstand und Pleuraerguß rechts.
- *Labor:*
  - Im Differentialblutbild Leukozytose, Linksverschiebung, toxisches Blutbild.
  - Amöbenserologie: Hämagglutinations-Test.

➤ **Ergänzende Untersuchungen:**
- *Röntgenuntersuchung:* In der Abdomenübersichtsaufnahme im Stehen evtl intrahepatischer Flüssigkeitsspiegel durch gasproduzierende Erreger (außerordentlich selten).
- *CT:* Diagnosesicherung, exakte Lokalisation. Bei Amöbenabszeß typische unscharfe Begrenzung (Nekrosezone).
- *Blutkultur:* In 50% der Fälle positiv.

Differentialdiagnose

➤ **Subphrenischer Abszeß:** Flüssigkeitsspiegel direkt unter dem Zwerchfell (Sonographie!).

➤ **Intraabdominale Abszeßbildung nach Operation:** Ausschluß eines intrahepatischen Abszesses mit Sonographie.

➤ Zystische Echinokokkose (s. S. 332).

Konservative und interventionelle Therapie

➤ **Medikamentöse Therapie:** Hochdosierte antibiotische Abschirmung (s. S. 97):
- *Hämatogen-bakterielle und cholangitische Abszesse:*
  - Imipenem (z. B. Zienam) 4× 500 mg/die i. v.
  - Alternativ Ceftazidim (z. B. Fortum) 3× 2 g/die + Metranidazol (z. B. Flagyl) 3× 500 mg/die i. v.
  - ✓ Beachte: Als alleinige Therapie ungenügend (Ausnahme: multiple, kleine Abszesse)! Führt zu Komplikationen, auch in Kombination mit wiederholten Punktionen, oder im besten Fall zur stark verzögerten Heilung → daher immer Drainage (s. u.).
- *Amöbenabszeß:*
  - Metranidazol (z. B. Flagyl) 3× 750 mg p. o. für 10 Tage.
  - Alternativ Ornidazol (z. B. Tiberal) 3× 750 mg p. o. für 10 Tage.
  - Anschließend evtl. Phanquinon (z. B. Entobex, Phanquone) 300 – 400 mg p. o. für weitere 2 – 3 Wochen.

➤ **Interventionelle Therapie:**
- *Indikationen:*
  - Pyogene Abszesse (Ausnahme: multiple, kleine Abszesse).
  - Amöbenabszeß: Nur bei schlechtem Ansprechen auf die medikamentöse Therapie und bei großer, insbesondere perforationsgefährdeter Höhle. Typischer schokoladebrauner Eiter!
- *Durchführung:* Geschlossene transkutane Drainage durch Punktion unter sonographischer Führung. Vorerst Punktion mit einer dicken Kanüle zur Eitergewinnung für Bakteriologie (inkl. Anaerobier!). Anschließend durch den gleichen Kanal Einlegen eines mitteldicken Saugkatheters mit Hilfe eines Führungsspießes.

Operative Therapie

- **Indikationen:**
  - Große multiple oder transkutan nicht zugängliche Abszesse.
  - Keine Besserung der Symptomatik nach 3 – 4 Tagen transkutaner Drainage.
- **Operationsprinzip:** Transperitonealer Zugang; Schnittführung je nach Abszeßlage. Schonendes stumpfes Ausräumen der Höhle. Einlage eines großlumigen Saugspüldrainagekatheters.
- **Nachbehandlung:**
  - Postoperative Weiterführung der Antibiotikatherapie (s. o.).
  - Röntgenologische Kontrolle der Katheterlage durch Kontrastmittelinjektion.
  - *Arbeitsunfähigkeit:* Mehrere Wochen.

Prognose

- **Letalität:** 5 %.
- Prognose des Amöbenabszesses unsicherer als diejenige des pyogenen Abszesses.
- Nach Abheilung des Abszesses resultiert kein bleibender Nachteil.

Leberechinokokkose (ICD: B 67)

Grundlagen

➤ **Ätiologie:** Ausscheidung der Wurmeier durch den Kot von Hunden, Katzen und Füchsen (Wirtstiere). Die Übertragung auf den Menschen erfolgt fäkal-oral. Die geschlüpften Larven gelangen aus dem Darm über die V. portae in die Leber. Auch ein Befall von Lungen und Gehirn über den großen Kreislauf ist möglich.

➤ **Epidemiologie, Infektionswege:**
- *Zystische Echinokokkose* (ICD: B 67.0):
  • Erreger: Echinococcus granulosus, früher auch E. unilocularis; Hundebandwurm.
  • Epidemiologie: Endemisch in den Mittelmeerländern (Griechenland, Algerien, Spanien, Italien).
  • Infektionsweg: Infektion durch Hundekot. Hundebefall in der Schweiz nur 0,2%.
  • Inkubationszeit: Mehrere Jahre.
- *Alveoläre Echinokokkose* (ICD: B 67.5):
  • Erreger: Echinococcus multilocularis; Fuchsbandwurm.
  • Epidemiologie: Endemisch im mitteleuropäischen Alpenvorland (Jura, Bodenseegegend, Bayern, Oberösterreich) sowie Pfalz und Hessen.
  • Infektionsweg: Infektion durch Verzehr von verschmutzten Waldbeeren u. a.
  • Inkubationszeit: Mehrere Jahre bis Jahrzehnte.

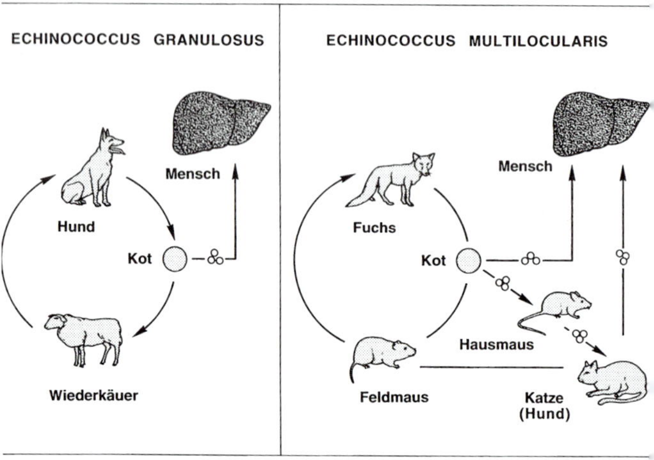

Abb. 86 Lebenszyklus des Echinococcus granulosus und des E. multilocularis.

- **Lokalisation:**
  - *Echinococcus granulosus:* Meist solitäre Zyste in der Leber, Größe bis > 20 cm, expansiv wachsend. In 20–30% hat die Zyste Anschluß an das Gallengangsystem mit Tochterzysten in der Leber oder in den extrahepatischen Gallenwegen. Seltener in Lunge, Milz, Retroperitoneum.
  - *Echinococcus multilocularis:* Befällt infiltrativ einen Teil der Leber und rezidiviert auch nach ausgedehnten Resektionen. Kleinblasig, infiltrativ wachsend.

Klinik

- **Symptome:**
  - Uncharakteristische Beschwerden im rechten Oberbauch.
  - Gelegentlich Fieberschübe, Schüttelfrost.
  - Evtl. rezidivierender Ikterus.
- **Komplikationen:**
  - *Zystische Echinokokkose:* Ruptur, Sekundärinfektion.
  - *Alveoläre Echinokokkose:* Gefäßeinbruch mit Metastasierung.

Diagnostik

- **Obligate Untersuchungen:**
  - *Anamnese:* Endemiegebiet?
  - *Klinische Untersuchung* (s. S. 20):
    - Zystische Echinokokkose: Klinische Untersuchung negativ.
    - Alveoläre Echinokokkose: Vergrößerte Leber, evtl. höckrig, derb.
    - Evtl. Ikterus.
  - *Sonographie:*
    - Zystische Echinokokkose: Entwicklungsbedingt verschiedene sonographische Stufen (s. Tab. 53).
    - Alveoläre Echinokokkose: Inhomogenes komplexes Echomuster mit echoarmen und echoreichen Anteilen; häufig Verkalkungen.
  - *Röntgenuntersuchung:* Abdomenübersichtsaufnahme im Stehen:
    - Zystische Echinokokkose: Kalkschalen.
    - Alveoläre Echinokokkose: Kalkspritzer.
  - *Labor:*
    - Blutbild: Meist geringe Eosinophilie.
    - Serum: Indirekte Immunfluoreszenz, passive Hämagglutination, ELISA (Immunzytologie). 2–3 Tests durchführen, erfaßt 85–90% der Träger!
  - *CT oder MR:* Diagnosesicherung, exakte Lokalisation und Differenzierung:
    - Echinococcus cysticus: Meist solitäre, rundliche, scharf begrenzte Zyste, evtl. mit erkennbaren Tochterzysten im Inneren.
    - Echinococcus alveolaris: Schlecht begrenzte, unregelmäßige Parenchyminfiltration, evtl. mit zentraler Nekrose.
  - *Arteriographie, Kavographie:* Evtl. zur Operationsplanung bei Echinococcus alveolaris (Parasitenverschluß?).

Leberechinokokkose (ICD: B 67)

Tabelle 53 Sonomorphologische Stufen der zystischen Echinokokkose (Einteilung nach Gharbi)

Typ	Sonographischer Befund
1	Rein zystische Läsion, scharf begrenzt mit echoreicher Wand und echofreiem Lumen.
2	Die Parasitenmembran hat sich teilweise von der Wirtskapsel abgelöst und liegt im Lumen aufgerollt, flottierend. Echofreies Lumen und echoreiche, scharf begrenzte Kontur.
3	Septierte Zyste mit Tochterzysten und soliden Anteilen im Zystenlumen.
4	Teils echofreies Lumen, teils evtl. ganz mit echoreichem heterogenem Detritus gefüllte Läsion mit scharfer Begrenzung.
5	Verkalkte Läsion mit echoreichem, bandförmigem Reflex und dorsaler Schallauslöschung.

Differentialdiagnose

- **Pyogener Leberabszeß** (s. S. 329): Echinokokkusserologie negativ, keine Eosinophilie. Oft Anamnese mit eitriger Entzündung in der Abdominalhöhle.
- **Verkalktes Leberhämangiom:** Spezifische Echinokokkusreaktionen fehlen keine Eosinophilie, keine Beschwerden.
- **Subphrenischer Abszeß:** Extrahepatische Lokalisation.
- **Leberzellkarzinom** (s. S. 341): Spezifische Echinokokkusreaktionen fehlen. Meist vergesellschaftet mit Leberzirrhose.

Konservative Therapie

- **Medikamentöse Therapie:**
  - *Indikation:* Insbesondere Nachbehandlung der operierten alveolären Echinokokkose (s. u.).
  - *Durchführung:*
    - Mebendazol (z. B. Vermox, Nemasole), 30–40 mg/kg KG/die p. o. Behandlungsdauer je nach Befund, evtl. unbeschränkt. Kontrolle des Blutspiegels zur optimalen Dosierung. Nebenwirkungen (Haarausfall, Nausea, Leberfermententgleisungen).
    - Alternativ: Albendazol (z. B. Zentel) 2× 5 mg/die p. o.; nach neueren Erkenntnissen wegen konstanterer Resorption bessere Wirkung.

✓ **Beachte:** Eine interventionelle Therapie in Form einer Punktion ist streng kontraindiziert! Gefahr des anaphylaktischen Schocks bei zystischer Echinokokkose, Gefahr der Implantationsmetastasen bei alveolärer Echinokokkose!

Operative Therapie

- **Indikationen:**
  - *Echinococcus cysticus:* Jeder Echinococcus cysticus nach gestellter Diagnose.
  - *Echinococcus alveolaris:*
    - Jeder radikal resezierbare Echinococcus alveolaris.
    - Aufgrund der Möglichkeit der wirkungsvollen medikamentösen Nachbehandlung ist beim Echinococcus alveolaris auch eine nicht ganz radikale Exstirpation in der Regel sinnvoll.
    - Beim inoperablen Echinococcus alveolaris (Infiltration hilärer Gefäße und Gallengänge oder der großen Lebervenen) Eignung zur Lebertransplantation abklären. Indikation aber meist wegen extrahepatischer Ausbreitung nicht gegeben.
- **Operationsprinzipien:**
  - *Zystische Echinokokkose:*
    - Kein Anschluß an die extrahepatischen Gallenwege, keine Tochterzysten: Laparotomie. Eröffnen der Zyste und Ausräumen. Anschließend Enukleation der Zyste (Zystektomie) mitsamt Wirtskapsel (Perizystektomie). Bei zentraler Lage (adhärent an großen Gallengängen oder insbesondere großen Gefäßen) Wirtskapsel belassen. Evtl. Einlage einer Omentumplombe in die Höhle.
    - Anschluß an das Gallenwegssystem: Laparotomie, Cholezystektomie (s. S. 581), Choledochotomie (s. S. 583), Ausspülen der Gallenwege, Einlegen eines T-Drains und Cholangiographie. Enukleation der Zyste mitsamt Wirtskapsel (evtl. belassen, s. o.) und Umstechungsligaturen der Verbindungen zu den ableitenden Gallenwegen mit Dexon 3/0. Evtl. Einlage einer Omentumplombe in die Höhle. T-Drain bis zum Sistieren der Gallesekretion aus dem Wunddrain des Zystenbettes belassen.
  - *Alveoläre Echinokokkose:* Resektion des befallenen Leberabschnittes (s. S. 570).
- **Nachbehandlung:**
  - Bei der alveolären Echinokokkose jahrelange Mebendazol- oder Albendazoltherapie (s. o.) obligat.
  - *Kontrolluntersuchungen:* CT in jährlichen Abständen; Kontrolle der Echinokokkus-Serologie.
  - *Arbeitsunfähigkeit:* 6 – 12 Wochen.

Prognose

- **Zystische Echinokokkose:** Die korrekt operierte zystische Echinokokkose ohne intraoperative Aussaat hat eine gute Prognose.
- **Alveoläre Echinokokkose:** Aufgrund ihres invasiven Wachstums und ihrer enorm hohen Rezidivquote auch nach ausgedehnten Resektionen mit einem Malignom vergleichbar. Die konsequente Nachbehandlung mit Mebendazol (s. o.) vermag jedoch auch nach nicht radikaler Operation das Parasitenwachstum über Jahre zu verhindern. Es kann dabei zu echten Heilungen kommen. Letalität 10 – 14% nach 10 Jahren.

Leberzyste, Zystenleber (ICD: Q 44.6)

Grundlagen

- **Leberzyste:** Angeborene, meist solitäre Zyste mit dünner Wand und serösem Inhalt. Wachstum langsam.
- **Zystenleber:** Angeborene, vererbte Mißbildung. Durchsetzung der ganzen Leber mit unzähligen Zysten von variabler Größe. Oft kombiniert mit adulten Zystennieren, gelegentlich mit Hirnbasisaneurysmen.

Klinik

- **Symptome:**
  - *Leberzyste:* Erst bei beträchtlicher Größe symptomatisch durch Verdrängung umgebender Organe.
  - *Zystenleber:* Manifestation im Erwachsenenalter als Hepatomegalie. Leberinsuffizienz erst nach jahrzehntelangem Verlauf.
- **Komplikationen:** Ruptur, Einblutung, Infektion, Abszedierung.

Diagnostik

- **Obligate Untersuchungen:**
  - *Anamnese:* Zystenleber: Familienanamnese?
  - *Klinische Untersuchung* (s. S. 20): Leber vergrößert, evtl. umschriebene Resistenz.
  - *Sonographie:* Rundlich-ovaläre, glatt begrenzte Raumforderung(en) mit echofreier Binnenstruktur und zarter, echoreicher Wand. Typische dorsale Schallverstärkung. Evtl. Vorwölbung der Leberoberfläche (Zystenleber: Hepatomegalie). Bei Einblutung evtl. Binnenechos. Ggf. zystische Veränderungen von Nieren und Pankreas.
  - *Labor:* Blutchemie und Leberfunktion meistens normal.
- **Ergänzende Untersuchungen:**
  - *CT:* Differentialdiagnose und genaue Lokalisation möglich:
    - Leberzyste:Rundliche, scharf begrenzte Zyste mit zarter Wand.
    - Zystenleber: Leber durchsetzt von zahlreichen, kleinen bis mehrere Zentimeter messenden Zysten.

Differentialdiagnose

- **Leberzyste:** Echinococcus cysticus (s. S. 332).
- **Zystenleber:** Metastasenleber (s. S. 345), Leberzirrhose.

Konservative Therapie

- **Indikation:** Kleine solitäre oder multiple Zysten.
- **Vorgehen:** Regelmäßige sonographische Kontrolle.
- ✓ **Beachte:** Interventionelle Therapie in Form von Punktion und Verödungsversuchen von Leberzysten und Zystenlebern erfolglos, nicht zu empfehlen.

Operative Therapie

- **Indikationen:**
  - *Leberzysten:* Große Solitärzysten (> 10 cm).
  - *Zystenleber:* Bei starken Beschwerden oder Leberinsuffizienz.
- **Operationsprinzipien:**
  - *Leberzyste:* Abtragen der lateralen Wand, in der Regel laparoskopisch. Sehr einfaches, schonendes, risikoarmes minimal invasives Verfahren. Nur in Ausnahmefällen (Zyste auf der Hinterseite des rechten Lappens) Laparotomie.
  - *Zystenleber:* Lebertransplantation. Exstirpation der erkrankten Leber inklusive retrohepatischer V. cava und Ersatz durch ein orthotopes Lebertransplantat.
- **Nachbehandlung:**
  - Nach laparoskopischer Abtragung einer Leberzyste keine spezifische Nachbehandlung notwendig.
  - Nach Lebertransplantation Intensivtherapie.
  - *Arbeitsunfähigkeit:* Abhängig vom Ausmaß des Eingriffs; nach laparoskopischer Abtragung einer Leberzyste 8 – 10 Tage; nach Transplantation mehrere Wochen bis Monate.

Prognose

- Die abgetragene solitäre Leberzyste ist geheilt.
- Nach Lebertransplantation wegen Zystenleber 1-Jahres-Überlebensrate 80 – 85 %.

Leberhämangiom (ICD: D 18.0)

Grundlagen

- **Definition:** Häufigster gutartiger Lebertumor.
- **Ätiologie:** Angeborene Mißbildung.
- **Formen:** Kleine bis stecknadelkopfgroße subkapsuläre Leberhämangiome sind häufig und bedeutungslos. Große kavernöse Hämangiome sind selten. Häufig sonographischer Zufallsbefund.
- **Epidemiologie:** Frauen deutlich häufiger betroffen als Männer. Altersgipfel 30.–60. Lebensjahr.

Klinik

- **Symptome:** Nur große, kavernöse Hämangiome (> 10 cm) sind symptomatisch durch Verdrängung der Umgebung.
- **Komplikation:** Intraabdominale Blutung (große, kavernöse Hämangiome).

Diagnostik

- **Obligate Untersuchungen:**
  - *Klinische Untersuchung* (s. S. 20): Leber vergrößert, evtl. umschriebene Resistenz.
  - *Sonographie:* Glatt begrenzter, runder bis polyzyklischer Herd mit meist homogener echoreicher Echostruktur. Mit zunehmender Größe komplexer mit echoarmen Bezirken und evtl. Verkalkungen.
  - *Labor:* Blutchemie, Leberfunktion meist normal.
- **Ergänzende Untersuchungen:**
  - *CT:* Differentialdiagnose und genaue Lokalisation möglich.
  - *Arteriographie oder MR:* Zur Operationsplanung.

Differentialdiagnose

- Leberkarzinom (s. S. 341).

Operative Therapie

✓ **Beachte:**
  - Eine konservative Therapie gibt es nicht!
  - Eine interventionelle Therapie in Form der arteriellen Embolisation von Hämangiomen ist erfolglos, da in der Regel ein weiteres Wachstum über Kollateralen erfolgt!
- **Operationsindikationen:** Große Leberhämangiome.
- **Operationsprinzip:** Leberresektion: Resektion entlang den durch Gefäß- und Gallengangsarchitektur gegebenen Lappen- und Segmentgrenzen. 5 typische standardisierte Verfahren (s. S. 570).
- **Nachbehandlung:**
  - Intensivtherapie!
  - Siehe Nachbehandlung nach Leberresektion, S. 573.
  - *Arbeitsunfähigkeit:* Abhängig vom Ausmaß des Eingriffs; 4–8 Wochen.

Prognose

- Gut.

Grundlagen

- **Definition, Histopathologie:**
  - *Leberadenom:* Echter gutartiger Tumor der Hepatozyten.
  - *Fokale noduläre Hyperplasie (FNH):* Hamartomähnliche oder reparative Mißbildung mit Hepatozyten, proliferierenden Gefäßen und Gallengängen.
- **Ätiologie:**
  - *Leberadenom:* Vermehrtes Auftreten unter Antikonzeptivaeinnahme, partielle Rückbildung nach Absetzen möglich.
  - *Fokale noduläre Hyperplasie (FNH):* Ursache unklar, nicht häufiger unter Antikonzeptivaeinnahme, jedoch beschleunigtes Wachstum unter diesen Medikamenten; partielle Rückbildung nach Absetzen der Antikonzeptiva deshalb möglich.
- **Epidemiologie:** Vorwiegend Frauen betroffen; beim Adenom > 90%, bei FNH 85%.

Tabelle 54 Morphologische Unterschiede zwischen fokaler nodulärer Hyperplasie und Leberzelladenom

	FNH	Adenom
Zentrale Narbe	+	–
Bindegewebssepten	+	–
Gallengangsproliferate	++	–
Kupffersche Sternzellen	+	–
Gefäße	größere Gefäße peripher und septal	Sinusoide
Zelluläre Atypien	–	(+)
Kapsel	–	+

Klinik

- **Symptome:** In 50% asymptomatisch! In 50% der Fälle schlecht lokalisierte, durch Druck auf umgebende Organe ausgelöste und daher größenabhängige Oberbauchbeschwerden, seltener Inappetenz.
- **Komplikationen:**
  - Bei Leberzelladenom in $^{1}/_{3}$ der Fälle klinische Manifestation durch Ruptur mit Blutung in den Tumor oder intraabdominale Blutung. Typische Differentialdiagnose der intraabdominalen Blutung!
  - Bei Leberzelladenom maligne Entartung möglich!

Leberadenom (ICD: D 13.4), FNH (ICD:K 76.8)

Diagnostik

- **Obligate Untersuchungen:**
  - *Anamnese:* Evtl. unspezifische Oberbauchbeschwerden.
  - *Klinische Untersuchung* (s. S. 20): Positiver Palpationsbefund nur in 20%.
  - *Sonographie:* Solider, glatt begrenzter Herd mit beinahe isoechogener Schalldichte und meist homogener, feinkörniger Textur. Bei FNH gelegentlich typische Radspeichenstruktur (bindegewebige Septen) erkennbar.
  - *Labor:* Bestimmung des α-Fetoproteins (AFP) zur Abgrenzung des Adenoms (negativ) gegen das Leberzellkarzinom.
- **Ergänzende Untersuchungen:**
  - *CT:* Größe, Abgrenzung und Lokalisation. Artdiagnose der FNH in der Regel durch typische Radspeichenstruktur möglich.

Differentialdiagnose

- **Lebertumor:**
  - Leberhämangiom (s. S. 338).
  - Leberzellkarzinom (s. S. 341).
  - Lebermetastase (s. S. 345).
- **Intraabdominale Blutung:**
  - Leberadenom.
  - Leberhämangiom (s. S. 338).
  - Extrauteringravidität.
  - Lienalisaneurysma.
  - Milz-Spontanruptur.

Sofortmaßnahmen, konservative Therapie

- **Sofortmaßnahmen bei intraabdominaler Blutung:** Notfallmäßige Resektion.
- **Konservative Therapie:** Absetzen der Kontrazeptiva bei Adenom.

Operative Therapie

- **Indikationen:**
  - Bei großen Adenomen immer gegeben.
  - Bei kleineren Adenomen, sofern fehlende Rückbildung nach Absetzen der Antikonzeptiva.
  - Große und ungeklärte fokale noduläre Hyperplasie.
  - Klinische Symptome, insbesondere Blutung.
- **Operationsprinzip:** Lebersegmentresektion (s. S. 570).
- **Nachbehandlung**:
  - Entsprechend Leberresektion (s. S. 573).
  - *Arbeitsunfähigkeit:* Nach Resektion 4 – 6 Wochen.

Prognose

- Nach Radikaloperation gut, keine Rezidive.

Grundlagen

- **Einteilung, Histopathologie:**
  - *Leberzellkarzinom (hepatozelluläres Karzinom,* ICD: C 22.0): Von den Hepatozyten ausgehendes Karzinom. Fälschlicherweise Hepatom genannt.
  - *Intrahepatisches Gallengangskarzinom (Cholangiokarzinom,* ICD: C 22.1): Adenokarzinom. Seltener als das Hepatom.
  - *Fibrolamilläres Karzinom:* Sehr seltene Variante des Leberzellkarzinoms. Große, polygonale, neoplastische Leberzellen mit eosinophilem Zytoplasma und reichlicher Septierung durch Bindegewebe. Gelegentlich zentrale Narbe wie bei der fokalen nodulären Hyperplasie.
- **Prädisponierende Faktoren:**
  - *Leberzellkarzinom:*
    - Leberzirrhose: 80% aller Leberzellkarzinome entstehen auf dem Boden einer alkoholischen oder hepatitischen Zirrhose, evtl. multifokal. > 10% der Zirrhotiker entwickeln innerhalb von 10 Jahren ein hepatozelluläres Karzinom.
    - Hepatitis B, C: Bei Patienten mit Leberzellkarzinomen ohne vorher bestehende Zirrhose ist z. T. die Hepatitis-B- oder -C-Serologie positiv.
    - Aflatoxine (Aspergillus flavus).
    - Selten: Androgene (Anabolika), Vinylchloridexposition, Hämochromatose.
  - *Fibrolamelläres Karzinom:* Nicht bekannt; jedoch nicht mit Leberzirrhose assoziiert.
- **Epidemiologie**: Das Leberzellkarzinom ist der häufigste primäre Lebertumor. Im Vergleich zu Asien und Afrika (dort häufigstes Karzinom überhaupt), in Mitteleuropa relativ selten, 8,5 Männer pro 100.000 Einwohner und Jahr sowie 2,5 Frauen pro 100.000 Einwohner und Jahr betroffen. Der Altersgipfel liegt bei 50 Jahren.
- **Lokalisation:**
  - *Leberzellkarzinom:* Keine Prädilektion.
  - *Cholangiokarzinom:* Häufig zentral gelegen.
  - *Fibrolamelläres Karzinom:* Keine Prädilektion.
- **Metastasierung:** Bevorzugt in Lungen und Knochen.

Tabelle 55 TNM-Stadien des Leberkarzinoms

T = Tumor = Primärtumor	
TIS	Carcinoma in situ
T_0	Kein Anhalt für Primärtumor
T_1	Solitär, ≤ 2 cm, ohne Gefäßinvasion Solitär, ≤ 2 cm, mit Gefäßinvasion
T_2	Multipel, 1 Lappen, ≤ 2 cm, ohne Gefäßinvasion Solitär, > 2 cm, ohne Gefäßinvasion Solitär, > 2 cm, mit Gefäßinvasion

Leberkarzinom (ICD: C 22)

Tabelle 55 Fortsetzung

T = Tumor = Primärtumor	
T_3	Multipel, 1 Lappen, ≤ 2 cm, mit Gefäßinvasion Multipel, 1 Lappen, > 2 cm, mit oder ohne Gefäßinvasion
T_4	Multipel, > 1 Lappen Invasion größerer Äste der V. portae oder Vv. hepaticae
N = Noduli = regionale Lymphknoten	
N_X	Präoperativ nicht zuverlässig bestimmbar
N-	Postoperativ histologisch negativ
N_1	Regionäre Lymphknoten befallen
M = Metastasen = Fernmetastasen	
M_0	Keine Fernmetastasen nachweisbar
M_1	Fernmetastasen inkl. Metastasen in nicht regionalen Lymphknoten
M_X	Metastasen nicht mit adäquaten Mitteln gesucht Metastasenstatus unbekannt

Klinik

- Meist uncharakteristisch. Druckgefühl im Oberbauch, Zunahme des Bauchumfanges, Ikterus.

Diagnostik

- **Obligate Untersuchungen:**
  - *Anamnese:* Krankheitsgefühl, Inappetenz, Gewichtsverlust, Leistungsknick evtl. Oberbauchbeschwerden.
  - *Klinische Untersuchung* (s. S. 20): Evtl. Hepatomegalie, evtl. Ikterus, evtl. Aszites.
  - *Sonographie:* Das Leberzellkarzinom imponiert als meist unscharf begrenzter, runder, bei großer Ausdehnung auch polyzyklischer Herd. Die Echostruktur kann echoreich, isodens oder auch echoarm sein; bei großen Befunden meist komplex mit echoreichen und -armen Anteilen (Einblutungen, zentrale Nekrosen). Häufig zusätzliche zirrhotische Veränderungen.
  - *Ultraschallgesteuerte transkutane Leberpunktion:*
    - Biopsie aus dem Tumor zur histologischen Artdiagnose.
    - Biopsie aus der tumorfreien Leber zum Ausschluß einer Zirrhose.

- *Labor:*
  - Blutchemie, Leberwerte: Meistens normal.
  - Hepatitisserologie.
  - CEA: Ausschluß der Metastase eines kolorektalen Karzinoms.
  - α-Fetoprotein im Serum: Beim Leberzellkarzinom meistens positiv. Beim fibrolamellären Karzinom meist nicht erhöht.
- *CT oder MR:* Lokalisation und Abgrenzbarkeit des Tumors. Restleber normal? Zirrhose?

➤ **Ergänzende Untersuchungen:**
- *Selektive Arteriographie:* Gefäßverdrängung oder pathologische Gefäße? Hinweis zur Artdiagnose; jedoch hierzu kaum mehr verwendet. Nützlich hingegen zur Operationsplanung bei ausgedehnten oder zentralen Karzinomen. Aberrierende arterielle Versorgung?
- *ERCP oder perkutane transhepatische Cholangiographie:* Zur Operationsplanung bei zentralen Karzinomen.

Differentialdiagnose

➤ Lebermetastasen extrahepatischer Primärtumoren (s. S. 345).
➤ Gallenblasenkarzinom (s. S. 358).
➤ Gallengangskarzinom (s. S. 360).
➤ Leberadenom (s. S. 339).
➤ Echinokokkus, insbesondere Echinococcus alveolaris (s. S. 332).
➤ Leberzirrhose, insbesondere grobknotige.
➤ Zystenleber (s. S. 336).
➤ Solitäre Leberzyste (s. S. 336).
➤ Leberhämangiom (s. S. 338).

Konservative und interventionelle Therapie

➤ **Medikamentöse Therapie:**
- Eine *kurative Chemotherapie* existiert nicht.
- Auch Versuche einer *Hormontherapie* (Antiöstrogene u. a.) bisher ohne gesicherte Wirkung.

➤ **Interventionelle Therapie:**
- *Chemoembolisation* von inoperablen Tumoren ist in Entwicklung; gesicherte Resultate stehen noch aus.
- *Alkoholinjektionen* von kleinen Tumoren: Injektion von maximal 50 ml 96%igem Alkohol pro Sitzung unter Sonographiekontrolle in Lokalanästhesie. Prospektive Studien stehen noch aus.
- *Kryochirurgische Zerstörung von Tumorgewebe:* Nach heutigem Stand des Verfahrens ist diese Maßnahme bei Leberzellkarzinom als palliativ anzusehen.

Operative Therapie

➤ **Indikationen:**
- Alle Leberzellkarzinome ohne Leberzirrhose.
- Alle cholangiolären Karzinome, deren Inoperabilität nicht gesichert ist.
- Kleines, solitäres, peripheres Leberzellkarzinom in Zirrhose, dessen Resektion ohne beträchtliche Parenchymopferung möglich ist.

- Kleine Leberzellkarzinome in Zirrhoselebern können eine Indikation zur Lebertransplantation sein, da Resultate wegen Multizentrizität besser als nach Resektion.
- Indikationen zur Lebertransplantation bei inoperablen malignen Tumoren umstritten, da nach Transplantation hohe Rezidiv- und Metastasenrate.

➤ **Operationsprinzip:** Segmentresektion, Lobektomie oder Trisegmentresektion (s. S. 370).

➤ **Nachbehandlung:**
- *Ziel:* Vor allem Therapiekontrolle (mehr als die Rezidivdiagnostik), da die Möglichkeiten einer kurativen Sekundärtherapie kaum gegeben sind.
- *Therapiekontrolle:* CT-Untersuchung halbjährlich.
- *Rezidivdiagnostik:* Regelmäßige Bestimmung des α-Fetoproteins im Serum bei markerpositiven Tumoren (subtiler Parameter).
- *Arbeitsunfähigkeit:* 2 – 4 Monate.

Prognose

➤ **Leberzellkarzinom:** Ungünstig. 5-Jahres-Überlebensrate aller betroffenen Patienten < 10%, nach radikaler Operation 20 – 30%.

➤ **Fibrolamelläres Karzinom:** Nach Radikaloperation bessere Prognose als Leberzellkarzinom.

➤ **Cholangiokarzinom:** Radikale Operabilität seltener möglich als beim Leberzellkarzinom, daher schlechtere Prognose.

Grundlagen

- **Ätiologie, Pathogenese:** Durch hämatogene Aussaat entstandene Sekundärmalignome im Leberfilter:
  - *Portal:* Tumoren des Magen-Darm-Trakts (Magen, Pankreas, Kolon).
  - *Arteriell:* Von fast allen anderen Tumoren, insbesondere Mammakarzinom und Bronchuskarzinom.
- **Häufigkeit:** Am häufigsten sind Metastasen von kolorektalen Karzinomen. Auftreten in 20% synchron, 30–40% metachron nach radikaler Tumorentfernung.
- ✓ **Beachte:** Lebermetastasen bedeuten heute nicht mehr auf jeden Fall Unheilbarkeit!

Klinik

- Entdeckung meist im noch symptomlosen Stadium.

Diagnostik

- **Obligate Untersuchungen:**
  - *Anamnese:* In der Regel ist die vorangegangene Tumoroperation bekannt.
  - *Klinische Untersuchung* (s. S. 20): Evtl. Hepatomegalie, evtl., höckrige Leber palpabel, evtl. Ikterus.
  - *Tumorsuche:* Abklärung des Primärtumors bzw. Untersuchung auf Primärtumorrezidiv nach radikaler Operation:
    - Sonographie des Abdomens.
    - Röntgen-Thorax d.-v. und seitlich.
    - CT oder MR des Abdomens.
  - *Sonographie:* Runde bis polyzyklische, meist gut vom Parenchym abgrenzbare Herde. Echodichte, isodense, echoarme und komplexe Echostrukturen möglich. Häufig echoarmer Randsaum, seltener zentrale, echoarme Nekrose („bull's eye"). Verkalkungen, Gefäßabbrüche oder -verdrängungen, Hepatomegalie und Veränderungen der Leberkontur möglich.
  - *Ultraschall-gesteuerte Feinnadelpunktion:* Zur histologischen Diagnostik.
  - *Labor:*
    - Blutstatus, Bilirubin, alkalische Phosphatase, Transaminasen, Kalzium, Harnstoff, Kreatinin.
    - Tumormarker entsprechend Primärtumor, insbesondere CEA beim kolorektalen Karzinom.
- **Ergänzende Untersuchungen:**
  - *CT oder MR des Abdomens:* Zur Operationsplanung. Angio-CT oder MR mit Kontrastmittel (Gadolinium) der Leber zur Suche nach weiteren Metastasen, insbesondere im anderen Lappen.

Differentialdiagnose

- Primäre Lebertumoren (s. S. 338, 339, 341).
- Zystenleber (s. S. 336).
- Echinokokkose (s. S. 332).
- Leberzirrhose.
- Direktes und lymphogenes Übergreifen eines Magen- oder Pankreaskarzinoms (s. S. 320, 378) auf die Leber (Prognose besonders schlecht!).

Lebermetastasen (ICD: C 78.7)

Konservative und interventionelle Therapie

- **Medikamentöse Therapie:**
  - *Kurativ gezielte Polychemotherapie:* Bei ausgewählten Tumoren (Hodenkarzinom, malignes Lymphom u. a.).
  - *Palliative systemische Chemotherapie:* Indikation abhängig von Beschwerden, Histologie des Primärtumors und extrahepatischer Metastasierung.
  - *Selektive Zufuhr von Chemotherapeutika durch isolierte arterielle Leberperfusion:* Höhere lokale Konzentrationen bei geringeren allgemeinen Nebenwirkungen erreichbar im Vergleich zur systemischen Applikation. Am besten durch chirurgische Implantation eines Leberarterienkatheters, verbunden mit einem subkutanen Reservoir (Port-A-Cath-Systeme). Nachfolgende lokale Chemotherapie ambulant durch Systeme mit tragbaren Pumpen möglich. Durch das Verfahren kann eine längerdauernde Symptomfreiheit und temporäre Rückbildung der Metastasen erreicht werden, nicht jedoch eine Verlängerung des Gesamtüberlebens (s. auch S. 574).
  - ✓ *Beachte:* Auch lange symptomfreie Spontanverläufe möglich!
- **Radiotherapie:** Bei großer Metastasenleber mit großem Kapselspannungsschmerz in 75% Schmerzlinderung durch Bestrahlung mit 30 Gy.
- **Interventionelle Therapie:**
  - *Perkutane Punktion und Alkoholinjektion:* Bei Metastasen wenig erfolgreich.
  - *Kryochirurgische Zerstörung von Metastasen:* Durchführung heute mittels operativer Freilegung der Leber, in Zukunft laparoskopisch mit interventionellem MR. Gilt zur Zeit als die wirkungsvollste lokale Methode.

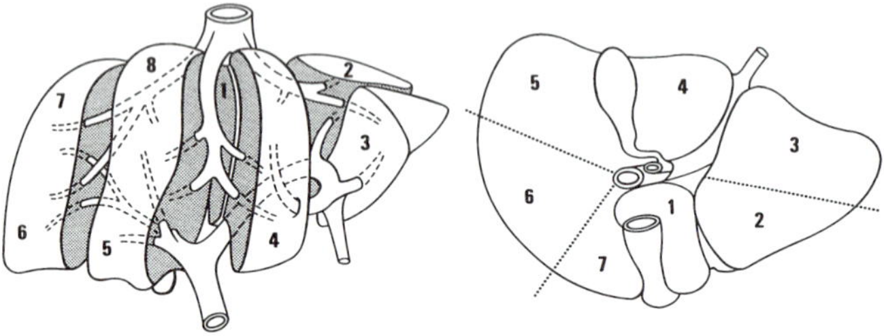

Abb. 87 Segmentanatomie der Leber.

Operative Therapie

- **Indikationen:**
  - Grundsätzlich gegeben, sofern der Allgemeinzustand gut, Primärtumor saniert, Metastasen in anderen Organen gesucht und ausgeschlossen sind und keine nichtoperative kurative Behandlung zur Verfügung steht. Diese Bedingungen sind am häufigsten beim kolorektalen Karzinom erfüllt.
  - Die diffuse Metastasierung eines neuroendokrinen Tumors kann eine Indikation zur Lebertransplantation sein.

- **Operationsprinzipien:**
  - *Kleine Metastasen:* Enukleation oder Keilexzision oder kryochirurgische Zerstörung (s. o.).
  - *Große Metastasen:* Segmentresektion (Abb. 87) oder Lobektomie (s. S. 570).
  - *Vorgehen bei unerwartetem Antreffen einer nicht radikal sanierbaren Situation:* Implantation eines Leberarterienkatheters zur regionären Chemotherapie (s. S. 574).

Prognose

- **Spontan:** Mittleres Überleben ohne Therapie 9 Monate.
- **Bei radikaler Metastasenresektion:** 5-Jahres-Überlebensrate 20%.
- **Bei regionaler Chemotherapie:** Remissionsrate 50–80%, Remissionsdauer ca. 12 Monate.

Cholelithiasis (ICD: K 80)

Grundlagen

- **Ätiologie:** Störung des Lösungsgleichgewichtes der Lebergalle und Motilitätsstörungen der Gallenwege.
- **Prädisponierende Faktoren:**
  - Genetische Disposition.
  - Adipositas.
  - Diabetes mellitus.
  - Alter > 40 Jahre.
  - Hämolytischer Ikterus.
  - Stase und Entzündung in den Gallenwegen.
  - Gravidität.
- **Chemische Zusammensetzung der Gallensteine:** 10% reine Cholesterinsteine, 10% reine Pigmentsteine. 80% gemischte Cholesterinsteine, z.T. auch mit Kalziumkarbonat.
- **Epidemiologie:** Betroffen sind 32% der Frauen und 16% der Männer > 40 Jahre. Die Hälfte der Träger wird einmal symptomatisch.

Klinik

- **Symptome:**
  - *Unkomplizierte Cholelithiasis:* Uncharakteristische Beschwerden (epigastrisches Druckgefühl, Nausea nach dem Essen).
  - *Gallenkoliken:* Pathognomonisch sind krampfartige Schmerzen im rechten Oberbauch mit Ausstrahlung zum rechten Schulterblatt. Evtl. Übelkeit, Fieber bis 38 °C.
- **Komplikationen:**
  - Hydrops der Gallenblase.
  - Cholezystitis.
  - Gallenblasenempyem.
  - Gallenblasenperforation mit Peritonitis.
  - Gallensteinileus.
  - Pankreatitis, Cholangitis.
  - Cholangitische Leberabszesse.
  - Verschlußikterus.
  - Biliäre Leberzirrhose.
  - Im weiteren Sinn auch Gallenblasenkarzinom (in ca. 2% Entartung).

Diagnostik

- **Obligate Untersuchungen:**
  - *Anamnese:* Familienanamnese? Schmerzen? Speisenunverträglichkeit?
  - *Klinische Untersuchung* (s.S. 20): Evtl. Druckdolenz unter dem rechten Rippenbogen, „Murphy-Zeichen“: schmerzhafter Leberunterrand bei Palpation unter tiefer Inspiration.
  - *Labor:* Bilirubin, Transaminasen, LAP, alkalische Phosphatase, Amylase, BSG, Leukozyten.

- *Sonographie:* Gleichzeitig Aussagen über Leber, Gallenwege und Pankreas möglich. Trefferquote 90 – 95 % für Gallenblasensteine. Befund (Konkremente mit einem Durchmesser von ≥ 3 mm nachweisbar): Echoreicher, bogenförmiger Reflex im Gallenblasenlumen, dorsaler Schallschatten, Verschieblichkeit entsprechend der Schwerkraft.

➤ **Ergänzende Untersuchungen:**
- *Röntgenuntersuchung:* In der Abdomenübersichtsaufnahme evtl. Nachweis röntgendichter Steine.
- *i. v.-Cholangiographie oder Infusionscholangiographie:* Nachweis eines Zystikusverschlusses (keine Gallenblasendarstellung bei angefärbten Gallenwegen = Vésicule exclue).
- *ERCP* (s. S. 201): Nur bei gezielter Indikationsstellung (unklare Cholestase, Nachweis von Choledochussteinen, V.a. Pankreaskarzinom).
- *Gastroduodenoskopie:* Indiziert bei nicht ganz typischen Beschwerden (Ausschluß Ulcus ventriculi, Ulcus duodeni).
- *Orale Cholezystographie:* Trefferquote 90 – 95 %; bei Bilirubinwerten < 50 μmol/l nicht aussagekräftig (erniedrigtes Transportmaximum der Leber für Kontrastmittel).

Differentialdiagnose

➤ Cholezystopathie bei steinfreier Gallenblase: Cholesterose (Erdbeergallenblase), Zystitis, septierte Gallenblase (beides sehr selten).
➤ Gastritits, Ulcus ventriculi, Ulcus duodeni (s. S. 308, 311).
➤ Pancreatitis acuta (s. S. 363), Pancreatitis chronica (s. S. 368).
➤ Hepatitis, Leberzirrhose.
➤ Perihepatitis acuta gonorrhoica.
➤ Colon irritabile, Kolonkarzinom.
➤ Nierenkolik.
➤ Lungenembolie, Myokardinfarkt.
➤ Siehe auch Leitsymptom akutes Abdomen (s. S. 183).

Sofortmaßnahmen, konservative und interventionelle Therapie

➤ **Sofortmaßnahmen bei akuter Gallenkolik:**
- *Spasmolyse:*
  - Butylscopolamin (z. B. Buscopan, Bulamin) 20 mg langsam i. v.; ggf. repetitiv.
  - Alternativ Metamizol-Natrium (z. B. Novalgin, Novaldin, Minalgin) 5 ml langsam i. v.
- Nahrungskarenz.

➤ **Konservative Therapie:**
- *Diät:* Fettarme Diät zur Vermeidung des Gallensteinanfalls.
- *Medikamentöse Steinauflösung:*
  - Indikationen: Gewichtige Kontraindikationen für operativen Eingriff, reine (runde), kleine (< 1 cm) Cholesterinsteine in funktionstüchtiger Gallenblase.
  - Vorgehen: Ursodeoxycholsäure (z. B. De-Ursil, Ursofalk, Ursochol) 8 – 10 mg/kg KG (ca. 600 mg)/die p. o. (Einnahme der Hauptdosis abends).
  - Hauptnachteil: Sehr teuer!

Cholelithiasis (ICD: K 80)

- **Interventionelle Therapie:** Extrakorporale Stoßwellenlithotripsie (ESWL): Nur bei großen, inkrustierten Steinen in den Gallenwegen in einigen Fällen indiziert.

Operative Therapie

- **Indikationen:**
  - Jede symptomatische Cholelithiasis, mit Ausnahme von leicht beherrschbaren unkomplizierten Steinleiden von alten Patienten mit kardiopulmonalen Risikofaktoren (NYHA IV).
  - Symptomlose Gallensteine bei jüngeren Patienten.
  - *Komplikationen:* Cholezystitis, Gallenblasenempyem, Perforation, maligne Entartung, Status nach Pankreatitis, Verschlußikterus, Cholangitis, Vésicule exclue, Gallensteinileus mit Cholangitis.
- **Operationsprinzipien:**
  - Laparoskopische Cholezystektomie (s. S. 576).
  - Alternativ: Offene, konventionelle Cholezystektomie: (s. S. 581).
- **Nachbehandlung:**
  - Sofortige Nahrungsaufnahme möglich.
  - *Arbeitsunfähigkeit:* Nach laparoskopischem Eingriff 7 Tage, nach konventioneller Cholezystektomie 14 Tage.

Prognose

- **Letalität:** Bei elektiver Operation sehr gering ($< 0{,}1\,\%$).
- Heilung durch lege artis durchgeführte Operation; eine gewisse Fettintoleranz kann bestehen bleiben.
- **„Postcholezystektomiesyndrom“:** Persistieren oder Wiederauftreten der ursprünglichen Beschwerden trotz Cholezystektomie. Entweder falsche Operationsindikation (die nachgewiesenen Gallensteine waren nicht Ursache der ursprünglichen Beschwerden) oder fehlerhafte Operation. Zahlenmäßig heute sehr gering.

Choledocholithiasis (ICD: K 80.3, K 80.5)

Grundlagen

- **Definition:** Steine im Ductus choledochus und im Ductus hepaticus, entweder zusammen mit Cholezystolithiasis oder (selten) als übersehene Gallensteine nach Cholezystektomie.
- **Ätiologie, Pathogenese:** Konkremente meist aus der Gallenblase stammend, Neubildung an Ort nur bei Stauung oder Fremdkörper (Fadenrest!).

Klinik

- Koliken (s. S. 186) oder dumpfe Schmerzen im rechten Oberbauch mit intermittierendem Stauungsikterus.
- Evtl. intermittierendes Fieber → Cholangitis.

Diagnostik

- **Obligate Untersuchungen:**
  - *Anamnese:* Evtl. Z.n. Cholezystektomie.
  - *Klinische Untersuchung* (s. S. 20): Evtl. Druckdolenz unter dem rechten Rippenbogen oder im Epigastrium; evtl. Ikterus.
  - *Labor:* Bilirubin, Transaminasen, LAP, alkalische Phosphatase, Amylase.
  - *Sonographie:* Steinnachweis in 20 – 30 %, erweiterte Gallengänge in 70 – 80 %. Wegen des geringen Impedanzunterschiedes zwischen Stein und umgebendem Gallengangsgewebe können Reflexion und dorsale Schallschattenbildung wenig ausgeprägt sein.
  - *Cholangiographie* (s. S. 349): Intravenös bei Bilirubin < 50 µmol/l. Bei Ikterus endoskopisch retrograde oder perkutan transhepatische Durchführung.

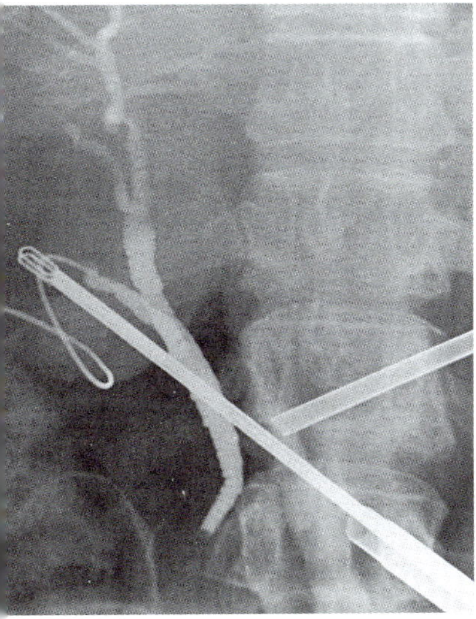

Abb. 88 Intraoperatives Cholangiogramm mit einem präpapillären Gallenstein.

Choledocholithiasis (ICD: K 80.3, K 80.5)

- **Ergänzende Untersuchungen:**
  - *CT:* Bei Caroli-Syndrom: kongenitale, intrahepatische, segmentäre Hepatikuserweiterungen.

Differentialdiagnose

- **Differentialdiagnose der Schmerzen:** Siehe Cholelithiasis, S. 348.
- **Differentialdiagnose des Ikterus:** Siehe Verschlußikterus, S. 200.
- „Postcholezystektomie-Syndrom" (s. S. 350).

Sofortmaßnahmen, interventionelle Therapie

- **Sofortmaßnahmen bei akuter Kolik:** Siehe Cholelithiasis, S. 349.
- **Konservative Therapie:** Keine.
- **Interventionelle Therapie:**
  - Endoskopische Papillotomie und retrograde endoskopische Steinextraktion.
  - *Große, nicht extrahierbare Steine:* Bei liegender, endoskopisch eingelegter Sonde (zur Röntgen-Darstellung) extrakorporale Stoßwellenzertrümmerung der Steine. Anschließend endoskopische Extraktion oder Spontanabgang. Alternative: Laserlithotrypsie.
  - *Bei erschwertem endoskopischem Verfahren* (Zustand nach Billroth II): Perkutane transhepatische Steinextraktion und/oder Steinzertrümmerung mit Laserlithotrypsie oder Stoßwellen.

Operative Therapie

- **Indikationen:**
  - Gallenblase noch vorhanden.
  - Bei Z.n. Cholezystektomie: Fehlschlag der interventionellen Verfahren.
- **Operationsprinzipien:**
  - *Laparoskopische Cholezystektomie* (s. S. 576): Bei vorhandener Gallenblase nach präoperativer endoskopischer Entfernung des Choledochussteines oder mit intraoperativer laparoskopischer Gallengangssanierung (s. S. 580).
  - *Alternativ:* Offene, konventionelle Cholezystektomie mit Gallengangsrevision (s. S. 583).
- **Nachbehandlung:**
  - *Arbeitsunfähigkeit:* Nach laparoskopischem Eingriff 7 Tage, nach konventioneller Cholezystektomie 14 – 21 Tage.

Prognose

- > 98 % der Patienten bleiben beschwerdefrei.
- **Letalität:** Bei offener Gallengangsrevision 0,9 – 1,7 %.

Grundlagen

- **Ätiologie, Pathogenese:**
  - *Cholelithiasis* (ICD: K 80.0): > 90% der Fälle. Primär abakterielle, chemische Entzündung infolge hohen Binnendrucks und Imbibition der Wand mit Galle.
  - *Cholezystitis ohne Steine* (ICD: K 81.0): Selten. Ursächlich ist eine Stase in den Gallenwegen. Auftreten fast ausschließlich als sekundäre Komplikation: Postoperativ, bei Schwerverletzten, nach Verbrennung, nach Massentransfusion, bei Sepsis, bei Schwerkranken. Rasche Progredienz!

Klinik

- **Symptome:**
  - Dumpfe Scmerzen im rechten Oberauch, evtl. Koliken.
  - Übelkeit, Erbrechen.
  - Fieber > 38 °C; evtl. Schüttelfrost.
- **Komplikationen:**
  - Empyem (infolge bakterieller Besiedlung).
  - Perforation.

Diagnostik

- **Obligate Untersuchungen:**
  - *Klinische Untersuchung* (s. S. 20): Druckdolenz im rechten Oberbauch, schließlich Resistenz; evtl. Fieber, leichter Ikterus.
  - *Labor:* Leukozytose, CRP-, BSG-Anstieg, Bilirubin, Transaminasen, alkalische Phosphatase erhöht. Serum- und Urinamylase: Pankreatitis?
  - *Sonographie:*
    - Cholezystitis: Verdickte (> 4 mm) Gallenblasenwand mit verwaschener Kontur, evtl. Wandschichtung. Steinnachweis (s. S. 349).
    - Empyem: Vergrößerte Gallenblase, angefüllt mit grobkörnigem, echoreichem Material (Eiter). Dadurch verschwindet die typische Transparenz.
- **Ergänzende Untersuchungen:**
  - *Röntgenuntersuchung:* Abdomenübersichtsaufnahme: Gas in der Gallenblase? Subphrenische Luft? Ileus?
  - *I.v.-Cholangiographie:* Gallenblase nicht dargestellt. Beweisend!

Differentialdiagnose

- Perforiertes Magen- oder Duodenalulkus (s. S. 308, 311).
- Appendizitis (s. S. 410).
- Lebererkrankung.
- Pancreatitis acuta (s. S. 363).
- Herzinfarkt oder Lungenembolie (selten).

Konservative und interventionelle Therapie

- **Konservative Therapie:**
  - Nahrungskarenz, parenterale Ernährung (s. S. 80); evtl. Magensonde.
  - Keine absolute Bettruhe, sondern Mobilisation, Atemgymnastik.

Cholecystitis acuta (ICD: K 80.0, K 81.0)

  - Antibiotische Abschirmung (s. S. 97): z. B. mit Amoxicillin (Augmentan, Augmentin) 4× 1(–2) g i.v. oder Piperacillin (Pipril) 3–4× 2(–4) g i.v.
  - Thromboembolieprophylaxe (s. S. 100).
- **Interventionelle Therapie:**
  - *Indikationen:*
    - Kontraindikationen zur Operation (Alter, Herzinsuffizienz, schlechter Allgemeinzustand).
    - Therapie der Wahl der akalkulösen Cholezystitis bei operierten oder schwerverletzten Intensivpflegepatienten.
  - *Durchführung:* Perkutane transhepatische Drainage der Gallenblase mit einem Pigtail-Katheter unter sonographischer Kontrolle. Vor Katheterentfernung röntgenologische Überprüfung der Wiederdurchgängigkeit des Ductus cysticus. Bei Steinfreiheit keine Cholezystektomie notwendig!

Operative Therapie

- **Indikationen:**
  - Jede Cholezystitis und deren Komplikationen.
  - Cholezystitis ohne Komplikationen: Indikation zur Frühoperation (innerhalb von 48 Std. nach stationärer Aufnahme), sobald Diagnose gesichert und sofern keine schwerwiegenden Kontraindikationen (Abb. 89).
  - Progredienz der Symptome unter konservativer Therapie (bei Verzicht auf Frühoperation) (Abb. 89).
  - *Notfalloperation:* Hochgradiges Empyem, Perforation, akute Cholangitis, Sepsis, Gallensteinileus (nur Ileus beheben!).

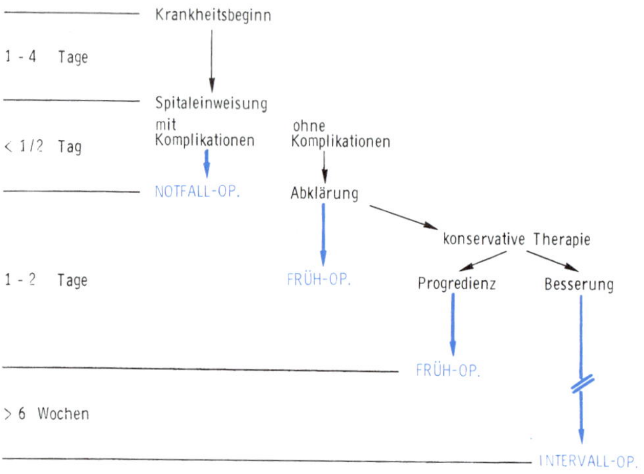

Abb. 89 Zeitlicher Ablauf und Operationszeitpunkte der aktuen Cholezystitis.

- **Operationsprinzipien:**
  - Laparoskopische Cholezystektomie (s. S. 576) und intraoperative Cholangiographie.
  - *Alternative:* Offene, konventionelle Cholezystektomie (s. S. 581).
- **Nachbehandlung:**
  - Kostaufbau bei guter Darmfunktion (Darmgeräusche).
  - Bei Empyem antibiotische Abschirmung, z. B. mit Amoxicillin (Augmentan, Augmentin) 4× 1(–2) g i. v.
  - *Arbeitsunfähigkeit:* Nach laparoskopischem Eingriff 7 – 14 Tage, nach konventioneller Cholezystektomie 14 – 21 Tage.

Prognose

- Ein cholezystitischer Schub klingt unter konservativer Therapie häufig innerhalb von 6 – 8 Tagen ab.
- Nach durchgemachter Cholezystitis besteht immer die Gefahr von erneuten Cholezystitiden mit evtl. Komplikationen. Deshalb bei Verzicht auf eine Frühoperation immer die elektive Cholezystektomie im entzündungsfreien Intervall anstreben, sofern die Kontraindikationen nicht persistieren und überwiegen.
- Die Frühoperation im akuten Schub ist technisch einfacher und von weniger Komplikationen gefolgt als die Intervalloperation.
- **Letalität:** Bei > 70jährigen Patienten ohne operative Sanierung 10 %.

Cholecystitis chronica (ICD: K 81.1)

Grundlagen

- **Definition:** Klinisches Krankheitsbild (nicht zu verwechseln mit der histologischen Diagnose, die viel häufiger, auch bei vielen unkomplizierten Steinleiden gestellt wird): Chronische, schrumpfende Entzündung → Verlust der Funktion Verlust des freien Gallenblasenlumens. Gelegentlich Verkalkung der ganzen Wand: Porzellangallenblase.
- **Ätiologie, Pathogenese:**
  - Fast immer (> 95%) Folge einer Cholelithiasis.
  - *Sonderform:* Typhus-Cholezystitis (Dauerausscheider). Ulzerös, Lumen unverändert, daher unauffällig im Cholangiogramm!

Klinik

- **Symptome:** Meist chronische Beschwerden, gelegentlich Fieberschübe, selten akute Koliken.
- **Komplikationen:**
  - Cholangitis.
  - Biliäre Zirrhose.
  - Pankreatitis.
  - Gallensteinileus.
  - Gallenblasenkarzinom.

Diagnostik

- **Obligate Untersuchungen:**
  - *Klinische Untersuchung* (s. S. 20): Druckdolenz im rechten Oberbauch schließlich Resistenz; evtl. Fieber, leichter Ikterus.
  - *Labor:* Leukozytose, CRP-, BSG-Anstieg, Bilirubin, Transaminasen, alkalische Phosphatase erhöht.
  - *Sonographie:* Größe der Gallenblase? Steine (s. S. 349)? Kaliber der Gallenwege?
- **Ergänzende Untersuchungen:**
  - *Cholangiographie* (s. S. 349): Keine Darstellung der Gallenblase (Vésicule exclue).
  - *Röntgenuntersuchung:* Abdomenübersichtsaufnahme: Nur kalkhaltige Steine erkennbar!

Differentialdiagnose

- Wie Cholelithiasis (s. S. 348).
- Gallenblasenkarzinom.

Konservative Therapie

- Keine.

Operative Therapie

- **Indikation:**
  - Jede chronische Cholezystitis.
  - Typhus-Cholezystitis (Dauerausscheider): Operationsindikation in jedem Fall gegeben (auch bei unauffälligem klinischem Befund).
- **Operationsprinzipien:**
  - *Laparoskopische Cholezystektomie mit intraoperativer Cholangiographie* (s. S. 576):
    - ✓ Beachte besonders: Verletzungsgefahr von Ductus hepaticus und A. hepatica wegen Vernarbung und Verziehung, besonders bei primär atypischem Verlauf! Bei unübersichtlichen Verhältnissen laparoskopische Weiterführung nicht erzwingen, sondern Umsteigen auf offene Operation.
  - *Alternative:* Offene, konventionelle Cholezystektomie (s. S. 581).
- **Nachbehandlung:**
  - Siehe S. 350, 579.
  - *Arbeitsunfähigkeit:* Nach laparoskopischer Cholezystektomie 7 Tage, nach offener, konventioneller Cholezystektomie 2 – 3 Wochen.

Prognose

- Nach Cholezystektomie sind die Patienten geheilt und mit Ausnahme einer gewissen Fettunverträglichkeit beschwerdefrei.

Gallenblasenkarzinom (ICD: C 23)

Grundlagen

- **Ätiologie:** Zusammenhang mit chronischen Entzündungen, insbesondere Steinleiden, wahrscheinlich (in 90% mit Gallensteinen). Besonders häufig bei „Porzellangallenblase"). Häufig Zufallsbefund bei Cholezystektomie wegen Cholecystitis chronica.
- **Histopathologie:** Meist Adenokarzinome (80%), seltener Plattenepithelkarzinome.
- **Epidemiologie:** Seltener Tumor. Verhältnis Frauen : Männer 4 : 1.
- **Metastasierung:** Lymphogen (25%), hämatogen (16%), lokal (34%).
  - *Korpuskarzinom:* Frühe lokale Infiltration der Leber.
  - *Kollumkarzinom:* Frühe lymphogene Metastasierung in Lymphknoten des Lig. hepatoduodenale.
  - *Funduskarzinom:* Späte Metastasierung.

Klinik

- Als Spätsymptome Leistungsknick, Gewichtsabnahme, Stauungsikterus, Anämie, tastbarer Tumor.
- Evtl. dumpfe, rechtsseitige Oberbauchschmerzen.
- ✓ **Beachte:** Bei Diagnosestellung sind bereits 70% aller Patienten inoperabel!
- Gelegentlich als Zufallsbefund oder Nebenbefund bei Cholezystektomie wegen Cholelithiasis entdeckt, z. T. erst in der definitiven histologischen Untersuchung. Gute Prognose, sofern rasch und konsequent reoperiert und die Lebersegmentresektion (s. S. 570) durchgeführt wird.

Diagnostik

- **Obligate Untersuchungen:**
  - *Klinische Untersuchung* (s. S. 20): Evtl. tastbar vergrößerte Gallenblase.
  - *Labor:* Leukozytose, CRP-, BSG-Anstieg, Bilirubin, Transaminasen, alkalische Phosphatase erhöht, CEA.
  - *Sonographie:* Starr verdickte Gallenblasenwand mit breitbasigen Weichteilprotuberanzen in das Lumen; unregelmäßige Form der Gallenblase. 3 sonomorphologische Formen: polypös-exophytisch, plane Wandverdickung, infiltrierend in das Leberbett. Meist Steinnachweis (s. S. 349).
  - *CT:* Morphologischer Befund entsprechend der sonographischen Untersuchung.

Differentialdiagnose

- Differentialdiagnose des Verschlußikterus: Siehe Leitsymptom Ikterus, S. 200.

Sofortmaßnahmen, konservative und interventionelle Therapie

- **Sofortmaßnahmen bei Verschlußikterus:** Perkutane transhepatische Drainage des Gallengangssystems.
- **Konservative Therapie:**
  - Keine wirksame Chemotherapie.
  - Keine Indikation zur konventionellen Röntgentherapie. Neue Strahlentechniken noch in Erprobung: Iridiumimplantate oder Pi Mesonen.

- **Interventionelle Therapie:**
  - *Indikationen:*
    - Inoperables Karzinom.
    - Alte Patienten, bei denen aufgrund der Gesamtsituation die Beschränkung auf eine nicht-operative Palliation am sinnvollsten ist.
  - *Verfahren:* Perkutanes transhepatisches oder endoskopisches Einlegen einer Endoprothese in die Tumorstenose, distales Ende der Prothese in der Regel im Duodenum.

Operative Therapie

- **Indikationen:**
  - Jedes Gallenblasenkarzinom, dessen Inoperabilität nicht gesichert ist.
  - Jedes zufällig in einem Gallenblasenpräparat entdeckte Karzinom.
- **Operationsprinzip:** Leberresektion (s. S. 570).
- **Nachbehandlung:**
  - *Arbeitsunfähigkeit:* 6 – 12 Wochen.

Prognose

- Schlecht, da meist keine kurative Operation möglich.
- 5-Jahres-Überlebensrate $< 3\%$.

Gallengangskarzinom (ICD: C 24. X)

Grundlagen

- **Ätiologie:** Zusammenhang mit chronischen Entzündungen, insbesondere Steinleiden, wahrscheinlich. In der Regel sehr langsam wachsend.
- **Einteilung der Gallengangskarzinome nach Lokalisation:**
  - *Unteres Drittel:* Karzinom im retroduodenalen Abschnitt.
  - *Mittleres Drittel:* Karzinom im Hauptteil des D. choledochus.
  - *Oberes Drittel:* Karzinom kranial des D. cysticus, Hauptlokalisation Hepatikusgabel (= *Klatskin-Tumoren*). Einteilung nach Bismuth:
    - Typ I: Befall des proximalen D. hepaticus communis, Hepatikusgabel selbst tumorfrei.
    - Typ II: Befall des proximalen D. hepaticus communis bis zur Hepatikusgabel.
    - Typ III: Befall der Hepatikusgabel, zumindest auf einer Seite bis in die Leber hinein.
- **Histopathologie:** Meist Adenokarzinome.
- **Epidemiologie:** Seltener Tumor, 2–3 Fälle pro 100.000 Einwohner und Jahr. Verhältnis Männer : Frauen 2–3 : 1.

Tabelle 56 TNM-Stadien des Gallengangkarzinoms

T = Tumor = Primärtumor	
TIS	Carcinoma in situ
T_0	Kein Anhalt für Primärtumor
T_1	T_{1a} Tumor infiltriert Mucosa T_{1b} Tumor infiltriert Muskelschicht
T_2	Tumor infiltriert perimuskuläres Gewebe, jedoch nicht Serosa oder Leber
T_3	Tumor infiltriert Serosa oder ein angrenzendes Organ (2 cm oder weniger in die Leber)
T_4	Tumor infiltriert > 2 cm in die Leber und/oder in 2 oder mehr angrenzende Organe (Magen, Duodenum, Omentum)
N = Noduli = regionale Lymphknoten	
N_0	keine
N_{1a}	Metastasen um Ductus cysticus, pericholedochal und/oder hiläre Lymphknoten
N_{1b}	Metastasen in peripankreatischen, periduodenalen, periportalen oder mesenterialen Lymphknoten
M = Metastasen = Fernmetastasen	
M_0	Keine Fernmetastasen nachweisbar
M_1	Fernmetastasen vorhanden
M_X	Metastasenstatus unbekannt

Klinik

- Meist schmerzlos einsetzender Stauungsikterus.
- Evtl. dumpfe, rechtsseitige Oberbauchschmerzen, Diarrhoe.
- Als Spätsymptome Leistungsknick, Anämie, tastbarer Tumor.

Diagnostik

- **Obligate Untersuchungen:**
  - *Klinische Untersuchung* (s. S. 20): Tastbar vergrößerte Gallenblase („Courvoisier-Zeichen"); häufig Stauungsikterus. Das Karzinom des distalen Choledochus ist klinisch vom Pankreaskopfkarzinom kaum zu unterscheiden (s. S. 378).
  - *Labor:* Leukozytose, CRP-, BSG-Anstieg, Bilirubin, Transaminasen, alkalische Phosphatase erhöht, CEA.
  - *Sonographie:* Echoarme Raumforderung im Lig. hepatoduodenale. Unscharfe Begrenzung des Duktus, in der Regel Cholestase mit erweiterten Gallengängen. Evtl. extraluminale Ausdehnung, Metastasen.
  - *Stuhluntersuchung:* Okkulte Blutung?
  - *Cholangiographie*, perkutan transhepatisch oder endoskopisch retrograd: Lokalisation der Stenose (karottenförmig).
  - *CT oder MR:* Extraluminale Ausdehnung? Metastasen?
- **Ergänzende Untersuchungen:**
  - *Endosonographie:* Nachweis regionärer Lymphknotenmetastasen.

Differentialdiagnose

- Differentialdiagnose des Verschlußikterus: Siehe Leitsymptom Ikterus, S. 200.

Sofortmaßnahmen, konservative und interventionelle Therapie

- **Sofortmaßnahmen bei Verschlußikterus:** Perkutane transhepatische Drainage des Gallengangssystems.
- **Konservative Therapie:**
  - Keine wirksame Chemotherapie.
  - Keine Indikation zur konventionellen Röntgentherapie. Neue Strahlentechniken noch in Erprobung: Iridiumimplantate oder Pi Mesonen.
- **Interventionelle Therapie:**
  - *Indikationen:*
    - Inoperables Karzinom.
    - Alte Patienten, bei denen aufgrund der Gesamtsituation die Beschränkung auf eine nicht-operative Palliation am sinnvollsten ist.
  - *Verfahren:* Perkutanes transhepatisches oder endoskopisches retrogrades Einlegen einer Endoprothese in die Tumorstenose, distales Ende der Prothese in der Regel im Duodenum.

Gallengangskarzinom (ICD: C 24. X)

Operative Therapie

- **Indikation:** Jedes Gallengangskarzinom, dessen Inoperabilität nicht gesichert ist.
- **Operationsprinzipien:**
  - *Distales Choledochuskarzinom:*
    - Kurative Duodenopankreatektomie (s. S. 599) oder
    - Palliative Hepatikojejunostomie (s. S. 589).
  - *Karzinom im terminalen Ductus hepaticus communis oder proximalen Ductus choledochus* (meistens klein, da frühzeitig Ikterus): Resektion (inkl. Cholezystektomie) und Hepatikojejunostomie (s. S. 589).
  - *Hepatikusgabelkarzinom:*
    - In seltenen günstigen Frühfällen Hepatikusgabel-Resektion und Anastomose einer Jejunumschlinge mit den Hepatikus-Segmentästen. Meistens nicht möglich wegen Gefäßinfiltration.
    - Hepatikusgabel-Resektion kombiniert mit Hemihepatektomie links. Erlaubt die bessere Präparation der Gefäße. In wirklichen Ausnahmefällen kann die Operation mit einem kurzstreckigen Gefäßersatz kombiniert werden.
    - Meistens ist nur eine palliative Gallenwegsschienung (s. o.) möglich. Vereinzelte Versuche mit endoluminaler Bestrahlung sind noch ohne schlüssiges Resultat.
  - *Intrahepatisches cholangioläres Karzinom:* Wie Leberzellkarzinom (s. S. 341).
- **Nachbehandlung:** Arbeitsunfähigkeit: 3 – 4 Wochen, nach Leberresektion 6 – 12 Wochen.

Prognose

- Schlecht, da meist keine kurative Operation möglich.
- 5-Jahres-Überlebensrate < 5 %.

Grundlagen

- **Definition, Histopathologie:** Akute diffuse, seltener herdförmige interstitielle Entzündung des Pankreas (Selbstandauung).
- **Ätiologie, Pathogenese:**
  - *Gallensteinleiden* (40%): Bei lithogener Pankreatitis (Gallenstein-Pankreatitis) wird die Pankreatitis durch den Durchtritt des Steins durch die Papille ausgelöst. Im klinisch akuten Stadium und auch bei Autopsien von nekrotisch-hämorrhagischen Fällen ist in den meisten Fällen kein Stein mehr in der Papille nachweisbar. Die Diagnose der lithogenen Pankreatitis beruht auf dem Nachweis von Gallenblasensteinen bei akuter Pankreatitis.
  - *Chronischer Alkoholismus* (30%).
  - *Idiopathisch* (20%): Es ist umstritten und eher unwahrscheinlich, daß die anatomische Variante „Pancreas divisum" (embryologisch fehlende Verschmelzung der beiden Pankreasgänge mit Drainage des Pankreaskorpus durch den Ductus Santorini) einen Teil der idiopathischen Pankreatitiden zu erklären vermag. Die Erklärung ist nur dann akzeptabel, wenn beim Pancreas divisum der Ductus Santorini dilatiert und seine Papille stenosiert ist.
  - *Seltenere Ursachen:*
    - Trauma.
    - Medikamente (z.B. Asparaginase, Tetrazykline, Chlorothiazid, Steroide u.a.).
    - Virale Speicheldrüsenerkrankungen (z.B. Mumps).
    - Hyperparathyreoidismus.
- **Schweregrade:**
  - *Milde Pankreatitis* (ödematöse Pankreatitis, seröse Pankreatitis).
  - *Schwere nekrotisierende Pankreatitis* (hämorrhagisch-nekrotisierende Pankreatitis): Schwerste Form der Pankreatitis, Letalität ohne konsequente Therapie bis zu 90%. Andauung und hämorrhagische Nekrose insbesondere auch des peripankreatischen Fettgewebes und des retroperitonealen Fettgewebes beiderseits lumbal, fleckförmige Fettgewebsnekrose im Mesenterium und Omentum, Gefäßthrombosen.

  ✓ *Beachte:* Morphologisch und klinisch sind alle Übergangsformen möglich!
- **Verlauf:** Einmaliger Schub oder akut-rezidivierend. Prognostisch zu trennen vom akuten Schub einer chronischen Pankreatitis (s. S. 368). Unterscheidung klinisch aber im frühen Krankheitsstadium nicht immer möglich.

Klinik

- **Symptome:**
  - Heftige Schmerzen im mittleren Oberbauch, häufig gürtelförmig in Rücken, Flanke oder Thorax ausstrahlend.
  - Fieber, Gesichtsflush, Tachykardie.
  - Übelkeit, Erbrechen.
- **Komplikationen:** Bei hämorrhagisch-nekrotisierender Pankreatitis Entwicklung eines manifesten septisch-toxischen Schocks mit Herz-Kreislauf-Insuffizienz, respiratorischer Insuffizienz, akutem Nieren- und Leberversagen (Multiorganversagen) möglich.

Pancreatitis acuta (ICD: K 85)

Diagnostik

- **Obligate Untersuchungen:**
  - *Anamnese:* Akute Oberbauchschmerzen, konstant und zunehmend, Fieber Übelkeit. Evtl. Auslösung der Beschwerden durch opulente Mahlzeit (mit Alkohol oder bei Gallensteinen).
  - *Klinische Untersuchung* (s. S. 20):
    - Meteoristisches Abdomen, diffuse Druckdolenz im Oberbauch, Mitte und links, evtl. gürtelförmig. Elastische Bauchdeckenspannung („Gummibauch"); Subileus mit spärlichen oder fehlenden Darmgeräuschen.
    - Evtl. Fieber, Tachykardie, Gesichtsflush.
    - Evtl. Subikterus.
    - Bei schwerer hämorrhagischer Pankreatitis evtl. bläuliche, ekchymotische Hautverfärbungen paraumbilikal (Cullen-Zeichen) oder der Flanken (Grey-Turner-Zeichen).
    - Evtl. Aszites, Pleuraerguß.
  - *Labor:*
    - α-Amylase in Serum und Urin: 2–4fach erhöht (sekundär erniedrigt bei Totalnekrose).
    - ✓ Beachte: Normale Amylasewerte im Serum schließen eine akute Pankreatitis nicht aus! Falsch positive Amylaseerhöhung bei Niereninsuffizienz und durch Medikamente!
    - Lipase: Anstieg zusammen mit der α-Amylase, nach Normalisierung der Amylase meist für einige Zeit weiterhin erhöhte Lipasewerte.
    - Elektrolyte: Serumkalzium: In schweren Fällen erniedrigt.
    - Leukozyten: Typischerweise Leukozytose (oft > 20.000).
    - CRP: Bei seröser Pankreatitis deutlich < 100 mg/dl. Ein Anstieg des CRP > 120 mg/dl ist fast beweisend für nekrotisierende Form.
    - Kreatinin, Harnstoff: Erhöht bei akutem Nierenversagen.
    - Bilirubin, Transaminasen: Evtl. erhöht (Cholestase?).
    - Blutbild: Hämoglobin und Hämatokrit häufig erhöht durch Plasmaverlust. Thrombozytenabfall bei beginnender Sepsis.
    - Blutzucker, Urinzucker: Hyperglykämie bei schweren Formen.
  - *Sonographie* (s. Tab. 57): Schnellste Methode zur initialen lokalen Abklärung und Verlaufskontrolle (Sensitivität der Methode bei Pankreatitis ca. 80%): Pankreas vergrößert, aufgelockert? Flüssigkeit in der Bursa omentalis? Aszites? Gallensteine? Gallenwege gestaut?
  - *Röntgenuntersuchungen:*
    - Abdomenübersichtsaufnahme im Stehen: Evtl. hoher Subileus, Verkalkungen (Verkalkungen pathognomonisch für chronische Pankreatitis!) Gallensteine.
    - Röntgen-Thorax: Beachte Befunde links basal: Evtl. Pleuraerguß, linksseitiger Zwerchfellhochstand, basale Pneumonie, Atelektase. Bei fortgeschrittener hämorrhagisch-nekrotisierender Pankreatitis ggf. Zeichen eines Lungenversagens (ARDS).

Tabelle 57 Sonographische Einteilung der akuten Pankreatitis

Schweregrad	Sonographischer Befund
Grad I: Ödematöse Pankreatitis	Leichte Vergrößerung und Abrundung des Pankreas mit echoarmem, homogenem Parenchymmuster. Die Form des Pankreas ist erhalten, die Konturen erscheinen unscharf und verwaschen. Evtl. schmaler peripankreatischer Flüssigkeitssaum.
Grad II: Limitierte Nekrose	Abgrenzbare echoarme Bezirke innerhalb des Pankreas. Schlechtere Abgrenzbarkeit des Organs gegen die Umgebung. Evtl. echoarme Ödemstraßen retrokolisch und im Bereich der Mesowurzel.
Grad III: Totalnekrose des Pankreas	Nicht mehr abgrenzbares Pankreas mit überwiegend echoarmen, inhomogenen Parenchymveränderungen. Flüssigkeits- und Nekrosestraßen retrokolisch, freie Flüssigkeit in der Bursa omentalis, in der Abdominalhöhle und in der linken Pleurahöhle.

- **Ergänzende Untersuchungen:**
  - *CT:*
    - Initialdiagnose: Beste Methode mit hoher Sensitivität bei klinischem Verdacht auf nekrotisierende Pankreatitis. Durchführung mit Kontrastmittel: Nicht-perfundierte (nekrotische) Areale und Verwischungen der Pankreasgrenzen durch Fettgewebenekrosen der Umgebung bis in den parakolischen Raum; Flüssigkeitsansammlungen.
    - Verlaufskontrolle: Bei ungeklärtem Rückfall, ungeklärtem Fieber: Abszeß in der Pankreasloge? Abszeß retroperitoneal?
  - *Feinnadelpunktion* (Ultraschall- oder CT-gesteuert): Gewinnung von Material zur Bakteriologie bei Sepsis und/oder Verdacht auf infizierte Nekrosen.

Differentialdiagnose

- Akuter Schub einer Pancreatitis chronica (s. S. 368).
- Cholecystitis acuta (s. S. 353). Gallenblasenperforation.
- Choledocholithiasis (s. S. 351).
- Ulcus perforans (s. S. 308).
- Darmperforation.
- Ösophagusspontanruptur (s. S. 283).
- Akute Gastroenteritis.
- Mesenterialinfarkt (s. S. 397).
- Weitere Differentialdiagnosen siehe S. 83.

Pancreatitis acuta (ICD: K 85)

Konservative Therapie

- **Milde, seröse Pankreatitis:**
  - Magensonde (s. S. 68), Ruhigstellung des Magens durch Absaugen.
  - Nahrungskarenz.
  - ZVK-Anlage (s. S. 49), Bilanzierte Infusionstherapie (s. S. 81); Elektrolytkorrektur (s. S. 81); ggf. Korrektur einer Azidose, wenn notwendig.
  - Blasenkatheter (s. S. 72); bei akutem Nierenversagen Diuretika, z. B. Furosemid (Lasix) 250 mg i. v.
  - Procain 2 g/die kontinuierlich i. v. zur Papillenerweiterung.
  - Analgesie, z. B. mit Novalgin 5 ml (2,5 g) i. v.
    ✓ Beachte: Opiate wegen Papillenspasmus kontraindiziert!
  - Ulkusprophylaxe mit Omeprazol (Antra) 2× 40 mg i. v.
- **Schwere (nekrotisierende) Pankreatitis:**
  - Intensivtherapie!
  - Magensonde (s. S. 68), Ruhigstellung des Magens durch Absaugen.
  - Nahrungskarenz.
  - ZVK-Anlage (s. S. 49), Bilanzierte Infusionstherapie (s. S. 80); Parenterale Ernährung (s. S. 89); Elektrolytkorrektur (s. S. 81); ggf. Korrektur einer Azidose wenn notwendig.
  - Volumenersatz: Albumin oder Plasma.
  - Evtl. Kortikosteroide, z. B. Prednisolon 400 mg i. v.
  - Procain 2 g/die kontinuierlich i. v.
  - Antibiotische Abdeckung (Prophylaxe! In infizierten Nekrosen finden sich immer die bekannten Darmkeime), z. B. mit Imipenem (Zienam) 3× 500 mg/die i. v.
  - Blasenkatheter (s. S. 72); bei akutem Nierenversagen Diuretika, z. B. Furosemid (Lasix) 250 mg i. v.; ggf. Hämofiltration.
  - Differenzierte Katecholamintherapie zur Sicherstellung der Organperfusion wenn notwendig (Dopamin, ggf. in Kombination mit Dobutamin; bei persistierender Kreislaufinsuffizienz Gabe von Noradrenalin).
  - Endotracheale Intubation und maschinelle Beatmung bei respiratorischer Insuffizienz.

  ✓ *Beachte:* Somatostatin resp. Somatostatin-Analoga sowie Proteasehemmer sind in diesem Krankheitsstadium ohne erwiesenen Effekt!

Interventionelle Therapie

- ERCP, Papillotomie und Steinextraktion bei der biliären nekrotisierenden Pankreatitis.

Operative Therapie

- **Indikationen:**
  - *Seröse Pankreatitis:* Bei nachgewiesener Cholelithiasis oder Cholangiolithiasis Indikation zur Cholezystektomie und Gallengangsrevision als Frühoperation, sobald die akuten Zeichen (Fieber, Druckdolenz, Amylasenanstieg) verschwunden sind, in der Regel nach 2 – 4 Tagen.

- *Nekrotisierende Pankreatitis:*
  - Akutes Abdomen.
  - Beginnendes Multi-Organversagen trotz maximaler adäquater Intensivtherapie.
  - Sepsis oder Nachweis von infizierten Nekrosen (durch Feinnadelpunktion).
  - Hohlorganperforation (Magen, Duodenum, Colon transversum).
  - Spätverlauf: Auftreten von Fieber, Sepsis und Nachweis von Abszessen in der Pankreasloge parakolisch.

- **Operationsprinzipien:**
  - *Cholezystektomie und Gallenwegsrevision* (s. S. 576, 580): Bei lithogener seröser Pankreatitis.
  - *Pankreasrevision:*
    - Operationszeitpunkt: 10. Tag nach akutem Beginn der Erkrankung, da dann die Nekrosen weitgehend demarkiert sind und die Häufigkeit der Infektion der Nekrosen ab der 2. Woche stark zunimmt.
    - Zugang bei hämorrhagisch-nekrotisierender Pankreatitis: Querer Oberbauchschnitt (s. S. 527).
    - Weites Freilegen der Pankreasloge mit Durchtrennung des Lig. gastrocolicum. Digitales Ausräumen von demarkiertem nekrotischem Gewebe peripankreatisch, im Pankreas und in den retroperitonealen Nekrosestraßen. Cholezystektomie und T-Drainage. Ausgiebige Drainagen und Saugspüldrainage. Keine Resektionen! Keine forcierte Ausräumung von nicht demarkierten Nekrosen! Schonendes Vorgehen, Blutungen vermeiden!
    - Wenn zu einem Zeitpunkt revidiert werden muß, wenn nicht alle Nekrosen demarkiert sind: Tamponade mit Abdrängung des Magens unter den oberen Bauchdeckenrand und des Kolons unter den unteren Rand, oder provisorischer Bauchdeckenverschluß mit Reißverschluß, oder mit Plastiktunnel oder mit durchgreifenden Nähten. Geplante Wiederholungen der Revisionen in ca. zweitägigen Abständen, bevor die infizierten Nekrosen zur Verschlechterung des Zustands führen können. Nach Stabilisierung und Säuberung definitiver Bauchdeckenverschluß.

- **Nachbehandlung:**
  - *Enzymsubstitution:* Bei Nachweis eines definitiven Enzymmangels Substitution eines Pankreasferment-Präparates (z. B. Cotazym forte, Creon, Pankreotanon, Pankreon forte), 3× 2 Kps. zu den Mahlzeiten.
  - ✓ *Beachte:* Die Entwicklung eines Insulinmangel-Diabetes ist auch nach nekrotisierender Pankreatitis selten.
  - *Arbeitsunfähigkeit:* Bei hämorrhagisch-nekrotisierender Pankreatitis 2–6 Monate.

Prognose

- **Lithogene Pankreatitis:** Gute Prognose, sofern das Gallensteinleiden saniert wird.
- **Hämorrhagisch-nekrotisierende Pankreatitis:** Auch unter maximaler konservativer Intensivtherapie hohe Letalität (60–90%). In Kombination mit der operativen Behandlung kann die Letalität auf 20–30% gesenkt werden.

Pancreatitis chronica (ICD: K 86.0, K 86.1)

Grundlagen

- **Definition:** Progredientes, zur Organinsuffizienz und -destruktion führendes zirrhoseähnliches Leiden. Von der akuten Pankreatitis (s. S. 363) streng zu trennendes Krankheitsbild, obwohl die Differenzierung im Frühstadium problematisch und häufig nicht möglich ist.
- **Ätiologie, Pathogenese:**
  - *Chronischer Alkoholismus* (ICD: K 86.0): Wichtigster ätiologischer Faktor (80–90%). Kritische Menge: 60–70 ml Alkohol/die über Jahre. Die Art des Alkohols ist nicht entscheidend.
  - *Idiopathisch* (20%; juvenile Form, senile Form, u. a.).
  - *Seltenere Ursachen:*
    - Familiär.
    - Mukoviszidose.
    - Hyperparathyreoidismus.
    - Gangstenose (reversibel!).
    - Hyperlipidämie.
    - Eiweißmangelernährung (Kwashiorkor).
- **Epidemiologie:** Auftreten überwiegend bei Männern; Altersgipfel 30.–50. Lebensjahr.

Klinik

- **Symptome:**
  - Rezidivierende Schmerzen im Epigastrium, häufig in den Rücken ausstrahlend.
  - Postprandiale Schmerzen, Übelkeit, Erbrechen.
  - Im Spätverlauf Diarrhö, Steatorrhö (exokrine Pankreasinsuffizienz), Diabetes mellitus (endokrine Pankreasinsuffizienz), Kachexie, Schmerzmittelabusus.
  - ✓ *Beachte:* In 10% völlig stumme, schmerzfreie Anamnese, besonders bei den nicht-alkoholischen Formen.
- **Spätfolgen, Komplikationen:**
  - Diabetes mellitus.
  - Malabsorptionssyndrom.
  - Pankreaspseudozysten.
  - Pankreatogener Aszites.
  - Milzvenenthrombose.
  - Duodenalstenose.
  - Cholostase.
  - Chronische, therapieresistente Schmerzen durch entzündliche Infiltration des Perineuriums.

Diagnostik

- **Obligate Untersuchungen:**
  - *Anamnese:* Alkohol-Anamnese sorgfältig aufnehmen. Die Patienten neigen zur Verharmlosung!
  - *Klinische Untersuchung* (s. S. 20):
    - Patient eher mager, zum Teil kachektisch. Zeichen eines chronischen Alkoholismus (z. B. Palmarerythem, Polyneuropathie)?

• Untersuchung des Abdomens: Mittlerer und linker Oberbauch evtl. leicht druckdolent, keine pathologischen Resistenzen.
- *Sonographie:* Im Frühstadium der Erkrankung und im akuten Schub Pankreasvergrößerung, im Spätstadium atrophische Schrumpfung. Mit zunehmender Fibrose unregelmäßigere Konturen, inhomogene, vergröberte Echostruktur. Verkalkungen erscheinen als unregelmäßige, harte Parenchymreflexe, evtl. mit Schallschatten. Dilatierter Ductus pancreaticus (> 3 mm) mit Lumenunregelmäßigkeiten. Evtl. Auftreten von Pankreaspseudozysten (echoarme oder echofreie Raumforderungen im Pankreas).
- *Röntgenuntersuchungen:* Abdomenübersichtsaufnahme, Boxer-, Fechterstellung: Pankreasverkalkungen.
- *Labor:*
  • Amylase und Lipase im Serum: Erhöht im akuten Schub.
  • Glukose-Toleranz-Test: Diabetische Stoffwechsellage.
  • Evtl. laborchemische Zeichen einer Cholestase (s. S. 200).
  • Hyperkalzämie bei bestehendem Hyperparathyreoidismus.
- *Stuhlanalyse:* Trypsin und Chymotrypsin erniedrigt. Neutralfett erhöht.

Ergänzende Untersuchungen:
- *Cholangiogramm:* Steine sprechen gegen eine chronische und für eine akute rezidivierende Pankreatitis.
- *ERCP:* Gangdeformationen, Steine, Stenosen.
- *Pankreozymin-Sekretin-Test:* Pathologisch.

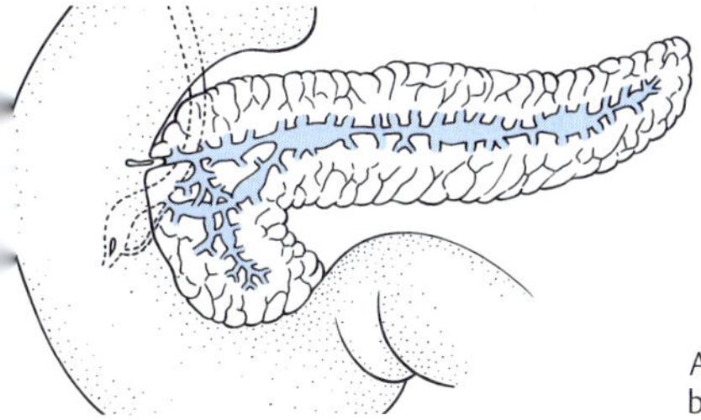

Abb. 90 Ductus pancreaticus bei chronischer Pankreatitis.

Differentialdiagnose

Akute rezidivierende Pankreatitis (s. S. 363).

Pankreaskarzinom (s. S. 378): Verlauf in Einzelfällen ähnlich, klinische Differenzierung dabei sehr schwierig.

Angina abdominalis (s. S. 400).

Pancreatitis chronica (ICD: K 86.0, K 86.1)

Konservative und interventionelle Therapie

➤ **Konservative Therapie:**
- Alkoholabstinenz.
- Eiweißreiche, fettarme, vitaminreiche Kost.
- *Enzymsubstitution:* Substitution eines Pankreasferment-Präparates (z. B. Co tazym forte, Creon, Pankreotanon, Pankreon forte), 3× 2 Kps. zu den Mahlzei ten.
- Schmerzbehandlung (s. S. 164 ff).
- Diabetesbehandlung, wenn nötig.
- *Behandlung eines akuten Schubes:* Wie Pancreatitis acuta (s. S. 363).

➤ **Interventionelle Therapie:**
- ✓ *Beachte:* Die gelegentlich praktizierte endoskopische Behandlung (Erweite rung des Ausführungsgangs mit einem Stent, Ausräumen von Steinen) is nicht sinnvoll, da sie nur sekundäre morphologische Veränderungen angeh und das Grundleiden nicht beeinflussen kann!
- *Pankreas-Blutung:* Angiographische Lokalisation und Embolisation des blu tenden Gefäßes als Notfallmaßnahme.

Operative Therapie

➤ **Indikationen:**
- *Komplikationen:* Große Pseudozyste, Milzvenenthrombose, Cholostase, Duo denalstenose, Ulkusblutung, pankreatogener Aszites, Blutung infolge Arte rienarrosion bzw. Aneurysma spurium.
- Therapieresistente Schmerzen trotz Alkoholabstinenz.
- Kopfpankreatitis (kopfbetonte Pankreatitis mit starker entzündliche Schwellung und Schmerzen, mit oder ohne Gallengangsstenose).
- Verdacht auf Karzinom.

➤ **Operationsprinzipien:**
- *Pseudozyste:* Anastomose des breit eröffneten Gangsystems mitsamt eine breiten Verbindung zur Pseudozyste mit Jejunum (s. S. 592).
- *Milzvenenthrombose:* Splenektomie (s. S. 608).
- *Cholostase:* Biliodigestive Anastomose (s. S. 589).
- *Duodenalstenose:* Lösen der Verwachsungen oder Gastroenterostomie un Vagotomie (s. S. 545, 566).
- *Ulkusblutung:* Vagotomie, Antrektomie und Y-Roux-Rekonstruktion (s. S. 54 552, 556).
- *Pankreatogener Aszites:* Drainage der Pankreasfistel in eine Jejunumschling (s. S. 592).
- *Blutung in die Bauchhöhle oder in den Pankreasgang aus arrodierter Arter bzw. Aneurysma spurium* (meist Arteria lienalis betroffen): Arterienligatu beidseits der Arrosion, evtl. Pankreasschwanz-Resektion. Definitive Verso gung auch indiziert, wenn die Blutung initial durch Embolisation gesti wurde.

- *Therapieresistente Schmerzen bei gleichmäßig verändertem Pankreas* (keine Kopfbetonung):
  - Breite Eröffnung des Pankreasganges und Anastomose mit ausgeschalteter Dünndarmschlinge (Y-Schlinge), evtl. kombiniert mit zöliakaler Ganglionektomie (s. S. 602). Wichtig ist, daß das Gangsystem auf der ganzen Länge eröffnet wird, mit Anschrägen der Inzisionsränder, Ausräumen aller Steine im Hauptgang und Schaffen von breiten Verbindungen zu dilatierten Nebengängen und Pseudozysten. Bei stark geschrumpftem Pankreasschwanz, der für die Anastomose nicht genügend Platz bietet, Pankreasschwanzresektion.
  - Anstelle der zöliakalen Ganglionektomie, kombiniert mit Eingriffen am Pankreas, kann zur reinen Schmerzbekämpfung die thorakoskopische Splanchiektomie erwogen werden. Langzeitresultate bei dieser Indikation fehlen allerdings noch.
- *Kopfpankreatitis:* Duodenumerhaltende Pankreaskopfresektion (s. S. 597). Behebt auch die Cholostase.
- ✓ *Beachte:* Keine totale Pankreatektomie! Der pankreatoprive Diabetes hat eine hohe Letalität im Spätverlauf!

- **Nachbehandlung:**
  - Wie konservative Therapie (s. o.).
  - *Arbeitsunfähigkeit:* Sehr variabel. Neben der Schwere der Erkrankung und einer evtl. Operation abhängig von einer evtl. bestehenden Alkoholabhängigkeit und der individuellen sozialen Situation.

Prognose

- Das Leiden ist meistens progredient und führt auch mit Behandlung und trotz Beheben von Komplikationen zur globalen Pankreasinsuffizienz.
- Alkoholabstinenz ist jedoch auch im fortgeschrittenen Stadium sinnvoll.
- Im Endstadium der schweren Pankreasinsuffizienz („ausgebranntes" Pankreas) in über 50% der Patienten spontanes Verschwinden der Schmerzen.

Pankreaspseudozysten (ICD: K 86.3)

Grundlagen

- **Definition:** Höhlenbildung mit fibrosierter Wandung intra- oder peripankreatisch durch tryptischen Gewebezerfall und/oder Sekretaustritt aus eröffneten Gängen.
  - ✓ *Beachte:* Der Begriff „Pseudozyste" wird (nicht ganz korrekt) auch verwendet für
    - frische Sekretansammlungen und frische Einschmelzungen („unreife Pseudozyste"), die eventuell noch spontan ausheilen können.
    - Duktektasien bei chronischer Pankreatitis, da diese mit den üblichen Untersuchungsmethoden nicht immer abgegrenzt werden können.
- **Ätiologie:**
  - *Akute Pankreatitis* (s. S. 363): Typische Komplikation nach Abheilung einer nekrotisierenden Pankreatitis. Abkapselung von intrapankreatischen oder extrapankreatischen Nekrosen und Sekretaustritten aus dem Pankreas, da auch nach nekrotisierender Pankreatitis immer funktionierendes Pankreasparenchym zurückbleibt.
  - *Chronische Pankreatitis* (s. S. 368): In der Regel intrapankreatische kleine Pseudozysten, gelegentlich schwierig von Duktektasien abgrenzbar.
  - *Pankreastrauma* (s. Abb. 91): Meist stumpfes Bauchtrauma, häufig durch Lenkradaufprall bei Verkehrsunfall (häufig Ruptur über der Wirbelsäule mit sub- oder transkapsulären Parenchymrissen mit oder ohne Eröffnung des Ductus pancreaticus, Kontusionen). Vorkommen insgesamt eher selten. Unerkannte und unbehandelte Pankreasverletzungen führen zur Ausbildung von Pseudozysten und Fisteln. Cave: Übersehen einer Pankreasverletzung aufgrund überlagernder Begleitverletzungen!

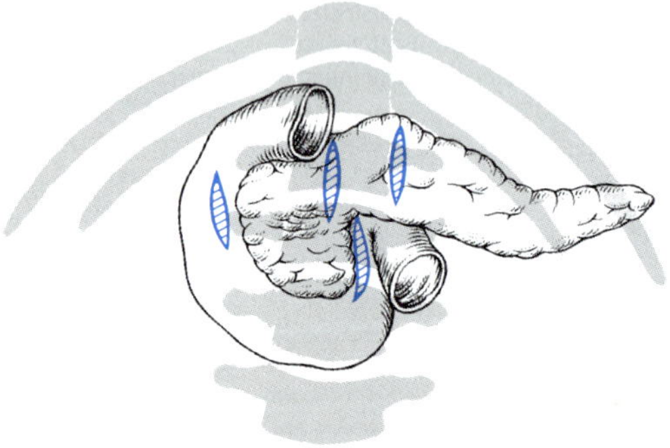

Abb. 91 Typische Lokalisationen der traumatischen Duodenal- und Pankreasrupturen; die Pankreasrupturen können zur Pseudozystenbildung führen.

- **Einteilung nach Lokalisation** (Differenzierung wichtig für die Therapie):
  - *Intrapankreatische Pseudozyste:* Die Zystenwand besteht aus fibrosiertem Pankreasgewebe.

  - *Extrapankreatische Pseudozyste:* Die Wand wird gebildet durch Pankreasoberfläche, Magenhinterwand und andere Organe; selten Ausdehnung bis in den Thorax.
- **Histopathologie:** Pseudozysten sind nicht von Epithel ausgekleidet.
- **Pathogenese:** Tendenz zur Größenzunahme infolge osmotischer Wirkung der Gewebezerfallsprodukte und/oder fortwährendem Sekretaustritt. Ausbildung einer fibrösen Wand infolge Umgebungskompression.

Klinik

- **Symptome:**
  - Schmerzen im Oberbauch (80%).
  - Erhöhte Serumamylase (60%).
  - Gewichtsverlust (33%).
- **Komplikationen:**
  - Stauungsikterus durch Kompression des Ductus choledochus.
  - Magen-Darm-Blutung infolge Durchbruch in den Magen.
  - Milzvenenthrombose.
  - Pankreatogener Aszites infolge Perforation in die freie Bauchhöhle.

Diagnostik

- **Obligate Untersuchungen:**
  - *Anamnese:* Detaillierte Befragung bezüglich durchgemachter akuter oder chronischer Pankreatitis, stumpfem Bauchtrauma, Gallensteinleiden und Alkoholabusus. Bei völlig stummer Anamnese ist eine Pankreas-Pseudozyste unwahrscheinlich und ein Pankreaszystadenom (s. S. 376) wahrscheinlicher.
  - *Klinische Untersuchung* (s. S. 20): Palpation: evtl. Resistenz im Pankreasbereich.
  - *Labor:* Anstieg der Serumamylase.

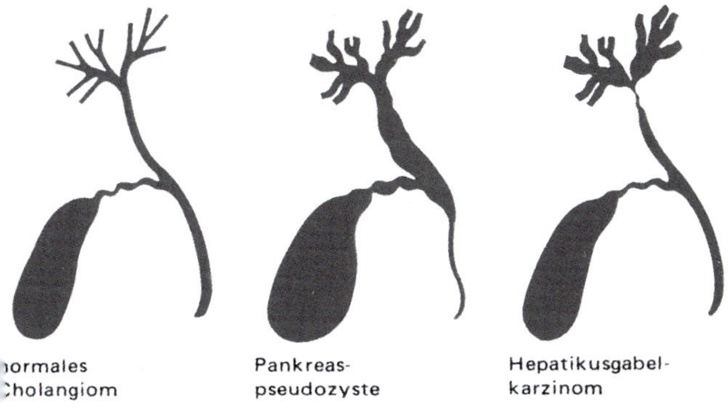

Abb. 92 Cholangiogramm bei Pseudozyste im Pankreaskopf im Vergleich zu normalem Cholangiogramm und Hepatikusgabelkarzinom.

- *Sonographie:* Echoarme oder echofreie Raumforderungen im und um das Pankreas. Größenbestimmung, Lokalisation (ca. 60% in der Pankreasloge, ca. 40% im Bereich ehemaliger Nekrosestraßen).
- *Ultraschallgesteuerte Feinnadelpunktion:* Sekretentnahme.

➤ **Ergänzende Untersuchungen:**
- *Zytologie und CEA-Bestimmung im Punktat:* CEA > 10 ng/ml spricht gegen eine Pseudozyste und für eine echte Zyste (Zystadenokarzinom).
- *CT oder MR:* Leistungsfähigste Methode zur Erfassung der genauen Morphologie und zur Abgrenzung von Pankreaszystadenomen (s. S. 376).
- *ERCP:* Zur Operationsplanung. Anschluß der Pseudozyste an das Gangsystem? Pankreasfistel? Werden bei der ERCP kommunizierende Höhlen nachgewiesen, ist eine Operation innerhalb von 24 Stunden indiziert (mögliche Kontamination!).

Differentialdiagnose

➤ Frische Einschmelzung (unreife Pseudozyste) oder Pankreasabszeß bei akuter (nekrotisierender) Pankreatitis (s. S. 363).
➤ **Pankreaszystadenom** (schleimbildendes Zystadenom): In über 60% maligne (Zystadenokarzinom, s. S. 376).
➤ Pankreaskarzinom mit zentraler Einschmelzung (selten).
➤ Chronische Pankreatitis mit Duktektasien (s. S. 368).

Konservative und interventionelle Therapie

➤ **Konservative Therapie:** Bei ausgebildeter Pseudozyste mit fibröser Wand aussichtslos.
➤ **Interventionelle Therapie:**
- *Indikation:* Nur bei unreifer Pseudozyste, d. h. Sekretansammlung ohne fibröse Wandung sinnvoll.
- *Vorgehen:* Sonographisch gesteuerte Punktion und Entleerung des Hohlraums. Bewirkt Beschleunigung der Ausheilung und verhindert evtl. das Ausbilden einer reifen Pseudozyste.

Operative Therapie

➤ **Indikation:** Jede nachgewiesene Pseudozyste, mit Ausnahme von kleinen, stationären und klinisch stummen Zufallsbefunden.
➤ **Operationsprinzipien:**
- *Intrapankreatische Pseudozyste:*
  - Innere Drainage durch Anastomosierung der eröffneten Pseudozyste mit einer Roux-Y-Schlinge (s. S. 592).
  - In günstigen Ausnahmefällen (Pseudozyste im Pankreasschwanz) distale Pankreasresektion (s. S. 595).
  - Zusatzeingriffe je nach Befund und Grundleiden; insbesondere bei chronischer Pankreatitis Drainage der Pseudozyste mitsamt dem breit eröffneten Gangsystem.
- *Extrapankreatische Pseudozyste:* Drainage der Fistel im Pankreasparenchym mit einer Roux-Y-Schlinge in den Darm und Drainage der so von der Zufuhr abgeschnittenen extrapankreatischen Höhle mit Saug-Spül-Drainage oder Rundgummidrain (s. S. 128) nach außen.

- **Nachbehandlung:**
  - *Therapiekontrolle:* Lokale Kontrolle bei persistierenden oder rezidivierenden Beschwerden mittels Sonographie. Das langsame Verschwinden der Höhle kann so nachgewiesen werden.
  - *Arbeitsunfähigkeit:* Bei elektiver Operation je nach Beruf 4 – 8 Wochen, sofern nicht Folgen des Grundleidens oder von Begleitleiden zu berücksichtigen sind.

Prognose

- Bei korrekter Dekompression und Drainage heilt jede Pseudozyste aus.
- Langzeitprognose vom Grundleiden abhängig.

Pankreaszystadenom (ICD: D 13.6)

Grundlagen

- **Einteilung nach Histopathologie:**
  - *Seröses Zystadenom* (= mikrozystisches Adenom, glykogenreiches Adenom):
    - Benigner, glatt begrenzter Tumor; makroskopisch eher solide imponierend, kleinzystische Schnittfläche.
    - Vorkommen sehr selten, vorwiegend bei älteren Menschen.
  - *Muzinöses Zystadenom:*
    - Runder, zystischer Tumor, lokulär oder multilokulär, Wanddicke wenige Millimeter, Inhalt schleimig. Histologisch von schleimproduzierendem Epithel ausgekleidet.
    - Nur $^1/_3$ benigne, mit fließendem Übergang in das Zystadenokarzinom.
  - *Zystadenokarzinom:*
    - Gleicher makroskopischer Aspekt wie muzinöses Zystadenom.
    - Späte Metastasierung.
- **Häufigkeit:** Zystische Pankreastumoren sind sehr selten (1 – 2% aller Pankreasgeschwülste).

✓ **Beachte:** Wird ein zystisches Gebilde im Pankreas diagnostiziert, ohne daß der Patient anamnestisch ein Ereignis aufweist, das zu einer Pseudozyste hätte führen können (akute Pankreatitis, chronische Pankreatitis, Pankreastrauma) muß immer an das Vorliegen eines zystischen Pankreastumors gedacht werden!

Klinik

- Meistens fehlende Syptomatik.
- In der Regel wird ein gutartiger Pankreastumor im Rahmen einer Routineuntersuchung oder bei Abklärung eines anderen Leidens als unklare, indolente Resistenz bei der Abdomenpalpation oder als sonographischer Zufallsbefund festgestellt.

Diagnostik

- **Obligate Untersuchungen:**
  - *Anamnese:* Meist stumm.
  - *Klinische Untersuchung* (s. S. 20): Palpation: evtl. kugelige Resistenz im Pankreasbereich.
  - *Sonographie:* Runde, evtl. gekammerte Zysten, vorwiegend im Pankreasschwanz lokalisiert. Homogener, echoarmer Zysteninhalt; erkennbare Zystenwand mit einer Dicke von einigen Millimetern. Karzinomverdächtig sind solide, tumoröse Anteile in Zystennähe.
  - *Ultraschallgesteuerte Feinnadelpunktion:* Feststellung des Inhalts.
- **Ergänzende Untersuchungen:**
  - *CT:* Feststellung der genauen Form, Größe und Lokalisation.

Differentialdiagnose

- **Pankreaspseudozyste** (s. S. 372): Differentialdiagnose zum muzinösen Zystadenom und Zystadenokarzinom.
- **Pankreaskarzinom** (s. S. 378): Differentialdiagnose zum serösen Zystadenom.
- **Andere gutartige Pankreasneoplasien** (extrem selten): Onkozytom, Karzinoid, Fibrom, Leiomyom, Lymphangioleiomyom.

Tabelle 58 Differentialdiagnose zystischer Gebilde im Pankreas (Sonographie und/oder CT)

Diagnose	Befund
Eingeschmolzene Nekrose nach akuter Pankreatitis (unreife Pseudozyste)	Inhomogener Inhalt, unscharfe Begrenzung
Pseudozyste	Inhomogener oder homogener Inhalt, erkennbare fibröse Wand
Duktektasien	Klein,ovalär, evtl. multipel
Zystadenom, Zystadenokarzinom	Kugelig, homogener Inhalt, eindeutige Kapsel, evtl. papilläre Auflagerungen
Eingeschmolzenes Karzinom	Dickwandiger, kleiner Hohlraum

Konservative Therapie

- Keine sinnvolle konservative Therapie.

Operative Therapie

- **Indikation:** Immer gegeben, da die Malignität nur histologisch ausgeschlossen werden kann.
- **Operationsprinzip:** Exstirpation in toto, daher je nach Lage distale Pankreasresektion (s. S. 595) oder Duodenopankreatektomie (s. S. 599).
- **Nachbehandlung:**
  - Abhängig von der durchgeführten Operation, nicht vom Grundleiden.
  - *Arbeitsunfähigkeit:* Abhängig von der durchgeführten Operation.

Prognose

- **Seröses Zystadenom:** Prognose abhängig von der Radikalität der Operation.
  - *Nach sicher radikaler Operation* (Tumor auf das Pankreas beschränkt): Prognose gut.
  - *Bei extrahepatischer Ausdehnung* (Mesenterialwurzel): Auftreten von Rezidiven, die jedoch ein sehr langsames Wachstum aufweisen.
- **Muzinöses Zystadenokarzinom:** Nach radikaler Operation eher geringe Wahrscheinlichkeit des späteren Auftretens von Metastasen.

Pankreaskarzinom (ICD: C 25)

Grundlagen

- **Prädisponierende Faktoren:** Nicht bekannt. Ernährungsgewohnheiten, Alkohol, Kaffee und Nikotin wurden diskutiert, Beweise fehlen.
- **Einteilung nach Lokalisation:** Bedeutsam für die Klinik (s. u.)!
  - *Pankreaskopfkarzinom* (ICD: C 25.0): Unter diesem Sammelbegriff werden das duktale Pankreaskarzinom im Kopf, das Karzinom des intrapankreatischen Ductus choledochus und das Papillenkarzinom subsumiert. Wesentlich häufiger als im Korpus oder in der Kauda lokalisierte Karzinome.
  - *Karzinom des Pankreaskorpus* (C 25.1) *und der Pankreaskauda* (C 25.2): Eher selten.
- **Histopathologie**:
  - Ca. 95% Adenokarzinome vom duktalen Typ.
  - In < 5% Azinuszellkarzinome und Zystadenokarzinome.
- **Epidemiologie, Inzidenz:** Verantwortlich für 5% aller Malignom-Todesfälle mit zunehmender Tendenz! 8 – 10 Fälle pro 100.000 Einwohner und Jahr. Männer doppelt so häufig wie Frauen betroffen; Altersgipfel 60.– 70. Lebensjahr.
- **Metastasierung:** Primär in regionäre Lymphknoten sowie retroperitoneal und in die Leber.

Tabelle 59 TNM-Stadien des Pankreaskarzinoms

T = Tumor = Primärtumor	
T_0	Kein Anhalt für Primärtumor
T_1	Tumor limitiert auf Pankreas $T_{1a} \leq 2$ cm $T_{1b} > 2$ cm
T_2	Tumor infiltriert Duodenum, Gallenwege oder peripankreatisches Gewebe
T_3	Tumor infiltriert Magen, Milz, Kolon, angrenzende große Gefäße
N = Noduli = regionale Lymphknoten	
N_0	keine
N_1	Regionale Lymphknoten
M = Metastasen = Fernmetastasen	
M_0	Keine Fernmetastasen nachweisbar
M_1	Fernmetastasen vorhanden
M_X	Metastasenstatus unbekannt

Klinik

- **Pankreaskopfkarzinom:** Aufgrund der engen topographischen Beziehung zu den Gallenwegen in der Regel früher symptomatisch als Tumoren des Pankreaskorpus und der Kauda!
  - 1. Symptom ist in den meisten Fällen der schmerzlose, progrediente Ikterus. Typische und häufige Differentialdiagnose des Verschlußikterus (s. S. 200)!
  - *Allgemeine Begleitsymptome:* Inappetenz, Gewichtsabnahme, evtl. dumpfe abdominelle Schmerzen.
- **Karzinom des Pankreaskorpus und der Pankreaskauda:**
  - Uncharakteristische, evtl. in den Rücken ausstrahlende Schmerzen.
  - ✓ *Beachte:* Dieses Karzinom kann nur durch frühzeitige aggressive Abklärung noch im operablen Zustand erfaßt werden. Permanente Rückenschmerzen sind ein Zeichen der Infiltration in das Retroperitoneum und damit der Inoperabilität!
  - Evtl. Manifestation als rezidivierende Pankreatitis, evtl. mit Duktuserweiterung distal der Tumorstenose oder Pseudozystenbildung.

Diagnostik

- **Obligate Untersuchungen:**
  - *Anamnese:* Rückenschmerzen? Gewichtsabnahme? Schmerzen? Ikterus?
  - *Klinische Untersuchung* (s. S. 20): Bei Pankreaskopf- und Papillenkarzinom ggf. Ikterus, große, indolente Gallenblase („Courvoisier-Zeichen").
  - *Labor:*
    - Sämtliche Parameter inkl. Leberenzyme, Amylase, Lipase.
    - Tumormarker: CEA, CA 19 – 9, CA 50. Vor allem CA 19 – 9 erhöht!
  - *Sonographie* (s. Abb. 93): Keine sonographisch pathognomonischen Veränderungen! Diagnosestellung aufgrund Kombination der genannten diagnostischen Verfahren.
    - Homogen echoarme Raumforderung im Pankreasparenchym mit lokalisierter Auftreibung der Organkontur. Evtl. Invasion umliegender Strukturen.
    - Indirekte sonographische Zeichen: Stauung des Ductus pancreaticus und der Gallengänge, Lebermetastasen, Aszites, Lymphknotenvergrößerungen.
  - *Endosonographie* (Schallkopf im Magen oder Duodenum): Für den geübten Untersucher sehr sensitive Methode zur Erfassung von umschriebenen Pankreasprozessen.
  - *CT oder MR:* Leistungsfähigste Pankreasuntersuchung! Umschriebene Konturveränderungen. Bestimmung der Tumorausdehnung und Feststellung der Resektabilität mittels Angio-CT.
- **Ergänzende Untersuchungen:**
  - *Ultraschallgesteuerte Feinnadelpunktion:* von verdächtigen Stellen.
  - *Perkutane transhepatische Cholangiographie:* Indiziert bei Ikterus.
  - *ERCP:* Beste Methode für papillennahes Karzinom. Biopsie von Papillentumor möglich. Zeigt Verschlüsse und Stenosen des Gangsystems.
  - *Arteriographie* (Zöliakographie, Mesenterikographie): Darstellung pathologischer Gefäße, Gefäßverlagerungen. Wenig sensitiv! Eher zur Operabilitätsbeurteilung als zur Diagnostik geeignet.

Pankreaskarzinom (ICD: C 25)

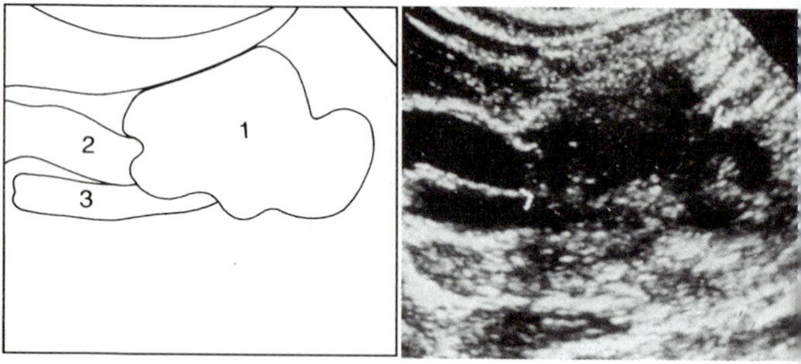

Abb. 93 Pankreaskopfkarzinom, sonographischer Schrägschnitt rechts: 1 Karzinom, 2 Ductus choledochus, 3 Pfortader.

- *Onkogennachweis* (z. B. Ki-ras-Mutation): Für die Routine noch nicht einsetzbar.
- *Probelaparoskopie:* Durchführung nur im Zweifelsfall, kombiniert mit intraoperativer Sonographie.

Differentialdiagnose

- Chronische Pankreatitis (s. S. 368).
- Posttraumatische oder postpankreatitische Pseudozyste (s. S. 372).
- Inselzelltumor (s. S. 382).
- **Muzinöses Pankreas-Zystadenom** (s. S. 376): Schleimhaltig.
- **Seröses Pankreas-Zystadenom** (s. S. 376): Kompaktes Erscheinungsbild, da die Zysten nur eine Größe von wenigen Millimetern aufweisen. Immer benigne.

Sofortmaßnahmen, konservative und interventionelle Therapie

- **Sofortmaßnahmen:**
  - *Indikation:* Verschlußikterus.
  - *Vorgehen:* Sofortige Entlastung durch perkutane transhepatische Gallenwegsdrainage oder endoskopische retrograde Gallenwegsschienung.
- **Strahlentherapie:**
  - *Indikation:* Inoperable Tumoren (palliative Therapie).
  - *Vorgehen:*
    - Perkutane Hochvolttherapie.
    - Neue Strahlenmodalitäten (Pi-Mesonen): Resultatverbesserung durch Metastasierung limitiert.
- **Chemotherapie:** Keine empfehlenswerte Standardtherapie. Die palliativ oder adjuvant gezielte Chemotherapie ist jedoch Gegenstand vieler Studien.
- **Interventionelle Therapie:**
  - *Indikationen:*
    - Kontraindikation zur Operation aufgrund des Allgemeinzustandes.
    - Inoperabilität wegen Infiltrationen und Metastasen.

- *Vorgehen:*
  - Pankreaskopfkarzinom oder Papillenkarzinom: Endoskopische Gallengangsschienung und -drainage.
  - Korpus- oder Kaudakarzinom: Medikamentöse Lyse des Ganglion coeliacum (Instillation von Alkohol, CT-gesteuert), oder thorakoskopische Resektion des N. splanchnicus major (s. S. 371).

Operative Therapie

- **Indikationen:**
  - Jedes bestätigte, operabel erscheinende Pankreaskarzinom.
  - Jeder begründete Verdacht auf Pankreaskarzinom.
- **Operationsprinzipien:**
  - *Operables Kopfkarzinom, Papillenkarzinom, peripapilläres Karzinom:*
    - Duodenopankreatektomie (s. S. 599): En-bloc-Exstirpation von Pankreaskopf und -korpus mitsamt Duodenum. Antrektomie und Vagotomie als Ulkusprophylaxe.
    - Bei lange bestehendem Ikterus mit Leberzellschädigung zunächst perkutane transhepatische Drainage, wenn möglich innere Schienung mit Ableitung ins Duodenum. Radikaloperation nach Besserung der Leberfunktion.
  - *Operables Korpus- oder Kaudakarzinom:* Distale Pankreasresektion (s. S. 595) oder totale Duodenopankreatektomie (s. S. 599).
  - *Lokal inoperables Kopfkarzinom oder Papillenkarzinom:* Biliodigestive Anastomose (s. S. 589), meistens zu kombinieren mit Gastroenterostomie (s. S. 566).
  - *Lokal inoperables Korpus- oder Kaudakarzinom:* Evtl. zöliakale Ganglionektomie (s. S. 602) oder thorakoskopische Resektion des N. splanchnicus major (s. S. 371) zur Schmerzausschaltung.
  - *Inoperables Rezidiv und Metastasen mit therapieresistenten Schmerzen,* insbesondere Rückenschmerzen: Thorakoskopische Resektion des N. splanchnicus major (s. S. 371).
- **Nachbehandlung:**
  - *Therapie bei Malabsorption:* Fettarme Kost, Zufuhr mittelkettiger Triglyceride und magenresistenter Pankreasfermentpräparate (s. S. 370).
  - *Nachsorge:* Regelmäßige klinische Untersuchung. Weitergehende Untersuchungen erst beim Auftreten von Symptomen, da ein Pankreaskarzinomrezidiv nie operabel ist.
  - *Arbeitsunfähigkeit:* Nach Duodenopankreatektomie 2 – 3 Monate.

Prognose

- Letalität der Duodenopankreatektomie < 5 %.
- 5-Jahres-Überlebensrate aller Patienten (unabhängig vom Behandlungsmodus) < 5 %.
- 5-Jahres-Überlebensrate nach R 0-Resektion > 15 %.
- Medianes Überleben aller operierten Patienten ungefähr 1 Jahr.
- Günstigste Prognose bei Papillenkarzinom und periampullärem Karzinom: 5-Jahres-Überlebensrate nach Radikaloperation 20 – 30 %.

Pankreasinselzelltumoren (ICD: C 25.4)

Grundlagen

- **Definition:** Tumoren des endokrinen Pankreas mit unkontrollierter Hormonproduktion.
- **Pathogenese:**
  - *Neuroendokrines System:* Zellen neuroektodermaler Herkunft, welche die Fähigkeit zur Aufnahme von Amin-Vorstufen und Umwandlung in biogene Amine haben. Diese hormonproduzierenden Zellen sind Bestandteil der normalen Pankreasinsel, mit Ausnahme der G-Zellen, welche physiologischerweise nur im Magenantrum gefunden werden, und der ACTH-Zellen.
  - *Formen hormonproduzierender Tumoren:* Pankreasinselzelltumoren sind häufig (zu ca. 80%) endokrin aktiv. Produktion (isoliert oder kombiniert) von Insulin, Glukagon, Gastrin, Vasoactive intestinal polypeptide (VIP), Human pancreatic polypeptide (HPP), Somatostatin, ACTH, Serotonin.
  - *MEN-Syndrome* (multiple endokrine Neoplasien, s. S. 463): Gelegentlich sind die Pankreasinselzelltumoren mit neuroendokrinen Tumoren in anderen Organen kombiniert.
- **Lokalisation:** Meistens im Pankreas, selten extrapankreatisch (Duodenalwand u. a.).
- **Histopathologie:** Solitäre oder seltener multiple Tumoren. Sehr selten diffuse Inselhyperplasie.
- **Dignität:**
  - *Hormonaktive Tumoren:* $^1/_3$ der hormonaktiven Pankreasinselzelltumoren sind maligne, mit hormonproduzierenden Metastasen. Die Gastrinome (→ Zollinger-Ellison-Syndrom) sind zu 60% maligne. In über der Hälfte dieser Fälle liegen bereits bei der Diagnosestellung Metastasen vor.
  - *Hormonell inaktive Tumoren:* Häufiger maligne (60 – 90%).
- **Inzidenz des Insulinoms:** 1 Neuerkrankung pro 100.000 Einwohner und Jahr.
- **Metastasierung:** Regionäre Lymphknoten und Leber.

Klinik

- Siehe Tab. 60.

Diagnostik

- **Obligate Untersuchungen:**
  - *Klinische Untersuchung* (s. S. 20): Siehe Tab. 60.
  - *Spezielle Untersuchungen:* Nachweis der Sekundärfolgen der erhöhten Hormonproduktion:
    - Provozierte Hypoglykämie bei Insulinom.
    - Hohe Magenbasalsekretion mit Hyperchlorhydrie bei Gastrinom (welche sich mit Pentagastrin praktisch nicht mehr verstärken läßt).
    - Hormonbestimmung im Serum mit Radioimmunessay, evtl. nach Provokation.
  - *Sonographie:* Unzuverlässig als alleinige Untersuchungsmethode (kleine Tumoren). Echoarme, rundliche Raumforderungen im Pankreas. Bei malignen Tumoren evtl. Ausläufer, die die Organkontur überschreiten. Evtl. Leber- oder Lymphknotenmetastasen nachweisbar.

Tabelle 60 Endokrin aktive Pankreasgeschwülste und ihr klinisches Erscheinungsbild

Tumor	Häufigkeit (relativ, bezogen auf alle Inselzelltumoren)	Hormon	Syndrom	Symptome
Insulinom	85 %	Insulin	organischer Hyperinsulinismus	Hypoglykämische Anfälle, Bewußtseinsverlust, häufig epileptiform mißgedeutet, Schwitzen, Schwäche, Wesensveränderung.
Gastrinom	5 – 6 %	Gastrin	Zollinger-Ellison-Syndrom	Schwer behandelbare Magendarmulzera, Ulkusrezidive trotz adäquater Therapie, Ulzera an ungewöhnlichen Stellen, wäßrige Durchfälle.
Vipom	3 – 5 %	VIP (Vasoactive Intestinal Polypeptide)	Verner-Morrison-Syndrom	Therapieresistente wäßrige Durchfälle (pankreatogene Cholera), Hypokaliämie, Hypo- bis Achlorhydrie, Adynamie.
Glukagonom	2 %	Glukagon	Glukagonom-Syndrom	Diabetes mellitus, Dermatose (nekrolytisches Ekzem), Anorexie, Glossitis.
Somatostatinom	2 %	Somatostatin	Somatostatinom-Syndrom	Diabetes mellitus, Steatorrhoe, Cholelithiasis.
Karzinoid	< 1 %	Serotonin	Karzinoid-Syndrom	Erst bei Lebermetastasen: Flush, Telangiektasien, Asthma, Zyanose, Diarrhoe, Ödeme.
ACTH-Tumor	< 1 %	ACTH	Morbus Cushing	Stammfettsucht, Vollmondgesicht, Hypertonie, Ödeme.

- *Endosonographie* (Schallkopf im Magen oder Duodenum): Für den geübten Untersucher sehr sensitive Methode zur Erfassung von umschriebenen Pankreasprozessen (bessere Resultate als mit Sonographie oder MR).
- *Perkutane transhepatische Pfortaderkatheterisierung* und selektive, etagengetrennte Venenblutentnahme aus den Pfortaderzuflüssen mit quantitativer Hormonanalyse: Aufwendige, aber mit Abstand zuverlässigste Methode.

➤ **Ergänzende Untersuchungen:**
- *CT:* Häufig negativ (kleine Tumoren, gleiche Dichte wie Pankreas).
- *ERCP:* In den meisten Fällen negativ!
- *Arteriographie* (superselektiv): Gelegentlich positiv; Tumoranfärbung und Darstellung der Gefäßanatomie.
- *^{111}In-Octreotid-Szintigraphie:* Insulinome 60 – 70%, neuroendokrine Tumoren 100% positiv.

Medikamentöse Therapie

➤ **Inoperable oder metastasierende maligne Tumoren:** Streptozotozin (Zytostatikum mit spezifischer Wirkung auf neuoendokrine Zellen) 0,5 g/m^2, 1× pro Woche; bei guter Verträglichkeit Dosissteigerung auf 1 g/m ^{2}, 2× pro Woche; Totaldosis 12 g.

➤ **Zollinger-Ellison-Syndrom:** Behandlung mit Omeprazol (Antra) 3× 40 mg p. o. zur Überbrückung bis zur Operation oder bei hormonproduzierenden Metastasen nach Operation.

Operative Therapie

➤ **Indikationen:**
- Jeder Inselzelltumor ohne Metastasen.
- Inselzelltumor mit Metastasen im Rahmen eines multimodalen Therapiekonzeptes.

➤ **Operationsprinzipien:**
✓ *Beachte:* Intraoperative Sonographie bei jeder Operation!
- *Umschriebenes, gut abgegrenztes und eher oberflächlich liegendes Adenom:* Enukleation.
- *Große oder maligne oder multiple Tumoren:* Pankreasteilresektion, je nach Lage Duodenopankreatektomie (s. S. 599) oder distale Pankreasresektion (s. S. 595).

✓ *Beachte:* Totale Pankreatektomie nur in Ausnahmefällen! Der pankreatoprive Diabetes hat eine hohe Letalität im Spätverlauf!
- *Maligner Tumor mit Metastasen:* Exstirpation des Primärtumors indiziert (günstige Beeinflussung der Krankheit). Evtl. zusätzlich palliative Metastasenexstirpation.

✓ *Beachte:* Die totale Gastrektomie als Behandlungsmethode des Zollinger-Ellison-Syndroms ist überholt, seit der Magen bei hormonproduzierenden Gastrinommetastasen mit Protonenpumpenblockern wie z. B. Omeprazol (Antra) zuverlässig geschützt werden kann!

➤ **Nachbehandlung:**
- Abhängig von der Art der durchgeführten Pankreasoperation: Nachbehandlung nach Duodenopankreatektomie (s. S. 601); Nachbehandlung nach Pankreasschwanzresektion (s. S. 596).
- *Arbeitsunfähigkeit:* 4 – 12 Wochen.

Prognose

- **Benigne Inselzelltumoren:** Die Patienten sind nach Tumorexstirpation geheilt.
- **Metastasierende maligne Inselzelltumoren:** Die Kombination von Operation des Primärtumors (und evtl. der Metastasen) mit Chemotherapie kann zu sehr langen symptomfreien Intervallen führen. Bei hormonell inaktiven Inselzellkarzinomen beträgt die 5-Jahres-Überlebensrate knapp 50%.

Milzruptur (ICD: S 36.0)

Grundlagen

- **Einteilung, Ätiologie, Pathogenese:**
  - *Traumatische Milzruptur* (S 36.0): Meistens durch stumpfes Oberbauchtrauma verursacht. Häufigste intraabdominale Organverletzung! Auch Verletzung durch Schuß oder Stich möglich. Bei stumpfen Traumen finden sich oft gleichzeitig linksseitige Rippenfrakturen.
    ✓ Beachte: Die Milz kann infolge eines Traumas auch zweizeitig rupturieren, d. h. nach einem Parenchymriß ohne Kapselverletzung kommt es zur Ausbildung eines subkapsulären Hämatoms, das Tage oder Wochen nach dem Trauma in die freie Bauchhöhle rupturiert.
  - *Spontane Milzruptur* (= Ruptur durch inadäquates Trauma oder ohne Trauma) bei Splenomegalie (s. S. 196): Leukämien, Morbus Pfeiffer, Malaria, Morbus Gaucher, Typhus, selten bei Gravidität.

Klinik

- **Symptome:**
  - Plötzlicher Schmerz im linken Abdomen, in die Skapula ausstrahlend.
  - Schulterschmerz (Kehr-Zeichen) durch Phrenikusreiz kann Hinweis auf eine Blutung in die freie Bauchhöhle sein. Diagnostisch von geringer Zuverlässigkeit.
  - Ggf. Begleitverletzungen.
- **Komplikationen:** Hämorrhagischer Schock.

Diagnostik

- **Obligate Untersuchungen:**
  - *Anamnese:* Z.n. stumpfem Bauchtrauma oder Thoraxtrauma links? Mit Splenomegalie einhergehende Vorerkrankung?
  - *Klinische Untersuchung* (s. S. 20): Peritoneale Abwehrspannung (Blut im Abdomen), Zeichen der Hypovolämie (Hypotonie, Tachykardie). Begleitverletzungen?
  - *Sonographie* (s. Abb. 94): Homogene, echoarme Raumforderung mit Milzkonturunterbrechung, evtl. freie Flüssigkeit in abdomine, erkennbarer Milzriß Bei subkapsulärer Läsion umschriebene (kappenförmige) Raumforderung.
    ✓ Beachte: Kann bei adäquatem Trauma intraabdominale Flüssigkeit nicht sicher nachgewiesen werden, empfiehlt sich die Durchführung engmaschiger Ultraschallkontrollen (alle 30 – 60 Minuten) innerhalb der ersten Stunden. Durch Umlagerung des Patienten und vermehrte Volumengabe kann eine vorher nicht erkannte Blutung akut exazerbieren!
  - *Labor:*
    - Hb-, Hkt-Abfall.
    - Leukozytenanstieg innerhalb von Stunden bis auf Werte von 20.000 – 30.000/μl.
- **Ergänzende Untersuchungen:**
  - *Peritoneallavage:* Nichtgeronnenes Blut, auch in geringen Mengen, ist beweisend für eine intraabdominale Blutung. Diese Untersuchung wird heute in der Regel nur noch vorgenommen, wenn kein Sonographiegerät zur Verfügung steht.
  - Probelaparoskopie (s. S. 536).

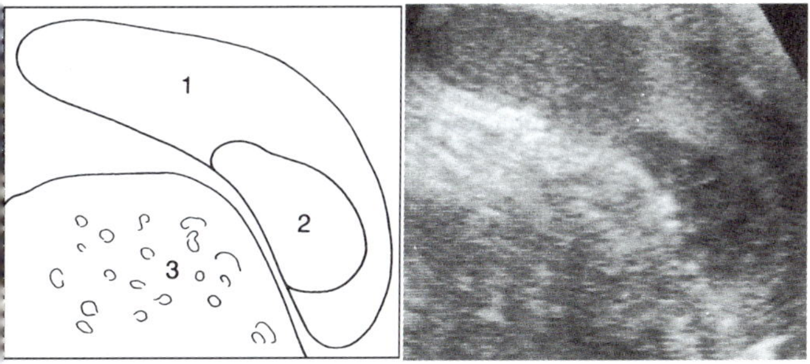

Abb. 94 Milzhämatom, Interkostalschnitt links: 1 Milz, 2 Hämatom, 3 Magen.

Differentialdiagnose

- Traumatische Leberruptur (s. S. 326).
- Traumatische Darmperforation.

Sofortmaßnahmen, Konservative Therapie

- **Sofortmaßnahme:** Notfallmäßige Laparotomie bei Zeichen der inneren Blutung (hämorrhagischer Schock).
- **Konservative Therapie:**
  - *Indikation:* Gerechtfertigt bei kleiner, in Sonographie oder CT gesicherter Ruptur, mit geringer intraabdomineller Blutung und ohne Progredienz der Blutung. Besonders bei Kindern!
  - *Durchführung:* Intensivtherapie, engmaschige Kontrollen von Hb, Hkt, Kreislaufsituation, Bauchumfang, Sonographie.

Operative Therapie

- **Indikationen:**
  - Jede spontane Milzruptur!
  - Jede traumatische Ruptur mit Ausnahme der kleinen Ruptur ohne Zunahme der Blutung.
- **Operationsprinzipien:**
  - *Splenektomie* (s. S. 608) bei Spontanruptur (Histopathologie obligatorisch, Diagnosesicherung) sowie bei nicht reparierbarer traumatischer Ruptur.
  - *Blutstillung und Erhaltung der Milz* (s. S. 604): Bei traumatischer Ruptur wenn immer möglich.
- **Nachbehandlung:**
  - *Pneumokokkenimpfung*: Nach Splenektomie (z. B. Pneumovac)!
  - *Arbeitsunfähigkeit:* Abhängig von den Begleitverletzungen.

Prognose

- Der Milzverlust bewirkt ein ganz geringgradig erhöhtes Thromboserisiko und ein eindeutiges Risiko (> 0,5 – 2,5 % bei sonst gesunden Kindern und Erwachsenen) der Erkrankung an einer foudroyanten, oft letalen Pneumokokkensepsis (oder anderer bekapselter Bakterien, z. B. Meningokokken, Hämophilus influenzae).

Portale Hypertonie (ICD: K 76.6)

Grundlagen

- **Definition:** Hochdruck (> 15 cm H_2O = 1,47 kPa) im Pfortadergebiet infolge Widerstandserhöhung im Abstromgebiet der V. portae (Abb. 95).
- **Einteilung, Ätiologie, Pathogenese:**
  - *Intrahepatischer Block:*
    - Leberzirrhose: Häufigste und wichtigste Ursache (alkoholtoxisch, posthepatitisch, biliär, M. Wilson) → postsinusoidaler Block mit Leberfunktionsstörung. Letztere klinisch oft im Vordergrund.
    - Kongenitale Leberfibrose, Sarkoidose, chronisch aktive Hepatitis, Schistosomiasis → präsinusoidaler Block.
  - *Prähepatischer Block:*
    - Pfortaderthrombose: Verursacht durch Nabelvenenthrombophlebitis Thrombozytose, Ovulationshemmer. Gelegentlich totale Mesenterialvenenthrombose.
    - Milzvenenthrombose: Verursacht z. B. durch Pankreatitis.
  - *Posthepatischer Block:*
    - Budd-Chiari-Syndrom: Stenose oder Atresie der Lebervenenmündungen evtl. zusätzlich Thrombose, häufig kombiniert mit Kavastenosen.
    - Venous occlusive disease: Thrombose der kleinen Lebervenen (Abgrenzung gegenüber Budd-Chiari-Syndrom!). Sehr selten.
- **Folgen der portalen Hypertension:** Ausbildung von Umgehungskreisläufen vom portalen zum kavalen Venensystem:
  - *Porto-gastro-ösophageale Kollateralen* → Ösophagus-, Fundusvarizen (s. Abb. 96).
  - *Umbilikale Kollateralen* → „Caput medusae" (selten, nur bei offener V. umbilicalis).
  - *Mesenteriko-hämorrhoidale Kollateralen* → Hämorrhoiden.

Klinik

- **Ösophagus-, Fundusvarizen:** Ausgangspunkt der Varizenblutung (Abb. 96) als wichtigste und schwerste Komplikation. Ruptur durch den hohen Druck, zusätzlich peptische Andauung. Häufig sehr massiv Blutung mit Gefahr des hämorrhagischen Schocks.
- **Splenomegalie** (portale Stauungsmilz), seltener Hypersplenismus.
- **Aszites, Leberfunktionsstörungen:** Nur beim posthepatischen und beim intrahepatischen postsinusoidalen Block. Siehe auch Tab. 61 Schweregrad der Leberfunktionsstörung (Klassifikation nach Child).
- **Enzephalopathie:** Insuffiziente Entgiftung durch Umgehung der Leber.

Diagnostik

- **Obligate Untersuchungen:**
  - *Anamnese:* Chronischer Alkoholismus?
  - *Klinische Untersuchung* (s. S. 20): Leber-, Milzvergrößerung? Caput medusae Hämorrhoiden? Spider naevi? Palmarerythem? Aszites? Evtl. Zeichen der Enzephalopathie: Agitiertheit, Somnolenz, Verwirrtheit.

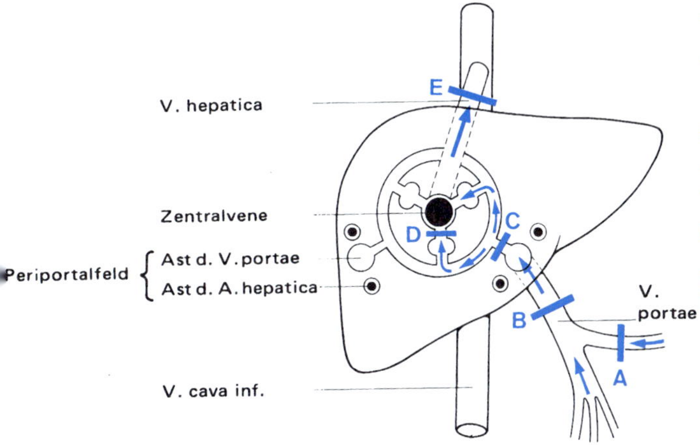

Abb. 95 Ursachen der portalen Hypertonie: A: Segmentale portale Hypertonie durch Milzvenenthrombose; B: Prähepatischer Block durch Pfortaderthrombose; C: Intrahepatischer präsinusoidaler Block durch kongenitale Leberfibrose, Sarkoidose, chronisch aktive Hepatitis, Schistosomiasis; D: Intrahepatischer postsinusoidaler Block bei alkoholtoxischer Leberzirrhose und primär biliärer Zirrhose; E: Intrahepatischer postsinusoidaler Block durch veno-okklusive Erkrankung oder Budd-Chiari-Syndrom; F: Posthepatischer Block durch Kavasegel oder konstriktive Perikarditis.

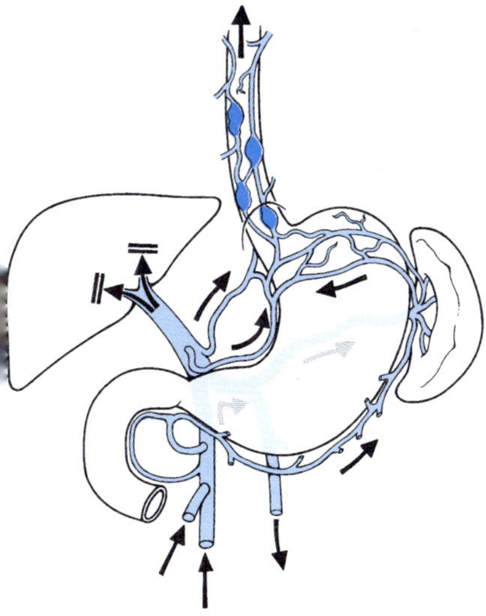

Abb. 96 Blutstromrichtung bei Ösophagusvarizen infolge portaler Hypertonie.

Portale Hypertonie (ICD: K 76.6)

Tabelle 61 Schweregrad der Leberfunktionsstörung (Klassifikation nach Child)

Parameter	A	B	C
Serumbilirubin mg/dl µmol/l	 < 2 < 35	 2–3 35–55	 > 3 > 55
Serumalbumin g/dl g/l	 > 3,5 > 35	 3–3,5 30–35	 < 3 < 30
Aszites	fehlt	kontrollierbar	therapieresistent
Enzephalopathie	fehlt	leicht	ausgeprägt
Ernährungszustand	gut	mäßig	schlecht

- *Sonographie:*
  - Erweiterung der Pfortader auf > 13 mm; evtl. variköse Veränderungen de[r] V. lienalis. Entlang der kleinen Kurvatur, im Lig. teres, im Lig. hepatoduodenale sowie zwischen Milzhilus und linker Niere evtl. sichtbare Umgehungskreisläufe. Evtl. Splenomegalie, Aszites.
  - Evtl. zusätzlich Zeichen der Leberzirrhose: Leber normal groß oder verkleinert mit relativer Vergrößerung des Lobus caudatus oder des linke[n] Lappens. Fein- bis grobhöckrige Oberfläche, abgerundeter Unterrand mi[t] vergrößertem Winkel und plan bis konvexer Kaudalfläche. Heterogen[e] vergröberte Binnenstruktur, Zunahme der Echodichte. Schmale Lebervenen.
- *Labor:*
  - Serumchemie: Bilirubin, leberspezifische Fermente, Cholinesterase, Serumproteine, insbes. Albumin.
  - Immunologie: Hepatitisserologie, Alpha-1-Fetoprotein, Immunglobulin[e] unspezifische Antikörper, Autoantikörper.
  - Hämoglobin, Serumeisen: Eisenmangelanämie? Hämolyse?
  - Gerinnungsstatus, Thrombozyten.
- *Ösophagoduodenoskopie:* Varizen? Andere Blutungsquellen?
- *Duplex-Sonographie:* V. portae offen, V. lienalis offen, Flußrichtung?
- *Indirekte Splenoportographie:* Eingeschränkte Aussagekraft.

➤ **Ergänzende Untersuchungen:**
- Kontrast-MR: Beste nicht-invasive Methode zur Darstellung der V. porta[e] und ihren Zuflüssen, besonders auch des Konfluens; Bestimmung der Flußgeschwindigkeit und -richtung.
- Leberbiopsie.
- *Direkte Splenoportographie und Manometrie:* Lokalisation des Abflußhindernisses? Druck? Abflußrichtung des Pfortaderblutes? Methode heute zunehmend durch Duplex und MR ersetzt!

Differentialdiagnose

- **Hämatemesis:** Siehe Leitsymptom Gastrointestinalblutung, S. 190.
- **Aszites:** Rechtsherzdekompensation, Pericarditis constrictiva, Peritonealkarzinose, Peritonitis tuberculosa, pankreatogener Aszites. Siehe auch Leitsymptom Aszites, S. 204.
- **Hepatomegalie:** Primärer Lebertumor, Metastasenleber, Echinococcus alveolaris, Zystenleber. Siehe auch Leitsymptom Hepatomegalie, S. 193.

Konservative und interventionelle Therapie

- **Konservative Therapie:**
  - *Symptomatische Behandlung des Grundleidens:*
    - Diät (eingeschränkte Eiweißmenge); Alkoholabstinenz.
    - Evtl. Aszitespunktion.
  - *Status nach Blutung:* Leberkomaprophylaxe:
    - Darmentleerung (wichtigste Maßnahme): Hohe Einläufe mit 300 ml Lactulose 50% + 700 ml NaCl 0,9%.
    - Darmsterilisation: Neomycin 4× 1 g p. o. oder Lactulose 50% 3× 20 ml p. o.
  - *Medikamentöse Säurehemmung* (peptische Andauung mitverantwortlich für Varizenblutung): Ranitidin (z. B. Zantic) 2× 150 mg p. o. oder Omeprazol (Antra) 2× 40 mg p. o.
- **Interventionelle Therapie:**
  - *Endoskopische Unterspritzung und Verödung oder Gummibandligatur* von Ösophagusvarizen: Als Immediatbehandlung der Blutung, zum Teil auch als Blutungsprophylaxe im Intervall.
  - *TIPS (Transjugulärer intrahepatischer portosystemischer Shunt)* mit selbstexpandierendem Metallgitter-Stent: Bei beschränkter Lebenserwartung, als Überbrückung bis zur Lebertransplantation sowie als Immediatbehandlung der Blutung.

Operative Therapie

- **Indikationen:**
  - Milzvenenthrombose.
  - Varizenblutung bei Leberfibrose.
  - Ösophagusvarizenblutung trotz endoskopischer Verödung und Ligatur.
  - Intraktabler Aszites bei noch ordentlicher Leberfunktion und gutem AZ.
- **Kontraindikationen zur portosystemischen Anastomose:** Leberinsuffizienz (Bilirubin > 40 μmol/l, Quick < 40%, Albumin < 30 g/l), Aszites, Gerinnungsstörung, Niereninsuffizienz (Hepatorenales Syndrom).
- **Operationsprinzipien:**
  - *Milzvenenthrombose:* Splenektomie (s. S. 608).
  - *Leberzirrhose:* Distale splenorenale Anastomose (s. S. 611).
  - *Leberfibrose:* Proximale splenorenale Anastomose.
  - *Budd-Chiari-Syndrom:* Lebertransplantation.
  - Intraktabler Aszites: Peritoneovenöser Shunt (Denver-Shunt) oder TIPS (s. o.).

Portale Hypertonie (ICD: K 76.6)

✓ **Beachte:**
- Die Lebertransplantation ist die einzige kausal-kurative Operation der Zirrhose!
- Ist eine spätere Lebertransplantation geplant, sollten Palliativoperationen wenn immer möglich vermieden werden. Operativ bedingte Verwachsungen werden Teil des Umgehungskreislaufs und komplizieren die Transplantation ungemein!

➤ **Nachbehandlung:**
- *Therapiekontrolle:*
  - Intensivüberwachung.
  - Engmaschige Laborkontrollen: Hb, Hkt (Sistieren der Blutung?) Gerinnungsstatus; Kontrolle der Leberfunktion, insbesondere Ammoniak im Serum.
  - Bei Präcoma hepaticum (Verwirrtheit, Agitiertheit) Entleeren und Sterilisieren des Darms, leberadaptierte parenterale Ernährung.
- *Arbeitsunfähigkeit:* Weitgehend abhängig von der Leberfunktion. Bei Leberzirrhose mit durchgemachter Blutung werden die Patienten z.T. nie mehr arbeitsfähig.

Prognose

➤ **Letalität:**
- Notfalloperation wegen Blutung 80–90%.
- Operationsletalität im Intervall 5%.

➤ Bei **präsinusoidalem Block und benignem Grundleiden** (z.B. kongenitale Leberfibrose) ergibt die funktionierende splenorenale Anastomose eine fast normal Lebenserwartung.

➤ Ein präoperativ bestehender **Hypersplenismus** verschwindet bei funktionierender splenorenaler Anastomose.

➤ Bei **Leberzirrhose** verhütet die selektive Varizendekompression mit distaler splenorenaler Anastomose das Blutungsrezidiv, verlängert aber das Überleben nicht entscheidend.

Grundlagen

- **Definition:** Komplette mechanische Behinderung der Dünndarmpassage.
- **Ätiologie, Pathogenese:**
  - *Okklusion* (K 56.5): Kompression des Lumens von außen. Ursache sind Briden und Adhäsionen, insbesondere nach früheren Operationen (häufigste Ursache).
  - *Strangulation* (K 40–46): Inkarzerierte Hernie (zweithäufigste Ursache, s. S. 468, 471) oder Strangulation der Mesenterialwurzel durch Überdrehen beim Volvulus (Kleinkinder!).
  - *Obturation* (K 56.6): Verlegung des Lumens durch Gallensteine, Tumoren, Fremdkörper, Invagination.
- **Pathomechanismus, Folgen:** Mechanischer Verschluß des Darmlumens → prästenotischer Aufstau und Hypermotorik → Erhöhung des intraluminalen Drucks → zunehmende Dilatation (Übergang in *paralytischen Ileus*) → Erhöhung der Darmwandspannung → Beeinträchtigung der Mikrozirkulation, Freisetzung von Mediatorsubstanzen → Darmwandödem mit Flüssigkeitspermeation in das Darmlumen → Verlust von Eiweiß, Flüssigkeit und Elektrolyten → Hypovolämie, Abfall des Herzzeitvolumens → Schock.

Klinik

- **Symptome:**
  - Krampfartige abdominale Schmerzen.
  - Aufstoßen, Erbrechen, evtl. Koterbrechen.
  - Meteorismus, Wind- und Stuhlverhaltung.
  - ✓ *Beachte:* Die Strangulation (Inkarzeration, Volvulus) führt schneller zum Vollbild des Ileus mit starken Schmerzen als Obturation und Okklusion. Je höher der Verschluß, desto eher tritt Erbrechen ein.
- **Komplikationen:**
  - Darmwandgangrän, Durchwanderungsperitonitis.
  - Progredienter Schock.

Diagnostik

- **Obligate Untersuchungen:**
  - *Anamnese:* Frühere Operationen? Zunehmende Bauchkrämpfe? Plötzlich starke Bauchschmerzen (Volvulus)?
  - *Klinische Untersuchung* (s. S. 20): Abdomen aufgetrieben, druckdolent, jedoch ohne Abwehrspannung. Hyperperistaltik, bei mageren Patienten evtl. sichtbare Peristaltik. Hochgestellte Darmgeräusche. Später: Peritonitis mit Facies abdominalis, Darmparalyse.
  - *Röntgenuntersuchungen:*
    - Abdomenübersichtsaufnahme im Stehen (s. Abb. 97): Typische Dünndarmspiegel.
    - Abdomenübersichtsaufnahme im Liegen: Darmblähung bis zur Höhe des Hindernisses (ungefähre Lokalisation), Ischämiezeichen bei Strangulation (Wandödem).
    - Magen-Darm-Passage: Lokalisation des Hindernisses, insbesondere bei inkomplettem Ileus. Nur ein Schluck Barium! Bei Verdacht auf Perforation Verwendung von wasserlöslichem Kontrastmittel (z. B. Gastrografin).

Dünndarmileus, mechanischer (ICD: K 56)

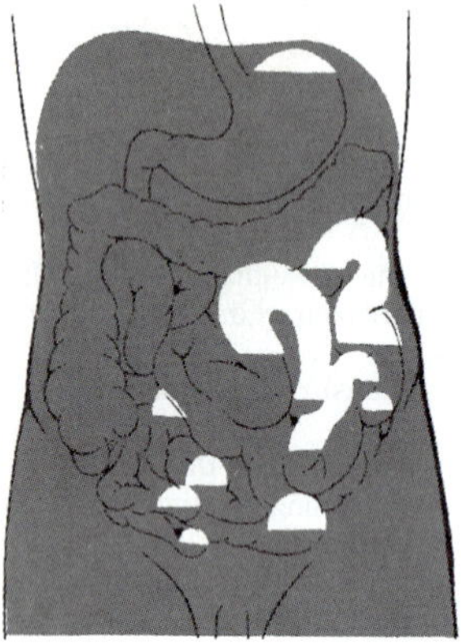

Abb. 97 Dünndarmileus: geblähte Schlingen, Spiegel.

- *Sonographie* (s. Abb. 98): Oft erschwerte Untersuchungsbedingungen in Rükkenlage durch Luftüberlagerung → Untersuchung über die Flanken, Lageänderungen!
  - Flüssigkeitsgefüllte, erweiterte Darmschlingen (Durchmesser Dünndarm 2,5 – 3,5 cm), Darmwandödem (zirkuläre hypodense Ringbande der Darmwand von 3 – 5 mm Dicke), stehende Schleimhautfalten, eingeschränkte Peristaltik.
  - Invagination: Doppelkokarde; Schießscheibenform durch echoreiche und echoarme Schichten der äußeren und inneren Darmwand.
  - Morbus Crohn: Verdickte, stenosierte Darmabschnitte.
  - Darmtumoren: Pathologisch verdickte, echoarme Kokarden.
- *Labor:* Hämatokrit (Anstieg durch Flüssigkeitsverlust, „Eindickung"), Elektrolyte (Verluste in den Darm), Basenüberschuß.

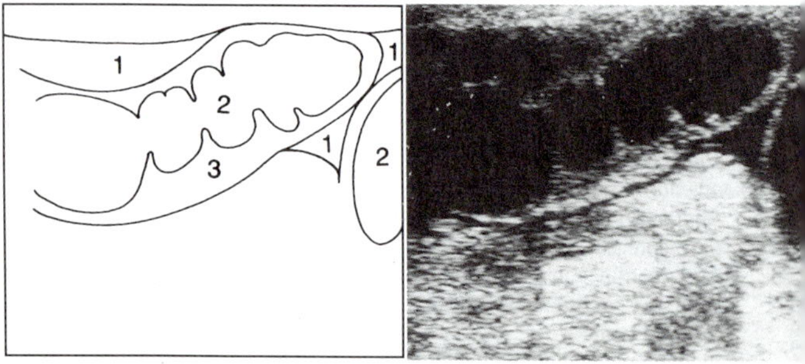

Abb. 98 Dünndarmileus: 1 Freie Flüssigkeit, 2 Dünndarmlumen, 3 verdickte Darmwand mit Kerkring-Falten.

- **Ergänzende Untersuchungen:**
  - *Diagnostische Laparoskopie:* Nur im Anfangsstadium, nicht bei extremer Überblähung indiziert!

Differentialdiagnose

- **Steinkolik** (Cholelithiasis [s. S. 348], Nephrolithiasis): Darm eher paralytisch!
- **Dickdarmileus** (s. S. 413): Protrahierter, unauffälligerer Krankheitsverlauf. Diagnosesicherung durch Röntgenuntersuchung!
- **Meteorismus, Obstipation:** Eher Vortäuschung eines Dickdarmileus.
- **Paralytischer Ileus:** Totenstille im Abdomen. Immer sekundär! → Suche des Primärleidens (Pankreatitis u. a.).
- **Postoperativer Ileus:** Selten rein mechanisch. Bariumschluck!

Sofortmaßnahmen, konservative Therapie

- **Indikationen:**
  - Inkompletter Ileus.
  - Kompletter Ileus: Nur als Operationsvorbereitung!
- **Durchführung:**
  - Intensivüberwachung, Schockbehandlung, Kreislaufstabilisierung.
  - Magensonde (s. S. 68), Magenentleerung zur Entlastung des Darms. Wenn notwendig, vorübergehender großlumiger Magenschlauch. Bei Subileus evtl. Dünndarmsonde.
  - Anlage eines zentralvenösen Katheters (ZVK, s. S. 49).
  - Flüssigkeits- und Elektrolytsubstitution (Ersatz der in den Dünndarm sequestrierten Flüssigkeit, s. S. 81).
  - Korrektur des Säure-Basen-Haushalts.
  - Harnblasenkatheter zur Bilanzierung (s. S. 72).
  - ✓ *Beachte:* Verabreichung von Spasmolytika erst nach Indikationsstellung (Verschleierung der Symptomatik)!

Operative Therapie

- **Operationsindikationen:**
  - Jeder komplette mechanische Dünndarmileus. Notfalleingriff!
  - Inkompletter oder intermittierender Ileus: Beschleunigte Operation nach kurzdauernder Abklärung.
- **Wahl des Zugangsweges:**
  - *Indikationen zur Laparoskopie:*
    - Inkompletter oder intermittierender Dünndarmileus bei Verdacht auf Adhäsionen (Z.n. Voroperation am Abdomen).
    - Dünndarmileus im Frühstadium, ohne massive Überblähung der Dünndarmschlingen.
  - *Indikationen zur Laparotomie:*
    - Jeder komplette mechanische Dünndarmileus mit massiver Überblähung der Dünndarmschlingen.
    - Dünndarmileus ohne Voroperationen.

Dünndarmileus, mechanischer (ICD: K 56)

- **Operationsprinzipien:** Ileusoperation; Vorgehen angepaßt an Ursache und Befund (s. S. 621):
  - *Geschädigter Darm oder Tumor:* Dünndarmresektion (s. S. 618).
  - *Inkarzerierte Hernie:* Herniotomie (s. S. 690): Darminspektion und -reposition, Verschluß der Bruchlücke.
  - *Ileusrezidiv beim Verwachsungsbauch:* s. S. 616.
  - *Nicht lösbare Verwachsungen* (insbesondere nach Bestrahlung und bei inoperablem Malignom): Umgehungsanastomose (Ileoileostomie oder Ileotransversostomie, s. S. 634).
  - *Zäkumvolvulus:* s. S. 414.
- **Nachbehandlung:**
  - Je nach auslösender Ursache und Art des Eingriffs: Nachbehandlung nach Dünndarmresektion (s. S. 619), Nachbehandlung nach Hernienoperation (s. S. 692), Nachbehandlung nach Laparotomie (s. S. 138).
  - *Arbeitsunfähigkeit:* Durchschnittlich 3 – 4 Wochen.

Prognose

- Letalität des mechanischen Dünndarmileus 8 – 10 %.
- Stark variierend, abhängig von Grundleiden und Darmschädigung.

Grundlagen

- **Ätiologie; Pathogenese:**
  - *Embolischer Verschluß der A. mesenterica superior:* Akuter oder subakuter Verschluß mit Ischämie des Dünndarms und nachfolgender Infarzierung innerhalb von 12 – 24 Stunden.
  - *Venöse Mesenterialvenenthrombose:* Selten; Auftreten insbesondere bei jungen Frauen unter Ovulationshemmern, bei konsumierender Krankheit, Pankreatitis, Thrombozytose.
  - Selten *verschlußloser Infarkt* durch Herzinsuffizienz und Glykosidbehandlung, oder nach mehrtägiger Gabe von Adrenalin.
- **Histopathologie:** Im Frühstadium oberflächliche Schleimhautschädigung und subseröse Blutungen, im Spätstadium Nekrose der gesamten Darmwand.
- **Epidemiologie:** Krankheit des älteren Menschen, Patienten meist > 60 Jahre.

Klinik

- **Typischer Verlauf in 3 Stadien:**
  - *1. Stadium:* Initialstadium, Stadium der Infarzierung (ca. 6 Stunden nach Verschluß):
    - Diffuser rasender Abdominalschmerz.
    - Evtl. Hyperperistaltik.
  - *2. Stadium:* Stadium der Wandnekrose (ca. 12 Stunden nach Verschluß):
    - Rascher Übergang in paralytischen Ileus mit Rückgang der Schmerzen.
    - Rapide Verschlechterung des Allgemeinzustandes.
    - ✓ Beachte: Meläna in dieser Phase ist ein Alarmzeichen und sollte zur aggressiven Abklärung veranlassen! Evtl. explorative Laparoskopie ohne weiteren Zeitverlust!
  - *3. Stadium:* Stadium der diffusen Peritonitis:
    - Zunehmende Abwehrspannung.
    - Evtl. blutiger Stuhl.
    - Erbrechen, Meläna.
    - Progredientes Kreislaufversagen, Schock.

Diagnostik

- **Obligate Untersuchungen:**
  - *Anamnese:* Vorhofflimmern? Herzinsuffizienz? Gerinnungsstörungen? Einnahme von Ovulationshemmern? Angina abdominalis?
  - *Klinische Untersuchung:*
    - Abdomenuntersuchung (s. S. 20): Befund s. o.
    - Rektaluntersuchung (s. S. 36): Blut?
  - *Röntgenuntersuchungen:* Abdomenübersichtsaufnahme im Liegen und im Stehen: Unmittelbar nach Schmerzbeginn (Stadium 1) kein Befund, später Ödem bzw. Hämatom der Darmwand (Stadium 2) Spiegelbildungen (Paralyse) im Spätstadium (Stadium 3).
  - *Doppler-Untersuchung der Gefäße:* A. mesenterica sup. in der Regel von geübtem Untersucher gut beurteilbar: Vorhandener Blutfluß?
  - *EKG:* Vorhofflimmern? Status nach Herzinfarkt? (Emboliequelle!).
  - *Labor:* Hämatokrit (Anstieg durch Flüssigkeitsverlust, „Eindickung"), Elektrolyte (Verluste in den Darm), Basenüberschuß.

Mesenterialinfarkt (ICD: K 55.1)

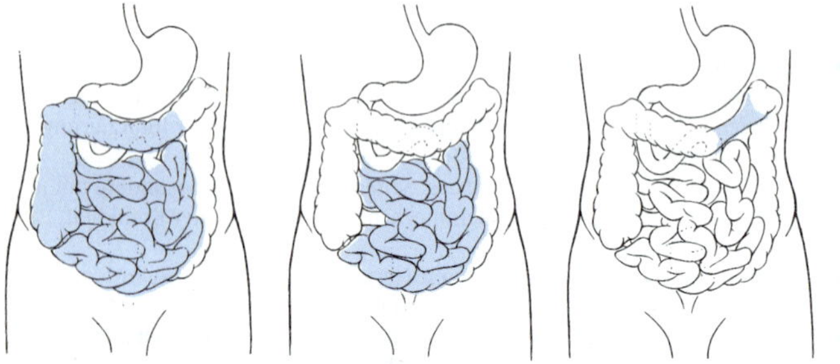

Verschluß der A. mesenterica superior am Abgang aus der Aorta

Verschluß der A. mesenterica superior einige Zentimeter distal des Abgangs

Verschluß der A. colica media → ischämische „Kolitis" (ringförmige Darmstenose)

Abb. 99 Typische mesenteriale Infarktmuster.

- **Ergänzende Untersuchungen:**
  - *Selektive Mesenterikographie:* Arterieller Gefäßverschluß in ca. $^2/_3$ der Fäll darstellbar.
    ✓ Beachte: Durchgängige Arterien schließen Infarkt nicht aus!
  - *Diagnostische Laparoskopie:* Bei Unsicherheit der Diagnose.

Differentialdiagnose

- Alle Zustände, welche ein **akutes Abdomen mit paralytischem Ileus** verursachen können, insbesondere:
  - Volvulus (s. S. 414).
  - Pancreatitis acuta (s. S. 363).
  - Retroperitoneale Antikoagulantienblutung.
  - Siehe auch S. 187

Sofortmaßnahmen, interventionelle Therapie

- **Sofortmaßnahmen:** Intensivüberwachung, Schockbehandlung, Kreislaufstabilisierung:
  - Magensonde zur Entlastung des Darms (s. S. 68).
  - Anlage eines zentralvenösen Katheters (ZVK, s. S. 49).
  - Flüssigkeits- und Elektrolytsubstitution.
  - Korrektur des Säure-Basen-Haushalts.
  - Blasenkatheter zur Bilanzierung (s. S. 72).
  - ✓ *Beachte:* Beschleunigte Diagnostik und möglichst rasche Entscheidung, o Laparoskopie oder Laparotomie, damit 6-Stunden-Grenze nicht überschritten wird!
- **Konservative Therapie:** Existiert nicht.
- **Interventionelle Therapie:** Kathetertechnische Embolektomie oder Lyse in de Frühphase.

Operative Therapie

- **Operationsindikation:** Jeder begründete Verdacht auf Mesenterialinfarkt bei noch operablem Patienten.
- **Wahl des Zugangsweges:**
  - *Indikation zur Laparoskopie:* Verdacht auf Mesenterialinfarkt bei Patienten in sehr schlechtem Allgemeinzustand.
  - *Indikation zur Laparotomie:* Verdacht auf Mesenterialinfarkt bei Patienten in ausreichendem Allgemeinzustand.
- **Operationsprinzipien:** Vorgehen angepaßt an Ursache und intraoperativen Befund:
  - *Darmischämie ohne Nekrose:* Embolektomie der A. mesenterica sup.
  - *Unsichere Darmerholung nach Embolektomie:* Relaparotomie nach ca. 12 (maximal 24) Stunden zur Prüfung der Darmvitalität. Die Diagnose kann leider selten in diesem Stadium gestellt werden.
  - *Dünndarminfarkt:* Resektion des sicher infarzierten Darms und End-zu-End-Anastomosierung (s. S. 618). Da die Infarzierung in den meisten Fällen sehr ausgedehnt ist (s. Abb. 99) → sparsam resezieren!
  - *Zweifelhafte Durchblutung des belassenen Darms nach Resektion:* Relaparotomie nach ca. 12 (maximal 24) Stunden zur Prüfung der Darmvitalität (second look).
  - *Ausgedehnter Infarkt, inkl. Duodenum:* In diesen Fällen besteht keine Möglichkeit zur Sanierung; weder Resektion noch Dünndarmtransplantation indiziert!
- **Nachbehandlung:**
  - Intensivtherapie bis zur gesicherten Heilung der Anastomose.
  - *Therapiekontrolle:* Das Ingangkommen der Darmfunktion ist das zuverlässigste Zeichen für eine folgenlose Heilung.
  - *Arbeitsunfähigkeit:* Patienten sind in der Regel nicht mehr im Arbeitsprozeß; sonst Arbeitsunfähigkeit je nach Schwere des Falles 4 – 6 Wochen.
- **Postoperative Komplikationen:**
  - *Postoperative Frühkomplikationen:* Rezidiv, Nahtinsuffizienz, Pneumonie.
  - *Spätkomplikation:* Malabsorption bei großer Resektion.

Prognose

- **Letalität:** 70 – 80%, da meist große Resektion bei alten Patienten in schlechtem Allgemeinzustand.

Angina abdominalis (ICD: K 55.2)

Grundlagen

- **Definition:** Ischämiebedingte, kolikartige Schmerzanfälle, besonders bei erhöhtem Blutbedarf (= postprandial). Seltenes und umstrittenes Krankheitsbild!
- **Ätiologie:** Generalisierte Arteriosklerose.
- **Pathogenese:** Die Stenosierung von 2 der 3 zum Magen-Darm-Trakt führenden Arterien (Truncus coeliacus, A. mesenterica superior, A. mesenterica inferior) ist Voraussetzung für die Entwicklung einer Angina abdominalis.
  - *Langsam zunehmender Verschluß nur einer Arterie:* Kompensatorische Kollateralenbildung, Ausbleiben der Angina abdominalis.
  - *Plötzlicher Verschluß:* Mesenterialinfarkt (s. S. 397)!
  - ✓ *Beachte:* Nicht jeder Verschluß von 2 der 3 Arterien führt zu einer Angina abdominalis!
- **Sonderform:** Stenosierung des Truncus coeliacus durch zu tief hinabreichendes Zwerchfell (selten).

Klinik

- Kolikartige Schmerzanfälle in abdomine, besonders postprandial.

Diagnostik

- **Obligate Untersuchungen:**
  - *Anamnese:* Arteriosklerotische Erkrankungen (Koronare Herzkrankheit, Claudicatio intermittens, zerebrale Ereignisse, Gefäßoperationen).
  - *Klinische Untersuchung* (s. S. 20): Wenig klinische Befunde, evtl. Stenosegeräusch paraumbilikal.
  - *Arterien-Doppler-Sono:* Ausmaß und Richtung des arteriellen Blutflusses können durch einen geübten Untersucher zuverlässig festgestellt werden.
  - *Aortographie mit selektiver Darstellung der 3 Abgänge:* Truncus coeliacus, A. mesenterica superior, A. mesenterica inferior. Seitenbild entscheidend!
- **Ergänzende Untersuchungen:**
  - *Röntgenuntersuchung:* Die Magen-Darm-Passage mit Barium zeigt gelegentlich chronische Schleimhautschäden.

Differentialdiagnose

- Ulcus duodeni (s. S. 311).
- Mechanischer Subileus (s. S. 393).
- Cholelithiasis (s. S. 348).
- Chronische Pankreatitis (s. S. 368).
- Nephrolithiasis, Porphyrie,

Interventionelle Therapie

- **Ballondilatation:** Indiziert bei kurzen Abgangsstenosen der A. mesenterica superior.

Operative Therapie

- **Indikation:** Angina abdominalis mit aortographisch gesicherter Diagnose und fehlender Möglichkeit zur interventionellen Therapie.
- **Operationsprinzipien:**
  - *Endarterektomie und Erweiterungsplastik:* Methode der Wahl bei Stenosen.
  - *Aortomesenterialer Bypass:* Indiziert bei Totalverschluß der A. mesenterica superior am Abgang.
  - *Periarterielle Adhäsiolyse bzw. Zwerchfellinzision:* Erweiterung des Hiatus aorticus bei Kompression des Truncus coeliacus.

Prognose

- Bestimmt durch das Fortschreiten der arteriosklerotischen Grundkrankheit.

Meckel-Divertikel (ICD: Q 43.0)

Grundlagen

- **Definition:** Rudiment des darmnahen Anteils des Ductus omphalo-entericus, der sich inkomplett zurückgebildet hat. Form und Größe des Divertikels variierend, entsprechend verschiedenen Rückbildungsgraden des Ductus omphalo-entericus (s. Abb. 100).
- **Lokalisation:** Meist 30 – 50 cm proximal der Ileozäkalklappe.
- **Histopathologie:** Magenmukosa!
- **Häufigkeit:** Bei ca. 2% aller Menschen.

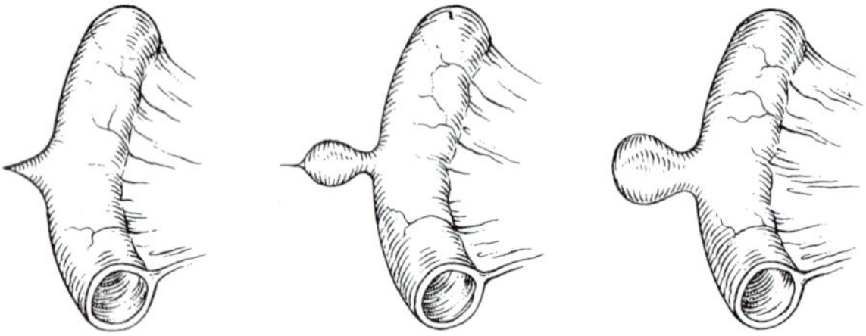

Abb. 100 Typische Formen des Meckel-Divertikels, entsprechend verschiedenen Rückbildungsgraden des Ductus omphalo-entericus.

Klinik

- **Symptome:** Meist asymptomatisch. Häufig Zufallsbefund bei einer Laparotomie. Symptome nur bei Komplikationen.
- **Komplikationen:**
  - *Entzündung:* Klinisches Bild ähnelt einer akuten Appendizitis (s. S. 410)!
  - Blutung.
  - Perforation.
  - Ileus.

Diagnostik

- **Obligate Untersuchungen:**
  - *Anamnese:* Meist stumm.
  - *Selektive Dünndarmpassage:* Nachweis selten möglich. Differentialdiagnostisch abzugrenzen gegenüber einer Dünndarmduplikatur (Rarität).
  - *Technetium-Szintigraphie:* Nachweis von Magenschleimhaut.
- **Ergänzende Untersuchungen:**
  - Laparoskopie bei klinischem Verdacht.

Differentialdiagnose

- **Differentialdiagnose bei abdominellen Schmerzen:**
  - *Appendizitis* (s. S. 410): Symptomatik beim Meckel-Divertikel etwas mehr im Mittelbauch.

- *Sigmadivertikulitis* (s. S. 423): Lokalisation bei Meckel-Divertikel etwas mehr im Mittelbauch.
- *Bridenileus anderer Genese, Adhäsionsileus* (s. S. 393): Nicht differenzierbar. Der durch das Meckel-Divertikel verursachte Ileus zeigt keine spezifischen Merkmale.

- **Differentialdiagnose bei Blutung:** Gesamte Differentialdiagnose der Magen-Darm-Blutung (s. S. 190) möglich, da die Blutung aus dem Meckel-Divertikel akut oder okkult verlaufen kann.
- **Differentialdiagnose bei Peritonitis:** Differentialdiagnostisch kommt jede Perforationsperitonitis in Frage:
  - Ulkusperforation (s. S. 311).
  - Kaliumulkusperforation des Dünndarms.

Operative Therapie

- **Indikationen:**
  - *Sämtliche Komplikationen:*
    - Entzündung (Divertikulitis).
    - Ileus durch Strang vom Divertikel bis zum Nabel.
    - Ulcus pepticum im Divertikel.
    - Blutung (Notfalloperation!).
    - Perforation mit Peritonitis (Notfalloperation!).
  - Zufallsbefund bei Laparotomie.
- **Operationsprinzipien:**
  - *Kurzes Divertikel (< 1 cm) mit schmaler Basis, asymptomatisch:* Einstülpen des Divertikels mit 2 Pinzetten; darüber werden einige seromuskuläre Einzelknopfnähte angelegt.
    - Vorteil: Keine Eröffnung des Darmlumens.
    - ✓ Beachte: Dieses Verfahren soll nicht angewendet werden, wenn das Divertikel Ursache von Beschwerden oder Komplikationen ist!
  - *Langes Divertikel mit schmaler Basis:*
    - Abtragen wie Appendix (s. S. 625), Ligieren der Basis und Versenken des Stumpfs mit seromuskulärer Tabaksbeutelnaht.
    - Laparoskopische Abtragung möglich (wenn als Zufallsbefund bei Laparoskopie diagnostiziert).
  - *Langes Divertikel mit breiter Basis (> 1 cm):* Einstülpen oder Versenken des Stumpfs kontraindiziert (Gefahr der Stenosierung des Dünndarms!). Nach Ausstreichen des Darminhalts beiderseits des Divertikels eine weiche Klemme setzen. Abtragen des Divertikels an der Basis à niveau. Den eröffneten Darm mit Einzelknopfnähten in querer Richtung verschließen, analog Dünndarmnaht nach Resektion (s. S. 618).
- **Nachbehandlung:**
  - Siehe Dünndarmresektion, S. 619.
  - *Arbeitsunfähigkeit:* 2 – 3 Wochen.

Prognose

- 25 – 50% aller Meckel-Divertikel führen früher oder später zu Komplikationen.
- Nach Abtragung Heilung.

Entzündliche Darmerkrankungen (ICD: K 50.0, A 01, A 04)

Grundlagen

- **Formen:**
  - Enteritis regionalis (Morbus Crohn, ICD: K 50) (s. auch S. 417).
  - Typhus abdominalis (ICD: A 01; Perforationsneigung).
  - Andere Salmonellosen und Shigellosen (in Mitteleuropa selten).
  - Amöbenenteritis (Tropenrückkehrer!).
  - Darmtuberkulose (ICD: A 18.3).
  - HIV-Infektion (s. auch S. 454).
  - Pseudomembranöse Kolitis.
- **Lokalisation:** Entzündliche Darmerkrankungen befallen häufig Dünn- und Dickdarm (Enterokolitis, Morbus Crohn). Wichtigste Ausnahme ist die streng auf den Dickdarm beschränkte Colitis ulcerosa (s. S. 420).
- **Verlauf:**
  - Akut (z. B. Salmonellose).
  - Chronisch mit akuten Schüben (z. B. Enteritis regionalis).

✓ **Beachte:** Chirurgisch bedeutsam sind besonders die entzündlichen Darmerkrankungen, die zu Komplikationen (Stenose, Perforation, seltener bedrohliche Blutung) führen können.

Klinik

- **Symptome:** Durchfall (evtl. blutig), Bauchschmerzen, Fieber.
- **Komplikationen:**
  - Stenosen; bei M. Crohn häufig Stenosen im terminalen Ileum.
  - Perforation.
  - Abszesse.
  - Blutungen.

Diagnostik

- **Obligate Untersuchungen:**
  - *Anamnese:* Bekannte Darmerkrankung? Frühere Schübe? Auslandsaufenthalt?
  - *Klinische Untersuchung* (s. S. 20): Druckdolentes, balloniertes Abdomen, Hypo- oder Hyperperistaltik, evtl. extraintestinale, extraabdominale Zusatzmanifestation von M. Crohn (s. S. 417)? Analfisteln?
  - Stuhlbakteriologie.
  - *Serologie:* Salmonellen, Shigellen, Yersinien, Clostridium difficile, Viren u. a.
- **Ergänzende Untersuchungen:**
  - *Röntgenuntersuchung:* Die selektive Dünndarmröntgenuntersuchung zeigt evtl. Stenosen, Pflastersteinmuster (typisch für M. Crohn).
  - Koloskopie.

Differentialdiagnose

- Alle o. g. Formen entzündlicher Darmerkrankungen müssen sorgfältig differentialdiagnostisch abgewägt werden.

Sofortmaßnahmen, konservative und interventionelle Therapie

- **Sofortmaßnahmen:** Bei Entzündung mit Allgemeinsymptomen und Abszeßbildung breite antibiotische Abdeckung, z. B. mit Ciprofloxacin (Ciprobay, Ciproxin) 2× 500 mg oder Amoxicillin (Augmentan, Augmentin) 3 × 625 mg plus Clindamycin (Sobelin, Dalacin C) 4× 600 mg, oder Imipenem (Zienam, Tienam) 3× 1 g i. v.
- **Konservative Therapie:**
  - *Indikation:* Unkomplizierter Verlauf einer entzündlichen Darmerkrankung.
  - *Durchführung:*
    - Parenterale Ernährung (s. S. 84).
    - Antibiotische Abdeckung (s. o.).
- **Interventionelle Therapie:**
  - *Indikation:* Abszesse bei Morbus Crohn.
  - *Durchführung:* Sonographisch kontrollierte Punktion und Drainage.

Operative Therapie

- **Indikation:** Auftreten von Komplikationen:
  - Stenosen (häufig bei Morbus Crohn).
  - Perforation.
  - Bedrohliche Blutung (selten).
- **Operationsprinzipien:**
  - *Freie Perforation und Peritonitis:* Laparotomie und Dünndarm-Resektion (s. S. 618).
  - *Gedeckte Perforation:* Evtl. sonographisch gezielte Abszeßdrainage. In den meisten Fällen jedoch Laparotomie und Dünndarm-Resektion (s. S. 618).
  - *Bedrohliche, konservativ nicht beherrschbare Blutung* (sehr selten): Laparotomie, Aufsuchen der Blutungsquelle, evtl. mit Enterostomie und geführter Endoskopie, und Resektion des Dünndarm-Segments (s. S. 618).
  - *Stenosen durch Morbus Crohn:* In günstigen Fällen Erweiterungsoperation (Strikturoplastik), in den übrigen Fällen sparsame Resektion.
- **Nachbehandlung:**
  - *Therapiekontrolle:* Selektive Dünndarmpassage mit Barium nach 6 Monaten.
  - *Arbeitsunfähigkeit:* Nach Operation 4 – 6 Wochen, sonst je nach Schwere des Krankheitsbildes.

Prognose

- **Akute Infektion:** Gute Prognose nach Abheilung.
- **Morbus Crohn:** Große Rezidivwahrscheinlichkeit.

Dünndarmfistel (ICD: K 63.2)

Grundlagen

- **Ätiolgie, Pathogenese:**
  - *Angeboren:* Ductus omphalo-entericus.
  - *Erworben:*
    - Penetrierende Bauchverletzung.
    - Fremdkörper im Darm mit Durchspießung.
    - Entzündung und Infektionen, vor allem Enteritis regionalis Crohn; sehr selten Tuberkulose, Aktinomykose, Typhus.
    - Karzinom (sehr selten).
    - Iatrogen: Nahtinsuffizienz, nicht erkannte oder schlecht behandelte Darmverletzung während einer Operation, durchschneidende Entlastungsnähte, Schlingenperforation in einem offen behandelten Abdomen. Die iatrogenen Ursachen machen > 90% sämtlicher Dünndarmfisteln aus!
- **Topographie:**
  - Innere Fisteln (enteroenteral).
  - Äußere Fisteln (enterokutan, enterokolisch, enterovesikal).

Klinik

- **Enteroenterale Fisteln:** Klinisch stumm. Je nach Größe des ausgeschalteten Dünndarmsegments können sie ein mehr oder weniger deutliches Malabsorptionssyndrom verursachen.
- **Enterovesikale oder enterovaginale Fisteln:** Abgang von dünnem Stuhl durch Blase bzw. Vagina.
- **Enterokutane Fisteln:** Verlust von Dünndarmsekret durch die Hautfistel. Je näher der Dünndarm an der Haut liegt, desto größer ist die Sekretmenge aus dem Dünndarm; je höher der Sitz der Fistel, desto stärker ist die gallige Beimengung und die Mazeration der Haut im Bereiche der Fistelmündung.

Diagnostik

- **Obligate Untersuchungen:**
  - *Enteroenterale Fistel:* Selektive Dünndarmröntgenpassage mit Barium. Fragestellung: Lage und Länge der ausgeschalteten Schlinge?
  - *Enterovesikale oder enterovaginale Fistel:* Röntgendarstellung mit Gastrografin. Fragestellung: Beziehung des Darms zum anderen Hohlorgan?
  - *Enterokutane Fistel:* Sondierung des Fistelganges und Röntgendarstellung mit Gastrografin. Fragestellung: Länge und Kaliber des Fistelganges? Mündung direkt in den Darm oder in eine paraintestinale Höhle? Höhe des betroffenen Darmsegmentes? Darmstenose distal der Fistel?
- **Ergänzende Untersuchungen:**
  - *Enterokutane Fistel:* Konnten bei der direkten röntgenologischen Darstellung keine zufriedenstellenden Informationen erlangt werden, erfolgt die selektive Dünndarmpassage mit Gastrografin unter der gleichen Fragestellung.

Konservative Therapie

- **Enteroenterale Fisteln mit geringer Symptomatik:** Medikamentöse Regulierung der Darmfunktion, insbesondere Medikation gegen Durchfall, z. B. Metamucil, 1 Teel. zu den Mahlzeiten.

- **Enterokutane Fisteln mit geringer Sekretion und langem, dünnem Fistelgang ohne paraintestinale Höhle:**
  - Drainage bis vor Fistelmündung, die langsam zurückgezogen oder sukzessive durch dünnere ersetzt wird.
  - Abdecken der mazerierten Haut mit Zinkpaste oder Stomaadhäsivplatte.
  - Astronautenkost.

Operative Therapie

- **Indikationen:**
  - *Enteroenterale Fisteln:*
    - Schwere Symptomatik: Durchfälle, Malabsorption.
    - Kurzer Fistelkanal.
    - Hoher Sitz (je höher, desto schneller operieren!).
    - Abgang der Fistel aus einer paraintestinalen Höhle.
    - Lippenfistel (gesamter Fistelkanal von Schleimhaut ausgekleidet).
    - Hindernis im Darm distal der Fistel.
    - Morbus Crohn.
  - Enterovesikale und enterovaginale Fisteln.
- **Operationsprinzipien:**
  - *Direkte Darmnaht:* Diese ist nur dann sinnvoll und erfolgversprechend, wenn der Darm in beiden Richtungen über 8 cm völlig freipräpariert werden kann. Eine Darmnaht im fixierten Darmpaket ist sinnlos, da die Peristaltik die Fistel wieder aufreißt.
  - *Dünndarmresektion* (s. S. 618): Methode der Wahl für die meisten Fälle, sofern das betreffende Darmsegment sauber freipräpariert werden kann. Insbesondere indiziert, wenn die Fistel aus einer paraintestinalen Höhle ausgeht und/oder ein Hindernis im Darm distal der Fistel vorliegt.
  - *Ausschaltung der fistelnden Darmschlingen* (in seltenen Fällen): Besonders dann indiziert, wenn eine Fistel in einer schlecht oder nicht vollständig kutan belegten Mittellinienwunde vorliegt. Vorgehen: Separater Zugang durch kleine Laparotomie im gesunden Gewebe am Fuß der betreffenden Schlinge, Durchtrennen der Schlinge und End-zu-End-Anastomose der zuführenden mit der abführenden Schlinge.
- **Nachbehandlung:**
  - *Therapiekontrolle:* Das Ingangkommen der Darmfunktion ist das beste Zeichen für einen komplikationslosen Heilungsverlauf.
  - *Arbeitsunfähigkeit:* Nach Operation und komplikationslosem Verlauf 3 Wochen.

Prognose

- Abhängig vom Grundleiden und dem Ausmaß der Darmverwachsungen. Möglichkeit des mechanischen Dünndarmileus im Spätverlauf.

Dünndarmtumoren (ICD: D 13.3, C 17)

Grundlagen

- **Histopathologie, Lokalisation:**
  - *Gutartige Dünndarmtumoren* (ICD: D 13.3): Angiome, Neurinome, Leiomyome, Fibrome.
  - *Bösartige Dünndarmtumoren* (ICD: C 17.0 – C 17.3):
    - Karzinome: Meist Adenokarzinome (vor allem im distalen Duodenum und proximalen Jejunum).
    - Leiomyosarkome (meist im Jejunum).
    - Maligne Lymphome (Hodgkin und Non-Hodgkin).
    - Karzinoide (vor allem im distalen Ileum, Appendix, Rektum).
    - Metastasen: Im Rahmen einer Peritonealkarzinose auftretende Infiltrationen. Häufigste maligne Prozesse im Dünndarm.
- **Epidemiologie, Inzidenz:** Insgesamt selten; 1 Fall pro 100.000 Einwohner und Jahr.

Klinik

- **Allgemeine Symptome:** In den meisten Fällen erst im fortgeschrittenen Stadium:
  - Zunehmende Bauchkrämpfe.
  - Blutungen (chronische Blutungsanämie oder massive Blutung).
  - Ileus oder intermittierender Subileus.
  - Perforation.
- **Karzinoid mit Lebermetastasen:** Flush-Syndrom (Hautrötung, Schweißausbruch, Tachykardie, Hypertonie, Hyperperistaltik, Dyspnoe), anfallsweise durch Serotonin- und Kallikreinausschüttung. Endokardfibrose von Trikuspidal- und Pulmonalklappen.

Diagnostik

- **Obligate Untersuchungen:**
  - *Anamnese:* Meist stumm.
  - *Klinische Untersuchung* (s. S. 20): s. o.; selten tastbare Knoten (Metastasen).
  - *Labor:* Evtl. Blutungsanämie.
  - *Stuhluntersuchung:* Benzidinprobe im Stuhl (Hämoccult-Test) zeigt meist Blutung an.
  - *Röntgenuntersuchung:* In der selektiven Dünndarmpassage gelegentlich Tumor als Aussparung sichtbar. Evtl. Darmdilatation proximal.
- **Ergänzende Untersuchungen:**
  - *5-Hydroxy-Indol-Essigsäure im Urin:* Bei Verdacht auf Karzinoid.
  - *CT:* Darstellung von Tumoren von > 1 – 2 cm Durchmesser.
  - *Angiographie:* Bei blutendem Tumor Kontrastmittelaustritt, sofern Blutung > 0,5 ml/min. Im Intervall Nachweis von Angiomen, Leiomyomen, Karzinoiden durch Tumoranfärbung.

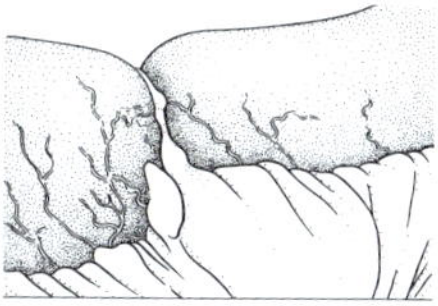

Abb. 101 Typischer Aspekt eines Dünndarmkarzinoms: auf der Darmaußenseite imponiert es wie eine strangförmige Narbe.

Differentialdiagnose

- Alle anderen Ursachen des Dünndarmileus (s. S. 393) und der chronischen Intestinalblutung (s. S. 190).
- Mesenterialzyste.

Konservative Therapie

- Nicht sinnvoll.

Operative Therapie

- **Indikation:** Jeder Dünndarmtumor. Auch bei klinisch stummen Tumoren sind Komplikationen (Blutung, Stenose) jederzeit möglich; eine Malignität ist häufig nicht ausgeschlossen.
- **Operationsprinzipien:**
  - Dünndarmresektion inkl. Mesenterium mit Lymphknoten (s. S. 618).
  - Evtl. Resektion von Lebermetastasen beim Karzinoid.
- **Nachbehandlung:**
  - Siehe Dünndarmresektion, S. 618.
  - *Arbeitsunfähigkeit:* Ca. 2 – 3 Wochen.

Prognose

- **Gutartige Tumoren:** Die Patienten sind durch Dünndarmresektion geheilt.
- **Bösartige Tumoren:** Prognose abhängig von der Tumorausdehnung.
- **Karzinoid:**
  - Prognose abhängig von Ort und Ausmaß der Metastasierung (Lebermetastasen?).
  - *Flush-Syndrom:* Nach Dünndarmresektion sind die Patienten mit Karzinoiden vom Flush-Syndrom befreit, wenn wenigstens die Hauptmasse der Lebermetastasen gleichzeitig exzidiert wurde.

Appendicitis acuta (ICD: K 35)

Grundlagen

- **Definition:** Entzündung des Wurmfortsatzes (Appendix vermiformis).
- **Ätiologie:** Bakterielle Entzündung, begünstigt durch Abknickung, Kotsteine, Wurmbefall (Askariden).
- **Histopathologie:** Alle Formen von der leichten Innenschichtentzündung bis zur ulzerophlegmonösen Entzündung aller Wandschichten.
- **Epidemiologie:** Die akute Entzündung der Appendix vermiformis ist die häufigste akute chirurgische Abdominalerkrankung. Häufig jüngere Patienten betroffen.

Klinik

- **Symptome:** Typischerweise 12- bis höchstens 24stündige Vorgeschichte:
  - Schmerzbeginn in der Nabelgegend oder epigastrisch *(viszeraler Schmerz)*, später Schmerzverlagerung in den rechten Unterbauch *(somatischer Schmerz)*. Schmerzen beim Gehen; Entlastung durch Schonhaltung (Anheben des rechten Beines).
  - Übelkeit, Erbrechen.
- **Hauptkomplikation:** Perforation (schon frühzeitig möglich) mit Abkapslung (appendizitischer Abszeß) oder diffuser Peritonitis.

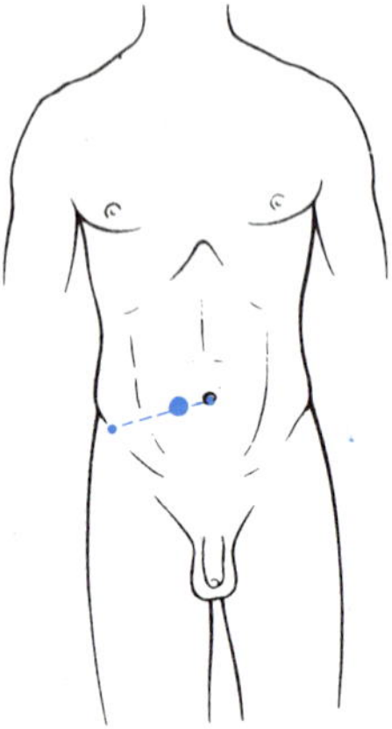

Abb. 102 Hauptschmerzpunkt bei Appendizitis (Mc Burney): Drittel der Distanz zwischen Spina iliaca anterior superior und Nabel.

Diagnostik

- **Obligate Untersuchungen:**
  - *Anamnese:* Typischerweise 12- bis höchstens 24stündige Vorgeschicht (s. o.).
  - *Klinische Untersuchung* (s. S. 20):
    - Entscheidend ist der palpatorische Befund: Druckdolenz, Klopfdolenz, Entlastungsschmerz, gekreuzter Entlastungsschmerz und vor allem positives Psoaszeichen rechts (Hauptschmerzpunkt [McBurney] s. Abb. 102).

  - Rektaluntersuchung (s. S. 36).
  - Temperaturmessung axillär und rektal: Differenz > 0,8 °C.
- *Labor:* Leukozytose, CRP-, BSG-Anstieg.
- *Urinstatus:* Hämaturie bei retrozökaler Lage möglich; DD: Erkrankung des Urogenitaltrakts?
- *Sonographie* (s. Abb. 103): Aufgetriebene Appendix, evtl. Flüssigkeitskokarde am Zökumpol. Ausschluß anderer Erkrankungen (z. B. Steinleiden).
- *Röntgenuntersuchung:* Abdomenübersichtsaufnahme nie von entscheidender diagnostischer Wichtigkeit.
- *Gynäkologisches Konsil*: Bei Frauen Ausschluß gynäkologischer Erkrankungen.

➤ **Ergänzende Untersuchungen:**
- *Diagnostische Laparoskopie* bei unklarer Diagnose.

✓ **Beachte:** Bei typischer Klinik ist die Diagnose leicht zu stellen, bei atypischen Verläufen (s. u.) oft schwierig!
- *Abweichende Verläufe und Befunde:*
  - Kinder: Frühzeitige Beeinträchtigung des Allgemeinzustandes, Durchfall, hohes Fieber.
  - Ältere Menschen: Rascher Verlauf bei geringer Symptomatik, oft fehlende Abwehrspannung (Perforation ohne Peritonitiszeichen).
  - Schwangere: Schmerzen an atypischer Stelle durch Verlagerung der Appendix nach kranial.
  - Patienten unter Peritonealdialyse: Schmerzlokalisation verwischt!

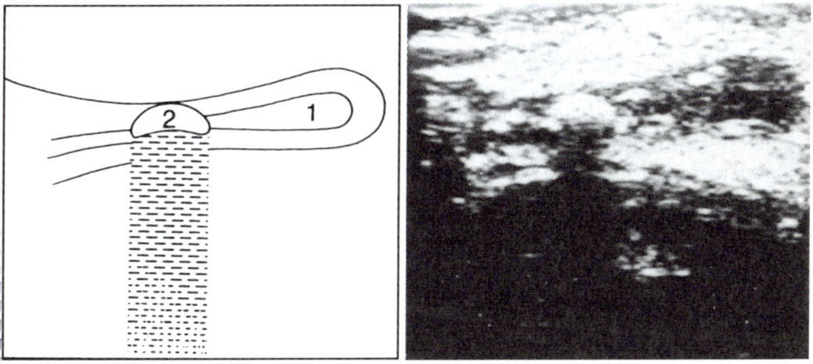

Abb. 103 Akute Appendizitis im Längsschnitt: 1 Appendix, 2 Koprolith.

Differentialdiagnose

➤ **Lymphadenitis mesenterialis und Pseudoappendizitis durch Yersinia pseudotuberculosis und Yersinia enterocolitica:**
- *Klinik:* Wie akute Appendizitis, dazu Kopfschmerzen, häufig Diarrhoe. Fieber, Leukozytose, Druckdolenz im rechten Unterbauch, keine Abwehrspannung.
- *Serologischer Nachweis:* Agglutination und Komplementbindungsreaktion.
- *Intraoperativer Befund:* Seröses Exsudat, Lymphknoten geschwollen, histologisch typisch verändert. Appendix makroskopisch unauffällig, histologisch evtl. Granulome.

Appendicitis acuta (ICD: K 35)

- **Ureterstein:** Koliken, Mikrohämaturie. Pyelogramm!
- **Follikelsprung, stielgedrehte Ovarialzyste, Extrauteringravidität:** Keine Abwehrspannung.
- **Adnexitis:** Abgrenzung häufig schwierig.
- Epididymitis, Hodentorsion.
- **Cholezystitis acuta** (besonders bei adipösen Patienten).
- **Meckel-Divertikel, Netztorsion:** Meist nur intraoperativ zu diagnostizieren.
- **Bakterielle Diarrhoe:** Insbesondere Campylobacter jejuni, Salmonellose, Shigellose, Brucellose.
- **Enteritis regionalis Crohn** (Differentialdiagnose des appendizitischen Abszesses, s. S. 417).
- Basale Pneumonie bei Kindern.

Konservative Therapie

- **Indikation:** Nur bei appendizitischem (perityphlitischen) Abszeß gerechtfertigt!
- **Durchführung:**
  - Bettruhe.
  - Antibiotika, z. B. Imipenem (Zienam, Tienam) 3× 1 g i. v.

Operative Therapie

- **Indikationen:**
  - Jede Appendicitis acuta mit Ausnahme des appendizitischen Abszesses.
  - Appendizitischer Abszeß mit lokaler Progredienz unter konservativer Therapie.
  - Jeder appendizitisähnliche Befund, bei dem nach mehrstündiger Beobachtung eine Appendizitis nicht ausgeschlossen werden kann.
  - Status nach appendizitischem Abszeß (nach 2 – 4 Monaten).
- **Kontraindikation:** Morbus Crohn!
- **Operationsprinzipien:**
  - Appendektomie, laparoskopisch oder offen (s. S. 625, 629).
  - Bei unsicherer Diagnose und adipösen Patienten oder beidseitiger Unterbauchperitonitis evtl. untere mediane Laparotomie (s. S. 525).
  - Bei progredientem appendizitischen Abszeß erfolgt lediglich eine Inzision und Drainage.
  - Bei blander Appendix vorsichtige Abdomenrevision (besonderes Augenmerk: Meckel-Divertikel, Gallenblase, Adnexe). Gefahr eines späteren Bridenileus.
- **Nachbehandlung:**
  - *Arbeitsunfähigkeit:* Ca. 2(– 3) Wochen.

Prognose

- Die unkomplizierte Appendizitis ist nach Operation geheilt.
- In > 10% der Fälle, bei denen die Appendix nicht entzündet war und eine Revision durchgeführt wurde, kommt es nach einer Latenz von bis zu 20 Jahren zur Entwicklung eines Bridenileus.

Grundlagen

- **Definition:** Komplette mechanische Behinderung der Dickdarmpassage.
- **Ätiologie:**
  - Divertikulitis (s.S. 423).
  - Dickdarmkarzinom (s.S. 429).
  - Selten Tumoren der Nachbarorgane oder Strahlenfibrose (insbesondere nach gynäkologischen Tumoren).
  - Gelegentlich Volvulus (Sigmavolvulus → Dickdarmileus; s.S. 414 und Abb. 104).
- **Pathomechanismus, Folgen:** Mechanischer Verschluß des Darmlumens → prästenotischer Aufstau und Hypermotorik → Erhöhung des intraluminalen Drucks → zunehmende Dilatation (Übergang in *paralytischen Ileus*) → Erhöhung der Darmwandspannung → Beeinträchtigung der Mikrozirkulation, Freisetzung von Mediatorsubstanzen → Darmwandödem mit Flüssigkeitspermeation in das Darmlumen → Verlust von Eiweiß, Flüssigkeit und Elektrolyten → Hypovolämie, Abfall des Herzzeitvolumens → Schock.

Klinik

- **Symptome:**
  - Krampfartige abdominale Schmerzen.
  - Erst spät Meteorismus, Wind- und Stuhlverhaltung.
  - Sehr spät Erbrechen.
  - ✓ *Beachte:*
    - Tage- bis wochenlange Entwicklung der Symptomatik möglich!
    - Sonderfall Volvulus: Verlauf viel rascher, schweres Krankheitsbild innerhalb von Stunden.
- **Komplikationen:**
  - Darmwandgangrän, Durchwanderungsperitonitis.
  - Progredienter Schock.

Diagnostik

- **Obligate Untersuchungen:**
  - *Anamnese:* Frühere Operationen? Zunehmende Bauchkrämpfe? Plötzlich starke Bauchschmerzen (Volvulus)?
  - *Klinische Untersuchung:*
    - Abdomenuntersuchung (s.S. 20): Abdomen aufgetrieben, druckdolent, jedoch ohne Abwehrspannung. Tympanitischer Klopfschall. Darmgeräusche primär hochgestellt, lebhaft. Im Spätverlauf spärlich oder fehlend (paralytischer Ileus).
    - Rektaluntersuchung (s.S. 36): Tiefsitzende Rektumkarzinome (bis ca. 7 cm ab ano) können palpiert werden.
  - *Röntgenuntersuchungen:*
    - Abdomenübersichtsaufnahme im Stehen: Typische Dick- und Dünndarmspiegel (s. Abb. 104).
    - Abdomenübersichtsaufnahme im Liegen: Genauere Lokalisation, Luft im Dickdarm proximal der Stenose, Darmwandveränderungen (Ödem).
  - *Labor:* Hämatokrit (Anstieg durch Flüssigkeitsverlust, „Eindickung"), Elektrolyte (Verluste in den Darm), Basenüberschuß.

Dickdarmileus (ICD: K 56.7)

➤ **Ergänzende Untersuchungen:**
- *Sonographie:* Oft erschwerte Untersuchungsbedingungen in Rückenlage durch Luftüberlagerung → Untersuchung über die Flanken, Lageänderungen!
  - Flüssigkeitsgefüllte, erweiterte Darmschlingen (Durchmesser Dickdarm 4–7 cm), Darmwandödem (zirkuläre hypodense Ringbande der Darmwand von 3–5 mm Dicke), stehende Schleimhautfalten, Haustrierung, eingeschränkte Peristaltik.

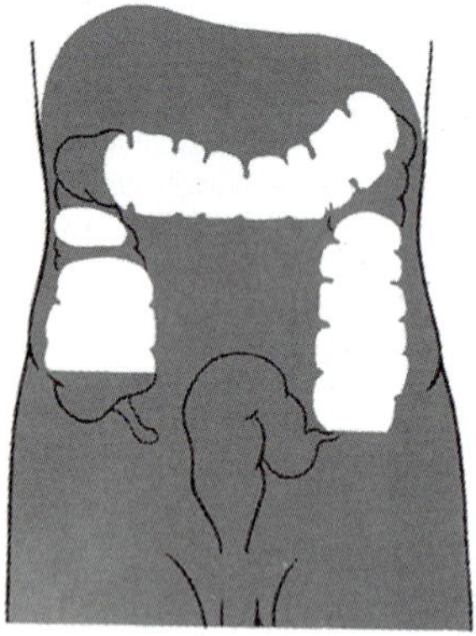

Dickdarmileus bei Sigmastenose

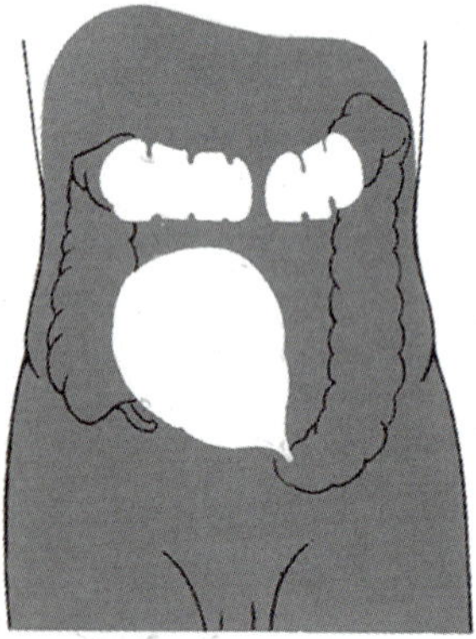

Sigmavolvulus

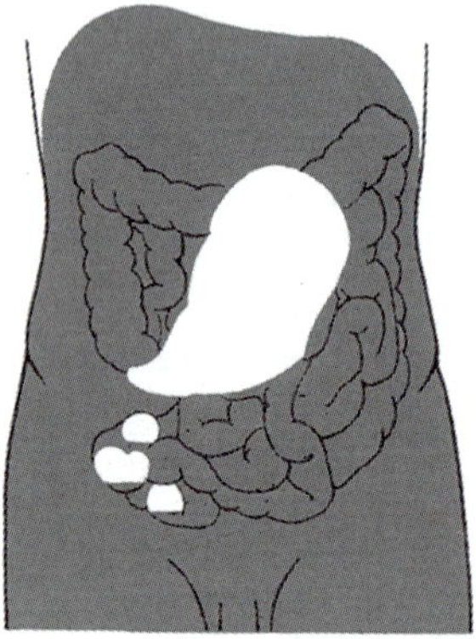

Zäkumvolvulus

Abb. 104 Typische Ileus-Röntgenbilder.

- Dickdarmtumoren, Divertikulitis: Pathologisch verdickte, echoarme Kokarden.
- Ultraschallgesteuerte Feinnadelpunktion.
- *CT, MR:* Differenzierung Abszeß/Tumor, Infiltrationstiefe.
- *Koloskopie:* Lokalisation des Hindernisses, evtl. Histologie zur Diagnosesicherung (Tumoren).
- *Röntgen-Kontrasteinlauf:* Lokalisation der Stenose.

✓ *Beachte:* Bei Volvulus bestätigen Röntgen-Kontrasteinlauf oder Koloskopie die Diagnose und bewirken evtl. die Reposition eines Sigmavolvulus!

Differentialdiagnose

- Koprostase, insbesondere bei psychiatrischen oder senilen Patienten unter Psychopharmaka.
- Dünndarmileus (s. S. 393).

Sofortmaßnahmen, konservative Therapie

- **Sofortmaßnahmen:** Intensivüberwachung, Schockbehandlung, Kreislaufstabilisierung:
  - Magensonde (s. S. 68) und Einlauf zur Entlastung des Darms.
  - Anlage eines zentralvenösen Katheters (ZVK, s. S. 49).
  - Flüssigkeits- und Elektrolytsubstitution.
  - Korrektur des Säure-Basen-Haushalts.
  - Blasenkatheter zur Bilanzierung (s. S. 72).
- **Konservative Therapie:** Nur als Operationsvorbereitung! Sofortmaßnahmen, s. o.

Operative Therapie

- **Operationsindikation:** Jeder Dickdarmileus!
- **Vorgehen:** Wahl des Vorgehens je nach Grundleiden, Lokalisation der Stenose sowie Dauer und Intensität des Ileus:
  - *Einzeitiges Vorgehen* (guter AZ, gute Darmdurchblutung): Kolonresektion und Reanastomosieren des Darms in der gleichen Sitzung. Das einzeitige Vorgehen bedingt einen entleerten Darm; in der Notfallsituation ist die präoperative Darmentleerung jedoch nicht möglich. Daher intraoperative Spülung des eröffneten Darms bis zur völligen Entleerung. Zeitaufwendiges Verfahren!
  - *Zweizeitiges Vorgehen* (schlechter AZ, fragwürdige Darmdurchblutung, im Zweifelsfall): Kolonresektion und Herausleiten der beiden Darmenden als terminale Stomata (bzw. Blindverschluß des distalen Stumpfs nach Sigmaresektion nach Hartmann), Wiederherstellen der Kontinuität im Intervall von 2 Wochen bis 4 Monaten.
  - *Dreizeitiges Vorgehen* (extrem schlechter AZ): Kolostomie proximal der Stenose, in der Regel Transversostomie rechts (s. S. 635). Kolonresektion 1–2 Wochen später. Kolostomieverschluß als 3. Sitzung. Transversostomie als Notfalleingriff bei nicht allzu adipösen Bauchdecken in Lokalanästhesie möglich.

Dickdarmileus (ICD: K 56.7)

➤ **Operationsprinzipien:**
- *Zäkumvolvulus:*
  - Vitales Zäkum: Detorsion und Zäkopexie.
  - Nekrotisches Zäkum: Ileozäkalresektion (s. S. 643).
- *Kolonkarzinom rechts:* Hemikolektomie rechts (s. S. 645), ohne Dünndarmbeteiligung am Ileus einzeitig, sonst evtl. zweizeitig.
- *Inoperables Kolonkarzinom rechts, insbesondere Karzinomrezidiv:* Ileotransversostomie (s. S. 634).
- *Transversumkarzinom:* Resektion (s. S. 647).
- *Kolonkarzinom links* (Flexura lienalis bis Sigma): Hemikolektomie links (s. S. 649).
- *Sigmadivertikulitis:* Sigmaresektion (s. S. 651) zweizeitig.
- *Karzinom rektosigmoidal und rektal:* Sofern es der Allgemeinzustand des Patienten und der Zustand des Darmes erlaubt, tumorgerechte Resektion mit Mitnahme des Gefäßstiels und der Lymphknoten. Abschluß der Operation nach Hartmann. Sonst dreizeitiges Vorgehen (technisch einfacher als das Nachholen der tumorgerechten Operation in einer 2. Sitzung).
- *Inoperables Karzinom rektosigmoidal und rektal:* Definitive doppelläufige Transversostomie oder Sigmoidostomie (s. S. 639).
- *Rektosigmoidale Stenose nach Bestrahlung:* Dreizeitiges Vorgehen.
- *Sigmavolvulus:* Immer Sigmaresektion (s. S. 651), in der Regel einzeitig. Resektion = einzige mögliche Rezidivprophylaxe!

➤ **Nachbehandlung:** Abhängig von der Darmtätigkeit:
- *Vorhandene Darmtätigkeit:* Wie nach elektiver Kolonresektion (s. S. 141).
- *Darmparalyse:* Intensivtherapie!
  - Magensonde (s. S. 68), ZVK (s. S. 49), Blasenkatheter (s. S. 72), sofern nicht bereits präoperativ geschehen.
  - Bedarfsangepaßte Flüssigkeits- und Elektrolytsubstitution (s. S. 81; im Dünn- oder Dickdarm können mehrere Liter Flüssigkeit sequestriert sein!).
  - Korrektur des Säure-Basen-Haushalts.
  - Evtl. Stimulation des Dünndarms mit Neostigmin (Prostigmin), 4 Amp. à 5 mg als Kurzinfusion über 4 Stunden i. v., und des Dickdarms mit Einläufen (durch Stoma).
- *Arbeitsunfähigkeit:* Abhängig von Ursache und Verlauf der Erkrankung.

Prognose

➤ Je nach Grundleiden. Ein Ileus verschlechtert die vom Karzinomstadium her zu erwartende Prognose.

Grundlagen

- **Synonyma:** Ileitis terminalis, Enterocolitis granulomatosa, Morbus Crohn.
- **Definition:** Entzündliche Erkrankung des Dünn- und Dickdarms.
- **Ätiologie:** Unbekannt. Familiäre Häufung.
- **Lokalisation:** Meist zuerst segmentaler Befall der Iliozäkalgegend mit Fortschreiten nach distal. Vorkommen im terminalen Dünndarm und im gesamten Kolon, Rektum meist ausgespart. Sehr selten auch im höheren Magen-Darm-Trakt. Häufig Anuspathologie.
- **Auftreten:** Meist periodisch, segmental.
- **Histopathologie:** Chronische granulomatöse transmurale Entzündung. Ödematöse und fibrotische Verdickung der Darmwand. Epitheloidzellgranulome, mehrkernige Riesenzellen.
- **Epidemiologie, Inzidenz:** Altersgipfel 20.– 30. Lebensjahr und nach dem 70. Lebensjahr. 1 (Italien) – 10 (Kanada) Fälle pro 100.000 Einwohner und Jahr.

Klinik

- **Symptome:**
  - Diffuse Abdominalbeschwerden mit vorwiegender Lokalisation im rechten Unterbauch.
  - Diarrhoe, Fieber, Gewichtsverlust.
  - Gelegentlich Blut- und Schleimabgänge mit krampfartigen Durchfällen.
  - Selten Malabsorptionssyndrom mit Fieberschüben.
  - Gelegentlich Dünndarmileus als erstes Symptom. Praktisch nie Perforation in die freie Bauchhöhle und Perforationsperitonitis, mit Ausnahme von Patienten unter Kortikosteroidtherapie.
- **Komplikationen:**
  - *Lokal:*
    - Stenosen.
    - Innere und äußere Fisteln, vor allem Analfisteln und rezidivierende Perianalabszesse.
    - Perforation in anliegende Organe.
    - Ileus.
    - Blutung.
    - Sehr selten maligne Entartung.
  - *Systemisch:*
    - Haut: Erythema nodosum, Pyoderma gangränosum.
    - Augen: Episkleritis, Uveitis.
    - Gelenke: Spondylarthritis ankylopoetica, Monarthritis, Polyarthritis.
    - Hepatose, sklerosierende Cholangitis, Amyloidose.

Diagnostik

- **Beachte:** Kein Zeichen oder Symptom ist für sich allein diagnostisch beweisend; die Diagnose beruht auf mehreren endoskopischen, radiologischen, operativen und/oder histologischen Befunden und dem Verlauf!
- **Obligate Untersuchungen:**
  - *Anamnese:* Abdominalbeschwerden, Diarrhoe, Fieber, Gewichtsverlust. Häufig Voroperationen in der Anamnese.

Enteritis regionalis (ICD: K 50)

- *Klinische Untersuchung:*
  - Abdomenuntersuchung (s. S. 20): Dolente Walze am Ort des Befalls.
  - Rektaluntersuchung (s. S. 72): Anal häufig lymphödematöse Mariske, indolente Fissur in atypischer Lage (s. S. 439), Fistelöffnungen, Abszesse wenig dolent!
- *Sonographie:* Die Wandinfiltrationen imponieren als langstreckige (5 – 20 cm) echoarme Darmwandverdickung, das Lumen erscheint als zentrales zartes Reflexband. Evtl. Abszesse, Fistelgänge.
- *Koloskopie mit Biopsie:* Typischer endoskopischer Aspekt: fleckförmige Rötungen der Schleimhaut, evtl. Ulzera, Pflastersteinrelief, Stenosen, segmentaler Befall. Die Biopsie liefert evtl. die Diagnose (Granulome!).
- *Röntgenuntersuchung:* In der selektiven Dünndarmpassage Wandunregelmäßigkeiten im terminalen Ileum, evtl. Strikturen.
- *Labor:* Leukozytose, BSG- und CRP-Erhöhung.

➤ **Ergänzende Untersuchungen:**
- *Röntgenuntersuchung:* Im Röntgen-Doppelkontrasteinlauf Wandunregelmäßigkeiten, Pflastersteinrelief, Ulzera, Fisteln, Strikturen im Dickdarm.
- *CT, MR:* Verdickte Darmwand, Abszesse.
- *Endosonographie:* Analfisteln, Abszesse.

Differentialdiagnose

➤ Akute oder chronische Enteritis und Lymphadenitis des Ileums (s. auch S. 404).
➤ Appendizitischer Abszeß (s. S. 410).
➤ Ileozäkaltuberkulose.
➤ Zäkumkarzinom (s. S. 429).
➤ Colitis ulcerosa (s. S. 420).
➤ Ischämische Kolitis (s. Abb. 192).
➤ Lymphogranuloma venereum mit chronischer Fistelbildung.

Sofortmaßnahmen, konservative Therapie

➤ **Sofortmaßnahmen bei Perforation** (s. S. 303).
➤ **Konservative Therapie:** Wenn möglich konservative Behandlung, da auch nach radikaler Chirurgie Rezidive auftreten.
- *Medikamentöse Therapie im akuten Schub:*
  - Kortikosteroide, z. B. Prednison 50 – 100 mg/die i. v. absteigend (vor allem bei Dünndarmbefall).
  - 5-Aminosalizylsäurepräparate (z. B. Salofalk, Asacol, Salzopyrin) bei Kolonbefall, Beginn mit 2 g/die (2× 2 Tabl./die p. o.).
- *Medikamentöse Therapie im Intervall:* Kann Rezidiv nicht verhüten!
  - Omidazol (z. B. Tiberal), Metronidazol (z. B. Flagyl): 20 mg/kg KG/die.
  - Evtl. Immunsuppression (z. B. Imurek) für 3 – 6 Monate.
- *Diätetische Maßnahmen:*
  - Kalorienreiche, eiweiß- und kohlenhydratreiche, zellulosearme Kost.
  - Eruieren von individuell schlecht verträglichen Nahrungsmitteln (Laktoseintoleranz!).

Operative Therapie

- **Indikationen:**
  - Versagen einer konsequenten konservativen Therapie.
  - Auftreten von lokalen Komplikationen.
  - Auftreten von systemischen Komplikationen, trotz konservativer Therapie.
  - Beim Kind: Wachstumsstörungen trotz Therapie.
  - Indikation für lokale Eingriffe: Fisteln, Abszesse.
- **Operationsprinzipien:** Grundsätzlich sparsame Resektion! Bei multiplen Dünndarmstenosen: Strikturplastik.
  - *Befall des terminalen Ileums:* Ileozäkalresektion (s. S. 643).
  - *Befall des Kolons:*
    - Kolonresektion (s. S. 643–653) je nach Lokalisation (sparsame Resektion!).
    - Proktokolektomie nur bei ausgedehntem Befall (s. S. 658).
  - ✓ *Beachte:*
    - Keine Umgehungsoperationen (Ausnahme: Duodenalbefall), keine Blindsackbildungen!
    - Cave: Hämorrhoidektomie → Fistelbildung!
- **Nachbehandlung:**
  - *Kontrolluntersuchungen:* Nach Dickdarmoperation Kontrollkoloskopie nach 3 Monaten und 1 Jahr.
  - *Arbeitsunfähigkeit:* Abhängig von der durchgeführten Operation, in der Regel 3 Wochen.

Prognose

- In einem hohen Prozentsatz Rezidiv (ca. 50% in 10 Jahren), insbesondere auch im Dünndarm, trotz ausgedehnter Resektion.
- Beginn im jugendlichen Alter weist aggressiveren Verlauf auf als bei Erstsymptomen im Alter.
- Rezidiv mit keinem Medikament verhütbar.

Colitis ulcerosa (ICD: K 51)

Grundlagen

- **Definition:** Destruierender Schleimhautprozß des gesamten Kolons.
- **Ätiologie:** Unbekannt. Entzündlich-toxische, allergische, psychische Faktoren Autoimmunprozeß für die Erhaltung der Krankheit verantwortlich. Familiäre Häufung.
- **Lokalisation:** Auf das Kolon beschränkt. Beginn im Rektum, kontinuierlich auf steigend in das gesamte Kolon.
- **Auftreten:** Meist periodisch. Kontinuierlich, von distal nach proximal.
- **Verlauf:**
  - Meist chronisch intermittierend mit symptomfreien Intervallen.
  - Weniger häufig chronisch-kontinuierlich, progressiv.
  - Selten fulminant, akut lebensbedrohlich.
- **Histopathologie:** Chronische ulzeröse Entzündung in Mukosa und Submukosa mit Kryptenabszessen.
- **Epidemiologie, Inzidenz:** Altersgipfel 20.–30. Lebensjahr und nach dem 50. Lebensjahr (Erkrankungsbeginn in jedem Lebensalter möglich!). Verhältnis Frauen : Männer 1,4 : 1. 2 (Italien) – 15 (Norwegen) Fälle pro 100.000 Einwohner und Jahr.

Klinik

- **Symptome:**
  - Blutig-schleimige Durchfälle (bis zu 20×/die!) mit Abdominalbeschwerden Tenesmen.
  - Fieber, Gewichtsverlust, schlechter Allgemeinzustand.
- **Komplikationen:**
  - *Lokal:*
    - Massive Kolonblutung.
    - Toxisches Megakolon (Enterotoxine!).
    - Perforationen (meist bei Sigmabefall im 1. Schub) mit kotiger Peritonitis.
    - Stenosen.
    - Maligne Entartung: 25% nach 25 Jahren Krankheitsdauer im Gesamtkrankengut!
  - *Systemisch:*
    - Haut: Erythema nodosum, Pyoderma gangränosum.
    - Augen: Episkleritis, Uveitis.
    - Gelenke: Spondylarthritis ankylopoetica, Monarthritis, Polyarthritis.
    - Hepatose, sklerosierende Cholangitis, Amyloidose.
    - Eiweiß-Vitaminmangel-Syndrome, Infektanfälligkeit.

Diagnostik

✓ **Beachte:** Kein Zeichen oder Symptom ist für sich allein diagnostisch beweisend die Diagnose beruht auf mehreren endoskopischen, radiologischen, operative und/oder histologischen Befunden und dem Verlauf!

- **Obligate Untersuchungen:**
  - *Anamnese:* Abdominalbeschwerden, blutige Diarrhoe, Fieber, Gewichtsverlust.

- *Klinische Untersuchung:*
  - Abdomenuntersuchung (s. S. 20): Spärliche Befunde; evtl. leichte Druckdolenz des Kolonrahmens.
  - Rektaluntersuchung (s. S. 36): Bis auf leichte Schleimhautblutungen (Blut am Fingerling) häufig unauffällig.
- *Koloskopie mit Biopsie:* Schleimhautdestruktion, Pseudopolypen, evtl. maligne Entartung.
- *Röntgenuntersuchung:* Im Röntgen-Doppelkontrasteinlauf Ulzera, Pseudopolypen, Verlust der Haustrierung. Im Spätstadium starres, kurzes Rohr (seltener Befund).
  - ✓ Beachte: Untersuchung im akuten Schub nur mit wasserlöslichem Kontrastmittel (Gastrografin): bei Perforation evtl. Kontrastmittelaustritt!
- *Labor:* Leukozytose, BSG- und CRP-Erhöhung.

Differentialdiagnose

- **Entzündliche Erkrankungen mit blutiger Diarrhoe:** Dysenterie (bakteriell, Amöben), pseudomembranöse Kolitis, Enterokolitis regionalis (s. S. 417), tuberkulöse Enteritis, Strahlenkolitis.
- Kolonpolypose (s. S. 426).
- Kolonkarzinom (s. S. 429).
- Ischämische Kolitis.
- Kollagenöse Kolitis.

Sofortmaßnahmen, konservative und interventionelle Therapie

- **Sofortmaßnahme bei Perforation:** Kolektomie (s. S. 643 – 653).
- **Konservative Therapie:**
  - *Therapie im akuten Schub ohne Komplikationen:*
    - Bettruhe, parenterale Ernährung (s. S. 84).
    - Salazosulfapyridin (z. B. Azulfidine) 2 – 3 g/die p. o.
    - Kortikosteroide, z. B. Prednison 50 – 100 mg/die i. v. absteigend; Klysmen, Einläufe (z. B. Betnesol Mikro-Klysmen). Cave: Maskierung der Symptome einer Perforation oder Sepsis!
  - *Therapie im Intervall:* 5-Aminosalicylsäurepräparate (z. B. Asacol, Salofalk, Salazopyrin): 2 g/die (2× 2 Tabl./die p. o.)., bei guter Verträglichkeit Steigerung auf 3 g/die.
- **Interventionelle Therapie:** Bei schwerer Blutung evtl. koloskopische Blutstillung.

Operative Therapie

- **Indikationen:**
  - Auftreten von lokalen Komplikationen: Toxisches Megakolon, Perforation, schwere Blutung (Notfallindikation!), maligne Entartung.
  - Therapieresistenz eines Schubes mit bleibend schlechtem Allgemeinzustand, evtl. sogar Invalidisierung.
  - Auftreten von systemischen Komplikationen trotz konservativer Therapie.
  - Rezidivierende Schübe trotz konservativer Behandlung.
  - Risiko der malignen Entartung bei Pankolitis nach Jahrzehnten.
  - Beim Kind: Wachstumsstörungen trotz konservativer Therapie.

Colitis ulcerosa (ICD: K 51)

- **Operationsprinzipien:**
  - Kolektomie mit endoanaler Mukosektomie und J- oder S-Pouch-Rekonstruktion (s. S. 661).
  - Alternative: Proktokolektomie mit konventioneller Ileostomie (s. S. 658).
  - *Toxisches Megakolon:* Mehrere Entlastungskolostomien und endständige (definitive) Ileostomie. In 2. Sitzung Kolektomie.
  - ✓ *Beachte:* Keine Kolektomie mit ileorektaler Anastomose, da die unerträglichen Durchfälle persistieren können und im Rektalstumpf weiterhin die Gefahr der malignen Entartung besteht.
- **Nachbehandlung:**
  - *Kontrolluntersuchungen:* Patienten mit diffusem Befall und langer Anamnese, die eine Kolektomie verweigem, müssen aufgrund der Gefahr der malignen Entartung in einjährlichen Abständen koloskopiert werden (umstritten).
  - *Arbeitsunfähigkeit:* Individuell abhängig vom Allgemeinzustand.

Prognose

- **Operationsletalität:** Bei Kolektomie und J-Pouch < 0,2%.
- Postoperativer Verlauf bei 10 – 20% der Patienten durch Wundheilungsstörungen kompliziert. Gehäuft Dünndarmileus. Pouchitis möglich.
- 6 – 12 Monate Gewöhnung an Pouch nötig.
- Patienten sind nach Kolektomie und Dünndarm-Pouch von ihrem Grundleiden geheilt.

Grundlagen

- **Ätiologie:** Intraluminale Hypertonie infolge Engstellung und Spastizität des Kolons aufgrund schlackenarmer Kost (Koloninhalt zu wenig voluminös).
- **Pathogenese:**
  - *Divertikulose:* Prolaps von Mukosa und Submukosa durch Muskularislücken in der Darmwand (Pseudodivertikel). Echte Divertikel (Ausstülpung der gesamten Darmwand) selten.
  - *Divertikulitis:* Stasebedingte Entzündung einer Divertikulose.
- **Lokalisation:** Im gesamten Kolon, Hauptlokalisation im Sigma (80–90%).
- **Epidemiologie/Inzidenz:** Vorkommen meist jenseits des 60. Lebensjahres. Ab 70 Jahren finden sich Divertikel bei 80% der Menschen. 30% aller Divertikulosen entwickeln einmal eine Divertikulitis.

Klinik

- **Symptome:**
  - Bei Divertikulitis: Unterbauchschmerzen links, Fieber, peritoneale Zeichen.
  - Bei freier Perforation: Diffuse Unterbauchschmerzen.
  - Bei Dickdarmileus (s. S. 413).
- **Komplikationen:**
  - *Divertikulose:*
    - Divertikelblutung (oft Colon ascendens!).
    - Divertikulitis.
  - *Divertikulitis:*
    - Freie oder häufiger gedeckte Perforation.
    - Sigmastenose durch entzündliche Schwellung und/oder Narbenschrumpfung → Dickdarmileus (s. S. 413).
    - Fistel- und Abszeßbildung.

Diagnostik

- **Obligate Untersuchungen:**
  - *Anamnese:* Obstipation.
  - *Klinische Untersuchung:*
    - Abdomenuntersuchung (s. S. 20): Bei Divertikulitis druckdolente Resistenz im linken Unterbauch und peritoneale Zeichen; bei Perforation Peritonitis.
    - Rektaluntersuchung (s. S. 36): Ausschluß eines tiefsitzenden Rektumkarzinoms.
  - *Sonographie* (s. Abb. 105): Darstellung von Tumoren, evtl. Abszesse.
    –*CT:* Bestes diagnostisches Verfahren. Divertikulitische Abszesse retroperitoneal oder im Mesosigma.
  - *Röntgenuntersuchung:* Im Röntgen-Doppelkontrasteinlauf Divertikel mit Verziehungen, Verdrängungen, evtl. Stenose (s. Abb. 106).
    ✓ Beachte: Untersuchung im akuten Schub ohne Luft und nur mit wasserlöslichem Kontrastmittel (Gastrografin): bei Perforation evtl. Kontrastmittelaustritt!
  - *Labor:* Leukozytose, BSG- und CRP-Erhöhung.
- **Ergänzende Untersuchungen:**
  - *Sigmoidoskopie:* Stenose, Divertikel.
    ✓ Beachte: Im akuten Schub kontraindiziert! (Perforationsgefahr!).

Divertikulose und Divertikulitis (ICD: K 57)

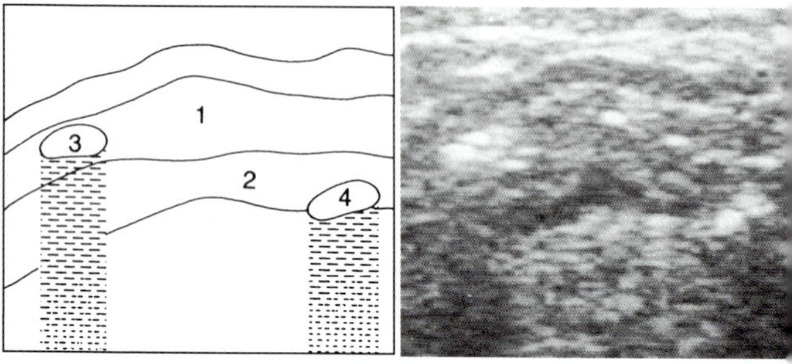

Abb. 105 Sigmadivertikulitis im Längsschnitt: 1 Darmlumen, 2 verdickte Wand, 3 Luft im Darmlumen, 4 Luft in der Darmwand.

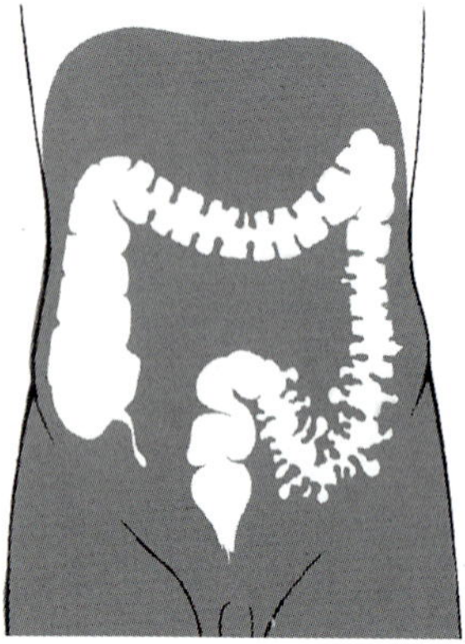

Abb. 106 Sigmadivertikulose.

Differentialdiagnose

- **Sigmakarzinom** (s. S. 429): Sicherer Ausschluß nicht immer möglich!
- Ischämische Kolitis.
- Colon irritabile.
- Morbus Crohn (s. S. 417).
- Strahlenkolitis.
- Adnexitis.

Sofortmaßnahmen, konservative Therapie

- **Sofortmaßnahme** bei Blutung, Perforation mit Peritonitis, Ileus: Notfallmäßig Operation.
- **Konservative Therapie:**
  - *Indikation:* In leichten Fällen ohne Peritonitis.

- *Durchführung:*
  - Bettruhe, parenterale Ernährung (s. S. 84).
  - Magensonde (s. S. 68) bei Erbrechen.
  - Antibiotische Abdeckung (s. S. 97) gegen gramnegative und anaerobe Keime, z. B. Cefuroxim (Zinacef) oder Ceftriaxon (Rocephin) 2 g plus Clindamycin (Sobelin, Dalacin C) 600 mg i. v.
  - Später schlackenreiche Diät.
- **Prophylaxe:** Ballastreiche Kost mit ausreichender Flüssigkeitszufuhr senkt das Komplikationsrisiko.

Operative Therapie

- **Indikationen:**
  - Durchgemachte Divertikulitis (bei jüngeren Patienten nach einem schweren Schub, bei älteren Patienten nach 2 Schüben).
  - Rezidivprophylaxe!
  - Blähungen und rezidivierender Subileus bei partieller Stenose.
  - Fistel (kolovesikal oder kolovaginal).
  - Blutung aus Divertikulose (Notfallindikation!).
  - Perforation und Peritonitis (Notfallindikation!).
  - Ileus (Notfallindikation!).
- **Operationsprinzipien:**
  - *Elektivoperation:* Sigmaresektion (s. S. 651), offen oder laparoskopisch.
  - *Notfalloperation bei Blutung:* Sigmaresektion (s. S. 651). Bei gefährdeter Anastomose (unvorbereitetes Kolon) evtl. temporäre Entlastungstransversostomie (s. S. 635).
  - *Notfalloperation bei Perforation:* Einzeitiges (wie oben) oder zweizeitiges Vorgehen:
    - Als Notfalloperation Sigmaresektion (s. S. 651), terminale Sigmoidostomie (s. S. 639) und Blindverschluß des distalen Stumpfs nach Hartmann.
    - In einer 2. Sitzung zu einem späteren Zeitpunkt (frühestens nach 6 Wochen) Reanastomosieren der Stümpfe (zirkuläres Stapler-Gerät von Vorteil) (s. S. 641). Die Sigmaresektion ist im akuten Entzündungsschub technisch einfacher als später im vernarbten Stadium!
  - *Notfalloperation bei Ileus:* Ein- oder zweizeitiges Vorgehen (s. auch S. 641).
- **Nachbehandlung:**
  - Nach Sigmaresektion (s. S. 141); nach Sigmoidostomie (s. S. 141).
  - *Arbeitsunfähigkeit:* Nach konservativer Therapie 14 Tage; nach elektiver Resektion 3 Wochen; nach Notfalloperation abhängig vom Verlauf.

Prognose

- **Letalität:**
  - *Bei Elektivoperationen:* $< 2\%$.
  - *Bei Komplikationen* (Ileus oder Perforation mit Peritonitis): $> 10\%$.
- Der 1. Schub bleibt häufig einmalig; nach 2 gesicherten Schüben muß fast sicher mit weiteren gerechnet werden.
- Erholung der Patienten von der Divertikulitis nach primärer Resektion viel rascher als nach Transversostomie und Drainage.

Kolonpolypen (ICD: D 12)

Grundlagen

- **Definition:** Polypöse Schleimhautveränderungen des Dickdarms.
- **Ätiologie, Pathogenese:** Ernährungsfaktoren, genetische Faktoren.
- **Histopathologie:**
  - Tubuläre Adenome = polypöse Adenome (solitär oder multipel).
  - Villöse Adenome.
  - Tubulovillöse Adenome.
  - Hyperplastische Polypen (ohne Krankheitswert).
  - Hamartöse Polypen.
- **Häufigkeit, Entartungsrisiko:** Adenome gelten als Vorläufer des Karzinoms sind etwa 10× häufiger und treten etwa 5 – 10 Jahre früher auf. Risiko der malignen Entartung abhängig von Histopathologie:
  - *Tubuläre Adenome:* Abhängig von Größe und Durchmesser der Basis (je größer, desto eher maligne Entartung; je breitbasiger, desto eher maligne Entartung): > 1 cm 1 %; > 2 cm 10 %.
  - *Villöse Adenome:* Ca. 30 %.
  - *Tubulovillöse Adenome:* Ca. 25 %.

Klinik

✓ **Beachte:** Kolonpolypen sind häufig Zufallsbefunde bei Röntgen oder Endoskopie.

- **Symptome:**
  - Okkulte oder manifeste Blutung (insbesondere polypöse Adenome).
  - Schleimabgänge mit massivem Wasser- und Elektrolytverlust (villöse Adenome).
- **Komplikation:** Maligne Entartung (s. o.).

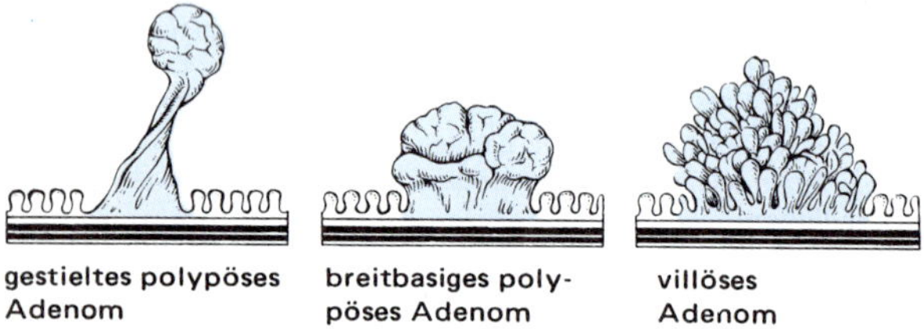

Abb. 107 Makroskopischer Aspekt der typischen Kolonpolypen.

Diagnostik

- **Obligate Untersuchungen:**
  - *Anamnese:* Familienanamnese!
  - *Klinische Untersuchung:*
    - Abdomenuntersuchung (s. S. 20): Zum Ausschluß anderer abdominaler Pathologien und zum Ausschluß einer Passagestörung.
    - Rektaluntersuchung (s. S. 36): Tiefsitzende Polypen können palpiert werden.
  - *Koloskopie:* Abtragung in toto, histologische Untersuchung.

Differentialdiagnose

- Kolonkarzinom (s. S. 429).
- Gestieltes Neurofibrom, Lipom, Leiomyom, Hämangiom (selten!).
- Pseudopolypose bei Colitis ulcerosa.
- Endometriose.
- Karzinoid des Kolons (sehr selten).
- **Polyposesyndrome** (sehr selten!):
  - *Familiäre Kolonpolypose:* Dichte Besiedelung des Kolons mit polypösen Adenomen. Dominant vererbt. Obligate Präkanzerose; Entartung ab dem 15. Lebensjahr, > 90% bis zum 30. Lebensjahr.
  - *Gardner-Syndrom:* Polypöse Adenome im gesamten Magen-Darm-Trakt, evtl. kombiniert mit Osteomen, Fibromen, Karzinomen. Maligne Degeneration häufig.
  - *Turcot-Syndrom:* Adenomatöse Kolonpolypen und neurogene Tumoren. Prognose infaust.
  - *Peutz-Jeghers-Syndrom:* Polypöse Hamartome im gesamten Magen-Darm-Trakt mit Melaninflecken der Mundschleimhaut, Lippen, Handteller. Maligne Degeneration selten.
  - *Juvenile Polypose:* Polypöse Hamartome im Kolon. Gutartig.

Konservative und interventionelle Therapie

- **Konservative Therapie:** Keine; Prostaglandinsynthesehemmer für Polyposesyndrome im Rahmen von Studienprotokollen.
- **Interventionelle Therapie:** Polypenabtragung mit der Diathermieschlinge im Rahmen der Koloskopie.

Operative Therapie

- **Indikationen:**
  - Blutende polypöse Adenome, welche sich endoskopisch nicht abtragen lassen.
  - Symptomlose polypöse Adenome im Durchmesser > 5 mm.
  - Jedes villöse Adenom.
  - Familiäre Kolonpolypose.
  - Gardner-Syndrom.
  - Andere Polyposesyndrome: Bei Komplikationen (Blutung, Obstruktion, Entartung).

Kolonpolypen (ICD: D 12)

➤ **Operationsprinzipien:**
 - *Polypöse Adenome:* Endoskopische Polypektomie. Stiel histologisch kontrollieren!
 - *Villöse Adenome, breitbasige polypöse Adenome, Adenome mit Malignitätsverdacht:* Exzision aus der Kolonwand, evtl. kleine Kolonsegmentresektion. Zugang je nach Tumorlage transanal, sakral (posteriore Rektotomie) oder transperitoneal (evtl. laparoskopisch).
 - *Familiäre Polypose:* Proktokolektomie mit transanaler Mukosektomie und J oder S-Pouch (s. S. 661). Alternativ Proktokolektomie mit Ileostomie (s. S. 658).

➤ **Nachbehandlung:**
 - *Kontrolluntersuchungen:* Nach Exzision villöser Adenome endoskopische Kontrollen in Abständen von 1 Jahr.
 - *Arbeitsunfähigkeit:*
   • Endoskopische Polypektomie 1 Tag.
   • Kolonresektion (s. S. 141).

Prognose

➤ **Villöse Adenome:** Maligne Rezidive möglich, solange nur exzidiert und nicht reseziert.

➤ **Tubuläre Adenome:** Die Patienten sind nach Abtragung geheilt. Entstehung neuer Polypen möglich!

Kolonkarzinom (ICD: C 18, C 19)

Grundlagen

- **Prädisponierende Faktoren:**
  - Familiäre Disposition.
  - Colitis ulcerosa.
  - Morbus Crohn.
  - Familiäre Polypose
  - Tubuläre und villöse Adenome.
  - Strahlenkolitis.
  - Z.n. Ureterosigmoidostomie.
  - Fettreiche, ballastarme Ernährung.
- **Lokalisation:** Siehe Abb. 108, S. 433. Bei 5% der Kolonkarzinome Doppelkarzinom im Kolon.
- **Histopathologie:**
  - *Karzinome:* 99% der kolorektalen Malignome (inkl. Rektumkarzinom s. S. 433) sind Karzinome:
    - Adenokarzinome: > 80%.
    - Schleimbildende Adenokarzinome (Gallertkarzinome) und Siegelringzellkarzinome: Ca 10%.
  - *Karzinoide, Lymphome:* Sehr selten.
  - **Epidemiologie, Inzidenz:** Das kolorektale Karzinom ist das zweithäufigste Karzinom in Europa und USA, verantwortlich für 12–15% der Malignomtodesfälle. 50% der Fälle > 70. Lebensjahr. Insgesamt bei Frauen 35 Fälle pro 100.000 und Jahr, bei Männern 50–60 Fälle pro 100.000 und Jahr. Verteilung Männer : Frauen = 1 : 1 beim Kolonkarzinom, 2 : 1 beim Rektumkarzinom.
- **Metastasierung:** Primär lymphogen, sekundär hämatogen (Lebermetastasen: 20% bereits bei Diagnose, 50% im weiteren Verlauf).

Tabelle 62 TNM-Stadien des Kolonkarzinoms

T = Tumor = Primärtumor	
TIS	Carcinoma in situ
T_0	Kein Anhalt für Primärtumor
T_1	Tumor beschränkt auf Mukosa/Submukosa
T_2	Tumor infiltriert Muskularis/Serosa
T_3	Tumor infiltriert Subserosa oder nicht peritonealisiertes perikolisches oder perirektales Gewebe
T_4	Tumor durchbricht Peritoneum viscerale oder infiltriert andere Organe
T_x	Grad der Tumorinfiltration nicht bestimmbar
pT	Tumor pathologisch klassifiziert

Kolonkarzinom (ICD: C 18, C 19)

Tabelle 62 Fortsetzung

N = Noduli = regionale Lymphknoten	
N_X	Präoperativ nicht zuverlässig bestimmbar
N_0	Kein regionärer Lymphknotenbefall
N_1	Metastase in 1 – 3 perikolischen oder perirektalen Lymphknoten
N_2	Metastasen in 4 oder mehr perikolischen oder perirektalen Lymphknoten
N_3	Lymphknoten entlang irgend eines Gefäßstranges
M = Metastasen = Fernmetastasen	
M_0	Keine Fernmetastasen nachweisbar
M_1	Fernmetastasen vorhanden
M_X	Metastasenstatus unbekannt

Klinik

- Uncharakteristische Symptome wie Flatulenz, Darmkrämpfe, chronische Anämie und Gewichtsabnahme.
- Stuhlunregelmäßigkeiten, Blut im Stuhl, abwechselnd Diarrhoen oder Obstipation.
- Später zunehmende Stenoseerscheinungen bis zum Ileus (s. S. 413).

Diagnostik

- **Obligate Untersuchungen:**
  - *Anamnese:* Stuhlunregelmäßigkeiten? Gewichtsverlust? Abdominelle Beschwerden? Leistungsknick?
  - *Klinische Untersuchung:*
    - Abdomenuntersuchung (s. S. 20): Evtl. palpabler Tumor; Meteorismus ballloniertes Abdomen.
    - Rektaluntersuchung (s. S. 36): Evtl. palpabler Tumor (50% aller Rektum-Tumoren sind tastbar!); Blut/Meläna am Fingerling.
  - *Sonographie:* Häufig kurzstreckige, exzentrische, seltener konzentrische Kokarde im Bereich des Kolonrahmens. Evtl. Obstruktion der proximalen Darmanteile mit Ileuszeichen. Evtl. Lebermetastasen (Sensitivität der Sonographie > 80%), paraaortale Lymphknotenmetastasen, Nierenstauung.
  - *Koloskopie mit Biopsie:* Methode der Wahl.
  - *Labor:* CRP (erhöht), BSG (beschleunigt), Blutbild (Anämie), Leberwerte, Tumormarker CEA, CA 19 – 9, CA 50.
  - *Stuhluntersuchung:* Benzidinprobe im Stuhl eher als Vorsorge-Untersuchung geeignet (Hämoccult-Test, hemo-FEC-Test) als zur Abklärung, da geringe Spezifität. Bei Meläna sinnlos.

- **Ergänzende Untersuchungen**:
  - *Röntgenuntersuchung:*
    - Kontrastuntersuchung mit wasserlöslichem Mittel bei Verdacht auf gedeckte Perforation.
    - Röntgen-Thorax: Lungenmetastasen?
  - *CT:* Tiefenausdehnung bei Rektumkarzinom, Lebermetastasen, paraaortale Lymphome.
  - *MR:* Zur Suche von Rezidiven oder Metastasen aussagekräftiger als CT.

Differentialdiagnose

- Divertikulitis (s. S. 423).
- Rektumkarzinom (s. S. 433).
- Colitis ulcerosa (s. S. 420).
- Enteritis regionalis (s. S. 417).
- Gutartiger Kolonpolyp (s. S. 426).

Sofortmaßnahmen, konservative Therapie

- **Sofortmaßnahmen bei Ileus** (s. S. 413).
- **Chemotherapie:** Nur indiziert bei Beschwerden infolge Metastasen.

Operative Therapie

- **Indikationen:**
  - Jedes Kolonmalignom, sofern keine schwerwiegenden Kontraindikationen allgemeiner Natur (schwer beeinträchtigter Allgemeinzustand) vorliegen.
  - Auch bei Metastasen (insbesondere Lebermetastasen) Indikation zur palliativen Kolonresektion meistens gegeben (Ileusprophylaxe, Verbesserung der Lebensqualität).
- **Operationsprinzipien:**
  - *Resektion des Tumors:* Einhaltung einer Sicherheitszone von ca. 6 cm distal und 20 cm proximal des Tumors, Reanastomosierung des Darmes. Je nach Sitz und Ausdehnung des Tumors:
    - Tumor des Zökums und des Colon ascendens: Hemikolektomie rechts (s. S. 645).
    - Tumor des rechtsseitigen Colon transversum: Erweiterte Hemikolektomie rechts (aus Radikalitätsgründen, insbesondere bezüglich Lymphknoten).
    - Tumor in der Mitte des Colon transversum: Transversumresektion (s. S. 647).
    - Tumor im linksseitigen Colon transversum: Erweiterte Hemikolektomie links (s. S. 649).
    - Tumor des Colon descendens und des proximalen Sigmas: Hemikolektomie links (S. 649).
    - Tumor in der Mitte des Sigmas: Sigmaresektion (s. S. 651).
    - Tumor im abführenden Sigma und Rektum: Rektosigmoidresektion (s. S. 653).
  - *Vorgehen bei Ileus* (siehe auch S. 415):
    - Rechtsseitiges Hindernis (behandelt durch Hemikolektomie rechts oder erweiterte Hemikolektomie rechts): Einzeitiges Vorgehen, d. h. in der gleichen Sitzung Ileokolostomie.

  - Linksseitiges Hindernis: Zweizeitiges Vorgehen: In 1. Sitzung Kolostomie oder Hartmann-Operation, in 2. Sitzung Tumoroperation oder Kontinuitätswiederherstellung. Vor 2. Operation Restkolon endoskopisch abklären lassen (Zweittumor?). Alternativ einzeitiges Vorgehen: Bedingt eine ausgiebige intraoperative prograde Kolonlavage; tumorgerechte Resektion in der Ileussituation erschwert.
  - Tiefes Hindernis bei Patienten in schlechtem Allgemeinzustand: Dreizeitiges Vorgehen: Transversostomie, Tumoroperation, Transversostomieverschluß.
- *Metastasen:* Resektion solitärer Lebermetastasen (s. S. 574).

➤ **Nachbehandlung:**
- *Kontroll- und Nachsorgeuntersuchungen:* Durchführung im 1. postoperativen Jahr vierteljährlich, im 2. postoperativen Jahr halbjährlich, dann jährlich bis zum 7. postoperativen Jahr:
  - Basisuntersuchung mit Anamnese, Allgemeinstatus, rektaler Untersuchung, Blutentnahme für Blutbild, Kreatinin, CEA.
  - Röntgen-Thorax und Abdomensonographie im 1. postoperativen Jahr halbjährlich, dann nach o. g. Schema.
  - Koloskopie (und Endosonographie nach Rektosigmoidresektion) im 1. postoperativen Jahr halbjährlich, dann nach o. g. Schema.
  - Ein Wiederanstieg des CEA-Titers > 5 ng/ml nach postoperativer Normalisierung ist Hinweis auf ein Rezidiv oder Metastasen, daher gezielte Suche.
- *Adjuvante postoperative Chemotherapie:* Empfohlen bei Lymphknotenbefall, vor allem bei jüngeren Patienten. Substanzen: 5-Fluoroouracil + Levamisol oder Leucovorin.
- *Arbeitsunfähigkeit:*
  - Bei Elektivoperation 4–6 Wochen.
  - Bei Ileus 6–12 Wochen.

Prognose

➤ **5-Jahres-Überlebensrate bei operablem Karzinom:**
- $pT_{1/2}$ pN_0 M_0: 80–90%.
- $pT_{3/4}$ pN_0 M_0: 40–60%.
- Alle T pN_1 M_0: 30–50%.

Grundlagen

- **Prädisponierende Faktoren:** Siehe Kolonkarzinom, S. 429.
- **Histopathologie:** Siehe Kolonkarzinom, S. 429.
- **Epidemiologie:** Männer doppelt so häufig betroffen wie Frauen.
- **Metastasierung:**
  - Primär *lymphogene Metastasierung:* Höhenabhängig!
    - Oberes Rektumdrittel: Metastasierung nach kranial entlang A. mesenterica sup. und A. rectalis sup.
    - Mittleres Rektumdrittel: Metastasierung nach kranial und lateral (Lymphknotenstationen des Beckens).
    - Unteres Rektumdrittel: Metastasierung nach kranial, lateral und inguinal.
  - Sekundär *hämatogene Metastasierung:* Über die V. portae in die Leber, von dort aus in die Lunge. Karzinome des unteren Rektumdrittels metastasieren über die V. cava direkt in die Lunge.

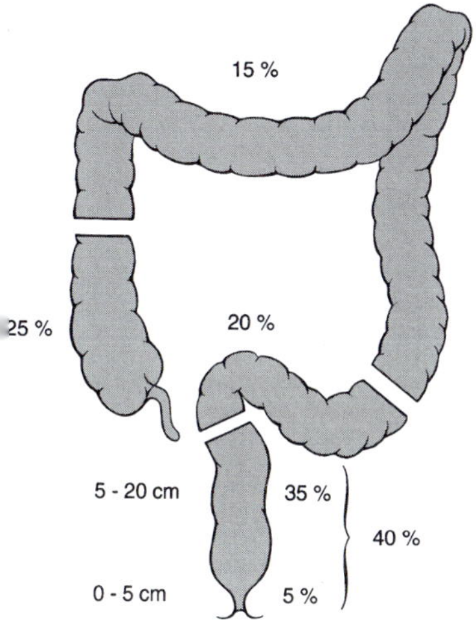

Abb. 108 Lokalisation und relative Häufigkeit des kolorektalen Karzinoms.

Klinik

- Stuhlunregelmäßigkeiten, Schmerzen, Tenesmen, Blut- und Schleimabgang. Unwillkürlicher Stuhl- und Windabgang („falscher Freund").
- Chronische Anämie und Gewichtsabnahme.

Diagnostik

- **Obligate Untersuchungen:**
  - *Anamnese:* Stuhlunregelmäßigkeiten? Gewichtsverlust? Abdominelle Beschwerden? Leistungsknick?

Rektumkarzinom (ICD: C 20)

- *Klinische Untersuchung:*
  - Abdomenuntersuchung (s. S. 20): Evtl. Meteorismus, balloniertes Abdomen.
  - Rektaluntersuchung (s. S. 36): Evtl. palpabler Tumor (50% aller Rektum-Tumoren sind tastbar!); Blut/Meläna am Fingerling.
- *Rektosigmoidoskopie mit Biopsie:* Lokalisation und histologische Diagnose 50% aller kolorektalen Karzinome liegen im Rektum oder rektosigmoidaler Übergang, also im Bereich des Rektoskops.
- *Koloskopie:* Zweitkarzinom?
- *Endosonographie:* Tiefenausdehnung, Lymphknotenmetastasen?
- *CT:* Tiefenausdehnung, Umgebungsinfiltration?
- *Labor:* CRP (erhöht), BSG (beschleunigt), Blutbild (Anämie), Leberwerte, Tumormarker CEA, CA 19 – 9, CA 50.
- *Sonographie:* Evtl. Lebermetastasen (Sensitivität der Sonographie > 80%), paraaortale Lymphknotenmetastasen, Nierenstauung.

➤ **Ergänzende Untersuchungen:**
- *Zystoskopie:* Bei Hämaturie (Infiltration der Harnblase?).
- *Gynäkologisches Konsil:* Infiltration der Vagina?
- *MR:* Zur Suche von Rezidiven oder Metastasen aussagekräftiger als CT.

Differentialdiagnose

➤ Dickdarmpolyp (s. S. 426).
➤ Prostatakarzinom mit Einwachsen ins Rektum.
➤ Weibliches Genitalkarzinom mit Einwachsen ins Rektum.
➤ Strahlenfibrose, insbesondere nach weiblichem Genitalkarzinom.
➤ Endometriose.
➤ Enteritis regionalis (s. S. 417).
➤ Lues.
➤ Lymphogranuloma venereum.
➤ Analkarzinom (s. S. 449).

Konservative und interventionelle Therapie

➤ **Konservative Therapie:**
- *Palliative Radiotherapie:* Bei schmerzhafter Infiltration der Nachbarschaft und insbesondere bei Rezidiv in Amputationshöhle.
- *Präoperative Radiotherapie:* Vor Rektumamputation mit 35 – 40 Gy bei fixierten Tumoren oder fraglicher radikaler Operabilität.
- *Postoperative adjuvante Chemotherapie:* Bei Lymphknotenbefall empfohlen Substanz: 5-Fluoroouracil.

➤ **Interventionelle Therapie:**
- *Indikationen:*
  - Großer, lokal inoperabler Tumor.
  - Großer Tumor mit allgemeinen Kontraindikationen für Resektion oder Amputation.
- *Vorgehen:* Lokale, transanale Zerstörung oder Verkleinerung mit Elektrokoagulation, Kryochirurgie oder Laser.

Operative Therapie

- **Indikationen:**
  - Jedes Rektumkarzinom.
  - Auch bereits bestehende Fernmetastasen sind bei gutem Allgemeinzustand keine Kontraindikation für eine palliative Operation!
- **Kontraindikationen zur Radikaloperation:**
  - Lokale Inoperabilität.
  - Extrem schlechter Allgemeinzustand.
  - Schwere konkomitierende Allgemeinerkrankungen.
- **Operationsprinzipien:**
  - *Karzinom oberhalb 5–7 cm ab ano:* Rektumresektion (s. S. 653) mit vollständiger Entfernung des Mesorektums.
  - *Karzinom unterhalb 5–7 cm ab ano sowie undifferenziert und infiltrativ wachsende Karzinome:* Abdominoperineale Rektumamputation mit endständiger Sigmoidostomie (s. S. 639).
  - *Kleines, exophytisch wachsendes, gut differenziertes Karzinom T_1:* Transanale Exzision.
  - *Großer, lokal inoperabler Tumor* oder großer Tumor mit allgemeinen Kontraindikationen für Resektion oder Amputation: s. o., interventionelle Therapie.
  - *Stenosierender, inoperabler Tumor* (lokal oder allgemein inoperabel) ohne weitere lokale Symptome (wie Blutung oder Schleimabgang): Ausschaltung durch endständige Sigmoidostomie (s. S. 639) und Blindverschluß des abführenden Sigmaschenkels.
- **Nachbehandlung:**
  - *Kontroll- und Nachsorgeuntersuchungen:* Durchführung im 1. postoperativen Jahr vierteljährlich, im 2. postoperativen Jahr halbjährlich, dann jährlich bis zum 7. postoperativen Jahr:
    - Basisuntersuchung mit Anamnese, Allgemeinstatus, rektaler Untersuchung, Blutentnahme für Kreatinin, Leberparameter, CEA.
    - Röntgen-Thorax und Abdomensonographie im 1. postoperativen Jahr halbjährlich, dann nach o. g. Schema.
    - Endosonographie nach Rektumresektion nach o. g. Schema.
    - Koloskopie inkl. Stomakoloskopie halbjährlich, ab dem 3. postoperativen Jahr jährlich.
    - MR: Bei Anstieg des CEA-Titers ohne mit anderen Mitteln nachweisbares Rezidiv oder Metastasen.
  - *Arbeitsunfähigkeit:* 6–8 Wochen.

Prognose

- Abhängig vom Befall der Nachbarorgane und der Metastasierung zum Zeitpunkt der Operation.
- Bei Radikaloperation 5-Jahres-Rezidivfreiheit von 50%.
- Nach vorläufigen Resultaten Verbesserung der Prognose durch Vorbestrahlung, insbesondere Reduktion der Lokalrezidive.

Rektalprolaps (ICD: K 62.3)

Grundlagen

➤ **Definitionen:**
- *Analhautprolaps* (unechter Prolaps, Mukosaprolaps, Hämorrhoidalprolaps fälschlicherweise Prolapsus ani): Analhaut prolabiert ganz oder teilweise und kann Rektalschleimhaut nachziehen. Austritt anfänglich nur beim Pressen, nicht mehr als 1–3 cm über Hautniveau (s. Abb. 109, 110) später anhaltender Austritt. In den meisten Fällen intakter Sphinkterapparat mit vermindertem Tonus.
- *Echter Prolaps oder Totalprolaps:* Intussuszeption des mittleren Rektums Ausstülpung aller Darmwandschichten, entweder Rektalprolaps oder Anorektalprolaps (s. Abb. 109, 110). Geschädigter Sphinkterapparat. Der Dünndarm folgt im Douglas-Raum nach: perineale Hernie (Gleithernie, Enterozele).

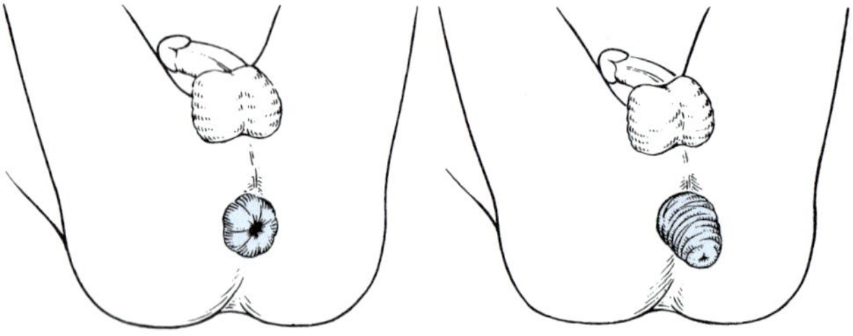

Abb. 109 Aussehen des unechten und des echten Prolapses: Verlauf der Schleimhautfalten entscheidend!

➤ **Ätiologie:**
- *Analhautprolaps:* Hämorrhoiden, Pressen bei Obstipation.
- *Echter Prolaps:* Obstipation, chronische Diarrhoe (Kinder), junge Frauen (gehäuft nach Anorexia nervosa) oder ältere Patientinnen.

Klinik

➤ Behinderte Entleerung (outlet obstruction) bei okkultem Prolaps.
➤ Vorfall beim Pressen oder spontan.
➤ Schleimabgang.
➤ Bei einem Teil der Patienten (ca. 50%) mit Inkontinenz verbunden.

Diagnostik

➤ **Obligate Untersuchungen**:
- *Anamnese:* Stuhlgewohnheit, spontane oder manuelle Reposition, Kontinenz?
- *Proktologische Untersuchung* (s. S. 36).

   - Puborektalisfunktion? Sphinkterverschluß? Prolaps beim Pressen oder spontan. Oft solitäres Rektumulkus.
   - Untersuchung auf Enterozele: Dorsal verlagerte Lumenöffnung. Zeigefinger in prolabiertes Dickdarmlumen einlegen. Mit der anderen Hand den prolabierten Darm umfassen. Husten lassen: Anprall des Dünndarms spürbar.
 - *Koloskopie:* Präoperativ obligatorisch.
- **Ergänzende Untersuchungen:**
 - Defäkographie.

Differentialdiagnose

- Bei Kindern: Invagination mit Austritt des Invaginats aus dem Anus.
- Rektumkarzinom (s. S. 433).
- Defäkationsblock bei Enterozele.
- Dysfunktion der Puborektalisschlinge (spastischer Beckenboden, Anismus).
- Inkontinenz ohne Prolaps (s. S. 214).

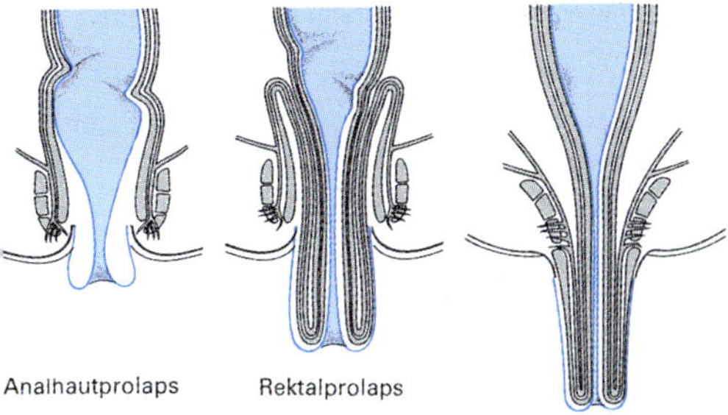

Abb. 110 Wandschichten der 3 typischen Prolapsformen.

Sofortmaßnahmen, konservative Therapie

- **Sofortmaßnahmen bei irreponiblem Prolaps:**
 - Kopftief- und Bauchlagerung.
 - Kühlen.
- **Konservative Therapie:**
 - *Analhautprolaps:* Wie Hämorrhoiden (s. S. 446).
 - *Rektalprolaps:*
   - Beim jüngeren Erwachsenen: Ballaststoffreiche Kost.
   - Beim Kind: Stuhlentleerung in gestreckter Stellung, Erziehungsberatung, Weichmachen des Stuhls (Paraffinöl, Feigensirup).

Rektalprolaps (ICD: K 62.3)

Operative Therapie

- **Indikationen:**
  - Jeder Prolaps beim älteren Erwachsenen.
  - Therapieresistenter echter Prolaps beim Kind und jüngeren Erwachsenen.
- **Operationsprinzipien:**
  - *Analhautprolaps:* Hämorrhoidektomie (s. S. 678).
  - *Rektal- und Anorektalprolaps:*
    - Rektopexie, offen oder laparoskopisch (s. S. 664, 666).
    - Alternative für alte Patienten: Mukosektomie und Muskelraffung von anal (Rehn-Delorme).
- **Nachbehandlung:**
  - Ballaststoffreiche Kost.
  - *Arbeitsunfähigkeit:* Nach offener Rektopexie 14 Tage, nach laparoskopischer Rektopexie 7 Tage.

Prognose

- Prolapsrezidiv $< 10\%$.
- Kontinenz kehrt nach alleiniger Prolapskorrektur nur in ca. 50% zurück.

Entzündliche Anal- und Perianalerkrankungen (ICD: K 62.8)

Grundlagen

- **Synonyma:** Perianaldermatitis, Analdermatitis, Analekzem, Perianalekzem.
- **Ätiologie:**
  - Hämorrhoidalleiden (s. S. 446).
  - Fisteln (s. S. 442).
  - *Analfissur:* Sonderform der entzündlichen Veränderungen. Der meistens dorsal gelegene Riß in der Auskleidung des äußeren Analkanals führt aufgrund seiner Schmerzhaftigkeit zum Sphinkterspasmus; dadurch bildet sich eine kleine Abszeßhöhle (s. Abb. 111).
  - Anal- und Rektumpolypen (s. S. 426).
  - Anatomische Gegebenheiten der Analgegend (z. B. stark gefältelte Haut).
  - Entzündliche Tumoren durch venerische Affektionen (Lues I und II, Condylomata acuminata, Molluscum contagiosum).
  - Anitis und Proktitis durch venerische Affektionen (Gonorrhoe, Chlamydien, Herpes simplex), auch bei HIV-Infektion.
  - Stuhlinkontinenz (s. S. 214).
  - Zum Teil ohne erkennbare Ursache (psychosomatisch?).

Klinik

- **Leitsymptom:** Pruritus ani.
- Evtl. Rötung, Erosion.
- Defäkationsschmerz (Analfissuren).

Diagnostik

- **Obligate Untersuchungen:**
  - *Anamnese:* Abhängig vom Grundleiden. Oft schleichender Beginn.
  - *Proktologische Untersuchung* (s. S. 36): Immer vollständige Untersuchung inkl. Proktoskopie! Befunde:
    - Symmetrische Veränderungen; Rötung, Erosion.
    - Analfissuren: Charakteristische Druckpunkte posterior und anterior. Schmerzarme Fissuren an anderen Stellen erwecken in erster Linie den Verdacht auf eine Enteritis regionalis (s. S. 417) oder Lues.
    - Hämorrhoiden, Fisteln, Polypen (s. S. 426, 442, 446).
    - Spezialsituation HIV-Infektion: Die HIV-Infektion ist mit einer ganzen Reihe von typischen Infektionen des Intestinaltrakts assoziiert (s. S. 454). Diese können bis ins Rektum und in den Analkanal hinabreichen und sind in die Differentialdiagnosen miteinzubeziehen.
    - Kaposi-Sarkome: Leicht erhabene, rötlich bis violette Knötchen oder Knoten, mit retikulärer Zeichnung der Schleimhaut.
    - Condylomata acuminata, virusinduziert (human papilloma virus Typ VI): Papillomatöse Tumörchen, weißlich, bis zu Erbsgröße anwachsend. Mit der Zeit zu Rasen zusammenwachsend und sich ausbreitend. Bei der HIV-Infektion extraanal typischerweise nicht viel ausgeprägter als bei nicht HIV-Infizierten. Proximal der Linea dentata hingegen ebenfalls typischerweise große, konfluierende, z. T. fast zirkuläre Rasen (s. S. 454).

- HIV-Serologie.
- *Biopsie:* Bei asymmetrischen Befunden.
- **Ergänzende Untersuchungen:**
  - Bakteriologische und serologische Bestätigung von venerischen Verdachtsdiagnosen.

Differentialdiagnose

- Psoriasis vulgaris.
- Bakterielles Ekzem.
- Lichen sclerosus et atrophicus.
- Dermatophytie.
- Radiodermie.

Konservative Therapie

- **Allgemeine Maßnahmen:**
  - Peinlich genaue Analhygiene.
  - *Normalisierung der Stuhlkonsistenz:* Ballaststoffreiche Kost, Weizenkleie Leinsamen, Feigen, Dörrbirnen, reichlich Flüssigkeitszufuhr.
  - *Sitzbäder:* Wasser oder mit Zusatz, z. B. Kamille oder Kaliumpermanganat 1 : 10 000.
- **Medikamentöse Therapie:**
  - *Externa:* Kortisonhaltige Salben für eine beschränkte Zeit.
  - *Spasmolyse:* Bei nachgewiesener Kolonspastizität Langzeitbehandlung mit Spasmolytika, z. B. Chlordiazepoxid (Librax), 3× 1 Drg. ½ Stunde vor der Mahlzeiten.
- **Behandlung bei Analfissur:**
  - Kortisonhaltige Salben oder Suppositorien.
  - Spasmolytika.
  - Evtl. Unterspritzen mit Lokalanästhetikum.

Operative Therapie

- **Indikationen:**
  - Condylomata acuminata.
  - Schmerzende chronische Analfissur.
  - Sonstige zugrundeliegende Pathologie, z. B. Hämorrhoiden, Fisteln, Polypen.
  - ✓ *Faustregel:* Symmetrische perianale Läsionen sind harmlos (Perianaldermatitis, Psoriasis, Mykosen), asymmetrische Veränderungen müssen biopsiert werden!
- **Operationsprinzipien:** Je nach Befund Sanierung der auslösenden Ursache oder „Analtoilette" mit gleichzeitiger Sanierung mehrerer Veränderungen:
  - Analfissursanierung (s. S. 672).
  - Analfistelsanierung (s. S. 673).
  - Hämorrhoidektomie (s. S. 678).
  - Abtragung entzündeter Polypen.
  - Spalten von Krypten.

- *Sanieren von Condylomata acuminata:* Abtragen oder Verkochen mit Elektrokauter oder Laser. Extraanal in der Regel in 1 Sitzung möglich. Endoanal bei ausgedehntem Befall 2–3 Sitzungen, um eine Stenosierung des Analkanals zu verhindern.

➤ **Nachbehandlung:**
- *Arbeitsunfähigkeit:* Nur nach Operation.

Prognose

➤ Ohne erkennbare Ursache (psychosomatisch?) hohe Rezidivrate.

➤ Condylomata acuminata von HIV-Patienten haben auch bei radikaler Sanierung eine hohe Rezidivquote.

Analfisteln (ICD: K 60.3)

Grundlagen

- **Ätiologie, Pathogenese:**
  - Häufig spontane Perforation von Abszessen oder nach Abszeßabdeckelung.
  - Selten aus rektalen Erkrankungen (extrasphinkterer Verlauf).
  - Besonders ausgedehnte Fistelsysteme beim Morbus Crohn.
- **Einteilung, Verlauf:** Analfisteln führen meist von der Linea dentata nach außen. Einteilung entsprechend dem Verlauf des Fistelganges in bezug auf den Sphinkter:
  - *Intersphinktere Analfisteln:* Häufigste Form; zwischen M. sphincter ani externus und internus.
  - *Transsphinktere Analfisteln:* Durch M. sphincter ani externus unterhalb der puborektalen Schlinge.
  - *Supralevatorische Analfisteln:* Bis über die puborektale Schlinge.
  - *Extrasphinktere Analfisteln:* Sehr selten; durch Levatorplatte.
  - *Subkutane Analfisteln:* Subkutaner Verlauf.

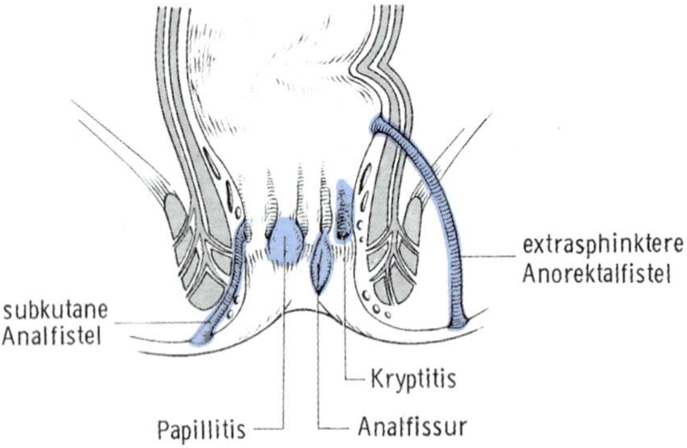

Abb. 111 Topographie der häufigsten entzündlichen Erkrankungen des Analkanals.

Klinik

- Eitrige Sekretion, diskrete Schmerzen.

Diagnostik

- **Obligate Untersuchungen:**
  - *Anamnese:* Meist Abszeß oder M. Crohn.
  - *Proktologische Untersuchung* (s. S. 36): Eiternder Porus perianal, subkutaner Strang, Verhärtung der Krypte am Ursprung im Analkanal. Wegen der Schmerzhaftigkeit soll der Fistelverlauf nicht sondiert werden!

- **Ergänzende Untersuchungen:**
  - *Röntgenuntersuchung:* Fistulographie: nur bei kompliziertem Verlauf indiziert (s. S. 442).
  - Endosonographie.

Operative Therapie

- **Indikationen:**
  - Bei Beschwerden.
  - ✓ *Beachte:* Zurückhaltend Indikationsstellung bei Morbus Crohn (Gefahr der postoperativen Inkontinenz)!
- **Operationsprinzipien:**
  - *Analfistelsanierung* (s. S. 673): Fistulektomie mit analer Lappenplastik.
  - *Alternative: Fistelspaltung* bei intersphinkterem oder distalem Verlauf.
- **Nachbehandlung:** Sitzbäder, peinlich genaue Analhygiene.

Prognose

- Gut bei radikaler Operation und konsequenter Nachbehandlung.

Perianalabszeß (ICD: K 61)

Grundlagen

- **Ätiologie, Pathogenese:** Der Perianalabszeß entwickelt sich aus einer Entzündung der intersphinkter gelegenen Proktodealdrüse, seltener transkutan oder sehr selten transrektal (supralevatorisch).
- **Lokalisation** (s. Abb. 112): Je nach Ausbreitung der Infektion von intersphinkter:
  - Intersphinkterer Abszeß.
  - Perianaler (subkutaner) Abszeß.
  - Ischiorektaler Abszeß (tief unter M. levator ani).
  - Supralevatorischer Abszeß.
  - Hufeisenabszeß (zirkuläre Ausbreitung).

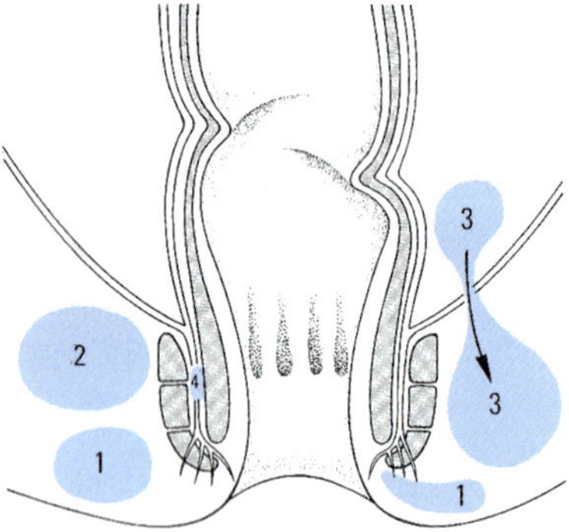

Abb. 112 Lokalisation der anorektalen Abszesse: 1 perianal (subkutan); 2 ischiorektal; 3 supralevatorisch (mit infralevatorischem Durchbruch); 4 intersphinkter.

Klinik

- Dauerschmerz mit lokalisiertem Druckpunkt.
- **Intersphinkterabszeß:** Defäkationsschmerz wie bei Analfissur.
- **Supralevatorischer Abszeß:** Druck in Ampulla recti. Evtl. Eiteraustritt aus Analkanal.

Diagnostik

- **Obligate Untersuchungen:**
  - *Anamnese:* Lokalisierter Dauerschmerz perianal? Defäkationsschmerz?
  - *Proktologische Untersuchung* (s. S. 36): Untersuchung wegen Schmerzen oft erst in Narkose vollständig möglich. Eiteraustritt aus Analkanal?
- **Ergänzende Untersuchungen:**
  - Endosonographie.

Differentialdiagnose

- Pilonidalfistel (s. S. 452).
- Furunkel.
- Hidradenitis suppurativa.

Operative Therapie

- **Indikationen:**
  - Immer gegeben.
  - ✓ *Beachte:* Nicht auf Fluktuation oder „Reifung" warten. Die straffe, dicke Perianalhaut läßt auch bei Einschmelzung keine Fluktuation zu. Cave: Agranulozytose!
- **Operationsprinzip:**
  - *Perianalabszeßdrainage* (s. S. 676): Abdeckelung, keine Fistelsuche!
- **Nachbehandlung:** Sitzbäder und genaue Analhygiene. Nach Abheilung Fistelsuche.

Prognose

- Gut, sofern die zugrundeliegende Analfistel saniert wird.

Hämorrhoiden (ICD: I 84)

Grundlagen

- **Definition, Pathogenese:** Hyperplasie der Corpora cavernosa recti et ani (s. Abb. 113).
- **Ätiologie:**
  - Ballaststoffarme Kost.
  - Chronische Obstipation (forciertes Pressen).
  - Streß.
  - Druckerhöhung im Sphinkter (Alkohol).
  - Portale Hypertension (Leberzirrhose).
  - Konstitutionell.
- **Lokalisation:** Primäre innere Hämorrhoiden bei 3 Uhr, 7 Uhr und 11 Uhr in Steinschnittlage.
- **Histopathologie:**
  - *Äußere Hämorrhoiden:* Von Haut (Pflasterepithel) überzogen; schmerzhaft bei Manipulationen (Fassen, Ligieren usw.).
  - *Innere Hämorrhoiden:* Von Schleimhaut überzogen; nicht schmerzhaft.
- **Schweregradeinteilung:**
  - *Stadium I:* Vorwölbung oberhalb der Linea dentata (nicht tastbar!).
  - *Stadium II:* Beginnende Fibrose, Prolaps beim Pressen mit spontaner Reposition.
  - *Stadium III:* Prolaps nach Defäkation. Manuelle Reposition möglich.
  - *Stadium IV:* Prolaps, manuelle Reposition unmöglich. Evtl. Analhautprolaps.

Klinik

- **Symptome:** Oft langsam zunehmende Beschwerden:
  - Blutung.
  - Dumpfe Schmerzen.
  - Pruritus.
  - Prolaps.
- **Komplikationen:**
  - *Äußere Hämorrhoiden:* Thrombose.
  - *Innere Hämorrhoiden:* Blutung, Prolaps, Inkarzeration mit Thrombose (selten).

Diagnostik

- **Obligate Untersuchungen:**
  - *Anamnese:* Blutung? Schmerzen? Prolaps? Pruritus?
  - *Proktologische Untersuchung* (s. S. 36): Immer vollständig untersuchen, inkl. Proktoskopie! Palpation nur bei Inkarzeration oder Thrombose positiv! Unkomplizierte innere Hämorrhoiden kann man nicht fühlen!
- **Ergänzende Untersuchungen:**
  - *Koloskopie oder Röntgen-Doppelkontrasteinlauf:* Bei Rektalblutung zum Ausschluß eines höhergelegenen Tumors.

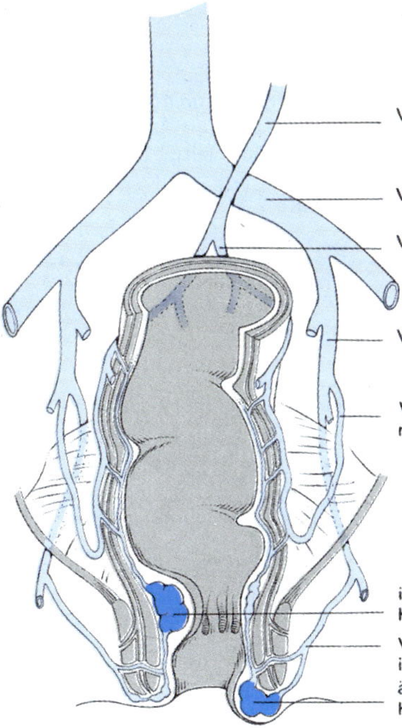

Abb. 113 Die Hämorrhoiden und ihre venösen Verbindungen.

Differentialdiagnose

- Entzündliche Analhauterkrankungen (s. S. 439).
- Analkarzinom (s. S. 449).
- Rektumkarzinom (s. S. 429).
- Melanom (sehr selten).
- Condylomata lata (aut acuminata).

Sofortmaßnahmen, konservative Therapie

- **Sofortmaßnahmen:**
  - *Akute Thrombose äußerer Hämorrhoiden:* Je nach Beschwerden entweder konservative Behandlung (s. u.) oder Inzision in Lokalanästhesie.
  - *Stark blutende innere Hämorrhoiden:* Blutungsquelle umstechen, evtl. inkarzerierten Knoten abtragen oder Gummibandligatur (s. S. 680).
  - *Prolaps innerer Hämorrhoiden mit Inkarzeration:* Reposition. Alternativ (besser) Hämorrhoidektomie (s. S. 678).

Hämorrhoiden (ICD: I 84)

- **Konservative Therapie:**
  - Gute Analhygiene.
  - Verwendung von weichem Toilettenpapier.
  - Vermeidung von Obstipation: Einnahme von Quellmitteln (Kleie, Leinsamen, Feigen, Dörrobst) mit reichlich Flüssigkeit.
  - Keine Laxantien, da ein Laxantien-induzierter Durchfall die Entstehung einer Perianaldermatitis begünstigt.
  - Evtl. lokale Wärmebehandlung (Curatherm).

Operative Therapie

- **Indikationen:**
  - Thrombosierte äußere Hämorrhoiden.
  - Prolabierende innere Hämorrhoiden.
  - Inkarzerierte innere Hämorrhoiden.
  - Therapieresistente Beschwerden bei inneren, nicht prolabierenden Hämorrhoiden.
  - Blutungen.
  - Analhautprolaps (s. S. 436).
- **Operationsprinzipien:**
  - *Äußere Hämorrhoiden:*
    - Radiäre Inzision äußerer thrombosierter Hämorrhoiden nach Unterspritzung mit 2 – 5 ml Lokalanästhetikum.
    - Hämorrhoidektomie (s. S. 678).
  - *Innere Hämorrhoiden:*
    - Hämorrhoidektomie (s. S. 678).
    - Ligatur von umschriebenen inneren Hämorrhoiden (s. S. 680): Indiziert insbesondere bei niedrigem Sphinkterdruck.
    - Alternative bei kleinen, blutenden inneren Hämorrhoiden: Infrarotkoagulation, Sklerosierung.
    - Manuelle anale Dilatation in Narkose (4 Finger, 4 Minuten): Bei Hämorrhoiden und hohem Sphinkterdruck.
  - *Analhautprolaps:* Hämorrhoidektomie (s. S. 678).
- **Nachbehandlung:**
  - Ballaststoffreiche, flüssigkeitsreiche Ernährung.
  - *Arbeitsunfähigkeit:* Hämorrhoidektomie 7 – 14 Tage.

Prognose

- Bei weichem, geformtem Stuhl kaum Rezidive.

Grundlagen

- **Ätiologie:** Diskutiert werden chronische Infektionen (Analfisteln, -fissuren) und Virusinfektionen (Kondylome, HIV).
- **Histopathologie:** Plattenepithelkarzinome, seltener basaloide Karzinome.
- **Epidemiologie:** Sehr viel seltener als Kolon- und Rektumkarzinom. Nur 1–2% der Tumoren des distalen Verdauungstrakts. Verhältnis Männer : Frauen 1 : 1; Altersgipfel 50. Lebensjahr.
- **Metastasierung:**
  - *Lymphogen:* Außerhalb der Linea dentata liegende Analkarzinome metastasieren primär inguinal, innerhalb liegende retroperitoneal.
  - *Hämatogen:* Über die V. portae in die Leber, über V. cava in die Lunge.

Tabelle 63 TNM-Stadien des Analkarzinoms

T = Tumor = Primärtumor	
TIS	Carcinoma in situ
T_0	Kein Anhalt für Primärtumor
T_1	Tumor $\leq$ 2 cm
T_2	Tumor > 2 cm und $\leq$ 5 cm
T_3	Tumor > 5 cm
T_4	Tumor infiltriert benachbarte Organe
T_X	Grad der Tumorinfiltration nicht bestimmbar
pT	Tumor pathologisch klassifiziert
N = Noduli = regionale Lymphknoten	
N_0	Kein regionärer Lymphknotenbefall
N_1	Regionärer Lymphknotenbefall perirektal
N_2	Lymphknotenbefall unilateral entlang A. iliaca interna und/oder Lymphknotenbefall inguinal
N_3	Lymphknotenbefall perirektal und inguinal und/oder Lymphknotenbefall bilateral entlang A. iliaca interna und/oder Lymphknotenbefall inguinal
N_X	Präoperativ nicht zuverlässig bestimmbar
M = Metastasen = Fernmetastasen	
M_0	Keine Fernmetastasen nachweisbar
M_1	Fernmetastasen vorhanden
M_X	Metastasenstatus unbekannt

Analkarzinom (ICD: C 21. X)

Klinik

- **Frühsymptome:** Schmerzen bei der Defäkation, Pruritus, leichte Blutung.
- **Spätsymptome**: Stenose, Bleistiftstuhl, Gewichtsverlust.

Diagnostik

- **Obligate Untersuchungen:**
  - *Anamnese:* Schmerzen? Blutung? Bleistiftstuhl? Gewichtsverlust?
  - *Klinische Untersuchung:*
    - Abdomenuntersuchung (s. S. 20): Meteorismus? Subileus?
    - Rektaluntersuchung (s. S. 36): Verdickung des Analrings, oft zirkulär und stenosierend. Bei der Palpation in der Regel wenig dolent. Oberfläche des Tumors bei Berührung, Reinigung usw. leicht verletzlich und blutend. Evtl. Ulkus. Sphinkterinsuffizienz bei Sphinkterinfiltration. Perianaldermatitis bei Sphinkterinsuffizienz.
    - Palpation der inguinalen Lymphknotenstationen.
  - *Proktoskopie:* Möglichst rasche Biopsie und Histologie!
  - *Koloskopie:* Zweittumoren im Kolon?
  - *Transrektale Endosonographie:* Tiefenwachstum? Lymphknotenmetastasen?
  - *Labor:* Blutbild, Leberwerte, Tumormarker CEA, CA 19 – 9, CA 50.
  - *Sonographie:* Lebermetastasen (Befund s. S. 345)?
  - *Röntgenuntersuchung:* Im Röntgen-Thorax Lungenmetastasen?
- **Ergänzende Untersuchungen:**
  - *CT:* Ausdehnung des Tumors, Umgebungsinfiltration.

Differentialdiagnose

- Thrombosierte äußere Hämorrhoiden (s. S. 446).
- Prolabierende Hämorrhoiden (s. S. 446).
- Marisken.
- Indurierte Analfissur.
- Prolabierende, hypertrophe Papille.
- **Andere Hauttumoren:** Morbus Bowen, Morbus Paget (Carcinoma in situ), bowenoide Papullose, Fibrom.
- **Malignes Melanom:** Ca. 1 % sämtlicher Anal-Malignome.
- **Kaposi-Sarkom:** Insbesondere bei HIV-positiven Patienten. In der Regel zusammen mit Hautmanifestationen des Kaposi-Sarkoms.
- **Condylomata lata aut acuminata:** Besonders bei HIV-positiven Patienten Auftreten einer schweren Form der Condylomata acuminata (s. S. 454).
- Infiltrierendes Vaginalkarzinom.
- Vorwachsendes Rektumkarzinom (s. S. 435).

Konservative und interventionelle Therapie

- **Radiotherapie:**
  - *Indikationen:*
    - Kurativ bei kleinen Tumoren anstelle der Operation.
    - Kurativ oder palliativ bei großen Tumoren, welche nicht ohne Verlust der Schließfunktion operiert werden könnten.

- *Durchführung:* Bestrahlung mit 30 Gy (eventl. 45), in der Regel kombiniert mit Chemotherapie.

- **Chemotherapie:**
  - *Indikationen:*
    - Kurativ zusammen mit Radiotherapie bei Pflasterzellkarzinomen und insbesondere basaloiden (kloakogenen) Karzinomen, die nicht ohne Sphinkteropferung operiert werden können.
    - Postoperativ als adjuvante oder palliative Therapie bei nicht radikaler Operation.
  - *Durchführung:* Verabreichung von Mitomycin C und 5-Fluoro-Uracyl.

✓ **Beachte:** Die kombinierte Radio-/Chemotherapie erzielt bei Pflasterzellkarzinomen und insbesondere bei basaloiden (kloakogenen) Karzinomen vergleichbare Resultate zur Chirurgie. Allerdings ist in der Regel eine temporäre Kolostomie erforderlich.

- **Interventionelle Therapie:** Transanale Elektroresektion, Laser- oder Kryochirurgie.

Operative Therapie

- **Indikationen:**
  - Kleine, lokal radikal operable Tumoren. Grenze der Resezierbarkeit durch Sphinkterinfiltration bestimmt.
  - Ungenügendes Ansprechen auf Radio-/Chemotherapie.
  - ✓ *Beachte:* Ausräumen der inguinalen Lymphknoten nur bei Befall indiziert. Keine prophylaktische inguinale Lymphonodektomie!
- **Operationsprinzipien:**
  - *Lokale Exzision:* Bei sehr kleinen basaloiden Karzinomen. Nachbestrahlung bei fraglicher Radikalität.
  - *Abdominoperineale Rektumamputation* (s. S. 655): Ausräumen der inguinalen Lymphknoten nur bei Befall (Zytologie)! Bei fraglicher Radikalität Nachbestrahlung.
  - *Palliativ:* Definitive terminale Sigmoidostomie (s. S. 639).
- **Nachbehandlung:**
  - Individuell, stets interdisziplinär besprechen!
  - *Arbeitsunfähigkeit:* Nach Exzision 2 Wochen, nach abdominoperinealer Rektumamputation 6 – 8 Wochen, nach Bestrahlung und Chemotherapie mehrere Monate.

Prognose

- **5-Jahres-Heilungsrate:** Bei Tumoren bis 3 cm Durchmesser und ohne Lymphknotenbefall inguinal mit 30 – 40 % recht günstige Prognose. Durch Kombination mit Radio-Chemotherapie kann die 5-Jahres-Heilungsrate auf 60 % gesteigert werden.

Pilonidalfistel (ICD: L 05)

Grundlagen

- **Synonyma:** Sinus pilonidalis, Sakraldermoid, Steißbeinfistel, Haarnestgrübchen.
- **Definition:** Fistelnde Fremdkörpergranulome; erworbene Erkrankung.
- **Ätiologie, Pathogenese:** Fistelnde Fremdkörpergranulome, verursacht durch abgebrochene Haare, welche durch die gegeneinander reibenden Nates durch die Haut gedrückt werden und dann aufgrund ihrer Widerhaken noch tiefer wandern können.
- **Prädisposition:** Vor allem übergewichtige, dunkelhaarige Patienten mit kräftigen Nates und enger Rima ani im Alter von 18 – 35 Jahren.
- **Lokalisation** (s. Abb. 114): Rima ani (Primäröffnung). Gelegentlich weit seitlich übergreifend, mit Sekundäröffnungen an den Nates, besonders nach unvollständigen Operationen.

Klinik

- **Symptome:** Klinische Manifestation erst bei Infektion (Abszedierung).
- **Komplikationen:** Infektion, Abszedierung.

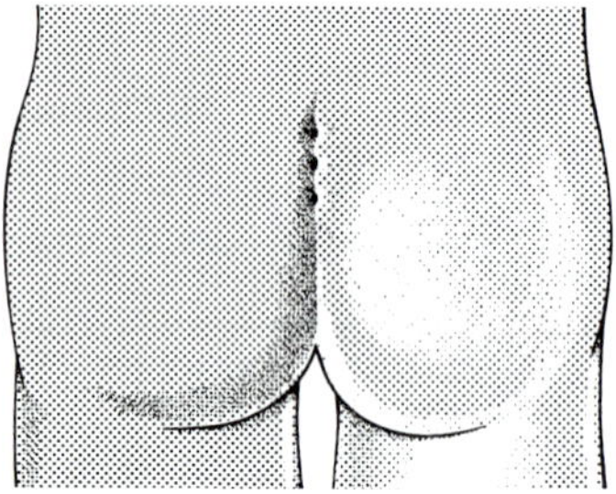

Abb. 114 Pilonidalfisteln an typischer Stelle.

Diagnostik

- **Obligate Untersuchungen:**
  - *Anamnese:* Stumm.
  - *Klinische Untersuchung:*
    - Inspektion beweisend! Fistelöffnungen in der Rima ani über dem Sakrum (s. Abb. 114).
    - Proktologische Untersuchung (s. S. 36): Zur Abgrenzung einer anusnah liegenden Pilonidalfistel von einer Perianalfistel.

Differentialdiagnose

- Perianalfistel.
- Hidradenitis suppurativa.
- Intraspinale Dermoidzyste (Kinder).

Sofortmaßnahmen, konservative Therapie

- **Sofortmaßnahmen:**
  - *Akute Abszedierung mit Schmerzen und Eiteraustritt:* Inzision in Narkose. Débridement der Höhle und offene Nachbehandlung. Die Inzision muß soweit nach oben geführt werden, daß die Wunde spontan klafft.
  - *Akute Abszedierung bei kleinem Befund:* Radikaloperation unter Mitnahme der Fisteln in Narkose. Vorgehen wie bei elektiver Operation (s. S. 683). Hier ist es besonders wichtig, daß die Wunde spontan klafft und keine überhängenden Ränder vorhanden sind. Offene Wundbehandlung.
- **Konservative Therapie:** Nur als Operationsvorbereitung bei Status nach Inzision oder bei eitriger Sekretion indiziert!
  - Peinliche Sauberkeit.
  - Sitzbäder.
  - Spülen der Fisteln mit desinfizierender Lösung.

Operative Therapie

- **Indikationen:**
  - Jede Pilonidalfistel, die einmal infiziert war; nach Abklingen der akuten entzündlichen Zeichen.
  - Chronische, therapieresistente Eiterung.
- **Operationsprinzipien:**
  - *Pilonidalfistelexstirpation* (s. S. 683):
    - Primärverschluß nur bei sicherem Fehlen entzündlicher Zeichen und wenn bei Druck auf Fistelöffnung kein Eiteraustritt provoziert werden kann.
    - Offene Wundbehandlung (kein Wundverschluß): Bei fortbestehender chronischer Infektion (Rötung der Fistelmündung, Eiteraustritt). Die Krankheit ist definitiv geheilt, wenn die Rima ani anstelle von Haut mit überhäutetem Narbengewebe bedeckt ist.
    - Bürstung nach Lord: Reinigung (statt Totalentfernung) der Fistelgänge und offene Wundbehandlung.

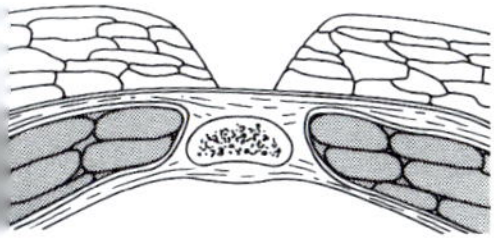

Abb. 115 Primäre Radikaloperation einer kleinen abszedierenden Pilonidalfistel: klaffende Wunde, keine überhängenden Ränder.

- **Nachbehandlung:**
  - Enthaarung.
  - *Arbeitsunfähigkeit:* geschlossen 10 Tage, offen Wochen.

Prognose

- **Rezidivgefahr:** Klein nach offener Behandlung < geschlossene Behandlung < Lord.

HIV-assoziierte Darmerkrankungen

Diarrhoe

- **Häufigkeit:** > 50% aller HIV-positiven Patienten betroffen.
- **Ursachen:** Cryptosporidium parvum (30%–50%), Microsporidiose, CMV, Isospora belli, Salmonellen (20–100× häufiger als bei HIV-negativen Menschen), atypische Mykobakterien, HIV-Enteropathie (negativer Erregernachweis, 15–50%), HIV-Primäraffekt.
- **Symptome:** Wäßrige Diarrhoe (blutig bei CMV, Shigellen, Campylobacter jejuni und Clostridium difficile) mit Malabsorption, Bauchschmerzen, Gewichtsverlust („slim disease"), evtl. mit Fieber und/oder Krankheitsgefühl.
- **Diagnostik:** Mikrobiologische Untersuchung von 2 Stuhlproben, Rektoskopie und Biopsien, Toxinnachweis im Stuhl (Clostridium difficile), Blutkultur (Salmonellen, Mykobakterien).
- **Therapie:** Symptomatische Therapie der HIV-Enteropathie mit Octreotide.
- **Prognose:** Nach Therapie mit Octreotide in 40% komplette, in 36% partielle Remission.

Abdominalschmerz

- **Diagnostik:** Blutlabor (Amylase, Transaminasen, Bilirubin, Kreatinin, Blutbild), Röntgen-Abdomenübersicht, mikrobiologische Untersuchung von 6 Stuhlproben, Sigmoidoskopie mit rektaler Biopsie, Ultraschall. Gastroskopie mit Biopsien bei Oberbauchschmerzen.
- **Differentialdiagnose nach Schmerzlokalisation:**
  - *Diffuse Oberbauchschmerzen:* Pankreatitis, Nephrolithiasis, Magenlymphom, Kaposisarkom, CMV-Duodenitis.
  - *Oberbauchschmerzen rechts:* Sklerosierende Cholangitis, Kaposisarkom (Leber, Magen), Lymphome, Gallensteine, Hepatitis (Mycobakterien, Hepatitisviren, CMV), akalkulöse Cholezystitis.
  - *Diffuse Unterbauchschmerzen:* Kolitis (pseudomembranös, CMV, etc.) meist mit Diarrhoe kombiniert.
  - *Unterbauchschmerzen rechts:* Appendizitis, Lymphome, Kaposisarkom, Typhlitis.
  - *Diffuse Bauchschmerzen:* Infektiöse Gastroenteritis oder Enterokolitis, toxisches Megakolon, Darmobstruktion (Tumore) meist mit Diarrhoe kombiniert.

Dysphagie

- **Häufigkeit:** 21%.
- **Ursachen:** Candida (50–80%); ösophageale Ulzera durch CMV, Herpes simplex, selten Mykobakterien, Cryptosporidium oder Histoplasma.
- **Diagnostik:** Gastroskopie mit Biopsien.

Analleiden

- **Häufigkeit:** 5–30% der HIV-positiven Patienten betroffen; männliche Homosexuelle häufiger.
- **Ursachen:** Herpes simplex, Chlamydien, N. gonorrhoea, Papilloma-Viren, CMV, Kaposisarkom.

- **Symptome:** Perianale Effloreszenzen (Herpes, Condylomata acuminata), Proktitiden (CMV, Chlamydien, Gonokokken), Ulzera (CMV, Herpes, Syphilis), Tumoren (Analkarzinom, Kaposisarkom, Lymphom [selten]).

Tabelle 64 Erreger und Therapie HIV-assoziierter Darmerkrankungen

Opportunistische Erreger	Therapie
Viren	
Zytomegalievirus	Ganciclovir/Foscarnet
Herpes-simplex-Virus	Acyclovir
Adenovirus	?
Rotavirus	?
Parasiten	
Kryptosporidium	Paromomycin/Azithromycin
Isospora belli	TMP/SMX
Giardia lamblia	Metronidazol
Entamoeba histolytica	Diloxanide furoate/Metronidazol
Mikrosporidien	keine Standardtherapie evtl. Albendazol
Blastocystis hominis	Metronidazol
Bakterien	
Myobacterium avium Complex	?
Salmonella spez.	Fluorochinolon
Shigella spez.	Fluorochinolon
Campylobacter spez.	Fluorochinolon
Yersinia spez.	Fluorochinolon
Vibrio parahaemolyticus	Doxycyclin I Fluorochinolon
Aerornonas hydrophila	Fluorochinolon
Clostridium difficile	Metronidazol
Chlamydia trachomatis	Doxycyclin 7 d/Azithromycin single dose
Spirochäten	Stadienabhängig

HIV-assoziierte Darmerkrankungen

Tabelle 64 Fortsetzung

Opportunistische Erreger	Therapie
Pilze	
Cryptococcus neoformans	Ampho B + Fluconazol
Candida albicans	Fluconazol
Würmer	
Ancylostoma duodenale	Mebendazol/Albendazol
Strongyloides stercoralis	Albendazol

? = keine kurative Therapie bekannt

Tabelle 65 Bei HIV-bedingter Immunschwäche schwer verlaufende Krankheiten

Krankheit	Erreger	Therapie
Condylomata acuminata	Human papilloma-Virus	Radikale Entfernung in einer Sitzung
Gay-bowel-Syndrom (Proktitis durch venerische Erkrankungen bei Analverkehr)	Lamblien, Amöben, enteropathogene Bakterien	Behandlung der jeweiligen Erreger
Tumoren	Kaposisarkom Maligne Non-Hodgkin-Lymphome	Zytostatika Interferon

Grundlagen

- **Definition:** Unter retroperitonealen Tumoren im engeren Sinne werden Tumoren des retroperitonealen Bindegewebes verstanden, d.h. exklusive der Tumoren der retroperitonealen Organe (Nebenniere, Niere). Gemeinsam ist ihnen die Seltenheit und der lange Zeit symptomlose Verlauf.
- Nebennierentumoren siehe S. 460.

Klinik

- Häufig lange Zeit symptomlos.
- Selten tumorspezifische Symptome (z.B. Fieber bei malignem Lymphom).
- Bei erheblicher Größe evtl. Verdrängungserscheinungen (Niere, Ureter, Kolon).
- Lumbalgie.

Diagnostik

- **Obligate Untersuchungen:**
  - *Anamnese:* Häufig stumm.
  - *Klinische Untersuchung:* Bei erheblicher Größe ggf. palpabler Befund.
  - *Sonographie:* Wegen Luftüberlagerung (Kolon) nicht immer schlüssig, in der Regel jedoch gut abgrenzbar.
  - *MR (oder CT):* Meist eindeutige Lokalisation und Charakterisierung des Befundes. Die Magnetresonanztomographie erlaubt insbesondere Aussagen über den Fettgewebegehalt eines Tumors.
  - *Ultrasonographisch gesteuerte Feinnadelpunktion* zur Zytologie.
- **Ergänzende Untersuchungen:**
  - *Intravenöses Pyelogramm:* Ureter komprimiert? Verlagert? Kontralaterale Niere funktionstüchtig?

Differentialdiagnose

- **Benigne Tumoren:**
  - Lipom.
  - Sympathisches Paragangliom, vom Grenzstrang ausgehend.
  - Neurofibrom.
  - Nebennierentumor (s. S. 460).
- **Maligne Tumoren:**
  - *Liposarkom:* Häufigstes Weichteilsarkom in dieser Lokalisation. Histologisch gut differenziert, myxoid, rundzellig; pleomorph.
  - Andere Weichteilsarkome: Fibröses Histiozytom u.a.
  - Maligne Lymphome (häufiger Non-Hodgkin als Hodgkin).
  - Extragonadale Keimzelltumoren.
  - Lymphknotenmetastasen eines Malignoms.
  - Hypernephroides Nierenkarzinom.

Retroperitoneale Tumoren (ICD: C 48.0)

➤ **Nicht tumoröse Erkrankungen:**
- *Retroperitoneale Fibrose Ormond:* Wichtige, aber sehr seltene Differentialdiagnose!
  - Ätiologie, Pathogenese: Idiopathische oder sekundäre (durch Arzneimittel, Infektionen; Röntgenbestrahlung) Umwandlung des lockeren retroperitonealen Bindegewebes in dichtes, hyalinisiertes kollagenreiches Bindegewebe.
  - Klinik: Uncharakteristische lumbale .Schmerzen, Ureterstenosierung Niereninsuffizienz.
  - Therapie: Operative Behandlung durch Ureterolyse und Intraperitonealverlagerung des Ureters.
- *Retroperitoneale Blutungen oder Abszesse:* Ähnliche, aber meist akutere Symptome als bei retroperitonealen Tumoren, meist eindeutige Anamnese.
- Aortenaneurysma.
- Antikoagulantienblutung.
- Tuberkulöser Senkungsabszeß (von Wirbelsäule ausgehend).
- Nekrose und Abszeß nach nekrotisierender Pankreatitis.

Konservative Therapie

➤ **Indikationen:**
- Maligne Lymphome.
- Extragonadale Keimzelltumoren.
- ✓ *Beachte:* Nur bei histologisch (nicht nur zytologisch) gesicherter, d.h operativ gewonnener Diagnose.

➤ **Durchführung:** Kurativ gezielte Polychemotherapie und/oder Radiotherapie.

Operative Therapie

➤ **Indikationen:**
- Retroperitonealer Tumor ungeklärter Natur und Dignität.
- *Malignes Lymphom:* Zur Diagnosestellung und kompletten Abdomenrevision.
- *Keimzelltumor:* Zur Sicherung der Diagnose und der Tumorausdehnung.
- Weichteilsarkom.
- *Spezialfall Liposarkom:* Operation immer indiziert (auch palliative Tumorverkleinerung), da für diesen Tumor keine wirksame Chemotherapie zur Verfügung steht, und auch die alleinige Bestrahlung als kurative Maßnahme ineffektiv ist.

➤ **Operationsprinzipien:**
- *Zugang:* Totale mediane Laparotomie (s. S. 525) und Mobilisieren des Kolons. Durch diesen Zugang kann das Retroperitoneum auf der ganzen Länge beidseits revidiert werden, und auch intraabdominale Organe sind problemlos zugänglich.
- *Gewebeentnahme:* Zur Sicherung der Diagnose je nach Befund.
- *Malignes Lymphom:* Splenektomie, Leberbiopsie, Lymphknotenstatus (zusätzliche Diagnostik).
- *Sarkom:* Möglichst radikale Ausräumung aller erreichbaren Knoten.
- *Sympathisches Paragangliom:* Operatives Vorgehen wie bei Phäochromozytom (s. S. 685).

- **Nachbehandlung:** Grundsätzlich tumorspezifisches Vorgehen:
  - *Liposarkom:*
    - Eine gesicherte adjuvante Chemotherapie existiert z.Zt. nicht.
    - Radiotherapie beim unvollständig operierten Liposarkom.
    - Aggressive Operation von Liposarkomrezidiven und Metastasen.
  - *Andere Malignome:* Tumorspezifische Chemotherapie.

Prognose

- Tumorspezifisch.
- **Liposarkom:** 5-Jahres-Überlebensrate im Gesamtmaterial aller histologischen Typen 60%. Rezidive und Metastasen sind aber auch nach 5 Jahren noch möglich.

Nebennierentumoren (ICD: D 35.0)

Grundlagen

- **Definition:** Benigne und maligne Neubildungen der Nebennierenrinde oder de Nebennierenmarks mit z.T. endokriner Aktivität und daraus resultierende Funktionsstörungen.
- **Formen, Histologie:**
  - Nebennierenrindenadenome.
  - Nebennierenrindenkarzinome.
  - Nebennierenmarktumoren.
  - Metastasen (Mammakarzinom, Bronchuskarzinom).
  - Maligne Lymphome.
  - Histiozytome.
  - Neuroblastome.
- **Manifestation:** Nur eine Minderzahl der Nebennierentumoren wird bei syste matischer Suche nach den Ursachen einer endokrinen Störung entdeckt. In de Mehrzahl Zufallsbefund bei einem mit anderer Indikation durchgeführten C oder MR.
- **Epidemiologie, Inzidenz:** Ca. 2% der erwachsenen Menschen weisen eine meist klinisch stummen und endokrin inaktiven Befund in den Nebenniere auf. Inzidenz:
  - *Endokrin aktive Adenome:* < 1 Fall pro 100.000 Einwohner und Jahr.
  - *Nebennierenrindenkarzinome:* 0,25 Fälle pro 100.000 Einwohner und Jahr.

Krankheitsbilder

- **Primärer Hyperaldosteronismus (Morbus Conn; ICD: E 26.0):**
  - *Definition:* Gesteigerte autonome Aldosteronproduktion in der NNR.
  - *Ätiologie:*
    - In 70–80% bilaterale idiopathische Nebennierenrindenhyperplasie.
    - Sehr selten: Nebennierenrindenkarzinome, extraadrenale oder multilo kuläre Adenome.
  - *Pathophysiologie:* Das Mineralokortikoid Aldosteron wird in der Zona glome rulosa der Nebennierenrinde synthetisiert, wobei dessen Produktion durc ein komplexes extrahypophysäres Kontrollsystem (am wichtigsten: Angio tensin II, extrazelluläre Kaliumkonzentration) dem Natrium- und Kalium haushalt des Körpers angepaßt wird. Aldosteron wirkt natriumretinieren und kaliuretisch.
  - *Epidemiologie:* Verhältnis Männer : Frauen 1 : 2; Altersgipfel 30.– 50. Lebens jahr.
  - *Klinik:*
    - Leitsymptome: Arterielle Hypertonie (häufigste Ursache einer endokrine Hypertonie; ca. 1% aller Hypertonieformen); Hypokaliämie.
    - Niedrige Plasmareninaktivität, metabolische Alkalose, Tendenz zu Hype natriämie und Hypervolämie.
    - Polyurie, Polydipsie, Obstipation, Müdigkeit, Kopfschmerzen, Parästhe sien.
- **Cushing-Syndrom (ICD: E 24.X):**
  - *Definition:* Klinische Manifestation einer chronischen, übermäßigen Sekre tion oder Zufuhr von Glukokortikosteroiden.

- *Ätiologie:*
  - ACTH-verursacht (sekundär durch Hypophysenadenom): 80%.
  - Nebennierenadenom: 15% (bei Kindem 70%).
  - Ektope Produktion: 5%.
- *Pathophysiologie:* Das dabei beteiligte Haupthormon Kortison und als Nebenhormon das Kortikosteron werden in der Zona fasciculata und zum geringeren Anteil in der Zona reticularis der Nebennierenrinde synthetisiert.
- *Epidemiologie:* Verhältnis Männer : Frauen 1 : 4; Altersgipfel 30.– 50. Lebensjahr.
- *Klinik:* Adipositas, Büffelhöckernacken, gerötetes Vollmondgesicht, Striae, Hyperpigmentation, Muskelatrophie, Osteoporose, arterielle Hypertonie, Hypokaliämie, metabolische Azidose, insulinresistenter Diabetes mellitus, Menstruationsstörungen, Libidoverlust.

▸ **Adrenogenitales Syndrom (AGS; ICD: E 25. X):**
- *Definition:* Klinische Manifestation einer chronischen, übermäßigen Sekretion von Androgenen/Östrogenen.
- *Ätiologie:*
  - Angeborener Enzymdefekt (21-Hydroxylase).
  - Hormonproduzierendes Nebennierenrindenadenom (erworben).
- *Klinik:*
  - Androgenisierung der Frau: Hirsutismus, Akne, tiefe Stimme, Virilisierung des Genitale.
  - Feminisierung des Mannes (Östrogen-Überproduktion): Testisatrophie, Infertilität, Libidoverlust, hohe Stimme, Gynäkomastie.

▸ **Phäochromozytom (ICD: C 74.1; 72.8):**
- *Definition:* Neuroektodermale Tumoren des sympathoadrenalen Systems.
- *Ätiologie:*
  - Sporadisch auftretende Phäochromozytome.
  - Familiäre Formen mit autosomal-dominantem Erbgang: Isolierte Fälle, MEN Typ II und III (s. S. 463).
  - Familiäre Formen im Rahmen von Phakomatosen: Neurofibromatose, tuberöse Sklerose, Sturge-Weber-Syndrom, Hippel-Lindau-Syndrom.
- *Lokalisation:* > 85% im Nebennierenmark; extraadrenale Lage (sympathische Ganglien) im Retroperitonealraum. Multifokales Vorkommen möglich.

✓ *Beachte:* Die üblichen histologischen Kriterien lassen eine definitive Beurteilung der Dignität nicht zu.

- *Klinik:* Schwer einstellbare paroxysmale oder persistierende arterielle Hypertonie, hypertensive Krisen; intermittierende oder permanente Kopfschmerzen, Schweißausbrüche, Palpitationen, Unruhe, Angstgefühl.

▸ **Nebennierenrinden-Karzinom:** Meistens endokrin inaktiv. Symptome durch Größe und Verdrängung: Druckgefühl, aufgetriebenes Abdomen, allgemeine Malignomsymptome wie Verschlechterung des Allgemeinzustandes, Gewichtsabnahme, Anämie.

▸ **„Inzidentalom“:** Symptomloser Zufallsbefund. Tumoren ≤ 3 cm können evtl. beobachtet werden. Bei Durchmesser > 3 cm operative Entfernung zum Ausschluß eines Karzinoms.

Nebennierentumoren (ICD: D 35.0)

Diagnostik

- **Obligate Untersuchungen:**
  - *CT:* Größe? Kontrastmittelaufnahme? Homogenität? Tumor ein-/doppelseitig?
  - *MR:* Höhere Signalintensität im T_2-gerichteten Bild bei Phäochromozytom und Metastasen als bei Adenomen.
  - *131 Iod MIGB (Metaiodobenzylguanidin)-Szintigraphie:* In > 90% der Marktumoren positiv, bei Rindentumoren etwas weniger.
  - *Endokrine Basisdiagnostik:*
    - Dexamethason-Kurztest, bei pathologischem Ausfall Dexamethason-Langtest, Cortisolbestimmung im Urin, Bestimmung des ACTH-Basalwerts im Plasma.
    - Bei arterieller Hypertonie und/oder niedrigem Serumkalium und hohem Serumnatrium Bestimmung von Renin und Aldosteron im Plasma.
    - Bei Hinweisen auf Östrogen- oder Androgenproduktion: Testosteron im Plasma, Dehydroepiandrosteron (DHEAS), Androstendion bzw. Östradiol im Serum, Gonadotropine.
    - Bei klinischem Verdacht auf Phäochromozytom Katecholaminbestimmung im Urin (Vanillinmandelsäure).

Operative Therapie

- **Indikationen:**
  - *Primärer Aldosteronismus*: Bei Adenomen operativer Eingriff immer indiziert (bei der bilateralen Hyperplasie medikamentöse Dauertherapie).
  - *Cushing-Syndrom:*
    - Hypophysäre (sekundäre) Form (ACTH-abhängiger Cushing): Elektive Hypophysenadenomresektion oder totale Hypophysektomie.
    - Adrenale Form: Uni-(oder bilaterale) Adrenalektomie.
  - *Phäochromozytom:* Operationsindikation immer gegeben.
  - *Nebennierenrindenkarzinom:* Operationsindikation immer gegeben.
  - Stummer Tumor > 3 cm.
- **Operationsprinzipien:**
  - *Adrenalektomie* (s. S. 685): Ein- oder doppelseitig.
  - Bei Phäochromozytom vollständige chirurgische Entfernung des Tumors mit allen eventuell vorhandenen extraadrenalen Tumoren.

Prognose

- **Conn-Syndrom, Cushing-Syndrom und Phäochromozytom:** Blutdrucknormalisierung nur bei frühzeitiger Operation. Bei verspäteter Behandlung z. T. Persistenz einer Hypertonie mit gehäuften kardiovaskulären Komplikationen.
- **Nebennierenrindenkarzinom:** Ungünstige Prognose, da die Diagnosestellung meist erst im fortgeschrittenen Stadium erfolgt.

Multiple endokrine Neoplasien (ICD D 35.8)

Grundlagen

- **Synonyma:** Multiple endokrine Neoplasien (MEN), multiple endokrine Adenomatose (MEA), endokrine Polyadenomatose.
- **Definition:** Hereditäres Auftreten von Tumoren der neuroendokrinen Zellen, in typischen Verteilungsmustern.
- **Ätiologie:** Vererbung autosomal dominant. Bei MEN 2 und MFTC kann die entsprechende RET-Proto-Onkogen-Mutation nachgewiesen werden und erlaubt die Diagnose im klinisch stummen Stadium.
- **Inzidenz:** 3 Fälle pro 100.000 Einwohner und Jahr, Auftreten meist zwischen dem 20. und 50. Lebensjahr.
- **Einteilung:**
  - *MEN 1:* Primärer Hyperparathyreoidismus, gutartige und bösartige Tumoren der Pankreasinselzellen, Hypophysentumoren.
  - *MEN 2 a (Sipple-Syndrom):* Medulläres Schilddrüsenkarzinom, bilaterale Phäochromozytome, mukokutane Neurome.
  - *MEN 2 b (Gorlin-Syndrom):* Tumoren wie bei 2 a, zusätzlich marfanoider Habitus.
  - *MEN 3 a:* Neurofibromatose Recklinghausen, Phäochromozytom, duodenales Karzinoid.
  - *MEN 3 b:* Inselzelltumor, Hippel-Lindau-Syndrom, z.T. auch Phäochromozytom.
  - *FMTC:* Familiäres medulläres Schilddrüsen-Karzinom.

Klinik

- Abhängig von der Natur des Tumors bzw. der symptomatischen Tumoren. Zahlenmäßig im Vordergrund stehen Symptome des primären Hyperparathyreoidismus (s. S. 236) und/oder des medullären Schilddrüsenkarzinoms (s. S. 231) und/oder des Phäochromozytoms (s. S. 460).

Diagnostik

- **Obligate Untersuchungen bei Vorliegen eines Tumors**:
  - Primärer Hyperparathyreoidismus (s. S. 236).
  - Medulläres Schilddrüsenkarzinom (s. S. 231).
  - Phäochromozytom (s. S. 460).
- **Screening-Untersuchungen bei Verdacht**:
  - Serumkalzium, Prolactin, Nüchternblutzucker.
  - Molekulargenetische Untersuchung anhand DNA von peripheren Lymphozyten.

Operation

- Primärer Hyperparathyreoidismus (s. S. 490).
- Inselzelltumoren (s. S. 595 – 599).
- Medulläres Schilddrüsenkarzinom (s. S. 488).
- Phäochromozytome (s. S. 685).

Multiple endokrine Neoplasien (ICD D 35.8)

Prognose

- Bei Vorliegen eines medullären Schilddrüsenkarzinoms vorwiegend durch dieses bestimmt.

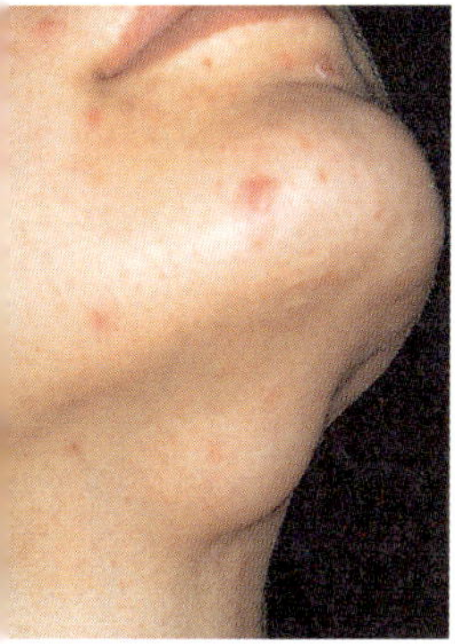

bb. 1 Mediane Halszyste

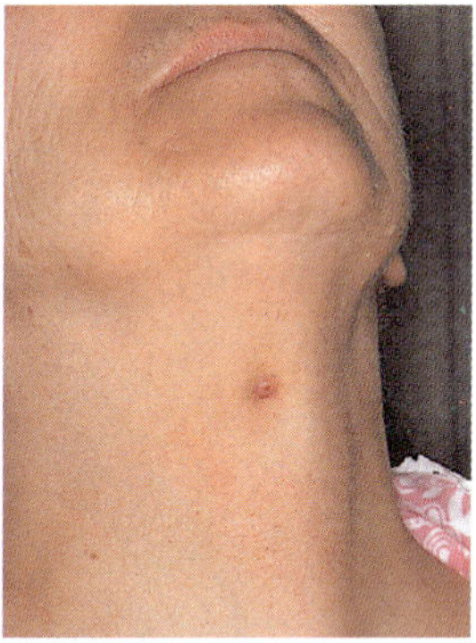

Abb. 2 Mediane Halsfistel

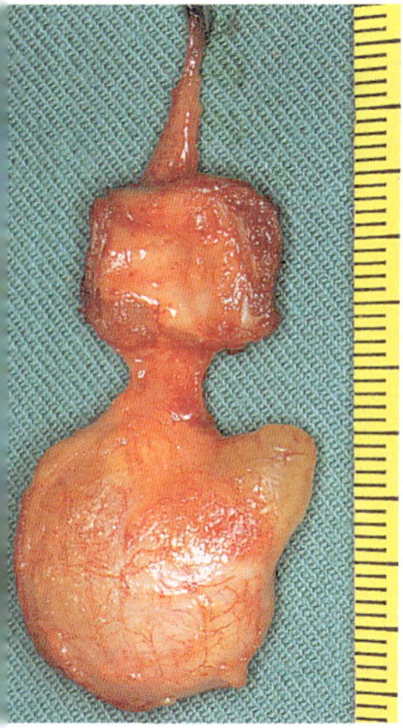

bb. 3 Operationspräparat
ner medianen Halszyste:
nten Zyste, oben Teil des
ungenbeins

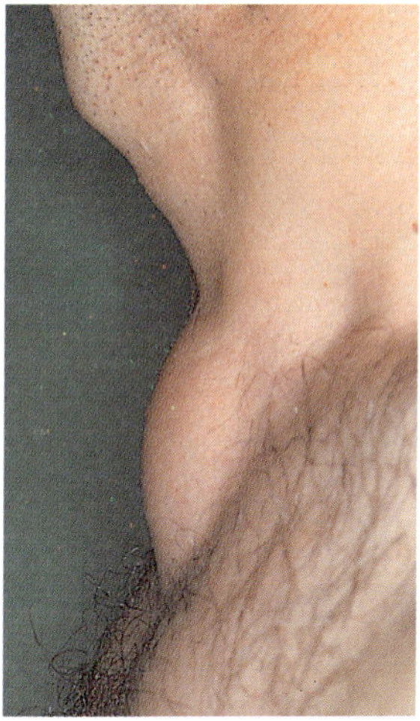

Abb. 4 Halslipom

Tafel 2

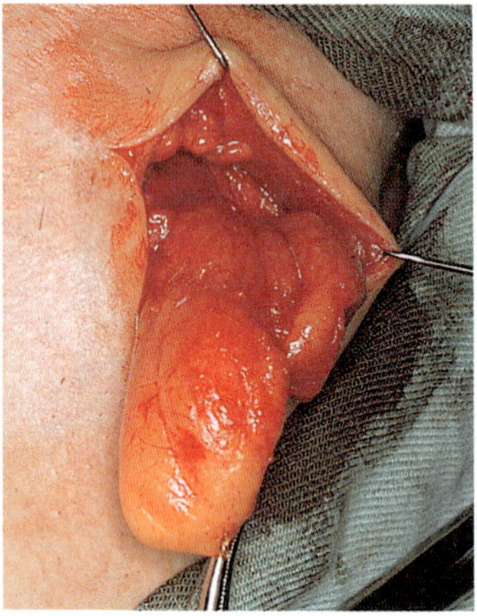

Abb. 5 Exzision eines Halslipoms

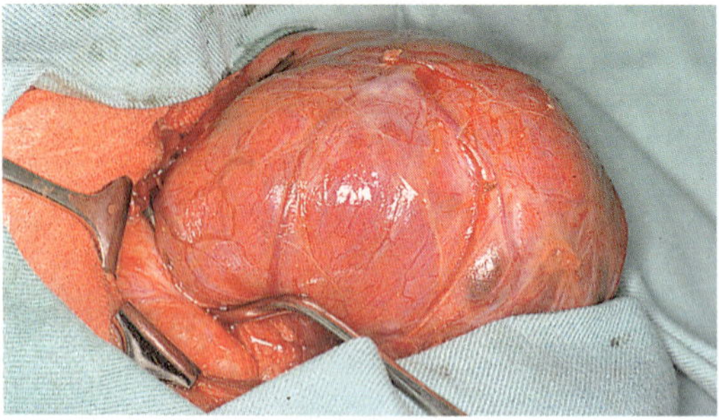

Abb. 6 Gutartige, euthyreote Struma nodosa

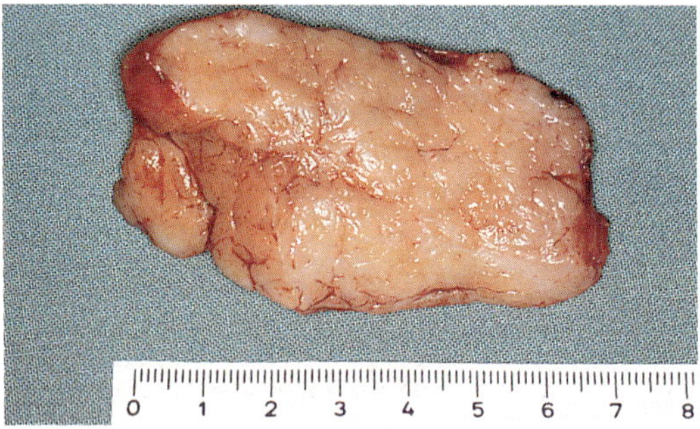

Abb. 7 Operationspräparat einer Struma Hashimoto

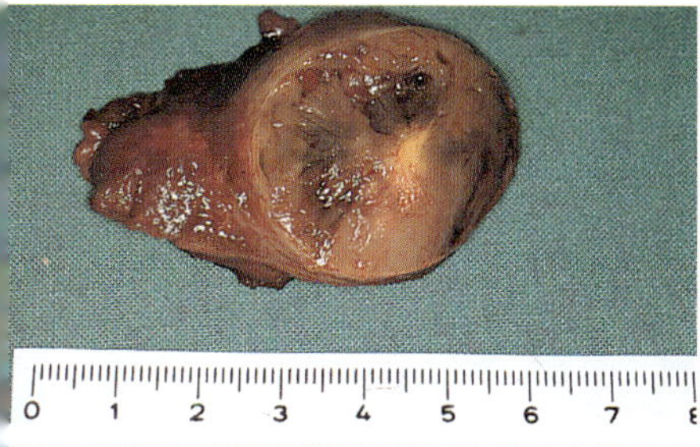

Abb. 8 Papilläres Schilddrüsenkarzinom

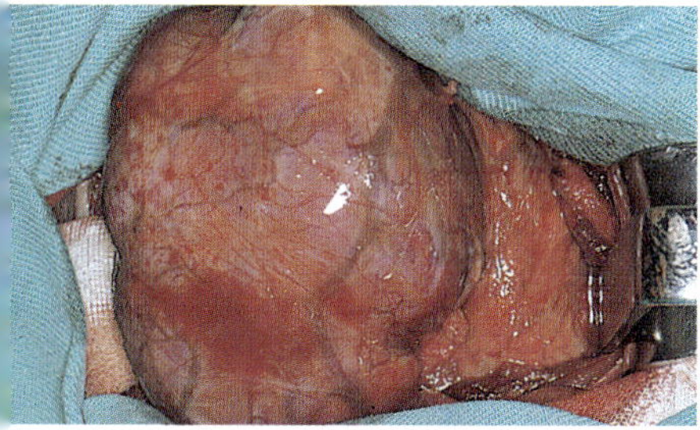

Abb. 9 Struma maligna, den ganzen Schilddrüsenlappen umfassend

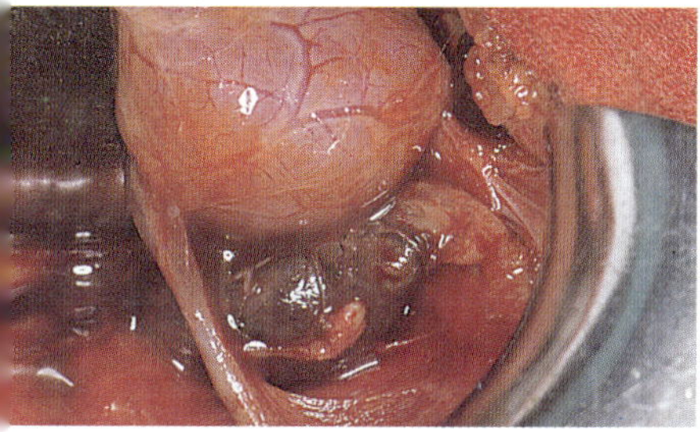

Abb. 10 Parathyreoidea-Adenom, unter der Schilddrüse liegend

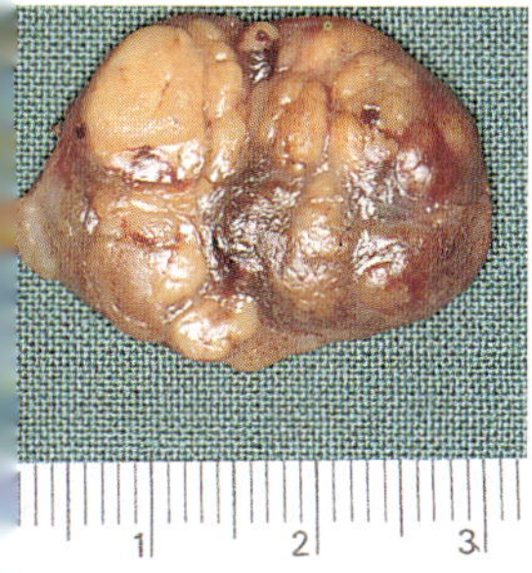

bb. 11 a Parathyreoidea mit otiger Hyperplasie

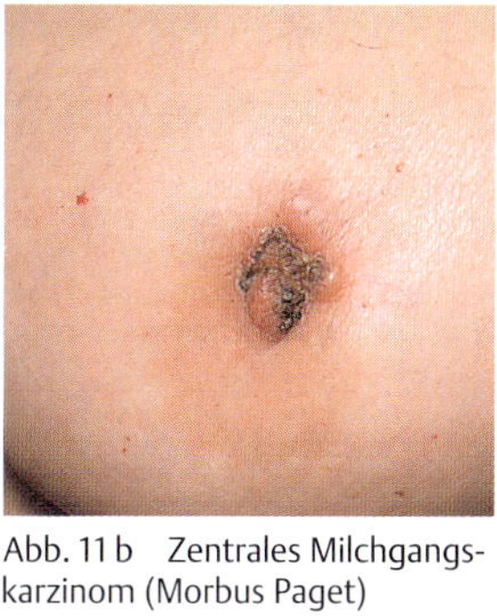

Abb. 11 b Zentrales Milchgangskarzinom (Morbus Paget)

Tafel 4

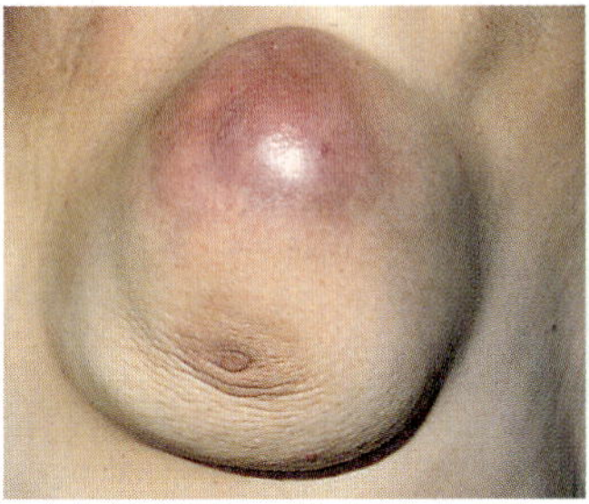

Abb. 12 a Entzündliches Mammakarzinom

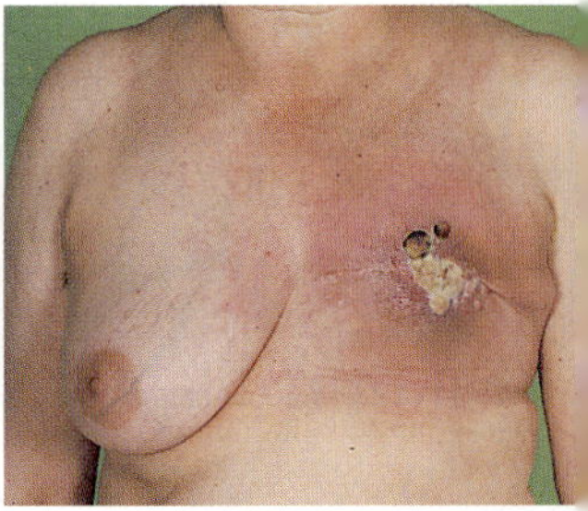

Abb. 12 b Mammakarzinom-Rezidiv nach Operation und Bestrahlung

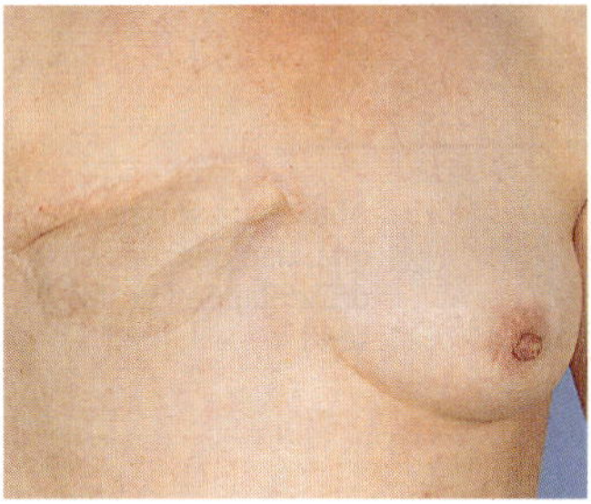

Abb. 13 Zustand 15 Jahre nach Brustwandresektion, Netzplastik und Spalthautbedeckung wegen Mammakarzinom-Rezidiv

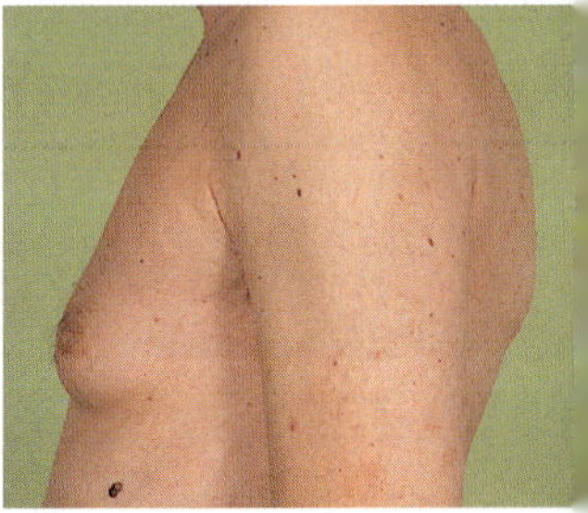

Abb. 14 Gynäkomastie

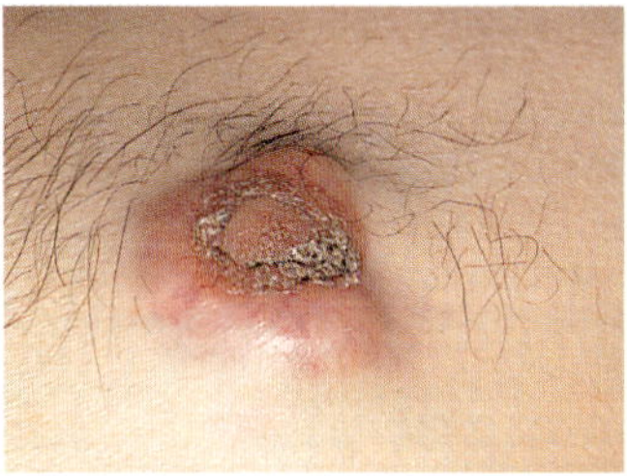

Abb. 15 Mammakarzinom des Mannes

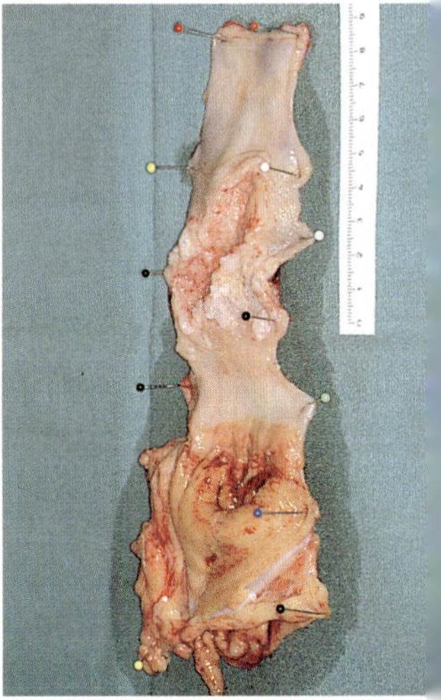

Abb. 16 Exulzerierendes Oesophaguskarzinom ▶

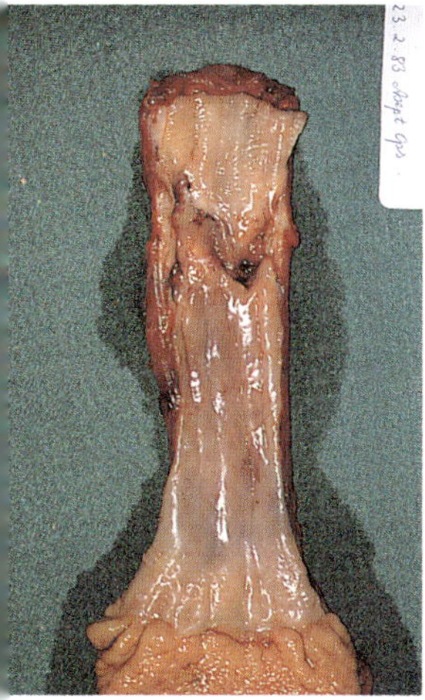

bb. 17 Oesophaguskarzinom
ach Bestrahlung

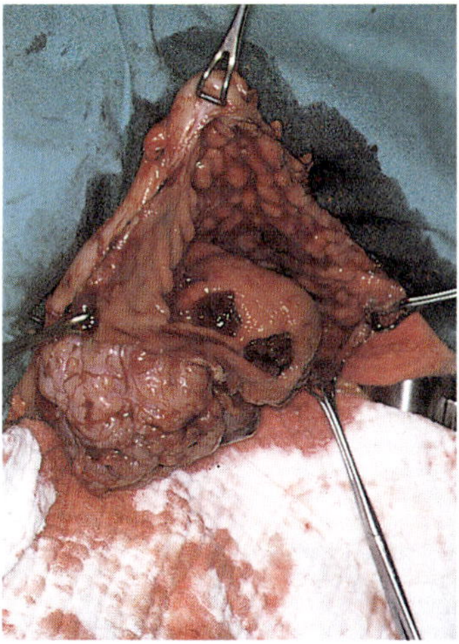

Abb. 18 Ulzeriertes und blutendes Leiomyom der Magenwand

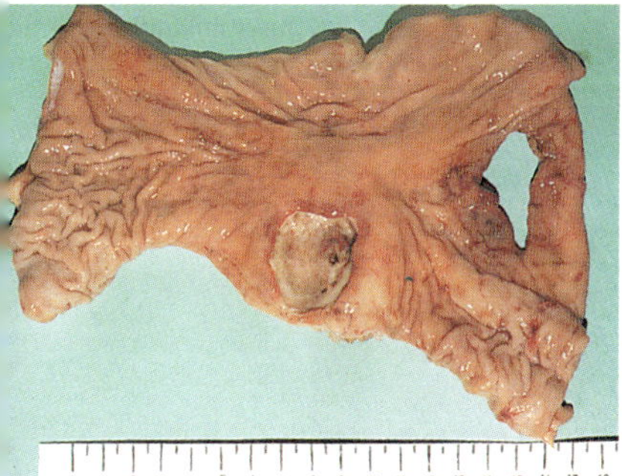

Abb. 19 Gutartiges großes Ulcus ventriculi bei einem alten Patienten

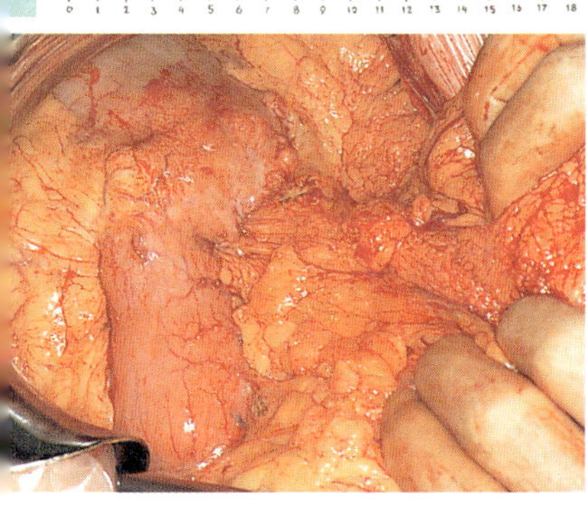

Abb. 20 Magenkarzinom mit Serosainfiltration zwischen Korpus und Antrum

Tafel 6

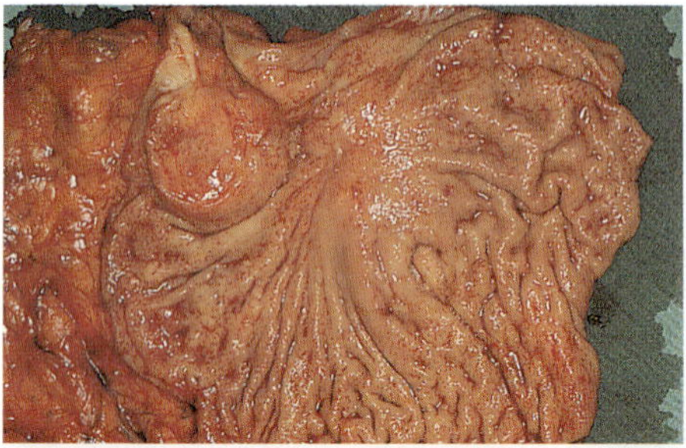

Abb. 21 Kleines Magenkarzinom mit große Lymphknoten-Metastas

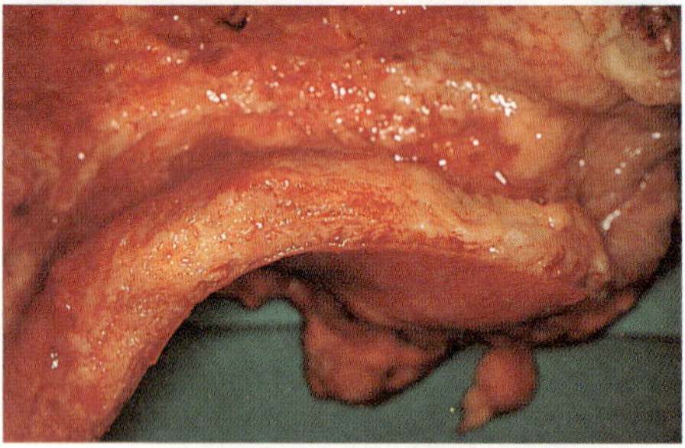

Abb. 22 Schnitt durch die Magenwand mit diffuser Infiltration durch ein dissolutes Karzinom

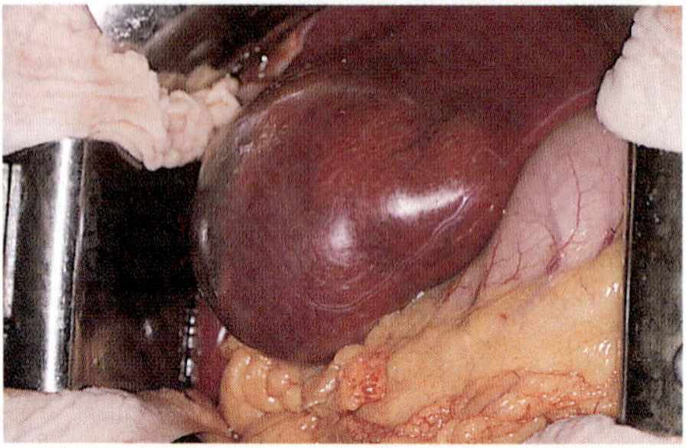

Abb. 23 Leberadenom

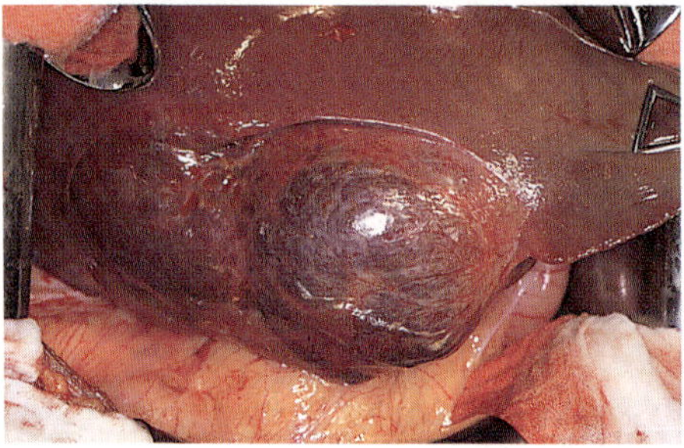

Abb. 24 Leberhämangiom

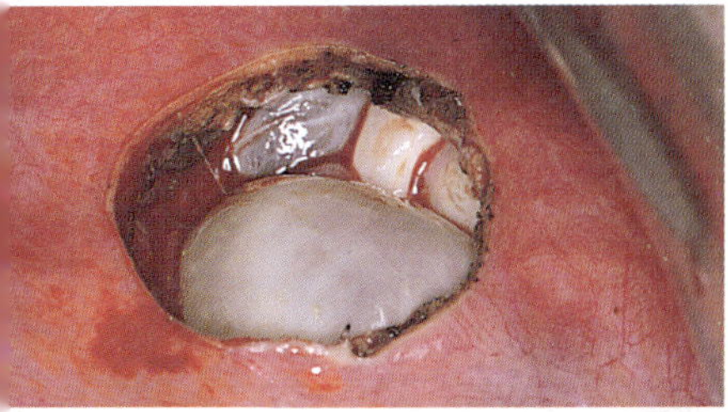

Abb. 25 Eröffneter Echinococcus granulosus der Leber

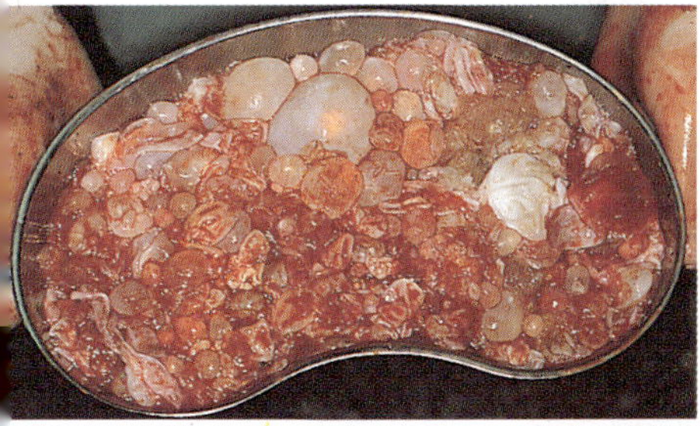

Abb. 26 Inhalt eines Echinococcus granulosus

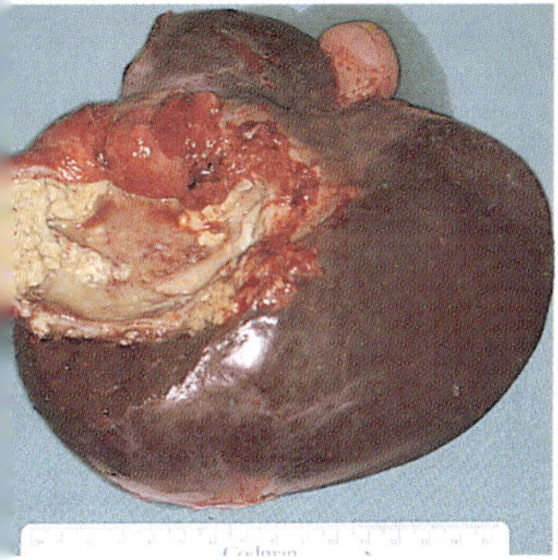

b. 27 Echinococcus multilocularis
r Leber

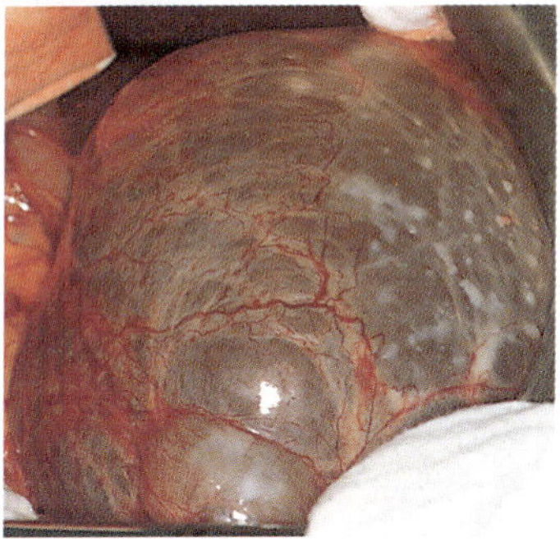

Abb. 28 Solitäre Leberzyste

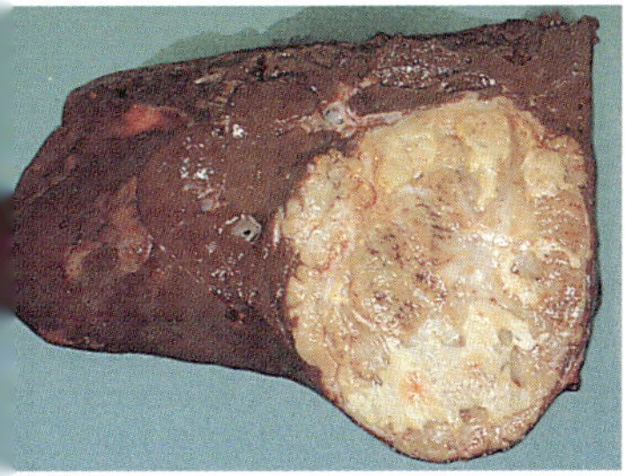

Abb. 29 Hemihepatektomie-Präparat mit fibrolamellärem Leberkarzinom

Tafel 8

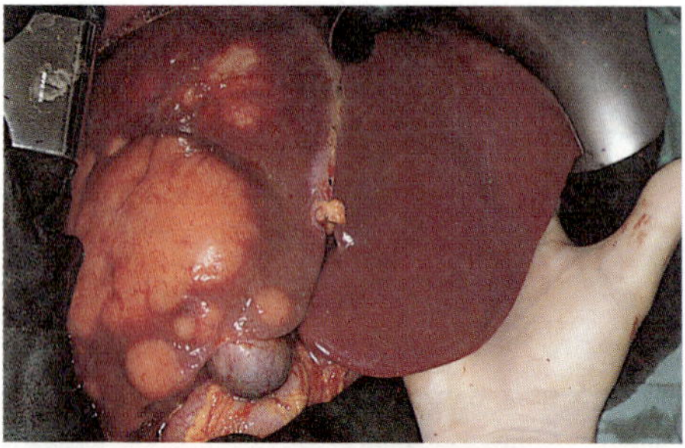

Abb. 30 Cholangioläres Leberkarzinom

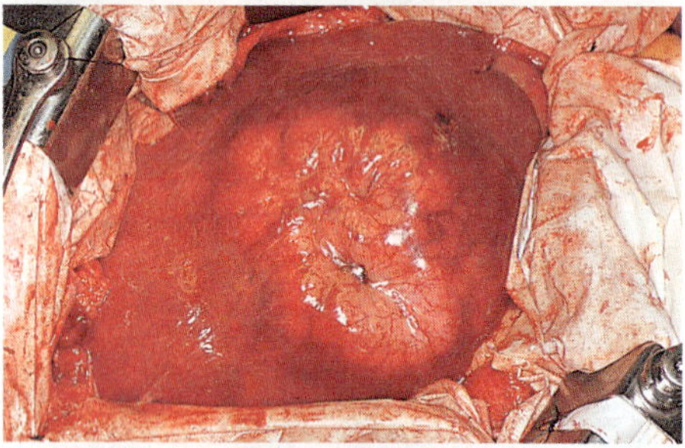

Abb. 31 Leberzellkarzinom (Hepatom)

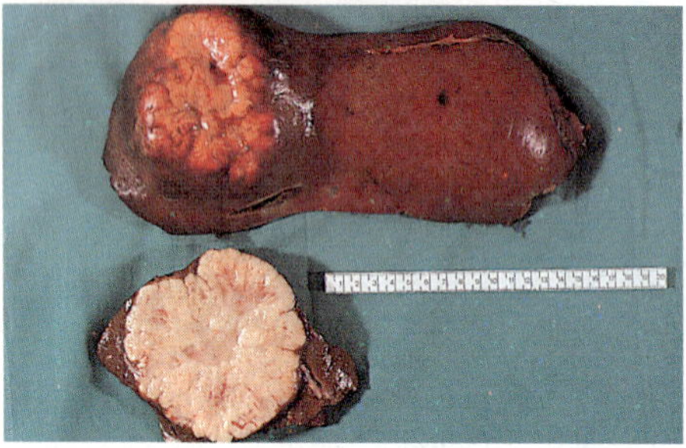

Abb. 32 Hemihepatektomie-Präparat mit Hepatom

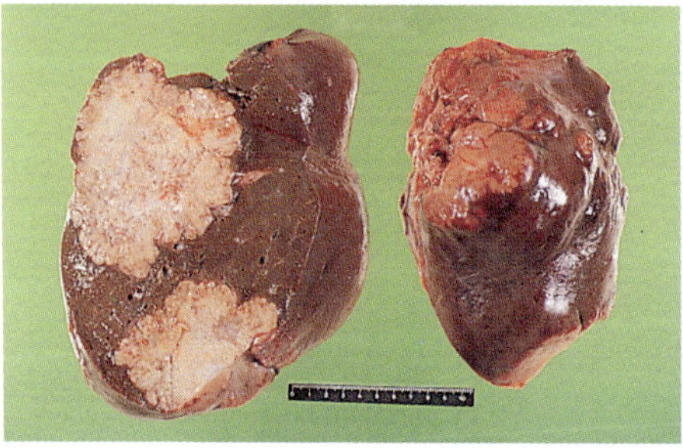

Abb. 33 Hemihepatektomiepräparat mit zwei Metastasen eines Kolonkarzinoms

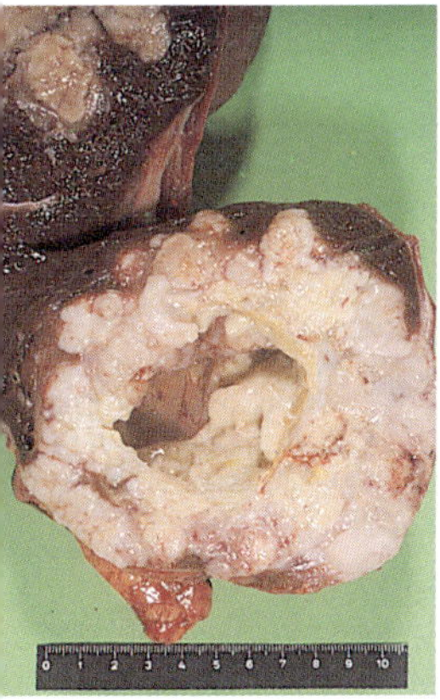

bb. 34 Lebermetastase eines
varialkarzinoms

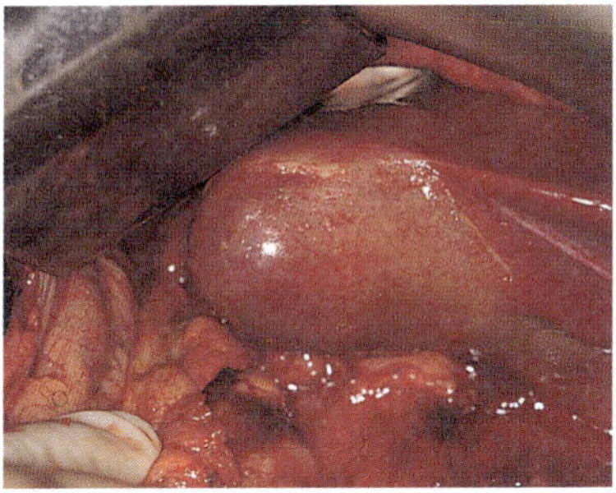

Abb. 35 Gallenblase mit Cholecystitis acuta

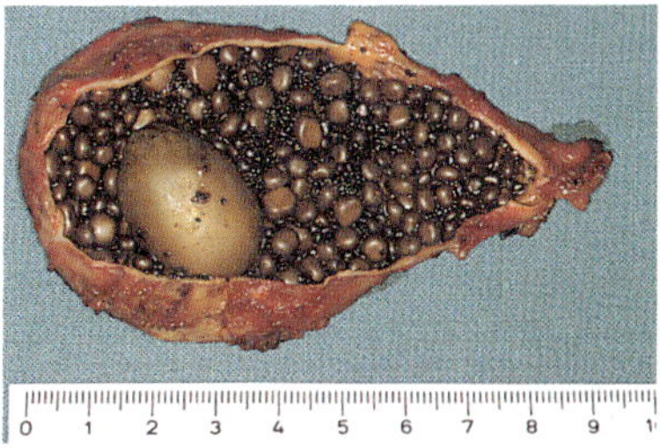

Abb. 36 Gallenblase gefüllt mit einem großen und multiplen mittelgroßen und kleinen Gallensteinen

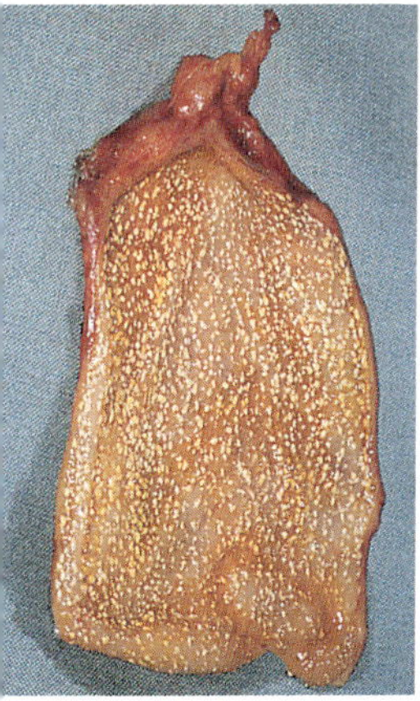

bb. 37 Cholesterolose der
allenblase (Erdbeer-Gallen-
lase)

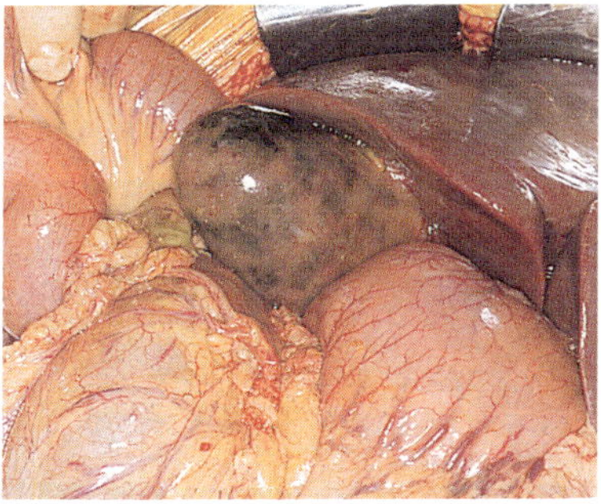

Abb. 38 Gallenblasenempyem mit Wandnekrosen

Tafel 10

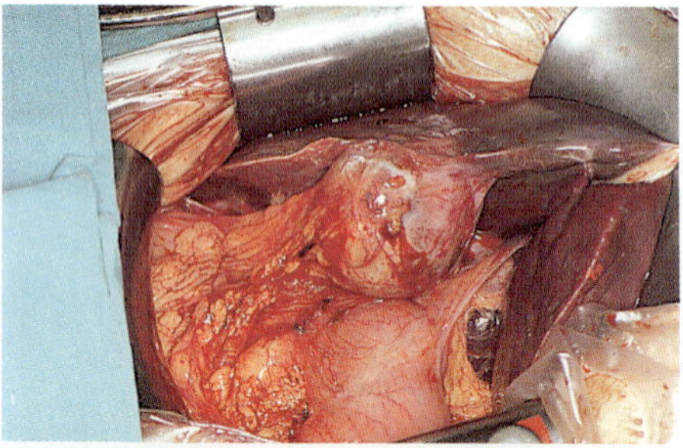

Abb. 39 Cholecystitis chronica: geschrumpfte Gallenblase mit Verwachsungen

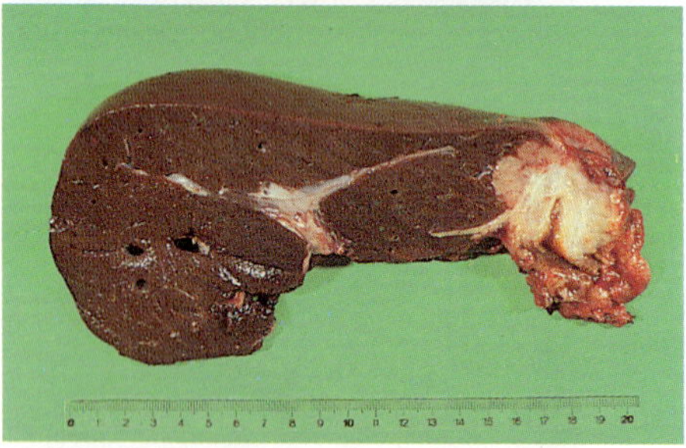

Abb. 40 Gallenblasen-Karzinom (erweiterte Hemihepatektomie rechts)

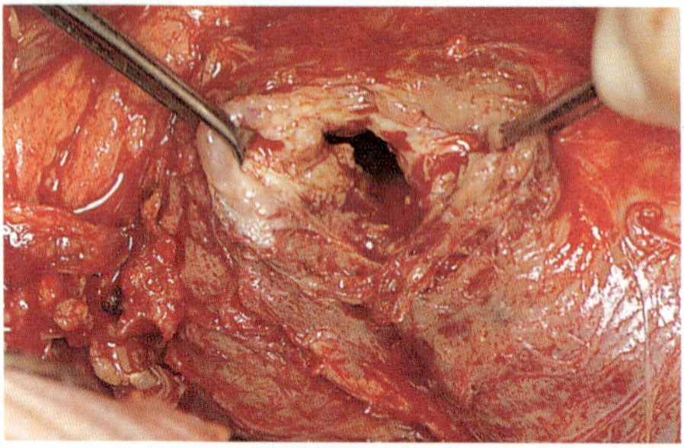

Abb. 41 Eröffnete Pankreas-Pseudozyste

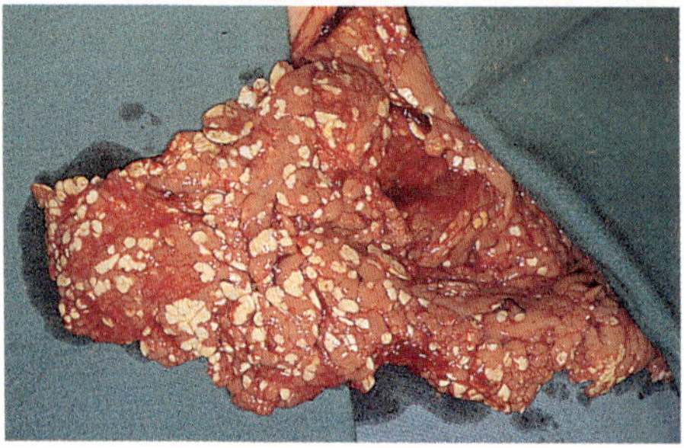

Abb. 42 Omentale Fettgewebenekrosen bei akuter Pankreatitis

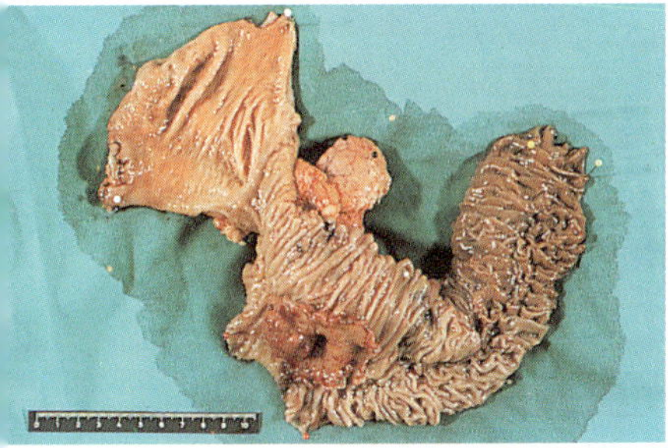

Abb. 43 Duodenopankreatektomie-Präparat mit ulzeriertem Papillenkarzinom

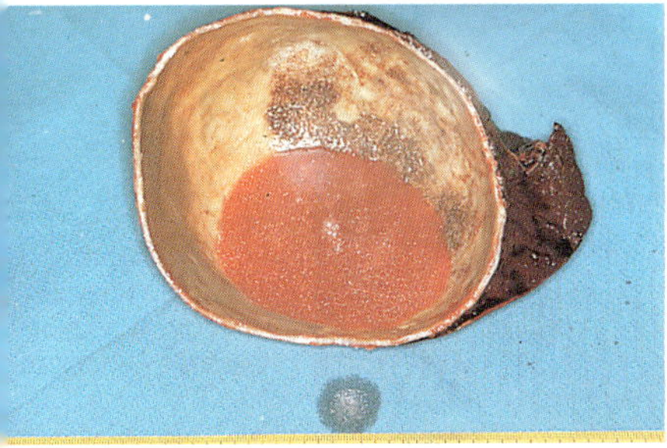

Abb. 44 Verkalkte Milzzyste (Hemisplenektomie-Präparat)

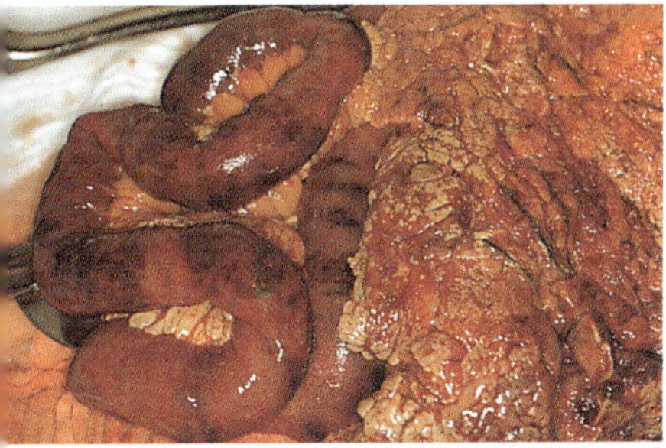

Abb. 45 Darmnekrosen bei schwerer nekrotisierender Pankreatitis

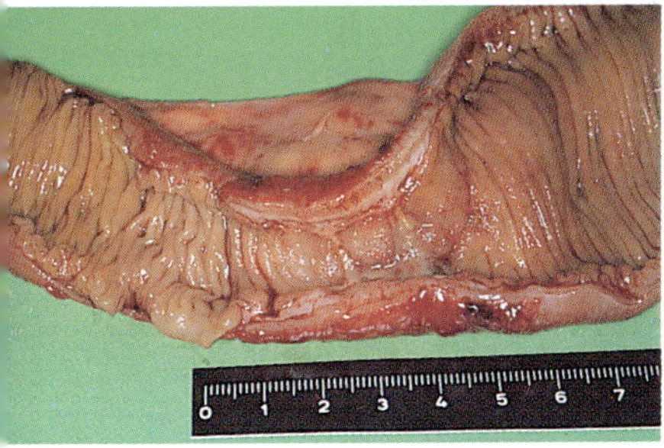

Abb. 46 Ischämische vernarbende Stenose des Dünndarms

Tafel 12

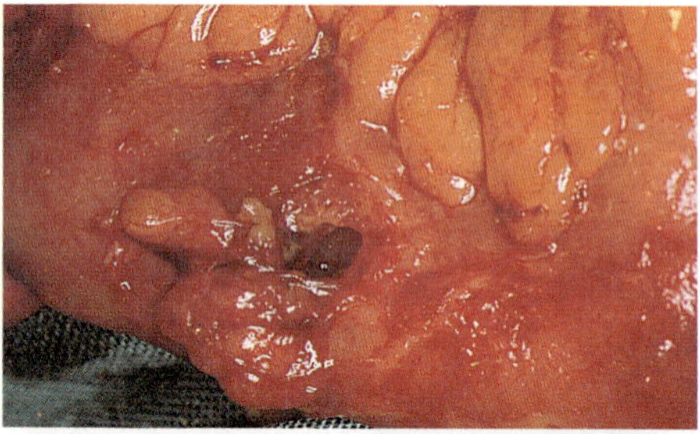

Abb. 47 Nekrotisierende Enteritis mit Perforation

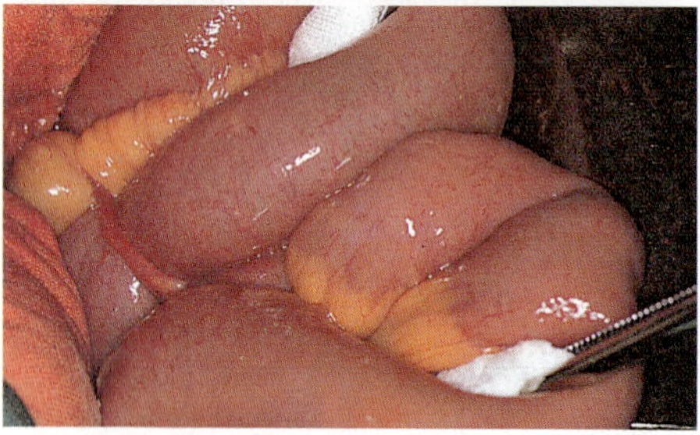

Abb. 48 Schlanke Bride als Ursache eines mechanischen Dünndarmileus

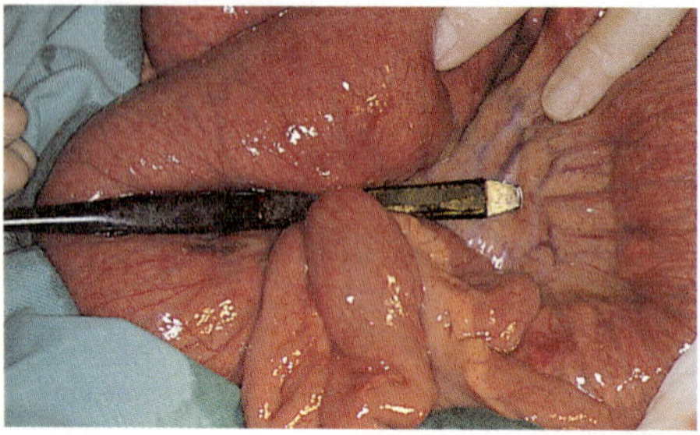

Abb. 49 Kurze, breite Bride als Ursache eines mechanischen Dünndarmileus

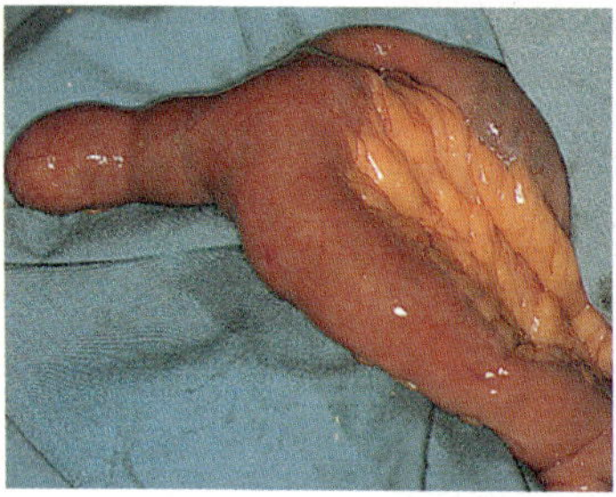

Abb. 50 Meckel'sches Divertikel

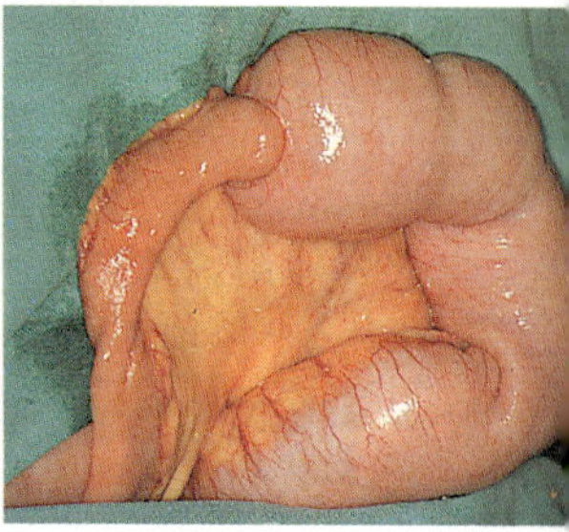

Abb. 51 Dünndarminvagination (durch Dünndarmtumor)

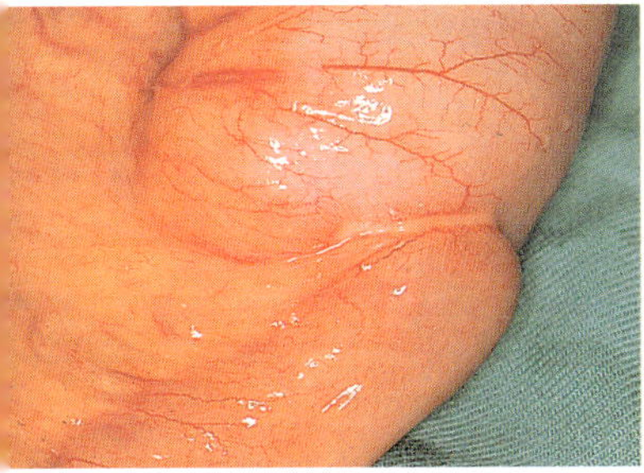

bb. 52 Typischer, ringförmiger Aspekt eines ünndarmkarzinoms

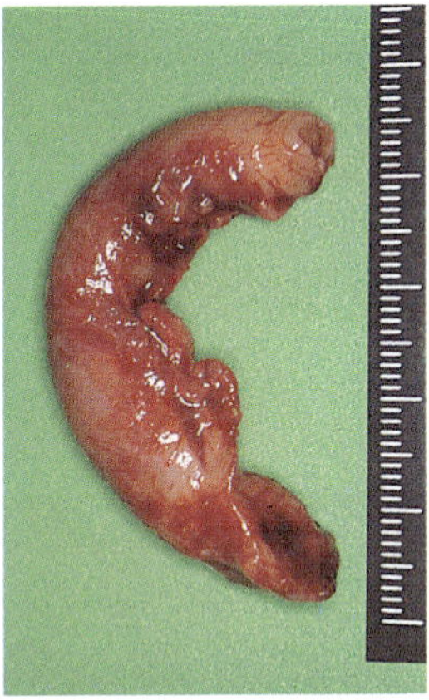

Abb. 55 Appendicitis acuta

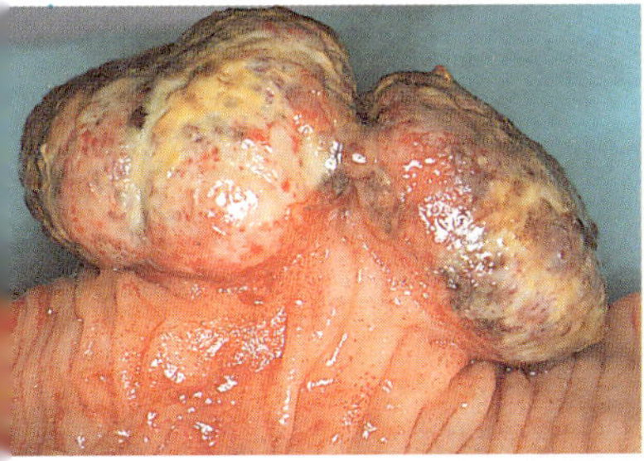

Abb. 53 Dünndarmkarzinom, Mukosaseite (Innenseite der vorhergehenden Abbildung)

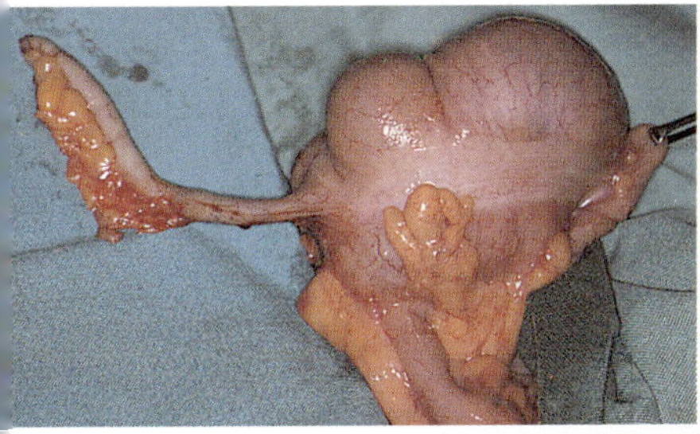

Abb. 54 Normale Appendix bei Gelegenheitappendektomie

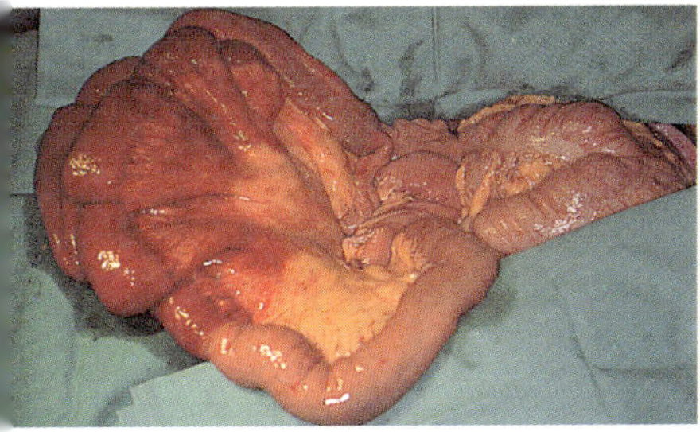

Abb. 56 Mesenterialinfarkt

Tafel 14

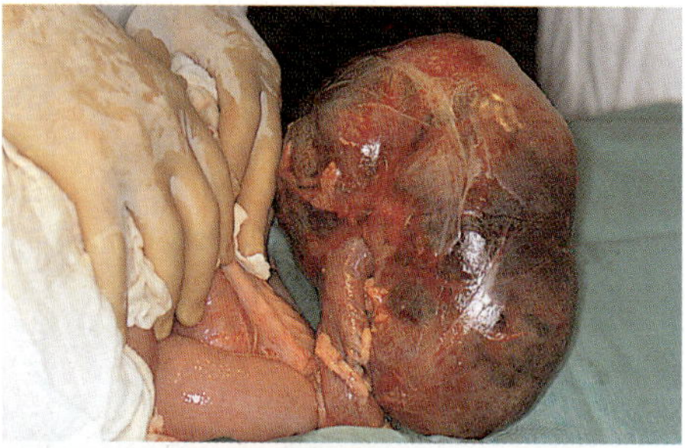

Abb. 57 Caecum-Volvulus

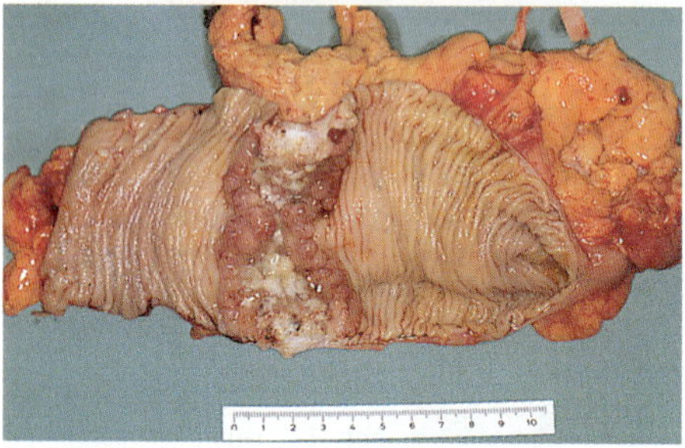

Abb. 58 Exulzeriertes Karzinom des Colon transversum

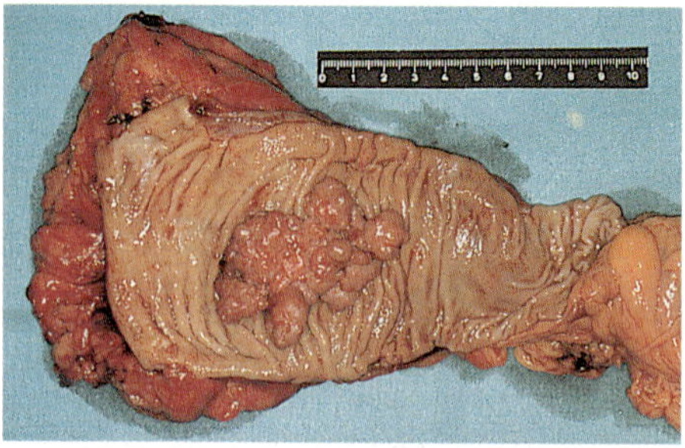

Abb. 59 Polypöses Karzinom des Colon sigmoides

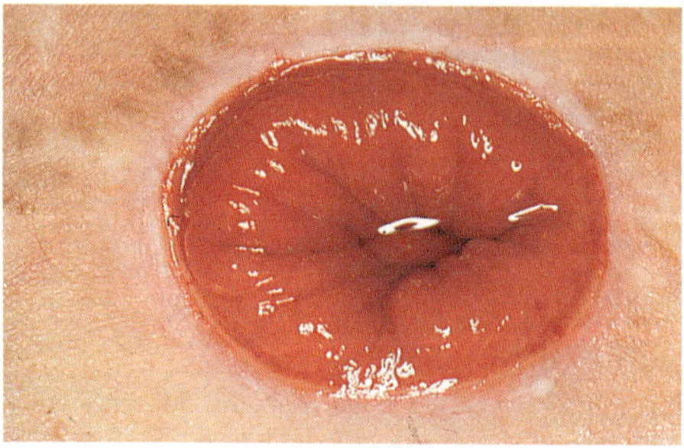

Abb. 60 Endständige Sigmoidostomie

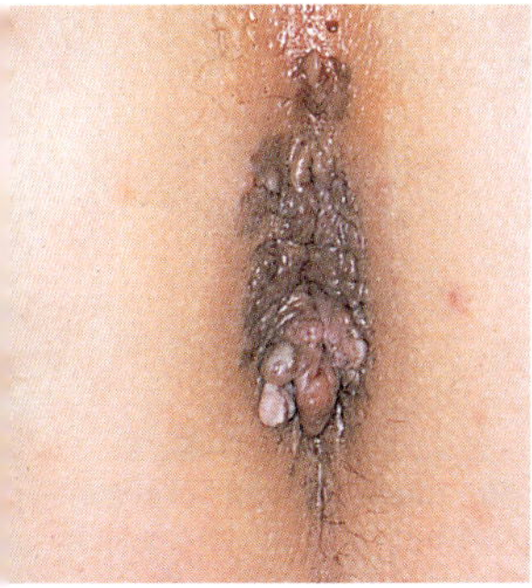

Abb. 61 Perianaler Morbus Bowen mit mikroinvasivem Karzinom

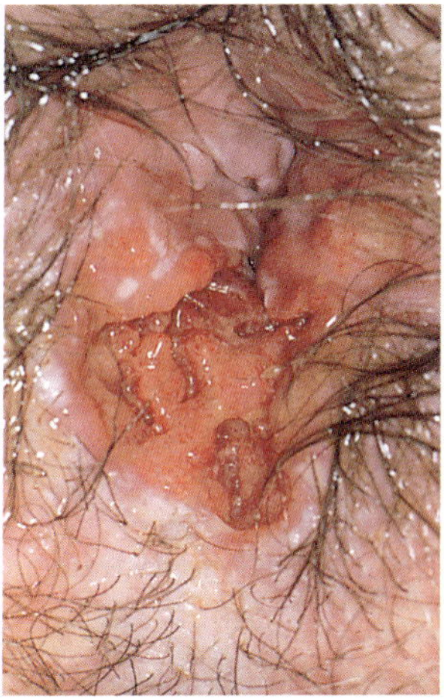

Abb. 62 Exulzerierendes Carcinoma spino cellulare bei 8 Uhr (Steinschnittlage)

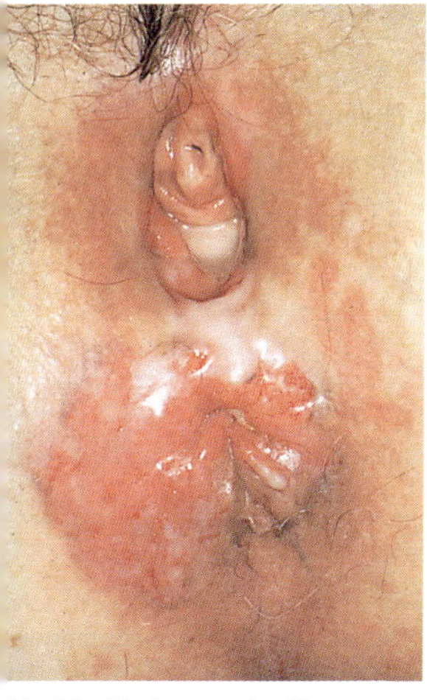

Abb. 63 Verhornendes Plattenepithelkarzinom bei 8 Uhr (Steinschnittlage)

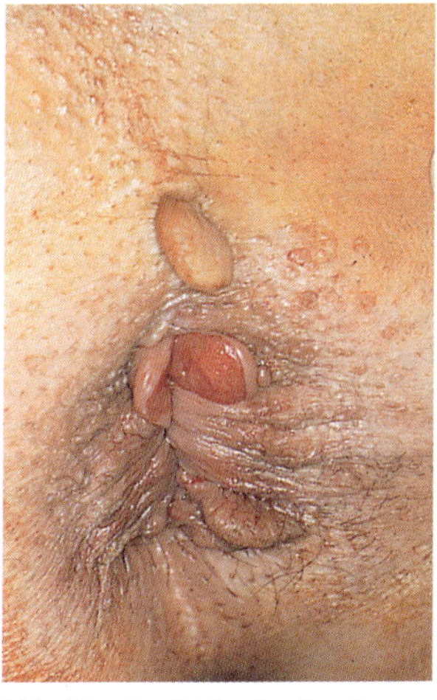

Abb. 64 Basaloides Analkarzinom bei 12 Uhr (Steinschnittlage)

Tafel 16

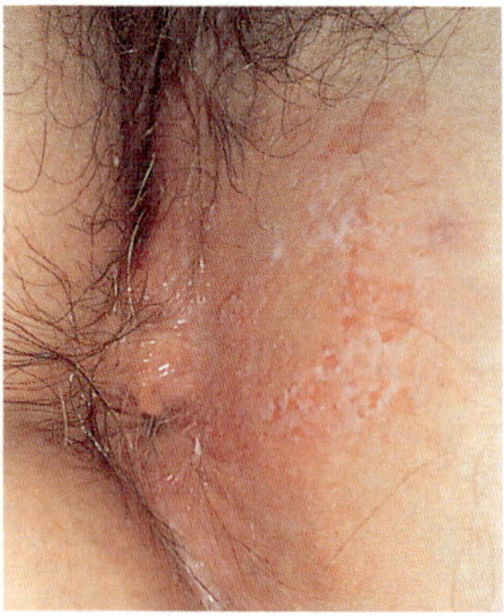

Abb. 65 Morbus Paget der linken Gesäßregion 1 – 5 Uhr (Steinschnittlage)

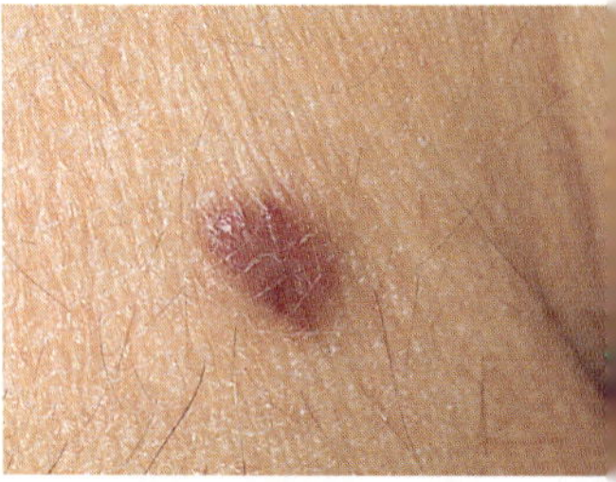

Abb. 66 Kaposi Sarkom bei einem HIV-positiven Patienten im Stadium IV – C 1 + 2 D

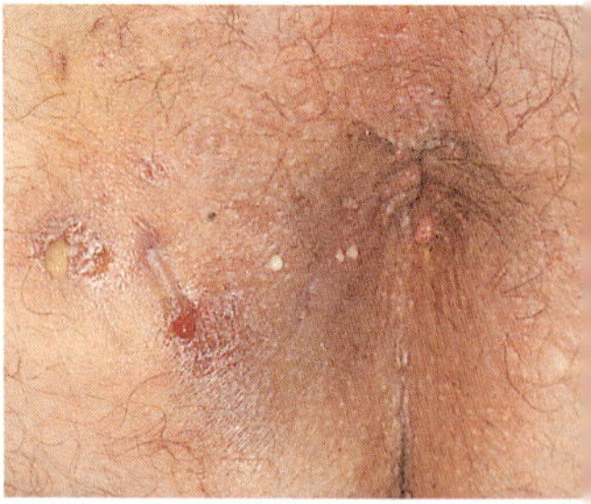

Abb. 67 Hidradenitis supurativa der rechten Gesäßhälfte, vor allem um 9 Uhr (Steinschnittlage)

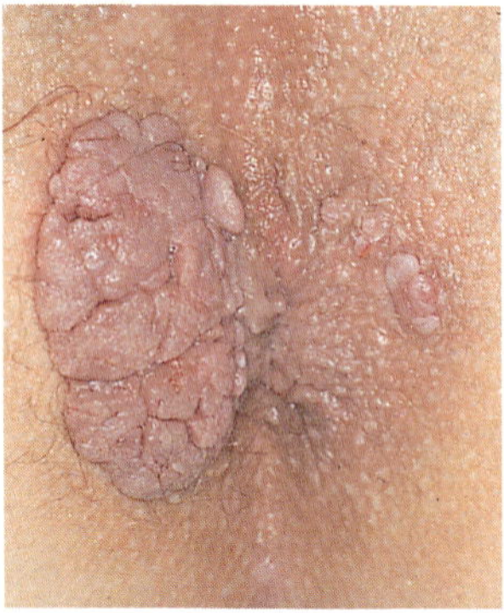

Abb. 68 Condylomata acuminata mit großem Rasen 7 – 11 Uhr (Steinschnittlage) und kleinen Knötchen auf der Gegenseite

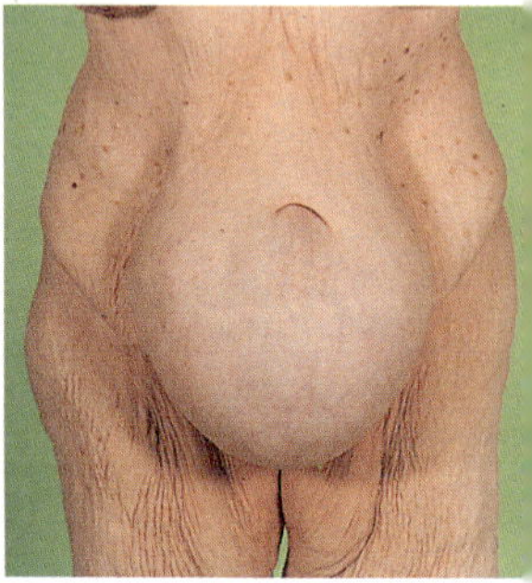

Abb. 70 Riesige Umbilikalhernie

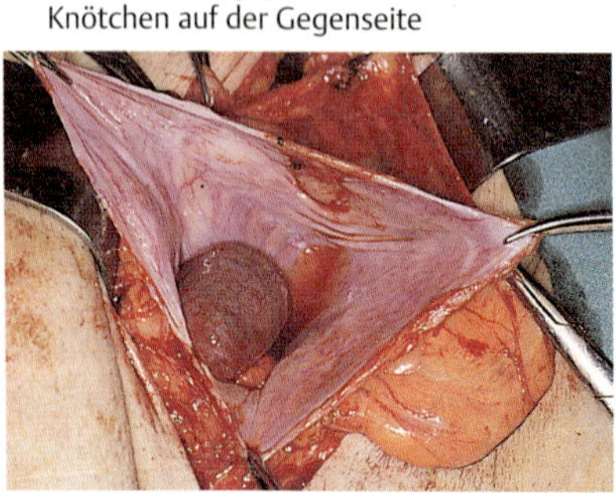

◂ Abb. 69 Inkarzerierte Inguinalhernie: Eröffneter Bruchsack mit inkarzeriertem Darm in der Bruchlücke

Grundlagen

- **Synonym:** Schwere chronische Niereninsuffizienz.
- **Definition:** Irreversibles Endstadium einer Niereninsuffizienz: Glomeruläre Filtrationsrate < 5 ml/Minute. Serumkreatinin > 900 µmol/l.
- **Ursachen:**
  - *Häufigste Ursachen:*
    - Chronische Glomerulonephritis.
    - Chronische Pyelonephritis.
    - Chronische interstitielle Nephritis.
    - Diabetische Glomerulosklerose.
    - Adulte Zystennieren.
    - Harnwegsmißbildungen.
    - Refluxnephropathie.
  - *Seltenere Ursachen:*
    - Maligne Arteriolosklerose.
    - Lupus erythematodes.
    - Nierenhypoplasie.
    - Medulläre Zystennieren (Nephronophthise).
  - *Sehr seltene Ursachen:*
    - Traumatische Nierenzerstörung.
    - Hämolytisch-urämisches Syndrom.
    - Zystinose.
    - Oxalose.
    - Amyloidose.

✓ **Beachte:** Die terminale Niereninsuffizienz ist medikamentös und diätetisch nicht mehr entscheidend beeinflußbar. Die internistische Behandlung gehört in die Hände eines Fachnephrologen!

Klinik

- **Symptome und Befunde der Urämie:** Hypertonie, Ödeme, Pruritus, Anämie.
- **Komplikationen:**
  - Hyperkaliämie mit lebensbedrohlichen Herzrhythmusstörungen.
  - Perikarditis, Perikarderguß.
  - Urämisches Koma.
  - Akutes Lungenödem.
  - Hypertensive Krisen.

Diagnostik

- **Untersuchungen zur Verlaufs- und Therapiekontrolle:**
  - Harnstoff, Kreatinin und Kalium im Serum.
  - Hämatokrit.

Terminale Niereninsuffizienz (ICD: N 18)

Sofortmaßnahmen, konservative Therapie

- **Sofortmaßnahmen bei Komplikationen:**
  - *Hyperkaliämie:*
    - Serumkalium < 7 mmol/l: Resonium A oder Calcium-Serdolit, 3 Eßl. (45 g) als Einlauf, bei funktionierendem Magen-Darm-Trakt zusätzlich 3× 1 Eßl p.o.
    - Serumkalium ≥ 7 mmol/l: Absolute Notfallsituation! Glucose 40% 250 ml + 20 I.E. Altinsulin als Infusion über 2 Stunden. Resonium oder Kalzium-Serdolit wie oben. Dazu, insbesondere bei pathologischem EKG und/oder Rhythmusstörungen: Kalzium 10%, 2× 10 ml i.v. Kontinuierliche EKG-Überwachung. Sofortige Dialyse.
  - *Perikarditis, Perikarderguß:* Perikardpunktion (s. S. 64). Dialyse.
  - *Urämisches Koma:* Schonende Dialyse, Elekrolytkorrektur.
  - *Lungenödem:* Sofortige Dialyse oder Hämofiltration.
  - *Hypertensive Krise* (RR_{diast} > 115 mmHg): Antihypertensiva, z. B. Nifedipin (Adalat) 10–20 mg s.l.; bei Persistenz der Hypertonie Urapidil (Ebrantil) 12,5–25 mg fraktioniert i. v.
  - *Urämische Schleimhautblutungen*, insbesondere im Magen-Darm-Trakt: Urämie konservativ behandeln (Hämodialyse).
- **Konservative Therapie:** Initial meist Dialysebehandlung. Diese hat nur noch wenige Kontraindikationen. Eine untere Altersgrenze existiert kaum mehr; die obere liegt momentan zwischen 70 und 80 Jahren.
  - *Hämodialyse:* 2–3× wöchentlich 4–6 Stunden in einer Dialysestation oder als Heimdialyse. Gefäßzugänge:
    - Interne arteriovenöse Fistel (s. S. 712) oder arteriovenöse Fistel mit Interponat (s. S. 714).
    - Permanent implantierter Dialysekatheter (s. S. 718): Bei Unmöglichkeit des Gefäßzugangs an den Armen.
    - Im Notfall sowie zur Überbrückung Zugang mittels Subklaviakatheter (s. S. 49).
  - *Peritonealdialyse:* Alternative zur Hämodialyse. Entweder als kontinuierliche ambulante Peritonealdialyse (CAPD) oder seltener als kontinuierliche zyklische Peritonealdialyse (CCPD). Täglich mehrmaliger Dialysatwechsel. Zugang: Chirurgisch implantierter Katheter (s. S. 720).

Operative Therapie

- **Indikationen und Kontraindikationen:**
  - *Indikationen zur Nierentransplantation:*
    - Patienten mit den obengenannten Krankheiten im Alter von 4–70 Jahren (evtl. auch jünger oder älter) bei Fehlen von Kontraindikationen.
    - ✓ Beachte: Die Nierentransplantation ist auf die Dauer die erfolgreichste einzige weitgehend rehabilitierende und volkswirtschaftlich günstigste Form des definitiven Nierenersatzes.

- *Kontraindikationen zur Nierentransplantation:*
  - Metastasierendes oder nicht radikal operiertes Malignom.
  - Hochgradige Koronarsklerose.
  - Dekompensiertes Lungenemphysem.
  - Zerebralsklerose, Psychose.
  - Leberinsuffizienz.
  - Nicht sanierbare bakterielle Infektion (z.B. Bronchiektasen, Osteomyelitis).
  - Chronische virale Infektion (aktive Hepatitis).
  - Entscheidung des Patienten für eine lebenslange Hämo- oder Peritonealdialyse.
- Indikation zur (vorzeitigen) Nephrektomie: Siehe S. 688.

► **Operationsprinzipien:**
- Nephrektomie (s. S. 688).
- *Nierentransplantation bei Erwachsenen:* Die Niere wird durch extraperitonealen Zugang in die Fossa iliaca gelegt und an die Iliakalgefäße angeschlossen.
- *Nierentransplantation bei Kindern:* Transplantation in die Fossa lumbalis durch mediane Laparotomie, Aufklappen des Colon ascendens und Nephrektomie rechts, Anastomosen mit V. cava und Aorta.

► **Nachbehandlung:** Lebenslange Immunsuppression zur Erhaltung der Transplantatfunktion:
- Initial *Tripeltherapie* mit Prednison, Azathioprin (Imurek) oder Mycophenolat (Cellcept) und Cyclosporin (Sandimmun Neoral).
- Bei abstoßungsfreiem Verlauf nach 6 Monaten Übergang auf *Zweiertherapie*; in der Regel Elimination des Prednisons.

Prognose

► Nach Nierentransplantation (Frischverstorbenenniere) 1-Jahres-Überlebensrate der Patienten 95%, der Nieren 85% (Todesfälle vor allem durch Infektionen, insbesondere mit außergewöhnlichen Erregern, sowie Herzinfarkt; zusätzliche Nierenverluste durch unbeherrschbare Abstoßungen).

► Im Spätverlauf geringe Quote (< 5% jährlich) von Transplantatverlusten durch chronische Abstoßung. In 10% spezielle Morbidität (Femurkopfnekrosen, Thrombosen, maligne Lymphome, Leberfunktionsstörungen) infolge Immunsuppression.

► Bei der Mehrzahl der Fälle kann über Jahre eine stabile Nierenfunktion erzielt werden; die meisten Patienten sind im früheren Beruf voll arbeitsfähig. Längstes Überleben bereits > 25 Jahre.

► Durchschnittliches Überleben vergleichbar mit Dauerdialyse, Lebensqualität nach Transplantation unvergleichlich besser.

Hernia inguinalis (ICD: K 40)

Grundlagen

- **Definition:** Ausstülpung des Peritoneums mit Inhalt durch eine angeborene oder erworbene Bruchlücke.
- **Ätiologie, Pathogenese:**
  - *Angeborene Hernien (Hernia congenita):* Offener, d.h. persistierender Processus vaginalis. Indirekte Leistenhernien gelten als angeboren, wenn die Samenstranggefäße aufgesplittert auf dem Bruchsack und getrennt vom Vas deferens (Ductus deferens) verlaufen.
  - *Erworbene Hernien (Hernia acquisa):* Anlagebedingte Schwäche der Bauchdecken (Faszien- und Muskellücken, Durchtrittsstellen von Nerven und Gefäßen). Direkte oder indirekte Hernien.
- **Prädisposition:**
  - *Intraabdominale Druckerhöhung:* Prostatahyperplasie mit Blasenentleerungsstörung, Kolonkarzinom, chronische Obstipation, Husten bei chronischer Emphysembronchitis, schwere körperliche Arbeit.
  - *Intraabdominelle Volumenerhöhung:* Tumoren, Aszites, Schwangerschaft.
  - Narben der Bauchwand.
- **Formen, Anatomie, Lokalisation** (s. Abb. 226):
  - *Indirekte Leistenhernie:*
    - Innere Bruchpforte: Lateral der epigastrischen Gefäße.
    - Äußere Bruchpforte: Anulus inguinalis externus (= superficialis).
    - Der indirekte Bruchsack ist häufig von präperitonealen Lipomen begleitet
  - *Direkte Leistenhernie:*
    - Innere Bruchpforte: Medial der epigastrischen Gefäße.
    - Äußere Bruchpforte: Anulus inguinalis externus (= superficialis).
    - Durch die direkte Bruchlücke in der Mehrzahl nur Vorwölbung von präperitonealem Fettgewebe.
- **Spezialformen:**
  - *Gleithernie:* Hier wird ein Teil des Bruchsacks durch einen retroperitoneal gelegenen Bruchinhalt gebildet, z.B. Zäkum als laterale Wand eines indirekten Leistenbruchsacks rechts, oder Harnblase als mediale Wand einer direkten Leistenhernie rechts.
  - *Darmwandhernie = Littré-Hernie:* Einklemmung eines nicht die ganze Zirkumferenz umfassenden Darmwandstücks. Inkarzeration ohne Ileus!
- **Epidemiologie:** Die Leistenhernie ist die mit Abstand häufigste Bauchwandhernie. 90% der betroffenen Patienten sind Männer. Die Inguinalhernienoperation ist die häufigste Operation im abdominalchirurgischen Bereich.

Klinik

- **Symptome:**
  - Ziehende Schmerzen in der Leiste, besonders beim Gehen und Sitzen.
  - Mechanisch störende Vorwölbung.
- **Komplikation:**
  - *Inkarzeration des Bruchinhalts:* Schmerzen, Hernie nicht ohne weiteres reponibel. Evtl. *Ileussymptomatik* (s.S. 393) bei Inkarzeration einer Dünndarmschlinge.

Diagnostik

- **Obligate Untersuchungen:**
  - *Anamnese:* Schmerzen in der Leiste? Vorwölbung?
  - *Klinische Untersuchung* (s. S. 34): Untersuchung der gesamten Leistenregion: Vorwölbung im Bereiche des äußeren Leistenrings, die sich in den Skrotalansatz (bei der Frau ins Labium maius) ausdehnt. Blickdiagnose! Ohne Austritt durch den äußeren Leistenring: beim Husten Austritt des Bruchsacks, oder Anprall an den in den Leistenkanal eingeführten Zeigefinger. Äußerer Leistenring weit!
  - Suche nach den Ursachen für eine intraabdominale Druckerhöhung.
- **Ergänzende Untersuchungen:**
  - Bei Männern > 50 Jahre Prostatapalpation (s. S. 36) und sonographische Restharnbestimmung (normal bis 50 ml) obligatorisch.

Differentialdiagnose

- Leistenhoden.
- Varikozele.
- Hydrozele (testis et/aut funiculi).
- Bei der Frau: Femoralhernie (s. S. 471).
- Lymphknotenschwellung.
- s. auch Leitsymptom Schwellung der Leiste (S. 217).

Sofortmaßnahme

- **Bei Zeichen der Inkarzeration:** Keine gewaltsame Reposition. Sofortige Operation!

Operative Therapie

- **Indikationen:**
  - Im Prinzip jede Inguinalhernie in jedem Alter.
  - Bei Risikopatienten nur Inkarzeration, Status nach Inkarzeration, Irreponibilität, Beschwerden verursachende Hernie, große Hernie.
  - Beidseitige Hernie: Bei Kindern und jüngeren Männern einseitig operieren. 2. Seite erst dann operieren, wenn eine Hodenatrophie als Folge der ersten Operation mit Sicherheit ausgeschlossen werden kann!
- **Kontraindikation:** Prostatahyperplasie mit Restharn → zuerst Prostata sanieren!
- **Operationsprinzipien:**
  - *Zugänge:* 2 grundverschiedene Verfahren:
    - „Von außen" (= transkutan) mit Freilegen und Rekonstruieren der Schichten.
    - „Von innen" (= von hinten) mit Abdecken der Bruchlücken mittels eines Kunststoffnetzes.
  - *Operation nach Shouldice* (s. S. 690): Zugang von außen mit Rekonstruktion der Schichten. Durchführung des Eingriffs in Lokalanästhesie möglich.
  - *Operation nach Lichtenstein* (s. S. 694): Zugang von außen mit Einnähen eines Kunststoffnetzes. Durchführung des Eingriffs in Lokalanästhesie möglich.

Hernia inguinalis (ICD: K 40)

- *Operation nach Stoppa* (s. S. 700): Offener Zugang zur Hinterseite (ausgehend von Mittellinienschnitt), Bedecken der Bruchlücken mit einem Kunststoffnetz. Durchführung des Eingriffs in Allgemeinnarkose oder rückenmarksnaher Leitungsanästhesie.
- *Endoskopische Operation* (s. S. 703): Laparoskopische transabdominale Netzplastik (TAP) oder total extraperitoneale endoskopische Netzplastik (TEEP). Durchführung des Eingriffs in Allgemeinnarkose.

➤ **Nachbehandlung:**
- *Operation nach Shouldice, Lichtenstein und Stoppa:* Sofortmobilisation und Belastung bis zur Schmerzgrenze, max. Last 7 kg.
- *Endoskopische Operation:* Keine Schonung notwendig.
- *Arbeitsunfähigkeit:*
  - Operation nach Shouldice, Lichtenstein und Stoppa: 2 Wochen, bei belastender körperlicher Arbeit 3 Wochen.
  - Endoskopische Operationen: 4–6 Tage, für schwere körperliche Arbeit 2 Wochen.

Prognose

➤ **Rezidivquote:**
- In Kliniken mit Ausbildungsfunktion (Durchführung der Operation vorwiegend durch Oberärzte und Assistenten) mit den herkömmlichen Verfahren (Bassini, Shouldice): 8%.
- In spezialisierten Kliniken: $< 4\%$.
- Es ist zu erwarten, daß die Operationstechniken mit Implantation eines Kunststoffnetzes eine deutliche Senkung der Früh- und Spätrezidive zur Folge haben werden.

Grundlagen

- **Anatomie, Lokalisation:** Bruchpforte ist die Lacuna vasorum. Der Bruchsack liegt medial der V. femoralis. Begrenzungen: medial M. pectineus und Lig. lacunare, lateral V. femoralis, ventral Lig. inguinale, dorsal Lig. Cooperi (s. Abb. 226).
- **Epidemiologie:** Stets erworben. Verhältnis Frauen : Männer 3 : 1.

Klinik

- **Symptome:**
  - Oft uncharakteristisch, evtl. ziehende Schmerzen in der Leiste beim Gehen.
  - Mechanisch störende Vorwölbung.
- **Komplikation:**
  - *Inkarzeration des Bruchinhalts:* Häufiger als bei Inguinalhernie. Schmerzen, Hernie nicht ohne weiteres reponibel. Bei Inkarzeration nicht selten Darmwandhernie = Littré-Hernie, Ileussymptome nicht obligatorisch.

Diagnostik

- **Obligate Untersuchungen:**
  - *Anamnese:* Schmerzen? Vorwölbung?
  - *Klinische Untersuchung* (s. S. 34): Untersuchung der gesamten Leistenregion inkl. femorale Bruchpforte: Sichtbare Schwellung unterhalb des Leistenbandes am Oberschenkelansatz.
- **Ergänzende Untersuchungen:**
  - Bei Männern > 50 Jahre Prostatapalapation (s. S. 36) und sonographische Restharnbestimmung (normal bis 50 ml) obligatorisch.

Differentialdiagnose

- Inguinalhernie (s. S. 468).
- Varixknoten der V. saphena magna.
- Lymphknotenschwellung, entzündlich (Interdigitalmykose?) oder neoplastisch.
- Weichteiltumor (Lipom).
- Senkungsabszeß (Spondylitis tuberculosa).
- Hüftgelenksganglion.
- s. auch Leitsymptom Schwellung der Leiste (S. 217).

Sofortmaßnahme

- **Bei Zeichen der Inkarzeration:** Keine gewaltsame Reposition. Sofortige Operation!

Hernia femoralis (ICD: K 41)

Operative Therapie

- **Indikation:** Jede Femoralhernie.
- **Operationsprinzipien:**
  - *Operation nach Lotheissen-McVay* (s. S. 697): Zugang von außen mit Rekonstruktion der Schichten. Durchführung des Eingriffs in Lokalanästhesie möglich.
  - *Netzplastik nach Stoppa* (s. S. 700): Durchführung in Allgemeinnarkose.
  - *Total extraperitoneale endoskopische Operation* (s. S. 703): Durchführung in Allgemeinnarkose.
- **Nachbehandlung:** Siehe Leistenhernie (s. S. 470).

Prognose

- Mit herkömmlichen Verfahren (Bassini, Shouldice) hohe Rezidivquote, nach Lotheissen-McVay hingegen nur 4 – 5 %. Es ist zu erwarten, daß die Operationstechniken mit Implantation eines Kunststoffnetzes eine deutliche Senkung der Früh- und Spätrezidive zur Folge haben werden.

Grundlagen

- **Ätiologie, Pathogenese:** Die Bruchlücke der Nabelhernie ist die embryonale Durchtrittsstelle der Nabelorgane durch die Bauchwand (Anulus umbilicalis); Hernie als Folge einer weiten Faszienlücke (in der Regel deutliche Rückbildung der Lücke im Säuglingsalter).
- **Prädisposition:** Schwangerschaft, Adipositas, weibliches Geschlecht, schwere körperliche Arbeit.
- **Anatomie, Lokalisation:** Präperitoneales Lipom oder echte Hernie mit Bruchsack. Austritt durch die Nabellücke mit Eversion der Nabelhaut. Kombination umbilikale/paraumbilikale Hernie möglich. Häufig verwachsen (irreponibel).
- **Epidemiologie:** Ca. 5% aller Hernien; Frauen häufiger betroffen; Altersgipfel 40.–50. Lebensjahr.

✓ **Beachte:** Bei Säuglingen häufig Spontanverschluß im 1. Lebensjahr.

Klinik

- **Symptome:** Evtl. ziehende Schmerzen in der Nabelgegend.
- **Komplikationen:** Netzinkarzeration (Schmerzen, evtl. livide Verfärbung des Nabels) → Nekrose → Abszeß; evtl. Ileus.

Diagnostik

- **Obligate Untersuchungen:**
  - *Anamnese:* Schmerzen?
  - *Klinische Untersuchung* (s. S. 20):
    - Exzentrische Einengung des Nabels durch Vorwölbung der Nabelhaut, bei größeren Hernien Eversion der ganzen Nabelhaut. Nachweis der Bruchlücke.
    - Befunde bei Inkarzeration: Hernie nicht ohne weiteres reponibel; evtl. Ileussymptomatik, jedoch nicht obligat.
- **Ergänzende Untersuchungen:**
  - *Röntgenuntersuchung:* Magen-Darm-Passage bei atypischen Beschwerden.

Differentialdiagnose

- Paraumbilikale epigastrische Hernie (s. S. 475).
- Narbenhernie (s. S. 477).

Sofortmaßnahme, konservative Therapie

- **Sofortmaßnahme bei Zeichen der Inkarzeration:** Keine gewaltsame Reposition. Sofortige Operation!
- **Konservative Therapie:** Keine sinnvolle konservative Therapie bekannt. Nabelpflaster auch bei Säuglingen ohne Nutzen!

Hernia umbilicalis (ICD: K 421)

Operative Therapie

- **Indikationen:**
  - *Kinder:* Jede Nabelhernie ab dem 4. Lebensjahr.
  - *Erwachsene:* Nabelhernie > 2 cm Durchmesser oder mit Beschwerden.
- **Operationsprinzip:** Nabelhernien-Operation (s. S. 706).
- **Nachbehandlung:**
  - Wundpflege; sonst keine spezielle Nachbehandlung notwendig.
  - Adipöse Patienten mit großer Bruchlücke dürfen postoperativ nur mit Bauchbinde mobilisiert werden.
  - *Arbeitsunfähigkeit:* 1 – 3 Wochen.

Prognose

- Mit Operation gut.

Grundlagen

- **Anatomie, Lokalisation:** Faszienlücke in der Mittellinie (Linea alba) zwischen Processus xyphoideus und Nabel mit Austritt von präperitonealem Fettgewebe („Lipom") oder Peritoneum.
- **Epidemiologie:** Häufigkeit ca. 5%; Entwicklung im mittleren und höheren Alter (> 50. Lebensjahr), meistens bei Männern.

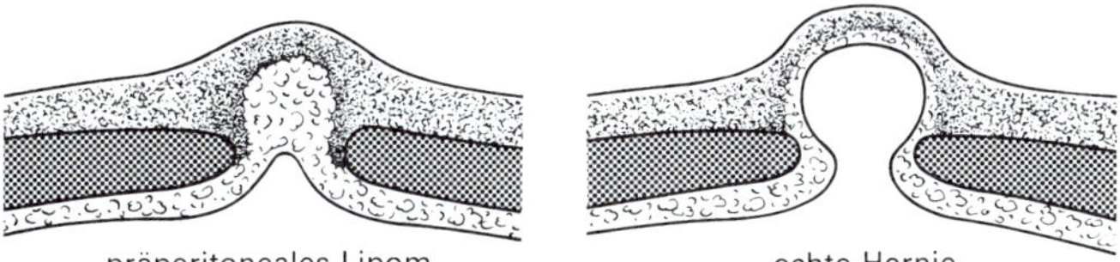

Abb. 116 Formen der epigastrischen Hernie.

Klinik

- **Symptome:** Häufig symptomlos. Typisch sind Schmerzen beim längeren Sitzen, z. B. Lastwagenfahrer.
- **Komplikationen:** Inkarzeration von Omentum oder Dünndarm, sehr selten Kolon.

Diagnostik

✓ **Beachte:** Eine epigastrische Hernie darf erst zur Erklärung von Oberbauchbeschwerden herangezogen werden, wenn andere Ursachen (insbesondere Ulcus duodeni) ausgeschlossen sind!

- **Obligate Untersuchungen:**
  - *Anamnese:* Schmerzen beim längeren Sitzen?
  - *Klinische Untersuchung* (s. S. 20):
    - Ist die Hernie Ursache von Schmerzen, sind die Patienten häufig zur genauen Lokalisation der Schmerzen auf die Bruchlücke in der Lage. Bruchlücke evtl. druckdolent.
    - Befunde bei Inkarzeration: Hernie nicht ohne weiteres reponibel; evtl. Ileussymptomatik, jedoch nicht obligat.
- **Ergänzende Untersuchungen:**
  - *Sonographie* des Abdomens: (Gallenstein?) bei atypischen Beschwerden.
  - *Gastroskopie:* Andere Ursache für Schmerzen?
  - *Röntgenuntersuchung:* Magen-Darm-Passage bei atypischen Beschwerden. Andere Ursache für Schmerzen?
  - *CT oder MR:* Darstellung der Faszie und Faszienlücke bei sehr adipösen, nicht sicher zu palpierenden Bauchdecken.

Hernia epigastrica (ICD: K 43)

Differentialdiagnose

- **Narbenhernie** (s. S. 477): Insbesondere nach oberer medianer Laparotomie.
- **Rektusdiastase:** Linea alba breit, Faszie stark verdünnt. Beim Pressen gleichmäßige Vorwölbung auf der ganzen Länge. Macht fast nie Beschwerden, deshalb in der Regel nicht behandlungsbedürftig. Operation (Fasziendoppelung) nur, wenn zusätzlich eine epigastrische Faszienlücke vorhanden ist, die geschlossen werden muß.
- **Nabelhernie** (s. S. 706): Ähnlicher Befund wie bei paraumbilikaler Hernie = nabelnahe epigastrische Hernie.

Sofortmaßnahmen

- **Inkarzeration:** Keine gewaltsame Reposition. Sofortige Operation!

Operative Therapie

- **Indikation:** Epigastrische Hernie mit Beschwerden.
- **Operationsprinzipien:**
  - *Kleine Hernien:* Analog Nabelhernienoperation (s. S. 706).
  - *Große Hernien:* Analog Narbenhernienoperation (s. S. 709).
- **Nachbehandlung:**
  - Wundpflege; sonst keine spezielle Nachbehandlung notwendig.
  - Adipöse Patienten mit großer Bruchlücke dürfen postoperativ nur mit Bauchbinde mobilisiert werden.
  - *Arbeitsunfähigkeit:* Büroarbeit 7 – 10 Tage; schwere körperliche Arbeit 4 Wochen.

Prognose

- Bei korrekter Durchführung des Eingriffs mit spannungsfreiem Verschluß der Bruchlücke gut.

Grundlagen

- **Definition, Pathogenese:** Fehlen der Faszien- und Muskelschicht im Bereich einer Operationsnarbe, in der Regel durch sekundäre Dehiszenz der betreffenden Schicht (s. Abb. 117). Im Laufe der Zeit Größenzunahme infolge Retraktion der Faszien- und Muskelränder.
- **Ätiologie:**
  - Meistens Wundinfekt.
  - Seltener Fasziennaht unter Spannung, erhöhter intraabdominaler Druck oder gelegentlich Wundheilungsstörung.
  - *Herniengefährdete Schnittführungen:* Median- und Pararektalschnitt.
- **Prädisposition:**
  - Postoperativ frühzeitige schwere körperliche Arbeit.
  - Postoperative Anämie.
  - Eiweißmangel.
  - Faktor VIII-Mangel.
- **Anatomie:** Haut, Subkutis, Darmwand (s. Abb. 117), gelegentlich ohne Serosa. Kein Bruchsack, sofern keine Serosa! Häufig mehrkammrig.

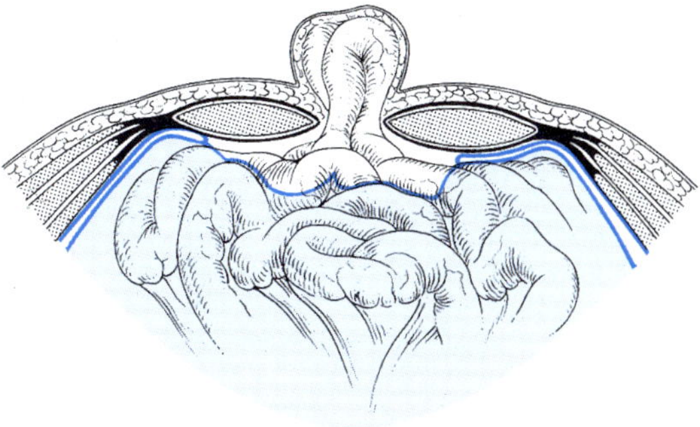

Abb. 117 Schichten einer Narbenhernie (blau = Peritoneum).

Klinik

- Vorwölbung der Narbe beim Anspannen der Bauchdecken. Spontane Reposition bei Entlastung.

Diagnostik

- **Obligate Untersuchungen:**
  - *Anamnese:* Z.n. Operation des Abdomens.
  - *Klinische Untersuchung* (s. S. 20):
    - Inspektion: Haut sauber verheilt? Ekzem, Ulkus? Fadenfistel?
    - Palpation: Hernie reponibel? Ausmaß der Faszienlücke? Qualität der Faszienränder?

Narbenhernie (ICD: K 43)

Differentialdiagnose

- Muskelhypotonie und -fibrose im Operationsbereich (infolge Denervation und/ oder Devaskularisation bei schlechter Schnittführung).

Operative Therapie

- **Indikation:** Jede Narbenhernie. Voraussetzung: saubere Haut, keine Fadenfistel u.ä.
- **Operationszeitpunkt:** Frühestens ein $^1/_2$ Jahr nach Abheilung der primären Wunde.
- **Operationsprinzip:** Narbenhernienverschluß (s. S. 709): Aseptische Operation und spannungsfreier Verschluß!
- **Nachbehandlung:**
  - Mobilisation nur nach Anlegen einer Bauchbinde.
  - Evtl. gelegte Entlastungsnähte frühestens nach 2 Wochen entfernen.
  - *Arbeitsunfähigkeit:* Abhängig vom Ausmaß der Hernie und der Sanierung. Bei Notwendigkeit der Implantation von Fremdmaterial (Netz) evtl. 4–6 Wochen.

Prognose

- Gut, sofern spannungsfreier Verschluß und keine Infektion.

Seltene Hernienformen (ICD: K 45)

Grundlagen

- Bei umschriebenen Schwellungen sowie umschriebenen oder ausstrahlenden Schmerzen an der vorderen Bauchwand, lumbal und im Peritoneum sind seltene Hernien differentialdiagnostisch in Betracht zu ziehen (s. u.).
- Diese Hernien entwickeln sich vor allem bei Patienten mit Schwund des retroperitonealen Fettgewebes.

Klinik

- Abhängig von der Lokalisation.

Diagnostik

- **Obligate Untersuchungen:**
  - *Anamnese:* Schmerzen? Schwellung?
  - *Klinische Untersuchung* (s. S. 20): Palpation: Lokalisation der Druckdolenz? Schwellung abgrenzbar, Größe, Konsistenz, Reponierbarkeit?
- **Ergänzende Untersuchungen:**
  - *Sonographie:* Unterscheidung von Hernien und soliden Tumoren.
  - Evtl. *CT:* Indiziert bei ungewöhnlicher Lokalisation und unsicherer klinischer Diagnose.

Differentialdiagnose

- **Vordere Bauchwand:**
  - *Hernia semilunaris (Spigelii):* Am Außenrand der Rektusscheide, unterhalb der Linea semilunaris. Schmerzen ohne Schwellung!
  - *Desmoid (= zellreiches Fibrom) der Rektusscheide:* Harter Tumor, schlecht abgrenzbar, semimaligne.
  - *Rektusscheidenhämatom:* Entstehung insbesondere unter Antikoagulation.
- **Lumbalgegend:**
  - *Hernia lumbalis:* Durch das obere Lumbaldreieck (zwischen 12. Rippe, M. erector spinae und M. obliquus extemus) oder das untere Lumbaldreieck (zwischen Crista iliaca, M. erector spinae und M. obliquus externus). Beide erscheinen am lateralen Rand des M. latissimus dorsi.
- **Beckenboden:**
  - *Hernia obturatoria:* Durch das Foramen obturatum bis unter den M. pectineus.
  - *Hernia ischiadica:* Durch das Foramen ischiadicum maius aut minus bis unter den M. glutaeus.
  - *Hernia ischiorectalis (perinealis):* Durch die Fossa ischiorectalis.
- Lipome, Fibrome, Neurofibrome.

Seltene Hernienformen (ICD: K 45)

Operative Therapie

- **Indikation:** Immer gegeben.
  - ✓ *Beachte:* Rektusscheidenhämatom ohne Druck in der Rektusscheide nicht operieren! Nie umschriebene Blutungshöhle, sondem diffuse Blutinhibition des Gewebes.
- **Operationsprinzipien:**
  - *Hernien:* Verschluß, meist transabdominal.
  - *Gutartige Tumoren:* Abtragung.
  - *Desmoid:* Ausgedehnte Bauchdeckenresektion.

✓ **Beachte:** Perineale Hernien bedürfen in der Regel proktologische Zusatzoperationen (s. S. 666, 668)!

- **Nachbehandlung:**
  - Nachbehandlung nach Laparotomie (s. S. 138).
  - *Arbeitsunfähigkeit:* Je nach Befund und Zugang 2 – 3 Wochen.

Prognose

- Gut.

Grundlagen

- Die Organtransplantation ermöglicht vielen sonst unheilbar Erkrankten und den meisten dialysepflichtigen Patienten ein langfristiges Überleben mit einem beträchtlichen Rehabilitationsgrad.
- Zur optimalen Versorgung all jener Patienten, deren Grundkrankheit nur durch eine Nieren-, Herz-, Leber-, Bauchspeicheldrüsen- oder Lungentransplantation behandelbar ist, ist eine enge Zusammenarbeit der Transplantationszentren erforderlich. Dadurch können einerseits Patienten mit hoher Dringlichkeit rascher operiert, andererseits auch für alle zur Verfügung stehenden Organe geeignete Empfänger gefunden werden.
- In Anbetracht des Mangels an geeigneten Spenderorganen sind die Transplantationszentren aber auch darauf angewiesen, daß ihnen die regionalen Krankenhäuser nicht nur Transplantationskandidaten zuweisen, sondern ebenfalls Organtransplantate zur Verfügung stellen. Eine aktive und selbstlose Kooperation ist entscheidend.
- Eine weitere Maßnahme gegen die Organknappheit ist die Multiorganentnahme, bei der von einem einzelnen Spender möglichst viele, im Extremfall sämtliche oben aufgeführten Organe entnommen werden.

Kriterien für die Eignung

- Geschlecht und Rasse ohne Bedeutung.
- Alter: Geburt bis 70 Jahre (obere und untere Altersgrenzen unterschiedlich je nach Organ).
- Hirntod mit noch vorhandenem Kreislauf (Hirntrauma, Subarachnoidalblutung usw.).
- Plötzlicher Herzstillstand schließt eine Mehrorganentnahme aus, jedoch nicht die isolierte Nierenentnahme.
- Ein spezifisches Leiden eines einzelnen Organs ist keine Kontraindikation der Multiorganentnahme.
- Keine generalisierte Infektion, HIV-Positivität oder Sepsis.
- Kein Malignom, mit Ausnahme von Haut- und Hirntumoren.
- Kein prolongierter Schock (ein rasch kompensierter Herzstillstand schließt aber eine Organentnahme keineswegs aus).
- Definitive Beurteilung der Organqualität erst bei der Organentnahme möglich. Kein voreiliges Ablehnen von potentiellen Multiorganspendern!

Untersuchungen

- **Blutuntersuchungen:** So früh wie möglich Blutentnahme (30 ml Nativblut, 30 ml ACD-Blut, 50 ml Heparin-Blut) und Übersendung an das betreffende Transplantationszentrum. Untersuchungen:
  - Blutgruppe; Rhesusfaktor.
  - HLA-Typisierung, Kreuzprobe.
  - Serologie: CMV-IgM, CMV-IgG, Anti-HIV_1 und -HIV_2-Antikörper, HB_s Ag, Anti-HCV-Antikörper, Toxoplasmose.
  - Blutchemie.
  - Hämatologie.

Organspender

- Röntgen-Thorax.
- EKG.
- Untersuchung und Dokumentation des Hirntods (klinische Untersuchung, EEG).

Sofortmaßnahmen

- **Plötzlicher irreversibler Herzstillstand** (nur Nierenentnahme möglich):
  - Geschlossene Herzmassage (s. S. 115).
  - Endotracheale Intubation, künstliche Beatmung.
  - Injektion von 4 ml Heparin (= 200 mg = 20 000 I.E.) intrakardial.
  - Infusion von 100 ml Mannitol 20%.
  - Entnahme der Nieren innerhalb von 30 Minuten.
- **Hirntod mit funktionierendem Kreislauf:**
  - Aufrechterhaltung eines ausreichenden Perfusionsdrucks mit Infusion von Ringer-Laktat oder Glukose 5%. Kreislaufüberfüllung wegen Gefahr des Lungenödems und Herzschädigung unbedingt vermeiden!
  - Bei instabilen Kreislaufverhältnissen Volumensubstitution mit kolloidalen Lösungen (PPL, HA, FFP).
  - Bei Hämatokrit $< 30\%$: Erythrozytenkonzentrate.
  - Katecholamine: Bei trotz Volumentherapie persistierendem instabilen Kreislauf z. B. Dopamin 2 – 30 µg/kg KG/min kontinuierlich i. v.
  - Persistierende Hypotonie nach Möglichkeit nicht mit Adrenalin, sondern durch bolusweise Verabreichung eines α-Stimulators (z. B. Methoxamin) behandeln.
  - Vorzeitige Auskühlung des Organismus durch Verabreichung temperierter Infusionsmittel verhindern.
  - Keine Antibiotikaprophylaxe.

Operation

- Die Organentnahme ist eine geplante, standardisierte, saubere und schonende Operation, an der evtl. mehrere Entnahmeteams beteiligt sind.
- **Entnahme mehrerer Organe:** Eine präzise Koordination ist insbesondere bei gleichzeitiger Entnahme von Herz und Lungen sowie gleichzeitiger Entnahme von Leber und Pankreas notwendig.
- **Nierenentnahme:** Dieser Eingriff kann von jedem geübten Viszeralchirurgen durchgeführt werden.
  ✓ *Beachte:* Hilus nicht ausdissezieren, lange Gefäßstümpfe belassen, Ureter nicht denudieren!

Ischämietoleranz

- **Konservierungszeiten:** Die entnommenen, kalt perfundierten und dann bei 4 °C gelagerten Organe können unterschiedlich lang konserviert werden, wenn die Entnahme unter optimalen Bedingungen erfolgt ist.
  - *Nieren:* 36 Stunden.
  - *Herz:* 4 Stunden.
  - *Leber:* 10 Stunden.
  - *Pankreas:* 10 Stunden.
  - *Lunge:* 6 Stunden.

- Diese Zeiten erfordern, abgesehen von Nierenempfängern, die Auswahl der jeweiligen Empfänger vor Beginn der Organentnahme. Zum eventuellen Versand eines Organs irgendwohin in Europa reichen sie bei entsprechender Koordination in jedem Fall aus.

Transplantationszentren und Koordination

Deutschland

- **Organisation Eurotransplant:** Gebildet von Deutschland, Belgien, Luxemburg den Niederlanden und Österreich.
  Eurotransplant Foundation
  P.O. Box 2304
  NL – 2301 Leiden, The Netherlands
  Tel. (071) 71 795 795
  Fax (071) 71 790 057
- **Zentralstelle der Nierentransplantationszentren in Deutschland:**
  Kuratorium für Dialyse und Nierentransplantation
  Postfach 1562
  D – 63263 Neu-Isenburg
  Tel. 06102 – 3590
  Fax 06 102 – 35 940

Österreich

- **Transplantationszentren mit Transplantationskoordinatoren:** In den 3 Universitätskliniken: Wien, Graz, Innsbruck.
- **Durchführung von Nierentransplantationen** in 2 weiteren Krankenhäusern Allgemeines Krankenhaus Linz, Krankenhaus der Elisabethinen, Linz.

Schweiz

- **Nationale Koordinationsstelle:** Zentrale Meldestelle für jeden Organspender:
  SWISS TRANSPLANT
  Rue Micheli-du-Crest 24
  CH–1211 Genève
  Tel. 022 – 372 – 9500
  Nach den in Tab. 66 aufgeführten Kriterien teilt die Koordinationsstelle die Organe den einzelnen Zentren zu. Die Organentnahme erfolgt im Spenderkrankenhaus oder im regional am nächsten gelegenen Zentrum; in letzterem erfolgen auch HLA-Typisierung und serologische Tests.

Tabelle 66 Transplantationszentren in der Schweiz und ihre Aktivität

	Basel	Bern	Genf	Lausanne	St. Gallen	Zürich
Herz	–	+	+	+	–	+
Lunge	–	–	+	+	–	+
Leber	–	+	+	+	–	+
Pankreas	–	–	+	–	–	+
Niere	+	+	+	+	+	+

Thyreoidearesektion/Strumektomie (5 – 062)

Prinzip

- Subtotale Resektion der Schilddrüse unter Belassung eines mandelgroßen Parenchymrests (ca. 5 g) mitsamt der hinteren Kapsel und den Epithelkörperchen. Ein- oder beidseitige Resektion.
- Schilddrüsenresektion = Thyreoidearesektion ≅ subtotale Thyreoidektomie ≅ Strumektomie.

Indikationen

- Struma (s. S. 218).
- Hyperthyreose, Thyreoiditis (s. S. 222, 228).
- Struma maligna, zur Reduktion der Gegenseite (s. S. 231).

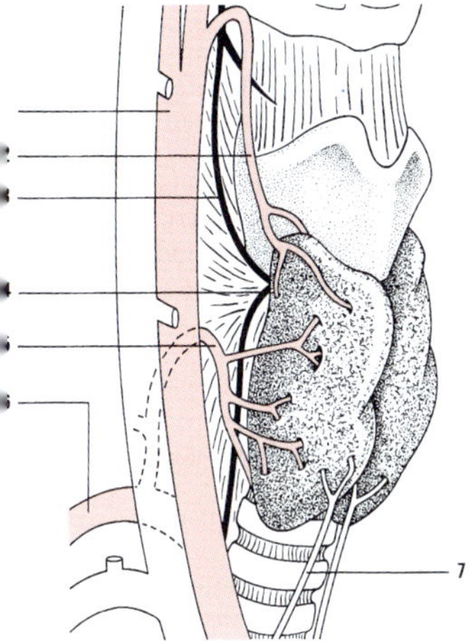

Abb. 118 Anatomie der Schilddrüse: 1 A. carotis communis; 2 A. thyreoidea superior; 3 N. laryngeus superior; 4 N. recurrens (N. laryngeus inferior); 5 A. thyreoidea inferior; 6 A. subclavia; 7 V. thyreoidea ima.

Operationsvorbereitung

- **Blutkonserven:** Bei Hyperthyreose oder Rezidiveingriffen Bereitstellung von 2 Erythrozytenkonzentraten.
- **Hautrasur:** Unterkieferrand bis Mamillenhöhe.

Operative Technik

- **Schritt 1:**
  - Rückenlage, Kopf rekliniert.
  - Einzeichnen der Mittellinie und des Vorderrands des M. sternocleidomastoideus beidseits.
  - *Einzeichnen des Kocher-Kragenschnitts:* Fast horizontale, nur leicht nach unten gebogene Schnittlinie in der Hautspaltrichtung, 2 QF über dem Jugulum (= $3^1/_2$ QF am reklinierten Kopf!).

Thyreoidearesektion/Strumektomie (5 – 062)

- **Schritt 2:** Hautschnitt mit gleichzeitigem Durchtrennen der Subkutis und des Platysmas.
- **Schritt 3:** Durchtrennen der Halsvenen, Ligieren mit Dexon oder Vicryl.
- **Schritt 4:** Scharfes Abpräparieren des Hautplatysmalappens mitsamt den Venenstümpfen von der Halsfaszie bis an das Krikoid und das Jugulum.
- **Schritt 5:** Abdecken und Hochschlagen des oberen Lappens.
- **Schritt 6:** Längsspalten der geraden Halsmuskeln (Mm. sternohyoidei). Evtl (bei sehr großer Struma und bei Struma maligna) queres Durchtrennen und Durchstechungsligatur.
- **Schritt 7:** Abschieben der muskulären Kapsel (M. sternothyreoideus) von der eigentlichen, inneren Schilddrüsenkapsel.
- **Schritt 8:** Unterfahren des Isthmus mit Kocher-Sonde und Durchstechungsligatur am Übergang Isthmus/Schilddrüsenlappen beidseits. Durchtrennen mit dem Messer. Ein vergrößerter Isthmus und ein evtl. vorhandener Lobus pyramidalis müssen wegfallen!
- **Schritt 9:** Fassen des Schilddrüsenlappens mit einem kreuzweise tief gestochenen Haltefaden (schonender als Faßzange). Durch Zug am Haltefaden partielles Luxieren des Lappens, Abschieben der Kapsel und Ligieren und Durchtrennen der lateralen Vene.
- **Schritt 10:** Weiteres Abschieben des lockeren Gewebes von der hinteren Schilddrüsenkapsel. Dabei auf evtl. abnormen Verlauf des N. recurrens achten! (Normalverlauf s. Abb. 118). Abnorm verlaufenden Recurrens freipräparieren und sorgfältig abschieben. Bei Normalverlauf komplettes Freilegen unnötig, Anschlingen gefährlich. Die Darstellung wird durch den Einsatz eines Nervenstimulators erleichtert und sicherer gemacht.
- **Schritt 11:** Freipräparieren der oberen Polgefäße (Abb. 118). Ligieren mit Dexon oder Vicryl, Durchtrennen.
- **Schritt 12:** Stumpfes Freipräparieren der unteren Polgefäße. Ligieren und Durchtrennen.
- **Schritt 13:** Vollständiges Luxieren des Lappens. Markieren der Resektionslinie mit einigen Klemmen an der Kapsel.
- **Schritt 14:** Durchtrennen des Parenchyms auf der markierten Höhe mit dem Messer. Der an die hintere Kapsel gelegte Zeigefinger orientiert über Tiefe der Schnittführung. Belassen eines 0,5 – 1 cm dicken Parenchymrestes. Intrakapsuläre Exzision von verbleibenden Knoten. Fassen und Ligieren von größeren blutenden Gefäßen.
- **Schritt 15:** Fortlaufende enge Kapselnaht, Dexon oder Vicryl 3/0.
- **Schritt 16:** Analoges Vorgehen auf der Gegenseite.
- **Schritt 17:** Einlegen von je einem Redon-Drain gekreuzt in jede Strumaloge Aufheben der Reklination des Kopfes.
- **Schritt 18:** Bedecken der Schilddrüse mit der muskulären Kapsel.
- **Schritt 19:** Adaptieren der geraden Halsmuskulatur mit Einzelknopfnähten.
- **Schritt 20:** Naht des Platysmas (entscheidende Schicht!) mit Maxon farblos 5/0 fortlaufend.
- **Schritt 21:** Hautklammern oder Intrakutannaht.
- **Schritt 22:** Lockerer Verband, kein Krawattenverband.

✓ **Beachte besonders:** Kapsel nicht weiter hinten fassen, nicht weiter nach hinten resezieren: Gefahr der Rekurrensschädigung!

Nachbehandlung

- **Labor:** Postoperative Kontrolle des Serum-Kalziums.
- **Redon-Drain:** Nach 24–48 Std. entfernen.
- **Hautklammern:** Am 2. postoperativen Tag lockern, am 4. Tag entfernen.
- **Kostaufbau:** Trinken am 1. postoperativen Tag.
- **Schilddrüsenfunktionskontrolle:** Bestimmung der Schilddrüsenfunktionsparameter (T_3, T_4, TSH) 3 Monate postoperativ. Bei Anzeichen einer subklinischen Hypothyreose (TSH erhöht) Rezidivprophylaxe mit Thyroxin (Eltroxin, in der Regel 1 Tabl. à 0,1 mg tägl.). Einzelheiten s. S. 8.

Postoperative Komplikationen

- **Nachblutung:** Aus ungenügend ligierten Halsvenen, aus einer abgerissenen lateralen Schilddrüsenvene oder wegen ungenügender Kapselnaht. → Blutgerinnung kontrollieren und, wenn notwendig, korrigieren. Sonst frühzeitige Reoperation.
- **Läsion des N. recurrens:** Durch Zug oder Druck bei Luxation der Schilddrüse.
  - *Einseitige Läsion:* Heiserkeit, in ca. 50% reversibel. → Ggf. Logopädische Behandlung.
  - *Beidseitige Läsion:* Entwicklung eines Stimmbandödems mit meist schwerer respiratorischer Insuffizienz. → Intensivtherapie mit engmaschiger Überwachung, Sauerstoffzufuhr, Gabe von Glukokortikoiden, z. B. Dexamethason (Fortecortin) 100 mg i. v.; ggf. endotracheale Intubation oder Tracheotomie indiziert.
- **Thyreotoxische Krise:** Intensivtherapie der thyreotoxischen Krise s. S. 226.

Totale Thyreoidektomie (5–063)

Prinzip

- Totalentfernung eines Schilddrüsenlappens unter Schonung des N. recurrens mit oder ohne Schonung einer Parathyreoidea.

Indikationen

- Struma maligna (s. S. 231).
- Parathyreoideakarzinom (Rarität).

Operationsvorbereitung

- **Blutkonserven:** Bereitstellung von Testblut.
- **Hautrasur:** Unterkieferrand bis Mamillenhöhe.

Operative Technik

- **Schritt 1:** Lagerung und Kocher-Kragenschnitt wie für Strumektomie (s. S. 485 Schritte 1–6) mit Durchtrennen der geraden Halsmuskeln (Mm. sternohyoidei).
- **Schritt 2:** Abschieben (bei Infiltration Resezieren) der muskulären Kapsel (M. sternothyreoideus).
- **Schritt 3:** Aufklappen des Schilddrüsenlappens mit Hilfe eines kreuzweise gestochenen Haltefadens (schonender als Faßzange) unter Ligieren und Durchtrennen der lateralen Vene.
- **Schritt 4:** Darstellung des N. recurrens (kein Anschlingen). Die Darstellung wird durch Einsatz eines Nervenstimulators erleichtert und sicherer gemacht.
- **Schritt 5:** Durchtrennen der oberen Polgefäße.
- **Schritt 6:** Durchtrennen der unteren Polgefäße.
- **Schritt 7:** Durchtrennen des Isthmus und partielles Ablösen der Schilddrüse von der Trachea.
- **Schritt 8:** Maximales Aufklappen des nun subtotal mobilisierten Lappens. Darstellen der A. thyreoidea inferior.
- **Schritt 9:** Parathyreoidea und A. thyreoidea inferior entlang der Grenzlamelle freipräparieren und abschieben (nur möglich, wenn das Karzinom die Kapsel noch nicht durchbrochen hat).
- **Schritt 10:**
  - *Thyreoidektomie unter Mitnahme der Parathyreoidea:*
    - Hauptstamm der A. thyreoidea inferior ligieren.
    - N. recurrens schrittweise weiter von der Schilddrüse abschieben, insbesondere auch von der Hinterfläche des Oberpols.
    - Schilddrüse von hinten weiter abpräparieren, bis sie in toto inkl. Kapsel wegfällt.
  - *Thyreoidektomie unter Schonung der Parathyreoidea:*
    - Für diesen Schritt nicht den Hauptstamm der A. thyreoidea inferior, sondern lediglich die in das Schilddrüsenparenchym eintauchenden Äste ligieren und durchtrennen.
    - Nach Fertigstellung der Präparation kann der Lappen unter sicherer Schonung des N. recurrens und unter Belassung der Parathyreoidea in toto exstirpiert werden.
- **Schritt 11:** Drainage und Wundverschluß (s. S. 486, Schritte 17–22).

Nachbehandlung

- **Labor:** Postoperative Kontrolle des Serum-Kalziums.
- **Redon-Drain:** Nach 24 – 48 Std. entfernen.
- **Hautklammern:** Am 2. postoperativen Tag lockern, am 4. Tag entfernen.
- **Kostaufbau:** Trinken am 1. postoperativen Tag.
- **Schilddrüsenhormonsubstitution:** Verabreichung eines Schilddrüsenhormonpräparats (Eltroxin): s. S. 220. Bei vorgesehener Radiojodtherapie (nach Thyreoidektomie wegen follikulärem oder papillären Schilddrüsenkarzinom) darf bis zu deren Beendigung kein Schilddrüsenhormonpräparat verabreicht werden!

Postoperative Komplikationen

- **Nachblutung:** Aus ungenügend ligierten Halsvenen, aus einer abgerissenen lateralen Schilddrüsenvene oder wegen ungenügender Kapselnaht. → Blutgerinnung kontrollieren und, wenn notwendig, korrigieren. Sonst frühzeitige Reoperation.
- **Läsion des N. recurrens:** Durch Zug oder Druck bei Luxation der Schilddrüse.
  - *Einseitige Läsion:* Heiserkeit, in ca. 50% reversibel. → Ggf. Logopädische Behandlung.
  - *Beidseitige Läsion:* Entwicklung eines Stimmbandödems mit meist schwerer respiratorischer Insuffizienz. → Intensivtherapie mit engmaschiger Überwachung, Sauerstoffzufuhr, Gabe von Glukokortikoiden, z. B. Dexamethason (Fortecortin) 100 mg i. v.; ggf. endotracheale Intubation oder Tracheotomie indiziert.
- **Hypoparathyreoidismus:** Vorübergehender Hypoparathyreoidismus (Tetanie) möglich. → Behandlung (Ziel: Serum-Kalzium > 2 mmol/l):
  - *Kalzium 20%* 10 ml i. v.; wiederholen, bis zum Verschwinden des Kribbelns und Normalisierung des Serum-Kalziums.
  - *Dihydrotachysterol* 1 mg (3× 10 Tropfen = 1 ml AT 10 Bayer). Dosis steigern, bis zur Normalisierung des Serum-Kalziums.
  - Zusätzlich *Kalzium-Brause* per os (Getränk mit Kalziumbrausetabletten).

Parathyreoidektomie (5–066–0)

Prinzip

- Entfernung des/der Adenome beim primären, $3^1/_2$ (bis $3^3/_4$) Parathyreoidektomie beim tertiären Hyperparathyreoidismus.

Indikation

- Primärer und tertiärer Hyperparathyreoidismus (s. S. 236).

Operationsvorbereitung

- **Blutkonserven:** Bei Rezidiveingriffen Bereitstellung von Testblut.
- **Hautrasur:** Unterkieferrand bis Mamillenhöhe.

Operative Technik

- **Schritt 1:** Lagerung und Kocher-Kragenschnitt wie für Strumektomie (s. S. 485 Schritte 1–6). Durchtrennen der geraden Halsmuskeln bei engen Verhältnissen, großer Struma oder extrathyreoidaler Revision.
- **Schritt 2:** Abschieben der muskulären Kapsel (Mm. sternothyreoidei).
- **Schritt 3:** Aufklappen der Schilddrüsenlappen mit Hilfe von Haltefäden.
- **Schritt 4:** Darstellen des N. recurrens. Die Darstellung wird durch den Einsatz eines Nervenstimulators erleichtert und sicherer gemacht.
- **Schritt 5:** Sofern Exposition ungenügend: Durchtrennen der Polgefäße.
- **Schritt 6:** Aufsuchen aller 4 Parathyreoideae (Abb. 119): Die oberen liegen knapp oberhalb der A. thyreoidea inferior und medial oder mediodorsal des N. recurrens. Die unteren liegen im oder auf der Außenseite des Unterpols, ventral des N. recurrens, oder im obersten Teil des Thymus.
- **Schritt 7:** Wenn nicht auffindbar: obere im hinteren oberen Mediastinum vor dem Ösophagus suchen, untere im Thymus.
- **Schritt 8:**
  - *Bei primärem Hyperparathyreoidismus:* Adenom oder Adenome exstirpieren.
  - *Bei 4-Drüsen-Hyperplasie (MEA!) oder tertiärem Hyperparathyreoidismus:* $3^1/_2$ bis $^3/_4$ hyperplastische Drüsen exstirpieren, belassenen Rest mit Clip markieren.

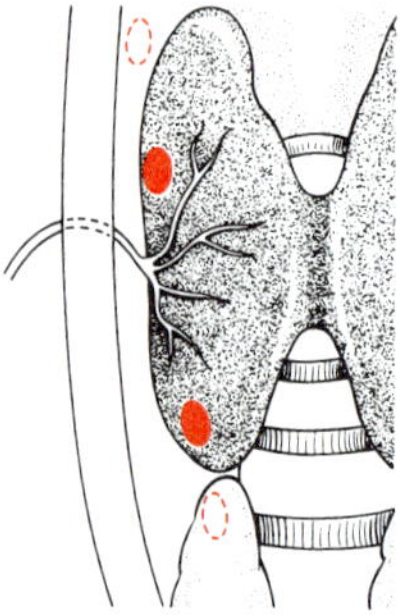

Abb. 119 Typische Lage der Parathyreoidea und häufigste Varianten.

- **Schritt 9:** Wenn trotz sorgfältiger Exploration ein Epithelkörperchen bzw. das Adenom fehlt: Operation abbrechen, keine Mediastinotomie. Bei postoperativer bewiesener Persistenz des Hyperparathyreoidismus: Ausschöpfen aller Möglichkeiten zur Lokalisationsdiagnostik (s. S. 236); Zweitoperation.

Nachbehandlung

- **Labor:**
  - Postoperative *Kontrollen des Serum-Kalziums* (Substitutionsbehandlung s. u.).
  - *PTH-Kontrolle* (rasche Normalisierung bei erfolgreicher Operation zu erwarten).
- **Redon-Drain:** Nach 24–48 Std. entfernen.
- **Hautklammern:** Am 2. postoperativen Tag lockern, am 4. Tag entfernen.
- **Kostaufbau:** Trinken am 1. postoperativen Tag.

Postoperative Komplikationen

- **Nachblutung:** Aus ungenügend ligierten Halsvenen, aus einer abgerissenen lateralen Schilddrüsenvene oder aus dem Entnahmegebiet der Parathyreoidea. Seltene Komplikation. → Blutgerinnung kontrollieren und, wenn notwendig, korrigieren. Sonst frühzeitige Reoperation.
- **Läsion des N. recurrens:** Bei erkannter intraoperativer Erkennung Nervennaht. Vorgehen bei erst postoperativ diagnostizierter Rekurrensläsion:
  - *Einseitige Läsion:* Heiserkeit, in ca. 50% reversibel. → Ggf. Logopädische Behandlung.
  - *Beidseitige Läsion:* Entwicklung eines Stimmbandödems mit meist schwerer respiratorischer Insuffizienz. → Intensivtherapie mit engmaschiger Überwachung, Sauerstoffzufuhr, Gabe von Glukokortikoiden, z. B. Dexamethason (Fortecortin) 100 mg i. v.; ggf. endotracheale Intubation oder Tracheotomie indiziert.
- **Hypoparathyreoidismus:** Vorübergehender Hypoparathyreoidismus (Tetanie) möglich. → Behandlung (Ziel: Serum-Kalzium > 2 mmol/l):
  - *Kalzium 20%* 10 ml i. v.; wiederholen, bis zum Verschwinden des Kribbelns und Normalisierung des Serum-Kalziums.
  - *Dihydrotachysterol* 1 mg (3× 10 Tropfen = 1 ml AT 10 Bayer). Dosis steigern, bis zur Normalisierung des Serum-Kalziums.
  - Zusätzlich *Kalzium-Brause* per os (Getränk mit Kalziumbrausetabletten).
- **Hyperparathyreoidismus:** Bei anhaltend hohen Kalzium- und PTH-Werten weitergehende Diagnostik (s. S. 236) und frühzeitige Reoperation.

Halszysten- und Halsfistelexzision (5 – 065, 5 – 291)

Prinzip

- Radikale Exstirpation aller Zysten- und Fistelanteile bis zur Mündung in den Pharynx.

Indikationen

- Jede mediane Halszyste und -fistel (s. S. 241).
- Jede laterale Halszyste und -fistel (s. S. 243).

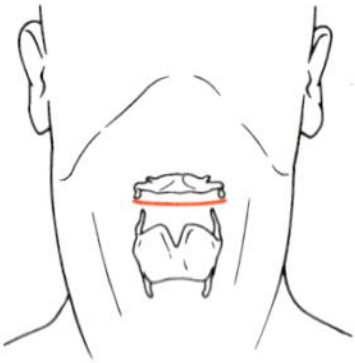

Abb. 120 Schnittführung für die Operation einer medianen Halszyste.

Operationsvorbereitung

- **Hautrasur:** Unterkieferrand bis Mamillenhöhe.

Operative Technik

- **Mediane Halszyste und -fistel:**
  - *Schritt 1:* Rückenlage, Kopf rekliniert.
  - *Schritt 2:* Injektion von Methylenblau in den Fistelgang.
  - *Schritt 3:* Breiter, hoher querer Schnitt von Haut und Platysma mit Umschneiden der Fistel bzw. Freipräparieren der Zyste (s. Abb. 120).
  - *Schritt 4:* Präparieren des Fistelgangs unter Durchtrennung der oft sehr ausgeprägten fibrösen Verwachsungen, bis zum Hyoid.
  - *Schritt 5:* Resezieren der mittleren Portion des Hyoids (ca. 1 cm) mit dem anhaftenden Fistelgang.
  - *Schritt 6:* Verfolgen des Fistelgangs bis gegen den Zungengrund, dort Umstechungsligatur mit Dexon oder Vicryl und Abtragung.
  - *Schritt 7:* Drain.
  - *Schritt 8:* Naht des Platysmas mit Maxon farblos 5 – 0 fortlaufend. Hautverschluß mit Hautklammern oder Intrakutannaht.

Halszysten- und Halsfistelexzision (5 – 065, 5 – 291)

- **Laterale Halszyste und -fistel:**
  - *Schritt 1:* Rückenlage, Kopf rekliniert und auf die Gegenseite abgedreht.
  - *Schritt 2:* Füllen der Fistel mit Methylenblau.
  - *Schritt 3:* Breites Freilegen durch Hautschnitt entlang Vorderrand des M. sternocleidomastoideus mit Ausschneiden der äußeren Fistelöffnung.
  - *Schritt 4:* Präparieren unter Schonung von Gefäßen und Nerven (V. jugularis externa muß evtl. ligiert werden) bis zur Pharynxmuskulatur, dort Ligatur oder Umstechungsligatur und Durchtrennung.
  - *Schritt 5:* Drain.
  - *Schritt 6:* Naht des Platysmas mit Maxon farblos 5 – 0 fortlaufend. Hautverschluß mit Hautklammern oder Intrakutannaht.
- ✓ **Beachte besonders:** Sorgfältige, totale En-bloc-Exstirpation nötig, sonst hohe Rezidivquote!

Nachbehandlung

- **Drain:** Nach 1 – 2 Tagen entfernen.
- **Hautklammern/-naht:** Hautklammern am 2. postoperativen Tag lockern, am 4. Tag entfernen. Hautnähte am 5. Tag entfernen.
- **Kostaufbau:** Am 1. postoperativen Tag Trinken und Beginn mit leichter Kost.

Postoperative Komplikationen

- Sekundärinfektion.
- Rezidivbildung nach Belassen von Zystenbalgresten.

Tracheotomie (5–311)

Prinzip

- **Erwachsene:** In der Regel obere Tracheotomie (Resektion des 2. und 3. Knorpelrings).
- **Kinder:** Praktisch immer untere Tracheotomie (Inzision des 4. und 5. oder 5. und 6. Knorpelrings).

Indikationen

- Langzeitbeatmung über Wochen bis Monate (Vermeidung von Druckulzerationen in Pharynx und Larynx durch oro- oder nasotracheale Intubation).
- Unüberwindbare Larynxstenose.
- Latente Ateminsuffizienz (Totraumverkleinerung!).
- Notwendigkeit gehäufter Bronchialtoiletten (z.B. permanente massive Eitersekretion).
- Endoskopische perkutane Tracheotomie nicht möglich.

Operationsvorbereitung

- **Hautrasur:** Unterkieferrand bis Mamillenhöhe.
- **Anästhesie:** Durchführung des Eingriffs üblicherweise in Intubationsnarkose Bei entsprechender Indikation (z.B. unüberwindbare Larynxstenose mit Unmöglichkeit der endotrachealen Intubation) auch in Lokalanästhesie möglich.

Operative Technik

- **Schritt 1:** Rückenlage, Kopf rekliniert.
- **Schritt 2:** Vertikaler Schnitt von Haut und Platysma genau in der Mittellinie vom oberen Ringknorpelrand 4–5 cm nach distal. *Alternative:* horizontaler Schnitt 1–2 QF unterhalb des Ringknorpels (schönere Narbe, schlechter Zugang, zusätzliche Venenligaturen). In Lokalanästhesie ist der vertikale Schnitt (weil einfacher), in Narkose der horizontale vorzuziehen.
- **Schritt 3:** Die in der Mitte erscheinende Linea alba (Halsfaszie zwischen den Mm. sternohyoidei) längsinzidieren und spreizen.
- **Schritt 4:** Ringknorpel darstellen. Im unteren Wundwinkel erscheint der Isthmus der Schilddrüse.
- **Schritt 5:**
  - *Obere Tracheotomie:* Trachea durch Zug am Schildknorpel nach oben ziehen. Isthmus mit Langenbeck-Haken nach unten ziehen. Gibt der Isthmus die oberen Trachealringe nicht frei, muß er durchtrennt werden.

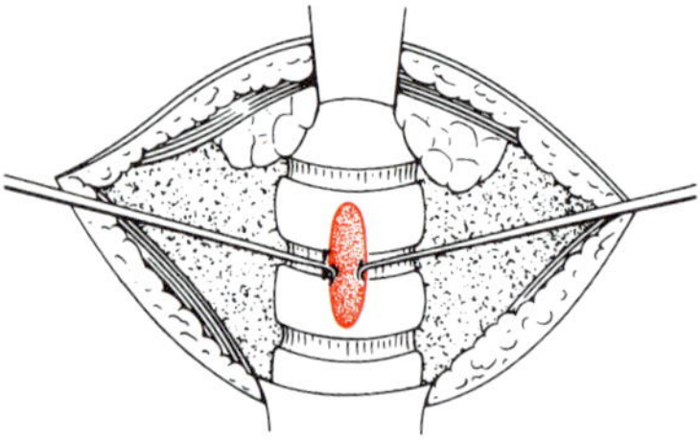

Abb. 121 Fenster im 2. und 3. Trachealring.

- *Untere Tracheotomie:* Stumpfes Eingehen zwischen den Venen und dem lockeren Gewebe auf die Tracheavorderfläche. Isthmus nach oben schieben. Darstellen der Tracheavorderwand unterhalb des Isthmus.

- **Schritt 6:** Seitlich am entsprechenden Trachealring je ein Einerhäkchen ansetzen. Exzidieren eines Fensters, dem Kanülendurchmesser entsprechend, aus dem 2. und 3. Trachealring (*untere Tracheotomie:* 4. und 5. oder 5. und 6. Trachealring). Obersten Trachealring immer schonen (Abb. 121).
- **Schritt 7:** Federnde Pinzette in die Öffnung einlegen. Translaryngeal eingeführten Trachealtubus zurückziehen lassen.
- **Schritt 8:** Einlegen der Trachealkanüle (Abb. 122). Manschette sofort aufblasen. Fixieren mit Halsbändchen, Finger unter Halsbändchen einlegbar! Nur Adaptationsnähte, ohne die Wunde luftdicht um die Kanüle zu verschließen (Gefahr des Luftemphysems!).
- **Schritt 9:** Mit Gaze locker bedecken, mit Plastikfolie abdecken.

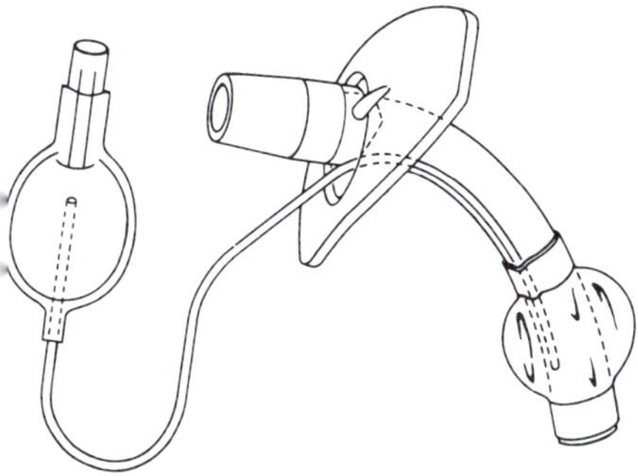

Abb. 122 Trachealkanüle.

✓ **Beachte besonders:**

- Genau in das Stoma passende Trachealkanüle wählen (20–40 Ch).
- Tubus mit Low-pressure-cuff vorteilhaft.
- *Bei Spontanatmung:* Sprechkanüle verwenden.
- *Bei künstlicher Beatmung oder Aspirationsgefahr:* Verwendung einer Kanüle mit aufblasbarer Gummimanschette; am besten Plastik- oder Gummikanüle mit 2 Manschetten, die abwechselnd zur Dekubitusprophylaxe entlastet bzw. aufgeblasen werden.

Nachbehandlung

- Bei Notwendigkeit einer Magensonde Verwendung von Sonden aus Silikon zur Vermeidung einer ösophagotrachealen Fistel.
- Cuff nur schwach aufblasen zur Vermeidung einer Tracheaulzeration und Tracheomalazie.

Tracheotomie (5–311)

- Häufiges Absaugen zur Vermeidung einer Sekretobstruktion. *Technik:* Verwendung steriler Einmalplastikkatheter aus weichem Material und mit glatter Spitze. Während des Absaugens kontinuierliches Herausziehen des Katheters unter drehenden Bewegungen. Vermeiden von Hin- und Herfahren in der Trachea. Sog mit YStück kontrollieren.
- Aseptische Pflege des Tracheostomas.
- Bei Beatmungsproblemen Überprüfung von Lage und Sitz der Kanüle.
- Kanüle nicht länger belassen als unbedingt nötig. Gefahr von Tracheomalazie und Gefäßarrosion.
- **Aufheben der Tracheotomie:** Dekanülierung; das Stoma verschließt sich von selbst.

Postoperative Komplikationen

- Phlegmone um die Eintrittsstelle → Fäden entfernen, antibiotische Therapie.
- Schleimobstruktion der Kanüle → Häufiges Absaugen!
- Dislokation der Kanüle.
- Drucknekrosen der Trachealschleimhaut bei längerer Verweildauer der Kanüle
- Infektion des Tracheobronchialbaumes.

Prinzip

- Exstirpation eines Mammaknotens in toto, nicht nur Biopsie aus dem Knoten!

Indikationen

- Mammaknoten, dessen Benignität nicht bewiesen ist (s. S. 247).
- Gutartiger Knoten von störender Größe oder mit Schmerzen.

Operationsvorbereitung

- **Hautrasur:** Entfernung der Achselbehaarung.
- **Anästhesie:** Für kleine, klinisch unverdächtige und oberflächliche Befunde Lokalanästhesie ausreichend, sonst Durchführung des Eingriffs in Intubationsnarkose.

Operative Technik

- **Schritt 1:** Rückenlage.
- **Schritt 2:** Schnittführung (s. Abb. 123):
  - Der *Submammärschnitt* (Abb. 123 e) ergibt kosmetisch das beste Resultat. Durch Aufklappen der ganzen Brust können die meisten Knoten, insbesondere auch tiefliegende, erreicht werden.
  - Keine perimamilläre Inzision zwischen 7 und 9 Uhr rechts bzw. 3 und 5 Uhr links, zur Schonung der dort einstrahlenden Mamillarnerven!

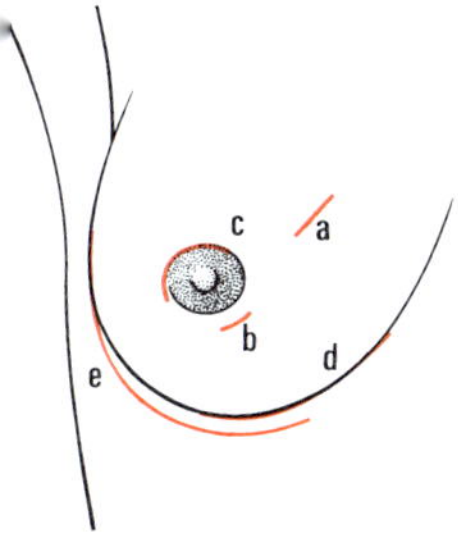

Abb. 123 Schnittführungen zur Biopsie: a Knoten peripher im oberen inneren Quadranten; b Knoten zentral und parazentral (Paraareolarschnitt); c Große Knoten parazentral in irgendeinem Quadranten (Areolarrandschnitt). Der Schnitt darf nicht mehr als 1/2 der Zirkumferenz der Mamille umfassen; d Knoten im unteren inneren Quadranten; e Knoten in den unteren Quadranten (Submammärschnitt).

- **Schritt 3:** Teils stumpfes, teils scharfes Auspräparieren des Knotens mit der Schere. Schonen der Subkutis bei oberflächlichen Knoten! Bei größeren Knoten saubere Exzision des betroffenen Segmentes des Drüsenkörpers (ergibt besseres kosmetisches Resultat als die umschriebene Knotenexzision; s. S. 499).
- **Schritt 4:** Blutstillung mit Elektrokauter, größere Gefäße ligieren.
- **Schritt 5:** Einlage eines Redon-Drains in größere Höhlen.
- **Schritt 6:** Verschluß des Defekts im Drüsenkörper mit synthetischem resorbierbarem Nahtmaterial (Dexon, Vicryl) 3/0 Einzelknopfnähte.
- **Schritt 7:** Subkutannähte. Intrakutannaht.
- **Beachte besonders:** Patientin vorgängig über eine mögliche Karzinomoperation in der gleichen Narkose orientieren! Vorgehen besprechen.

Mammabiopsie (5–879)

Nachbehandlung

- Belassen der Drainage bis zum Sistieren der Sekretion.
- Lockerer Verband.

Postoperative Komplikationen

- Nachblutung in die Operationshöhle bei nicht sorgfältiger Blutstillung oder zu früher Entfernung der Drainage.

Mammasegmentresektion (5–871.1)

Prinzip

- Resektion des den Tumor umfassenden Drüsenkörpersegments und Ausräumen der Axilla.
- Die saubere Segment- bis Quadrantenresektion ergibt das viel bessere kosmetische Resultat als die umschriebene Knotenexzision (Lumpectomy).

Indikation

- Kleines, nicht zentrales Mammakarzinom (bis 4 cm Durchmesser) (s. S. 251).

Kontraindikationen

- Infiltration der Haut.
- Infiltration des M. pectoralis.
- Zentrales Karzinom.
- Undifferenziert-dissolutes Karzinom.
- Nachgewiesene Multizentrizität.
- Proliferierende Mastopathie im Restdrüsenkörper.
- Schwangerschaft, Laktation.
- ✓ **Beachte:** In allen genannten Fällen Ablatio mammae (s. S. 501)!

Operationsvorbereitung

- **Hautrasur:** Entfernung der Achselbehaarung.

Operative Technik

- **Schritt 1:** Rückenlagerung; Abduktion beider Arme auf gepolsterten Schienen; alternativ Hochlagerung des Armes der betroffenen Seite auf gepolsterter Armschale. Bei der Lagerung ist auf jeden Fall eine Überstreckung des Armes zu vermeiden! Gefahr der Plexusschädigung!
- **Schritt 2:** Kosmetisch günstiger Hautschnitt (s. Abb. 124).
- **Schritt 3:** Ablösen der Haut mitsamt Subkutis vom Drüsenkörper.
- **Schritt 4:** Markieren des zu exzidierenden keilförmigen Segments (tumorfreier Rand beidseitig mindestens 1/2 cm) mit Haltefäden.
- **Schritt 5:** Exzidieren des Segments mit dem Messer. Präzise Blutstillung.
- **Schritt 6:** Markieren des Tumorbetts mit einem Metall(Titan-)Clip.
- **Schritt 7:** Readaptieren des Drüsenkörpers mit Dexon oder Vicryl.
- **Schritt 8:** 7. Einlage je 1 Redon-Drain vor und hinter den Drüsenkörper.
- **Schritt 9:** Ausräumen der Axilla (s. S. 502) durch denselben Schnitt oder mittels separater Inzision (s. Abb. 124).
- **Schritt 10:** Einlage eines separaten Redon-Drains in die Axilla.
- **Schritt 11:** Subkutannähte.
- **Schritt 12:** Hautnaht (s. S. 131).

Nachbehandlung

- **Thromboseprophylaxe:** s. S. 100.
- **Lagerung:** Hochlagerung des Arms der betroffenen Seite in Abduktion auf einem Kissen.

Mammasegmentresektion (5–871.1)

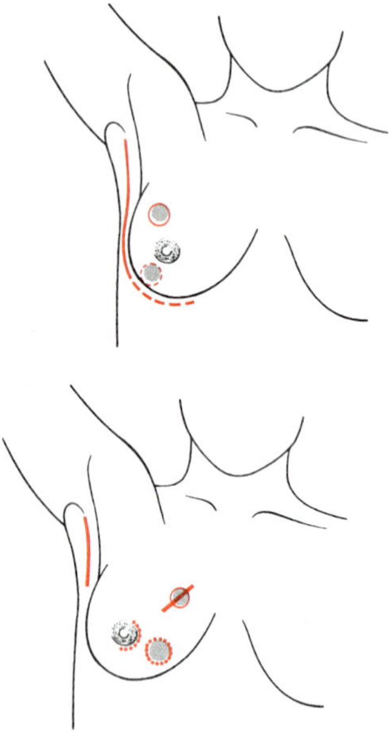

Abb. 124 Der Tumorlokalisation angepaßte Hautschnitte für Segmentresektion und Axillaausräumung. Bezüglich Schonung der Mamillarnerven s. auch S. 497.

- **Verbandswechsel:** Am 2. postoperativen Tag. Lockerer Verband.
- **Redon-Drainagen:** Entfernung der beiden RedonDrainagen in der Wundhöhle nach 1–2 Tagen. Die Redon-Drainage in der Axilla verbleibt bis zum Sistieren der Sekretion.
- **Hautnaht:** Entfernung am 7. postoperativen Tag.
- **Physiotherapie:** Passive und aktive Bewegung des Armes ab dem 1. postoperativen Tag.
- **Nachbestrahlung:** Tumorizide hochenergetische Nachbestrahlung obligatorisch. *Technik:* 50 Gy Brustdrüse homogen mit Telekobalt oder Linearbeschleuniger, 21 Gy Aufsättigung des Primärtumorbereichs mit schnellen Elektronen.
- **Adjuvante Chemo- oder Hormontherapie:** Zusätzlich indiziert ab Stadium pN_1.

Postoperative Komplikationen

- Nachblutung in die Operationshöhle bei nicht sorgfältiger Blutstillung oder zu früher Entfernung der Drainage.
- Persistierender Lymphverlust aus dem Axilla-Drain infolge Durchtrennung von Lymphbahnen des Armes.
- Dehiszenz des Drüsenkörpers mit Dellenbildung bei ungenügender Naht.

Prinzip

- En-bloc-Entfernung der gesamten Mamma (Haut, Drüsenkörper und Fettgewebe) inklusive Pektoralisfaszie. Ausräumung des axillären Fettgewebes mit den Lymphknoten.

Indikationen

- **Mammakarzinom** (s. S. 251): In den meisten Fällen.
  - *Ausnahmen:* Alte Patientinnen in schlechtem Allgemeinzustand mit inoperablen oder generalisierten Metastasen und einem kleinen, nicht zur Ulzeration neigenden Karzinom.
- Entzündliche Karzinome, Karzinome mit lokalen Hautmetastasen und an der Brustwand fixierte Karzinome sollen vor der Ablatio durch Röntgenbestrahlung oder/und Chemotherapie in einen operablen Zustand gebracht werden.

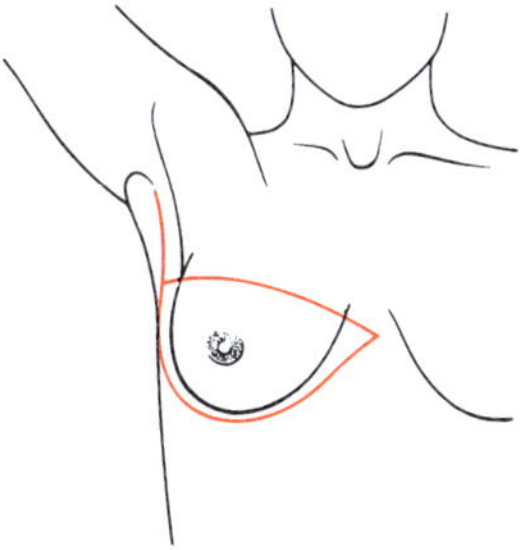

Abb. 125 Hautschnitt für Ablatio simplex.

Operationsvorbereitung

- **Blutkonserven:** Bereitstellung von Testblut.
- **Hautrasur:** Entfernung der Achselbehaarung.

Operative Technik

- **Schritt 1:** Rückenlagerung; Abduktion beider Arme auf gepolsterten Schienen; alternativ Hochlagerung des Armes der betroffenen Seite auf gepolsterter Armschale. Bei der Lagerung ist auf jeden Fall eine Überstreckung des Armes zu vermeiden! Gefahr der Plexusschädigung!
- **Schritt 2:** Spitzovalärer Horizontalschnitt. Die Narbe soll in den Bereich des Büstenhalters kommen. Fixierte oder eingezogene Haut muß in das Resektat einbezogen werden (Abb. 125).
- **Schritt 3:** Entfernen des ganzen Drüsenkörpers mit seinem Ausläufer gegen die Axilla en bloc: Haut, Subkutis, Drüsenkörper mit Fettgewebe, Faszie des M. pectoralis major. Vorgehen mit Messer, evtl. mit Schere oder mit Elektrokauter.
- **Schritt 4:** Haut unterminieren, so daß eine 5 mm dicke Fettgewebeschicht erhalten bleibt (Abb. 126).

Ablatio mammae (5–873)

- **Schritt 5:** Wegfallen des Präparats.
- **Schritt 6: Axillaausräumung:**
  - Sorgfältiges Exstirpieren des axillären Fettgewebes mit den Lymphknoten, Level 1 und Level 3 (Abb. 127) separat.
  - Fettgewebe unter Schonung der dünnen A. thoracodorsalis und V. thoracoepigastrica bis zum Unterrand der V. axillaris entfernen. Das auf der V. axillaris liegende Gewebe (mit den Lymphsträngen des Armes) wird geschont, die Vene also nicht denudiert.
  - Fettgewebe unter peinlicher Schonung des N. thoracodorsalis (Funktion: Schürze knoten) und des N. thoracicus longus (Haare aufbinden) von der Thoraxwand (M. serratus) ablösen.
  - Separates Auspräparieren des interpektoralen Fettgewebes (Level 2, Abb. 127).

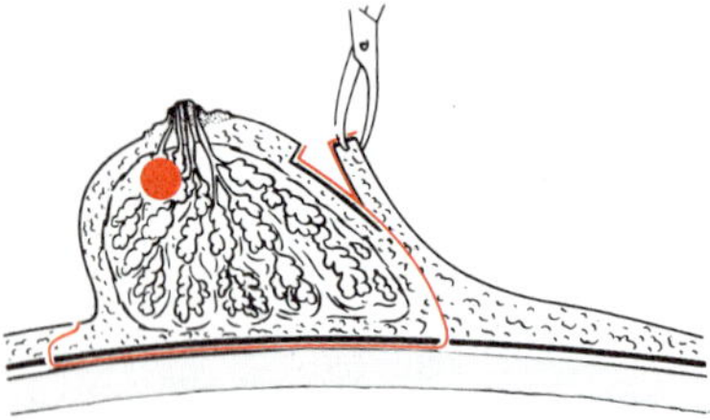

Abb. 126 Technik der Ablatio simplex mit Unterminierung der Haut.

- **Schritt 7:** Exakte Blutstillung mit Ligaturen und Elektrokauter.
- **Schritt 8:** Einlage von je 1 Redon-Drain auf die Brustwand und in die Axilla.
- **Schritt 9:** Arm und Schulter zur Verringerung der Gewebespannung absenken lassen.
- **Schritt 10:** Subkutannähte.
- **Schritt 11:** Hautnaht (s. S. 131).

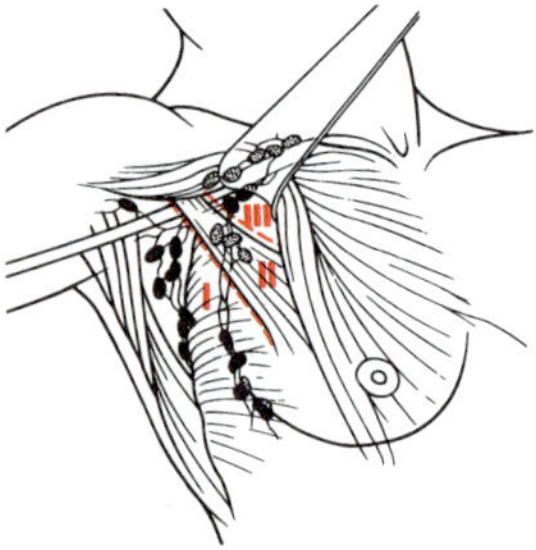

Abb. 127 Lymphknotenlevels der Axilla.

✓ **Beachte besonders:**
- Auch bei vorhandenen Metastasen an und oberhalb der V. axillaris (Level 3) nicht präparieren und ausräumen, sonst Lymphödem des Armes.
- Bei veränderter Haut infolge Vorbestrahlung oder bei sehr ausgedehntem Tumor, ob kurativer oder palliativer Eingriff: Primären Hautverschluß nicht durch zu sparsame Resektion erzwingen! Besser Deckung des Defekts mit Spalthauttransplantat oder Latissimus dorsi-Lappen.
- Zahl der entfernten und der histologisch tumorbefallenen Lymphknoten feststellen lassen.
- In jedem Tumorpräparat Hormonrezeptoren bestimmen lassen (Präparat nicht fixieren!).

Nachbehandlung

- **Thromboseprophylaxe:** s. S. 100.
- **Physiotherapie:** Aufstehen sowie passive und aktives Bewegen des Arms ab 1. postoperativem Tag.
- **Verbandswechsel:** Am 2. postoperativen Tag. Lockerer Verband, kein Kompressionsverband.
- **Redon-Drainagen:** Entfernung erst nach 3 Tagen, Axilla-Drain evtl. später.
- **Hautnaht:** Fäden ab 10. Tag entfernen.
- **Adjuvante Therapie:**
  - *Indikation:* Befallene axilläre Lymphknoten.
  - *Durchführung:*
    - Prämenopausale Patientinnen: Polychemotherapie.
    - Postmenopausale Patientinnen: Bei positivem Rezeptorstatus Antiöstrogen (Tamoxifen).

  ✓ *Beachte:* Keine prophylaktische Ovarektomie oder Radiomenolyse.

Postoperative Komplikationen

- Nachblutung und Infektion sehr selten.
- Nahtdehiszenz, insbesondere nach Hautverschluß unter zu großer Spannung.
- Nekrose des Hautrandes im Nahtbereich, insbesondere bei zu radikaler Entfernung des Subkutangewebes der Hautränder.
- Persistierender Lymphverlust aus dem Axilla-Drain infolge Durchtrennung von Lymphbahnen des Armes. Entfernung der Drainage in diesem Stadium würde zu Lymphkollektion in der Achselhöhle führen.

Komplikationen im Spätverlauf

- **Umschriebenes Lokalrezidiv:** Zweiteingriff indiziert (sofern nicht wegen Fernmetastasen ohnehin chemotherapiert wird).
- **Solitäre Metastase:** Sehr selten. Zweiteingriff indiziert.
- **Multiple Metastasierung:** Je nach Stadium, betroffenem Organ, Alter und Beschwerden der Patientin Hormontherapie oder Polychemotherapie, evtl. kombiniert mit Radiotherapie. Isolierte Fernmetastasen, die sinnvoll chirurgisch radikal angegangen werden können, sind extrem selten.
- **Pathologische Fraktur:** Insbesondere lange Röhrenknochen (Femur, Humerus) und Wirbelsäule betroffen. Klare Indikation zur palliativen osteosynthetischen Stabilisierung.

Anterolaterale Thorakotomie (5–340)

Prinzip

- Muskelschonende Eröffnung des Thorax durch die eine geringe Muskelbedeckung aufweisende vordere Brustwand.
- Für **Probethorakotomie** vorerst nur rein anteriore Thorakotomie, die jederzeit lateral verlängert werden kann. Probethorakotomien sind jedoch heute aufgrund der größeren Aussagekraft der neueren bildgebenden Verfahren und dank der explorativen Thorakoskopie nur noch selten indiziert.

Indikationen

- Lungenresektionen bei allen nichttuberkulösen Erkrankungen, insbesondere auch bei Bronchuskarzinom (s. S. 268).
- Lungenresektionen ohne Thorakoplastik bei Tbc.
- Dekortikation, exkl. Empyemresthöhlenoperation.
- Offene Pleurektomie.
- Mediastinaltumoren (s. S. 173).
- Ösophagektomie.

Material

- **Thoraxspreizer:** Finochietto oder De Quervain; am besten doppelter De Quervain.

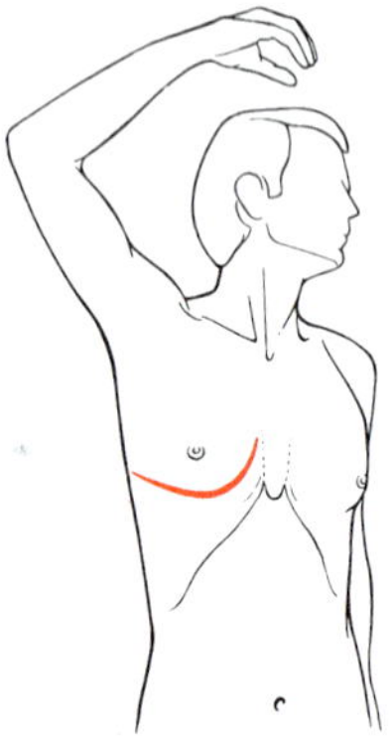

Abb. 128 Schnittführung für anterolaterale Thorakotomie rechts.

Operative Technik

- **Schritt 1:** Schräglage = Halbseitenlage.
- **Schritt 2:** Hautschnitt vom Sternumrand in leicht nach ventral konvexem Bogen analog dem Rippenverlauf bis zur hinteren Axillarlinie, 3 QF kaudal des Warzenhofs (s. Abb. 128), bei Frauen immer in der Submammärfalte.
- **Schritt 3:** Durchtrennen der Subkutis. Blutstillung.

Anterolaterale Thorakotomie (5 – 340)

- **Schritt 4:** Abpräparieren des kranialen Hautsubkutanlappens von der Muskulatur und Aufklappen des Lappens.
- **Schritt 5:** Abzählen der gewünschten Rippe:
  - 3. Rippe für hohe Mediastinaltumoren.
  - 4. Rippe für Oberlappenresektion und Pneumonektomie.
  - 5. Rippe für Unterlappenresektion.
- **Schritt 6:** Durchtrennen des M. pectoralis major über der gewählten Rippe. Lateral M. serratus anterior in Faserrichtung spreizen.
- **Schritt 7:** Längsinzidieren des Periosts mit dem Elektrokauter. Abschieben des Periosts mit dem Raspatorium und Befreien der unteren Rippenkante.
- **Schritt 8:** Hochziehen der Rippe mit scharfem Haken, Inzidieren der Pleura.
- **Schritt 9:** Im ventralen Wundwinkel schräges Durchtrennen des Rippenknorpels der kranialen Rippe. *Cave:* A. u. V. thoracica interna (mammaria).
- **Schritt 10:** Wenn Vergrößerung des Zugangs nötig: Einkerben des M. serratus anterior im lateralen Wundwinkel.

Posterolaterale Thorakotomie (5–340)

Prinzip

- Direkter Zugang zum hinteren (hinter dem Lungenhilus liegenden) Teil der Thoraxhöhle. Technisch anspruchsvoller als die anterolaterale Thorakotomie.

Indikationen

- Rechts: Ösophaguskarzinom im mittleren Drittel (s. S. 285).
- Empyemresthöhlenoperation.
- Tumoren des hinteren Mediastinums (s. S. 173).
- Trachea-, Karinaresektion.
- Thorakoplastik.

Operative Technik

- **Schritt 1:** Totale Seitenlage.
- **Schritt 2:** Hautschnitt: Beginn auf Höhe BWK 5, 2 QF lateral der Processus spinosi. Skapulaspitze in einem Abstand von 3 QF umfahren. In einem nach kranial konvexen Bogen Schnitt nach lateroventral in angedeuteter S-Form fortsetzen, 3 QF unterhalb der Mamilla vorbei, bei der Frau in die Hautfalte unter der Brust.
- **Schritt 3:** Durchtrennen der Subkutis.
- **Schritt 4:** Durchtrennen des M. latissimus dorsi so distal wie möglich, in der Regel mit der Schere. Dorsal M. trapezius und den darunterliegenden M. rhomboideus bei Bedarf einkerben.
- **Schritt 5:** Unterhalb und etwas ventral des M. latissimus liegt der M. serratus anterior. Inzidieren der vom dorsalen Rand dieses Muskels in Richtung des M. trapezius ziehenden lockeren Faszie.
- **Schritt 6:** Abheben der Skapula von der Unterlage mit dem Rechenhaken.
- **Schritt 7:** Abzählen der gewünschten Rippe.
- **Schritt 8:** Durchtrennen des M. serratus am untersten Rand. Gegen ventral mündet der Schnitt auf die zu deperiostierende Rippe und verläuft dann in Faserrichtung des Muskels.
- **Schritt 9:** Längsinzidieren des Periosts mit dem Elektrokauter im kaudalen Drittel der Rippenvorderfläche. Abschieben des Periosts mit dem Raspatorium und Befreien der unteren Rippenkante.
- **Schritt 10:** Luxieren der Rippe mit einem Meißel im Kostotransversal- und Sternokostalgelenk.
- **Schritt 11:** Hochziehen der Rippe mit scharfem Haken.
- **Schritt 12:** Inzidieren der Pleura mit Messer und Schere.
- **Schritt 13:** Einsetzen des Rippenspreizers (De Quervain oder Finochietto).
- ✓ **Beachte besonders:** Bei Kombination mit einem intraabdominalen Eingriff (vor allem Ösophaguschirurgie) verlangt die posterolaterale Thorakotomie ein Umlagern des Patienten. Dies ist jedoch in vielen Fällen wegen des besseren Zugangs zum Ösophagus und der geringeren Beeinträchtigung von Herz und Lunge vorteilhaft.

Prinzip

- Verschluß nach anterolateraler Thorakotomie (s. S. 504) und posterolateraler Thorakotomie (s. S. 506).

Material

- Monofiler resorbierbarer Faden, Stärke 1 (Maxon, PDS) und 3.
- 2 Polyvinyl-Drainageschläuche mit Seitenlöchern, Innendurchmesser 8–10 mm bzw. 6–8 mm.

Operative Technik

- **Schritt 1:** Einlage eines Polyvinyl-Drainageschlauchs mit Seitenlöchern, Innendurchmesser 8–10 mm, in den hinteren Recessus costodiaphragmaticus, unterstes Seitenloch an der tiefsten Stelle.
- **Schritt 2:** Einlage eines Polyvinyl-Drainageschlauchs mit Seitenlöchern, Innendurchmesser 6–8 mm, in den vorderen Thorax; Eintritt im vorderen Recessus costodiaphragmaticus, Schlauchspitze in der Thoraxkuppe. Entfällt nach Pneumonektomie.
- **Schritt 3:** 1. Nahtreihe mit monofilem resorbierbarem Faden Stärke 3 oder noch vorteilhafter mit doppeltem Faden Stärke 1 mit Schlaufe: Im hinteren Wundwinkel beginnen, fortlaufend, kraniale Rippe umfahren, unten den abgelösten Periost- und Interkostalmuskelteil fassen (s. Abb. 129).
- **Schritt 4:** U-Naht-Adaptation des durchtrennten Rippenknorpels.
- **Schritt 5:** Anziehen und Verknoten der fortlaufenden Naht.
- **Schritt 6:** Naht der tiefen Muskelschicht mit Dexon 1:
  - *Anterolaterale Thorakotomie:* Naht des evtl. eingekerbten M. serratus anterior.
  - *Posterolaterale Thorakotomie:* Naht des M. latissimus dorsi und des eingekerbten M. rhomboideus.

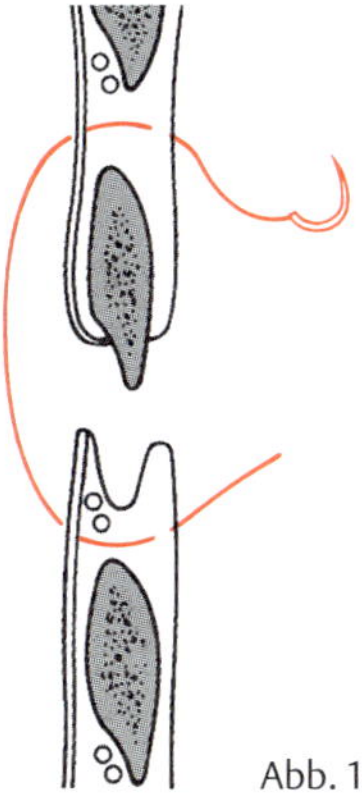

Abb. 129 1. Nahtreihe des Thorakotomieverschlusses.

Thorakotomieverschluß (5 – 340)

- **Schritt 7:** Einlage eines Redon-Drains; das hintere Ende liegt im hinteren Wundwinkel auf der Brustwand, vorn zwischen den Muskelschichten oder subkutan.
- **Schritt 8:** Naht der oberflächlichen Muskelschicht:
  - *Anterolaterale Thorakotomie:* Naht des M. pectoralis major und des evtl. eingekerbten M. latissimus dorsi.
  - *Posterolaterale Thorakotomie:* Naht des M. latissimus dorsi und des M. trapezius.
- **Schritt 9:** Subkutannaht.
- **Schritt 10:** Hautnaht (s. S. 131).

Prinzip

- Mechanisch stabile, blutstillende Naht unter Schonung der Äste des N. phrenicus.

Indikationen

- Zwerchfellhernie (s. S. 273).
- Traumatische Zwerchfellruptur (s. S. 273).
- Thorakoabdominaler Schnitt (s. S. 529) insbesondere bei Leberresektion (s. S. 570).

Operative Technik

- **Schritt 1:** Fassen des mediastinumnahen Wundwinkels mit der ersten Naht.
- **Schritt 2:** Vorziehen des Wundwinkels mit Hilfe der Naht. Orientierung über die Beziehungen der Wundränder zu den Phrenikusästen (s. Abb. 130).
- **Schritt 3:** Einlegen von 2 Thoraxschläuchen (in den vorderen Thorax und in den hinteren Sinus phrenicocostalis).
- **Schritt 4:** Nahttechnik:
  - *Hernien und alte Ruptur* (Ränder fibrös): Fortlaufende Naht, zweireihig (evtl. unterbrochen von 1 – 2 Einzelnähten), oder durchgreifende U-Nähte. Verwendung von nicht resorbierbarem Nahtmaterial (Prolene u. a.), Stärke 2 oder 1. Ränder dachziegelartig überlappen lassen.
  - *Frische Ruptur und chirurgische Inzision:* Fortlaufende Naht, einreihig. Verwendung von synthetischem resorbierbarem Nahtmaterial, Stärke 1 oder 2/0. Ränder adaptieren. Evtl. unterbrechen mit 1 – 2 Einzelnähten. Auf der abdominalen Seite Peritoneum mitfassen und adaptieren.
  - *Sternokostale Hernien sowie chirurgische Inzision* (insbesondere im Zug einer thorakoabdominalen Inzision): Naht im vorderen, ventralen Winkel an der Thoraxwand oder der Rektusscheide verankern.
- **Schritt 5:** Bei Zwerchfelldefekt, der primär nicht oder nur unter sehr großer Spannung genäht werden kann Einnähen eines Marlexnetzes (knapp bemessen, straff sitzend) mit nicht resorbierbarem Faden.
- **Schritt 6:** Keine intraabdominale Drainage (sofern nicht durch Zusatzeingriff gefordert).

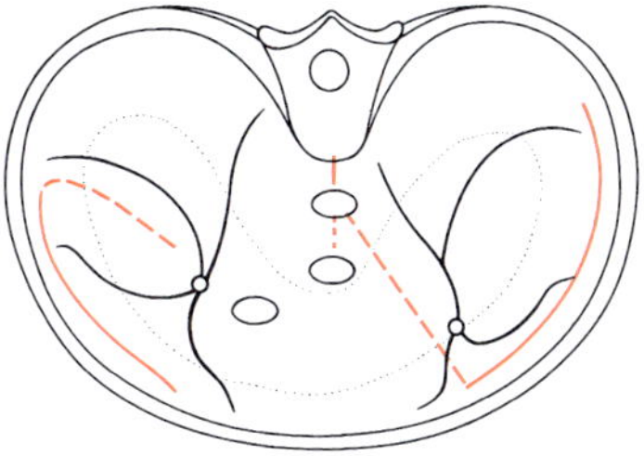

Abb. 130 Verlauf der diaphragmalen Phrenikusäste (schwarz) und Schnittführung (rot) bei Zwerchfellinzision.

Zwerchfellnaht (5–347.1)

Nachbehandlung

- Abhängig vom Grundleiden.

Postoperative Komplikationen

- **Zwerchfellparese:** Bei Durchtrennung von größeren Phrenikusästen.
- **Zwerchfellhochstand:** Bei Ersatz des Zwerchfells mit einem zu groß gewählten Kunststoffnetz.

Prinzip

- Abtragung des Divertikelsacks und/oder Myotomie der Pars fundiformis des M. cricopharyngeus.

Indikationen

- Zenker-Divertikel (s. S. 275).
- Hypertrophie/Dysfunktion des M. cricopharyngeus ohne Divertikel (s. S. 275)

Vorbereitung

- **Blutkonserven:** Bereitstellung von Testblut.
- **Anästhesie:** Durchführung in Intubationsnarkose oder Lokalanästhesie.

Operative Technik

- **Schritt 1:** Rückenlagerung; Kopf des Patienten nach rechts drehen. 8–10 cm langer Hautschnitt links am Innenrand des M. sternocleidomastoideus.
- **Schritt 2:** Duchtrennen des Platysmas und der oblerflächlichen Halsfaszie.
- **Schritt 3:** Einsetzen von schmalen Wundhaken: A. carotis, V. jugularis interna und N. vagus werden nach lateral, Trachea und Schilddrüse nach medial abgedrängt.
- **Schritt 4:** Darstellen des Divertikels, wenn nötig mit Durchtrennen der A. thyreoidea inf. N. recurrens identifizieren und nach medioventral abschieben! Das Auffinden und Abschieben des N. recurrens kann durch den Einsatz eines Nervenstimulators erleichtert und sicherer gemacht werden.
- **Schritt 5:** Fassen des Divertikels mit Faßzange, Präparieren des Divertikelhalses.
- **Schritt 6:** Perorales Einführen einer großlumigen Magensonde (26–28 Ch) unter digitaler Kontrolle am Divertikel vorbei in den Ösophagus.
- **Schritt 7:** Vorziehen des Divertikels. Längsmyotomie der Pars fundiformis des M. cricopharyngeus in der Mitte der Hinterwand auf mindestens 1,5 cm Länge (s. Abb. 131) bis ins Laimer-Dreieck.

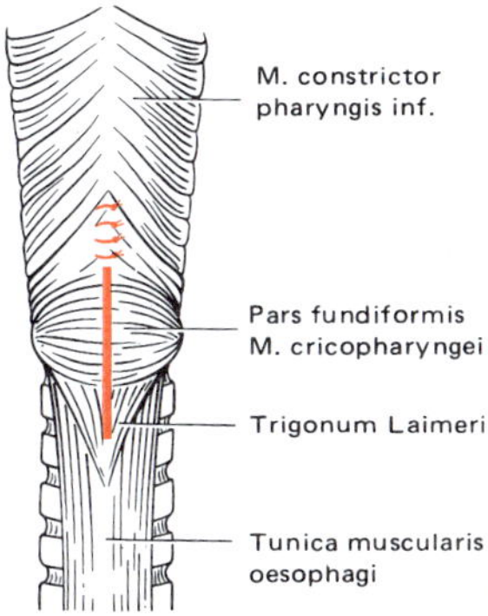

Abb. 131 Myotomie des M. cricopharyngeus.

Zenker-Divertikel-Resektion (5–422)

- **Schritt 8:** Abtragen des Divertikels, offen oder über weicher Klemme oder mit Linear-Stapler. *Cave:* Bei zu starkem Vorziehen Gefahr des Mitresektion von Ösophaguswand!
- **Schritt 9:** Längsverschluß der Öffnung, einreihig, mit synthetischem resorbierbarem Faden 4/0.
- **Schritt 10:** Silikonkapillardrainage. Schichtweiser Verschluß.

Nachbehandlung

- **Magensonde:** Entfernen am 2. postoperativen Tag.
- **Röntgenkontrolle:** Bei Entleerung von Schleim oder Eiter aus der Drainage Ösophaguskontrastdarstellung mit wasserlöslichem Kontrastmittel.
- **Kostaufbau:** Trinken ab 2., Essen ab 4. postoperativen Tag.
- **Drainage:** Entfernen, sobald Patient ohne Zeichen einer Nahtinsuffizienz voll ernährt.
- **Hautnähte:** Entfernen am 7. postoperativen Tag.

Postoperative Komplikationen

- Nahtinsuffizienz am Ösophagus → Sofortige operative Revision.
- Dysphagie bei ungenügender Myotomie.

Prinzip

- **Subtotale Ösophagektomie** unter Mitnahme der Kardia und einer proximalen Magenmanschette.
- **Rekonstruktion** durch hochgezogenen Magenschlauch.

Indikationen

- Ösophaguskarzinom im mittleren und unteren Drittel (s. S. 285).
- Kardiakarzinom mit Übergreifen auf den Ösophagus (s. S. 297).
- Irreparable Narbenstriktur des Ösophagus nach Verätzung (s. S. 278).

Vorbereitung

- Orthograde Darmspülung.
- **Blutkonserven:** Bereitstellung von 6 Erythrozytenkonzentraten.
- **HNO-Konsil:** Funktion N. recurrens.
- **ZVK:** Anlage eines Zentralvenenkatheters (V. jugularis int. rechts, s. S. 49); ggf. bereits am Vorabend des Eingriffs.
- **Perioperative Antibiose** (s. S. 97): Obligatorisch!

Operative Technik (subtotale Ösophagektomie)

- **Schritt 1:** Obere mediane Laparotomie (s. S. 525).
- **Schritt 2:** Freilegen, Eröffnen und Erweitern des Hiatus oesophageus.
- **Schritt 3:** Revision des Abdomens: Lebermetastasen? Lymphknotenmetastasen? Retroperitonealer Tumorbefall? Palpation durch den Hiatus: Tumorgröße? Abgrenzbarkeit? Operation nur weiterführen, wenn der Tumor von der Aorta absetzbar erscheint.
- **Schritt 4:** Freipräparieren des terminalen Ösophagus und der Kardia, bei tiefsitzendem Karzinom wenn nötig unter Mitnahme der Zwerchfellschenkel (cave: V. diaphragmatica!).
- **Schritt 5:** Mobilisieren des Duodenums nach Kocher: Durchtrennen des dorsalen Peritoneums und Freipräparieren der Pars II und III duodeni sowie des Pankreaskopfes bis zur Aorta.
- **Schritt 6:** Mobilisieren der großen Magenkurvatur unter Schonung der A. gastroepiploica dextra. Durchtrennung der Vasa gastrica brevia.
- **Schritt 7:** Mobilisieren der kleinen Kurvatur unter Schonung der A. gastrica dextra sowie Ligatur und Durchtrennung der A. gastrica sinistra und der V. coronaria.
- **Schritt 8:**
  - *Geschlossene (stumpfe, transhiatale) Ösophagektomie:* Stumpfes Freipräparieren des Ösophagus mit der durch den Hiatus eingeführten rechten Hand unter leichtem Zug am Magen mit der linken Hand. Im distalen Bereich können größere Bindegewebsstränge mit Gefäßen unter Sicht abgeklemmt und ligiert werden.

Ösophagektomie (5 – 425)

- *Alternative: Offene (transthorakale) Ösophagektomie:*
  - Thorakotomie anterolateral rechts, subkostal 6. Rippe (s. S. 504) oder po- sterolateral, subkostal 5. Rippe (s. S. 506).
  - Durchtrennen des Lig. pulmonale inferius, Durchtrennen der V. azygos Spalten der Pleura über dem Ösophagus, Auspräparieren des Karzinom unter Sicht.
  - Resektion des Ösophagus mit einem Sicherheitsabstand von 5 cm nach proximal. Hochziehen des Magenschlauchs analog Ziffern 12 – 15. Intrathorakale Ösophagogastrostomie.

➤ **Schritt 9:** Hautschnitt auf der Innenseite des linken M. sternocleidomastoideus Abschieben der Muskulatur nach links, der Thyreoidea nach medial. Freilegen und Anschlingen des zervikalen Ösophagus, eventuell nach Einlegen eine großlumigen Magenschlauchs.

➤ **Schritt 10:** Freipräparieren des Ösophagus bis in das Mediastinum unter peinlicher Schonung des N. recurrens.

➤ **Schritt 11:** Durchtrennen des Ösophagus auf Höhe des Jugulums. Fixieren eine langen festen Fadens am distalen Ösophagus zum späteren Hochzug des Magens. Durchziehen des distalen Stumpfes nach abdominal.

➤ **Schritt 12**: Inzision der Magenserosa von der Funduskuppe bis zum Angulus, so daß großkurvaturseits ein ca. 5 cm breiter Magenrest bleibt. Absetzen des kleinkurvaturseitigen Magenrestes, vorzugsweise mit 2 GIA-90-Staplerreihen (s. Abb. 132). Das Präparat entfällt.

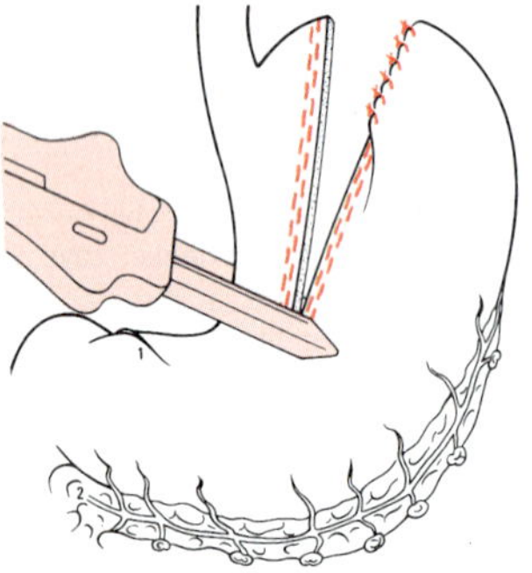

Abb. 132 Herstellen des Schlauchmagens zum Magenhochzug.

➤ **Schritt 13:** Serosieren der Naht mit EKN 4/0 PDS. Submuköse Pyloroplastik oder Pyloromyotomie (s. S. 547).

➤ **Schritt 14:** Einpacken des Magenschlauchs in eine Plastikfolie, vorzugsweise Arthroskopiehülle. Durchstechen der Plastikhülle zusammen mit der Magenschlauchspitze mit dem festen, im Mediastinum liegenden Faden.

➤ **Schritt 15:** Hochziehen des Magenschlauchs unter sorgfältiger Führung durch die linke Hand im Mediastinum und Zug mit der rechten Hand am zervikal ausgeleiteten Faden.

➤ **Schritt 16:** Hochziehen der Plastikhülle und Entfernen derselben.

- **Schritt 17:**
  - Dorsale Inzision des Magenschlauchs und Anastomosierung mit der Ösophagushinterwand, fortlaufende, durchgreifene Allschichtnaht mit resorbierbarem monofilen Faden 4–0, doppelt armiert. Schrittweises Durchtrennen des Magenschlauchs und Vervollständigen der Anastomose. *Cave:* Zu starkes Anziehen der Fadenenden beim Knoten.
  - *Alternative:* Transpylorisches Hochschieben des Rundkopfstaplers (Ø 25 mm) und Konnektieren mit der in den Ösophagusstumpf eingeführten und mit Tabaksbeutelnaht fixierten Andruckplatte. Abdrücken und Entfernen des Geräts. Verschluß der Pyloroplastik.
- **Schritt 18:** Einlegen einer Silikonkapillardrainage in die Nähe der Anastomose (nicht ins Mediastinum, um bei einer Insuffizienz eine mediastinale Tasche zu vermeiden).
- **Schritt 19:** Anlage einer Thoraxdrainage links (meistens indiziert).
- **Schritt 20:** Wundverschluß am Hals und am Abdomen.

Rekonstruktionsalternativen

- **Koloninterponat** (s. Abb. 133): Ösophagusersatz durch gestieltes Koloninterponat (vor allem rechtes Hemikolon mit terminalem Ileum). Proximal Ösophago-Ileostomie, distal Einpflanzen des Kolons in den in situ belassenen Restmagen.
- **Dünndarminterponat:** Ösophaguseratz mit gestieltem Dünndarm. Zusätzlich ist eine zervikale Gefäßanastomose nötig.

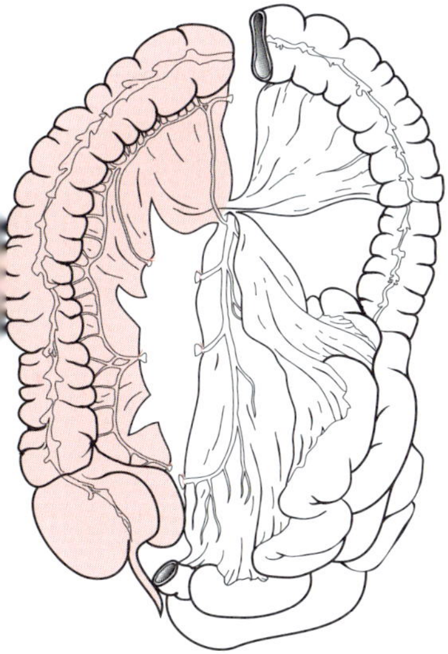

Abb. 133 Gestieltes Koloninterponat als Ösophagusersatz.

Ösophagektomie (5–425)

Nachbehandlung

- **Intensivtherapie:**
  - Bilanzierte Infusionstherapie (S. 81); parenterale Ernährung (S. 84).
  - *Nachbeatmung:* In den meisten Fällen für 12–14 Stunden erforderlich. Häufig respiratorische Probleme (Pleuraerguß, Hypoventilation, Ödem, Atelektasen Bronchopneumonie).
- **Thoraxdrainage:** Bei kompletter Entfaltung der Lunge (Röntgen-Thorax) Abklemmen der Drainage über 12 Stunden. Entfernung bei < 100 ml Sekret/24 Stunden.
- **Magensonde:** Entfernung am 3.–5. postoperativen Tag bei < 150 ml Reflux/24 Stunden.
- **Kostaufbau:** Am 7.–9. postoperativen Tag Kontrastmittel-Darstellung (isotones wasserlösliches Kontrastmittel) zum Ausschluß einer Nahtinsuffizienz. Erst dann Beginn mit Kostaufbau.
- **Ösophagogastrostomie-Drainage:** Erst entfernen, wenn der Patient ohne Zeichen einer Nahtinsuffizienz oral ernährt wird (Kontrastmittel-Darstellung s. o.!).
- **Hautklammern/-naht:**
  - *Hals:* Entfernung am 5.–7. Tag.
  - *Abdomen:* Entfernung am 10. Tag.

Postoperative Komplikationen

- **Nachblutung:** In der Regel aus dem Ösophagusbett. → Kontrolle der Gerinnung! Bei gut liegender Drainage kann zugewartet werden. Bei Ausbildung eines Hämatothorax schnelle operative Revision.
- **Nahtinsuffizienz:** Erkennbar an galliger Sekretion aus den Drainagen. → Sofortige operative Revision!
- **Infektion:** Liegt keine Nahtinsuffizienz vor, geht eine Infektion in den meisten Fällen von der Lunge aus → Intensivtherapie, Antibiose (s. S. 97).

Ösophagusrupturverschluß (5–429.4)

Prinzip

- Einreihiger Verschluß der Ruptur und Drainage des Operationsgebietes.

Indikation

- Spontane Ösophagusruptur (s. S. 283).

Vorbereitung

- **Blutkonserven:** Bereitstellung von 2 Erythrozytenkonzentraten.
- **ZVK:** Anlage eines Zentralvenenkatheters (V. jugularis int. rechts, s. S. 49).
- **Perioperative Antibiose** (s. S. 97): Beginn unmittelbar nach Diagnosestellung, Weiterführung bis zur Heilung.

Operative Technik

- **Schritt 1:** Obere mediane Laparotomie (s. S. 525).
- **Schritt 2:** Inzision des Lig. triangulare sinistrum. Den auf diese Weise mobilisierten linken Leberlappen mit einem feuchten Tuch und einem Leberhaken nach rechts halten.
- **Schritt 3:** Abschieben des inzidierten Peritoneums nach oben. Freilegen des Ösophagus in seinem ganzen intraabdominalen Verlauf. Ösophagus umfahren und mit einem Band anschlingen. Die Perforation befindet sich meistens links hinten und kann von abdominal in über 80% der Fälle versorgt werden.
- **Schritt 4:** Drehen des angeschlungenen Ösophagus, daß die Perforationsöffnung nach vorn zu liegen kommt. Einreihiger Verschluß (s. S. 531). Evtl. zusätzliche Deckung der Naht mit umgebendem Gewebe oder Fundoplikatio (s. S. 521).
- **Schritt 5:** Spülen der Abdominalhöhle. Drainage mit einem Silikonkapillardrain oder mit einem Silikonrunddrain.
- **Schritt 6:** Verschluß der Laparotomie (s. S. 526).
- **Schritt 7:** Wenn die Perforation nicht transabdominal erreicht werden kann: Verlängerung in den Thorax mittels Durchtrennen des Rippenbogens und Inzidieren des Zwerchfells (analog S. 529).

Nachbehandlung

- **Intensivtherapie:**
  - Bilanzierte Infusionstherapie (S. 81); parenterale Ernährung (S. 84) für 4–5 Tage.
  - Ggf. Nachbeatmung.
- **Magensonde:** Entfernung bei < 150 ml Reflux/24 Stunden und fehlenden Anzeichen für eine Nahtinsuffizienz nach 3–5 Tagen. Bei Nahtinsuffizienz Ersatz durch Gastrostomie (s. S. 568). bei.
- **Kostaufbau:** Trinken ab 5. Tag, ab 6. Tag flüssige bzw. breiige Kost.
- **Drainage:** Schrittweises Kürzen, wenn Sekret sauber und der Patient ohne Zeichen einer Fistel per os ernährt wird.
- **Hautklammern:** Entfernung am 10. postoperativen Tag.

Ösophagusrupturverschluß (5–429.4)

Postoperative Komplikationen

- **Nahtinsuffizienz:** Sehr schwere Komplikation!
  - Bei Fehlen eines Pleuraempyems oder einer Mediastinitis sowie bei gut liegenden Drainagen → Konservative Behandlung. Operative Neuanlage der Naht nicht aussichtsreich!
  - Bei generalisierter Infektion der Umgebung mit Mediastinitis und/oder Pleuraempyem → Ruhigstellung des Ösophagus durch zervikale Ösophagostomie und Gastrostomie, kombiniert mit besser plazierten lokalen Drainagen.

Prinzip

- **Längsmyotomie des unteren Ösophagussphinkters**, dem damit die Fähigkeit zur zirkulären Kontraktion genommen wird.
- Wegen der nun dauernd offenstehenden Kardia Kombination mit einer Antirefluxplastik (s. S. 521).

Indikationen

- Achalasie ohne definitive Besserung der Beschwerden nach mehrmaliger Dilatation (s. S. 289).

Vorbereitung

- **Blutkonserven:** Bereitstellung von Testblut.

Operative Technik

- **Schritt 1:** Obere mediane Laparotomie (s. S. 525) für offene Operation oder Setzen des Pneumoperitoneums und Einführen der Trokare für laparoskopische Operation (s. S. 524).
- **Schritt 2:** Durchtrennen des Lig. triangulare sinistrum und Freilegen der Kardia. Einführen einer großlumigen Magensonde (26–28 Ch).
- **Schritt 3:** Abschieben des inzidierten Peritoneums nach oben. Freilegen des Ösophagus in seinem intraabdominalen Verlauf. Anschlingen des Ösophagus.
- **Schritt 4:** Längsmyotomie des terminalen Ösophagus und der Kardia, links des vorderen N. vagus, ca. 6 cm lang, 0,5–1 cm in die Magenvorderwand hinein (s. Abb. 134). Schnitt bis auf die Submukosa. Stumpfes Abschieben der muskulären Ränder beiderseits, so daß sich die Mukosa vorwölbt. Leichte Dehnung der Wand mit einem vorsichtig aufgeblasenen pneumatischen Dilatator erleichtert die korrekte Schnittiefe.
- **Schritt 5:** Lockere Fundoplikatio (s. S. 521), oder Einnähen von Magenfunduswand in den Defekt (nach Thal).
- **Schritt 6:** Sofern das Ösophaguslumen nicht eröffnet wurde, kann auf eine Drainage verzichtet werden.

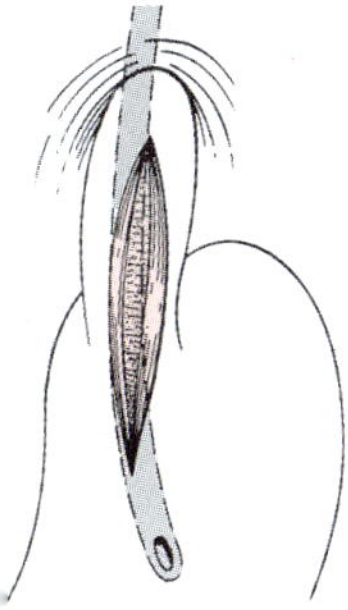

Abb. 134 Ösophagokardiomyotomie.

Ösophagokardiomyotomie (5–420.2)

Nachbehandlung

- Bilanzierte Infusionstherapie (s. S. 81).
- **Röntgenkontrolle:** Am 2. oder 3. postoperativen Tag Darstellung mit wasserlöslichem Kontrastmittel zum Ausschluß einer Ösophagusverletzung.
- **Kostaufbau:** Trinken ab 3. postoperativen Tag, ab 4. Tag flüssige bzw. breiige Kost.
- **Hautklammern:** Entfernung am 10. postoperativen Tag.

Postoperative Komplikationen

- **Nachblutung:** In der Regel Folge einer Milzverletzung. → Laparoskopisches Absaugen des Hämatoms und Blutstillung.
- Bei unerkannter Verletzung der Ösophagusschleimhaut → Sofortige Reoperation. Decken der Verletzung mit einer Fundoplikatio (s. S. 521).

Prinzip

Umhüllung des terminalen Ösophagus mit einer Magenwandmanschette zur Verhinderung von gastroösophagealem Reflux und zur Verhütung des Hochsteigens der Kardia.

Indikationen

- Refluxösophagitis infolge Hiatushernie (s. S. 292), gemischter Hiatushernie oder fehlendem/insuffizientem unterem Ösophagussphinkter in der Manometrie.
- Chronisch blutende Hiatusgleithernie.
- Alternative zur lebenslangen medikamentösen Therapie bei pathologischer 24 Stunden-pH-Metrie (unabhängig vom Ösophagitisgrad).
- Ösophagokardiomyotomie (s. S. 519).

Vorbereitung

- **Blutkonserven:** Bereitstellung von Testblut.
- Einlauf.

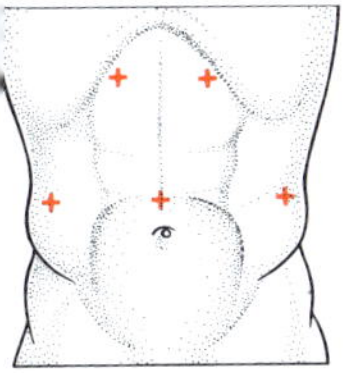

Abb. 135 Zugänge für die laparoskopische Fundoplikatio.

Operative Technik

- **Schritt 1:**
  - Installation des Pneumoperitoneums (s. S. 524) und der Instrumentierkanäle gemäß Abb. 135.
  - Neigung des Operationstisches in 20° Anti-Trendelenburg-Lage.
- **Schritt 2:** Einführen einer großlumigen Magensonde (26 – 28 Ch).
- **Schritt 3:** Retraktion der Leber (s. Abb. 136), Eröffnen des Omentum minus über dem Lobus caudatus und Darstellen des rechten Crus und des Ösophagus von rechts.
- **Schritt 4:** Eröffnen des Peritoneums über dem Ösophagus und Darstellung des anterioren Vagus und des linken Crus.
- **Schritt 5:** Stumpfe Mobilisation des distalen Ösophagus von rechts dorsal unter Darstellung des caudalen Anteiles des linken Crus und des posterioren Vagus.
- **Schritt 6:** Anschlingen des Ösophagus mit einem Penrose-Drain.
- **Schritt 7:** Mobilisation der großen Kurvatur durch Ligatur/Koagulation der A. gastricae breves auf einer Länge von 12 cm von distal beginnend.
- **Schritt 8:** Bei weitem Hiatus posteriore Crurorrhaphie mit Gortex CV 2 Einzelknopfnähten.

Laparoskopische Fundoplikatio (5 – 448.5)

- **Schritt 9:** Mobilisierten Fundus hinter dem Ösophagus durchziehen. Der Fundus muß spontan als großer Wulst rechts des Ösophagus verweilen, ansonsten dorsales Fenster erweitern oder große Kurvatur mehr mobilisieren.
- **Schritt 10:** Fixation der Manschette mit 3 Einzelknopfnähten Gortex CV 2 proximal der Kardia unter Fassen der Fundusvorderwand, des Ösophagus und der Manschette (s. Abb. 136). Entfernen des Penrose-Drains nach Anbringen der 1. Naht.
- **Schritt 11:** Entfernen der Magensonde und Testung der Manschettenweite durch Einführen eines 10 mm Taststabes in die Manschette neben den Fixationsnähten links des Ösophagus.
- **Schritt 12:** Spülung, Ablassen des Pneumoperitoneums, Entfernung der Instrumentierhülsen, Fasziennähte und Hautverschluß.

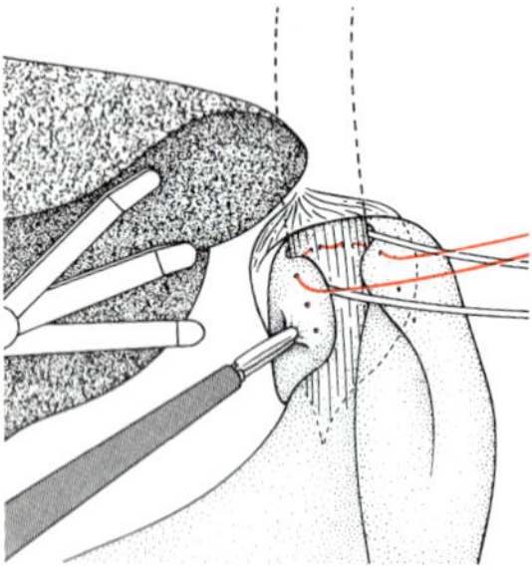

Abb. 136 1. Naht der Fundoplikatio, den Ösophagus mitfassend.

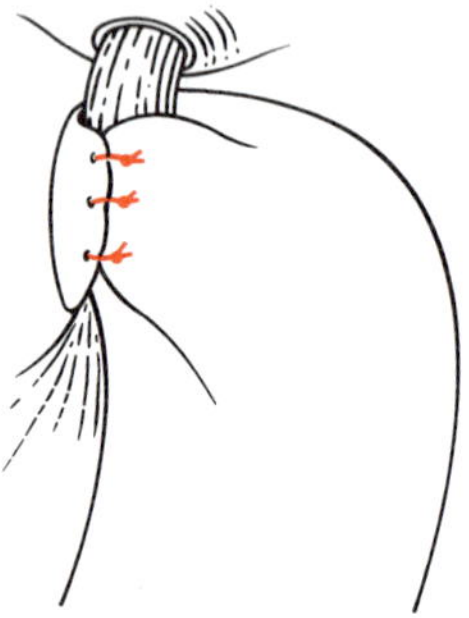

Abb. 137 Fertiggestellte Fundoplikatio.

Nachbehandlung

- Bilanzierte Infusionstherapie (s. S. 81).
- **Magensonde:** Entfernung unmittelbar postoperativ.
- **Röntgenkontrolle:** Am 1. postoperativen Tag Darstellung mit wasserlöslichem Kontrastmittel zur Dokumentation der Ausgangssituation.

- **Kostaufbau:**
  - Nach durchgeführter Röntgen-Kontrast-Darstellung (s. o.) flüssige bzw. breiige Kost je nach Schluckbeschwerden für mindestens 14 Tage.
  - Ab 3. Woche auf Normalkost wechseln gemäß Schluckbeschwerden.
- **Kontrollmanometrie:** Durchführung 3 Monate postoperativ.

ostoperative Komplikationen

- **Nachblutung:** In der Regel Folge einer Milzverletzung. → Laparoskopisches Absaugen des Hämatoms und Blutstillung.
- **Manschettenlösung:** Persistierende Refluxösophagitis.
- **Zu enge Manschette:** Dysphagie.
- **Teleskop-Phänomen:** Hochsteigen von Anteilen des Magenfundus durch die Manschette.
- Zu tief angelegte Manschette.

Setzen des Pneumoperitoneums

Indikation

- 1. Phase jedes laparoskopischen Eingriffs.

Operative Technik

- **Schritt 1:** 1,5 cm lange Hautinzision periumbilikal rechts, Freilegen der Faszie.
- **Schritt 2:** Anheben der Bauchdecke mittels Tuchklemme an der Faszie.
- **Schritt 3:** Einstechen der Veress-Nadel mit offenem Ventil senkrecht durch di Linea alba (s. Abb. 138). Das hörbare Schnappen der Nadel bedeutet Durchtritt i die freie Bauchhöhle.
- **Schritt 4: Aspirationstest:** Mit einer 10 ml-Spritze etwa 5 – 6 ml physiologisch NaCl-Lösung instillieren; der Aspirationsversuch muß negativ sein, wenn di Nadel im freien Bauchraum liegt (Flüssigkeit verteilt sich zwischen den Där men).
- **Schritt 5: Test auf freie Durchgängigkeit:** Der Spiegel der mit NaCl-Lösung ge füllten Veress-Nadel muß beim Anheben der Bauchdecken absinken.
- **Schritt 6:** Anschließen der Veress-Nadel an das Insufflationsgerät. Funktions kontrolle.
- **Schritt 7:** CO_2-Insufflation von 4 – 6 Litern bzw. bis zu einem intraabdominale Druck von 10 – 15 mmHg. Perkutorische Prüfung der gleichmäßigen Gasvertei lung im Abdomen.
- **Schritt 8:** 10-mm-Trokar durch die umbilikale Wunde in der Linea alba unte Drehbewegungen ohne heftiges Stoßen durch die Bauchdecken Richtung rech ten Oberbauch schieben.
- **Schritt 9:** 25°-Optik durch die Trokarhülse einbringen.
- **Schritt 10:** Alle weiteren Zugänge unter laparoskopischer Sicht anlegen.
- ✓ **Beachte besonders:** Bei zu erwartenden Verwachsungen im Bereich des Nabel nach vorangegangenen Operationen immer andere Einstichstelle wählen. Be schweren Verwachsungen oder stark geblähtem Darm evtl. Mini-Laparotomi zum Einführen der Trokarhülse unter Sicht. Hasson-Trokar mit 2 Einzelknopf nähten an der Faszie fixieren.

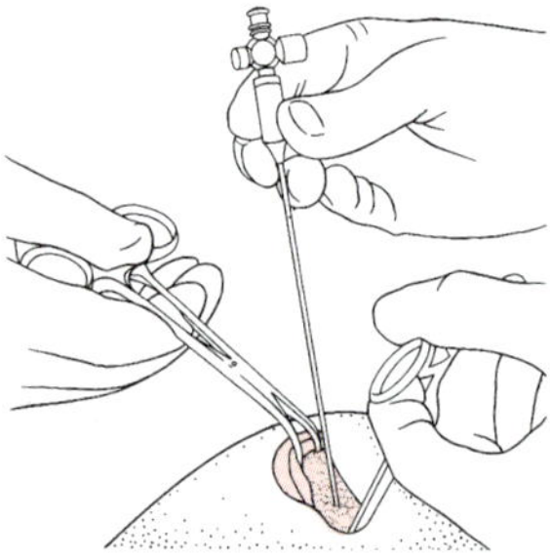

Abb. 138 Einstechen der Veress-Nadel.

Prinzip

- Längsspaltung der vorderen Bauchwand genau in der Mittellinie, wo eine Durchtrennung von Nerven, Gefäßen und Muskeln vermieden wird.

Indikationen

- Fast alle intraabdominalen Operationen. Vielseitigster Zugang mit problemlosen Verlängerungsmöglichkeiten.
- **Beachte:** Etwas größere Gefahr von Platzbauch und Narbenhernien als bei einem transmuskulären Zugang.

Material und Instrumente

- **Abdeckung:** Papiertücher mit Kleberand (System Steri-Drape, Skin-Drape).
- Dreiteiliger Bauchspreizer.
- **Obere mediane Laparotomie:** Zusätzlich Rochard-Haken, Omnitract, Octopus oder andere Retraktoren.
- Weiteres Material abhängig vom geplanten Eingriff.

Operative Technik

- **Schritt 1:** Höhe und Länge der Inzision entsprechend dem geplanten Eingriff.
- **Schritt 2:** Hautinzision streng in Mittellinie mit Linksumfahren des Nabels (s. Abb. 139).
- **Schritt 3:** Durchtrennen der Subkutis bis auf die Faszie mit frischem Messer. Subkutane Blutstillung: Größere Gefäße mit Dexon oder Vicryl ligieren, kleinere Blutungen mittels Elektrokoagulation.
- **Schritt 4:** Inzidieren der Faszie in Mittellinie mit dem Messer ohne Verletzen des präperitonealen Fettgewebes. In beiden Wundwinkeln stumpfes Abschieben des präperitonealen Fettgewebes von der Faszie mit dem Finger. Hochheben der Faszie und Fertigstellen der Faszieninzision mit der Schere.

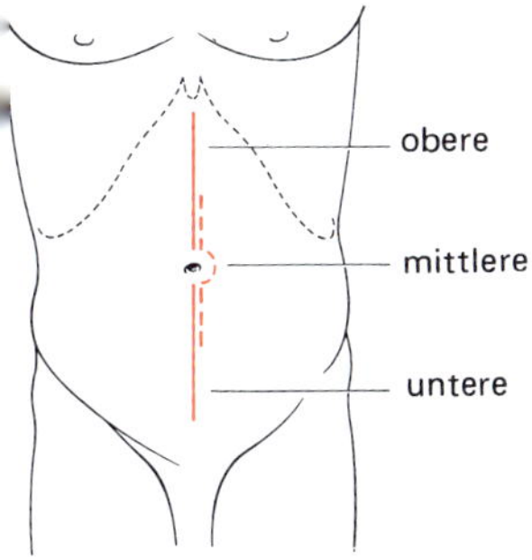

Abb. 139 Schnittführungen bei medianer Laparotomie.

Mediane Laparotomie

- **Schritt 5:** Spalten des Peritoneums mit Pinzette und Schere:
  - *Unterbauch:* Spalten des Peritoneums in der Mittellinie.
  - *Oberbauch:* Bei Eingriffen an Magen und Milz Spalten des Peritoneums links des Lig. teres hepatis; bei Eingriffen an Leber, Gallenblase und Gallenwegen rechts des Lig. teres hepatis nach Freilegen des Peritoneums durch Abschieben des präperitonealen Fettgewebes nach medial mit einem Tupfer.
- **Schritt 6:** Abdecken. Einsetzen des Spreizers und (bei oberer medianer Laparotomie) des Rochard-Hakens.

Verschlußtechnik

- **Konventioneller Verschluß der medianen Laparotomie:**
  - *Schritt 1:* Fassen des Peritoneums in beiden Winkeln sowie an 1–2 gegenüberliegenden Punkten mit mittleren Klemmen.
  - *Schritt 2:* Fortlaufender Verschluß des Peritoneums (resorbierbarer Faden). Bei hohem intraabdominalem Druck stellenweises Unterbrechen dieser Naht mit Fasziennähten (s. Schritt 3).
  - *Schritt 3:*
    - Fasziennaht mit synthetischem resorbierbarem Faden Nr. 1 (Dexon, Vicryl), wobei die Faszie 3–5 mm lateral des Randes durchgreifend gefaßt und durch einen zweiten oberflächlichen Stich adaptiert wird. Auch unterhalb der Linea arcuata beide Faszienblätter mit der gleichen Naht fassen.
    - Alternative: Fortlaufende Naht mit Maxon Nr. 1 doppelt (mit Schlaufe). Durchführung nur bei sicher sauberen Bauchdecken!
  - *Schritt 4:* Einlage einer subkutanen Redondrainage. Ausnahme: Bei sehr dünner und trockener Subkutis kann auf diese Drainage verzichtet werden.
  - *Schritt 5:* Subkutannaht.
  - *Schritt 6:* Hautnaht (s. S. 131).
- **Alternative:** Bei adipösen Patienten mit eindeutiger Verschmutzung der Bauchdecken durch Eiter oder Darminhalt Verschluß wie bei Platzbauch (s. S. 541).

Nachbehandlung

- Die Nachbehandlung richtet sich im einzelnen nach der durchgeführten Operation, soll aber u. a. die nachfolgend aufgeführten Punkte berücksichtigen.
- **Thromboembolieprophylaxe** (s. S. 100).
- **Drainagen:**
  - *Reine Blutungsdrainagen:* Entfernung am 1. postoperativen Tag.
  - *Drainagen neben prekären Anastomosen:* Ab 7. Tag kürzen.
  - *Abszeßdrainagen:* Zeitpunkt der Entfernung abhängig von der Sekretion (s. auch S. 130).
- **Magensonde:** Nach 1–2 Tagen intermittiernd abklemmen. Entfernung bei < 150 ml Reflux/24 Stunden (ausreichender Magentonus).
- **Bilanzierte Infusionstherapie** (s. S. 81): Indiziert, solange ungenügende orale Flüssigkeitsaufnahme. Elektrolytverluste ersetzen (s. S. 81).
- **Stimulation der Darmtätigkeit:** Indiziert ab 3. postoperativen Tag, sofern nicht spontanes Einsetzen: Prostigmin 2 mg = 4 Amp. à 0,5 mg über 4 Stunden per infusionem; 1× täglich (am besten vormittags).
- **Kostaufbau:** Orale Flüssigkeitszufuhr bei ersten Zeichen der beginnenden Darmfunktion. Übergang auf volle Ernährung innerhalb der nächsten 2–4 Tage.
- **Antibiose:** Nur bei spezieller Indikation (s. S. 97).

Prinzip

- Quere Inzision 3–4 Querfinger oberhalb des Nabels. Ausdehnung nach lateral je nach durchzuführender Operation. Mit zusätzlicher Verlängerung in der Mittellinie bis zum Xyphoid sehr gute Übersicht über den gesamten Oberbauch.

Indikationen

- **Pankreaschirurgie:**
  - Duodenopankreatektomie, totale Pankreatektomie.
  - *Nekrotisierende Pankreatitis:* Zugang der Wahl, da auch bei wiederholten Nekroseabtragungen und Lavagen viel geringere Probleme mit dem Bauchdekkenverschluß auftreten als nach medianer Laparotomie.
- **Leberchirurgie:**
  - Leberresektion.
  - Lebertransplantation.
  - Portokavale Anastomose.

Material und Instrumente

- Rochard-Haken und 3 teiliger Bauchspreizer.
- Alternativ 2 Rochard-Haken oder Spezialhakensystem (Omnitract, Octopus).

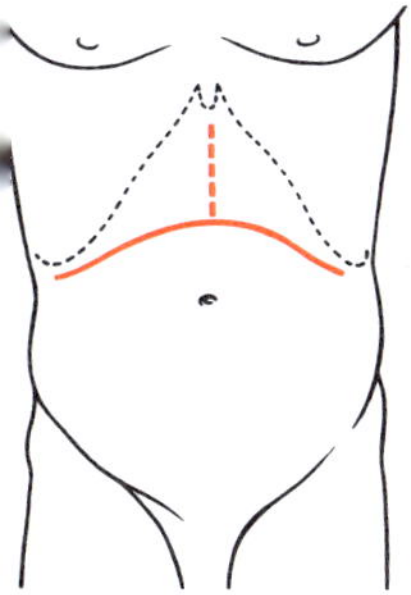

Abb. 140 Schnittführung beim queren Oberbauchschnitt.

Operative Technik

- **Schritt 1:** Leicht nach oben konvexer Querschnitt 3–4 Querfinger oberhalb des Nabels.
- **Schritt 2:** Durchtrennen der vorderen Rektusscheide.
- **Schritt 3:** Durchtrennen der Rektusmuskulatur mit Elektrokauter und Versorgen der A. und V. epigastrica superior.
- **Schritt 4:** Durchtrennen des M. obliquus externus, Ausdehnung dem Eingriff angepaßt.
- **Schritt 5:** Inzidieren und Durchtrennen der hinteren Rektusscheide und lateral davon der Transversusfaszie. In der Mittellinie Abklemmen, Durchtrennen und Ligieren der Chorda venae umbilicalis.

Rippenbogenrandschnitt

Prinzip

- Direktes Eingehen in das Operationsgebiet mit einer schrägen, kosmetisch günstigen (am Rippenbogen verlaufenden) Inzision.
- **Nachteil:** Zugang zum übrigen Abdomen und Verlängerungsmöglichkeiten limitiert.

Indikationen

- **Rechtsseitiger Rippenbogenrandschnitt:**
  - Cholezystektomie (s. S. 581).
  - Gallengangsrevision (s. S. 583).
  - Leberresektion (s. S. 570).
- **Linksseitiger Rippenbogenrandschnitt:**
  - Splenektomie (s. S. 608).
  - Splenorenale Anastomose (s. S. 611).
  - Subphrenischer Abszeß (s. S. 539).

Operative Technik

- **Schritt 1:** Hautschnitt vom Xiphoid bis zur vorderen Axillarlinie (für große Eingriffe, wenn nötig, noch weiter nach hinten), 2 QF unterhalb des Rippenbogen (medial etwas mehr, lateral nur 1 QF).
- **Schritt 2:** Durchtrennen der vorderen Rektusscheide (in der medialen Wundhälfte) und des M. obliquus externus (lateral davon). Schnittverlauf entsprechend Hautinzision.
- **Schritt 3:** Queres Durchtrennen des M. rectus. Ligieren der am Hinterrand laufenden beiden Äste der A. epigastrica. Durchtrennen der lateral und hinten einsprießenden Äste des 8. Interkostalnervs.
- **Schritt 4:** Lateral davon Durchtrennen des M. obliquus internus.
- **Schritt 5:** Inzidieren der hintersten Schicht, Richtung immer entsprechend der Hautinzision: medial hintere Rektusscheide, lateral Transversusfaszie, beide inkl. Peritoneum.

Verschlußtechnik

- **Nahtmaterial:** Für alle Faszien- und Muskelnähte synthetisches resorbierbares Nahtmaterial Nr. 1, Dexon oder Vicryl für Einzelknopfnähte, Maxon oder PDS für fortlaufende Nähte.
- **Schritt 1:** Hintere Rektusscheide und Transversusfaszie, fortlaufend.
- **Schritt 2:** Adaption der Rektusmuskulatur.
- **Schritt 3:** Medial Rektusscheide, lateral Mm. obliquii zusammen, fortlaufend oder Einzelknopfnähte.
- **Schritt 4:** Evtl. Einlage einer Redondrainage.
- **Schritt 5:** Subkutannaht.
- **Schritt 6:** Hautnaht (s. S. 131).

Prinzip

- **Linksseitiger thorakoabdominaler Zugang** (s. Abb. 141): Verlängerung der oberen medianen Laparotomie (s. S. 525) in den unteren Thorax hinein.
- **Rechtsseitiger thorakoabdominaler Zugang** (s. Abb. 142): Inzision in den Thorax senkrecht zum Rippenbogenrandschnitt.

Indikationen

- **Linksseitiger thorakoabdominaler Zugang:**
  - Traumatische Milzruptur mit intrathorakalen Verletzungen (s. S. 386).
  - Verbesserung des Zugangs zum untersten Ösophagus (vor allem bei Kardiakarzinom, s. S. 297).
- **Rechtsseitiger thorakoabdominaler Zugang:**
  - Große Leberruptur (s. S. 326).
  - Evtl. Leberresektion (s. S. 570).
  - Hemihepatektomie (s. S. 570) rechts oder Lebersegmentresektion bei tiefem Abdomen und steilem Rippenbogen.

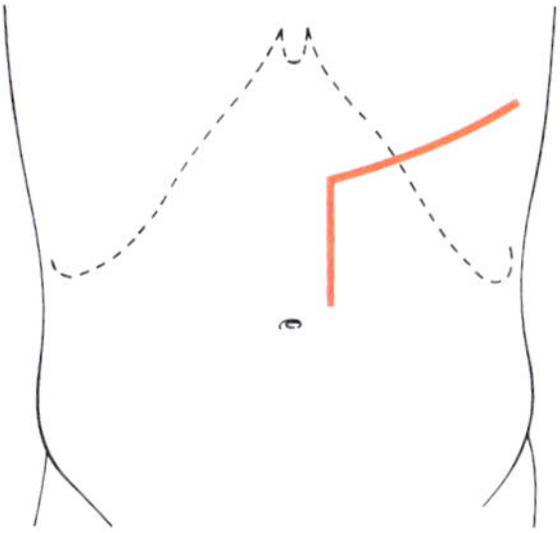

Abb. 141 Schnittführung für den thorakoabdominalen Zugang links.

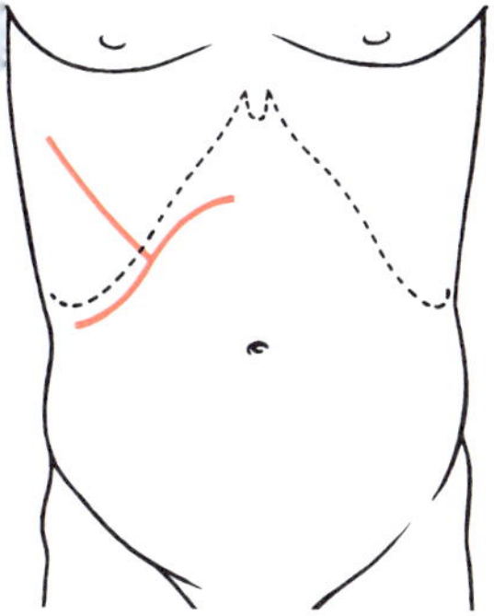

Abb. 142 Schnittführung für den thorakoabdominalen Zugang rechts.

Thorakoabdominaler Zugang

Operative Technik

- **Schritt 1:** Halbseitenlage.
- **Schritt 2:** Hautschnitt links über der 7. Rippe (s. Abb. 141), rechts über der 9. Rippe (s. Abb. 142). Spalten der Muskulatur und Freilegen der Rippe.
- **Schritt 3:** Inzision des Periosts und subperiostales Abschieben des Periosts und des Gefäßnervenbündels. Durchtrennung des knorpeligen Rippenbogens mit dem Skalpell.
- **Schritt 4:** Inzision der Pleura und damit Eröffnen des Thorax.
- **Schritt 5:** Zwerchfell mit Schere durchtrennen. Durchtrennungslinie 1 cm von der Thoraxwand entfernt, bogenförmig bis zur hinteren Axillarlinie. *Cave:* Äste des N. phrenicus (s. S. 130)!
- **Schritt 6:** Thorakal und abdominal je einen Spreizer einsetzen.

Verschlußtechnik

- Thorakotomieverschluß (s. S. 507).
- Zwerchfellverschluß (s. S. 509).
- Laparatomieverschluß (s. S. 526).

Nachbehandlung

- **Thoraxdrainage:** Sog 30 cm H_2O (= 2,45 kPa).
- **Abdominale Drainage:** In der Regel Ableitung ohne Sog. *Ausnahme:* Wird bei undichtem Zwerchfell Luft durch die abdominale Drainage eingesogen, wird ein ebenso hoher Sog wie an der Thoraxdrainage angelegt.

Prinzip

- Einreihige, leicht einstülpende Allschichtnaht mit einem resorbierbaren monofilen Faden. In der Regel fortlaufend; zur Verhinderung einer Stenosierung beim Anziehen der Naht 2× unterbrochen.
- Bei kleinen Anastomosen Einzelknopfnähte.
- Die früher übliche Differenzierung nach Organ sowie die teilweise Anwendung einer zweischichtigen Naht entfällt.

Indikationen

- Für alle Anastomosen (End-zu-End, End-zu-Seit, Seit-zu-Seit) im Gastrointestinaltrakt anwendbare Technik.

Material

- Synthetischer resorbierbarer monofiler Faden 3–0 oder 4–0, doppelt armiert (Maxon, PDS).

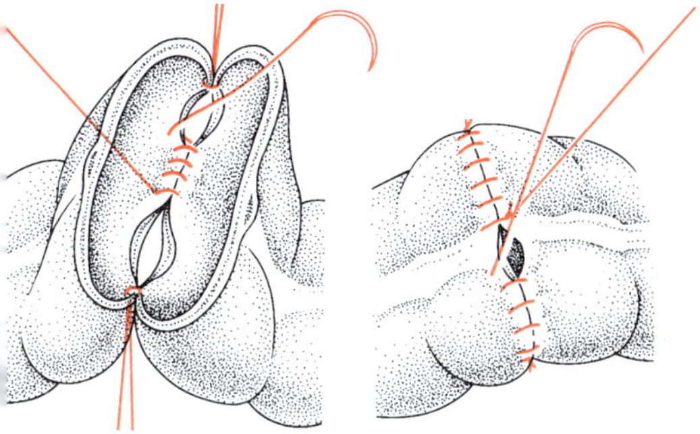

b

Abb. 143 a Darmhandnaht (Dickdarm), Hinterseite.

Abb. 143 b Darmhandnaht (Dickdarm), Vorderseite.

Operative Technik

- **Schritt 1:** Dorsal, bzw. am mesenterialen Ansatz beginnend, Naht von innen, fortlaufende Allschichtnaht der Hinterwand in beiden Richtungen, leicht einstülpend, mit Kontakt Serosa – Serosa.
- **Schritt 2:** Separate, von innen gestochene Allschichtnaht am Übergang Hinterwand – Vorderwand.
- **Schritt 3:** Leichtes Anziehen des fortlaufenden Fadens und Verknoten mit dem separaten Eckfaden auf beiden Seiten.
- **Schritt 4:** Fortlaufende, leicht einstülpende, von außen gestochene Allschichtnaht der Vorderwand, von beiden Seiten bis zur Mitte.

Handnaht

- **Schritt 5:** In der Mitte Knoten der beiden Fäden mit Einstülpen der Wand.
- **Schritt 6:** Prüfen der Nahtlinie und evtl. Zusatzstiche an Stellen, wo kein direkter Serosa – Serosa-Kontakt festgestellt wird.
- **Schritt 7:** Verschluß der Mesenteriumlücke.
- Bei kleinen Lumina (z. B. End-zu-Seit-Hepatikojejunostomie) Einzelknopfnähte

Prinzip

- End-zu-End-Vereinigung durch ein endoluminal eingeführtes zirkuläres Klammergerät (EEA, Proximate ILS). Möglichst großen Magazindurchmesser wählen (Ösophagus maximal 28 mm, Rektum 31 mm).

Indikationen

- Ösophagogastrostomie, Ösophagojejunostomie (Ersatzmagen).
- Kontinuitätsherstellung nach Sigmaresektion.
- Kontinuitätsherstellung nach mesorektaler Resektion.
- Deszendorektostomie.

Operative Technik

- **Kolonanastomose:**
  - *Schritt 1:* 8 mm vor Resektionslinie sauber skelettieren.
  - *Schritt 2:* Proximal weiche Darmklemme legen.
  - *Schritt 3:*
    - Reinigen und desinfizieren (z. B. mit Betadine) des proximalen Stumpfs.
    - Einführen der Gegendruckplatte in den Stumpf und Fixation mit einer Tabaksbeutelnaht mit festem monofilem Faden, Stichabstand 4 mm, Stichtiefe 3 mm.
    - Alternative: Anlegen der Tabaksbeutelsetzklammer, Einführen des mit geraden Nadeln doppelt armierten monofilen Fadens und Durchtrennen an der Klammerkante.
  - *Schritt 4:* Einführen des Gerätes von distal evtl. durch Spezialrektoskop. Knoten der distalen Tabaksbeutelnaht um den Zentralstab.
  - *Schritt 5:* Aufsetzen der Gegendruckplatte auf den Zentralstab.
  - *Schritt 6:* Partielles Schließen des Gerätes unter manueller Kontrolle, ob kein umgebendes Gewebe interponiert wird.
  - *Schritt 7:* Schließen des Gerätes (s. Abb. 144).
  - *Schritt 8:* Abdrücken („Feuern").
  - *Schritt 9:* Leichtes Öffnen des Gerätes und Zurückziehen unter kreiselförmigen Bewegungen.

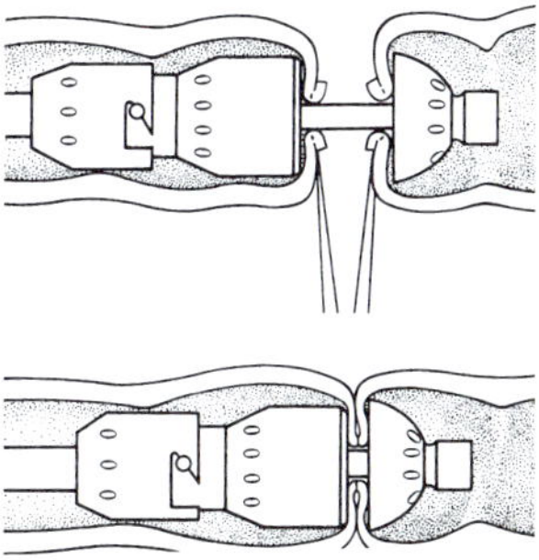

Abb. 144 Mechanische Dickdarmanastomose: Fixation der Stümpfe über den Kopfteilen mit Tabaksbeutelnaht und Vereinigung der Stümpfe durch Schließen des Gerätes.

  - *Schritt 10:* Kontrolle der abgeschnittenen Geweberinge: Tabaksbeutelnaht muß intakt sein, nach Lösen der Naht beide Stanzringe intakt.
  - *Schritt 11:* Dichtigkeitskontrolle der Anastomose, insbesondere bei tiefen rektalen Anastomosen, durch Darmfüllung mit verdnnterBetadinelösung.
- **Reanastomosierung an Hartmann-Stumpf:** Zentralstab durch die Stumpfwand stoßen.
- **Doppelstaplertechnik für tiefe Rektumanastomose** (insbesondere bei mesorektaler Resektion): Verschluß des distalen Rektums knapp oberhalb des Sphinkters mit einem geraden Stapler und Resektion des Präparats. Perforation des Zentralstabs des Rundkopfstaplers in der Mitte dieser Klammernaht durch intaktes Gewebe wenige Millimeter neben der Naht. Die primär gesetzte lineare Klammernaht wird durch die Rundkopfstapler-Anastomose weitgehend wieder ausgestanzt.

Prinzip

- Seit-zu-Seit-Vereinigung unter gleichzeitiger Lumeneröffnung zwischen den beiden Klammerdoppelreihen (GIA, PLC).

Indikationen

- Jejunumersatzmagenbildung.
- Fußpunktanastomose nach Y-Roux.
- Pouch-Bildung nach Proktokolektomie.
- Gastroenterostomie.

Operative Technik

- **Schritt 1:** Fixieren der zu anastomosierenden Abschnitte durch 2 Haltefäden im Abstand der Länge des verwendeten Gerätes.
- **Schritt 2:** Setzen von weichen Darmklemmen proximal und distal.
- **Schritt 3:** Antimesenteriale Stichinzisionen und Desinfektion (z. B. Betadine).
- **Schritt 4:** Einführen des Klammergerätes (s. Abb. 145). *Beachte:* Nahtreihe antimesenterial, Zug am distalen Haltefaden Richtung Handgriff, um die Klammerreihe voll auszunutzen.
- **Schritt 5:** Vorschieben und Zurückziehen des Messers („Feuern").
- **Schritt 6:** Öffnen des Gerätes und Entfernen desselben.
- **Schritt 7:** Querer Verschluß der Einführungsstelle mit Handnaht oder gerader Klammernaht.

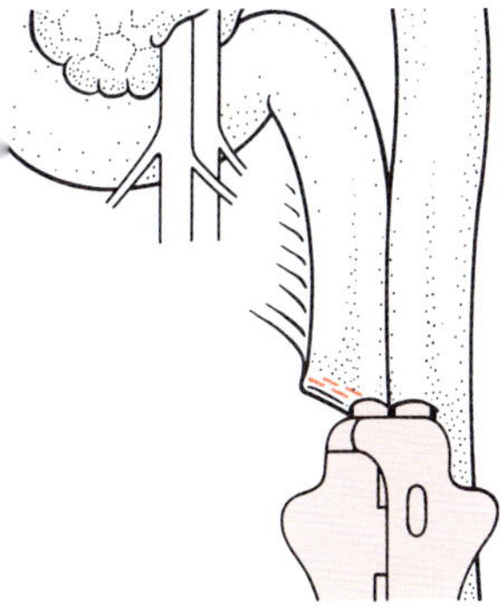

Abb. 145 Gastrointestinale Klammernaht Seit-zu-Seit (am Beispiel der Roux-J-Fußpunkt-Anastomose).

Explorative Laparoskopie (5–541.0)

Prinzip

- Feststellen des Peritonealinhalts (Eiter? Luft? Darminhalt? Blut?); planmäßiges Suchen nach dem Primärleiden und Behandlung bzw. Ausschaltung desselben.
- Systematische Biopsien bei Tumorabklärung.
- Bei massivem akutem Befund nach laparoskopischer Lokalisation rechtzeitiges Umsteigen auf Laparotomie, mit Schnittführung gemäß dem laparoskopisch lokalisierten Hauptbefund.

Indikationen

- **Als Notfalleingriff:** Akutes Abdomen mit Verdacht auf Perforation, Peritonitis oder intraabdominale Blutung (s. S. 183, 303). Keine zeitraubenden Untersuchungen, die an der Indikation doch nichts ändern!
- **Als Elektiveingriff:**
  - Suche nach nicht faßbaren Ursachen einer *konsumierenden Krankheit*. Heute dank der modernen diagnostischen Möglichkeiten nur noch selten nötig.
  - *Tumordiagnostik:* Feststellung der genauen Lokalisation und des Stadiums eines malignen Tumors oder eines Tumorrezidivs, insbesondere eines malignen Lymphoms. Ein komplettes Staging inklusive Splenektomie und retroperitoneale Lymphknotensuche ist hingegen laparoskopisch nicht möglich. In diesem Fall Staging-Laparotomie.
  - *Abklärung unklarer Abdominalbeschwerden:* z. B. Diagnosesicherung von Adhäsionen als lokale Spätfolge nach abdominalen Eingriffen.

Kontraindikationen

- **Kardiorespiratorische Erkrankungen:** Zusätzliche Einschränkungen/Störungen von Herz- und Lungenfunktion durch Anlage eines Pneumoperitoneums z. B. bei:
  - Schwerer obstruktiver Lungenerkrankung (Asthma bronchiale, COPD).
  - Dekompensierter Herzinsuffizienz.
  - Schweren Herzrhythmusstörungen.
  - Frischem Myokardinfarkt.
- **Infektionen der Bauchdecke/Peritonitis:** Gefahr der Keimverschleppung!
- **Ileus:** Gefahr der Punktion geblähter Darmschlingen bei Anlage des Pneumoperitoneums.
- Gerinnungsstörungen.

Vorbereitung

- Zentraler Venenkatheter (s. S. 49); bilanzierte Infusionstherapie (s. S. 81).
- Blasenkatheter (s. S. 72).
- Magensonde (s. S. 68).
- Perioperative Thromboemboliephrophylaxe (s. S. 100).
- **Intensivtherapie bei Notfallindikation:** Verbesserung des Allgemeinzustands und der Operabilität durch kurzdauernde, intensive Behandlung je nach klinischem Bild:
  - Behebung einer Hypovolämie.
  - Korrektur einer Azidose.
  - Korrektur einer Elektrolytentgleisung.

Operative Technik

- **Schritt 1:** Installation der Laparoskopie (s. S. 524).
- **Schritt 2:** Orientierung über Peritonealinhalt und Peritoneum. Inhalt serös, trübe, eitrig, blutig tingiert, rein blutig? Geruchlos oder stinkend? Luft, Mageninhalt, Galle, Darminhalt in der Bauchhöhle? Maximum des Befunds? Peritoneum gerötet, fibrinbelegt, verklebt?
- **Schritt 3:** Sekretentnahme für Bakteriologie inkl. Anaerobier. Bei hämatogener Peritonitis (Peritonitis ohne nachweisbares intraabdominales Grundleiden) auch Sekret für Tbc-Nachweis inkl. Kultur.
- **Schritt 4:** Systematische Suche nach dem Grundleiden, gezielt nach Art des Sekrets und Maximum des Befunds:
  - *Peritonealexsudat klar, serös:*
    - Appendicitis acuta (s. S. 410).
    - Lymphadenitis mesenterialis.
    - Banale Enteritis.
    - Meckel-Divertikulitis (s. S. 402).
    - Mechanischer Ileus (s. S. 393).
    - Enteritis regionalis (s. S. 417).
    - Adnexitis.
    - Stielgedrehte Ovarialzyste.
    - Sigmadivertikulitis (s. S. 423).
    - Netztorsion.
    - Cholecystitis acuta (s. S. 353).
    - Pancreatitis acuta (s. S. 363).
    - Gedeckte Ulkusperforation (s. S. 308).
  - *Peritonealexsudat gallig:*
    - Gallenblasenperforation (s. S. 353).
    - Magenulkus- oder Duodenalulkusperforation (s. S. 308, 311).
  - *Luft in abdomine:*
    - Magenulkus- oder Duodenalulkusperforation (s. S. 308, 311).
    - Dünndarmperforation (Luft selten!).
    - Appendizitisperforation (Luft Rarität!).
    - Sigmadivertikulitisperforation (s. S. 423).
    - Kolonperforation durch Fremdkörper.
    - Uterusperforation bei artifiziellem Abort.
  - *Peritonealexsudat eitrig:*
    - Magenulkus- oder Duodenalulkusperforation.
    - Gallenblasenperforation.
    - Sigmadivertikulitisperforation.
    - Appendicitis perforata.
    - Meckel-Divertikulitis, perforiert.
    - Kolonperforation durch Fremdkörper.
    - Darmgangrän (Ileus, Mesenterialinfarkt; s. S. 393, 397).
    - Pyosalpinx, perforiert.
    - Uterusperforation bei artifiziellem Abort.
    - Tumorperforation (Magen, Dünndarm, Kolon).
    - Hämatogene Peritonitis (s. S. 303).

Explorative Laparoskopie (5 – 541.0)

- *Peritonealexsudat sanguinolent:*
  - Darmnekrose (Ileus).
  - Mesenterialinfarkt.
  - Follikelsprung.
  - Akute nekrotisierende Pankreatitis (s. S. 363).
- *Reines Blut in abdomine:*
  - Extrauteringravidität, rupturiert.
  - Spontane Milzruptur (s. S. 386).
  - Traumatische Organruptur (Milz, Leber).
  - Rupturierter Tumor, insbesondere Leberadenom (s. S. 339).
  - Milzarterienaneurysma, rupturiert.
  - Bauchaortenaneurysma, rupturiert.
- siehe auch Leitsymptom Akute Abdomen (S. 183).

Prinzip

- Perkutane, sonographisch oder CT-gesteuerte Dauerdrainage.
- Bei bestehenden Kontraindikationen oder Unmöglichkeit einer sonographisch oder CT-gesteuerten Dauerdrainage: Operative Drainage durch direktes Eingehen auf den Abszeß, wenn möglich ohne Eröffnen der freien Bauchhöhle.

Indikationen

- Im Prinzip jeder **intraabdominale Abszeß** (nach Perforation, Peritonitis oder Operation), insbesondere:
  - Subphrenischer Abszeß.
  - Subhepatischer Abszeß.
  - Douglas-Abszeß.

Kontraindikationen

- Kontraindikationen zur Beschränkung auf die umschriebene Abszeßdrainage:
  - Multiple Abszesse.
  - Abszesse zwischen Darmschlingen.
  - Grundleiden (z.B. Perforation) nicht behoben.
- In diesen Fällen Totalsanierung durch eine Laparotomie.

Interventionelle Therapie

- Perkutane, unter Führung durch Sonographie oder CT eingelegte Dauerdrainage (nicht nur einmalige oder mehrmalige Punktion!). Voraussetzung: gut abgrenzbarer Abszeß, gefahrloser Zugang. Spezielles Set zum Aufdilatieren des Punktionskanals.

Operative Technik

- **Schritt 1: Zugang:**
  - *Subphrenischer Abszeß:* Rippenbogenrandschnitt oder Schnitt über der 12. Rippe mit Resektion der 12. Rippe.
  - *Subhepatischer Abszeß:* Kleiner Rippenbogenrandschnitt rechts.
  - *Douglas-Abszeß:* Bei vorbestehender Appendektomiewunde durch diese eingehen, sonst kleine untere mediane Laparotomie oder Laparoskopie.
- **Schritt 2:** Nach Inzision des Peritoneums Abschieben der entzündlichen Verwachsungen und direktes stumpfes Eröffnen der Abszeßhöhle.
- **Schritt 3:** Absaugen des Eiters, Entfernen von Nekrosen, Säubern von Taschen ohne Einreißen der Hauptabszeßmembran.
- **Schritt 4:** Einlegen einer Saugspüldrainage (16 oder 20 Ch). Herausleiten lateral durch separate Hautinzision.
- **Schritt 5:** Schichtweiser Wundverschluß, ausschließlich resorbierbarer Faden. Bei stark verschmutzter Wunde Haut nicht nähen.

Intraabdominale Abszeßdrainage

Nachbehandlung

- **Saugspüldrainage:**
  - *Sog:* 30 – 60 cm H_2O.
  - *Spülflüssigkeit:* NaCl 0,9% ohne Zusätze.
  - *Zeitpunkt der Entfernung:* Drainage belassen, bis Spülflüssigkeit klar und steril; in der Regel Entfernung nach ungefähr 10 Tagen.
- **Antibiose** (s. S. 97): Systemische Antibiose bei Fieber und Zeichen einer Sepsis.

Definition

- **Platzbauch:** Dehiszenz der Faszien/Muskelnaht mit Herniation von Darm und Netz.

Prinzip

- Behebung der Ursache (Abszeß, Blutung usw.), spannungsfreier Faszienverschluß und Verhütung eines postoperativen Bauchdeckenabszesses.

Indikation

- Jeder Platzbauch, wenn möglich noch vor der Dehiszenz der Hautnaht.

Vorbereitung

- Steriles Abdecken der Wunde bei bereits dehiszenter Haut.
- **Blutkonserven:** Bereitstellung von 2 Erythrozytenkonzentraten.

Operative Technik

- **Schritt 1:** Eröffnen der Wunde, evtl. mit Anfrischen der Hautränder. *Cave:* Darm liegt evtl. direkt unter der Haut!
- **Schritt 2:** Entfernen aller alten Nähte.
- **Schritt 3:** Säubern der Faszienränder, aber kein Anfrischen.
- **Schritt 4:** Suche nach Ursache des Platzbauchs. Ausräumen und Drainieren von Abszessen und Hämatomen oder Sanieren von anderen möglichen Platzbauchursachen, je nach Befund. Ausspülen.
- **Schritt 5:** Vorlegen von durchgreifenden Nähten, monofil, nicht resorbierbar (Polyamid oder Polypropylen), Austritt 3 – 5 cm lateral der Wundränder. Am besten, schnellsten und schonendsten mit speziellem Set, z. B. Ventrofil.
- **Schritt 6:** Peritonealverschluß mit synthetischem resorbierbarem Nahtmaterial, sofern genügend Peritoneum vorhanden; sonst Mitfassen des Peritoneums bei Fasziennaht.
- **Schritt 7:** Provisorisches Anziehen der durchgreifenden Nähte über Widerlager (Plastikplättchen), so daß die Faszie ohne Spannung genäht werden kann.
- **Schritt 8:** Fasziennaht. Je nach Befund einfache Naht, 8er Naht oder Flaschenzugnaht. Synthetisches resorbierbares Nahtmaterial (Dexon, Vicryl, Maxon) Nr. 1.
- **Schritt 9:** Einlage einer subkutanen Redon-Drainage. Hautnähte oder Subkutis locker adaptieren und Wunde im übrigen offenlassen.
- ✓ **Beachte besonders:** Wichtigste Rezidivprophylaxe ist die Vermeidung einer chronischen Infektion durch Verzicht auf nichtresorbierbares Nahtmaterial (exkl. Entlastungsnähte) und durch Sicherstellung einer adäquaten Wunddrainage.

Nachbehandlung

- **Drainage:** Entfernung der Redon-Drainage bei sauberer seröser (nicht blutiger!) Sekretion < 20 ml/die, in der Regel nach 3 – 4 Tagen.
- **Entlastungsnähte:** Entfernung nach 2 – 3 Wochen.

Proximale selektive Vagotomie (5–444.2)

Prinzip

- Vagotomie der parietalzelltragenden Magenpartien (Korpus, Fundus). Die vagale Antruminnervation bleibt intakt; eine Drainageoperation (Pyloroplastik) ist deshalb nur bei organischer Pylorusstenose nötig.

Indikationen

- Ulcus duodeni, therapieresistent oder mit Komplikationen (s. S. 311).
- Refluxösophagitis mit Hyperazidität (zusammen mit Fundoplikatio).

Kontraindikationen

- Wegen Gefahr der Magenwandnekrose ist die proximale selektive Vagotomie kontraindiziert bei:
  - Urämie.
  - Schwerer Hypertonie sowie anderen schweren Gefäßleiden.
  - Alter > 65 Jahre.
  - Status nach Splenektomie.
  - Portaler Hypertonie (Beeinträchtigung der späteren Therapiemöglichkeiten).
- **Vorgehen in diesen Fällen:** Trunkale Vagotomie (s. S. 545).

Vorbereitung

- Einlauf.
- **Blutkonserven:** Bereitstellung von Testblut.
- Ggf. **präoperative Magenentlastung** bei bestehender Magenausgangsstenose (Aspirationsgefahr bei Narkoseeinleitung!).

Operative Technik

- **Schritt 1:** Obere mediane Laparotomie (s. S. 525).
- **Schritt 2:** Einsetzen eines Rochard-Hakens. Insbesondere für alle Vagotomien ist er eine große Erleichterung!
- **Schritt 3:** Assistent faßt Magenkorpus von links mit einem feuchten Tuch breitflächig, zieht den Magen nach ventral und schlägt ihn dann nach links und kaudal.
- **Schritt 4:** Inzidieren des Lig. coronarium hepatis sinister (triangulare).
- **Schritt 5:** Abdrängen des linken Leberlappens mit einem Leberhaken nach rechts.

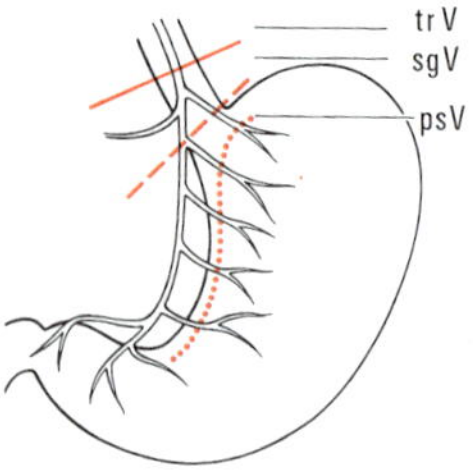

Abb. 146 Vagotomieformen: trV = trunkale Vagotomie, SgV = selektiv gastrische Vagotomie (nicht mehr üblich), psV = proximale selektive Vagotomie.

- **Schritt 6:** Identifizieren des R. antralis (N. Latarjet) des vorderen N. vagus (s. Abb. 147). Der Ramus entspringt ca. 2 cm oberhalb der Kardia aus dem Hauptstamm des vorderen N. vagus oder aus dem R. hepaticus. Er zieht im Omentum minus, 2–10 mm neben der kleinen Kurvatur, nach unten, gibt auf dem Verlauf kleine Äste an den Magen ab und verzweigt sich auf Höhe des Angulus in 3 terminale Äste (s. Abb. 147). Am angespannten Magen messen!
- **Schritt 7:** Beginn der Skelettierung am Angulus der kleinen Kurvatur, 7 cm vom Pylorus entfernt.
  - *Normaler Verlauf und Aufteilung des R. antralis:* Der mittlere terminale Zweig des R. antralis wird bei Einhalten einer Distanz von 7 cm belassen und der linke mitgenommen. Skelettieren nach kranial, vorerst unter Durchtrennen des vorderen Peritonealblattes mit ganz magennahem separatem Ligieren und Durchtrennen der einzelnen in den Magen einstrahlenden Gefäß- und Nervenbündel.
  - *Verlauf des R. antralis dicht am Magen:* Die Gefäßstränge müssen aus der Magenwand durch Peritonealinzision beidseits etwas befreit werden, um für die Ligaturen mehr Platz zu gewinnen.

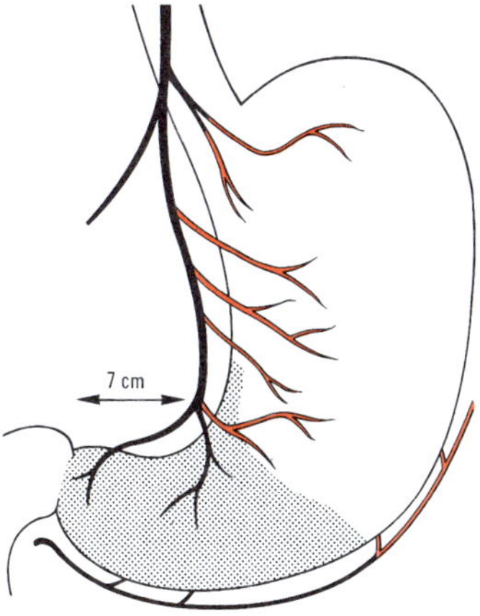

Abb. 147 Anatomie der vagalen Mageninnervation (vorderer Vagus). Rot: zu durchtrennende Vagusäste bei proximaler selektiver Vagotomie. R. antralis = N. Latarjet.

- **Schritt 8:** Skelettieren bis zur Kardia und über den terminalen Ösophagus bis nach links. Der Ösophagus wird auf einer Länge von 4 cm völlig von allem daraufliegenden Gewebe befreit. *Cave:* Verletzung der Rr. hepatici des vorderen N. vagus!
- **Schritt 9:** Anschlingen des Ösophagus mit einem Bändchen und sachtes Hochziehen.
- **Schritt 10:** Fertigstellen der Skelettierung der kleinen Kurvatur durch Durchtrennen des hinteren Peritonealblattes mit den hinteren Gefäßnervenbündeln, also den Ästen des R. antralis des hinteren Vagus, wiederum ganz magennahe. Äste der A. gastrica sinistra durchtrennen.

Proximale selektive Vagotomie (5–444.2)

- **Schritt 11:** Fortführen der Gewebedurchtrennung bis 4 cm über die Kardia hinaus, wobei in diesem Bereich das gesamte Gewebe zwischen dem hier nahe am Ösophagus verlaufenden hinteren Vagusstamm und dem Ösophagus durchtrennt wird. Säubern der Ösophagushinterwand. Durchtrennen der Stränge zwischen Ösophagus bzw. Retroperitoneum und oberer großer Magenkurvatur. Im Endzustand fehlen in diesem Bereich jegliche Gewebeverbindungen vom Magen zum Omentum minus und zum Retroperitoneum.
- **Schritt 12:** Visuelle und digitale Kontrolle der Vollständigkeit der Skelettierung der kleinen Kurvatur und des terminalen Ösophagus. Kontrollieren des Ösophagus auf belassene Vagusfasern mit Pinzette oder Nervenhäkchen.
- **Schritt 13:** Kontrolle mit Leukomethylenblau: Nach Bepinseln des Ösophagus bleiben Nervenfasern vorerst weiß auf der blau gefärbten Muskulatur. Sie färben sich erst blau nach intensivem Einreiben der Farbe, bleiben aber blau, wenn der Farbstoff von der Muskulatur mit Kochsalzlösung abgewaschen wird.
- **Schritt 14:** Durchtrennen von auf diese Weise entdeckten Nervenfasern mit Elektrokoagulationspinzette.
- **Schritt 15:** Durchtrennen des R. epiploicus (aus dem R. coeliacus des hinteren Vagus). Er läuft im Lig. gastrocolicum zwischen A. und V. gastroepiploica dextra. Durchtrennen auf Höhe der Antrum-Korpus-Grenze.
- **Schritt 16:** Kontrolle der Blutstillung. Keine Drainage.
- **Schritt 17:** Bei Pylorusstenose: Pyloroplastik (s. S. 547). Bei Ulcus praepyloricum und Ulcus pyloricum Indikation zur Pyloroplastik sehr großzügig, bei Ulcus duodeni zurückhaltend stellen.
- **Schritt 18:** Laparotomieverschluß (s. S. 526).

Nachbehandlung

- **Bilanzierte Infusionstherapie** (s. S. 81), Elektrolytsubstitution.
- **Physiotherapie** (s. S. 139): Mobilisation am 1. postoperativen Tag; Atemgymnastik.
- **Magensonde:** Entfernung in der Regel am 2. postoperativen Tag bei < 300 ml Reflux/24 Stunden.
- **Kostaufbau:** Trinken ab 2. postoperativen Tag; flüssige Kost ab 4. postoperativen Tag.
- **Darmfunktion** (s. S. 138):
  - Am 2. postoperativen Tag Einlauf mit 500 ml lauwarmem Kamillosan oder Practo-Clyss.
  - Bei ungenügender Darmfunktion am 3. postoperativen Tag Karlsbader Salz per os.
- **Hautnähte:** Entfernung am 10. Tag.

Postoperative Komplikationen

- **Nachblutung:** Äußerst selten.
- **Magenentleerungsstörung:** Entstehung bei unbemerkter Durchtrennung des R. antralis → Evtl. Pyloroplastik (s. S. 547) notwendig.
- **Magenperforation:** Entstehung durch unbeabsichtigtes Mitfassen von Magenwand bei einer Ligatur. Äußerst selten.

Trunkale Vagotomie (5–444.0)

Prinzip

- **Durchtrennen des hinteren und vorderen Vagusstammes** am Ösophagus. Ergibt eine totale vagale Denervation der Eingeweide.
- Immer mit Drainageoperation oder Magenresektion kombinieren.

Indikationen

- Notfallmäßige Operation eines Ulkus wegen Blutung oder Perforation (s. S. 308, 311).
- Ulcus pepticum jejuni (s. S. 314, 324).

Vorbereitung

- Einlauf.
- **Blutkonserven:** Bereitstellung von Testblut.

Operative Technik

- **Schritt 1:** Obere mediane Laparotomie (s. S. 525).
- **Schritt 2:** Großlumige Magensonde einlegen lassen.
- **Schritt 3:** Magenkorpus wird durch einen Assistenten von links mit einem feuchten Tuch breitflächig gefaßt. Magen nach vorn ziehen, dann nach links und kaudal schlagen.
- **Schritt 4:** Inzidieren des Lig. triangulare sinistrum hepatis. Linken Leberlappen mit einem Leberhaken nach rechts abdrängen.
- **Schritt 5:** Nach querer Inzision des Peritoneums über dem distalen Ösophagus vorderen Vagusstamm präparieren. N. vagus läßt sich am angespannten Magen wie eine Geigensaite palpieren.
- **Schritt 6:** Resezieren von 1 cm Vagusstamm zwischen 2 spitzen Klemmen. Ligieren der Nervenstümpfe mit resorbierbarem Faden 3/0.
- **Schritt 7:** Stumpfes Präparieren des hinteren Vagus mit dem Finger. Der Stamm wird besser palpiert als gesehen. Vagusstamm über dem Finger anspannen. Stück von 1 cm Länge des angespannten N. vagus zwischen 2 spitzen Klemmen resezieren. Ligieren der Stümpfe mit resorb. Faden 3/0.
- **Schritt 8:** Digitale Kontrolle auf evtl. akzessorische Vagusfasern.
- **Schritt 9:** Pyloroplastik (s. S. 547) oder distale Magenresektion (s. S. 552).

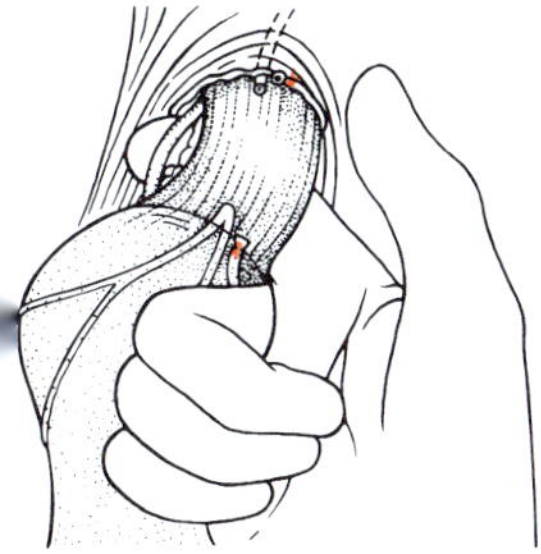

Abb. 148 Trunkale Vagotomie: Umfahren des terminalen Ösophagus und Darstellen des hinteren Vagusstammes.

Trunkale Vagotomie (5 – 444.0)

Nachbehandlung

- Nach Pyloroplastik (s. S. 549).
- Nach Resektion (s. S. 555, 138).

Postoperative Komplikationen

- **Gastroparese:** Folge der vagalen Magendenervation. → Im Extremfall 7 – 10 tägige Magendekompression mit Sonde notwendig.
- **Therapieresistente Diarrhoe:** Typische, aber seltene Folge der vagalen viszeralen Denervation.

Pyloroplastik (5–432.1)

Prinzip

- Erweiterung des Pylorus durch Längsinzision (oder spindelförmige quere Myektomie) und Querverschluß.

Indikationen

- Pylorusstenose, insbesondere Narbenstenose, bei Ulkuskrankheit (s. S. 311). Mit Vagotomie kombinieren!
- Blutendes Ulcus duodeni (s. S. 311). Mit Vagotomie kombinieren!
- Unkompliziertes Ulcus duodeni, das mit trunkaler Vagotomie behandelt wird (s. S. 311).
- Vagusdurchtrennung bei Ösophagusresektion, Kardiaresektion, Magenfundusresektion u. a. Operationen.

Vorbereitung

- Einlauf.
- **Blutkonserven:** Bereitstellung von Testblut.
- Ggf. **präoperative Magenentlastung** bei bestehender Magenausgangsstenose (Aspirationsgefahr bei Narkoseeinleitung!).

Operative Technik

- **Vorgehen bei unkompliziertem Ulcus duodeni:**
  - *Schritt 1:* Obere mediane Laparotomie (s. S. 525).
  - *Schritt 2:* Anbringen von Haltefäden beidseits am Pylorus.
  - *Schritt 3:* Seromuskuläre Längsinzision streng in der Mitte der Vorderwand, je 1,5 cm magen- und duodenalwärts. Blutstillung und Durchtrennen der Mukosa mit Elektrokauter. Keilförmige Querexzision der Pylorusmuskulatur beidseits der Inzision. Bei *Pyloroplastik ohne Ulkus* (Ösophagusresektion u. a.) kann anstatt der Längsinzision auch eine schmale spitzovaläre Querexzision der Pylorusvorderwand durchgeführt werden.
  - *Schritt 4:* Bei *Ulcus perforans der Vorderwand* spindelförmiges Längsexzidieren des Ulkus. Dann Erweiterung der Öffnung gemäß Schritt 3.
  - *Schritt 5:* Querverschluß der Inzision:
    - 1. Reihe: Fortlaufend mit synthetischem resorbierbarem Faden atraumatisch 3/0; am Magen nur Mukosa, am Duodenum ganze Wand fassend.
    - 2. Reihe: Seromuskulär adaptierend (nicht einstülpend), Einzelknopfnähte mit synthetischem resorbierbarem Faden, atraumatisch 3/0.
  - *Schritt 6:* Evtl. Aufsteppen von omentalem Fettgewebe.
  - *Schritt 7:* Auf Einlage einer Drainage wird verzichtet! (Ausnahme: Perforationsperitonitis.)
  - *Schritt 8:* Bei Perforationsperitonitis ausgiebiges Spülen der Bauchhöhle.
- **Vorgehen bei Ulkusblutung:**
  - *Schritt 1:* Inzision, wenn nötig, etwas länger wählen, damit das Ulkus (der Hinterwand) einwandfrei identifiziert und umstochen werden kann. Umstechen mit 2 kreuzweise gelegten, tiefen U-Nähten mit synthetischem resorbierbarem Nahtmaterial 3/0 (s. Abb. 150).

Pyloroplastik (5–432.1)

- *Schritt 2:* Freilegen und Ligieren der A. gastroduodenalis (am Abgang aus der A. hepatica) und der A. pancreaticoduodenalis ant. sup. (neben dem Austritt der A. gastro-epiploica dextra aus dem Pankreas) (s. Abb. 151).
- *Schritt 3:* Exzision von Pylorusmuskulatur beidseits und Querverschluß wie oben.

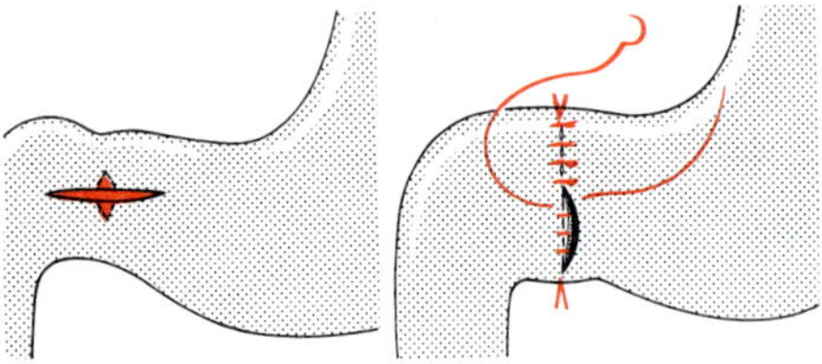

Abb. 149 Pyloroplastik: Technik der Pylorusvorderwand-Exzision und des Verschlusses.

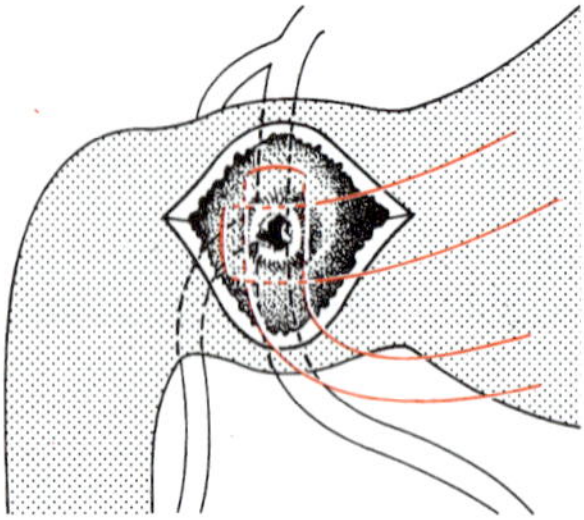

Abb. 150 Ulkusumstechung.

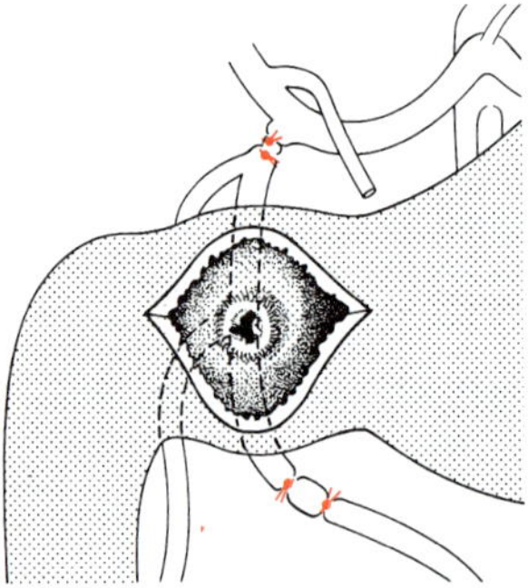

Abb. 151 Arterienligatur.

Nachbehandlung

- **Bilanzierte Infusionstherapie** (s. S. 81), Elektrolytsubstitution.
- **Antibiose** (s. S. 97): Indiziert nur bei Perforationsperitonitis (s. S. 303).
- Mobilisation am 1. postoperativen Tag; Atemgymnastik.
- **Magensonde:** Entfernung in der Regel am 2. postoperativen Tag bei < 300 ml Reflux/24 Stunden.
- **Darmfunktion** (s. S. 138):
  - Am 3. postoperativen Tag Einlauf mit 500 ml lauwarmer Kamillosanlösung (1 : 50) oder Practo-Clyss.
  - Bei ungenügender Darmfunktion am 4. postoperativen Tag Karlsbader Salz per os.
- **Kostaufbau** (s. S. 139): Trinken ab 3. postoperativen Tag; breiige Kost 1–2 Tage später.
- **Hautnähte:** Entfernung am 10. Tag.

Postoperative Komplikationen

- **Nahtinsuffizienz:** Seltene, aber schwerwiegende Komplikation. → Sofortige Reoperation angezeigt. Ist ein sicherer Verschluß der Pyloroplastik nicht mehr möglich, erfolgt die Antrektomie mit Verschluß des Duodenalstumpfs und Y-Roux-Rekonstruktion (s. S. 552).

Laparoskopischer Ulkusperforationsverschluß (5–433.1)

Prinzip

- Direktverschluß des Ulkus ohne säureblockierenden Zusatzeingriff oder Pyloroplastik. Eradikation eines gesicherten Helicobacter pylori-Infektes.

Indikation

- Verdacht auf Ulkusperforation bei stummer Anamnese oder Erstmanifestation eines Ulcus duodeni.
- Steroid- oder NSAID-assoziierte Perforation eines Ulcus ventriculi/pylori; ansonsten bei Ulcus ventriculi Exzision unerläßlich.
- ✓ **Anmerkung:**
  - Das langbestehende, komplizierte oder therapieresistente Ulkusleiden wird heutzutage noch weitgehend konventionell operiert. Für den erfahrenen Laparoskopeur stellen die verschiedenen Vagotomien sowie die Pyloroplastik allerdings keine Kontraindikation für ein laparoskopisches Verfahren dar.
  - Erfordert die Therapie ein resezierendes Verfahren, ist die Laparoskopie nur in Ausnahmesituationen zu diskutieren.

Vorbereitung

- Präoperative Magendekompression mittels Magensonde.

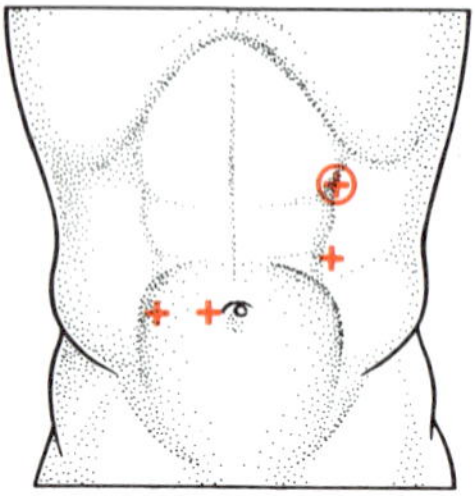

Abb. 152 Zugänge zum laparoskopischen Verschluß einer Ulkusperforation.

Operative Technik

- **Schritt 1:** Installation des Pneumoperitoneums und der Instrumentierkanäle gemäß Abb. 152 (siehe auch S. 524). Operationstisch in 20° Anti-Trendelenburg-Lage.
- **Schritt 2:** Diagnostische Exploration, Entnahme von Sekret für Bakteriologie; wenn möglich, Test für Helicobacter oder kleine Biopsie aus Ulkusrand.
- **Schritt 3:** Bei Diagnose einer schweren Peritonitis (Perforation älter als 12 Stunden) eventuell auf offenes Verfahren umstellen.
- **Schritt 4:** Spülung und Säuberung der Peritonealhöhle.
- **Schritt 5:** Querer Direktverschluß des Ulkus (in der Regel ohne Anfrischung der Wundränder; *Ausnahme:* bei stark kallösem oder blutendem Ulkus Anfrischung in Längsrichtung indiziert) durch seromuskuläre Einzelknopfnähte mit resorbierbarem Nahtmaterial der Stärke 2/0–4/0. Durchgreifende Nähte vermeiden.

(Gefahr der Fixation der Hinterwand). Zur Kontrolle der Stichplazierung im Zentrum des Ulkus ausstechen und den Stich durch Wiederansetzen am Ulkusrand vervollständigen. Bei kleinem Ulkus lohnt sich das Vorlegen von 2–3 Nähten (s. Abb. 153).

- **Schritt 6:** Extrakorporale Verknotung der Einzelknopfnähte mittels Knotenschieber.
- **Schritt 7:** Füllung des Magens mit Methylenblau oder intraoperative Endoskopie zur Dichtigkeitsprüfung.
- **Schritt 8:** Deckung der Naht mit einem mobilen Omentumstück mit 1–2 Nähten.
- **Schritt 9:** Drainageneinlage subhepatisch von rechts.
- **Schritt 10:** Spülung, Ablassen des Pneumoperitoneums, Entfernung der Hülsen, Fasziennähte und Hautverschluß.

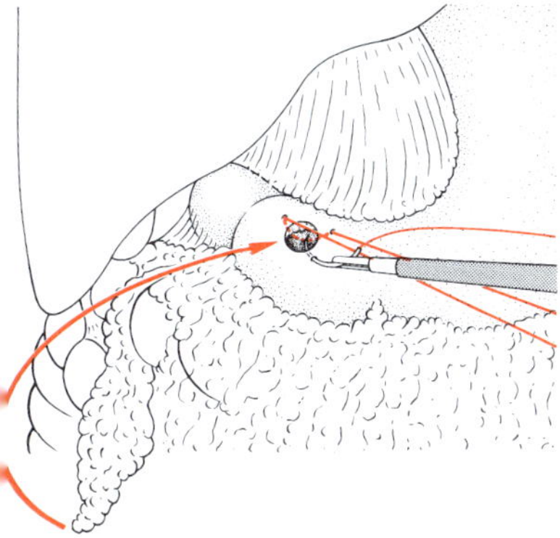

Abb. 153 Laparoskopische Naht eines perforierten präpylorischen Ulkus.

Nachbehandlung

- Bilanzierte Infusionstherapie (s. S. 81).
- Magensonde (s. S. 68).
- **Kostaufbau:** Enteraler Nahrungsaufbau ab 2. postoperativem Tag; zunächst Mischinfusion über Magensonde (s. S. 139).
- Helicobacter pylori-Eradikation (s. S. 313).
- **Ulkusprophylaxe** (s. S. 313): Säureblockade für 6 Wochen.
- **Hautnähte:** Entfernung nach 4–5 Tagen.
- **Kontrollendoskopie** 6 Wochen postoperativ, insbesondere bei Ulcera ventriculi.

Postoperative Komplikationen

- **Nachblutung:** Nur im Falle einer Gerinnungsstörung zu befürchten.
- **Nahtinsuffizienz:** Gallige Verfärbung des Wundsekrets. → Indikation für Reoperation mit einem offenen Verfahren.
- **Persistierende Peritonitis** bei verschleppter Perforation → Indikation für wiederholte Abdomenlavagen (Etappenlavage).

Distale Magenresektion (5 – 435; S – 436)

Prinzip

- Bei benignem Leiden Resektion der distalen Hälfte (= Hemigastrektomie = Antrektomie) bis 2/3 des Magens, bei Malignom 3/4 bis subtotale Resektion. Duodenalstumpfverschluß; Rekonstruktion durch Gastrojejunostomie. Systematische Lymphknotenentnahme bei Malignom.

Indikationen

- Ulcus ventriculi im Antrum oder Korpus (s. S. 308).
- Duodenales Ulkusrezidiv nach Vagotomie.
- Erosive Gastritis (s. S. 316).
- Malignom im Antrum (Karzinom oder primäres Lymphom; s. S. 320).

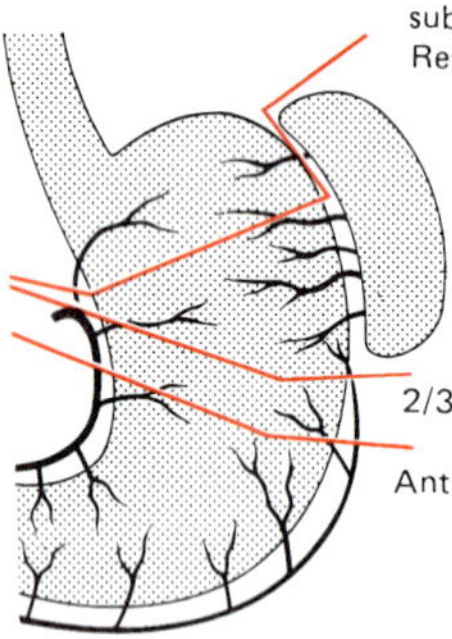

Abb. 154 Resektionshöhe für die verschiedenen Typen der distalen Magenresektion.

Vorbereitung

- Einlauf.
- **Blutkonserven:** Bereitstellung von 4 Erythrozytenkonzentraten.
- Ggf. **präoperative Magenentlastung** bei bestehender Magenausgangsstenose (Aspirationsgefahr bei Narkoseeinleitung!).

Operative Technik

- **Schritt 1:** Obere mediane Laparotomie (s. S. 525).
- **Schritt 2:** 2. Assistent hält Querkolon mit feuchtem Tuch von links her und spannt Lig. gastrocolicum an.
- **Schritt 3:**
  - *Bei benignem Leiden:* Inzidieren des Lig. gastrocolicum in einer avaskulären Partie.
  - *Bei Malignom:* Ablösen des gesamten Omentum majus vom Querkolon.
- **Schritt 4:** Skelettieren der großen Kurvatur:
  - *Antrektomie:* Skelettieren bis zu den Vasa gastrica brevia (exkl.).
  - *2/3-Resektion:* Skelettieren mit einigen Vasa gastrica brevia.
  - *4/5- und subtotale Resektion:* Skelettieren der gesamten großen Kurvatur.

Distale Magenresektion (5 – 435; S – 436)

- **Schritt 5:** Skelettieren des Duodenums bis auf das Pankreas, bei Malignom mit Ligieren der Vasa gastroepiploica dextra am Austritt aus dem Pankreas.
- **Schritt 6:** Skelettieren der kleinen Kurvatur vom Duodenum inkl. A. gastrica dextra:
  - *Antrektomie und ²/₃-Resektion:* Skelettieren mit Durchtrennen des absteigenden Asts der A. gastrica sinistra.
  - *⁴/₅- und subtotale Resektion:* Durchtrennen der Äste der A. gastrica sinistra mit Ausnahme des aufsteigenden Asts.

  Skelettieren inkl. A. gastrica sinistra.
- **Schritt 7:** Anbringen von Haltefäden am Duodenum duodenalwärts der geplanten Resektionslinie.
- **Schritt 8:** Ansetzen einer harten Klemme postpylorisch proximal der geplanten Resektionslinie.
- **Schritt 9:** Offenes Durchtrennen des Duodenums unter Belassung einer freien Duodenalmanschette von 1 cm Höhe. Hochschlagen des Magens.
- **Schritt 10:** Evtl. Mobilisieren des Duodenums nach Kocher:
  - Inzidieren des Peritoneums rechts lateral am Duodenum (am Übergang Peritoneum viscerale – parietale).
  - Abschieben des Peritoneum parietale mit Stieltupfer nach lateral, des Duodenums nach medioventral.
- **Schritt 11:** Duodenalstumpfverschluß zweireihig (s. Abb. 155):
  - *1. Reihe:* Fortlaufend, innenwendlich mit resorbierbarem Faden (Dexon, Vicryl) 3/0.
  - *2. Reihe:* An beiden Nahtenden je eine halbe Tabaksbeutelnaht, seromuskulär, mit synthetischem resorbierbarem Faden 3/0. Dazwischen 1 – 3 seromuskuläre Einzelnähte.
  - Bei *prekärem Verschluß* Einbezug der Pankreaskapsel in die Naht. Auf eine 3. Reihe sollte verzichtet werden; statt dessen wird omentales oder mesenteriales Gewebe auf die Naht gesteppt.
  - *Alternative:* Duodenalstumpfverschluß mit Linear-Klammergerät (s. Abb. 156).

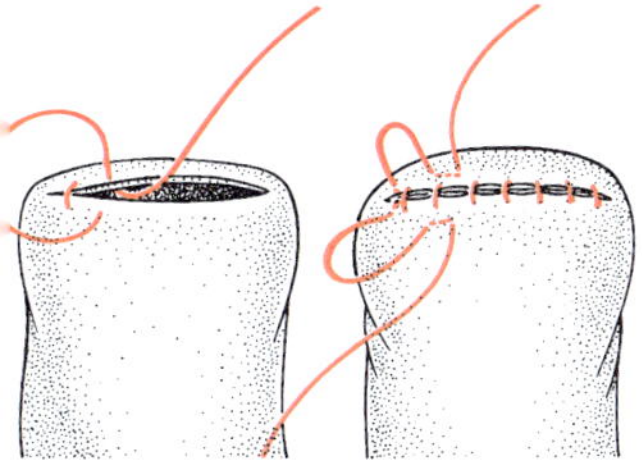

Abb. 155 Zweireihiger Duodenalstumpfverschluß.

- **Schritt 12:** Wenn nötig Fertigstellen der Präparation der kleinen Kurvatur.
- **Schritt 13:** Anlegen von Haltefäden an beiden Kurvaturen auf Höhe der geplanten Resektion. Die Resektionslinie soll steil, nicht waagrecht verlaufen (siehe auch Abb. 154).

Distale Magenresektion (5 – 435; S – 436)

- **Schritt 14:** Resezieren der distalen Magenportion, bevorzugterweise mit einem mechanischen Klammergerät (TA 90, GIA u. a.).
- **Schritt 15:** Versenken der rechtsseitigen Hälfte der Klammerreihe am proximalen Stumpf mit fortlaufender seromuskulärer Okklusionsnaht (einreihig!) Links 5 cm für Anastomose belassen.
- **Schritt 16:** Bei Karzinom:
  - Splenektomie (s. S. 608).
  - Ausräumen der regionären Lymphknotenstationen insbesondere entlang der A. gastrica sinistra (sofern belassen), am Truncus coeliacus, im Hiatus paraösophageal beidseits, paraaortal beidseits, Pankreasoberrand, Lig. hepatoduodenale.

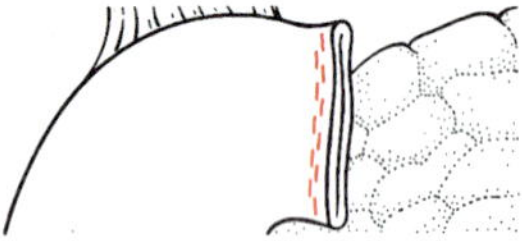

Abb. 156 Duodenalstumpfverschluß mit linearem Klammergerät.

- **Schritt 17:** Wiederherstellen der Kontinuität des Verdauungstrakts, bevorzugterweise mit Roux-Y-Rekonstruktion (s. S. 556), evtl. nach Billroth II (s. S. 558); in der Regel retrokolisch:
  - Roux-Schlinge antiperistaltisch an den Magen anlegen (blindes Ende rechts).
  - End-zu-Seit-Einpflanzen des linksseitigen Magenquerschnittes in eine entsprechende Längsinzision der Roux-Schlinge.
  - Aufsteppen des blinden Endes auf die Okklusionsnaht.

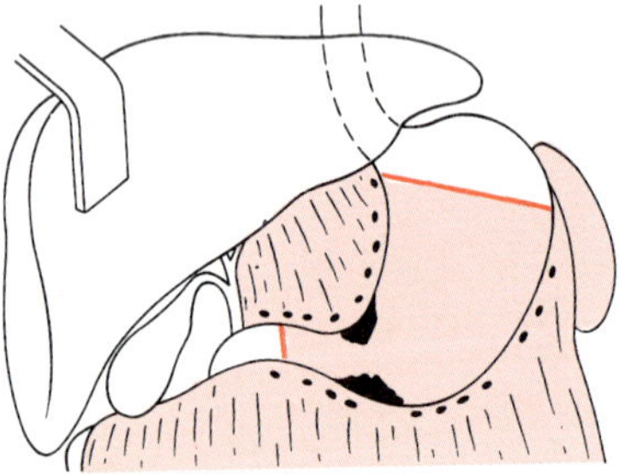

Abb. 157 Magenresektion und Begleitresektion bei distalem Magenkarzinom.

- **Schritt 18:** Bei prekärem Duodenalstumpfverschluß Einlage einer Silikonkapillardrainage neben den Stumpf. Nach Splenektomie Einlage einer Runddrainage links subphrenisch. Sonst keine Drainagen.
- **Schritt 19:** Laparotomieverschluß (s. S. 526).

✓ **Beachte besonders:**
- Duodenalstumpf sorgfältig verschließen! Die Duodenalstumpfinsuffizienz ist der Hauptgrund der im Vergleich zu nichtresezierenden Verfahren höheren Letalität der Resektionen.
- Die Technik der Billroth-I-Rekonstruktion wurde aufgrund der postoperativ vermehrt auftretenden Komplikationen (Refluxgastritis, Stumpfkarzinom) verlassen.

Nachbehandlung

- **Bilanzierte Infusionstherapie** (s. S. 81): Bei großen Verlusten durch die Magensonde und/oder längerdauernder Infusionstherapie Elektrolytkontrolle und Elektrolytsubstitution, insbesondere Kalium (s. S. 81).
- **Transfusionstherapie** (s. S. 93): Indiziert bei größerem Blutverlust.
- **Physiotherapie** (s. S. 139): Mobilisation am 1. postoperativen Tag; Atemgymnastik.
- **Magensonde:** Entfernung bei < 300 ml Reflux/24 Stunden.
- **Darmfunktion** (s. S. 138):
  - Am 3. postoperativen Tag Einlauf mit 500 ml lauwarmer Kamillosanlösung (1 : 50) oder Practo-Clyss.
  - Bei ungenügender Darmfunktion am 4. postoperativen Tag Karlsbader Salz p. o.
- **Kostaufbau** (s. S. 139): Trinken bei guter Darmfunktion, in der Regel ab 4. postoperativen Tag; breiige Kost 1 – 2 Tage später.
- **Drainagen** (s. S. 128): Entfernung nach 8 Tagen.
- **Hautklammern/-nähte:** Entfernung am 10. Tag.

Postoperative Komplikationen

- Intraluminale **Nachblutung** aus den Nähten → Endoskopische Kontrolle und Blutstillung.
- **Duodenalstumpfinsuffizienz:** Austreten von galligem Sekret aus den Drainagen. Schwerwiegende Komplikation! → Bei guter Drainage und Abkapselung evtl. konservativer Therapieversuch gerechtfertigt. In den meisten Fällen jedoch Reoperation mit Sekundärnaht oder externer Drainage des Stumpfes mit einem Omentum-umwickelten Gummischlauch notwendig.
- **Magenentleerungsstörung** infolge zu enger Anastomose oder abgeknickter abführender Schlinge (Anastomose nicht in Mesokolonschlitz fixiert). → Besserung nach länger andauernder Magenentlastung möglich; sonst Reoperation.

Roux-Y-Rekonstruktion (5 –XXX.2)

Prinzip

- Interposition eines Jejunumsegments zwischen das zu drainierende Organ und den abführenden Dünndarm (Duodenum/Jejunum/Ileum). Das Segment muß zwecks sicherer Verhütung eines Refluxes von Dünndarminhalt in das drainierte Organ mindestens 30 cm lang sein und isoperistaltisch angelegt werden.

Indikationen

- Rekonstruktion (Gastrojejunostomie) nach Magenresektion (s. S. 552).
- Ösophagojejunostomie (s. S. 560).
- Vorstufe der Ersatzmagenbildung (s. S. 563).
- Hepatikojejunostomie (s. S. 589).
- Pankreatiko- und Pankreatojejunostomie (s. S. 592).
- Pankreaspseudozysten-Drainage (s. S. 592).

Operative Technik

- **Schritt 1:** Hochheben der ersten Jejunumschlingen und Inspektion der Gefäßarkaden, wenn nötig mit Transillumination.
- **Schritt 2:** Festlegen der Durchtrennungsstelle des Jejunums unter Berücksichtigung der Gefäßarkaden. Die Durchtrennungsstelle soll mindestens 10 cm distal der Treitz-Flexur liegen. Der distale Schenkel soll durch eine lange Arkade versorgt und möglichst mobil sein (s. Abb. 158).
- **Schritt 3:** Sorgfältiges Inzidieren des mesenterialen Peritoneums beidseits entlang der festgelegten Durchtrennungslinie.
- **Schritt 4:** Stumpfes Befreien, beidseitiges Abklemmen, Durchtrennen und Ligieren der Gefäße.
- **Schritt 5:** Abklemmen des Jejunums beidseits der vorgesehenen Durchtrennungslinie mit weichen Klemmen. Durchtrennen mit Elektrokauter.

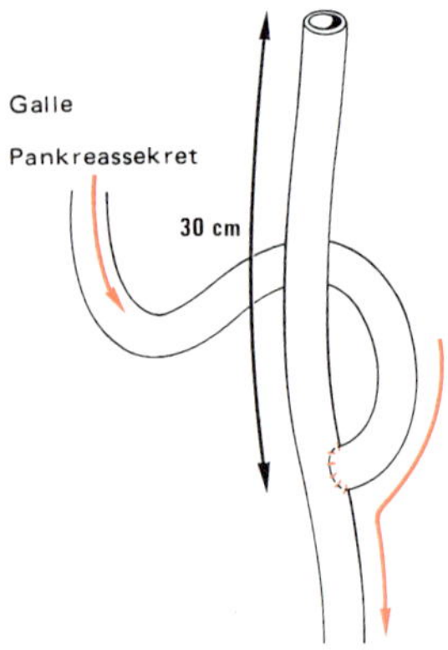

Abb. 158 Schema der Y-Schlinge nach Roux.

- **Schritt 6:** End-zu-Seit-Einpflanzen des zuführenden Jejunumschenkels in den abführenden Schenkel, mindestens 30 cm distal der Durchtrennungsstelle.
  - *Handnaht* (s. S. 531): Proximalen Stumpf so anlegen, daß das Mesenterium senkrecht (nicht parallel) zum abführenden Schenkel läuft, d. h. radiärer Verlauf zum Mesenterium des abführenden Schenkels.
  - *Klammernaht:* s. S. 533.

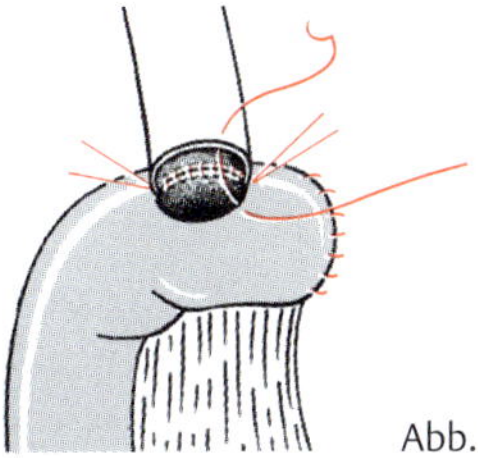

Abb. 159 End-zu-Seit-Hepatikojejunostomie.

- **Schritt 7:** Verschluß der Mesenteriumlücken mit Resten des Nahtmaterials.
- **Schritt 8:**
  - *Ösophagojejunostomie, Gastrojejunostomie, Hepatikojejunostomie:* Hierbei bevorzugterweise End-zu-Seit-Anastomose; daher Verschluß des blinden Endes des ausgeschalteten Jejunumsegments. Anastomose knapp distal des blind verschlossenen Endes (s. Abb. 159).
  - *Pankreatojejunostomie:* In der Regel End-zu-End-Anastomose (s. Abb. 160).

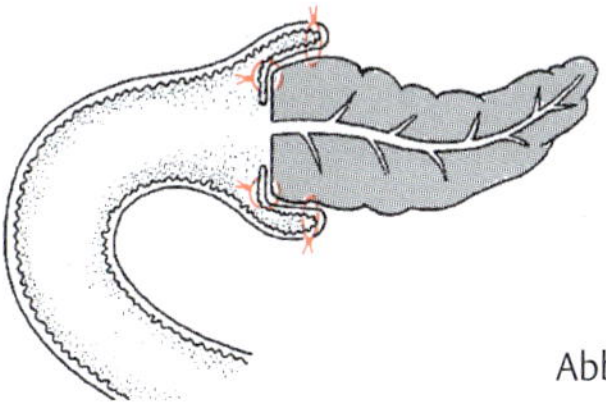

Abb. 160 End-zu-End-Pankreatojejunostomie.

✓ **Beachte besonders:**
- Beim Herstellen der Fußpunktanastomose Inzision im abführenden Schenkel eher knapp bemessen.
- Nur Jejunumschenkel mit optimaler Durchblutung verwenden. Wenn in irgendeiner Phase eine fraglich genügende Durchblutung des Schenkels festgestellt wird, diesen nicht weiter verwenden, sondern resezieren und einen neuen Schenkel herstellen.

Billroth-II-Rekonstruktion (5 – XXX.0)

Prinzip

- End-zu-Seit-Vereinigung des Magenstumpfs mit einer hochgezogenen Jejunumschlinge nach Blindverschluß des Duodenalstumpfs.

Indikationen

- Wiederherstellung der Kontinuität nach distaler Magenresektion (Antrektomie bis subtotale Resektion, s. S. 552).
- Rekonstruktion der 2. Wahl (nach Roux-Y); Refluxgastritis und Refluxösophagitis werden nicht sicher vermieden.

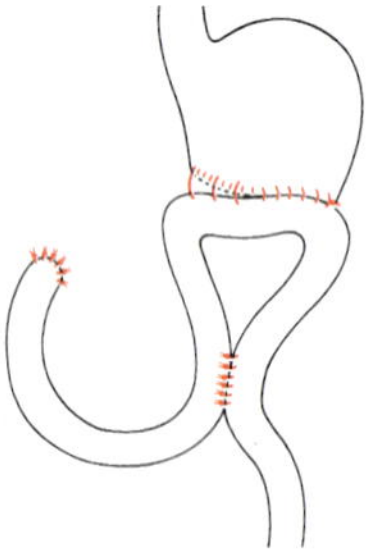

Abb. 161 Billroth-II-Rekonstruktion mit Braun-Anastomose.

Operative Technik

- **Schritt 1:** Schaffen einer Lücke in einer avaskulären Partie des Mesocolon transversum. *Cave:* Verletzung der A. colica media! Rand der Lücke an der Magenhinterwand fixieren.
- **Schritt 2:** Nahe der Flexura duodenojejunalis (Treitz) die 1. Jejunumschlinge retrokolisch hochbringen und so an den Magenstumpf anlegen, daß die zuführende Schlinge kleinkurvaturseits liegt.
- **Schritt 3:** 3 QF breite Gastrojejunostomie. Die für die Anastomose verwendeten Anteile von Jejunum und Magen mit weichen Darmklemmen abklemmen. Abführende Schlinge seromuskulär an die Magenhinterwand nähen. Die Nahtlinie am Magen so legen, daß sie senkrecht zur großen Kurvatur verläuft.
- **Schritt 4:** Resezieren des Magenspickels und Inzidieren des Jejunums mit dem Elektrokauter. Die Inzision am Jejunum soll etwa 1 cm kürzer als die Magenöffnung sein. *Cave:* Zu lange Jejunuminzision kann durch Einstülpen der Jejunumschleimhaut eine Stenose des abführenden Schenkels verursachen!
- **Schritt 5:** Handnaht der Hinterwand (s. S. 531), beginnend in der Mitte der Hinterwand, fortlaufend in beide Richtungen (Handnaht empfehlenswerter als separate Anastomose mit dem Klammergerät (s. S. 533).
- **Schritt 6:** Vorderwandnaht (s. S. 531).
- **Schritt 7:** Dreipunktenaht in der Billrothschen Jammerecke (Winkel zwischen Anastomose und Okklusionsnaht).

- **Schritt 8:** Zuführende Schlinge an der Okklusionsnaht mit 2 – 3 Einzelknopfnähten aufhängen.
- **Schritt 9:** Seit-zu-Seit-Enteroenterostomie von 6 cm Länge am Fußpunkt der hochgezogenen Schlinge (= Braun-Anastomose).
- **Schritt 10:** Durchziehen der Anastomose durch den Mesokolonschlitz und Fixieren des Oberrandes der Lücke an der Magenvorderwand.

Totale Gastrektomie (5–437)

Prinzip

- Entfernen des gesamten Magens einschließlich Kardia und Pylorus; bei Karzinom zusätzlich Resektion von Milz, Omentum minus, Omentum majus und Lymphknoten (s. Abb. 162).

Indikationen

- Kardia-, Fundus- und Korpuskarzinom (s. S. 320).
- Antrumkarzinom mit Histologie vom intestinalen Typ, das nicht mit einer distalen Resektion kurativ operiert werden kann (s. S. 320).
- Undifferenziertes (siegelringzelliges) Karzinom jeder Größe und Lokalisation.
- Magenstumpfkarzinom (Karzinom des Restmagens nach Resektion wegen eines benignen Ulkus).
- **Palliativ:** Möglichst vermeiden. Selten indiziert, u. a. bei massiver Tumorblutung.
- Perforierende Magenverätzung (s. S. 278).

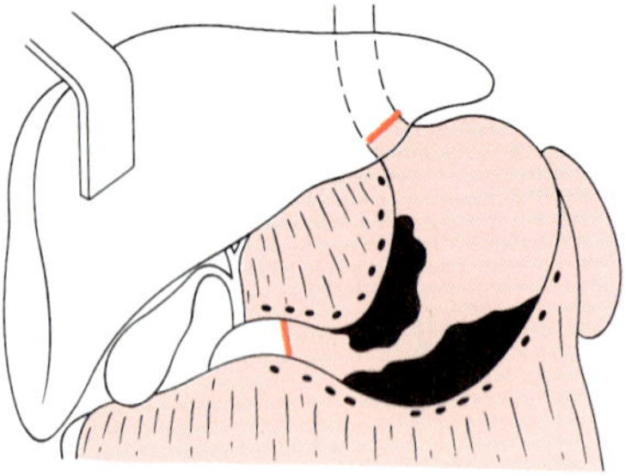

Abb. 162 Totale Gastrektomie bei Karzinom.

Vorbereitung

- Einlauf.
- **Orthograde Darmspülung:** Bei Kardiakarzinom.
- **Blutkonserven:** Bereitstellung von 4 Erythrozytenkonzentraten.
- **ZVK:** Anlage eines Zentralvenenkatheters (s. S. 49).

Operative Technik

- **Schritt 1:** Obere mediane Laparotomie (s. S. 525).
- **Schritt 2:** Revision des Abdomens: Ausdehnung des Tumors? Lymphknotenmetastasen? Lebermetastasen? Peritonealkarzinose?
- **Schritt 3:** Ablösen des Omentum majus vom Querkolon mit der Schere. Es sind nur vereinzelte Ligaturen nötig. Das Omentum verbleibt mit dem Lig. gastrocolicum am Magen.
- **Schritt 4:** Durchtrennen der Verbindungen zwischen Milz und Flexura lienalis (Lig. phrenicocolicum).

- **Schritt 5:** Durchtrennen und Ligieren der Milzgefäße am Pankreasschwanz.
- **Schritt 6:** Inzidieren des Lig. splenorenale mit der Schere. Stumpfes Auslösen der Milz, die am Magen verbleibt.
- **Schritt 7:** Skelettieren des proximalen Duodenums großkurvaturseits mit Ligieren und Durchtrennen der A. gastroepiploica dextra am Abgang, zentral des an der Arterie liegenden Lymphknotens.
- **Schritt 8:** Inzidieren des Omentum minus auf der ganzen Länge.
- **Schritt 9:** Skelettieren des Duodenums kleinkurvaturseits mit Ligieren und Durchtrennen der A. gastrica dextra.
- **Schritt 10:** Abklemmen des Pylorus mit harter Klemme. Anlegen von Haltefäden am Duodenum auf Höhe des Pankreas. Durchtrennen des Duodenums mit Elektrokauter 2 cm distal des Pylorus.
- **Schritt 11:**
  - *Duodenalstumpfverschluß zweireihig:*
    - 1. Reihe: Fortlaufend, ganze Wandschicht mitfassend, innenwendlich, resorbierbarer Faden 3/0.
    - 2. Reihe: An beiden Ecken je eine halbe Tabaksbeutelnaht, seromuskulär, synthetischer resorb. Faden 3/0. Dazwischen 1–3 Einzelnähte.
  - *Alternative:* Klammernaht.
- **Schritt 12:** Hochschlagen des Präparats. Exposition des Pankreasoberrands.
- **Schritt 13:** Ligieren und Durchtrennen der V. coronaria ventriculi.
- **Schritt 14:** Ligieren und Durchtrennen der A. gastrica sinistra am Abgang.
- **Schritt 15:** Freipräparieren des Magens weiter nach kranial. Zirkuläres Freipräparieren rund um den Ösophagus. Je nach Tumorausdehnung evtl. partielle Mitnahme der Zwerchfellschenkel und Freipräparieren entlang dem Ösophagus. (Der Ösophagus wird in der Regel erst nach dem Aufhängen des Ersatzmagens bzw. der Roux-Schlinge an die Ösophagushinterwand durchtrennt.)
- **Schritt 16:** Ausräumen der regionären Lymphknotenstationen, insbesondere am Truncus coeliacus, im Hiatus paraösophageal beidseits, paraaortal beidseits, Pankreasoberrand, Lig. hepatoduodenale (s. Abb. 163).

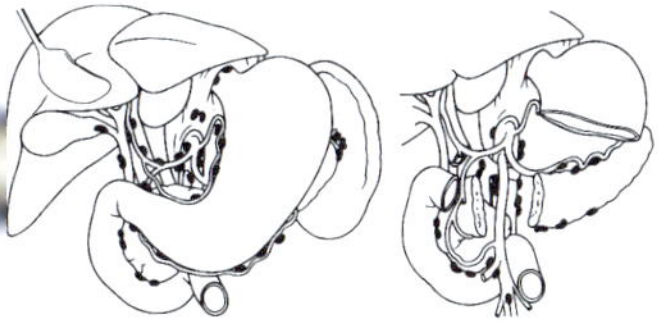

Abb. 163 Lymphknotenlevels im Magenbereich intra- und retroperitoneal.

- **Schritt 17:**
  - *Bei Kurativoperation:* Rekonstruktion mit Jejunumersatzmagen (s. S. 563).
  - *Bei Palliativoperation:* End-zu-Seit-Ösophagojejunostomie mit proximal blind verschlossener Roux-Y-Schlinge (s. S. 556) oder Ersatzmagen (s. S. 563).
- **Schritt 18:** Lockeres Aufhängen des Jejunums am Zwerchfell mit Einzelnähten. *Cave:* Anastomose nicht dicht abdecken (würde bei Nahtinsuffizienz zu einer Mediastinitis führen).
- **Schritt 19:** Verschluß der Mesokolonlücke um das hochgezogene Jejunum (mit den Resten des Anastomosennahtmaterials).

Totale Gastrektomie (5 – 437)

- **Schritt 20:** Duodenalsonde bis distal der Fußpunktanastomose vorschieben.
- **Schritt 21:** Einlegen eines dicken, weichen Silikonrunddrains durch die linke Flanke in die Milzloge, Spitze subphrenisch nahe der Anastomose.
- **Schritt 22:** Laparotomieverschluß (s. S. 526).

Nachbehandlung

- **Bilanzierte Infusionstherapie** (s. S. 81): Bei großen Verlusten durch die Magensonde und/oder längerdauernder Infusionstherapie Elektrolytkontrolle und Elektrolytsubstitution, insbesondere Kalium (s. S. 81).
- **Transfusionstherapie** (s. S. 93): Indiziert bei größerem Blutverlust.
- **Enterale Ernährung über Sonde:** Indiziert bei schlechtem EZ (s. S. 91).
- **Physiotherapie** (s. S. 139): Mobilisation am 1. postoperativen Tag; Atemgymnastik.
- **Magensonde:** Entfernung bei guter Darmfunktion und < 100 ml Reflux/24 Stunden.
- **Darmfunktion** (s. S. 138): Am 3. postoperativen Tag Einlauf mit 500 ml lauwarmer Kamillosanlösung (1 : 50) oder Practo-Clyss.
- **Kontrastmittel-Darstellung der Anastomose:** Nach 5 Tagen mit wasserlöslichem Kontrastmittel zum Ausschluß einer Anastomoseninsuffizienz.
- **Kostaufbau:** Trinken bei guter Darmfunktion, jedoch nicht vor dem 4. postoperativen Tag. Breiige Kost nach unauffälliger Röntgenkontrolle (s. o.).
- **Drainagen:** Entfernung nach 8 Tagen, sofern Patient ohne Anzeichen einer Anastomoseninsuffizienz oral ernährt.
- **Hautklammern/-nähte:** Entfernung am 10. Tag.
- **Vitamin B_{12}-Substitution:** Halbjährlich 1 Ampulle (1000 µg) s.c.

Postoperative Komplikationen

- **Nachblutung** in die Milzloge → Bei korrekt liegender Drainage kontrollierbar; sonst Reoperation.
- **Nahtinsuffizienz** in der Ösophagojejunostomie → Bei korrekt liegender Drainage konservative Behandlung möglich; sonst Reoperation.
- **Subphrenischer Abszeß** → Diagnosesicherung mittels Sonographie oder CT. Punktion und Drainage unter sonographischer Kontrolle.
- **Duodenalstumpfinsuffizienz:** Bei dieser Operation kaum ein Problem, da genügend Duodenalwand zum sicheren Verschluß zur Verfügung steht.

Prinzip

- Gedoppelte Jejunum-Y-Schlinge als Ersatzmagen, wobei das so gebildete Reservoir die Einnahme von normalgroßen Mahlzeiten erlaubt und die lange abführende Schlinge einen enteroösophagealen Reflux verhütet.

Indikation

- Rekonstruktion nach kurativer totaler Gastrektomie (s. S. 560).

Operative Technik

- **Schritt 1:** Totale Gastrektomie (s. S. 560).
- **Schritt 2:** Durchtrennen des Mesojejunums und des Jejunums 8–20 cm distal der Flexura duodenojejunalis (Treitz). Herstellen einer Roux-Y-Schlinge (s. S. 556) mit einem sehr langen (60–66 cm, s. Abb. 164), sehr mobilen freien Schenkel.

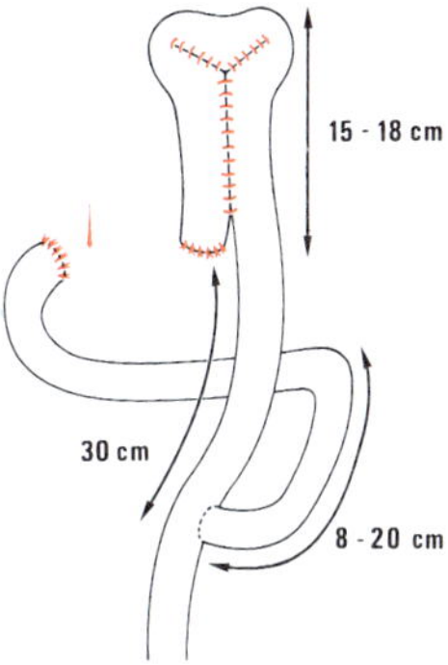

Abb. 164 Jejunumersatzmagen: Maße.

- **Schritt 3:** Blindverschluß des freien Schenkels zweireihig.
- **Schritt 4:** Bilden einer 15–18 cm langen Doppelschlinge mit dem freien Jejunumschenkel durch Umschlagen des blinden Endes (s. Abb. 164).
- **Schritt 5:** Vereinigen der beiden Lumina:
  - *Nahttechnik* (synthetischer resorbierbarer Faden 3/0): Markieren der Hinterwand mit 4–5 seromuskulären Nähten. Seromuskuläre fortlaufende Naht der Hinterwand. Inzidieren der beiden Lumina nahe der Naht am antimesenterialen Darmpol (s. Abb. 165). Durchgreifende fortlaufende Naht, in der hinteren Mitte beginnend, bis auf eine kleine verbleibende Öffnung im Kuppenbereich (s. Abb. 166).
  - *Alternative:* Klammerschneidegerät.

Ersatzmagenbildung

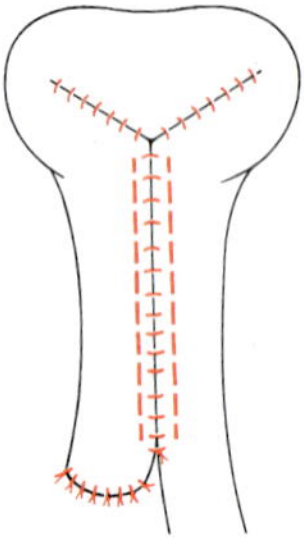

Abb. 165 Inzision der Lumina nach seromuskulärer Hinterwandnaht.

- **Schritt 6:** Retrokolisches Hochbringen des Ersatzmagens.
- **Schritt 7:** Ersatzmagenhinterwand hoch an der Ösophagushinterwand aufhängen. Terminoterminales Einpflanzen des Ösophagus in die belassene Öffnung der Ersatzmagenvorderwand (s. Abb. 166). Decken der Anastomose durch eine Jejunoplikatio (s. Abb. 168): Seitenkanten der Ersatzmagenkuppe nach vorn schlagen und dort über der Anastomose vernähen. Alternative: End-zu-End-Anastomose mit dem zirkulären Klammergerät (eingeführt durch das offen belassene Ende der Roux-Schlinge, Abb. 167).

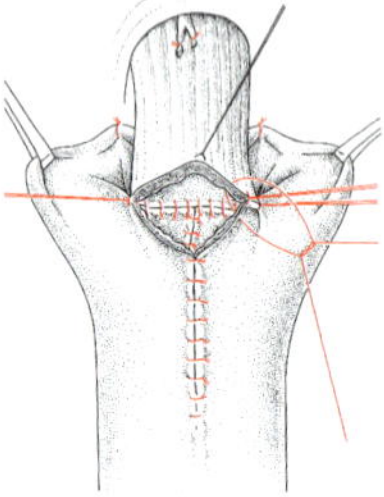

Abb. 166

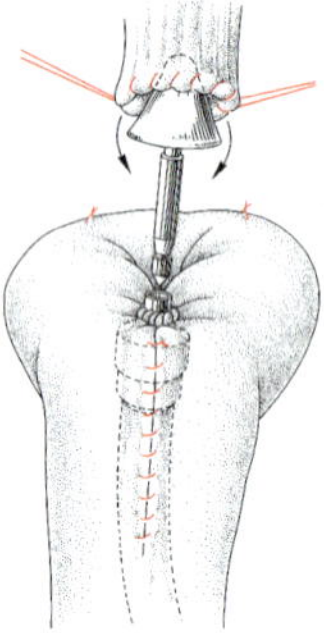

Abb. 167

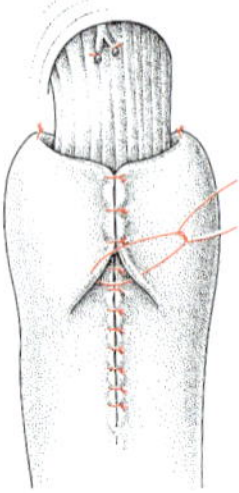

Abb. 168

Abb. 166 Handgenähte Ösophago-Jejunostomie.

Abb. 167 Ösophagojejunostomie mit dem Zirkularstapler.

Abb. 168 Jejunoplikatio.

- **Schritt 8:** Vor oder nach dem Nähen der Vorderwand: Duodenalsonde bis distal der Fußpunktanastomose vorschieben.
- **Schritt 9:** Verschließen der Lücken im Mesokolon und im Mesojejunum.
- **Schritt 10:** Kontrollieren der Blutstillung.
- **Schritt 11:** Silikonkapillardrainage rechts subhepatisch.
- **Schritt 12:** Laparotomieverschluß (s. S. 526).

Nachbehandlung

- Siehe Gastrektomie (S. 559).

Gastroenterostomie

Prinzip

- Umgehung des distalen Magenanteils und des Duodenums mittels einer hochgezogenen Jejunumschlinge, welche mit dem Korpus oder Fundus des Magens anastomosiert wird.

Indikationen

- Inoperables Antrum- oder Korpuskarzinom mit Stenosierung.
- Inoperables Papillen- oder Pankreaskopfkarzinom mit Duodenalstenose.
- Duodenalstenose bei Pancreatitis chronica, Pankreas anulare u. a.

Vorbereitung

- Einlauf.
- **Blutkonserven:** Bereitstellung von Testblut.
- Ggf. **präoperative Magenentlastung** bei bestehender Magenausgangsstenose (Aspirationsgefahr bei Narkoseeinleitung!).

Operative Technik

- **Konventionelle Gastroenterostomie:**
  - *Schritt 1:* Obere mediane Laparotomie (s. S. 525). Einsetzen des Rochard-Hakens.
  - *Schritt 2:* Inzidieren des Lig. gastrocolicum. Freipräparieren eines kurzen Stücks der großen Kurvatur.
  - *Schritt 3:* Inzision in einer avaskulären Partie des Mesocolon transversum und Hochbringen der ersten Jejunumschlinge retrokolisch.
  - *Schritt 4:* 3–4 QF breite Gastrojejunostomie am tiefsten Punkt der Korpushinterwand (ohne daß die Gastrojejunostomie in den Tumorbereich zu liegen kommt):
    - Seit-zu-Seit-Anastomose mit dem Klammer- und Schneidegerät (s. S. 533): Gute Anwendungsmöglichkeit, in dieser Situation häufig einfacher als Handnaht.
    - Alternative: Handnaht (s. S. 531) nach vorgängigem Abklemmen des Magen- und Darmlumens mit weicher Darmklemme und Eröffnen mit dem Elektrokauter.
  - *Schritt 5:* Prüfen der Durchgängigkeit der Anastomose zwischen Daumen und Zeigefinger (beide Schenkel!).
  - *Schritt 6:* Durchziehen der Anastomose durch das Mesokolon. Zirkuläre Fixation des Mesokolons am Magen. Ernährungssonde durch Anastomose ziehen.
  - *Schritt 7:* Kontrolle der Blutstillung. Auf eine Drainage kann verzichtet werden.
  - *Schritt 8:* Laparotomieverschluß (s. S. 526).
- **Laparoskopische Gastroenterostomie:** Nach dem gegenwärtigen Stand der Technik muß diese Anastomose antekolisch angelegt werden.

Nachbehandlung

- **Bilanzierte Infusionstherapie** (s. S. 81): Bei großen Verlusten durch die Magensonde und/oder längerdauernder Infusionstherapie Elektrolytkontrolle und Elektrolytsubstitution, insbesondere Kalium (s. S. 81).
- **Physiotherapie** (s. S. 139): Mobilisation am 1. postoperativen Tag; Atemgymnastik.
- **Magensonde:** Entfernung bei < 300 ml Reflux/24 Stunden.
- **Darmfunktion** (s. S. 138):
  - Am 3. postoperativen Tag Einlauf mit 500 ml lauwarmer Kamillosanlösung (1 : 50) oder Practo-Clyss.
  - Bei ungenügender Darmfunktion am 4. postoperativen Tag Karlsbader Salz per os.
- **Kostaufbau** (s. S. 139): Trinken bei guter Darmfunktion, in der Regel ab 4. postoperativen Tag; breiige Kost 1 – 2 Tage später.
- **Hautklammern/-nähte:** Entfernung am 10. Tag.

Gastrostomie

Prinzip

- Transkutane Intubation des Magens mit Fixation des Magens rund um die Schlauchaustrittsstelle an der vorderen Bauchwand.
- Schräger Austritt des Schlauchs aus einem Kanal von Magenwand (Witzel-Fistel, s. Abb. 169).

Indikationen

- Schluckbehinderung bei Status nach Operation und/oder Bestrahlung im Mund- und Pharynxbereich.
- Inoperables, stenosierendes Ösophaguskarzinom im oberen und mittleren Drittel.
- Inoperables, stenosierendes distales Ösophagus- oder Kardiakarzinom und Unmöglichkeit einer Überbrückung mit einer Ösophagusendoprothese.
- Einlegen einer perkutanen endoskopischen Gastrostomie (s. S. 70) aus technischen Gründen nicht möglich.

Vorbereitung

- **Anästhesie:** Durchführung des Eingriffs bei schlanken Patienten in Lokalanästhesie möglich; sonst Intubationsnarkose.

Operative Technik

- **Konventionelle Gastrostomie:**
  - *Schritt 1:* Kleine obere mediane Laparotomie (s. S. 525).
  - *Schritt 2:* Magenvorderwand vorziehen. Eintrittsstelle des Tubus an der Magenvorderwand so wählen, daß nach Kanalbildung mit der Magenwand die Austrittsstelle des Tubus aus dem Witzel-Kanal spannungsfrei an die vordere Bauchwand gebracht werden kann.
  - *Schritt 3:* Tabaksbeutelnaht mit synthetischem resorbierbarem Faden 3/0 atraumatisch an der Eintrittsstelle des Tubus; Anlegen von 2 Haltefäden beidseits des geplanten Endes des Magenwandkanals (Witzel-Kanal).
  - *Schritt 4:* Inzidieren der Magenwand in der Mitte der Tabaksbeutelnaht mit dem Elektrokauter oder mit dem Messer. Tubus (Schlauch mit Innendurchmesser von 7 – 9 mm, Foley-Katheter Nr. 22 – 24) einführen. Tubusverlauf: Bei Ernährungsgastrostomie wird der Tubus kranial in den Magen eingeführt. Anziehen und Knoten der Tabaksbeutelnaht, Fixieren des Tubus durch Knoten der beiden Haltefäden.
  - *Schritt 5:* Kanalbildung rund um den Tubus, 3 – 4 Einzelknopfnähte mit synthetischem resorbierbarem Faden 3/0 atraumatisch, welche die Magenwand beidseits seromuskulär fassen und spannungsfrei über den Tubus führen.
  - *Schritt 6:* Hautinzision im linken Oberbauch an einer Stelle, wo die Tubusaustrittsstelle spannungsfrei an die Bauchwand gebracht werden kann. Stumpfes Tunnelieren der Bauchwand. Durchziehen des Tubus.
  - *Schritt 7:* Vorlegen von 4 Einzelnähten, die die 4 Quadranten rund um den Tubus mit der vorderen Bauchwand verbinden; am Magen seromuskulär stechend, an der Bauchwand Peritoneum und präperitoneales Gewebe fassend, mit synthetischem resorbierbarem Faden 3/0.

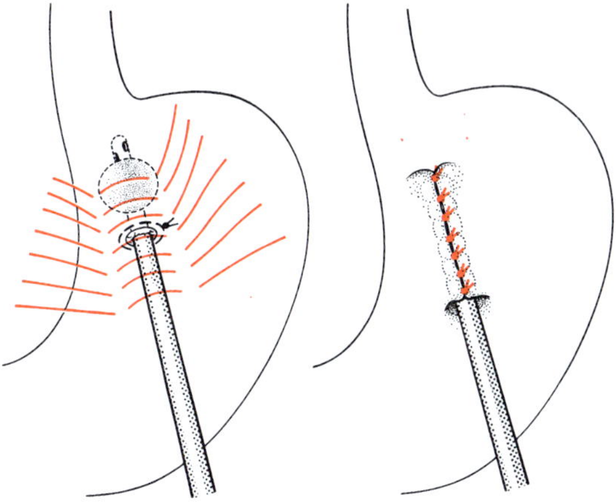

Abb. 169 Gastrostomie: Witzel-Fistel.

- *Schritt 8:* Magenvorderfläche an die Bauchwand ziehen. Die 4 vorgelegten Nähte knoten. *Cave:* Abknickung des Schlauchs!
- *Schritt 9:* Tubus außen fixieren (Normaltubus mit einer Gummimanschette, Ballonkatheter ohne Manschette). Fixieren mit Nylon monofil Nr. 1.
- *Schritt 10:* Funktionsprobe: Mit einem Glastrichter Wasser durch den Schlauch in den Magen gießen. Verschließen der Bauchdecken (s. S. 526). Wiederholen der Funktionsprobe.

➤ **Kombiniert gastroskopisch-perkutan eingelegte Gastrostomie** (s. S. 70):
- *Vorteil:* Bei Intensivpatienten im Bett durchführbar.
- *Nachteil:* Nur dünne Sonde einlegbar.

Nachbehandlung

➤ **Magendekompression:** Gastrostomieschlauch für 24 Stunden ableiten.

➤ **Kostaufbau:** Langsamer Aufbau der Ernährung durch die Stomie. Zuerst Gabe von Tee, dann Schleim, zuletzt Sondenvollkost (s. S. 139).

➤ **Undichtigkeit:** Bei Undichtigkeit im späteren Verlauf Ballon etwas stärker aufblasen, dann Tubus etwas gegen die Bauchdecke ziehen.

➤ **Aufheben der Gastrostomie:** Einfache Schlauchentfernung. Naht nicht nötig.

Leberresektion (5–502)

Prinzip

- Resektion entlang den durch die Gefäß- und Gallengangsarchitektur gegebenen Lappen- und Segmentgrenzen. 5 typische, standardisierte Verfahren (s. Abb. 170).
- **Hemihepatektomie:** Bei Hemihepatektomie rechts und erweiterter Hemihepatektomie (Trisegmentresektion) ist auch eine vollständige Hilusresektion mit Neuanschluß der verbleibenden linkslateralen Segmente (II und III) möglich.
- **Segmentresektion:** Indiziert bei gutartigen Befunden sowie insbesondere auch bei solitären Metastasen, evtl. Resektion mehrerer Segmente.
- **Keilexzision oder atypische Segmentresektion:** Indiziert bei kleinen Herden und kleinen Metastasen sowie zur Diagnostik.

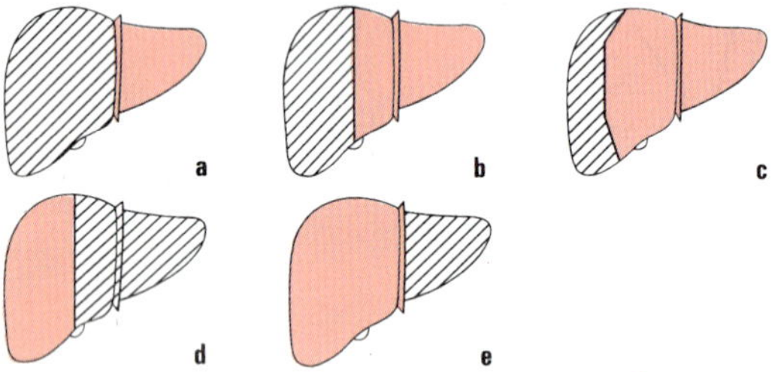

Abb. 170 Typische Leberresektionen (schraffiert = reseziert): a Erweiterte Hemihepatektomie rechts; b Hemihepatektomie rechts; c Rechtslaterale Segmentresektion; d Hemihepatektomie links; e Linkslaterale Segmentresektion.

Indikationen

- Leberzellkarzinom (Hepatom; s. S. 341).
- Gallenblasenkarzinom und Gallengangkarzinom (s. S. 358, 360) als Ausnahme bei sehr günstigen Verhältnissen (junger Patient, umschriebener Tumor).
- Große gutartige Lebertumoren, insbesondere Adenom (s. S. 339) und Hämangiom (Rarität).
- Solitäre oder wenig zahlreiche Lebermetastasen, die auf einen Lappen beschränkt sind, bei radikal operiertem Primärtumor (insbesondere kolorektalem Karzinom).
- Echinococcus alveolaris (s. S. 332).
- Ausgedehnte Leberverletzung (s. S. 326).

Vorbereitung

- **Einlauf:** Am Vortag der Operation zur postoperativen Entlastung.
- **Blutkonserven:** Bereitstellung von 6 – 10 Erythrozytenkonzentraten.
- **Gefäßzugänge:** Präoperativ Anlage mehrerer großlumiger Venenzugänge.

Operative Technik

- **Hemihepatektomie:**
  - *Sritt 1:* Querer Oberbauchschnitt (s. S. 527). Für Hemihepatektomie rechts alternativ auch Rippenbogenrandschnitt rechts mit Erweiterung thorakal (s. S. 528).
  - *Schritt 2:* Durchtrennen des Lig. falciforme. Für Hemihepatektomie links auch Durchtrennen des Lig. coronarium hepatis sinister.
  - *Schritt 3:* Prüfen der Resektionsfähigkeit des Befunds. Die von außen nicht sichtbare Lappengrenze zieht vom Gallenblasenfundus zur suprahepatischen V. cava.
  - *Schritt 4:* Sonographische Überprüfung der Lage und Größe des Befunds sowie seiner Beziehung zu den Gefäßstrukturen, insbesondere auch zu den Lebervenen.
  - *Schritt 5:* Cholezystektomie (s. S. 581).
  - *Schritt 6:* Freipräparieren des Leberhilus. Abklemmen und Durchtrennen in folgender Reihenfolge: Rechte bzw. linke A. hepatica, rechten bzw. linken Ductus hepaticus, rechten bzw. linken Ast der V. porta. Ligieren der Stümpfe, Übernähen des proximalen Pfortaderstumpfs.
  - *Schritt 7:* Nur bei Hemihepatektomie rechts: Darstellen der V. cava inferior durch Abschieben des Duodenums nach medial. Schrittweises Durchtrennen und Ligieren aller in die V. cava mündenden kleinen Lebervenen unter sukzessivem weiterem Hochklappen der Leber. Venen des Lobus caudatus (gehört zum medialen Segment des linken Lappens) nicht durchtrennen.
  - *Schritt 8:* Lappenvene am Leberoberrand bei der Einmündung in die V. cava freipräparieren (liegt z.T. im Parenchym), durchtrennen und übernähen. Kompliziertester und schwierigster Schritt der Operation! Abklemmen des Lig. hepatoduodenale.
  - *Schritt 9:* Parenchymdurchtrennung:
    - Durchtrennen des Leberparenchyms im zu resezierenden Lappen 2–4 mm neben der jetzt aufgrund des Durchblutungsunterschiedes deutlich erkennbaren Lappengrenze. 5 mm tiefe Inzision der Kapsel mit dem Elektrokauter mit sofortiger Blutstillung entlang der geplanten Resektionslinie. Parenchym zwischen den Fingern teils stumpf abquetschen, teils scharf durchtrennen, gut palpable Gallengänge und Gefäße abklemmen. Bei Hemihepatektomie links: Abtrennen der Venen des Lobus caudatus von der V. cava (oder Belassung eines Teils des Lobus caudatus).
    - Alternative: Durchtrennung mit Ultraschalldissektor oder Wasserstrahldissektor (beide sparen die größeren Gefäß- und Gallenstrukturen aus) mit fortlaufendem Abklemmen und Durchtrennen der Gallengänge und der Gefäße.
  - *Schritt 10:* Ligieren und Umstechen der Gallengänge und Gefäße.
  - *Schritt 11:* Sorgfältige Blutstillung mit Elektrokauter, zusätzlichen Umstechungen und wenn nötig vorübergehender Kompression. Für die blutstillung auf diffus blutenden Flächen ist der Argonbeamer von Vorteil.
  - *Schritt 12:* Nach Hemihepatektomie rechts: Evtl. Einlage einer Omentumplombe in die Höhle.
  - *Schritt 13:* Falls Thorax eröffnet: Einlage von 2 Thoraxdrainagen. Zwerchfellverschluß (s. S. 509). Schichtweiser Thoraxverschluß (s. S. 507).

Leberresektion (5-502)

- *Schritt 14:* Ausgiebige Drainage der Resektionsfläche (2 dicke Silikonrunddrains und eine Saugspüldrainage). Separates Herausleiten aller 3 Drainagen.
- *Schritt 15:* Schichtweiser Wundverschluß (s. S. 528).

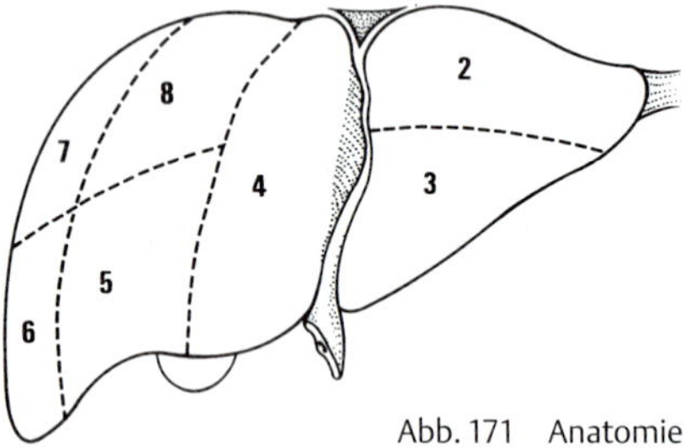

Abb. 171 Anatomie für die Lebersegmentresektion.

➤ **Segmentresektion:**
- *Schritt 1:* Zugang entsprechend der Lage des zu resezierenden Segments:
  - Rippenbogenrandschnitt rechts (s. S. 528): Zur Resektion von Segment VIII mit Erweiterung thorakal; alternativ querer Oberbauchschnitt.
  - Obere mediane Laparotomie (s. S. 525): Resektion der Segmente II und III.
- *Schritt 2:* Orientierung anhand der anatomisch vorgegebenen Lebersegmente (s. Abb. 171).
- *Schritt 3:* Intraoperative Sonographie mit Feststellen der genauen Lage der das Segment versorgenden und aus dem Segment abführenden Gefäße und Gallengänge.
- *Schritt 4:* 5 mm tiefe Kapselinzision mit dem Elektrokauter entlang der festgesetzten Resektionsgrenze. Fortlaufende Blutstillung.
- *Schritt 5:* Abklemmen des Lig. hepatoduodenale mit Swenson-Bändchen.
- *Schritt 6:* Parenchymdurchtrennung mit Ultraschalldissektor oder Wasserstrahldissektor mit fortwährendem Abklemmen und Durchtrennen der größeren Struktur. Das Präparat fällt weg.

✓ *Beachte:* Bei linkslateralen Segmenten erfolgt die Resektion nicht in der Fissur, sondern etwas links davon, da die Gefäße zur lateralen Portion von Segment IV links der Fissur abgehen!

- *Schritt 7:* Ligieren und Umstechen der Stümpfe der Gefäße und Gallengänge.
- *Schritt 8:* Blutstillung der Parenchymschnittfläche mit Elektrokauter. Infrarotkoagulation oder Argonbeamer.
- *Schritt 9:* Freigabe der Zirkulation.
- *Schritt 10:* Einlage einer Saugspüldrainage auf die Resektionsfläche. Größere zentrale Defekte mit einer Omentumplombe füllen.
- *Schritt 11:* Schichtweiser Wundverschluß (s. S. 528, 526).

Nachbehandlung

- **Intensivtherapie:**
  - Nachbeatmung.
  - Bilanzierte Infusionstherapie (s. S. 81), parenterale Ernährung (s. S. 84).
  - Transfusionstherapie (s. S. 93): Indiziert bei größerem Blutverlust.
- **Labor:** Tägliche Kontrolle der Leberfunktion (s. S. 201). Nach Hemihepatektomie und insbesondere nach erweiterter Hemihepatektomie ist ein Serumbilirubinanstieg bis zum 8. Tag normal.
- **Sonographie:** Tägliche Oberbauchsonographie (Pleuraerguß? Subphrenische Verhältnisse?).
- **Saugspüldrainage:** Entfernung bei blut- und gallefreiem Sekret.
- **Kostaufbau:** Trinken nach 24 Stunden (nach Extubation). Leichte Kost ab 4. postoperativen Tag.
- **Drainagen:** Entfernung nach Verschwinden der Resektionshöhle (Sonographie!) und gallefreiem Sekret.
- **Hautklammern/-nähte:** Entfernung am 10. Tag.

Postoperative Komplikationen

- **Nachblutung** → Bei andauernder Blutung (> 100 ml/Stunde und korrigierter Gerinnung) frühzeitige Reoperation.
- **Leberinsuffizienz:** Folge einer mißachteten diffusen Leberschädigung (chronische Hepatitis, Zirrhose).
- **Pleuraerguß**, insbesondere rechtsseitig → Anlage einer Drainage (s. S. 61).

Lokale Metastasentherapie

Indikation

- Umschriebene, kurativ nicht operable Lebermetastasen bei saniertem Primärtumor (insbesondere kolorektale Karzinome, endokrine Tumoren).

Technik

- **Einsatz bildgebender Verfahren:**
  - *Sonographie:*
    - Screening-Methode.
    - Intraoperativer Ultraschall: Operabilität?
    - Sonographisch gesteuerte Biopsie perkutan oder intraoperativ (offen oder laparoskopisch) von unklaren Befunden oder zur morphologischen Dokumentation bei gesicherter Inoperabilität.
  - *Computertomographie:* Primäres diagnostisches Verfahren im Anschluß an die Sonographie, insbesondere zum Ausschluß von weiteren Fernmetastasen.
  - *Magnet-Resonanz-Tomographie:* Neben der intraoperativen Sonographie sensitivstes diagnostisches Verfahren. Die Temperaturempfindlichkeit der MR-Bildgebung eignet sich für die Realtime-Überwachung von Hitze- oder Kälteapplikationen (offene MR-Geräte, MR-Therapie [MRT]).
  - *Angiographie:* Abklärung der arteriellen Gefäßversorgung der Leber vor lokoregionärer Chemotherapie.
- **Intrahepatoarterielle Chemotherapie:** Verfahren:
  - *Intraarterielle Infusionsbehandlung:* Prinzip:
    - Operative Einlage eines Kunststoffkatheters in die A. gastroduodenalis mit Katheterspitze am Abgang aus der A. hepatica communis.
    - Routinemäßige Cholezystektomie (Prophylaxe einer chemischen Cholezystitis) und Ligatur der A. gastrica dextra (Prophylaxe eines Magenulkus).
    - Intraarterielle Infusionsbehandlung über ein subkutanes Portsystem (5-Fluorouracil, Mitomycin C u. a.) mit portabler Pumpe: Ausnützung der vorwiegend arteriellen Versorgung von Lebermetastasen und des „First pass"-Effektes der verwendeten Substanzen.
    - Therapieeffekt: In der Regel palliativ.
  - *Transarterielle Chemoembolisation:*
    - Prinzip: Unterbrechung der arteriellen Versorgung der Metastase. Ob das gleichzeitig applizierte regionale Chemotherapeutikum einen zusätzlichen Effekt hat, ist umstritten.
    - Indiziert bei Metastasen neuroendokriner Tumore mit medikamentös nicht beherrschbaren Symptomen (selten).
    - Therapieeffekt: Palliativ.
- **Interstitielle Alkoholinjektionsbehandlung:**
  - *Prinzip:* Perkutane, sonographisch oder CT-gesteuerte intraläsionale Injektion von Aethanol 96% in mehreren Sitzungen.
  - *Therapieeffekt:* In der Regel palliativ (lokale „Fixation" von Tumorgewebe).

- **Interstitielle Lasertherapie:**
  - *Prinzip:* Offenes oder laparoskopisch kontrolliertes Einführen einer oder mehrerer Spezial-Laserfasern in den Tumor. Domäne des Nd:YAG-Lasers. Thermische Zerstörung der Metastase. Plazierung der Fasern und Überwachung der Therapie sonographisch, mittels CT oder MRT.
  - *Therapieeffekt:* Potentiell kurativ.
- **Interstitielle Kryochirurgie:**
  - *Prinzip:* Offenes oder laparoskopisch kontrolliertes Einführen einer oder mehrerer Kryosonden in die Metastase. Zirkulation von flüssigem Stickstoff (-196 °C) durch die Sonde. Kälteabgabe im Bereich der leitenden Sondenspitze. In der Regel Durchführung von mehreren Gefrier-Abtau-Zyklen. Überwachung der Sondenplazierung und Therapie sonographisch oder experimentell mittels MRT.
  - *Therapieeffekt:* Potentiell kurativ.
- **Kombinationsbehandlung:** Die Kombination der beschriebenen Verfahren mit resezierenden Maßnahmen ist möglich und kann eine Steigerung des potentiell kurativen Effektes bewirken.

Laparoskopische Cholezystektomie (5–511.1)

Prinzip

- Freipräparieren des Ductus cysticus und der A. cystica. Cholangiographie durch den Ductus cysticus, gefolgt von retrogradem Ausschälen der Gallenblase.

Indikationen

- Cholelithiasis (s. S. 348).
- Komplikationen der Cholelithiasis:
  - Cholezystitis oder Status nach Cholezystitiden (s. S. 353).
  - Status nach Pankreatitis.
  - Verschlußikterus.
- Ausgeschlossene Gallenblase = Cholecystitis chronica (s. S. 356).
- Cholesterolose der Gallenblase.

Kontraindikationen

- Ausgedehnte Verwachsungen nach früheren Operationen.
- Hochgradige Schrumpfgallenblase.
- Verdacht auf Karzinom.
- **Vorgehen in diesen Fällen:** Offene Cholezystektomie (s. S. 581)!

Ausrüstung und Instrumente

- Siehe S. 125.

Vorbereitung

- Einlauf am Vorabend.
- **Blutkonserven:** Bereitstellung von Testblut.
- **Magensonde:** Einlage nach Einleitung der Intubationsnarkose.

Operative Technik

- **Schritt 1:** Rückenlage. Beine auf Beinstützen, wenig in der Hüfte flektiert und so weit gespreizt, daß der Operateur zwischen den Beinen des Patienten stehen kann.
- **Schritt 2:** Anlage des Pneumoperitoneums (s. S. 524).
- **Schritt 3:** Zugänge (s. Abb. 172):
  - *Trokar A* (10 mm): Umbilikal in der Linea alba unter Drehbewegungen ohne heftiges Stoßen durch die Bauchdecken Richtung rechter Oberbauch schieben. 25°-Optik einbringen.
  - *Alle weiteren Zugänge:* Einbringen unter laparoskopischer Sicht und Diaphanoskopie-Kontrolle:
    - Trokar B (5 mm): Rechter Mittelbauch knapp Nabelhöhe.
    - Trokar C (5 mm): Paramedian am linken Rippenbogen. Einstechen in Richtung Symphyse, eingeführtes Instrument dann unter optischer Kontrolle unter dem Lig. falciforme hindurch nach rechts zur Leber lenken.
    - Trokar D (10 mm): Linker Mittelbauch mit symmetrischem Abstand zu Trokar A und C.

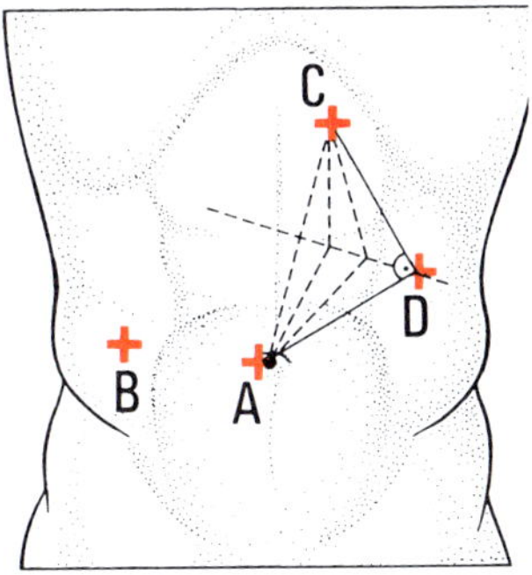

Abb. 172 Zugänge für die laparoskopische Cholezystektomie.

- **Schritt 4:** Videooptische Revision des Abdomens.
- **Schritt 5:** Darstellen des Situs durch Fassen und Hochziehen der Gallenblase mit je einer Greifzange aus Zugang B und C, wodurch die Leberunterfläche hochgeschlagen und der Blick auf das Infundibulum und das Lig. hepatoduodenale frei wird (s. Abb. 173). Durch Kippen des gesamten Operationstisches (Füße tief, Kopf hoch) wird die Darstellung wesentlich erleichtert.

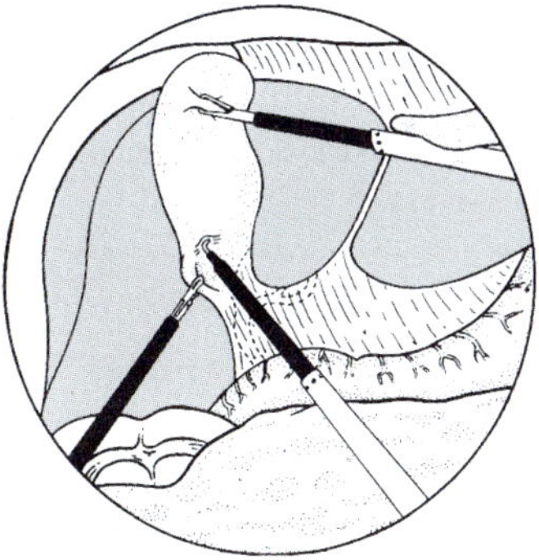

Abb. 173 Freipräparieren des Ductus cysticus.

- **Schritt 6:** Inzision des Peritoneums am Infundibulum mit der Hakenelektrode. Von dort aus Präparation des Ductus cysticus und der A. cystica durch stumpfes Abschieben des darüberliegenden Fettgewebes möglichst mit Präparierklemme, Tupfer oder Hakenelektrode ohne Einsatz der Elektrokoagulation.

Laparoskopische Cholezystektomie (5–511.1)

- **Schritt 7:** Zur intraoperativen Cholangiographie infundibulumnaher Verschluß des Ductus cysticus mit einem Clip; proximal davon Inzision. Vorschieben eines separat durch die Bauchwand mittels einer Kanüle eingeführten Ureterkatheters in den Ductus cysticus. Vorübergehende Fixation des Katheters mit einer atraumatischen Greifzange (s. Abb. 174). Cholangiographie: Gallenwege erweitert? Aussparungen? Prompter Abfluß ins Duodenum?
- **Schritt 8:** Durchtrennen des Ductus cysticus und der A. cystica zwischen Titan-Ligaclips. *Cave:* Verletzung einer weitausladenden A. hepatica dextra. Der Ductus cysticus muß nicht bis zu seiner Mündungsstelle in den Ductus choledochus dargestellt werden (*cave:* Hepatocholedochusverletzung).
- **Schritt 9:** Retrograde Dissektion der Gallenblase aus dem Gallenblasenbett mit der Hakenelektrode unter anhaltendem kranialem Zug mit den Faßzangen. Fortlaufende Blutstillung. Deponieren der exzidierten Gallenblase subphrenisch rechts.
- ✓ **Beachte:** Wird die Gallenblase während der Präparation akzidentell eröffnet und fallen Steine heraus, muß die Präparation zur sofortigen Steinextraktion unterbrochen werden!
- **Schritt 10:** Kontrolle der Blutstillung, insbesondere im Leberbett. Spülen mittels Spülsaugstab durch Trokar C.
- **Schritt 11:** Einbringen der Kamera in Trokar D. Entfernen des Trokars A über einen 10-mm-Führungsstab. 20-mm-Trokar mit eingelegter Dilatations-Schraubhülse über den Führungsstab umbilikal eindrehen. Einschieben der Extraktionshülse mit Greifzange.
- **Schritt 12:** Extraktion der Gallenblase:
  - Fassen der Gallenblase am Infundibulum und Einziehen in den 20-mm-Trokar. Einbringen einer Punktionsnadel durch Trokar C und Entlastungspunktion der Galle, wenn notwendig.
  - *Bei Unmöglichkeit der Extraktion durch 20-mm-Trokar* (zu große Steine): Erweiterungsinzision der Faszie in Mittellinie und Extraktion zusammen mit der Trokarhülse.

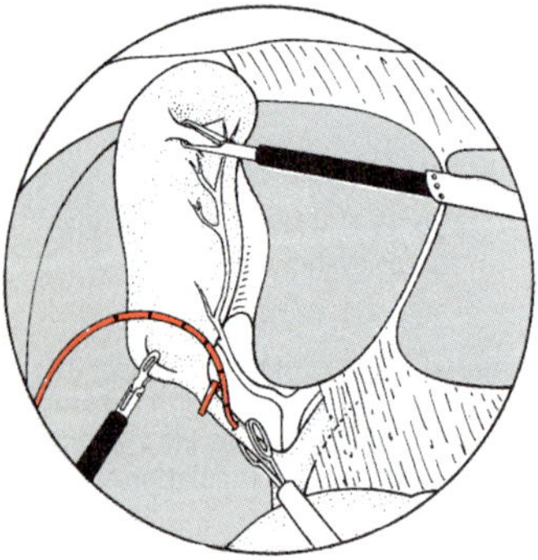

Abb. 174 Katheter im Ductus cysticus für laparoskopische Cholangiographie.

✓ **Beachte:** Die Einlage einer Drainage ist bei manifester Gallenfistel oder anhaltender Sickerblutung aus dem Leberbett sowie bei Gallenblasenempyem indiziert! *Vorgehen:* Einbringen einer schmalen Silikondrainage durch Trokar B (evtl. auf 10 mm aufdilatieren) mit Spitze beim Foramen epiploicum.

- **Schritt 13:** Entfernen der Trokare unter endoskopischer Kontrolle in der Reihenfolge B, C, D, A. Evakuation des Pneumoperitoneums aus dem letzten Trokar durch leichtes Komprimieren des Abdomens.
- **Schritt 14:** Verschluß des vorderen Faszienblatts mit Dexon oder Vicryl. Hautverschluß mit Dermalon 5/0-Einzelknopfnaht oder Hautklammern.

Nachbehandlung

- **Magensonde:** Entfernung unmittelbar postoperativ.
- **Kostaufbau:** Trinken am Abend des Operationstages, feste Kost ab 1. postoperativem Tag.
- **Physiotherapie** (s. S. 139): Mobilisation am Operationstag.
- Thromboembolieprophylaxe (s. S. 100).
- **Antibiose:** Nicht indiziert!
- **Drainage:** Eine evtl. gelegte Drainage nach 24 Stunden entfernen.
- **Hautklammern/-nähte:** Entfernung am 8.– 10. postoperativen Tag.

Postoperative Komplikationen

- **Blutung:** Hämatombildung subhepatisch bei nicht vollständiger Blutstillung und Verzicht auf eine Drainage. → Evtl. perkutane Drainage unter sonographischer Kontrolle. Sicherer jedoch ist das laparoskopische Aussaugen des Hämatoms und Legen einer Drainage.
- **Gallenfistel** → ERCP zur Suche nach dem Ort der Gallenwegsverletzung. Indikation für eine Papillotomie zur Erleichterung des Gallenabflusses. Perkutane Drainage bis zur Ausheilung belassen.
- **Stauungsikterus:** Entstehung durch Einengung des Gallengangs durch schlecht gesetzten Clip → Laparoskopische Korrektur.

Laparoskopische Gallenwegsrevision (5 – 513)

Prinzip

- Revision durch den Ductus cysticus.
- **Verfahren nicht möglich bzw. technisch erschwert:**
  - Unpassierbarer Ductus cysticus.
  - Sehr großer Stein.
  - Anatomische Varianten der Gallenwege.
  - *Vorgehen in diesen Fällen:* Evtl. direkte Choledochotomie oder postoperatives ERCP.

Indikation

- Steinnachweis oder Steinverdacht im intraoperativen Cholangiogramm und/oder im intraoperativen Sonogramm.

Material und Instrumente

- 2. Turm (Videokamera, Lichtquelle, Monitor).
- Flexibles Gallengangsendoskop, Durchmesser 3,5 mm mit Instrumentierkanal.
- Dormia-Körbchen, Spülkatheter, usw.

Operative Technik

- **Schritt 1:** Wie bei der Cholangiographie bleibt die Gallenblase in situ, damit durch Zug an der Gallenblase der Ductus cysticus gestreckt werden kann. Nach Durchtrennen des Ductus separates Fassen und Strecken mit Faßzange oder einer Naht.
- **Schritt 2:** Aufbougieren des Ductus cysticus mit speziellem Ballonkatheter.
- **Schritt 3:** Einführen des Cholangioskops und Cholangioskopie zur Steinbestätigung und Steinlokalisation, in schwierigen Fällen über Führungsdraht.
- **Schritt 4:** Extraktion des Steins mit einem Dormia-Körbchen. Evtl. auch Durchstoßen des Steins durch die Papille.
- **Schritt 5:** Spülen der Gallenwege. Cholangioskopische Kontrolle und evtl. Extraktion von weiteren Steinen.
- **Schritt 6:** Cholangioskopie oder Wiederholung der Cholangiographie zur Bestätigung der Steinfreiheit.
- **Schritt 7:** Extraktion der Instrumente bzw. Katheter. Clippen des Zystikusstumpfs.
- **Schritt 8:** Weiterführen der Cholecystektomie (s. S. 578, Schritte 8 – 14).

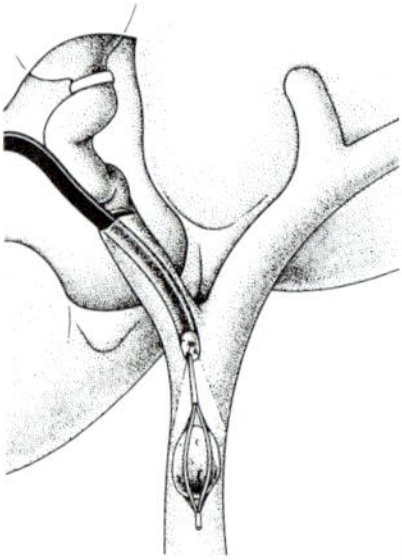

Abb. 175 Laparoskopische Gallengangssteinextraktion.

Prinzip

- Entfernung der Gallenblase und intraoperative Röntgendarstellung der Gallenwege.

Indikationen

- Cholelithiasis und Komplikationen der Cholelithiasis mit Kontraindikationen gegen die laparoskopische Cholezystektomie (s. S. 576).
- Gelegenheits-Cholezystektomie bei Laparotomie aus anderem Grund (Cholelithiasis ohne Beschwerden).

Vorbereitung

- Einlauf am Vorabend.
- **Blutkonserven:** Bereitstellung von Testblut.
- **Magensonde:** Einlage nach Einleitung der Intubationsnarkose.

Operative Technik

- **Schritt 1:** Obere mediane Laparotomie (s. S. 525) oder Rippenbogenrandschnitt rechts (s. S. 528). Revision des Abdomens.
- **Schritt 2:** Einstellen des Operationsfeldes: Einsetzen eines Rochard-Hakens sowie eines dreiteiligen Bauchspreizers bei medianer Laparotomie, eines zweiteiligen Spreizers bei Rippenbogenrandschnitt. 2 feuchte Tücher hinter die Leber schieben. Leber und Kolon mit feuchten Tüchern und Haken festhalten. Der erste Assistent streckt mit der flachen linken Hand oder einem Blasenspatel das Lig. hepatoduodenale durch Zug am Magen und Duodenum nach links.
- **Schritt 3:** Fassen des Gallenblasenfundus mit der Faßzange. Leichter Zug.
- **Schritt 4:** Inzidieren des Peritoneums am Rande des Lig. hepatoduodenale. Aufsuchen und Anschlingen des Ductus cysticus, welcher bis gegen die Mündungsstelle in den Ductus choledochus dargestellt wird. *Cave:* Anatomische Varianten! Sind die anatomischen Verhältnisse nicht absolut klar, insbesondere bezüglich Identifikation des Ductus cysticus, wird zuerst die Gallenblase orthograd vom Fundus her ausgelöst (analog Ziffer 8, Abb. 176), bis sie nur noch am Ductus cysticus hängt.
- **Schritt 5:** Ligieren und Durchtrennen der A. cystica, sofern die Arterie jetzt schon im Operationsfeld dargestellt werden kann.

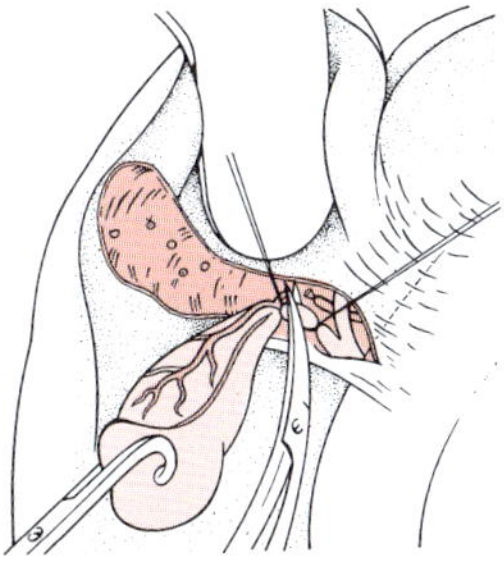

Abb. 176 Auslösen der Gallenblase.

Offene Cholezystektomie (5 – 510.0)

- **Schritt 6:** Ductus cysticus gallenblasenwärts ligieren. Proximal davon quer inzidieren und kanülieren. Vorgelegte Ligatur knoten.
- **Schritt 7:** Cholangiographie durch das eingeführte System, wofür die Haken und Tücher entfernt werden müssen und der Patient nach rechts gedreht wird. Für die 1. Aufnahme in Apnoe werden ca. 5 ml warmes Kontrastmittel mit einem Druck von einigen Zentimetern über dem Residualdruck, für die 2. Aufnahme in Kopftieflage ca. 15 ml Kontrastmittel mit einem Druck von ca. 20 cmH_2O (= 1,96 kPa) verwendet. Kontrolle mit Durchleuchtung und Bildverstärker: Durchmesser der Gallenwege? Aussparungen? Abfluß ins Duodenum? Papillenspiel? Dokumentation mit 1 – 2 Aufnahmen.
- **Schritt 8:** Inzidieren des Gallenblasenperitoneums 0,5 cm von der Leber entfernt. Teils stumpfes, teils scharfes Auslösen der Gallenblase vom Fundus her (orthograd, Abb. 176) ohne Verletzen des Lebergewebes.
- **Schritt 9:** Beim Auslösen der Gallenblase Darstellen und Ligieren der A. cystica, sofern nicht bereits geschehen (gemäß Schritt 4).
- **Schritt 10:** Blutstillung im Gallenblasenbett.
- **Schritt 11:** Bei unauffälligem Cholangiogramm Ligieren des Ductus cysticus mit Dexon oder Vicryl 2/0. Keine Durchstechung, da sonst die Gefahr der Gallenfistel größer ist.
- **Schritt 12:** Einlage einer weichen Silikonkapillardrainage in das Foramen epiploicum, separates Herausleiten in der rechten Flanke.
- **Schritt 13:** Laparotomieverschluß (s. S. 526, 528).

Alternative

- Laparoskopische Cholezystektomie (s. S. 576).

Nachbehandlung

- **Infusionstherapie** (s. S. 81): Bis 2. postoperativem Tag.
- **Magensonde:** Entfernung nach 12 – 24 Stunden.
- **Labor:** Kontrolle der Leber- und Pankreaswerte.
- **Abführen:** Nur nach Notfalloperationen notwendig (s. S. 138).
- **Kostaufbau:** Trinken ab 1. postoperativem Tag. Ab 2. Tag Beginn mit leichter Kost.
- **Thromboembolieprophylaxe** (s. S. 100): Bis zur vollen Mobilisation.
- **Drainage:** Kürzen am 3. und 4. postoperativen Tag. Entfernen am 5. Tag bei gallefreiem Sekret.
- **Hautklammern/-nähte:** Entfernung s. S. 133.

Postoperative Komplikationen

- **Nachblutung:** In der Regel aus dem Gallenblasenbett. → Durch die gelegte Drainage kontrollierbar. Eine Indikation zur Intervention besteht bei sonographisch nachgewiesener Hämatom-Akkumulation trotz Drainage.
- **Gallenfistel** → ERCP mit Kontrastdarstellung der Gallenwege zur Fistellokalisation. Evtl. Papillotomie zur Erleichterung des Gallenabflusses.

Prinzip

- Eröffnen des Ductus choledochus und Entfernen der Choledochussteine sowie Sondieren der Papilla Vateri.

Indikation

- Im Rahmen einer Cholezystektomie vermutete oder bestätigte (intraoperatives Cholangiogramm!) Choledocholithiasis (s. S. 351).

Instrumente

- Intubationsbesteck für Cholangiographie.
- Gallenwegsspülkatheter.
- Ballonkatheter (Gallenwegs-Fogarty Nr. 6, blau).
- **Cholangioskop:** Am besten starres Cholangioskop mit Nutzlänge 40 oder 60 mm, Fiberglaslichtleitung, Arbeitskanal und Steinfaßzange (einfacher und robuster als flexibles Modell!).
- **T-Drains:** Durchmesser 3, 4 und 5 mm, am besten aus silikonisiertem Naturgummi (Latex). Für kurzdauernde Drainage auch Naturgummi (inkrustiert und wird brüchig bei längerem Gebrauch). Kein Silikonkautschuk (Silastic)! Zu gewebefreundlich, ungenügende Kanalbildung!

Vorbereitung

- Siehe offene Cholezystektomie, S. 581.

Operative Technik

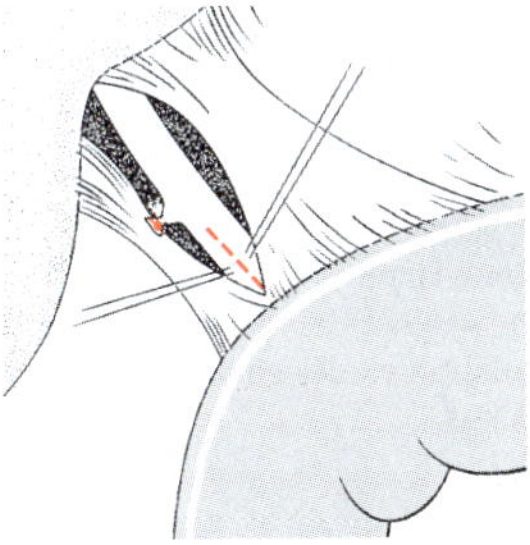

Abb. 177 Choledochotomie.

- **Schritt 1:** Cholezystektomie, wenn nicht schon durchgeführt (s. S. 581).
- **Schritt 2:** Darstellen des Ductus choledochus auf einer Länge von ca. 2 cm. *Cave:* Zu starke Skelettierung! Duodenum stumpf abschieben.
- **Schritt 3:** Längseröffnen der Vorderwand des Choledochus mittels Stichinzision und Winkelschere auf einer Länge von 12 mm, bis 5 mm an das Duodenum heran. Anlegen von 2 Haltefäden (s. Abb. 177). – Nach Cholezystektomie durch den offenen Zystikusstumpf schneiden, sofern er sehr weit ist und nicht abnorm tief mündet.

Offene Gallenwegsrevision (5–513)

- **Schritt 4: Gallenwegsrevision:** Zuerst Eingehen mit einem Ballonkatheter, wenn möglich bis ins Duodenum. Ballonkatheter aufblasen und in Wandkontakt, unter Anpassung der Ballonfüllung, langsam zurückziehen. Nur nach mehrmaliger Erfolglosigkeit dieses Manövers vorsichtige Verwendung einer schmalen Faßzange oder eines Steinlöffels. Besser: Fassen unter Sicht mit dem Cholangioskop.
- **Schritt 5:** Revidieren des Ductus hepaticus mitsamt Ästen in gleicher Weise.
- **Schritt 6:** Spülen der Gallenwege mit lauwarmer Kochsalzlösung. Bestehen Zweifel an der vollständigen Entfernung aller Gallensteine Durchführung einer Choledochoskopie oder Cholangiographie.
- **Schritt 7: Einlage des T-Drains:** Schenkel des T-Drains zu einer Halbrinne zuschneiden und kürzen (s. Abb. 178). Die Schenkel dürfen weder in der Hepatikusgabel noch in der Papille liegen.
  - ✓ *Beachte:* Nur bei gesicherter Steinfreiheit der Gallenwege und normalem Abfluß ins Duodenum darf auf die T-Drainage verzichtet werden.

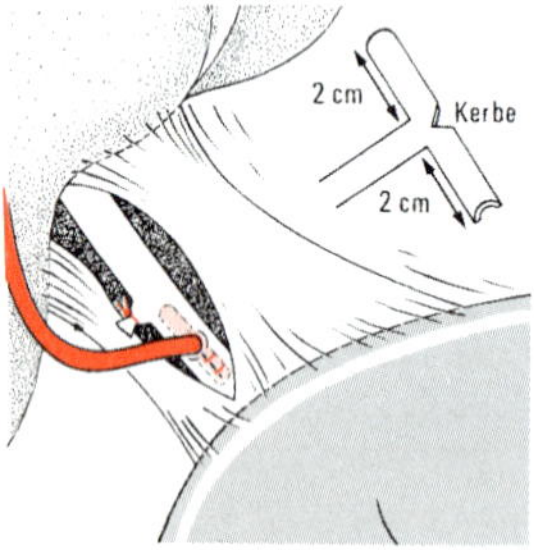

Abb. 178 T-Drainage.

- **Schritt 8:** Verschluß der Choledochotomie mit resorbierbarem Faden monofil 5/0.
- **Schritt 9:** Cholangiographie, sofern nicht schon gemacht (s. Schritt 6).
- **Schritt 10:** Herausleiten des T-Drains in der rechten Flanke. Er soll intraabdominal nicht gestreckt, sondern locker verlaufen.
- **Schritt 11:** Silikonkapillardrain subhepatisch. Adaptieren des eingeschnittenen Peritonealüberzuges über dem Ductus choledochus.
- **Schritt 12:** Laparotomieverschluß (s. S. 526, 528).

✓ **Beachte besonders:**
- Bei Choledochusnaht grundsätzlich resorbierbaren Faden verwenden. Nicht resorbierbares Material (z. B. Seide) kann zum Kristallisationszentrum bei Steinneubildung werden!
- Die Indikation zur T-Drainage wird nicht überall differenziert gestellt, wie oben beschrieben. Es gibt auch Argumente für eine grundsätzliche T-Drainage (insbesondere die Ermöglichung der postoperativen Cholangiographie in jedem Fall).

Nachbehandlung

- **T-Drain:**
  - Bei gutem Abfluß ins Duodenum (< 300 ml/24 h nach außen) T-Drain am 3. postoperativen Tag 20 cm über das Abdominalniveau anheben. Fehlender Gallenfluß spricht für hindernisfreien Abfluß ins Duodenum. In diesem Fall T-Drain am 5. postoperativen Tag abklemmen. Bei Koliken oder Ikterus wieder öffnen. 6 Tage nach der Operation Kontrollcholangiographie. Bei steinfreien Gallenwegen und gutem Abfluß ins Duodenum am nächsten Tag entfernen.
- **Wunddrainage:** Bis zur Entfernung des T-Drains belassen.
- Weitere Nachbehandlung siehe offene Cholezystektomie, S. 582.

Postoperative Komplikationen

- **Ikterus** → Darstellung des T-Drains: Drain abgeknickt oder deplaziert? Papillenstenose?
- **Gallige Peritonitis** nach Ziehen des T-Drains: Folge der Verwendung von Silikondrains, die keine Verwachsungen induzieren. → Reoperation!

Papillotomie (5–518.1)

Prinzip

- Erweiterungsplastik der Papilla Vateri. Zugang durch eine laterale Duodenotomie.

Indikationen

- Inkarzerierter Papillenstein, der im Rahmen einer offenen Cholezystektomie nicht über eine Choledochotomie entfernt werden kann (s. S. 582).
- Organische Papillenstenose (Papillitis stenosans), während einer offenen Cholezystektomie festgestellt (s. S. 584).
- Tumorverdächtiger Papillenbefund.
- Fehlschlag der endoskopischen Papillotomie (wegen Stein oder Stenose) bei bereits cholezystektomierten Patienten.
- ✓ **Beachte aber:** Als Sekundäreingriff nach Cholezystektomie zuerst Versuch der endoskopischen Papillotomie und evtl. Steinextraktion.

Vorbereitung

- Siehe offene Cholezystektomie, S. 581.

Operative Technik

- **Schritt 1:** Zuerst, je nachdem ob es sich um eine Erst- oder Zweitoperation handelt, Cholezystektomie (s. S. 581) oder Choledochotomie (s. S. 583).
- **Schritt 2:** Anlegen von Haltefäden an der Vorderwand des mobilisierten Duodenums ca. 6–8 cm distal des Pylorus, 3/0 atraumatisch.
- **Schritt 3:** Einführen einer Benique-Sonde durch die Choledochotomie und Vorstoßen der Sonde gegen die Papille.
- **Schritt 4:** Ca. 2 cm lange Querinzision der lateralen Wand des Duodenums mit dem Elektrokauter, gegenüber der Spitze der Sonde.
- **Schritt 5:** Einsetzen von Langenbeck-Haken in die Duodenalinzision und Darstellen der Papille. Die Papille kann evtl. durch Einspritzen von Methylenblau in den Gallengang lokalisiert werden. Eine dünne Benique-Sonde (Nr. 14–15) oder einen dünnen Monaldi-Drain durch die Choledochotomie und durch die Papille ins Duodenum vorschieben. Die verengte Papille spannt sich auf diese Weise an Evtl. muß die verengte Papille mit der Benique-Sonde durchstoßen werden.
- **Schritt 6:** Einschneiden der Papille über der liegenden Sonde mit dem Messer (und evtl. Verlängerung mit einer spitzen geraden Schere) vorn, ventral zwischen 11 und 12 Uhr, bis die Choledochusmündung ins Duodenum offen ist (s. Abb. 179). Schnittlänge je nach Fall 5–12 mm.
- **Schritt 7:** Aufsuchen des Ductus pancreaticus und Sondieren mit Polyvinylkatheter von 1 mm Durchmesser. Ein getrennt mündender Ductus pancreaticus ist stets aboral der Choledochusmündung zu suchen.
- **Schritt 8:** Vereinigung der Choledochus- mit der Duodenalmukosa durch je 2 Einzelknopfnähte (synthetischer resorbierbarer Faden 4/0). Mediale Nähte weglassen, sofern Ductus pancreaticus nicht eindeutig identifiziert!
- **Schritt 9:** Erneute kurze Revision der Gallenwege, Spülen beider Ductus hepatici sowie des distalen Choledochus mit lauwarmer Kochsalzlösung unter Druck
- **Schritt 10:** Querer Verschluß der Duodenotomie. Fortlaufende einstülpende Allschichtnaht, monofiler, synthetischer resorbierbarer Faden 4/0.

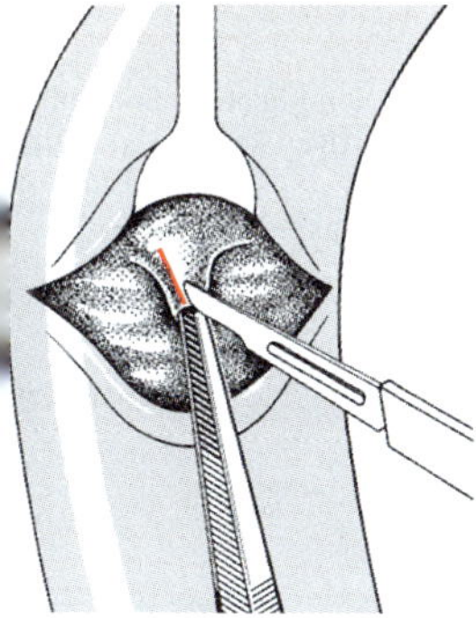

Abb. 179 Transduodenale Papillotomie über der liegenden Sonde.

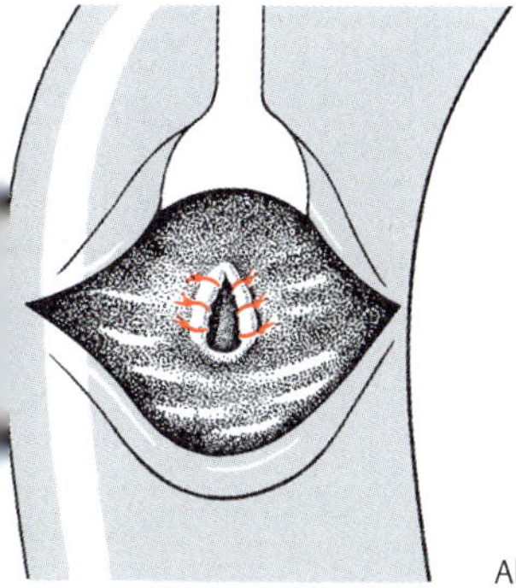

Abb. 180 Papillenplastik.

- **Schritt 11:** Einlegen eines Silikonkapillardrains ins Foramen epiploicum.
- **Schritt 12:** Schichtweiser Verschluß der Laparotomie (s. S. 526, 528).

Nachbehandlung

- **Bilanzierte Infusionstherapie** (s. S. 81): Bis zum 5. postoperativem Tag.
- **Procain** 2 g täglich in die Infusion.
- **Labor:** Kontrolle der Blutamylase sowie der Urindiastase jeden 2. Tag.
- **Magensonde:** Entfernung siehe S. 138.
- **Kostaufbau:** Siehe S. 139.
- **Thromboembolieprophylaxe** (s. S. 100 ff): Bis zur vollen Mobilisation.
- **Drainage:** Am 6. postoperativen Tag kürzen, am 7. Tag entfernen.
- **Hautklammern/-nähte:** Entfernung siehe S. 133.

Papillotomie (5–518.1)

Postoperative Komplikationen

- **Nahtinsuffizienz des Duodenums:** Schwerwiegende Komplikation. Erkennbar an Galleausfluß durch das Drain. → Indikation zur sofortigen Reoperation: Aufsteppen einer Roux-Y-Schlinge auf den Defekt.
- **Pankreatitis:** Diagnostik und Therapie wie lithogene Pankreatitis (s. S. 363).

Prinzip

- Anastomosierung einer ausgeschalteten Dünndarmschlinge mit dem Ductus hepaticus (biliodigestive Anastomose).
- Bei tiefliegendem Hindernis kann die bilidigestive Anastomose am Choledochus angelegt werden = Choledochojejunostomie.

Indikationen

- Inoperables Pankreaskopf-, Papillen- oder Duodenalmalignom mit Stauungsikterus (s. S. 378, 200).
- Pancreatitis chronica mit Stauungsikterus (s. S. 368).
- Stenose und/oder Cholangitis nach Choledochoduodenostomie.
- Narbenstriktur des Ductus choledochus, insbesondere nach Gallengangsrevision.
- Traumatische Gallengangsstriktur.

Vorbereitung

- Einlauf am Vorabend.
- **Blutkonserven:** Bereitstellung von 2 Erythrozytenkonzentraten.
- **Magensonde:** Einlage nach Einleitung der Intubationsnarkose.

Operative Technik

- **Schritt 1:** Je nach Grundleiden und vorangegangenen Operationen entweder obere mediane Laparotomie (s. S. 525) oder Rippenbogenrandschnitt rechts (s. S. 528).
- **Schritt 2:** Bei noch vorhandener Gallenblase: Cholezystektomie (s. S. 581).
- **Schritt 3:** Freilegen des Ductus hepaticus proximal der Stenose auf ca. 4 cm Länge.
- **Schritt 4:** Herstellen einer Roux-Y-Jejunumschlinge (s. S. 556). Ende des freien Schenkels in der Regel blind verschließen.
- **Schritt 5:** Retrokolisches Hochbringen des Jejunumschenkels.
- **Schritt 6:** Ca. 2 cm lange Längsinzision des Ductus hepaticus. In Spezialfällen (z. B. hochsitzende Narbenstenose) Durchtrennen des Duktus im Gesunden und Verschluß des distalen Stumpfs.
- **Schritt 7:** Weiteres Vorgehen entsprechend Lokalbefund und Grundleiden:
  - *Seit-zu-Seit-Anastomose* (s. Abb. 181): Gängige Methode, insbesondere auch bei mäßig oder nicht dilatiertem Duktus.
  - *Seit-zu-End-Anastomose* (s. Abb. 181): Nur ausnahmsweise bei stark dilatiertem Duktus indiziert.
  - *End-zu-Seit-Anastomose* (s. Abb. 181): Durchführung nach Duktusdurchtrennungen.
  - Vor Fertigstellung der Anastomose Schienung mit einem dünnen, weiter distal transjejunal hinausgeleiteten Drain (z. B. Pflaumer, Charr 12).
- **Schritt 8:** Verschließen der Öffnung im Mesocolon transversum und Fixieren des Darmes am Mesokolon. Verschluß des Lig. gastrocolicum mit Einzelnähten.
- **Schritt 9:** Bei vorhandener oder bald zu erwartender Duodenalstenosierung durch den Tumor zusätzlich Gastroenterostomie (s. S. 566).

Hepatikojejunostomie (5 – 512.2)

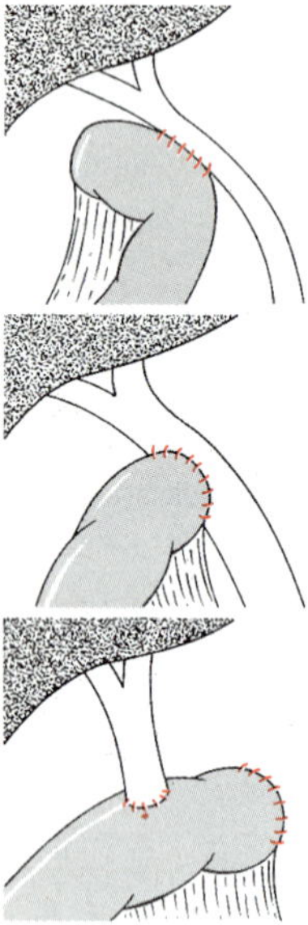

Abb. 181 Varianten der Hepatikojejunostomie.

- **Schritt 10:** Einlage einer Silikonkapillardrainage Nr. 4 oder 5 in das Foramen epiploicum. Hinausleiten in der rechten Flanke.
- **Schritt 11:** Separates Hinausleiten der Anastomosenschienung. Locker legen, nicht anspannen!
- **Schritt 12:** Laparotomieverschluß (s. S. 526, 528).

Nachbehandlung

- **Bilanzierte Infusionstherapie** (s. S. 81): Bis zum 4. postoperativen Tag.
- **Labor:** Bestimmung der Leberenzyme und des Serumbilirubins am 1., 3. und 6. postoperativen Tag. Weitere Kontrollen je nach Verlauf.
- **Magensonde:** Entfernung spätestens am 4. postoperativen Tag.
- **Thromboembolieprophylaxe** (s. S. 100): Bis zur vollen Mobilisation.
- **Cholangiographie:** Darstellung der Anastomose durch die Schienung nach ca. 6 Tagen. Entfernung der Schienung bei intakter Anastomose.
- **Kostaufbau:** Siehe S. 138.
- **Drainage:** Entfernung bei sistierender Wundsekretion und cholangiographisch nachgewiesener suffizienter Anastomose; in der Regel nach 7 Tagen.
- **Hautklammern/-nähte:** Entfernung siehe S. 133.

Postoperative Komplikationen

- **Nahtinsuffizienz:** Erkennbar an Galleaustritt oder im Kontroll-Röntgenbild. → Schienung und äußere Drainage bis zur Abheilung belassen.
- **Anastomosenstenose:** Äußert sich als Stauungsikterus oder Cholangitis. → Behandlung durch perkutane transhepatische Sondierung und Ballondilatation.
- **Rezidivierende Cholangitis** → Stenose suchen!

Pankreatiko- und Zystojejunostomie (5–523.2)

Prinzip

- **Seit-zu-Seit-Anastomose** des längs eröffneten Ductus pancreaticus und/oder der Pseudozystenwand mit einer ebenfalls längs eröffneten, nach Y-Roux ausgeschlossenen Jejunumschlinge.
- **Innere Marsupialisation** der Pseudozyste in den Darm. Die Drainage erlaubt eine langsame Obliteration der Höhle und später evtl. der Fistel zum Pankreasgang.

Indikationen

- Chronische Schmerzzustände bei langstreckiger Gangdilatation infolge chronischer Pankreatitis.
- Pseudozyste im Bereich von Pankreaskopf und -körper nach Pancreatitis acuta (s. S. 363), Pancreatitis chronica (s. S. 368) oder Pankreastrauma.
- ✓ **Cave:** Verwechslung mit Zystadenom (s S. 376)! Zystadenom immer resezieren, da häufig maligne.
- ✓ **Beachte:** Bei Schmerzsyndrom mit nicht erweitertem Pankreasgang und entzündlichen Veränderungen bzw. mehreren kleinen Pseudozysten im Kopfbereich ist die duodenumerhaltende Pankreaskopfresektion (s. S. 597) indiziert.

Vorbereitung

- **ERCP:** Nachweis von Konkrementen, Erfassung des Ausmaßes der Gangdilatation, evtl. Papillotomie. Nachweis einer Verbindung zwischen Gallengang und Pseudozyste.
- **Blutkonserven:** Bereitstellung von 2 Erythrozytenkonzentraten.
- Einlauf am Vorabend.

Operative Technik

- **Schritt 1:** Mediane Laparotomie (s. S. 525) oder quere Oberbauchlaparotomie (s. S. 527).
- **Schritt 2:** Durchtrennen des Lig. gastrocolicum. Freilegen des Pankreas.
- **Schritt 3:** Lokalisation der Zyste und/oder des Pankreasganges mittels intraoperativer Sonographie.
- **Schritt 4:** Punktion der Zyste und Aspiration des Inhaltes zur Untersuchung (Amylase, CA 19.9, CA 50, Zytologie). Differenzierung zum Zystadenokarzinom häufig sehr schwierig!
- **Schritt 5:** Eröffnen des Pankreasganges durch Einstechen einer Nadel sonographisch gezielt (Druckmessung) und Längsspaltung vom Pankreaskopf bis zum Schwanz mit dem Elektrokauter. Peinlich genaue Blutstillung. Nach Möglichkeit im Rahmen dieser Inzision einen Teil der Pseudozystenwand entfernen. Zur histologischen Untersuchung einsenden.
- **Schritt 6:** Entfernen von Proteinpfröpfen und Konkrementen aus dem Ductus pancreaticus sowie von Blut, Sekret oder Nekrosemassen aus der Pseudozyste.
- **Schritt 7:** Herstellen einer Roux-Y-Schlinge mit Jejunum (s. S. 556).
- **Schritt 8:** Retrokolisches Hochbringen des ausgeschalteten Y-Schenkels.
- **Schritt 9:** Antimesenteriale, seromuskuläre Fixation des am Ende verschlossenen Schenkels an der Pankreaskapsel durch fortlaufende Naht mit resorbierbarem Faden 4/0 (Maxon, PDS, Biosyn) entlang der kaudalen Kante der Pankreasinzision.

➤ **Schritt 10:** Längseröffnung des Y-Schenkels auf gleicher Länge wie das Pankreas und Anastomose mit fortlaufender Naht mit resorbierbarem Faden 4/0 (Maxon, PDS, Biosyn) zwischen Darmwand (allschichtig) und Pankreasgang bzw. Pseudozystenwand (Abb. 183).
Alternative: bei Pseudozyste Seit-zu-End-Anastomose (s. Abb. 182).

➤ **Schritt 11:** Komplettierung der äußeren Nahtreihe am kranialen Schnittrand.

➤ **Schritt 12:** Einlage einer Silikonkapillardrainage neben die Anastomose, Hinausleiten in der rechten oder linken Flanke.

➤ **Schritt 13:** Verschluß der Mesolücke und des Lig. gastrocolicum.

➤ **Schritt 14:** Laparotomieverschluß (s. S. 527).

✓ **Beachte besonders:**
- Vor Anlage der Naht exakte Blutstillung in der Pseudozystenwand oder Pankreasschnittstelle. Bei diffuser Blutung zirkuläre Übernähung der Wand mit durchgreifender, fortlaufender Naht.
- Die Durchführung einer äußeren anstelle der inneren Drainage ist nur dann indiziert, wenn bei einem Notfalleingriff eine sehr schlecht ausgebildete, sulzige und für eine Anastomosierung ungeeignete Pseudozystenwand gefunden wird.
- Die sich topographisch gelegentlich anbietende Zystogastrostomie ist aufgrund häufig auftretender Komplikationen (Blutungen, Nahrungsmittelimpaktation, Abszeßbildung) in jedem Fall abzulehnen.

Vorgehen bei Varianten

➤ **Extrapankreatische Pseudozyste** (extrapankreatische Hohlraumbildung, Wand durch Pankreasoberfläche, Magen u.a.): Fistel im Pankreas suchen und gemäß Ziffer 5–9 drainieren. Hohlraum separat nach außen drainieren.

➤ **Pseudozyste im Processus uncinatus:** Eröffnung durch das Mesokolon transversum in die freie Bauchhöhle und Anschluß an eine Y-Schlinge.

➤ **Pseudozyste im Pankreaskopf mit Kontakt zum Duodenum:** Endoskopische oder offen transduodenale Ableitung ins Duodenum.

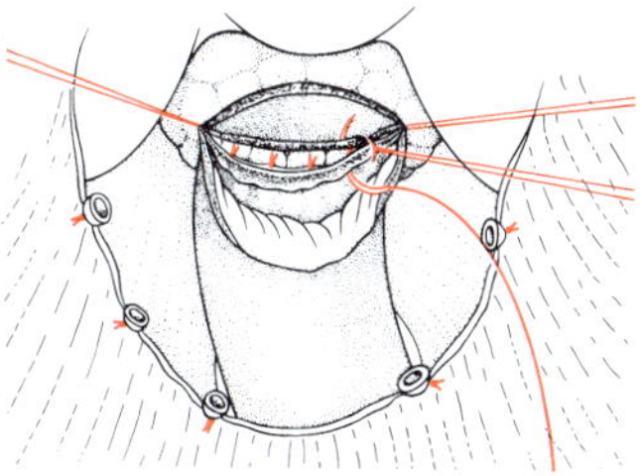

Abb. 182 Zystojejunostomie bei Pankreaspseudozyste.

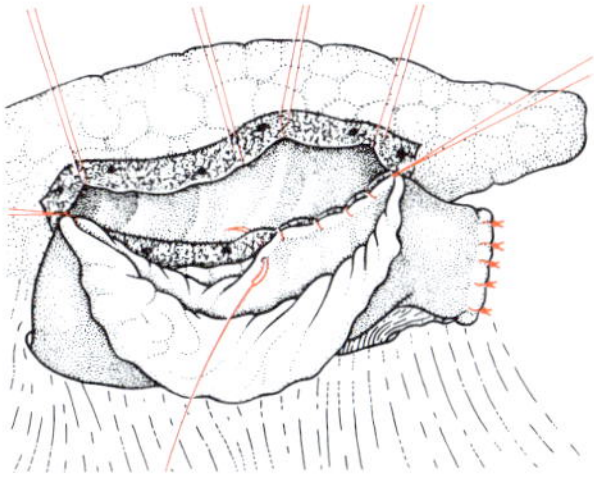

Abb. 183 Pankreatikojejunostomie bei chronischer Pankreatitis.

Pankreatiko- und Zystojejunostomie (5–523.2)

Nachbehandlung

- **Bilanzierte Infusionstherapie** (s. S. 81): Bis zum Ingangkommen der Darmfunktion, in der Regel 4–5 Tage.
- **Antibiose:** In der Regel nicht indiziert.
- **Darmfunktion:** Stimulation ab 3. postoperativem Tag mit Prostigmin 2 mg = 4 ml 0,5%/4 h per infusionem, 1× täglich, am besten vormittags.
- **Labor:** Tägliche Kontrolle der Amylase im Drainagesekret, Serum und Urin.
- **Octreotid** 3× 0,1 mg s. c. für 7 Tage zur Enzymsekretreduktion.
- **Magensonde:** Entfernung siehe S. 138.
- **Thromboembolieprophylaxe** (s. S. 100): Bis zur vollen Mobilisation.
- **Kostaufbau:** Siehe S. 139.
- **Drainage:** Kürzen bei sistierender Wundsekretion am 6. postoperativen Tag, Entfernung am 8. postoperativen Tag.
- **Hautklammern/-nähte:** Entfernung am 10. postoperativen Tag.

Postoperative Komplikationen

- **Akute Pankreatitis:** Ausgelöst durch die Manipulation am Pankreas. Diagnostik und Therapie siehe S. 363.
- **Nahtinsuffizienz der Pankreatojejunostomie:** Sehr selten. → Drainagen bis zur Abheilung belassen.

Distale Pankreasresektion (5–524.0)

Prinzip

- Resektion der durch Äste der A. lienalis versorgten distalen Pankreasportion (Kauda und Großteil Pankreaskorpus), bei Malignom kombiniert mit Splenektomie.

Indikationen

- Pseudozyste im Pankreasschwanz (s. S. 372).
- Zystadenom im Pankreaskörper und -schwanz (s. S. 376).
- Inselzelltumor, insbesondere Insulinom (s. S. 382).
- Pankreasschwanzkarzinom (s. S. 378).
- Pankreasinfiltration durch Magenkarzinom: Zusatzeingriff bei Magenresektion.
- Vom Schwanz ausgehende Pankreasfistel.

Vorbereitung

- **Blutkonserven:** Bereitstellung von 4 Erythrozytenkonzentraten.
- Einlauf am Vorabend.

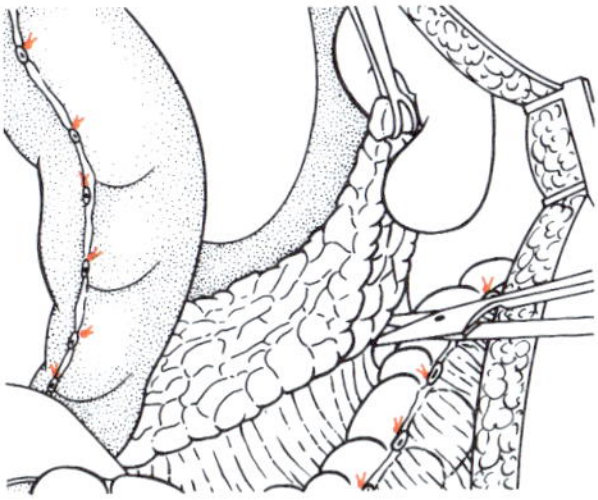

Abb. 184 Mobilisierung der Cauda pancreatis für distale Pankreasresektion.

Operative Technik

- **Schritt 1:** Große mediane Laparotomie (s. S. 525) oder querer Oberbauchschnitt (s. S. 527).
- **Schritt 2:** Durchtrennen des Lig. gastrocolicum.
- **Schritt 3:** Ablösen der Magenhinterwand vom Pankreas und Exposition des Pankreas.
- **Schritt 4:** Doppelte Ligatur der A. lienalis (am Pankreasoberrand) 1 cm proximal der geplanten Resektionslinie, meist am Abgang aus dem Truncus coeliacus.
- **Schritt 5:** Mobilisieren der Milz wie für Splenektomie (s. S. 608).
- **Schritt 6:** Inzidieren des Peritoneums am kaudalen Rand von Pankreasschwanz und -korpus.
- **Schritt 7:** Luxieren der Milz. Unter Zug an der Milz nach rechts stumpfes Ablösen des Pankreasschwanzes inkl. V. lienalis vom Retroperitoneum. Bei Verzicht auf die Splenektomie Gefäße pankreasnah durchtrennen und ligieren. Vasa gastrica brevia erhalten.

Distale Pankreasresektion (5–524.0)

- **Schritt 8:** Ligieren der V. lienalis (auf der Hinterseite des Pankreas) 1–2 cm proximal der geplanten Resektionslinie, spätestens an der Einmündung der V. mesenterica inferior (s. Abb. 184).
- **Schritt 9:** Gangversorgung:
  - *Konventionelle Technik:*
    - 4–5 mm proximal der geplanten Resektionslinie zirkuläres Ligieren des gesamten Pankreas. So stark anziehen, daß der Gang komprimiert wird.
    - Pankreas distal der Ligatur mit Messer durchtrennen.
    - Duktus des proximalen Stumpfs umstechen (nichtresorbierbarer Faden).
  - *Alternative Technik:*
    - Fischmaulförmige Durchtrennung des Pankreas.
    - Übernähen des Ductus mit nichtresorbierbarem Faden.
    - Parenchymverschluß mit synthetischem resorbierbaren Faden 4/0 (PDS, Maxon).
- **Schritt 10:** Einlage einer Silikonkapillardrainage neben die Resektionslinie.
- **Schritt 11:** Adaptieren des Lig. gastrocolicum. Bauchdeckenverschluß (s. S. 526, 527).

✓ **Beachte besonders:**
  - Auf die *Splenektomie* kann bei günstigen anatomischen Verhältnissen und benignem Grundleiden verzichtet werden.
  - *Vorgehen bei unklaren Sekretabflußverhältnissen:* Offene Durchtrennung des Pankreas und retrograde Pankreatikographie.
  - *Vorgehen bei gestörtem Sekretabfluß im Pankreaskopfbereich:* Anastomosieren der Resektionsfläche mit einer Jejunum-Y-Schlinge.

Nachbehandlung

- **Bilanzierte Infusionstherapie** (s. S. 81): Bis zum Ingangkommen der Darmfunktion und sicheren Ausschluß einer Pankreasfistel, in der Regel 5–7 Tage.
- **Antibiose:** In der Regel nicht indiziert.
- **Labor:** Tägliche Kontrolle der Amylase im Drainagesekret, Serum und Urin.
- **Magensonde:** Entfernung siehe S. 138.
- **Thromboembolieprophylaxe** (s. S. 100): Bis zur vollen Mobilisation.
- **Kostaufbau:** Siehe S. 139.
- **Drainage:** Bei sistierender Wundsekretion am 6. postoperativen Tag kürzen, am 7. Tag entfernen. Kontrolle des Sekrets auf Amylasegehalt.
- **Hautklammern/-nähte:** Entfernung siehe S. 133.

Postoperative Komplikationen

- **Pankreasfistel aus der Pankreasschnittfläche:** Erkennbar am hohen Amylasegehalt des Wundsekrets. → Drainage bis zur Ausheilung belassen; ggf. auch ambulante Weiterführung. Evtl. ERCP zum Ausschluß einer präpapillären Duktusstenose.

Duodenumerhaltende Pankreaskopfresektion (5–524.3)

Prinzip

- Durchtrennung des Pankreashalses über den mesenterialen Gefäßen. Aushöhlen des Pankreaskopfes unter Belassung einer dünnen, gefäßtragenden Scheibe am Duodenum und dorsal.
- Befreiung des intrapankreatischen Ductus choledochus.
- Innere Marsupialisation der Schnittfläche in den Darm.

Indikationen

- Chronische Schmerzzustände infolge chronischer Pankreatitis (s. S. 368) bei fehlender Gangdilatation und Schwergewicht der Veränderungen im Kopf.
- Mehrere Pseudozysten im Bereich von Pankreaskopf nach Pancreatitis chronica.
- Im Rahmen einer chronischen Pankreatitis stark entzündlich veränderter Pankreaskopf bei zusätzlicher Gallenwegsstauung oder duodenaler Obstruktion durch Kompression.
- Fehlende Besserung der Beschwerden nach Pankreatikojejunostomie.

Vorbereitung

- **Blutkonserven:** Bereitstellung von 5 Erythrozytenkonzentraten.
- Einlauf am Vorabend.

Operative Technik

- **Schritt 1:** Quere Oberbauchlaparotomie (s. S. 527).
- **Schritt 2:** Durchtrennen des Lig. gastrocolicum unter Schonung der A. gastroepiploica dextra.
- **Schritt 3:** Mobilisieren des Duodenums nach Kocher.
- **Schritt 4:** Darstellung der Mesenterialvene am Pankreasrand, der V. portae, und Anschlingen von D. choledochus und A. hepatica propria.
- **Schritt 5:** Stumpfe Untertunnelung des Pankreashalses auf der Vorderseite der Pfortader. Durchtrennung des Pankreashalses und Blutstillung an der Schnittfläche.
- **Schritt 6:** Ablösung des Pankreaskopfes von der Pfortader und der V. mesenterica superior.
- **Schritt 7:** Subtotale Auslösung des Pankreaskopfes unter Belassen der linken Anteile des Proc. uncinatus, der dorsalen Pankreaskapsel und einer ca 5–8 mm breiten Scheibe von Pankreasgewebe zwischen Duodenum und Ductus choledochus. Duodenumnahe Ligatur des Ductus pancreaticus. Sorgfältige Blutstillung.
- **Schritt 8:** Semizirkuläres Befreien des Ductus choledochus im intrapankreatischen Anteil.
- **Schritt 9:** Herstellen einer Roux-Y-Schlinge mit Jejunum (s. S. 556). Retrokolisches Hochbringen des ausgeschalteten Y-Schenkels.
- **Schritt 10:** Zweireihige End-zu-End-Teleskopanastomose zwischen Jejunum und Schnittfläche am Pankreaskorpus:
  - *1. Reihe:* 4/0 (Maxon, PDS, Biosyn) allschichtig fortlaufend an die Schnittfläche unter Fassen des Pankreasganges.
  - *2. Reihe:* EKN 4/0 (Maxon, PDS, Biosyn) seromuskulär an die Pankreaskapsel 1–2 cm links der Schnittfläche.

Duodenumerhaltende Pankreaskopfresektion (5 – 524.3)

- **Schritt 11:** Antimesenteriale, seromuskuläre Fixation des Schenkels an der Kapsel dorsal und am Proc. uncinatus mit 4/0 (Maxon, PDS, Biosyn) fortlaufend.
- **Schritt 12:** Innere Nahtreihe mit EKN im Bereich des Ductus choledochus (*Cave:* Einengung!) sonst fortlaufende Naht allschichtig mit der Pankreasschnittkante.
- **Schritt 13:** Komplettierung der äußeren Nahtreihe.
- **Schritt 14:** Verschluß der Mesolücke und des Lig. gastrocolicum.
- **Schritt 15:** Einlegen eines Silikonkapillardrains neben die Anastomose.
- **Schritt 16:** Laparotomieverschluß (s. S. 527).

Alternative Techniken

- **Längsinzision des gesamten Ductus pancreaticus** bei Dilatation und Seit-zu-Seit-Anastomose.
- **Längsinzision des intrapankreatischen Ductus choledochus** und direkte Anastomose mit Jejunum bei narbiger Choledochusstenose.

Nachbehandlung

- **Bilanzierte Infusionstherapie** (s. S. 81): Bis zum Ingangkommen der Darmfunktion und sicheren Ausschluß einer Pankreasfistel, in der Regel 5 – 7 Tage.
- **Antibiose:** In der Regel nicht indiziert.
- **Thromboemboliepropylaxe** (s. S. 100): Bis zur vollen Mobilisation.
- **Labor:** Tägliche Kontrolle der Leber- und Pankreasparameter (s. Anhang).
- **Sonographie:** Tägliche Kontroll-Sonographie des Oberbauchs.
- **Magensonde:** Entfernung am 3. postoperativen Tag.
- **Kostaufbau:** Siehe S. 139. Engmaschige BZ-Kontrollen!
- **Drainage:** Entfernung am 6. postoperativen Tag.
- **Hautklammern/-nähte:** Entfernung siehe S. 133.

Postoperative Komplikationen

- **Insuffizienz der Pankreatikojejunostomie:** Schwerwiegende Komplikation! → Konservative Behandlung nur bei perfekter Drainage und gesichertem intraluminalen Abfluß. Sonst Reoperation.

Duodenopankreatektomie (5–524.1)

Prinzip

- En-bloc-Exstirpation von Pankreaskopf und -korpus mitsamt Duodenum. Antrektomie und Vagotomie als Ulkusprophylaxe.

Indikationen

- Pankreaskopfkarzinom (s. S. 378) inkl. distales Choledochuskarzinom.
- Papillenkarzinom (s. S. 378),
- **Sonstige Krankheitsbilder:** Nur in Ausnahmefällen indiziert bei:
  - Malignem Zystadenom im Pankreaskopf (s. S. 376).
  - Inselzelltumor im Pankreaskopf (s. S. 382).
  - Duodenalkarzinom.
- ✓ **Beachte:** Durchführung nur bei Patienten ohne Verschlußikterus oder mit Ikterus ohne Leberzellschädigung. Bei längerdauerndem Ikterus Vorbehandlung mit perkutaner Drainage.

Vorbereitung

- **Labor:** Kontrolle der Leberfunktion (s. Anhang).
- **Nahrungskarenz:** Karenz für feste Nahrung 24 Stunden präoperativ.
- Einlauf am Vorabend.
- **Blutkonserven:** Bereitstellung von 6 Erythrozytenkonzentraten.
- **ZVK:** Anlage eines Zentralvenenkatheters (s. S. 49).

Operative Technik

- **Schritt 1:** Mediane Laparotomie bis unterhalb des Nabels (s. S. 525), alternativ quere Laparotomie im Oberbauch (s. S. 527).
- **Schritt 2:** Sichern der Karzinomdiagnose (sofern noch nicht geschehen): Lokale Palpation, evtl. Biopsie, Cholangiographie, evtl. transduodenale Inspektion und Biopsie.
- **Schritt 3:** Abklären der Resezierbarkeit des Tumors:
  - Duodenum von rechts her mobilisieren → Pankreas von V. cava und Aorta abschiebbar?
  - Omentum minus durchtrennen → A. hepatica communis nicht infiltriert?
  - Lig. hepatoduodenale präparieren, A. gastrica dextra am Abgang durchtrennen und ligieren. V. portae freilegen → tumorfrei?
  - Querkolon hochschlagen, A. mesenterica superior, A. colica media, A. pancreaticoduodenalis inferior, V. mesenterica superior freilegen → frei von Tumorinfiltration?
  - Linken Zeigefinger von oben entlang V. portae, rechten von unten entlang V. mesenterica, bis sich die Fingerspitzen berühren. Pankreas sorgfältig hochheben → V. portae tumorfrei?
- **Schritt 4:** Nachprüfen, ob Leber, regionäre Lymphknoten, paraaortale Lymphknoten und Peritoneum metastasenfrei sind.
- **Schritt 5:** Trunkale Vagotomie (s. S. 545).
- **Schritt 6:** Skelettieren und Abtrennen des Antrums wie für Antrektomie (s. S. 552). Horizontalen Hauptast der A. gastrica sinistra schonen. Antrum am Duodenum belassen. Okklusionsnaht der rechtsseitigen $^{2}/_{3}$ des proximalen Magenquerschnitts.

Duodenopankreatektomie (5–524.1)

- **Schritt 7:** Mobilisieren und Durchtrennen des Pankreas am Übergang Korpus – Kauda mit Elektrokauter.
  - ✓ *Beachte:* Letzte Gelegenheit zum Abbruch der Operation! Vorgehen bei Inoperabilität des Tumors (Infiltration der großen Gefäße u.ä.): Ligieren des proximalen Pankreasstumpfs, Resezieren der distalen Pankreasportion oder distale Pankreasjejunostomie.
- **Schritt 8:** Durchtrennen der A. pancreaticoduodenalis inferior.
- **Schritt 9:** Duodenopankreaspräparat nach rechts schlagen. Ablösen der V. portae von der Pankreashinterseite mit Abklemmen, Durchtrennen und Ligieren der feinen Zuflüsse.
- **Schritt 10:** Cholezystektomie (s. S. 581).
- **Schritt 11:** Durchtrennen des Ductus hepaticus communis unmittelbar leberwärts der Zystikuseinmündung. Abpräparieren des Ductus choledochus vom Lig. hepatoduodenale.
- **Schritt 12:** Abpräparieren der A. hepatica communis et propria auf der ganzen Länge vom Operationspräparat mit Ligieren und Durchtrennen der A. gastroduodenalis.
- **Schritt 13:** Durchtrennen des Jejunums und des Mesojejunums 10 cm distal der Treitz-Flexur.
- **Schritt 14:** Mobilisieren und Durchziehen des proximalen Jejunumstumpfs hinter den Mesenterialgefäßen nach rechts.
- **Schritt 15:** Ablösen des Pankreaskopfs vom Retroperitoneum; das Operationspräparat fällt weg.
- **Schritt 16:** Retrokolisches Hochbringen des abführenden Jejunumschenkels.
- **Schritt 17:** End-zu-End-Teleskopanastomose des Pankreas mit dem Jejunum:
  - *Äußere Nahtreihe:* Dorsal seromuskuläre Einzelknopfnähte an die Pankreaskapsel 1–2 cm links der Schnittebene mit synthetischem resorbierbarem Faden 4/0.
  - *Innere Nahtreihe:* Fortlaufende Naht, am Darm Allschichtnaht, am Pankreas den Schnittrand fassen, mit synthetischem resorbierbarem monofilem Faden 4/0. Mit 2–3 Zusatznähten Ductus pancreaticus fassen und aufspannen.
  - Anschließend Komplettierung der vorderen Nahtreihe.
- **Schritt 18:** End-zu-Seit-Einpflanzen des Ductus hepaticus communis in den Jejunumschenkel (Nahttechnik s. S. 531).
- **Schritt 19:** Schienen der hepatikojejunalen Anastomose mit einem durch eine seitliche Jejunostomie herausgeleiteten Pflaumer-Katheter Nr. 12.
- **Schritt 20:** Gastrojejunostomie mit einer aus dem abführenden Jejunum hergestellten Roux-Y-Schlinge.
- **Schritt 21:** Verschluß der Mesokolonlücke.
- **Schritt 22:** Einlage je einer Silikonkapillardrainage neben die Hepatikojejunostomie und die Pankreatojejunostomie. Separates Herausleiten der beiden Drains sowie der Schienung der Hepatikojejunostomie in der Flanke.
- **Schritt 23:** Eventuell Einlegen einer Ernährungssonde und Vorschieben bis distal der Fußpunktanastomose.
- **Schritt 24:** Laparotomieverschluß (s. S. 526, 527).

✓ **Beachte besonders:**
- Großer und belastender Eingriff. Als Palliativmaßnahme nur ausnahmsweise gerechtfertigt.
- Versuche zur weitergehenden Radikalität, insbesondere Resektion der V. portae, lohnen sich erfahrungsgemäß nur unter günstigsten Umständen, d.h. wenn dadurch in einem umschriebenen Bezirk die sonst nicht radikale Operation sicher in eine radikale verwandelt werden kann.
- Die chirurgische Streßulkusprophylaxe (Antrektomie und Vagotomie) stellt einen integralen Bestandteil der Operation dar!

Nachbehandlung

- **Intensivtherapie:**
  - Ggf. Nachbeatmung.
  - Bilanzierte Infusionstherapie (s. S. 81), Elektrolytsubstitution.
  - Bei gestörtem Heilungsverlauf volle parenterale Ernährung (s. S. 84).
- **Octreotid** 3× 0,5 mg s.c. täglich zur Enzymsekretreduktion.
- **Kostaufbau:**
  - Langsamer Beginn der enteralen Sondenernährung am 2. postoperativen Tag.
  - Trinken ab 5., Schleim ab 6. postoperativem Tag.
  - Engmaschige BZ-Kontrollen.
- **Magensonde:** Entfernung siehe S. 138.
- **Darmfunktion** (s. S. 138): Am 3. postoperativen Tag Einlauf 500 ml lauwarmer Kamillosanlösung oder Practo-Clyss.
- **Schienung der Hepatikojejunostomie:**
  - Abklemmen am 5. postoperativen Tag.
  - *Cholangiographie:* Treten weder ein Ikterus noch Zeichen einer Nahtinsuffizienz (Galle aus dem Wunddrain?) auf, erfolgt am 6. postoperativen Tag eine Cholangiographie durch die Schienung.
  - Entfernung der Schienung nach cholangiographisch gesicherter suffizienter Anastomose am 7. postoperativen Tag.
- **Wunddrainage:** In den ersten postoperativen Tagen sind große Sekretmengen (teilweise > 1000 ml) aufgrund Eröffnung vieler retroperitonealer Lymphbahnen normal. Entfernung der Drainagen, sofern weder Galle noch Amylase im Wundsekret nachweisbar sind, am 7. postoperativen Tag, unabhängig von der Sekretmenge.
- **Hautklammern/-nähte:** Entfernung siehe S. 133.

Postoperative Komplikationen

- **Insuffizienz der Pankreatikojejunostomie:** Schwerwiegende Komplikation! → Konservative Behandlung nur bei perfekter Drainage und gesichertem intraluminalen Abfluß. Sonst Reoperation und Verödung des Ductus pancreaticus mit Ethibloc.
- **Insuffizienz der Hepatikojejunostomie** → Schienung und äußere Drainage bis zur Abheilung belassen.
- **Magenentleerungsstörung:** Siehe S. 324.

Zöliakale Ganglionektomie (5 – 041. X)

Prinzip

- Unterbrechung der den viszeralen Schmerz (s. Abb. 59, S. 183) fortleitenden Nervenbahnen durch Resektion des Ganglion coeliacum.

Indikationen

- Inoperables Pankreaskarzinom mit starken Schmerzen (s. S. 378).
- Pancreatitis chronica mit therapieresistenten Schmerzen (s. S. 368).
- Zusatzeingriff bei Palliativoperation wegen Karzinom bzw. bei Duktusdrainage wegen Pancreatitis chronica.

Vorbereitung

- Abhängig von Grundleiden und durchgeführter Operation.

Operative Technik

- **Schritt 1:** Anspannen des Truncus coeliacus durcheichten Druck auf die Oberkante des Pankreas.
- **Schritt 2:** Freilegen des Truncus coeliacus.
- **Schritt 3:** Das Ganglion coeliacum liegt zwischen Aorta, Truncus coeliacus und Stamm der A. mesenterica superior. Resezieren des gesamten zwischen diesen Gefäßen liegenden Gewebes mitsamt der den Trunkus umfassenden Ganglionausläufer. Das einzige anzutreffende und zu ligierende Gefäß ist die A. phrenica inferior s. Abb. 185.

Alternative Technik

- **Thorakoskopische Druchtrennung des N. splanchnicus maior:** Diese Maßnahme hat den gleichen Effekt wie eine vollständige Ganglionektomie, ist jedoch technisch bedeutend einfacher durchzuführen.
  - *Indikation:* Tumorinfiltration des Retroperitoneums mit Unmöglichkeit einer Ganglionektomie.
  - *Vorgehen:* Aus anatomischen Gründen stets Resektion des linken N. splanchnicus major. Ob der rechte Nerv nur bei Bedarf oder grundsätzlich reseziert werden sollte, läßt sich mit den bisherigen Resultaten noch nicht beantworten.

Nachbehandlung

- Abhängig von Grundleiden und durchgeführter Operation.
- **Drainage:** Entfernung, sobald Sekretion sistiert.

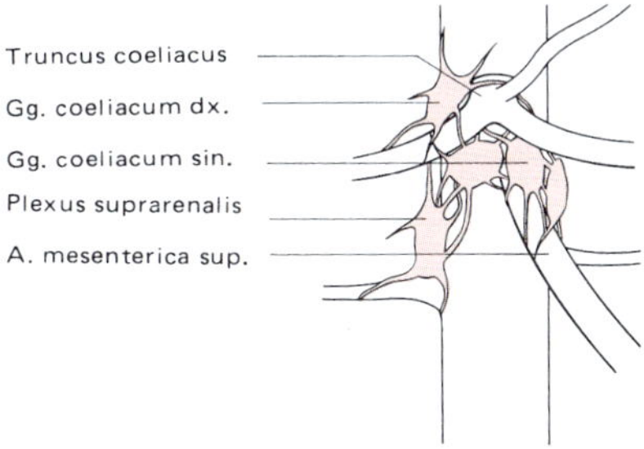

Abb. 185 Topographie des Ganglion coeliacum.

Milzerhaltende Operationen (5 – 419)

Prinzip

- Blutstillung; Verfahren angepaßt an Lokalisation, Tiefe und Ausdehnung der Milzläsion.

Indikationen

- Traumatische und iatrogene Milzrisse (s. S. 386). Die Erhaltung soll bei jeder Milzruptur in jedem Alter angestrebt werden.
- ✓ **Beachte:** Eine organerhaltende Operation ist *nicht* indiziert bei Spontanruptur infolge Mononukleosis, Leukämie u. a.

Vorbereitung

- **Blutkonserven:** Bereitstellung von 3 Erythrozytenkonzentraten.

Operative Technik

- **Schritt 1:** Zugang wie für Splenektomie (s. S. 608), gute Exposition der Milz erforderlich. Bei iatrogener Verletzung Erweiterung der schon bestehenden Laparotomie, wenn notwendig. Ein schlechter Zugang prädisponiert zur weiteren Traumatisierung des Organs!
- **Schritt 2:** Bei schweren Verletzungen und für Verfahren gemäß Schritt 4. Vorlagern der Milz nach Auslösen aus dem Retroperitoneum.
- **Schritt 3: Blutstillung:**
  - *Vorgehen bei oberflächlichen Rissen und Kapselabriß:* Einfache, oberflächlich wirkende Maßnahmen; Anwendung je nach Situation einzeln oder in Kombination:
    - Kompression.
    - Lokales Hämostyptikum (Spongostan, Gelfoam u. a.).
    - Kollagenvlies (insbesondere in Kombination mit Klebstoff).
    - Hitzekoagulation (Thermokauter, Infrarot, Argonbeamer).
    - Elektrokoagulation.
    - Klebstoff (synthetischer Klebstoff, Fibrinkleber).
  - *Vorgehen bei tiefen Rissen und ausgedehnter Parenchymzerstörung:* Temporäres Abklemmen des Milzhilus mit Gefäßklemme für die Dauer der blutstillenden Maßnahmen:
    - Übernähen: U-Nähte mit dickem resorbierbarem Faden oder Kollagenstreifen, beiderseits verankert über Kollagenstreifen, Filzstreifen, Omentum usw.
    - Milzarterienligatur: Vereinfacht durch Reduktion des Blutzuflusses die übrigen blutstillenden Maßnahmen, verlangt jedoch eine erhaltene arterielle Versorgung über die Vasa gastrica brevia.
    - Selektive Gefäßligatur: Selektive Ligatur der den betroffenen Milzbereich versorgenden Gefäße im Hilusbereich.
    - Partielle Splenektomie: Siehe Milzresektion, S. 606.
    - Einpacken der Milz (Splenorrhaphie) mit einem sattansitzenden, konfektionierten, resorbierbaren Netz (Vicryl, Dexon).
- **Schritt 4:** Reponieren der Milz.
- **Schritt 5:** Einlage eines Silikonkapillardrains hinter die Milz.
- **Schritt 6:** Schichtweiser Wundverschluß.

Nachbehandlung

- Antibiose (s. S. 97): Nur wenn durch Zusatzeingriffe indiziert.
- **Sonographie:** Sonographische Kontrollen zum Ausschluß einer Hämatom- oder Ergußbildung.
- **Labor:** Kontrollen Hämoglobin, Thrombozyten, Pankreasparameter.
- **Kostaufbau:** Siehe S. 138.
- **Drainage:** Entfernung siehe S. 128.
- **Hautklammern/-nähte:** Entfernung siehe S. 133.

Postoperative Komplikationen

- **Nachblutung** → Kontrolle der Blutgerinnung, sonographische Kontrolle der Milz. Bei fortbestehender Blutung Splenektomie.

Milzresektion (5–413.0)

Prinzip

- Selektive Hilusgefäßligaturen und Parenchymdurchtrennung unter Beachtung der streng segmentären Anordnung der Milzgefäße (s. Abb. 186). Je nach Erfordernis des Falls Polresektion, Hemisplektomie oder Zweidrittelresektion.

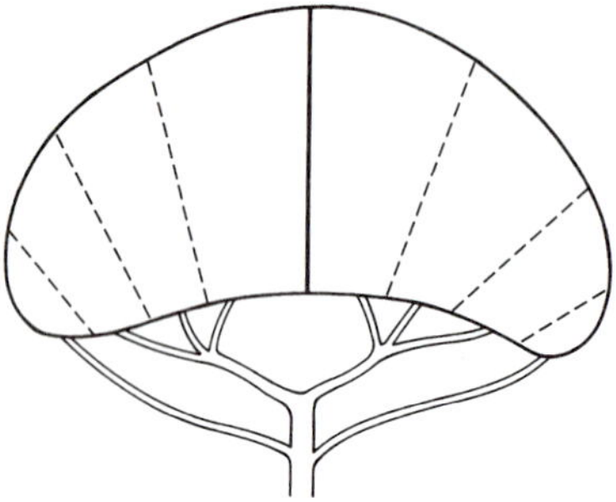

Abb. 186 Segmentäre Anordnung der Milzvaskularisation. 2 (gelegentlich 3) primäre Äste, 4–6 sekundäre Äste und (in 15%) separate Polgefäße.

Indikationen

- Traumatische Milzruptur, die mit lokalen blutstillenden Maßnahmen (s. S. 386) nicht beherrscht werden kann.
- Iatrogene Milzverletzung, die mit lokalen blutstillenden Maßnahmen (s. S. 604) nicht beherrscht werden kann.
- Umschriebene gutartige Milzaffektionen: Milzzyste, Echinococcus cysticus, Hämangiom, andere benigne Tumoren.

Vorbereitung

- **Blutkonserven:** Bereitstellung von 2 Erythrozytenkonzentraten
- Einlauf am Vorabend bei elektivem Eingriff.

Operative Technik

- **Schritt 1:** Obere mediane Laparotomie (s. S. 525) oder Rippenbogenrandschnitt links (s. S. 528).
- **Schritt 2:** Eröffnen des Lig. gastrocolicum links der Mitte durch Inzision in einer avaskulären Partie. Durchtrennen der Gefäße und Ligieren der Stümpfe.
- **Schritt 3:** Durchtrennen des Lig. phrenicocolicum und des Lig. lienocolicum. *Cave:* Kapseleinriß am Milzunterpol!
- **Schritt 4:** Inzidieren des Lig. splenorenale und der peritonealen Umschlagfalte hinter der Milz. Sorgfältiges, teils stumpfes, teils scharfes Auslösen der Milz und des Pankreasschwanzes aus dem Retroperitoneum.
- **Schritt 5:** Magennahes Durchtrennen und Ligieren der Vasa gastrica brevia. Große Kurvatur evtl. übernähen.
- **Schritt 6:** Vorlagern der jetzt nur noch am Hilus hängenden Milz.

- **Schritt 7:** Ligieren und Durchtrennen der Gefäße des zu resezierenden Milzsegments (s. Abb. 186).
- **Schritt 8:** Die vaskuläre Demarkationslinie ist jetzt subkapsulär gut sichtbar. Durchtrennen des Parenchyms mit dem Elektrokauter streng entlang dieser (meist gezackt verlaufenden) Linie 2 mm im devaskularisierten Gewebe (s. Abb. 187).

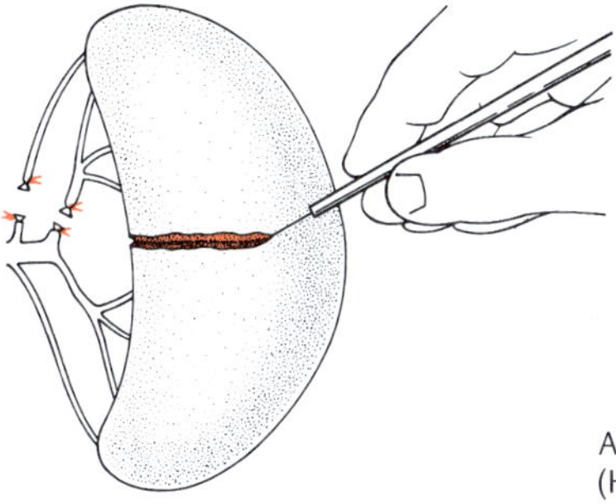

Abb. 187 Technik der Milzresektion (Hemisplenektomie).

- **Schritt 9:** Blutstillung im Bereich der Resektionsfläche mit Elektrokoagulation und evtl. feinen Umstechungen (synthetischer resorbierbarer Faden, atraumatisch 3/0 oder 4/0). *Alternativ:* Temporäres Abklemmen des Hilus und Aufsprühen von Fibrinkleber.
- **Schritt 10:** Reponieren der Milz. Einlage eines Rundgummidrains neben die Resektionsfläche.
- **Schritt 11:** Wundverschluß.
- ✓ **Beachte besonders:** Sorgfältige, vollständige Vorlagerung der Milz ist Voraussetzung für eine saubere und komplikationsarme Resektion!

Nachbehandlung

- **Sonographie:** Sonographische Kontrollen zum Ausschluß einer Hämatom- oder Ergußbildung.
- **Labor:** Kontrollen Hämoglobin, Thrombozyten, Pankreasparameter.
- **Kostaufbau:** Siehe S. 138.
- **Drainage:** Entfernung in der Regel nach 24 Std., bei Nachblutung evtl. erst nach 2 Tagen.
- **Hautklammern/-nähte:** Entfernung siehe S. 133.

Postoperative Komplikationen

- **Nachblutung** → Kontrolle der Blutgerinnung, sonographische Kontrolle der Milz. Bei fortbestehender Blutung Splenektomie.

Splenektomie (5–413.1)

Prinzip

- Totalexstirpation mit frühzeitigem Ligieren der Milzarterie am Pankreasschwanz oder Pankreasoberrand zur Verringerung des Blutverlustes bei Parenchymverletzungen.

Indikationen

- Traumatische Milzruptur (s. S. 386) bei Unmöglichkeit der Milzerhaltung.
- Spontanruptur bei Mononucleosis infectiosa, Leukämie (s. S. 196).
- Hypersplenie bei thrombopenischer Purpura u. a.
- Hämolytische Anämie: kongenitale, autoimmune.
- Maligner Milztumor (sehr selten): Hämangiom, Lymphom.
- Große Zystenmilz.
- Milzvenenthrombose (s. S. 196).
- Zusatzeingriff bei portaler Hypertonie (s. S. 388).
- Zusatzeingriff bei totaler Gastrektomie und gewissen anderen Magenresektionen (s. S. 552, 560).
- Laparotomie wegen Morbus Hodgkin.

Vorbereitung

- **Labor:** Thrombozytenzahl, Gerinnungsstatus.
- **Blutkonserven:**
  - Bereitstellung von 2 Erythrozytenkonzentraten.
  - Bei Thrombozyten < 30 000 Bereitstellung von Frischblut oder Thrombozytenkonzentraten.
- Einlauf am Vorabend bei elektivem Eingriff.

Operative Technik

- **Schritt 1:** Wahl des Zugangs abhängig von Größe der Milz, Verlauf des Rippenbogens und Art evtl. weiterer Zusatzeingriffe (s. Abb. 188):
  - *Obere mediane Laparotomie* (s. S. 525): Zugang der 1. Wahl.
  - *Rippenbogenrandschnitt links* (s. S. 528): Indiziert bei ausgeprägter Splenomegalie.
- **Schritt 2:** Eröffnen des Lig. gastrocolicum links der Mitte durch Inzision in einer avaskulären Partie. Durchtrennen der Gefäße und Ligieren der Stümpfe.
- **Schritt 3:** Durchtrennen der Verbindungen zwischen Milz und Flexura lienalis coli (Lig. lienocolicum).
- **Schritt 4:** Präparieren der A. lienalis auf Höhe des Pankreasschwanzes, doppelt ligieren und durchtrennen.
- **Schritt 5:** Abklemmen des restlichen Gefäßstiels inkl. Hauptstamm der V. lienalis auf Höhe des Pankreasschwanzes mit mittleren Klemmen, Durchtrennen, Ligieren.
- **Schritt 6:** Inzidieren des Lig. splenorenale mit der Schere und stumpfes Auslösen der Milz von den retroperitonealen und diaphragmalen Adhäsionen mit der rechten Hand.
- **Schritt 7:** Einzelnes Abklemmen und Durchtrennen der Vasa gastrica brevia milznah mit mittleren Klemmen. *Cave:* Zu große Schritte unbedingt vermeiden! Magenwand nicht mitfassen! Die Milz fällt weg.

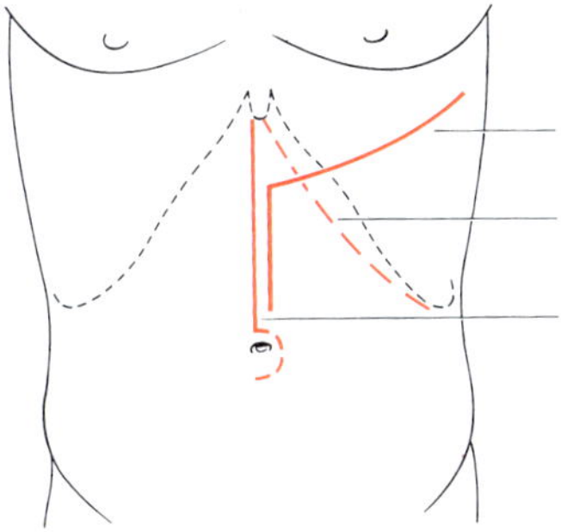

Abb. 188 Zugänge für Splenektomie.

- **Schritt 8:** Ligieren der Gefäßstümpfe. Die Magenwand darf nicht in die Ligaturen miteinbezogen werden! Evtl. Kurvatur fortlaufend übernähen.
- **Schritt 9:** Sorgfältige Kontrolle der Blutstillung, besonders im Bereich der Vasa gastrica brevia, des Pankreasschwanzes und der peritonealen Umschlagfalte.
- **Schritt 10:** Einlage von 1–2 mitteldicken, weichen Silikon-Runddrains in die Milzloge, separates Hinausleiten in der linken Flanke.
- **Schritt 11:** Wundverschluß.
- ✓ **Beachte besonders:**
  - Bei unübersichtlichen Verhältnissen infolge Ruptur und Blutung Gefäßstiel am Pankreasschwanz primär zwischen den Fingern komprimieren.
  - Bei hämatologischen Indikationen eventuelle Nebenmilzen ebenfalls entfernen. Belassene Nebenmilz = unvollständige Splenektomie = Ausbleiben von Jolly-Körperchen.

Nachbehandlung

- **Sonographie:** Sonographische Kontrollen zum Ausschluß einer Hämatom- oder Ergußbildung.
- **Labor:** Tägliche Kontrollen Hämoglobin, Thrombozyten, Pankreasparameter.
- **Thromboseprophylaxe** (s. S. 100): Übliche postoperative Thromboseprophylaxe, zusätzlich bei Thrombozytenanstieg > 1.000.000/μ (Maximum 2 Wochen postoperativ zu erwarten): Thrombozytenaggregationshemmung mit 0,5–1 g ASS/24 h p. o.
- **Kostaufbau:** Tee ab 1. postoperativem Tag; siehe auch S. 138.
- **Drainage:** Entfernung der Milzlogendrainage bei sistierender blutiger Sekretion. Nach Splenektomie wegen ausgeprägter Splenomegalie hingegen 1 Woche belassen.
- **Hautklammern/-nähte:** Entfernung siehe S. 133.

Splenektomie (5–413.1)

Postoperative Komplikationen

- **Pleuraerguß** links → Diagnostische und therapeutische Drainage (s. S. 58, 61).
- **Akute Pankreatitis:** Diagnostik und Therapie wie bei lithogener Pankreatitis (s. S. 363).
- **Subphrenischer Abszeß** links: In der Regel infiziertes Hämatom bei ungenügender Drainage. → Indikation zur operativen Ausräumung.
- **Postsplenektomiesyndrom** (OPSI-Syndrom = Overwhelming Post Splenectomy Infection; s. S. 387): Ausgesprochene Spätkomplikation, Auftreten nach Jahren möglich.

Splenorenale Anastomose (5 – 391.0)

Prinzip

- Selektive Dekompression der Ösophagusvarizen durch Unterbrechung aller venösen Verbindungen zwischen dem zentralen Pfortadergebiet und dem Magen und durch distale splenorenale Anastomose (s. Abb. 189). Keine Senkung der portalen Hypertonie, daher keine operativ bedingte Beeinträchtigung der Leberfunktion.

Indikation

- Status nach Ösophagusvarizenblutung infolge portaler Hypertonie (s. S. 388). Elektiver Eingriff, keine Notfalloperation!

Vorbereitung

- **Labor:** Thrombozyten, Gerinnungsstatus.
- **Blutkonserven:** Bereitstellung von 6 Erythrozytenkonzentraten.

Operative Technik

- **Schritt 1:** Rippenbogenrandschnitt links (s. S. 528).
- **Schritt 2:** Durchtrennen des Lig. lienocolicum.
- **Schritt 3:** Peritonealinzision lateral der Flexura lienalis coli und Abschieben der Flexur nach medial und kaudal.
- **Schritt 4:** Durchtrennen des Lig. gastrocolicum auf der ganzen Länge.
- **Schritt 5:** Abheben der Unterkante des Pankreas am Übergang Korpus – Kauda und Freilegen der V. lienalis.
- **Schritt 6:** Zirkuläres Freipräparieren der V. lienalis auf 3 cm Länge bis zur Mündung der V. mesenterica inferior.
  - ✓ *Beachte besonders:* Die feinen Zuflüsse vom Pankreas freipräparieren, abklemmen und ligieren, nicht abreißen!
- **Schritt 7:** Freilegen und Mobilisieren der V. renalis sinistra auf gleicher Höhe.
- **Schritt 8:** V. lienalis im freipräparierten Gebiet distal mit Bulldog, proximal unmittelbar vor Einmündung der V. mesenterica inferior mit Gefäßklemme abklemmen, proximal durchtrennen und proximalen Stumpf übernähen.
- **Schritt 9:** Partielles, seitliches Abklemmen der V. renalis mit Satinsky.
- **Schritt 10:** End-zu-Seit-Einpflanzen des entsprechend gekürzten und schräg angefrischten distalen Stumpfs der Milzvene in eine Längsinzision der zentralen V. renalis (Prolene 6/0). Bei breiter V. renalis ovaläre Exzision anstatt nur Inzision.
- **Schritt 11:** Freigabe der Zirkulation, Kontrolle der Blutstillung.
- **Schritt 12:** Einlage eines weichen Silikonrunddrains neben die Anastomose, separates Hinausleiten in der linken Flanke.
- **Schritt 13:** Hochschlagen des Magens. Ligieren der V. coronaria ventriculi möglichst zentral.
- **Schritt 14:** Durchtrennen des Omentum minus und Ligieren der V. gastrica dextra auf Höhe des Pylorus. R. antralis nervi vagi schonen!
- **Schritt 15:** Ligieren der V. gastroepiploica dextra am Pankreaskopf.
- **Schritt 16:** Partielle Rekonstruktion des Lig. gastrocolicum durch Fassen und gemeinsames Ligieren der Stümpfe.

Splenorenale Anastomose (5–391.0)

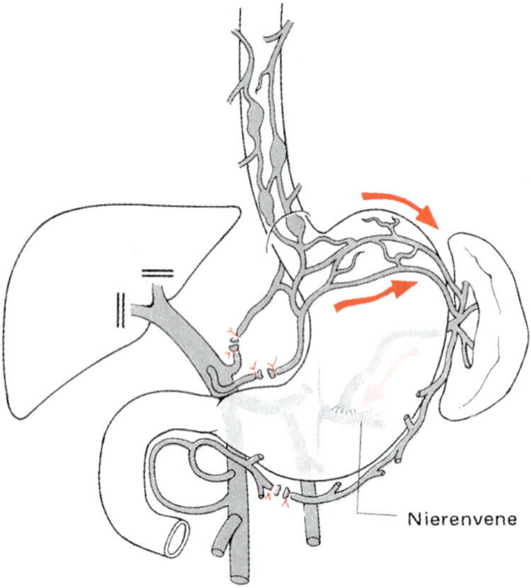

Abb. 189 Blutstromrichtung nach Anlegen einer distalen splenorenalen Anastomose.

- **Schritt 17:** Reponieren der Flexura lienalis coli, laterale Fixierung mit einigen Nähten.
- **Schritt 18:** Schichtweiser Wundverschluß (s. S. 528).
- ✓ **Beachte besonders:** V. lienalis vor der Anastomosierung so stark kürzen und schräg anfrischen, daß sie bei fertiggestellter Anastomose und reponiertem Pankreas nicht gefaltet oder abgeknickt wird.

Nachbehandlung

- **Intensivtherapie:**
  - Bilanzierte Infusionstherapie (s. S. 81); parenterale Ernährung (s. S. 84) nur, wenn innerhalb von 3 Tagen keine perorale Nahrungsaufnahme möglich ist. Verwendung leberadaptierter Infusionslösungen.
  - *Bei direkt vorausgegangener Ösophagusvarizenblutung:* Leberkomaprophylaxe mit Neomycin (4stündlich 1 g per Magensonde) oder Lactulose (50%iger Sirup, 3× 20 ml per Magensonde).
- **Stimulation der Darmfunktion** (s. S. 138): Prostigmin ab l. postoperativem Tag.
- **Labor:** Tägliche Kontrolle der Thrombozytenzahl.

- **Kostaufbau:**
  - *Beginn* siehe S. 139.
  - *Diät:*
    - Einhaltung einer fett- und natriumarmen, vitamin- und kalorienreichen Diät.
    - Tägliche Proteinzufuhr 150 g. Bei Zeichen der Leberinsuffizienz zunächst proteinfreie Ernährung, dann 0,5 g/kg KG.
- **Drainage:** Entfernung siehe S. 128.
- **Hautklammern/-nähte:** Entfernung siehe S. 133.

Postoperative Komplikationen

- **Dekompensation der Leberfunktion:** Insbesondere bei größerem Blutverlust zu befürchten. → Intensivtherapie: Leberkomaprophylaxe!
- **Anastomosenthrombose:** Erfaßbar mittels routinemäßig durchgeführter Doppler-Kontrolle. Keine Indikation zur Reoperation.

Pfortader-Thrombektomie (5–380.a)

Prinzip

- Thrombektomie durch die Vena portae in beiden Richtungen. Nur durch diesen Zugang (und nicht durch die Vena mesenterica superior) kann die Vena portae zuverlässig thrombektomiert werden.

Indikation

- Frische oder subakute Pfortaderthrombose und/oder Mesenterialvenenthrombose ohne irreversible Schädigung des Darms.

Material

- Gefäßklemmen.
- Ballonkatheter (Fogarty-Katheter) verschiedener Größen.

Vorbereitung

- **Labor:** Thrombozyten, Gerinnungsstatus.
- **Blutkonserven:** Bereitstellung von 3 Erythrozytenkonzentraten.
- Evtl. begonnene Heparinisierung kurzfristig unterbrechen!

Operative Technik

- **Schritt 1:** Rechtsbetonter querer Oberbauchschnitt (s. S. 527).
- **Schritt 2:** Völliges Freipräparieren der Vena portae im Ligamentum hepatoduodenale mit Ligieren und Durchtrennen von kleinen Begleitgefäßen und Lymphgefäßen.
- **Schritt 3:** Temporäres Abklemmen der Venae portae, sowohl lebernah als auch pankreasnah. Weghalten des Ductus choledochus nach ventral und links.
- **Schritt 4:** Querinzision der rechtsseitigen Gefäßwandung in Pfortadermitte. Sichern der beiden Ecken mit Haltefäden.
- **Schritt 5:** Wegnahme der Klemme lebernah und Thrombektomie mit Ballonkatheter bis in die Pfortaderäste. Spülen mit Heparinlösung und Wiederabklemmen der Vene.
- **Schritt 6:** Wegnahme der Klemme pankreaswärts und Thombektomie bis in die Vena mesenterica superior. Thrombektomie, bis ein kräftiger Blutfluß erzielt werden kann.
  - *Bei ausgedehnter Thrombosierung der Äste der Vena mesenterica:* Freilegen der Vene am Pankreasoberrand und digitales Führen des Katheters in die Äste.
  - Nur *bei Mißlingen dieses Vorgehens* und fortbestehender Stauung im Dünndarmbereich: Zusatzinzision der Vena mesenterica superior.
- **Schritt 7:** Pankreasnahes Abklemmen der Vena portae.
- **Schritt 8:** Querverschluß der Vena portae mit Prolene 5/0 fortlaufend. Freigabe der Zirkulation.
- **Schritt 9:** Evtl. Einbringen eines dünnen Katheters durch einen Seitenast der Vena mesenterica superior und Vorschieben bis in die Vena portae (für spätere Röntgenkontrollen).
- **Schritt 10:** Wundverschluß.

Nachbehandlung

- **Intensivtherapie:** Bilanzierte Infusionstherapie (s. S. 81) bis zum Ingangkommen der Darmfunktion.
- **Antikoagulation** (s. S. 100):
  - *Systemische Heparinisierung* mit 20.000 – 30.000 I.E. unter Kontrolle der Gerinnungsverhältnisse.
  - ✓ *Beachte:* Lokale Heparinzufuhr über den Katheter bringt keinen besseren Effekt als die systemische Heparinisierung. Der Katheter dient vorwiegend der Röntgenkontrolle.
  - Nach Abschluß der Wundheilung Übergang auf *Langzeitantikoagulation*.
- **Pfortaderkatheter:** Am 1. und 6. postoperativen Tag Röntgenkontrolle durch den liegenden Katheter. Am 8. postoperativen Tag Entfernung des Katheters bei unauffälligem Verlauf.
- **Kostaufbau:** Siehe S. 139.
- **Hautklammern/-nähte:** Entfernung siehe S. 133.

Postoperative Komplikationen

- **Nachblutung** → Frühzeitige operative Revision, da die Heparinisierung nicht unterbrochen werden darf.
- **Restthromben:** Sichtbar in der Röntgenkontrolle → Zuwarten; spontane Lyse auch noch nach Wochen zu erwarten.

Laparoskopische Adhäsiolyse (5–469.2)

Prinzip

- Zugang an adäsionsfreier Stelle (präoperative Realtime-Sonographie).
- Durchtrennen der Briden und Adhäsionen und Beurteilung der Darmvitalität.

Indikationen

- Lokalisierte Verwachsungen mit chronischen Schmerzen.
- Subileus und beginnender mechanischer Dünndarmileus.

Kontraindikationen

- Verwachsungsbauch.
- Massiver Ileus.
- Inkarzerierte Hernie (falls keine laparoskopische Versorgung der Hernie).

Ausrüstung und Instrumente

- Siehe S. 125.

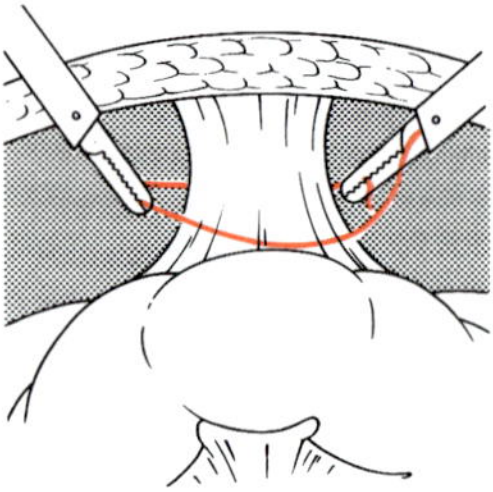

Abb. 190 Laparoskopische Adhäsiolyse.

Vorbereitung

- Blasenkatheter (s. S. 72).

Operative Technik

- **Schritt 1:** Lagerung wie bei Appendektomie; Schulterstützen, Seitenstützen. Zugänge dort, wo die wenigsten Verwachsungen erwartet werden, in der Regel im linken Oberbauch. Im Zweifelsfall Mini-Laparotomie und Hasson-Trokar.
- **Schritt 2:** Anlage eines Pneumoperitoneums (s. S. 524).
- **Schritt 3:** Durch 1. Trokar Optik einführen und Lage beurteilen. Einführen von weiteren Trokaren nach Bedarf.
- **Schritt 4:** Kapillarführende Adhäsionen abstreifen.
  - *Strangförmige Briden* (meistens Gefäße führend): Durchtrennen mit der Schere unter Kauterung; alternativ zwischen Klips oder mit nachfolgender Ligatur mit Röderschlinge. Kauter sparsam anwenden, da er neue Adhäsionen begünstigt. Blut in geringen Mengen wird ohne Adhäsionen resorbiert. Kauter immer in möglichst großer Entfernung zum Darm anwenden.

- **Schritt 5:** Verwachsungen mit der vorderen Bauchwand zuletzt lösen (sie spannen die Darmschlingen auf). Bei Schmerzen hingegen nur Verwachsungen zur Bauchwand lösen.
- **Schritt 6:** Spülen des Abdomens. Zusätze umstritten, am ehesten geeignet ist 32%ige Dextran 70-Lösung.
- **Schritt 7:** Entfernung der Instrumente und Trokare unter Sicht, zuletzt das Optiktrokar. Evakuation des Pneumoperitoneums.
- **Schritt 8:** Verschluß des vorderen Faszienblattes mit Dexon oder Vicryl. Hautverschluß an den Trokarstellen mit Dermalon-5/0 Einzelknopfnähten.

✓ **Beachte besonders:**
  - Übersicht nicht immer gewährleistet; im Zweifelsfall Laparotomie!
  - Bei intraoperativen Komplikationen im Zweifelsfall Laparotomie!

Nachbehandlung

- **Stimulation der Darmfunktion:** Siehe S. 138.
- **Kostaufbau:** Trinken am 1. postoperativen Tag, leichte Kost ab 2. postoperativen Tag.
- **Hautnähte:** Entfernung siehe S. 133.

Postoperative Komplikationen

- **Weiterbestehende Darmpassagestörung:** Hinweis darauf, daß die entscheidenden Adhäsionen nicht gelöst oder gesehen werden konnten. → Indikation zur offenen Operation diskutieren.
- **Dünndarmverletzung:** Eine intraoperativ nicht erkannte Dünndarmverletzung äußert sich durch zunehmende Schmerzen und peritonitischen Befund. → Sofortige offene Revision!

Dünndarmresektion (5–454)

Prinzip

- Resektion des erkrankten Dünndarmabschnitts mitsamt seinem Mesenterium im Gesunden und End-zu-End-Anastomosierung (s. Abb. 191).

Indikationen

- Gutartige Tumoren, blutend oder obstruierend (s. S. 404, 406, 408).
- Karzinome, Sarkome, Karzinoide (s. S. 408).
- Infiltration des Dünndarmmesenteriums oder des Dünndarms direkt durch Tumoren der Nachbarorgane (Kolon, Magen, Uterus) oder Metastasen (Ovarialkarzinom u. a.).
- **Nach Traumen:** Dünndarmperforation mit großem Defekt, Mesenterialabriß, Dünndarminfarzierung.
- Mesenterialinfarkt (s. S. 397).
- Darmgangrän bei Bridenileus oder inkarzerierter Hernie (s. S. 468).

Vorbereitung

- **Abführen**, besonders wenn von Röntgenuntersuchungen noch Barium im Darm zurückgeblieben ist.

Operative Technik

- **Schritt 1:** Isolieren des zum resezierenden Dünndarmabschnitt gehörenden dreieckförmigen Mesenterialbezirks:
  - Inzidieren des Peritoneums beiderseits mit dem Messer.
  - Abschieben des Fettgewebes mit dem Präpariertupfer.
  - Isolieren, Fassen und Abklemmen der Gefäße unter Diaphanoskopie.
  - Durchtrennen und Ligieren (Abb. 191).
- **Schritt 2:** Skelettieren des Darmes an der geplanten Resektionslinie (Sicherheitsabstand bei Malignom beiderseits mindestens 15 cm) auf ca. 12 mm Länge.
- **Schritt 3:** Resezieren des entsprechend skelettierten Dünndarmabschnittes zwischen weichen Klemmen. Die für die Anastomose verwendeten Darmschenkel desinfizieren (Chlorhexidin oder Betadine).
- **Schritt 4:** Evtl. prolabierende Mukosa resezieren.
- **Schritt 5:** Blutstillung im Bereich der Mukosa. Elektrokauter oder/und Ligaturen mit resorbierbarem Faden 3/0.
- **Schritt 6:** End-zu-End-Anastomose der Stümpfe mit einreihiger einstülpender Allschichtnaht, synthetischer resorbierbarer monofiler Faden (s. S. 531 und Abb. 192). Dabei am Mesenterialansatz beginnen, nach beiden Seiten fortführen.
- **Schritt 7:** Kontrolle der Vollständigkeit der Nahtlinie insbesondere im Bereich des Mesenterialansatzes.
- **Schritt 8:** Verschließen der Mesolücke mit Resten des Nahtmaterials. Einzelnähte, beiderseits nähen.
- **Schritt 9:** Wenn nötig Spülen der Abdominalhöhle.
- **Schritt 10:** In der Regel ist die Einlage von Drainagen nicht notwendig; evtl. Douglasdrainage.
- **Schritt 11:** Laparotomieverschluß (s. S. 526).

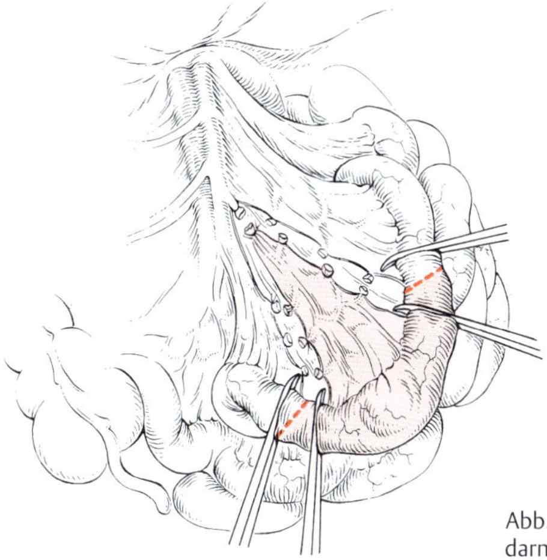

Abb. 191 Technik der Dünndarmresektion.

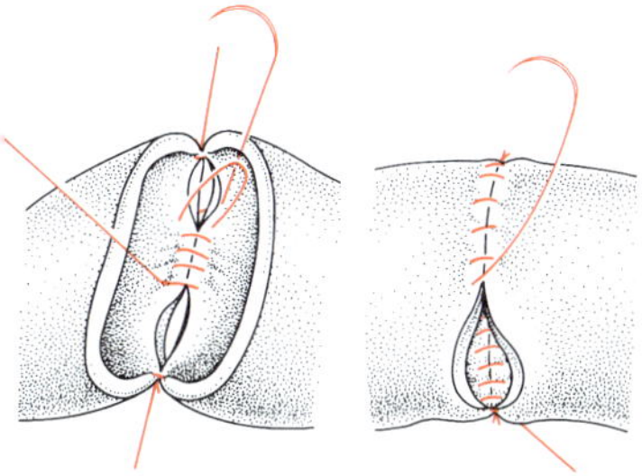

Abb. 192 Nahtverlauf bei der fortlaufenden einreihigen Allschichtnaht des Dünndarms.

Nachbehandlung

- **Bilanzierte Infusionstherapie** (s. S. 81): Bis zum Ingangkommen der Darmfunktion.
- **Magensonde:** Entfernung bei < 300 ml Reflux/24 Stunden.
- **Physiotherapie** (s. S. 139): Frühmobilisation, Atemgymnastik.
- **Stimulation der Darmfunktion** (s. S. 138): Bei verzögertem Ingangkommen Prostigmin 2 mg = 4 Amp. à 0,5 mg, 1× täglich über 4 Std. i. v. (am besten vormittags).
- **Kostaufbau:** Siehe S. 139.
- **Drainage:** Blutungsdrain am 2. postoperativen Tag entfernen. Drain zur Anastomosensicherung am 6. postoperativen Tag kürzen, am 7. Tag entfernen.
- **Hautklammern/-nähte:** Entfernung siehe S. 133.

Dünndarmresektion (5-454)

Postoperative Komplikationen

- **Nachblutung** → Kontrolle der Blutgerinnung. Wurde keine Drainage gelegt, erfolgt die sonographische Überprüfung der Blutmenge. Hämatom von > 500 ml evakuieren (laparoskopisch oder Relaparotomie).
- **Nahtinsuffizienz** → Sofortige Reoperation.
- **Infektion und Peritonitis** → Relaparotomie, Spülen der Abdominalhöhle, evtl. 1–2× wiederholen (Etappenlavage).

Dünndarmileus-Operation (5–469)

Prinzip

- Wiederherstellen einer ungehinderten Darmpassage durch Beseitigung des Hindernisses, mit Sicherstellung einer suffizienten Darmdurchblutung respektive mit Resektion eines irreversibel geschädigten oder erkrankten Darmstücks. Verhütung eines Rezidivs.

Indikationen

- **Jeder komplette mechanische Dünndarmileus** (s. S. 393): Notfalleingriff!
  - ✓ *Beachte:* Kein Zeitverlust durch unnötige Versuche zur Hindernislokalisation!
- **Inkompletter und intermittierender mechanischer Dünndarmileus:** Nach Abklärung.

Vorbereitung

- Magensonde, wenn notwendig großlumig; völlige Magenentleerung.
- Blasenkatheter.
- **Infusionstherapie:** Kurzfristige, massive Flüssigkeits- und Elektrolytsubstitution (hohe Verluste in den dilatierten Darm!).

Operative Technik

- **Schritt 1:** Mittlere mediane Laparotomie (s. S. 525). Je nach Befund Verlängerung nach oben und/oder unten.
- **Schritt 2:** Inspektion, Feststellen der Lokalisation und Art des Hindernisses. Sorgfalt im Umgang mit dem geblähten,verletzlichen Darm!
- **Schritt 3:** Weiteres Vorgehen entsprechend Befund und Ileusursache:
  - *Bridenileus:* Durchtrennen oder Resezieren der Bride (5–469.1), Beobachten der Durchblutungserholung des strangulierten Darmstücks, Dünndarmresektion bei irreversibler Schädigung.
  - *Adhäsionsileus:* Adhäsiolyse (5–469.2). Bei stark geschädigtem oder perforiertem Darm evtl. kurzstreckige Dünndarmresektion, bei nichtlösbaren Verwachsungen als Ausnahme Umgehungsanastomose.
  - *Inkarzerierte Hernie* (innere oder äußere): Hernie reponieren, Bruchlücke von innen verschließen (Verfahren nach Stoppa, s. S. 700). Dünndarmresektion bei irreversibel geschädigtem Darm.
  - *Tumor* (u. a. Karzinom, Karzinoid, malignes Lymphom): Dünndarmresektion, bei inoperablem Tumor Umgehungsanastomose.
  - *Invagination:* Grundsätzlich Dünndarmresektion mitsamt dem Invaginat (da bei Erwachsenen Invagination meist durch Tumor verursacht).
  - *Gallensteinileus:* Enterotomie des nicht dilatierten Dünndarms und Entfernung des Gallensteins. Gallenblase in einer späteren Sitzung, nach Abheilung des Ileus sanieren.
  - *Entzündung* (insbesondere Enteritis regionalis): Dünndarmresektion.
  - *Zäkumvolvulus* (s. auch S. 414): Detorsion des Zäkums und Zäkopexie, bei irreversibler Schädigung Ileozäkalresektion.
- **Schritt 4:** Dekompression: Inhalt des geblähten Dünndarmes durch eine kleine Enterotomie oder im Falle der Resektion durch das offene Darmende absaugen. *Cave:* Forciertes Ausstreichen kann zu schwerwiegenden septischen Komplikationen führen.

Dünndarmileus-Operation (5–469)

- **Schritt 5:** Technik der Dünndarmresektion: s. S. 618.
- **Schritt 6:** In schweren Fällen (starke, ausgedehnte Verwachsungen) evtl. transmesenteriale Fixation der sorgfältig in richtiger Lage und richtiger Länge aufgereihten Dünndarmschlingen zu einem kompakten Paket mit zwei U-Nähten (dicker, monofiler, nicht resorbierbarer Faden).
  ✓ *Beachte:* Lange Dünndarmschienung (durch Gastro- oder Enterostomie) und Nobel-Operation verlassen.
- **Schritt 7:** Metastasensuche bei tumorbedingtem Ileus (regionäre Lymphknoten, weitere Lymphknotenstationen, Leber, Peritoneum).
- **Schritt 8:** Spülen der Bauchhöhle. Einlage einer Drainage (Douglasdrainage) nur bei Resektion mit prekärer Anastomose oder bei stark geschädigtem Darm notwendig.
- **Schritt 9:** Laparotomieverschluß (s. S. 526), bei starker Spannung mit zusätzlichen Entlastungsnähten (ähnlich Platzbauchoperation, s. S. 541).

✓ **Beachte besonders:**
- Keine Ileostomieanlage zur temporären Dünndarmentlastung! Grundsätzlich andere Situation als beim Dickdarm!
- Second-Look-Operation oder -Laparoskopie (s. S. 536) bei fraglich vitalem Darm.

Nachbehandlung

- **Bilanzierte Infusionstherapie** (S. 81), Elektrolytsubstitution.
  ✓ *Beachte:* Hohe Flüssigkeits- und Elektrolytverluste in den dilatierten Darm!
- **Magensonde:** Entfernung nach Ingangkommen der Darmfunktion bei < 300 ml Reflux/24 Stunden.
- **Antibiose** (s. S. 97): Perioperative Antibiose indiziert bei Durchwanderungsperitonitis, z. B. mit Ciprofloxacin (Ciproxin, Ciprobay) 2× 400 mg i. v.
- **Rezidivprophylaxe nach Adhäsiolyse:** Wenn starke, ausgedehnte Verwachsungen gelöst wurden und mit dem neuerlichen Verwachsen des Dünndarms gerechnet werden muß, ist die frühzeitige Stimulation der Darmtätigkeit (Prostigmin, frühzeitige enterale Ernährung u. a.) angezeigt, damit der Darm in möglichst physiologischer Lage verwächst:
  - Anregung der Peristaltik mit *Prostigmin* 2 mg = 4 Amp. à 0,5 mg, 1× täglich über 4 Std. i. v. (am besten vormittags) ab 3. postoperativen Tag.
  - *Hoher Einlauf* am 3. postoperativen Tag.
- **Kostaufbau:** Siehe S. 139.
- **Drainage:** Am 6. postoperativen Tag kürzen, am 7. Tag entfernen.
- **Hautnähte/Entlastungsnähte:** Hautnähte am 10. postoperativen Tag entfernen, Entlastungsnähte frühestens nach 2 Wochen.

Postoperative Komplikationen

- **Protrahiertes Ingangkommen der Darmfunktion:** Bis zum 7. postoperativen Tag tolerierbar. In der Abdomenübersichtsaufnahme stellt sich in dieser Phase das Bild eines gemischt mechanisch-paralytischen Ileus dar.
- Platzbauch: Insbesondere bei Abdomenverschluß unter Spannung bei adipösen Patienten ohne Einlage von Entlastungsnähten. Erstes Symptom ist eine seröse, fleischfarbene Sekretion aus der größtenteils intakten Hautnaht. → Stets sofortige Reoperation! Kein Abwarten einer Dehiszenz der Hautnaht oder Infektion!

Prinzip

- Herausleiten des terminalen Ileums durch eine separate Öffnung in der Wand des rechten Unterbauches, endständig, prominent, in der schrägen Linie vom Nabel zum Beckenkamm (Spina iliaca anterior superior) auf der rechten Seite des Abdomens.

Indikationen

- **Status nach Proktokolektomie** wegen:
  - Colitis ulcerosa.
  - Morbus Crohn des gesamten Dickdarms.
  - Familiärer Kolonpolypose.
  - Kongenitaler Mißbildungen.
- Entlastungs-Ileostomie nach Proktokolektomie und J-Pouch (doppelläufig).

Vorbereitung

- **Präoperative Markierung:** Die optimale Stomaposition muß präoperativ am stehenden und sitzenden Patienten bestimmt und eingezeichnet werden:
  - Die Stomalage muß *fern* von Körperfalten und Körpernarben (Taille, Nabel, Beckenkamm, Rippenbogen, Leistenbeuge) markiert werden.
  - Die Funktion des Stomas darf nicht durch Kleidung behindert werden.
  - Die Stomalage muß für den Patienten in sitzender und stehender Position sichtbar sein.

Operative Technik

- **Schritt 1:** Ausschneiden eines kreisförmigen Hautstückes von 3 cm Durchmesser an der vorgezeichneten Stelle im rechten Unterbauch. Spalten und Einkerben der Faszie und der Muskulatur. Inzidieren des Peritoneums, Schaffen einer Öffnung in der Abdominalwand, die auf Faszien-/Muskelniveau für 3 Querfinger durchgängig ist.
- **Schritt 2:** Ileum skelettieren und durch die Abdominalwand ziehen.
- **Schritt 3:** Anlage von Nähten zwischen Ileum (seromuskulär) und Peritoneum sowie Fixieren des Mesenteriums an der lateralen Bauchwand.

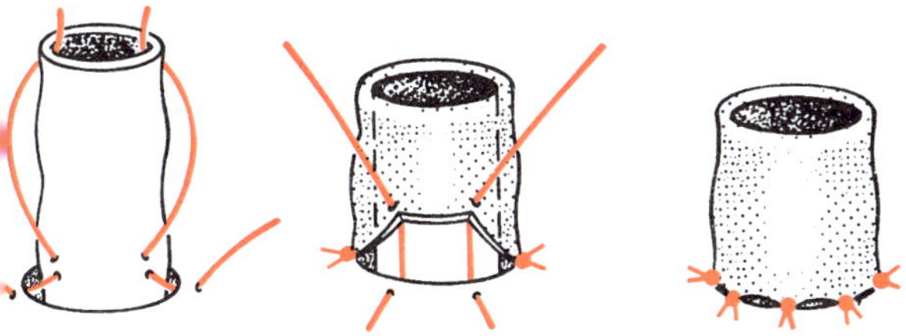

Abb. 193 Terminales Ileostoma: Bildung eines 2–3 cm hohen Nabels durch Umstülpen der Wand.

Ileostomie (5 – 460.1)

- **Schritt 4:** Umstülpen des freien Endes des Ileums und zirkuläres Anlegen der mukokutanen Befestigungsnähte, wobei der Darm zusätzlich seromuskulär mit jeder Naht fixiert wird. Es entsteht ein Nabel von 2 – 3 cm Höhe. Bei doppelläufigem Stoma zuführenden Schenkel unten plazieren.
- **Schritt 5:** Primäre Versorgung im Operationssaal mit Ausstreifbeutel und exakt zugeschnittener Adhäsivplatte zum Hautschutz.

Nachbehandlung

- **Bei postoperativer Schwellung:** Kühlen mit Eis.
- **Kostaufbau:** Beginn, sobald das Stoma fördert.
- **Hautfäden:** Entfernung nach 10 Tagen.

Postoperative Komplikationen

- **Partielle Nekrose** des Stomas, insbesondere der Schleimhaut: Folgen einer zu radikalen Skelettierung. → Reoperation mit Resektion der geschädigten Anteile.

Laparoskopische Appendektomie (5–470.1)

Prinzip

- Abtragung der Appendix vermiformis an der Basis zu einem Zeitpunkt, da der Zustand der Basis und der Kolonwand einen zuverlässigen Stumpfverschluß erlaubt.

Indikationen

- Sichere oder vermutete Appendicitis acuta (s. S. 410).
- Status nach appendizitischem Abszeß (Intervallappendektomie nach 2–4 Monaten, s. S. 410).
- **Diagnostische Laparoskopie:** Wird bei einer diagnostischen Laparoskopie zur Abklärung unklarer akuter Unterbauchschmerzen eine blande Appendix vorgefunden, soll in der Regel die Gelegenheitsappendektomie durchgeführt werden, sofern nicht eine andere operationswürdige Ursache für die Beschwerden gefunden wird.

Ausrüstung und Instrumente

- Siehe S. 125.

Vorbereitung

- **Anästhesie:** Durchführung des Eingriffs in Intubationsnarkose.
- Urinkatheter (s. S. 72), Magensonde (s. S. 68).

Operative Technik

- **Schritt 1:** Rückenlagerung.
- **Schritt 2:** Setzen des Pneumoperitoneums (s. S. 524).

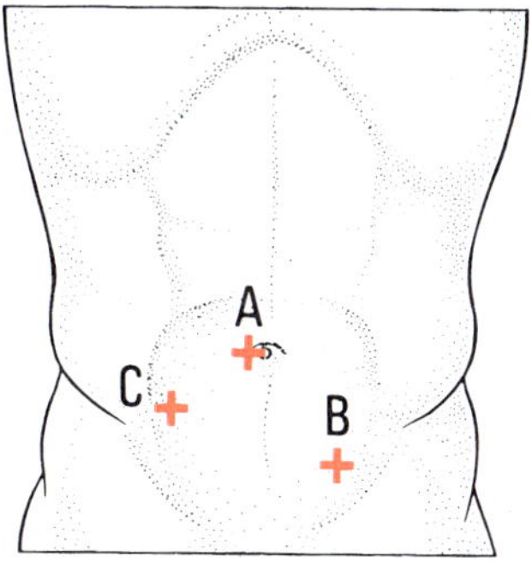

Abb. 194 Zugänge für die laparoskopische Appendektomie.

- **Schritt 3:** Zugänge (Abb. 194):
  - *Trokar A* (10 mm): Einbringen umbilikal, Stoßrichtung rechter Mittelbauch (*cave:* Iliakalgefäße bei schlanken Patienten!). 25°-Optik einbringen.

– *Alle weiteren Zugänge* unter laparoskopischer Sicht und Diaphanoskopiekontrolle:
  • Trokar B (5 mm): Linker Unterbauch, etwas unterhalb des Halbierungspunktes der Verbindungslinie zwischen Nabel und linker Spina iliaca anterior superior (wenn möglich in der Schamhaargrenze).
  • Trokar C (10 mm): Rechter Unterbauch, angepaßt an die Lage der Appendixbasis (etwas kaudal davon), daher erst Einbringen, wenn die Appendix lokalisiert ist, in der Regel etwa zwei Querfinger kaudal und medial des McBurney-Punkts.

➤ **Schritt 4:** Videooptische Inspektion des Abdomens. Die Inspektion des Unterbauchs wird durch Kopftieflage, das Auffinden der Appendix durch Linksausdrehen des Patienten erleichtert.

➤ **Schritt 5:** Fassen der Appendixspitze mit atraumatischer Faßzange durch Trokar C. Mit der bipolaren Greifzange durch Trokar B wird das Mesenteriolum schrittweise gefaßt und nach Koagulation mit der Schere durchtrennt (Abb. 195). Skelettierung bis zur Basis, die Applikation von Ligaclips ist in der Regel nicht notwendig. *Cave:* die bipolare Greifzange wird sehr heiß und kann dadurch Verbrennungsverletzungen – insbesondere am Zäkum (!) – verursachen: Das Instrument muß daher vom Operateur immer im Blickfeld der Kamera gehalten werden.

➤ **Schritt 6:** Nach Freilegung der Appendixbasis Einbringen einer entfalteten selbstknotenden Ligaturschlinge (Röderschlinge, PDS-Endoloop 1) durch Trokar B. Diese wird über die Appendix gelegt (Appendixspitze mit Faßzange aus Trokar C durch die Schlaufe nachgreifen) und an der Basis plaziert festgezogen. Eine 2. Ligatur in gleicher Weise mit 8 mm Abstand anlegen (Abb. 196).

➤ **Schritt 7:** Falls die Appendix nicht durch Trokar C (10 mm) extrahierbar scheint, Entfernen des Trokars C über einen 10 mm-Führungsstab, anschließend 15- oder 20 mm-Trokar mit eingelegter Dilatations-Schraubhülse über den Führungsstab eindrehen. Einschieben der Extraktionshülse mit Greifzange.

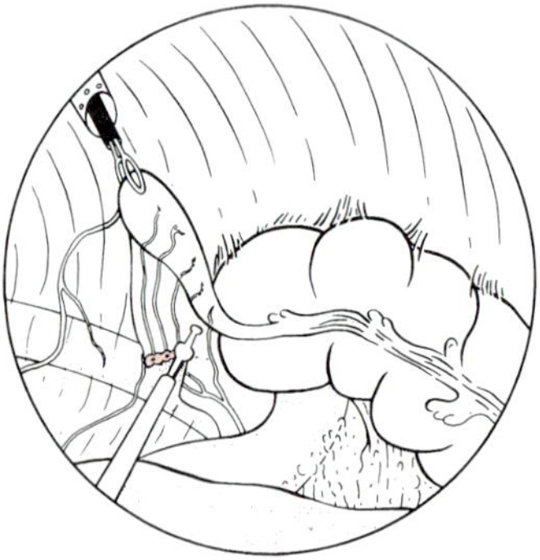

Abb. 195 Kauterisieren und Durchtrennen des Mesenteriolums.

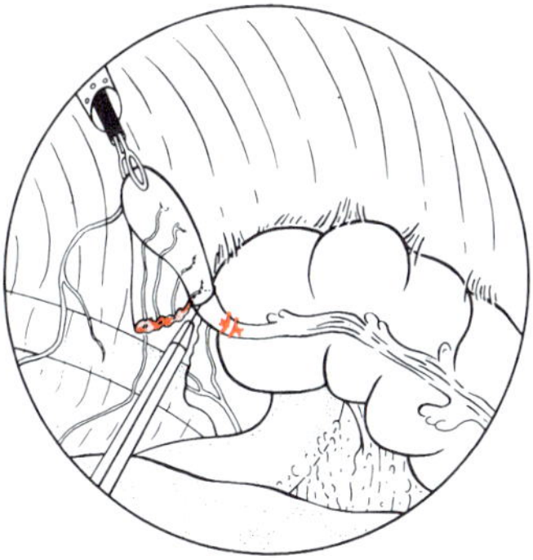

Abb. 196 Ligatur der Appendix beidseits der geplanten Durchtrennungsstelle mit Röderschlingen.

- **Schritt 8:** Einziehen der Appendix soweit wie möglich in Trokar C. Danach Durchtrennen der Appendix knapp distal der proximalen Ligatur.
- **Schritt 9:** Extraktion der Appendix durch den Trokar C. Desinfektion des Stumpfes mit kleinem Betadine-Tupfer.
- **Schritt 10:** Kontrolle der Blutstillung. Reichliches Spülen des Wundgebietes, jedoch erst wenn der Patient in Horizontallage gebracht worden ist (*cave:* Abfließen des kontaminierten Spülwassers in den subphrenischen Raum!). Die Einlage einer Drainage (schmales Silikonkapillardrain) durch Trokar C mit Spitze im Douglas-Raum ist nur bei Appendicitis perforata oder bei Abszeß indiziert.
- **Schritt 11:** Unter endoskopischer Kontrolle Entfernen der Trokare in der Reihenfolge B, C, A. Evakuation des Pneumoperitoneums aus dem letzten Trokar durch leichtes Komprimieren des Abdomens.
- **Schritt 12:** Verschluß des vorderen Faszienblatts mit 2 Dexon-1-Einzelnähten bei Trokar A und C. Hautverschluß mit Dermalon 5/0-Einzelknopfnähten oder Hautklammern.

✓ **Beachte besonders:**
- *Bei fehlender Appendizitis:* Revision von Dünndarm (Meckel-Divertikel?), Adnexen (Adnexitis?), evtl. Gallenblase.
- *Bei Auffinden eines Abszesses:*
  - Bei gut zugänglicher Appendix und unveränderter Kolonwand und Basis Appendektomie.
  - Bei unübersichtlichen Verhältnissen oder entzündlich veränderter Kolonwand nur Abszeßdrainage.
- *Mukozele* (aufgetriebene, schleimgefüllte Appendix): Offene Appendektomie (s. S. 692) unter sorgfältiger Vermeidung einer Ruptur.

Nachbehandlung

- **Magensonde** und **Blasenkatheter:** Unmittelbar postoperativ entfernen.
- **Physiotherapie** (s. S. 139): Mobilisation am Operationstag, Atemgymnastik.
- **Thromboembolieprophylaxe** (s. S. 100).
- **Antibiose** (s. S. 97): Nur bei Appendicitis perforata indiziert, z. B. mit Ciprofloxacin (Ciproxin, Ciprobay) 2× 400 mg i. v.

Laparoskopische Appendektomie (5 – 470.1)

- **Kostaufbau:** Trinken am Abend des Operationstages, feste Kost ab 1. postoperativen Tag.
- **Drainage:** Entfernung bei sauberem Wundsekret.
- **Hautnähte:** Entfernung am 5. postoperativen Tag.

Postoperative Komplikationen

- **Bauchdeckenabszeß** wegen Infektion eines Trokarkanals → Antibiose (s. o.), evtl. Abszeßspaltung.
- **Douglas-Abszeß:** Auftreten nach 7 – 10 Tagen mit hohem Fieber, wenig dolentem Abdomen und bei der Rektaluntersuchung hochdolentem, vorgewölbtem Douglas-Raum. → Indikation zur laparoskopischen Abszeßausräumung und Drainage.

Offene Appendektomie (5–470.0)

Prinzip

- Abtragen der Appendix vermiformis an der Basis mit Versenken des Stumpfs.

Indikationen

- Sichere oder vermutete Appendicitis acuta (s. S. 410).
- Status nach appendizitischem Abszeß (Intervallappendektomie nach 2–4 Monaten).
- Gelegenheitsappendektomie bei anderen intraabdominalen Operationen.

Kontraindikation

- Schwer entzündlich veränderte Darmwand, die den sicheren Verschluß der Basis nicht ermöglicht.

Vorbereitung

- **Anästhesie:** Durchführung des Eingriffs in Intubationsnarkose.

Operative Technik

- **Schritt 1:** Rückenlage.
- **Schritt 2:** Hautschnitt:
  - *Wechselschnitt* (Abb. 197): Beginn 2 QF medial der Spina iliaca anterior superior in fast horizontaler Richtung. Länge ca. 6 cm.
  - *Erweiterter Hautschnitt (verlängerter Wechselschnitt,* Abb. 197): Indiziert bei technisch schwieriger Appendizitis (retrozäkal gelegene, weit nach oben geschlagene und verwachsene Appendix). Am lateralen Inzisionsende wird der Schnitt in einem Winkel von 90–120° nach oben lateral erweitert (entsprechend Colon ascendens-Verlauf). Die Länge muß den Umständen angepaßt werden, in der Regel sind 3–5 cm ausreichend.

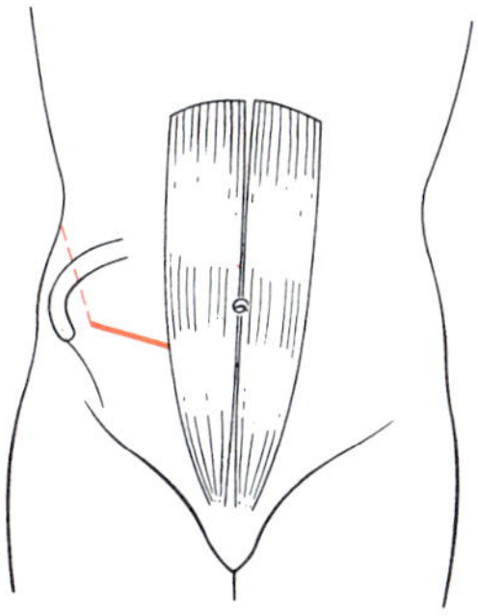

Abb. 197 Hautschnitt für Appendektomie (Wechselschnitt im rechten Unterbauch) mit Verlängerungsmöglichkeit nach lateral.

Offene Appendektomie (5–470.0)

- **Schritt 3:** Subkutis mit neuem Messer bis zur Faszie spalten. Blutende Gefäße ligieren.
- **Schritt 4:** Externusfaszie in Faserrichtung spalten. Die Faszie soll dabei nicht breit vom Fettgewebe befreit werden!
- **Schritt 5:** Nach oberflächlicher Stichinzision in den M. obliquus internus Auseinanderdrängen der Bauchmuskulatur bis auf das Peritoneum. Der Assistent faßt mit den Roux-Haken nach und zieht in horizontaler Richtung.
- **Schritt 6:** Eröffnen des Peritoneums (anatomische Pinzette, Schere). Auseinanderdrängen der Inzision auf Hautschnittlänge mit beiden Zeigefingern. Assistent faßt mit Roux-Haken nach.
- **Schritt 7:** Aufsuchen des Zäkums mit Zeigefinger oder anatomischer Pinzette. Zeigefinger, Mittelfinger und Daumen fassen das sichtbare Zäkum mit einem feuchten Tuch und luxieren das Zäkum mit leicht kreisender Bewegung.
- **Schritt 8:** Fassen der Appendix mit Klemme am distalen Mesenteriolum.
- **Schritt 9:** Skelettieren, Stumpfligaturen.
- **Schritt 10:** Anlegen der Appendixquetsche, darüber eine Kocher-Klemme.
- **Schritt 11:** Wegnehmen der Quetsche, Stumpfligatur im gequetschten Bereich.
- **Schritt 12:** Durchtrennen der Appendix mit Messer. Abtupfen des Stumpfs mit Desinfiziens (z. B. Betadine).
- **Schritt 13:** Stumpfversenkung: Tabaksbeutelnaht (synthetischer resorbierbarer Faden 3/0).
- **Schritt 14:** Alle Instrumente, die mit der Appendix in Kontakt waren, kommen sofort nach Gebrauch in eine Schale.
- **Schritt 15:** Drainage bei appendizitischem Abszeß, schwerer lokaler oder diffuser Peritonitis mit Gummidrain oder Silikonkapillardrain seitlich separat herausleiten.
- **Schritt 16:** Schichtweiser Wundverschluß mit synthetischem resorbierbarem Material (Dexon, Vicryl) 2/0:
  - Peritonealnaht fortlaufend.
  - Adaptation der Muskulatur mit Einzelknopfnähten.
  - Fasziennaht fortlaufend.
  - Subkutannähte einzeln.
  - Evtl. Einlage einer Redon-Drainage.
- **Schritt 17:** Hautnaht (s. S. 131) oder Hautklammern.

✓ **Beachte besonders:**
  - *Bei eindeutigem Appendizitisbefund:* Keine weitere Revision.
  - *Bei fehlender Appendizitis:* Revision von Dünndarm (Meckel-Divertikel?), Adnexen (Adnexitis?), evtl. Gallenblase.
  - *Bei Auffinden eines Abszesses:*
    - Bei gut zugänglicher Appendix und unveränderter Kolonwand Appendektomie.
    - Bei unübersichtlichen Verhältnissen oder entzündlich veränderter Kolonwand nur Abszeßdrainage.
  - *Mukozele* (aufgetriebene, schleimgefüllte Appendix): Sorgfältige Abtragung unter sorgfältiger Vermeidung einer Ruptur.

Nachbehandlung

- **Bilanzierte Infusionstherapie** (s. S. 81): Bis zum Einsetzen der Darmtätigkeit.
- Thromboembolieprophylaxe (s. S. 100).
- **Antibiose** (s. S. 97): Bei schwerer phlegmonöser Appendizitis und Appendicitis perforata, z. B. mit Ciprofloxacin (Ciproxin, Ciprobay) 2× 400 mg i. v. Durchführung als perioperative Abschirmung (ohne Perforation) resp. für 5 Tage (Appendicitis perforata).
- **Kostaufbau:** Trinken nach 24 Stunden, leichte Kost ab 2. postoperativen Tag.
- **Drainage:** Bei sauberem Wundsekret ab 4. postoperativen Tag langsam kürzen, am 5. oder 6. Tag entfernen.
- **Hautfäden/-klammern:** Entfernung siehe S. 133.

Postoperative Komplikationen

- **Bauchdeckenabszeß in der Wunde** → Spreizen der Wunde und Entleeren des Abszesses. Kontrolle, ob sich der Abszeß auch subfaszial ausgebreitet hat und ggf. Ausräumung. Offene Wundbehandlung.
- **Douglasabszeß:** Auftreten nach 7 – 10 Tagen mit hohem Fieber, wenig dolentem Abdomen und bei der Rektaluntersuchung hochdolentem, vorgewölbtem Douglasraum. → Indikation zur laparoskopischen Abszeßausräumung und Drainage.
- **Persistenz einer bei Operation bereits vorhandenen Peritonitis** → Reoperation, Abdomenlavage, evtl. Etappenlavage.

Laparoskopische Kolonresektionen

Prinzip

- Nach Setzen des Pneumoperitoneums identisches Vorgehen wie bei offener Technik.
- Rechtsseitige Anastomosen durch Handnaht vor der Bauchdecke, linksseitige Anastomosen laparoskopisch mittels Rundkopf-Stapler.

Indikationen

- Ileozökalresektion, Hemikolektomie rechts und links sowie Sigmaresektion bei benignen Leiden (z. B. M. Crohn, Divertikulitis, Strikturen, große Polypen, Endometriose etc.).
- ✓ **Beachte:**
  - Oben genannte Resektionen und abdominoperineale Rektumamputation bei Malignom nur im Rahmen von prospektiven Studien!
  - Transversumresektionen schwierig!

Vorbereitung

- Siehe auch S. 125.
- Harnblasenkatheter (s. S. 72).
- **Blutkonserven:** Bereitstellung von 2 Erythrozytenkonzentraten.
- **Koloskopie:** Lokalisation von kleinen Läsionen, die von außen nicht sichtbar sind (z. B. Polypen) und Markierung mit Tusche.

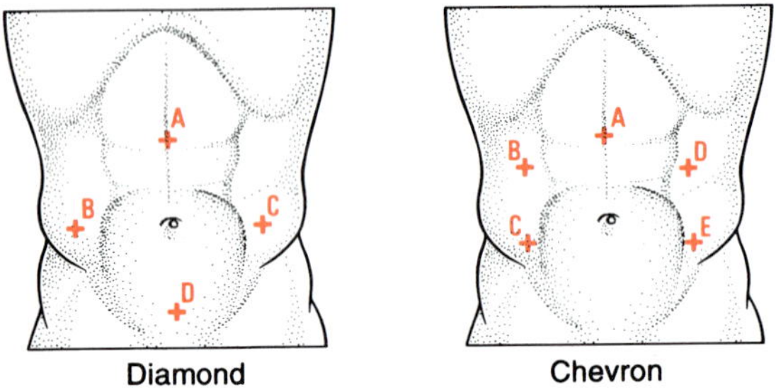

Abb. 198 Zugänge für die laparoskopische Kolonchirurgie nach Diamond und Chevron.

Operative Technik (benigne Indikation)

- **Schritt 1:** Trokaranordnung „Diamond" (Abb. 198). Beginn mit Inzision zwischen Nabel und Xyphoid, Darstellung und Inzision der Faszie. Einbringen eines 10 mm Trokars über den stumpfen Führungsstab. Anlegen des Pneumoperitoneums.
- **Schritt 2:** Einbringen von 12 mm Trokaren an den anderen Lokalisationen unter laparoskopischer Sicht.

- **Schritt 3:** Anspannen des zu resezierenden Kolonanteils nach medial und Inzision des Peritoneums lateral entlang dem Kolon. Teils scharfe, teils stumpfe Mobilisation des Kolons nach medial.
- **Schritt 4:** Darstellung des linken Ureters nach Sigmamobilisation, des rechten Ureters nach Mobilisation des Zäkums.
- **Schritt 5:** Bei Hemikolektomie Ablösen des Lig. gastrocolicum und des Omentums vom rechts-, bzw. linksseitigen Kolon transversum. Dafür kann u.U. das Einbringen eines weiteren Trokars im rechten, resp. linken Oberbauch notwendig werden.
- **Schritt 6:** Festlegung des Resektionsausmaßes.
- **Schritt 7:** Durchtrennung des Mesokolons des zu resezierenden Anteils mittels Schere oder Elektrohaken unter Clippen der Gefäße. Schneller aber teurer mit ENDO-GIA.
- **Schritt 8:** Bei rechtsseitiger Resektion Vorlagerung des Resektates durch verlängerte Trokarinzision im rechten Unterbauch.
- **Schritt 9:** Resektion und Anastomose extraabdominal zwischen weichen Darmklemmen (s. S. 531).
- **Schritt 10:** Reposition des Darmes nach Verschluß der Mesolücke mit Fadenresten.
- **Schritt 11:** Bei linksseitigen Resektionen wird das Resektat distal mittels ENDO-GIA verschlossen und durchtrennt.
- **Schritt 12:**
  - Das proximale Ende wird zwischen 2 mit der Tabaksbeutel-Maschine gelegten Nähten durchtrennt und nach Knoten des distalen Fadens über die verlängerte Inzision (Wundprotektor, Bergebeutel) im rechten Unterbauch oder über einen 33 mm Bergungstrokar an der selben Stelle geborgen.
  - *Alternative:* Legen der Tabaksbeutelnähte mit spezieller Klemme und Durchtrennung des Darmes mit der Schere.
- **Schritt 13:** Plazierung der Andrückplatte des Rundkopf-Staplers im proximalen Stumpf und Sichern mit vorgelegter Tabaksbeutelnaht.
- **Schritt 14:** Vorschieben des Staplers rektal bis in den Apex des Stumpfes. Verbindung der Staplerteile und Abfeuern der Anastomose nach Kontrolle der Rotation.
- **Schritt 15:** Einlage einer Silikonkapillardrainage in die Nähe der Anastomose.
- **Schritt 16:** Entfernung der Trokare unter Sicht. Entlastung des Pneumoperitoneums.
- **Schritt 17:** Faszien- und Hautnaht sämtlicher Inzisionen.

Nachbehandlung

- Wie bei offener Technik (s. S. 141).

Postoperative Komplikationen

- **Anastomoseninsuffizienz:**
  - *Klein, gut drainiert* → Astronautenkost oder parenterale Ernährung (s. S. 84) bis zur Abheilung.
  - *Groß* oder *schlecht drainiert* → Transversostomie rechts, perorale Ernährung. Nach Anastomosenheilung Transversostomieverschluß.
- **Enge Anastomose**, insbesondere nach p.s.-Heilung → Schonende, koloskopisch geführte Ballondilatation. Bei Mißerfolg Neuanlage der Anastomose.

Ileotransversostomie (5–459.2)

Prinzip

- Seit-zu-Seit-Ileotransversostomie zur Umgehung des rechten Hemikolons.

Indikationen

- Umgehung bei inoperablem Karzinom des Zäkums oder Colon ascendens.
- Umgehung bei Ileus wegen starken Verwachsungen im rechten Unterbauch, insbesondere bei Karzinomrezidiv und/oder Status nach Röntgenbestrahlung.

Kontraindikation

- M. Crohn.

Vorbereitung

- Siehe auch S. 141.
- Harnblasenkatheter (s. S. 72).
- **Blutkonserven:** Bereitstellung von 2 Erythrozytenkonzentraten.

Operative Technik

- **Schritt 1:** Mittlere mediane Laparotomie mit Fortsetzung bis zur Symphyse (s. S. 525). Revision der Abdominalorgane.
- **Schritt 2:** Letzte freie Ileumschlinge an das Colon transversum anlegen. Ort so wählen, daß keine Spannung entsteht. Taenia libera dieser Stelle freipräparieren. Fortlaufende Hinterwandnaht zwischen antimesenterialer Dünndarmkuppe und Taenia libera mit synthetischem resorbierbarem Faden 3/0.
- **Schritt 3:** Abklemmen des Dünndarms und des Kolons mit weichen Darmklemmen und Eröffnen beider Lumina ca. 4 mm von der Hinterwandnahtreihe entfernt. Prolabierende Mukosa resezieren. Blutstillung. Desinfizieren (z. B. Betadine).
- **Schritt 4:** Seit-zu-Seit-Ileotransversostomie, 4–5 cm lang. Handnahttechnik s. S. 531; mechanische Anastomose mit dem Stapler-Cutter s. S. 535.
- **Schritt 5:** Entfernen der weichen Darmklemmen. Einlegen eines Rundgummidrains in den Douglas-Raum, separates Hinausleiten durch die Haut.
- **Schritt 6:** Schichtweiser Verschluß der Laparotomie (s. S. 526).

Nachbehandlung

- Nachbehandlung wie bei anderen Dickdarmoperationen (s. S. 141); Nahrungskarenz und Infusionstherapie jedoch 2 Tage kürzer als nach Resektion.

Postoperative Komplikationen

- **Nahtinsuffizienz:**
  - *Gut drainiert* → Spontanheilung abwarten.
  - *Schlecht drainiert* → Reoperation.
- **Fehlendes Ingangkommen einer guten Darmfunktion** → Hindernis im distalen Kolon suchen!

Prinzip

- Künstlicher Dickdarmausgang in der vorderen Bauchwand. In der Regel Vorlagerung des rechtsseitigen Colon transversum.

Indikationen

- Vorbereitende Entlastung bei Dickdarmileus (s. S. 413).
- Stuhlableitung bei Divertikulitisperforationen, Rektovaginalfisteln, Verletzungen.
- Ruhigstellung von gefährdeten Dickdarmanastomosen (s. S. 654).

Vorbereitung

- Siehe auch S. 141.
- Harnblasenkatheter (s. S. 72).
- **Präoperative Markierung:** Die optimale Stomaposition muß präoperativ am stehenden und sitzenden Patienten bestimmt und eingezeichnet werden:
  - Die Stomalage muß *fern* von Körperfalten und Körpernarben (Taille, Nabel, Beckenkamm, Rippenbogen, Leistenbeuge) markiert werden.
  - Die Funktion des Stomas darf nicht durch Kleidung behindert werden.
  - Die Stomalage muß für den Patienten in sitzender und stehender Position sichtbar sein.

Operative Technik

- **Schritt 1:** Querschnitt im Oberbauch (Abb. 199) im Dreieck zwischen Nabel-Rippenbogen-Beckenkamm (Spina iliaca anterior superior) an der idealsten Stelle.
- **Schritt 2:** Möglichst nahe der rechten Flexur und rechts der A. colica media einen Anteil des Transversums in die Wunde entwickeln. Zwischen Gefäßarkade und Darmwand eine Öffnung durch das Mesokolon und Lig. gastrocolicum

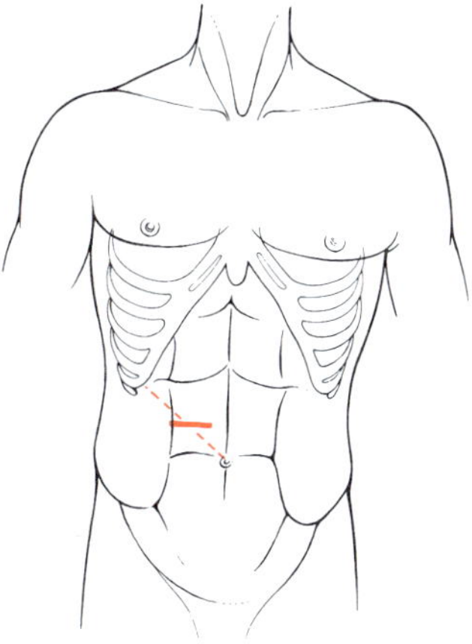

Abb. 199 Hautschnitt für Transversostomie rechts.

schaffen; durch diese Öffnung einen Gummischlauch oder Plastiksteg führen, dessen Enden auf der Haut „reiten".

- **Schritt 3:** Bei adipösen Patienten suprafasziale Drainage mit einem Redon-Drain. Keine subkutanen Nähte.
- **Schritt 4:** Befestigen des Darmes an den Hauträndern mit Vicryl/Dexon 3/0.
- **Schritt 5:** Eröffnen des Darms in der Taenia libera bei Operationsende. Zuerst Stichinzision mit dem Messer, damit explosionsgefährdete Gase entweichen können, dann Eröffnen mit dem Elektrokauter auf eine Länge von ca.15 mm.
- **Schritt 6:** Primäre Versorgung mit Ausstreifbeutel und exakt zugeschnittener Adhäsivplatte.

Nachbehandlung

- Siehe S. 141.

Postoperative Komplikationen

- **Retraktion der Stomie:** Zeichen der ungenügenden Mobilisierung des Kolons → Für kurzfristige Kolonentlastung evtl. tolerabel, sonst Neuanlage.
- **Schleimhautnekrose:** Ausdruck einer zu ausgedehnten Skelettierung → Für kurzfristige Kolonentlastung evtl. tolerabel, sonst Neuanlage.

Transversostomieverschluß (5 – 465.2)

Indikationen

- Spontanheilung oder Status nach operativer Sanierung der Krankheit, welche die Indikation zum Anlegen eines künstlichen Anus ergeben hatte, z.B.:
  - Z.n. Sigmadivertikulitis (s. S. 423).
  - Z.n. reseziertem Sigmakarzinom (s. S. 413).
  - Z.n. Perforation (s. S. 423).
  - Z.n. abgeheilter Strahlenproktitis (s. S. 423).
- **Diagnosesicherung:** Heilung des distalen Dickdarms gesichert durch:
  - Ausreichend großes zeitliches Intervall.
  - Röntgenkontrasteinlauf (Ausschluß Anastomosenstenose, Anastomoseninsuffizienz).
  - Zusätzliche Endoskopie nach Karzinomoperation (Ausschluß Rezidiv).

Vorbereitung

- Siehe auch S. 141.
- Harnblasenkatheter (s. S. 72).

Operative Technik

- **Konventionelles Vorgehen:**
  - *Schritt 1:* Spindelförmiges Umschneiden des Transversostomas unter Belassung einer ca. 2 mm breiten Hautmanschette am Darm.
  - *Schritt 2:* Darm mit Klemmen an dieser Hautmanschette fassen und zirkulär freipräparieren. Ablösen aus allen Schichten: Subkutis, Faszie, Peritoneum.
  - *Schritt 3:* Hautmanschette sorgfältig ablösen. Hypertrophe Schleimhautränder sparsam resezieren.
  - *Schritt 4:* Querverschluß der Darmöffnung analog Kolonanastomose (s. S. 531).
  - *Schritt 5:* Prüfen der Durchgängigkeit mit Daumen und Zeigefinger.
  - *Schritt 6:* Reposition des Darms in die Bauchhöhle, Einlage einer Silikonkapillardrainage neben die Naht.
  - *Schritt 7:* Verschließen der Faszienlücke unter Mitfassen des Peritoneums mit synthetischem resorbierbarem Faden Nr. 1.
  - *Schritt 8:* Evtl. Einlage einer Redon-Drainage suprafaszial bei adipösen Patienten.
  - *Schritt 9:* Korrektur der Hautränder, Hautverschluß. Bei stark verschmutzter Wunde Haut offen lassen, evtl. mit vorgelegten Hautnähten.
- **Vorgehen bei schweren Verwachsungen und geschädigten Darmrändern:** In diese Fällen ist ggf. die Resektion des gesamten Darmsegmentes und eine End-zu-End-Reanastomosierung des Kolons notwendig (Technik s. S. 531). Bei schwierigen Verhältnissen Zugang über mediane Laparotomie.

Nachbehandlung

- Im Prinzip wie nach Kolonresektion (s. S. 135, 141), jedoch schnellere Wiederaufnahme der peroralen Ernährung.
- Keine Magensonde.
- Sofortige Mobilisation.

Transversostomieverschluß (5–465.2)

Postoperative Komplikationen

- **Bauchdeckeninfektion:** Insbesondere bei primär verschlossener Haut → Wunde eröffnen, säubern, sekundär heilen lassen.
- **Nahtinsuffizienz:**
  - *Klein, gut drainiert* → Spontanheilung abwarten.
  - *Groß* oder *schlecht drainiert* → Je nach Zustand des Patienten und des Darms Rückumwandlung in eine endständige Transversostomie mit Blindverschluß des abführenden Schenkels.

Prinzip

- Endständige, leicht prominente Herausleitung des Sigmas durch eine separate Bauchwandöffnung.

Indikationen

- Rektumamputation (s. S. 655).
- Inoperables Rektumkarzinom mit Stenose.
- Diskontinuitätsresektion einer Divertikulitis.
- Strahlenkolitis.
- Schwere Inkontinenz und Darmprolaps.
- Pfählungsverletzung.
- Ruhigstellung einer rektovaginalen oder rektovesikalen Fistel.

Vorbereitung

- Siehe auch S. 141.
- Harnblasenkatheter (s. S. 72).
- **Präoperative Markierung:** Die optimale Stomaposition muß präoperativ am stehenden und sitzenden Patienten fern von Körperfalten und Körpernarben (Taille, Nabel, Beckenkamm, Rippenbogen, Leistenbeuge) bestimmt und eingezeichnet werden.

Operative Technik

- **Schritt 1:** Untere mediane Laparotomie (s. S. 525). Mit diesem Zugang wird ein besseres Resultat als mit einem Schnitt direkt über dem Sigma erzielt!
- **Schritt 2:** Mobilisieren des Sigmas mit Durchtrennen des Mesenteriums. Deszendensarkade aus der A. colica media ausreichend.
- **Schritt 3:** Das Durchtrennen des Sigmas gelingt mit dem Nahtklammergerät am saubersten. *Seltene Variante:* Doppelläufige Sigmoidostomie (vorübergehend).
- **Schritt 4:** Runde Hautexzision und stumpfes Schaffen einer Bauchdeckenlücke in der Mitte zwischen Nabel und Spina iliaca anterior superior links an der präoperativ vorgezeichneten Stelle (s. Abb. 200). Die Lücke in den Bauchdecken soll für 2–3 Querfinger durchgängig sein.

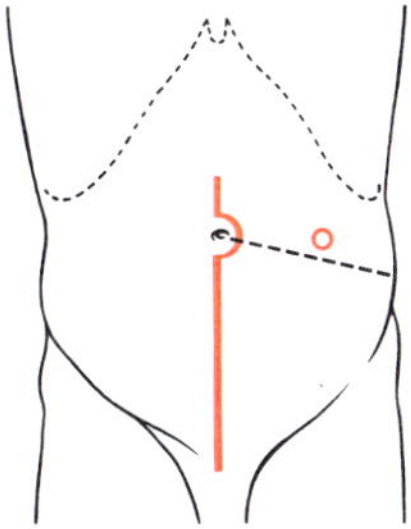

Abb. 200 Laparotomie und Lage der Sigmoidostomie in der schrägen Linie vom Nabel zum Beckenkamm (Spina iliaca anterior superior) etwa 5 cm vom Nabel entfernt, noch innerhalb der Rektusscheide.

Sigmoidostomie (5 – 461.4)

- **Schritt 5:** Sigmaschenkel durch die Bauchdeckenöffnung ziehen. Keine seromuskuläre Fixation am Peritoneum! Lücke zwischen Mesenterium und lateraler Bauchwand schließen.
- **Schritt 6:** Zirkuläres Freipräparieren des spannungsfrei über der Haut vorstehenden Sigmateils. Überschüssiges Material inkl. Klammern einige Millimeter über Hautniveau abtrennen. Darmwand unter geringgradiger Ausstülpung zirkulär fixieren.
- **Schritt 7:** Versorgung mit transparentem 1- oder 2 teiligen Versorgungssystem (s. S. 135). Adhäsivplatte der Stomaform und -größe entsprechend zuschneiden. *Cave:* Nicht zu eng anpassen, Gefahr der Schleimhautverletzung!

Nachbehandlung

- Siehe S. 135, 141.

Postoperative Komplikationen

- **Schleimhautnekrose** → Abwarten bis zur definitiven Demarkierung. Dann entscheiden, ob Neuanlage notwendig.
- **Retraktion der Stomie:** Zeichen der ungenügenden Mobilisierung des Kolons → Neuanlage.
- **Stenose im Spätverlauf** → Neuanlage.
- **Parastomale Hernie** → Umplazierung des Stomas an eine Stelle mit intakter Bauchwand.

Prinzip

- Auspräparieren und Versenken der Sigmoidostomie mit eingelegter und fixierter Andruckplatte.
- Anlegen des Pneumoperitoneums nach Verschluß der Faszie. Lösen der Verwachsungen und Darstellung des distalen Schenkels.
- Anastomose mit Rundkopfstapler.

Indikationen

- Wiederherstellung der Darmkontinuität nach Sigmaresektion und Stumpfverschluß nach Hartmann (s. S. 415, 425).

Vorbereitung

- Siehe auch S. 141.
- Harnblasenkatheter (s. S. 72).
- **Blutkonserven:** Bereitstellung von 2 Erythrozytenkonzentraten.

Operative Technik

- **Schritt 1:** Steinschnittlagerung in Kopftieflage.
- **Schritt 2:** Ausschneiden des Anus praeter mit einer 2 mm breiten Hautmanschette. Befreien des Darmes aus der Umgebung bis der Stumpf komplett frei ist.
- **Schritt 3:** Entfernen der Hautmanschette und Anlegen einer Tabakbeutelnaht (Polypropylen 0).
- **Schritt 4:** Einlegen der Andrückplatte des Rundkopfstaplers und Anziehen der Tabakbeutelnaht.
- **Schritt 5:** Versenken des Stumpfes und Lösung von sämtlichen mit dem Finger erreichbaren Adhäsionen im Abdomen.
- **Schritt 6:** Verschluß der Faszie mit Einzelknopfnähten luftdicht nach Einlegen eines 10 mm Trokars durch kleine Inzision am Nabel.
- **Schritt 7:** Anlegen des Pneumoperitoneums.
- **Schritt 8:** Plazierung von 210 mm-Trokaren links und rechts im Unterbauch.
- **Schritt 9:** Lösung der Verwachsungen mit Schere und Dissektoren. Hochschieben sämtlicher befreiten Dünndarmschlingen aus dem kleinen Becken.
- **Schritt 10:** Einführen des Staplers in den Rektumstumpf.
  ✓ *Beachte:* Abpräparieren von Vagina und Blase, um Einbezug in Staplernaht zu vermeiden!
- **Schritt 11:** Durchspießen des Stumpfes und Verbinden der beiden Staplerteile. Bei Spannung linke Flexur mobilisieren.
- **Schrit 12:** Anlegen der Anastomose nach Kontrolle der Rotation des proximalen Stumpfes.
- **Schritt 13:** Dichtigkeitsprüfung mit Methylenblau oder Luftinsufflation.
- **Schritt 14:** Einlage eines Silikonkapillardrains durch separate Inzision im rechten Unterbauch.
- **Schritt 15:** Faszien- und Hautnaht der Inzisionen nach Ablassen des CO_2 und Entfernen der Trokare.

Deszendorektostomie (5–466.2)

Nachbehandlung

- Im Prinzip wie nach Kolonresektion (s. S. 141), jedoch schnellere Wiederaufnahme der peroralen Ernährung.
- Keine Magensonde.
- Sofortige Mobilisation.

Postoperative Komplikationen

- **Nahtinsuffizienz:** Bei guter Drainage → Spontanheilung abwarten, Astronautenkost oder parenterale Ernährung (s. S. 84).

Prinzip

- Siehe Abb. 201.

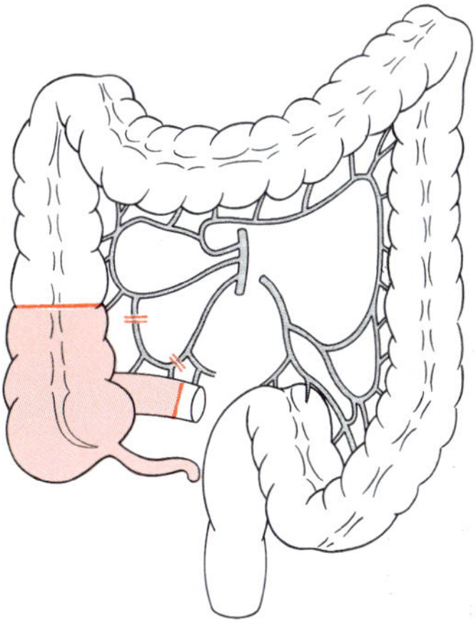

Abb. 201 Resektionslinien für Ileozäkalresektion.

Indikationen

- Enteritis regionalis (s. S. 417).
- Ileozäkaltuberkulose.
- Gutartige Zäkumtumoren.

Vorbereitung

- Siehe auch S. 141.
- Harnblasenkatheter (s. S. 72).
- **Blutkonserven:** Bereitstellung von 2 Erythrozytenkonzentraten.

Operative Technik

- **Schritt 1:** Untere mediane Laparotomie (s. S. 526), auf Nabelhöhe beginnend; alternativ laparoskopisches Vorgehen (s. S. 632).
- **Schritt 2:** Revision des Abdomens: Lokale Operabilität? Metastasen? Zweittumoren?
- **Schritt 3:** Festlegen der Resektionslinien (Abb. 201). Am terminalen Ileum Resektion dem Befund anpassen.
  - ✓ **Beachte:** Das terminale Ileum stets so sparsam wie möglich resezieren! Wichtigster Darmabschnitt für die Gallensäureresorption im Rahmen der enterohepatischen Zirkulation.
- **Schritt 4:** Inzidieren des Peritoneums lateral des Zäkums und des unteren Colon ascendens, stumpfes Abschieben des Zäkums nach medial; dabei ist der rechte Ureter zu beachten!

Ileozäkalresektion (5–455.3)

- **Schritt 5:** Durchtrennen des Mesenteriums entlang den Resektionslinien: Inzidieren des Peritoneums mit dem Messer, Abschieben des Fettgewebes, Abklemmen, Durchtrennen und Ligieren der Gefäße.
- **Schritt 6:** Durchtrennen des Darms, Desinfizieren der Stümpfe, Reanastomosieren der Stümpfe (s. S. 531). Lumenunterschied durch leicht schräges Anschneiden des Ileums (antimesenterial kürzen) und durch größeren Nahtabstand auf der Dickdarmseite ausgleichen.
- **Schritt 7:** Verschließen der Mesolücke mit den vorhandenen Nahtresten.
- **Schritt 8:** Einlage einer Silikonkapillardrainage in die Nähe, nicht jedoch auf die Anastose. Separates Hinausleiten der Drainage.
- **Schritt 9:** Laparotomieverschluß (s. S. 526).

Nachbehandlung

- Siehe S. 141.

Postoperative Komplikationen

- **Nahtinsuffizienz:**
  - *Klein, gut drainiert* → Spontanheilung abwarten, evtl. Astronautenkost und/ oder parenterale Ernährung (s. S. 84).
  - *Groß, evtl. mit Peritonitis* → Reoperation; evtl. temporäre Ileostomie.

Prinzip

- Siehe Abb. 202.

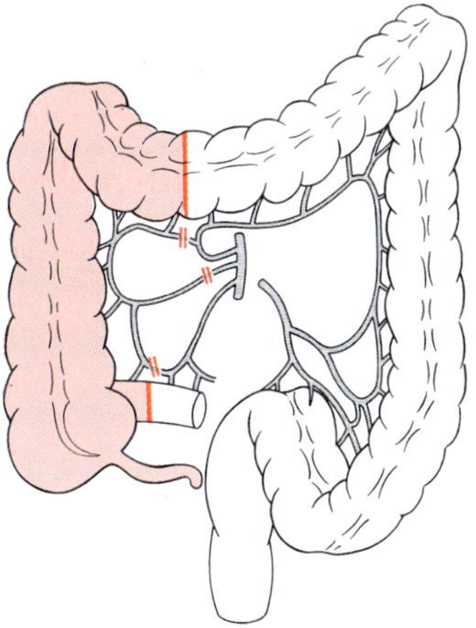

Abb. 202 Resektionslinien für Hemikolektomie rechts.

Indikationen

- Karzinom (Zäkum, Aszendens, Flexura hepatica, s. S. 429).
- Enteritis regionalis (s. S. 417).
- Mesenterialinfarkt mit Aszendensbefall (s. S. 397).

Vorbereitung

- Siehe auch S. 141.
- Harnblasenkatheter (s. S. 72).
- **Blutkonserven:** Bereitstellung von 2 Erythrozytenkonzentraten.

Operative Technik

- **Schritt 1:** Untere mediane Laparotomie (s. S. 525), ca. 4 QF über dem Nabel beginnend; alternativ laparoskopisches Vorgehen (s. S. 632).
- **Schritt 2:** Revision des Abdomens: Lokale Operabilität? Metastasen? Zweittumoren?
- **Schritt 3:** Festlegen der Resektionslinien (Abb. 202). Terminales Ileum sparsam resezieren (wichtigster Darmabschnitt für die Gallensäureresorption im Rahmen der enterohepatischen Zirkulation!).
- **Schritt 4:** Inzidieren des Peritoneums lateral des Kolons von der Flexura hepatica bis zum Zäkum. Stumpfes Abschieben des Darms nach medial; dabei ist der rechte Ureter zu beachten! Durchtrennen des gefäßlosen Aufhängebandes der Flexura hepatica und der rechten Hälfte des Lig. gastrocolicum.
- **Schritt 5:** Bei Karzinom zirkuläres Unterbinden des Darms beidseits des Tumors mit dickem Faden oder Bändchen. Frühzeitige zentrale Ligatur der abführenden Vene.

Hemikolektomie rechts (5 – 455.4)

- **Schritt 6:** Durchtrennen des Mesenteriums entlang den Resektionslinien. Inzidieren des Peritoneums mit dem Messer, Abschieben des Fettgewebes, Abklemmen, Durchtrennen und Ligieren der Gefäße. Die A. colica media muß geschont werden!
- **Schritt 7:** Durchtrennen des Darms, Desinfizieren der Stümpfe, Reanastomosieren der Stümpfe (s. S. 531). Lumenunterschied durch leicht schräges Anschneiden des Ileums (antimesenterial kürzen) und durch größeren Nahtabstand auf der Dickdarmseite ausgleichen.
- **Schritt 8:** Verschließen der Mesolücke mit den vorhandenen Nahtresten. Aufsteppen von Omentumresten auf die Anastomose.
- **Schritt 9:** Einlage einer Silikonkapillardrainage in die Nähe, nicht jedoch auf die Anastomose. Separates Hinausleiten der Drainage.
- **Schritt 10:** Laparotomieverschluß (s. S. 526).

Nachbehandlung

- Siehe S. 141.

Postoperative Komplikationen

- **Nahtinsuffizienz:**
  - *Klein, gut drainiert* → Spontanheilung abwarten, evtl. Astronautenkost und/oder parenterale Ernährung (s. S. 84).
  - *Groß, evtl. mit Peritonitis* → Reoperation; evtl. temporäre Ileostomie (s. S. 623).

Prinzip

- Siehe Abb. 203.

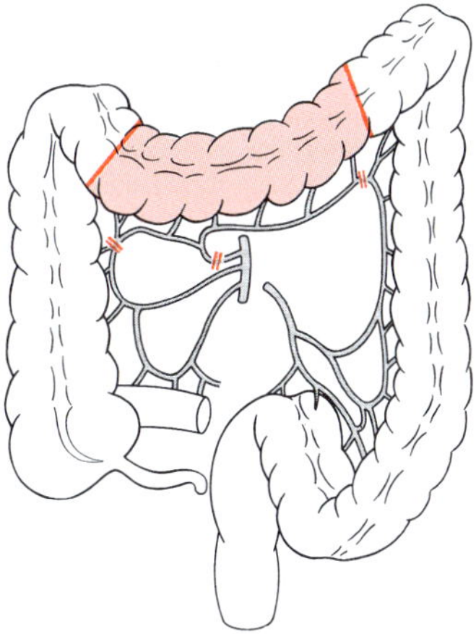

Abb. 203 Resektionslinien für Transversumresektion.

Indikationen

- Kolonkarzinom (s. S. 429).
- Enteritis regionalis im Transversumbereich (s. S. 417).
- Gutartige blutende Kolontumoren.
- Ischämische Kolitis (s. S. 192),
- Mesokolonbefall bei Magen- und Pankreaskarzinom (s. S. 560, 596).

Vorbereitung

- Siehe auch S. 141.
- Harnblasenkatheter (s. S. 72).
- **Blutkonserven:** Bereitstellung von 2 Erythrozytenkonzentraten.

Operative Technik

- **Schritt 1:** Mittlere mediane Laparotomie (s. S. 525).
- **Schritt 2:** Revision des Abdomens: Lokale Operabilität? Metastasen? Zweittumoren?
- **Schritt 3:** Festlegen der Resektionslinien (Abb. 203), Ausmaß der Resektion der Art und dem Ausmaß des Befundes anpassen.
- **Schritt 4:** Durchtrennen des Lig. gastrocolicum.
- **Schritt 5:** Bei Karzinom zirkuläres Unterbinden des Darms beidseits des Tumors mit dickem Faden oder Bändchen. Frühzeitige zentrale Ligatur der abführenden Vene. Den zentralen Venenstamm für die pathologisch-anatomische Untersuchung markieren.

Transversumresektion (5–455.5)

- **Schritt 6:** Durchtrennen des Mesenteriums entlang den Resektionslinien: Inzidieren des Peritoneums mit dem Messer, Abschieben des Fettgewebes, Abklemmen, Durchtrennen und Ligieren der Gefäße. Verifizieren, ob die Durchtrennung der A. colica media nicht eine größere Resektion erfordert als vorgesehen.
- **Schritt 7:** Durchtrennen des Darms und Reanastomosieren der Stümpfe (s. S. 531).
- **Schritt 8:** Verschließen der Mesolücke mit den vorhandenen Nahtresten. Aufsteppen von Omentumresten auf die Anastomose.
- **Schritt 9:** Einlage einer Silikonkapillardrainage in die Nähe, nicht jedoch auf die Anastomose. Separates Hinausleiten der Drainage.
- **Schritt 10:** Laparotomieverschluß (s. S. 526).

Nachbehandlung

- Siehe S. 141.

Postoperative Komplikationen

- **Anastomoseninsuffizienz:**
  - *Klein, gut drainiert* → Spontanheilung abwarten, evtl. Astronautenkost oder parenterale Ernährung (s. S. 84).
  - *Groß, schlecht drainiert* → Reoperation; evtl. temporäre Zoekostomie.

Prinzip

- Siehe Abb. 204.

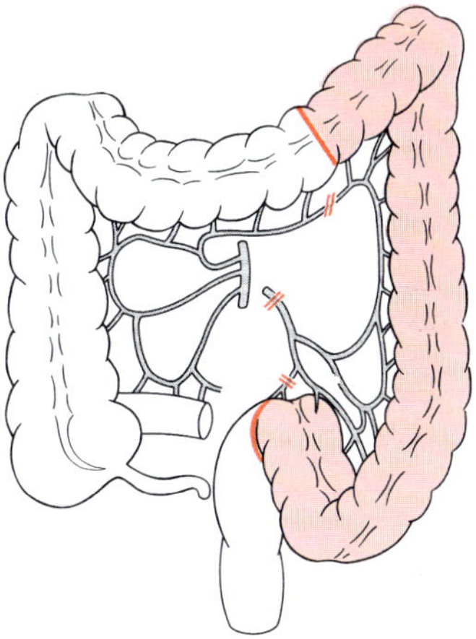

Abb. 204 Resektionslinien für Hemikolektomie links.

Indikationen

- Kolonkarzinom (s. S. 429).
- Ausgedehnte Kolondivertikulitis links (s. S. 423).
- Ischämische Kolitis (s. S. 192).

Vorbereitung

- Siehe auch S. 141.
- Harnblasenkatheter (s. S. 72).
- **Blutkonserven:** Bereitstellung von 2 Erythrozytenkonzentraten.

Operative Technik

- **Schritt 1:** Untere mediane Laparotomie (s. S. 525), 4 QF über dem Nabel beginnend. Evtl. laparoskopisches Vorgehen (s. S. 632).
- **Schritt 2:** Revidieren des Abdomens: Lokale Operabilität? Metastasen? Zweittumoren?
- **Schritt 3:** Festlegen der Resektionslinien (Abb. 204). Bei Deszendenskarzinom Resektion bis zur Kuppe des Sigmoids, bei Divertikulitis Mitnahme des gesamten Sigmoids inkl. rektosigmoidaler Übergang (Hochdruckzone).
- **Schritt 4:** Inzidieren des Peritoneums lateral des Kolons. Stumpfes Abschieben des Darms nach medial. Durchtrennen des Lig. phrenicocolicum. *Cave:* Milzkapseleinriß! Durchtrennen des linken Drittels des Lig. gastrocolicum. Ablösen der Flexura lienalis vom Retroperitoneum.

Hemikolektomie links (5 – 455.6)

- **Schritt 5:** Bei Karzinom zirkuläres Unterbinden des Darms beidseits des Tumors mit dickem Faden oder Bändchen. Frühzeitige zentrale Ligatur der abführenden Vene(n).
- **Schritt 6:** Durchtrennen des Mesenteriums entlang den Resektionslinien: Inzidieren des Peritoneums mit dem Messer, Abschieben des Fettgewebes, Abklemmen, Durchtrennen und Ligieren der Gefäße, Durchtrennen des großen Netzes auf Höhe der Resektionslinie.
- **Schritt 7:** Durchtrennen des Darms und Reanastomosieren der Stümpfe (s. S. 531).
- **Schritt 8:** Verschließen der Mesolücke mit den vorhandenen Nahtresten.
- **Schritt 9:** Einlage einer Silikonkapillardrainage in die Nähe, nicht jedoch auf die Anastomose. Separates Hinausleiten der Drainage.
- **Schritt 10:** Laparotomieverschluß (s. S. 526).

Nachbehandlung

- Siehe S. 141.

Postoperative Komplikationen

- **Anastomoseninsuffizienz:**
  - *Klein, gut drainiert* → Spontanheilung abwarten, evtl. Astronautenkost oder parenterale Ernährung (s. S. 8).
  - *Groß, schlecht drainiert* → Transversostomie rechts oder Zoekostomie bis zur Abheilung.
- **Anastomosenstenose** → Versuch der Ballondilatation unter koloskopischer Führung.

Prinzip

- Siehe Abb. 205.

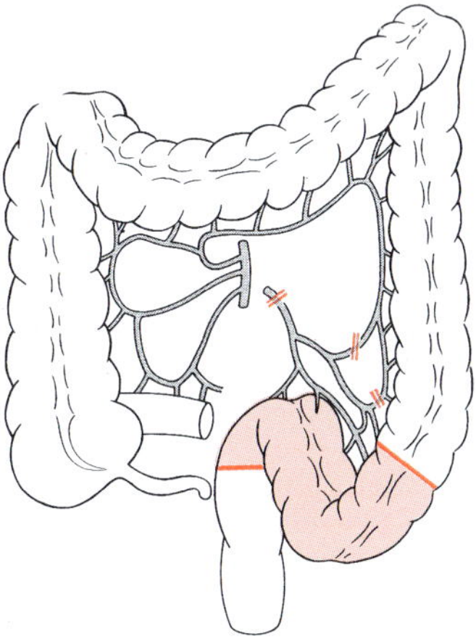

Abb. 205 Resektionslinien für Sigmaresektion.

Indikationen

- Sigmakarzinom (s. S. 429).
- Sigmadivertikulitis (s. S. 423).
- Sigmavolvulus (s. S. 414).
- In das Sigma einwachsendes Genitalkarzinom, insbesondere Ovarialkarzinom links.

Vorbereitung

- Siehe auch S. 141.
- Harnblasenkatheter (s. S. 72).
- **Blutkonserven:** Bereitstellung von 2 Erythrozytenkonzentraten.

Operative Technik

- **Schritt 1:** Untere mediane Laparotomie (s. S. 526); alternativ laparoskopisches Vorgehen (s. S. 632).
- **Schritt 2:** Revision des Abdomens: Lokale Operabilität? Metastasen? Zweittumoren?
- **Schritt 3:** Festlegen der Resektionslinien (Abb. 205). Rektosigmoidalen Übergang (Hochdruckzone) mitresezieren.
- **Schritt 4:** Durchtrennen der peritonealen Umschlagfalte lateral und stumpfes Abschieben des Sigmas nach medial. *Cave:* Ureter links und Vasa spermatica oder ovarica. Die Mobilisierung des Colon descendens nach kranial erfolgt so weit, daß nach Sigmaresektion die Darmenden spannungsfrei aneinander gebracht werden können.

Sigmaresektion (5–455.7)

- **Schritt 5:** Bei Karzinom zirkuläres Unterbinden des Darms beidseits des Tumors mit dickem Faden oder mit Bändchen und frühzeitiges Ligieren und Durchtrennen der Vena mesenterica inferior infrapankreatisch.
- **Schritt 6:** Durchtrennen des Mesenteriums entlang den Resektionslinien: Inzidieren des Peritoneums mit dem Messer, Abschieben des Fettgewebes, Abklemmen, Durchtrennen und Ligieren der Gefäße. Bei Karzinom Hauptstamm der A. mesenterica inferior an der Aorta durchtrennen. Bei gutartigen Erkrankungen Hauptstamm und kaudalen Ast (A. rectalis superior) belassen, die anderen Äste (A. colica sinistra, A. sigmoidea) durchtrennen.
- **Schritt 7:** Durchtrennen des Darms und Reanastomosieren der Stümpfe (s. S. 531, 535).
- **Schritt 8:** Verschließen der Mesolücke mit den vorhandenen Nahtresten.
- **Schritt 9:** Einlage einer Silikonkapillardrainage in die Nähe, nicht jedoch auf die Anastomose.
- **Schritt 10:** Laparotomieverschluß (s. S. 526) resp. Entfernen der Trokare, Naht der Inzisionen.

Nachbehandlung

- Siehe S. 141.

Postoperative Komplikationen

- **Anastomoseninsuffizienz:**
  - *Klein, gut drainiert* → Spontanheilung abwarten, evtl. Astronautenkost oder parenterale Ernährung (s. S. 84).
  - *Groß, schlecht drainiert* → Transversostomie rechts bis zur Abheilung.
- **Anastomosenstenose** → Versuch der Ballondilatation unter koloskopischer Führung.

Prinzip

- Siehe Abb. 206.

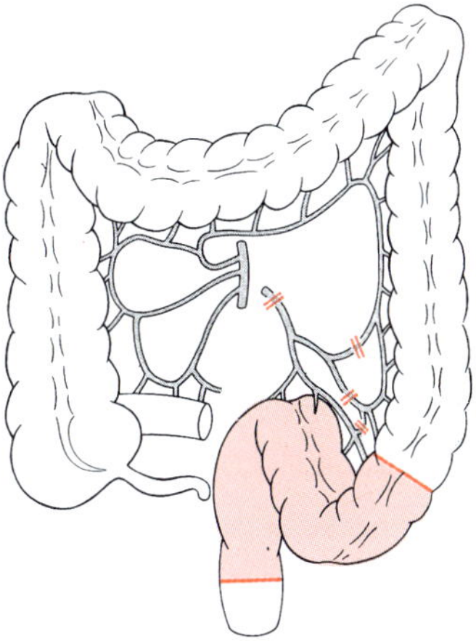

Abb. 206 Resektionslinien für Rektosigmoidresektion.

Indikationen

- Tiefes Sigmakarzinom und Rektumkarzinom > 5 – 6 cm ab ano (s. S. 429, 433).

Vorbereitung

- Siehe auch S. 141.
- Harnblasenkatheter (s. S. 72).
- **Blutkonserven:** Bereitstellung von 2 Erythrozytenkonzentraten.

Operative Technik

- **Schritt 1:** Untere mediane Laparotomie (s. S. 525), 2 – 3 QF über dem Nabel beginnend; alternativ evtl. laparoskopisches Vorgehen (s. S. 632).
- **Schritt 2:** Revision des Abdomens: Lokale Operabilität? Metastasen? Zweittumoren?
- **Schritt 3:** Festlegen der Resektionslinien (Abb. 206). Nach distal Sicherheitsabstand von mindestens 2 QF. Bei Karzinomen des unteren und mittleren Rektumdrittels immer am Beckenboden absetzen.
- **Schritt 4:** Durchtrennen der peritonealen Umschlagfalte lateral, stumpfes Abschieben des Sigmas nach medial. Mobilisation der linken Flexur.
- **Schritt 5:** Bei Karzinom Unterbinden des Darms oberhalb des Tumors mit Bändchen und frühzeitige Ligatur der A. mesenterica inf. am Abgang sowie der V. mesenterica inf. am Pankreasunterrand.

Rektosigmoidresektion (5–484.3)

- **Schritt 6:** Abtrennung des Mesosigmas entlang der proximalen Resektionslinie. Inzision des Peritoneums entlang der Iliakalgefäße beidseits und an der vorderen Umschlagsfalte. Scharfes Ablösen des rektosigmoidalen Übergangs vom Promontorium unter Schonung der Nn. erigentes und Ablösen des Rektums und des Mesorektums beidseits von der Fascia sacralis.
- **Schritt 7:** Darstellung und Ablösung des Mesorektums beidseits mit dem Kauter unter Schonung der sympathischen Nerven und Beckengefäße. Resektion vorne entlang der Samenblasen beim Mann, entlang der Vagina bei der Frau bis auf den Beckenboden.
- **Schritt 8:** Zirkuläre Darstellung des Rektums am Beckenboden und Abklemmen 3 cm höher. Spülen mit Betadinelösung und Absetzen am Beckenboden mit dem Linearstapler.
- **Schritt 9:** Durchtrennen des Sigmas. Einnähen des Rundstaplerkopfes mit Tabaksbeutelnaht (Polypropylen 0) in den proximalen Stumpf.
- **Schritt 10:** Einbringen des Rundkopfstaplers in den Rektumstumpf. Cave: Starker Druck bewirkt Stenosen! Durchspießen der Spitze unmittelbar neben der Staplernaht, Klammernaht (siehe auch S. 535).
- **Schritt 11:** Einlage einer Silikonkapillardrainage in die Nähe der Anastomose und Peritonealverschluß.
- **Schritt 12:** Laparotomieverschluß (s. S. 526).
- **Alternative zur einfachen Kolorektostomie:** Bildung eines Reservoirs (Pouch) durch Doppelung (mit Vereinigung der Lumina) des zuführenden Kolonschenkels. Anastomose mit der Kuppe des Pouchs.

Nachbehandlung

- Siehe S. 141.

Postoperative Komplikationen

- **Anastomoseninsuffizienz:**
  - *Klein, gut drainiert* → Spontanheilung abwarten, evtl. Astronautenkost oder parenterale Ernährung (s. S. 84).
  - *Groß, schlecht drainiert* → Transversostomie rechts (s. S. 635) bis zur Abheilung.

Prinzip

➤ Exstirpation des tumortragenden Rektumanteiles und Anlage einer definitiven terminalen Sigmoidostomie.

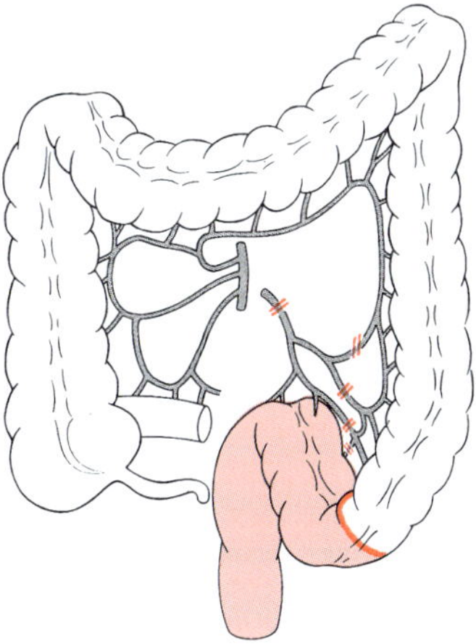

Abb. 207 Resektionslinien für Rektumamputation.

Indikation

➤ Rektumkarzinom, < 5–6 cm ab ano (s. S. 653).

Vorbereitung

➤ Siehe auch S. 141.
➤ Harnblasenkatheter (s. S. 72).
➤ **Blutkonserven:** Bereitstellung von 2 Erythrozytenkonzentraten.
➤ **Präoperatives Markieren des Stomas:** Lage des zukünftigen Stomas im Sitzen, im Liegen und im Stehen überprüfen und anzeichnen.

Operative Technik

➤ **Abdominaler Teil:**
  - *Schritt 1:* Untere mediane Laparotomie (s. S. 525).
  - *Schritt 2:* Revision des Abdomens: Lokale Operabilität? Metastasen? Zweittumoren?
  - *Schritt 3:* Mobilisieren des Sigmas (s. S. 652, Schritt 6).
  - *Schritt 4:* Durchtrennen des proximalen Sigmas. Keinen langen freien Sigmateil belassen, da dies einen späteren Prolaps der Sigmoidostomie begünstigt! Darmstümpfe desinfizieren, einpacken.
  - *Schritt 5:* Darstellen der Ureteren.

Rektumamputation (5–485.0)

- *Schritt 6:* Auslösen des Rektosigmoids und des Rektums:
  - Hinten stumpfes Vorarbeiten entlang der Fascia praesacralis.
  - Vorn Beckenbodenperitoneum semizirkulär inzidieren. Durchtrennen der Paraproktien zwischen Klemmen; Ligieren (Äste der Vasa iliaca interna!). Vorn teils stumpfes, teils scharfes Ablösen, beim Mann von den Samenblasen und der Prostata, bei der Frau vom Uterus und der Vagina. Zirkuläres Auslösen des Rektums zusammen mit dem perineal arbeitenden Operateur (s. unten). Präparation fortführen, bis das Präparat unter herausgezogen werden kann.
- *Schritt 7:* Omentum majus vom Querkolon ablösen. Rechte gastroepiploische Gefäße und Arkaden zum Magen durchtrennen. Belassen der linken gastro epiploischen Gefäße (Abb. 208).
- *Schritt 8:* Verlagern der Omentumplombe retrokolisch durch eine Lücke im Mesocolon transversum in die sakrale Höhle.
- *Schritt 9:* Lockerer Verschluß des Beckenbodenperitoneums um den Omentumstiel.
- *Schritt 10:* Terminale Sigmoidostomie (s. S. 639). Darm noch nicht eröffnen.
- *Schritt 11:* Einlage einer Douglas-Drainage.
- *Schritt 12:* Laparotomieverschluß (s. S. 526).
- *Schritt 13:* Fertigstellen der Sigmoidostomie (s. S. 640).

➤ **Perinealer Teil:** Durchführung, wenn möglich, durch ein 2. Operationsteam in Steinschnittlage. Beginn, wenn das Rektum von oben her mobilisiert wird.

- *Schritt 1:* Verschluß des Anus mit Tabaksbeutelnaht, Seide 0 oder 1.
- *Schritt 2:* Spindelförmiges Umschneiden des Anus mit dem Messer. Blutstillung mit dem Elektrokauter.
- *Schritt 3:* Einsetzen eines kleinen Wundspreizers. Das Rektum wird mit Schere und Pinzette zirkulär nach oben auspräpariert. Möglichst nahe an der Rektumwand bleiben, ohne diese zu verletzen. *Cave:* Nachbarorgane (Vagina, Urethra)! Ligieren der A. rectalis media und inferior.
- *Schritt 4:* Bei Einwachsen des Rektumkarzinoms in die Vagina bei der Frau muß die Vaginalhinterwand mitreseziert werden. Naht der Vagina mit synthetischem resorbierbarem Nahtmaterial.

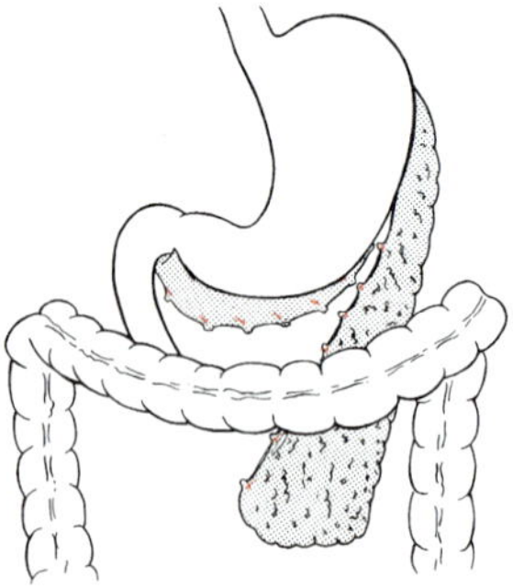

Abb. 208 Gestieltes Omentum als Plombe in der sakralen Höhle.

- *Schritt 5:* Vervollständigung der Mobilisation zusammen mit dem intraabdominal arbeitenden Operateur (s. o., Schritt 6). Operationspräparat nach unten herausziehen.
- *Schritt 6:* Blutstillung. Ausspülen der Wunde. Herunterziehen der Omentumplombe (s. o., Schritte 7 und 8).
- *Schritt 7:* Einlage von 2 gekreuzten, großlumigen Redon-Drainagen oder Saugspüldrainagen in die sakrale Höhle. Separate Hinausleitung der Drainagen.
- *Schritt 8:* Schichtweiser Wundverschluß:. Subkutannähte, sorgfältig adaptierende Hautnähte.

Nachbehandlung

- Bilanzierte Infusionstherapie (s. S. 81).
- **Kostaufbau:** Trinken ab 1. postoperativem Tag; volle orale Ernährung ab 3. postoperativem Tag.
- **Anspülen des Anus praeter sigmoidalis:** Am 3. postoperativen Tag Einführen eines weichen, großlumigen Darmrohres nach proximal und Injektion von ca. 100 ml lauwarmer Kamillosanlösung (verdünnt 1 : 50 in NaCl); alternativ physiologische Kochsalzlösung.
- **Drainagen:** Kürzen der intraperitonealen Drainage am 3. postoperativen Tag. Entfernung der perinealen Drainagen nach Sistieren der Sekretion (s. S. 128).

Postoperative Komplikationen

- **Retraktion der Stenose der Sigmoidostomie:** Siehe S. 640.
- **Infektion der sakralen Höhle:** Wenn antibiotisch nicht beherrschbar → Perineale Wund eröffnen, säubern, sekundäre Wundheilung.
- **Perineale Infektion nach Vorbestrahlung:** Die Sekundärheilung der eröffneten Wunde dauert Monate.

Proktokolektomie (5–456.1)

Prinzip

- Entfernung des gesamten Dickdarms inkl. Anus und Anlegen einer definitiven terminalen Ileostomie.

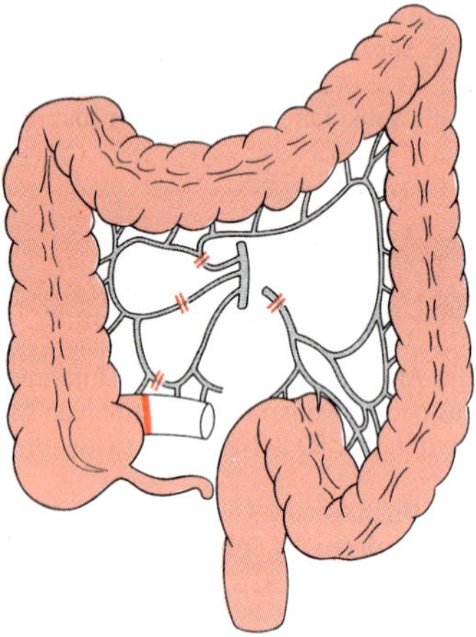

Abb. 209 Resektionslinien für Proktokolektomie.

Indikationen

- Morbus Crohn des gesamten Dickdarms (s. S. 417).
- Colitis ulcerosa (s. S. 420) mit tiefem Rektumkarzinom.
- Familiäre Kolonpolypose (s. S. 426) mit tiefem Rektumkarzinom.

Vorbereitung

- Siehe auch S. 141.
- Harnblasenkatheter (s. S. 72).
- **Blutkonserven:** Bereitstellung von 4 Erythrozytenkonzentraten.
- **ZVK** (s. S. ■): Präoperative Anlage eines Zentralvenenkatheters.
- **Präoperatives Markieren des Stomas:** Bestimmen und Anzeichnen der günstigsten Stelle für das Ileostoma am sitzenden und stehenden Patienten:
  - Mindestens 5 cm entfernt von Nabel und Spina iliaca (damit der Beutel glatt aufliegt).
  - Tiefer als die Taille (damit der Gürtel nicht auf dem Stoma liegt).
  - Vermeiden von Hautfalten, Narben, bestrahlter Haut.
  - Das Stoma sollte, wenn möglich, durch die Rektusscheide gelegt werden (Stomaprolaps-Prophylaxe, s. auch S. 639).

Operative Technik

- **Schritt 1:** Mittlere bis untere mediane Laparotomie (s. S. 525).
- **Schritt 2:** Mobilisieren des Zäkums und des Colon ascendens wie bei Ileozäkalresektion (s. S. 643). Terminales Ileum sparsam skelettieren!

- **Schritt 3:** Mobilisieren des Transversums (s. S. 647) sowie des linksseitigen Kolons wie für Hemikolektomie links (s. S. 649).
- **Schritt 4:** Synchrone Mobilisierung des Rektums und des Anus durch 2. Operationsteam wie bei abdominoperinealer Rektumamputation (s. S. 656).
- **Schritt 5:** Sparsames Durchtrennen des distalen Ileums und Durchziehen des gesamten Präparats nach rektal.
- **Schritt 6:** Mobilisieren des Omentum majus unter Bildung eines Stiels mit den linken gastroepiploischen Gefäßen (s. S. 656, Schritte 7 und 8).
- **Schritt 7:** Verlagern der Omentumplombe in die sakrale Höhle.
- **Schritt 8:** Verschluß des Beckenbodens um den Plombenstiel.
- **Schritt 9:** Herausleiten des Ileumstumpfs im rechten Unterbauch, an der präoperativ markierten Stelle: Exzidieren eines runden Hautstücks von 3 cm Durchmesser. Spalten und Einkerben der Faszie. Eröffnen der Muskulatur in Faserrichtung. Inzidieren des Peritoneums, Dehnen der Öffnung auf 3 Querfinger. Durchziehen des Stumpfs. Anlage von Nähten zwischen Ileum und Peritoneum sowie Fixation des Mesenteriums an die laterale Bauchwand (s. auch S. 639).
- **Schritt 10:** Schichtweiser Laparotomieverschluß (s. S. 526).
- **Schritt 11:** Fertigstellen des Ileostomas (s. S. 639).

Nachbehandlung

- **Intensivtherapie:**
  - Bilanzierte Infusionstherapie (s. S. 81, 82): Mindestens für 10 Tage. In der Regel massive Flüssigkeits- und Elektrolytverluste durch die große abdominale Wundfläche und vor allem durch die Ileostomie (Stabilisierung des Flüssigkeitsverlusts aus dem Ileostoma auf 500 – 1000 ml pro Tag nach ca. 2 – 3 Wochen zu erwarten). Daher tägliche Flüssigkeitszufuhr von 4 – 6(– 10) l notwendig (Klinik, Bilanzierung, ZVD).
  - Parenterale Ernährung (s. S. 84).
- **Magensonde:** Entfernung in der Regel am 3. – 4. postoperativen Tag.
- **Medikamentöse Therapie:**
  - Nach Elektivoperation (mit perioperativer Antibiotikagabe) ist bei sauberem Wundgebiet keine antibiotische Therapie notwendig.
  - Nach Notfalloperation und/oder intraoperativer Darmeröffnung therapeutische Antibiose für 5 Tage (s. S. 97).
  - Bei präoperativer Kortikosteroidtherapie postoperatives Ausschleichen innerhalb von 14 Tagen.
  - Bei Morbus Crohn mit Befall weiterer Organe Gabe von Salazopyrin p. o.
- **Kostaufbau:** Siehe S. 139.
- **Drainage:** Sofern eine Drainage gelegt wurde, erfolgt die Entfernung bei serösem, blutfreiem Sekret, in der Regel nach 3 – 5 Tagen.
- **Hautklammern/-nähte:** Entfernung siehe S. 133.
- **Sekundäreingriff:** Bei jüngeren Patienten kann nach frühestens 1 Jahr die Umwandlung der konventionellen in eine kontinente Ileostomie (nicht bei Morbus Crohn!) vorgesehen werden. Dies ist jedoch heute nur noch sehr selten nötig, da bei diesen Patienten in der Regel die kontinenzerhaltende Proktokolektomie vorgenommen wird (s. S. 661).

Proktokolektomie (5–456.1)

Postoperative Komplikationen

- **Sepsis**, insbesondere nach Operation wegen toxischem Megakolon → Intensivtherapie!
- **Infektion der sakralen Höhle:** Wenn antibiotisch nicht beherrschbar → Perineale Wunde eröffnen, säubern, offene Wundbehandlung.

Kontinenzerhaltende Proktokolektomie (5–456.2)

Prinzip

- Totale Proktokolektomie unter Erhaltung des Sphinkterapparates und einer Rektumwandmuskelmanschette. Ersatz des Rektums durch ein Ileumreservoir (Pouch).
- Für die Stuhlkontinenz sind ein funktionstüchtiger Sphinkterapparat und Beckenboden, eine intakte anale Sensibilität, nervlich gesteuerte Reflexe und ein angemessenes Reservoir vor dem Anus nötig.

Indikationen

- Schwere ausgedehnte Colitis ulcerosa (s. S. 420).
- Polyposis coli (s. S. 426)

Kontraindikationen

- Morbus Crohn.
- Rektumkarzinom.
- Kontinenzstörung.
- Sphinkterinsuffizienz.

Instrumente

- Speziell geeignet für die anale Phase: 2 Gilpy-Spreizer.

Vorbereitung

- Harnblasenkatheter (s. S. 72).
- **Blutkonserven:** Bereitstellung von 6 Erythrozytenkonzentraten.
- **ZVK** (s. S. 49): Präoperative Anlage eines Zentralvenenkatheters.
- **Präoperatives Markieren:** Festlegen und Anzeichnen des Orts der eventuellen Entlastungsileostomie im Stehen, Sitzen und Liegen.

Operative Technik

- **Schritt 1:** Subtotale untere/mittlere mediane Laparotomie (s. S. 525).
- **Schritt 2:** Revision des Abdomens. Suche nach einem evtl. vorhandenen Rektumkarzinom.
- **Schritt 3:** Mobilisieren des gesamten Kolons (rechte Seite s. S. 645; linke Seite s. S. 649; Rektosigmoid s. S. 653).
- **Schritt 4:** Durchtrennen des terminalen Ileums nahe der Valvula Bauhini, vorzugsweise mit einem GIA- oder Cutter-Stapler.
- **Schritt 5:** Prüfen, ob der 15 cm proximal davon gelegene Ileumabschnitt bis auf Höhe der Symphyse gezogen werden kann. Durch quere Inzision des Mesenteriums, unter Schonung der Gefäße, lassen sich einige Zentimeter gewinnen. Ist das Mesenterium zu kurz, muß eine konventionelle Rektumamputation durchgeführt werden (s. S. 655).
- **Schritt 6:** Anal Einsetzen von 2 Gilpy-Spreizern auf Höhe der Linea dentata im rechten Winkel zueinander. Unterspritzen der Rektummukosa mit POR 81 : 20 verdünnt.
- **Schritt 7:** Inzidieren der Mukosa auf Höhe der Linea dentata und zirkuläres Abpräparieren nach proximal unter Koagulation der Blutgefäße.

Kontinenzerhaltende Proktokolektomie (5–456.2)

- **Schritt 8:** Nach 2–3 cm Durchtrennen der Rektummuskulatur und Vervollständigung der Mobilisation des Rektums von unten und oben, bis das Präparat entfällt.
- **Schritt 9:** Bilden eines 15 cm langen J-Pouchs durch Dünndarmduplikatur. Zur Erleichterung des Tieferziehens kann an der Pouchspitze ein dünner Gummischlauch durch das darmnahe Meso gezogen werden. Darmvereinigung vorzugsweise mit zwei GIA-90-Stapler- oder 370 mm-Cutter-Nähten (s. S. 539). Verschluß der proximalen Darmlücke.
- **Schritt 10:** Mit dem Gummischlauch oder Ellis-Klemmen den Pouch in die rektale Muskelmanschette ziehen, so daß der Darm quer im Anus liegt. Torsion des Mesos vermeiden!
- **Schritt 11:** Fixieren der Muskelmanschette mit 4 Einzelknopfnähten hoch an die Pouchwand.
- **Schritt 12:** Queres antimesenteriales Eröffnen des Pouchs auf ca. 3 cm Länge.
- **Schritt 13:** Anastomosieren des Pouchs an die Linea dentata zunächst mit 4 Eckfäden Dexon 2/0. Entfernen des Schlauchs und Vervollständigen der Anastomose durch Dexon-3/0-Einzelknopfnähte.
- **Schritt 14:** Die durch den Schlauch verursachte Gewebebrücke kann transanal durchtrennt werden. Mit Hilfe einer Rommel-Klemme wird ein starker monofiler Faden über die Brücke gelegt, so daß diese nach anal gezogen werden kann. Mit dem GIA- oder Cutter-Stapler transanal einfahren und die Brücke unter Zug an der Fadenschlinge durchtrennen.
- **Schritt 15:** Vorbereitung zur doppelläufigen Ileostomie im rechten Unterbauch (s. S. 623) bei gefährdeter Anastomose.
- **Schritt 16:** Schichtweiser Verschluß des Abdomens (s. S. 526).
- **Schritt 17:** Eröffnung der doppelläufigen Ileostomie (s. S. 623).

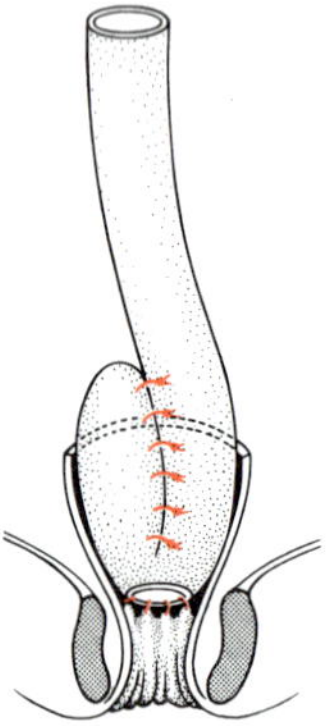

Abb. 210 Pouch als spinktererhaltender Darmausgang.

Alternative Technik

- Um die Pouch-Kapazität zu erhöhen, werden auch S- und W-Pouches angelegt.

Nachbehandlung

- **Bilanzierte Infusionstherapie** (s. S. 81); bei schlechtem Allgemein- und Ernährungszustand parenterale Ernährung (s. S. 84) bis zur vollständigen peroralen Ernährung.
- **Kostaufbau:**
  - *Mit Ileostomie:* Beginn, sobald Darmtätigkeit einsetzt.
  - *Ohne Ileostomie:* Flüssige Ernährung (Astronautenkost) für 5 Tage. Evtl. medikamentöse Ruhigstellung des Darms mit 20 Tr. Tinctura opii.
- **Radiologische Kontrolle:** Bei klinisch unauffälligem Verlauf nach 7 – 8 Tagen Prüfung von Dichtigkeit, Kontinenz und Möglichkeit zur Defäkation mittels dikkem Brei, welcher über den abführenden Ileostomieschenkel eingebracht wird.
- **Hautklammern/-nähte:** Entfernung siehe S. 133.
- **Verschluß der Ileostomie:** Frühestens nach 4 Wochen.
- **Diätetische Betreuung:** Mindestens über einen Zeitraum von 6 – 12 Monaten.

Postoperative Komplikationen

- **Nahtinsuffizienz und lokaler Abszeß im Pouchbereich** → Konservative Behandlung mittels gezielter Antibiose bei angelegter Entlastungsileostomie. Sonst Neuanlage einer doppelläufigen Ileostomie (s. S. 623).

Laparoskopische Rektopexie (5–486.4)

Prinzip

- Fixation des reponierten Rektums am Sakrum (wie offenes Verfahren).

Indikation

- Rektalprolaps und Anorektalprolaps des Erwachsenen (s. S. 436), sofern keine Kontraindikationen gegen ein laparoskopisches Vorgehen bestehen (Voroperationen etc.)

Vorbereitung

- Wie für Dickdarmoperationen (s. S. 141).
- **Stuhlregulation:** Bereits Wochen vor der Operation.
- Harnblasenkatheter (s. S. 72).

Operative Technik

- **Schritt 1:** Rückenlage mit extremer Trendelenburg-Lage. Rechter Arm ausgelagert, linker Arm anliegend.
- **Schritt 2:** Inzision oberhalb des Nabels und Einbringen eines 10 mm-Trokars. Anlage des Pneumoperitoneums durch Insufflation von CO_2.
- **Schritt 3:** Einbringen von 2 12 mm-Trokaren in den rechten und eines 5 mm-Trokars in den linken Unterbauch unter laparoskopischer Sicht. Die 4 Trokare bilden einen nach unten offenen Halbkreis.
- **Schritt 4:** Bei Patientinnen Fixierung von Uterus und Adnexen mit einer Naht an der vorderen Bauchdecke.
- **Schritt 5:** Hochschieben der Dünndarmschlingen in den Oberbauch.
- **Schritt 6:** Inzision der Serosa über der Aortenbifurkation.
- **Schritt 7:** Darstellung der A. sigmoidea und A. rectalis superior.
- **Schritt 8:** Darstellen der Ureteren und teils stumpfes, teils scharfes Ablösen des rektosigmoidalen Übergangs vom Promontorium sowie Mobilisation aus der Sakralhöhle.
- **Schritt 9:** Inzision des Peritoneums entlang dem Rektosigmoid rechts.
- **Schritt 10:** Unter Anheben des Sigmas nach ventral werden die Adhäsionen von rechts her hinter den rektalen Gefäßen gelöst.
- **Schritt 11:** Inzision des Peritoneums links entlang dem Rektosigmoid.
- **Schritt 12:** Lösen des gesamten Rektums dorsal aus der Sakralhöhle bis zum Beckenboden.
- **Schritt 13:** Dazu werden die Paraproktien beidseits definiert und mittels gezielter Koagulation und Clippen von Gefäßen durchtrennt.
- **Schritt 14:** Ein Polypropylen-Netz von 10 × 6 cm wird eingebracht und mit 3 Prolenenähten in der Mittellinie an der Waldeyer-Faszie fixiert. Die beiden losen Kanten des Netzes werden beidseits des nach kranial angespannten Rektums nach vorne gebracht und dort mit EKN fixiert, wobei $^1/_3$ der Zirkumferenz vorne frei bleiben muß.
- **Schritt 15:** Peritonealisieren.
- **Schritt 16:** Entfernen der Trokare unter Sicht nach Einlage eines Silikonkapillardrains.
- **Schritt 17:** Faszien- und Hautnaht sämtlicher Inzisionen.

Nachbehandlung

- **Kostaufbau:** Flüssige Kost für 5 Tage, dann Übergang auf feste Kost.
- **Abführen:** Gabe leicht abführender Mittel; ab 3. postoperativen Tag 1–2 Teelöffel Paraffinöl.
- **Drainage:** Entfernung am 5. postoperativen Tag.
- **Hautklammern/-nähte:** Entfernung siehe S. 133.

Postoperative Komplikationen

- **Entleerungsstörungen** aufgrund postoperativ vermindertem Defäkationsreiz → Langfristig geplante diätetische Maßnahmen zur Stuhlregulierung.
- **Persistenz einer Inkontinenz** → Beckenbodenraffung (s. S. 668).

Offene Rektopexie (5–486.3)

Prinzip

- Fixation des reponierten Rektums am Sakrum. Die Behandlung des Prolapses behebt bei der Hälfte der Patienten auch die Inkontinenz.
- Bei Dolichosigma evtl. Kombination mit Sigmaresektion (s. S. 651).

Indikationen

- Rektalprolaps und Anorektalprolaps des Erwachsenen (s. S. 436).

Vorbereitung

- Wie für Dickdarmoperationen (s. S. 141).
- **Stuhlregulation:** Bereits Wochen vor der Operation.
- Harnblasenkatheter (s. S. 72).

Operative Technik

- **Schritt 1:** Rückenlage, Trendelenburg-Lagerung. Dauerkatheter.
- **Schritt 2:** Untere mediane Laparotomie (s. S. 525).
- **Schritt 3:** Dünndarm in feuchtes Tuch einpacken, nach rechts halten.
- **Schritt 4:** Peritoneum halbkreisförmig um das Rektum spalten.
- **Schritt 5:** Rektum vom Sakrum her lösen und mobilisieren. Dabei A. rectalis schonen!
- **Schritt 6:** Rektum ventral mobilisieren. Eröffnen des rektovaginalen bzw. rektoprostatischen Raumes.
- **Schritt 7:** Spalten der Paraproktien zwischen Klemmen.
- **Schritt 8:** Überschuß an Peritoneum großzügig resezieren.
- **Schritt 9:** Rektum strecken.
- **Schritt 10:** Invalon-Sponge (Kohlenstoffschwamm) oder Teflon-Filz ca. 10 × 6 cm mit 2 Nähten Prolene am Sakrumperiost befestigen. Als Manschette um das mobilisierte, gestreckte Rektum unter den lateralen Ligamenten durchschlagen und mit Einzelknopfnähten fixieren. Die vorderen $^{2}/_{5}$ der Rektumzirkumferenz müssen frei bleiben.
- **Schritt 11:** Peritonealisieren.
- **Schritt 12:** Schichtweiser Verschluß der Laparotomie.

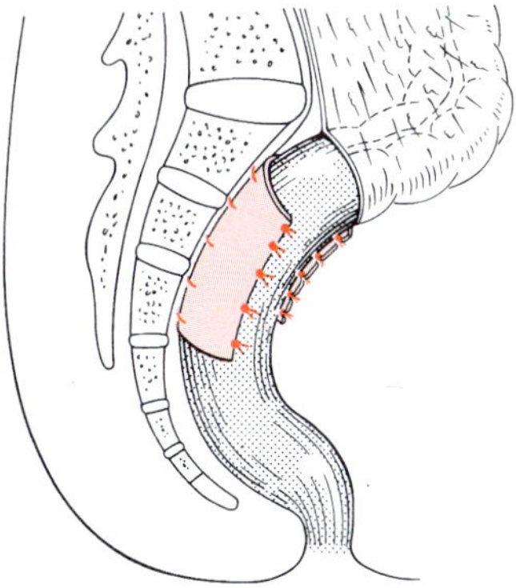

Abb. 211 Rektopexie am Sakrum.

Nachbehandlung

- Bilanzierte Infusionstherapie (s. S. 81).
- **Kostaufbau:** Trinken ab 1. postoperativen Tag; ab 2. postoperativen Tag flüssige Kost, ab 5. postoperativen Tag Übergang auf feste Kost.
- **Abführen:** Bei Bedarf leicht abführende Mittel. Paraffinöl 1–2 Teelöffel ab 2. Tag.
- **Hautklammern/-nähte:** Entfernung siehe S. 133.

Postoperative Komplikationen

- **Entleerungsstörungen** aufgrund postoperativ vermindertem Defäkationsreiz → Langfristig geplante diätetische Maßnahmen zur Stuhlregulierung.
- **Persistenz einer Inkontinenz** → Beckenbodenraffung (s. S. 668).

Beckenbodenplastik (5 – 469)

Prinzip

- Anheben des Beckenbodens durch Raffen der Levatorenschenkel.

Indikation

- Durch Stuhlregulation nicht beeinflußbare, beckenbodenbedingte Inkontinenz.

Kontraindikationen

- Inkontinenz wegen imperativen Stuhldrangs.
- Inkontinenz bei Prolaps. In diesem Fall zunächst Sanierung des Prolaps durch Rektopexie (s. S. 664)!

Vorbereitung

- Normalisierung der Stuhlkonsistenz (Metamucil u. a.), Behebung einer Obstipation.
- **Hoher Einlauf:** Am Vorabend.
- **Klystier:** Präoperativ.

Operative Technik

- **Schritt 1:** Steinschnittlagerung. Vollständige Entleerung des Rektums.
- **Schritt 2:** Nach hinten leicht konvex verlaufende Hautinzision 5 cm dorsal des Anus.
- **Schritt 3:** Aufsuchen der Schicht zwischen Sphincter externus und internus.
- **Schritt 4:** Ablösen der Ampulla recti vom Levator ani dorsal und seitlich bis zur Verbindungslinie der Spinae iliacae posteriores inferiores.
- **Schritt 5:** Raffen beider Levatorenschenkel vom Sakrum über die Puborektalisschlinge bis zum Sphincter externus mit nicht resorbierbarem Faden 2/0, dabei locker knoten.
- **Schritt 6:** Subkutan- und Hautnähte.

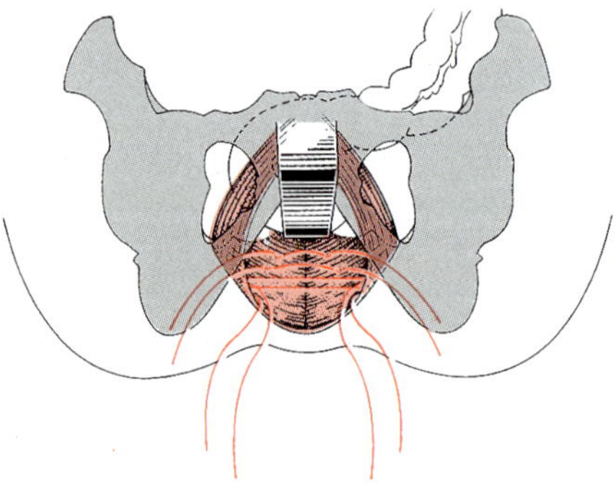

Abb. 212 Technik der Beckenbodenraffung.

Nachbehandlung

- ➤ Normalisierung der Stuhlkonsistenz (Metamucil u. a.).
- ✓ **Beachte:** Pressen muß um jeden Preis vermieden werden, wenn nötig durch Induktion einer Diarrhoe (Verabreichung von milden Laxanzien, z. B. Dulcolax, X-Prep).

Postoperative Komplikation

- ➤ **Ungenügende Behebung der Inkontinenz** → Beckenbodentraining (Biofeedback).

Sphinkterrekonstruktion (5–496.3)

Prinzip

- Überlappung der bindegewebigen Sphinkterstümpfe.
- Sphincter ani internus und externus gemeinsam nähen.

Indikation

- **Traumatisch verletzter Sphinkter:**
  - Dammriß.
  - Iatrogene Sphinkterverletzung.
  - Pfählungsverletzung.

Kontraindikation

- Zusätzlicher Innervationsverlust (z. B. Querschnittslähmung).

Vorbereitung

- Normalisierung der Stuhlkonsistenz (Metamucil u. a.), Behebung einer Obstipation.
- **Hoher Einlauf:** Am Vorabend.
- **Klystier:** Präoperativ.

Operative Technik

- **Schritt 1:** Steinschnittlagerung. Inzision:
  - *Kurze Defekte:* Radiäre Inzision von der Linea dentata bis 2 cm über die Linea anocutanea.
  - *Ausgedehnte Defekte:* Zirkuläre Inzision auf Höhe der Linea anocutanea.
- **Schritt 2:** Ablösen der Narbe, Haut und Mukosa von der Unterlage.
- **Schritt 3:** Darstellen von 1–2 cm der Muskelstümpfe. Narbengewebe belassen!
- **Schritt 4:**
  - Radiäre Inzision zwischen den Stümpfen im narbigen Bereich.
  - *Alternative:* Narbengewebe S-förmig ohne Durchtrennung über die Muskelstümpfe falten.
- **Schritt 5:** U-förmige Nähte der überlappenden Narbenmuskelstümpfe mit Prolene (Surgilene 2/0). Knoten auf der Außenseite.
- **Schritt 6:** Vollständige Deckung der Rekonstruktion durch spannungsfreie Hautnähte. Evtl. lokale Verschiebeplastik.

✓ **Beachte besonders:** Artifizielle Hautdefekte nicht verschließen, sondern durch geeigneten Schnitt mit Inzision vereinigen.

Nachbehandlung

- **Kost:** Ballaststofffreie Ernährung für 3 Tage.
- **Abführen:** Leichtes Abführmittel (z. B. Paraffinöl 20 ml) am 3. postoperativen Tag.

✓ **Beachte:** Harte, große Kotballen müssen vermieden werden (Aufnahme von reichlich Flüssigkeit zu den Mahlzeiten!).

Postoperative Komplikationen

- **Unvollständige Behebung der Inkontinenz** → Beckenbodentraining (Biofeedback).
- **Persistierende Inkontinenz wegen zerstörtem Sphinkter** → Ersatz des Sphinkters durch autologen Skelettmuskel.

Analfissursanierung (5–492. X)

Prinzip

- Beseitigung des Spasmus des Sphincter internus, der hauptsächlich für das Fehlen der Heilung verantwortlich ist.

Indikation

- Mit konservativer Therapie und manueller analer Dilatation nicht beherrschbare Analfissur (s. S. 439).

Vorbereitung

- **Abführen:** Gabe eines milden oralen Abführmittels (z. B. Dulcolax 3 Drg., X-Prep 75 ml) am Vorabend.
- **Hoher Einlauf:** Am Vorabend.
- **Alternative:** Rasch abführender tiefer Einlauf (z. B. Practo-Clyss) 2 Stunden präoperativ (besser geeignet für ambulante Operation).
- **Anästhesie:** Durchführung des Eingriffs in Vollnarkose oder Lokalanästhesie mit starker Prämedikation (z. B. Midazolam).

Operative Technik

- **Schritt 1:** Steinschnittlagerung.
- **Schritt 2:** Einsetzen des Spreizers.
- **Schritt 3:** Darstellen des Sphincter ani internus bei 3 Uhr ohne Verletzung des Anoderms.
- **Schritt 4:** Durchtrennen des M. sphincter ani internus mit der Schere (der Muskel ist ca. 4–6 mm dick) auf eine Distanz von gut 10 mm (2 mm über die Linea dentata hinaus).
- **Schritt 5:** Naht der Inzision mit 3/0 Catgut.
- **Schritt 6:** Bei fissurnah vorhandener störender Mariske: Exzision, Offenlassen der Wunde.

Nachbehandlung

- **Hygienemaßnahmen:** Nach jedem Stuhlgang Anus duschen und trocknen; trocken verbinden (Binde).
- Gabe von Agarol 1–3× 1 Teelöffel täglich (weiche Stuhlkonsistenz erforderlich).

Postoperative Komplikationen

- Verlust der Feinkontinenz durch Sphinkterotomie.

Prinzip

- Spalten der Fistel auf der ganzen Länge, soweit dies ohne Verletzung der Puborektalisschlinge und wesentlicher Sphinkteranteile möglich ist. Sekundär heilen lassen.
- Fistulektomie und Lappendeckung der inneren Fistelöffnung.

Indikation

- Jede Analfistel, insbesondere bei Z.n. Perianalabszeß (s. S. 442).

Vorbereitung

- Rasch abführender tiefer Einlauf (z. B. Practo-Clyss) 2 Stunden präoperativ.
- **Für Lappenplastik:** Wie Kolonresektion (s. S. 141).
- **Anästhesie:** Durchführung des Eingriffs in Allgemeinnarkose.

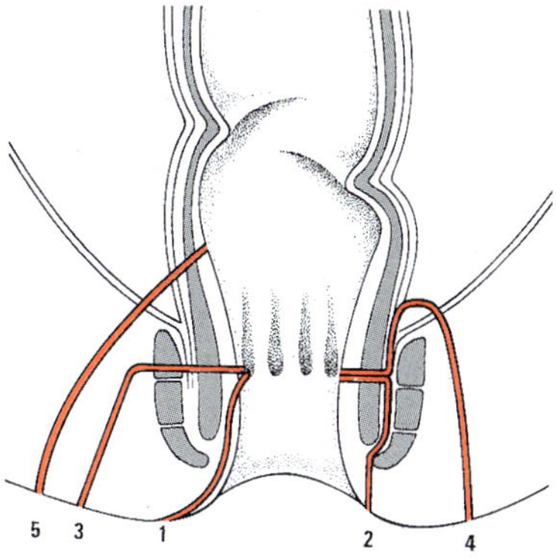

Abb. 213 Topographie der Analfisteln: 1 subkutan; 2 intersphinkter; 3 transsphinkter; 4 supralevatorisch; 5 extrasphinkter.

Operative Technik

- **Subkutane und intersphinktere Fisteln** (Abb. 213):
  - *Schritt 1:* Steinschnittlage.
  - *Schritt 2:* Evtl. Einsetzen eines Spreizers.
  - *Schritt 3:* Ermittlung des Fistelverlaufs:
    - Palpieren des verhärteten Stranges.
    - Methylenblau von außen instillieren.
    - Sondieren von außen mit Knopfsonde. Sondieren von innen mit Kryptenhaken. Druck auf äußere Mündung: Evtl. Entleeren nach innen.
    - ✓ Beachte: Für den Verlauf *Goodsall-Regel* beachten: Fisteln mit äußerer Öffnung dorsal der Horizontallinie verlaufen bogenförmig und münden bei 6 Uhr in den Analkanal. Fisteln mit perianaler Öffnung ventral verlaufen geradlinig auf den Analkanal zu.

- *Schritt 4:* Spalten der Fistel mit dem Messer oder Elektrokauter über der eingelegten Rillensonde. Die Sphinkteren dürfen nur senkrecht zur Faserrichtung in einem Zuge durchtrennt werden.
- *Schritt 5:* Trimmen der überhängenden Ränder.
- *Schritt 6:* Einfacher Verband.

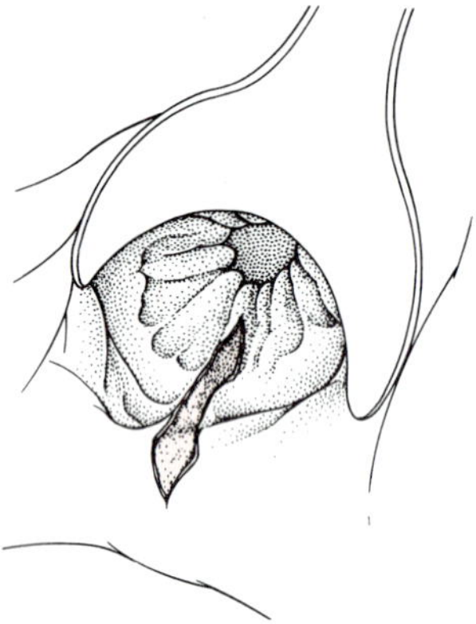

Abb. 214 Gespaltene intersphinktere Fistel.

- **Transsphinktere, supra- und extrasphinktere Fisteln:**
  - *Schritt 1:* Steinschnittlage.
  - *Schritt 2:* Evtl. Einsetzen eines Spreizers.
  - *Schritt 3:* Ermittlung des Fistelverlaufs:
    - Palpieren des verhärteten Stranges.
    - Methylenblau von außen instillieren.
    - Sondieren von außen mit Knopfsonde. Sondieren von innen mit Kryptenhaken. Druck auf äußere Mündung: Evtl. Entleeren nach innen.
    - ✓ Beachte: Für den Verlauf *Goodsall-Regel* beachten: Fisteln mit äußerer Öffnung dorsal der Horizontallinie verlaufen bogenförmig und münden bei 6 Uhr in den Analkanal. Fisteln mit perianaler Öffnung ventral verlaufen geradlinig auf den Analkanal zu.
  - *Schritt 4:* Trichterförmige Fistulektomie bis zur inneren Öffnung unter maximaler Schonung der umliegenden Strukturen.
  - *Schritt 5:* Quere, spindelförmige Exzision der inneren Fistelöffnung.
  - *Schritt 6:* Präparieren eines Mukosamuskellappens (Internus resp. Ringmuskulatur der Ampulla recti).
  - *Schritt 7:* Naht der Muskulatur auf die äußere Fistelöffnung (Maxon, PDS, 4/0).
  - *Schritt 8:* Mukosalappeneinnaht mit Catgut 3/0, EKN.
- **Sehr hohe transsphinktere und supralevatorische Fisteln:**
  - Internusspaltung und Hautexzision bis auf den Sphinkterapparat.
  - Monofilen Faden durch die Muskellücke ziehen und locker um den Sphinkter knoten.

- **Extrasphinktere Fisteln:** Häufig Anus praeter-Anlage bis zum Abschluß der Sanierung notwendig.
- ✓ **Beachte besonders:** Die Puborektalisschlinge darf auf keinen Fall verletzt werden!

Nachbehandlung

- **Hygienemaßnahmen:**
  - Nach jedem Stuhlgang Anus/Wunde duschen und trocknen.
  - Trocken verbinden (Binde).
- **Sitzbäder:** Warme Kamillensitzbäder, 3 – 4× 10 Minuten täglich.
- Gabe von Agarol 1 – 3× 1 Teelöffel täglich (weiche Stuhlkonsistenz erforderlich).
- **Kost:** Nach Fistulektomie und Lappendeckung ballaststofffreie Ernährung für 3 Tage.

Postoperative Komplikationen

- **Fistelrezidiv** aufgrund ungenügend ausgeheiltem ischiorektalen oder supralevatorischen Abszeß oder Nekrose der Mukosaplastik.

Perianalabszeßdrainage (5–490.0)

Prinzip

- Breite Eröffnung des Abszesses durch Hautexzision. Gleichzeitiges Spalten einer dem Abszeß zugrundeliegenden Fistel, mit subkutanem oder intersphinkterem Verlauf.

Indikation

- Jeder Perianalabszeß (s. S. 444)!
- ✓ **Beachte:** Bei Perianalabszessen ist die frühzeitige Drainage indiziert. Kein Zuwarten auf eine Fluktuation (tritt häufig nicht auf!).

Vorbereitung

- **Anästhesie:** Durchführung des Eingriffs in Allgemeinnarkose.
- **Endosonographie:** Bei V.a. supralevatorischen Abszeß.

Operative Technik

- **Schritt 1:** Steinschnittlage.
- **Schritt 2:** Genaue rektale Untersuchung inkl. Proktoskopie. Innere Fistelöffnung mit Eiteraustritt bei Druck auf den Abszeß sichtbar?
- **Schritt 3:** Genaue Lokalisation des Abszesses (s. S. 444 und Abb. 112).
- **Schritt 4:** Eröffnung des Abszesses:
  - *Perianal und ischiorektal:* Exzision eines runden Hautstücks über dem Abszeß (Abdeckelung, Abb. 215).
  - *Intersphinkter:* Spalten des Sphincter internus.
  - *Supralevatorisch:* Einlage einer Drainage, wenn möglich, intersphinkter mit Spalten des Sphincter internus bis zur Linea dentata. Sonst Einlage direkt in die Ampulla recti.
  - *Hufeisenabszeß:* Mehrere breite Exzisionen. Drainage mit Wellgummidrain oder Silikonkapillardrain.

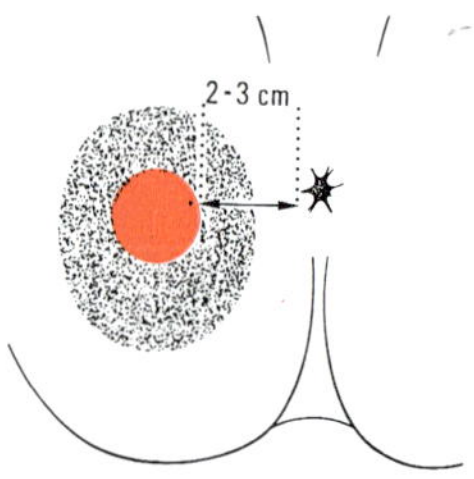

Abb. 215 Hautexzision zur Eröffnung eines Perianalabszesses.

- **Schritt 5:** Spülen der Abszeßhöhle.
- **Schritt 6:** Einlage eines Drains oder Tamponade; einfacher Verband.
- ✓ **Beachte besonders:** Die Puborektalisschlinge darf auf keinen Fall verletzt werden!

Nachbehandlung

- **Hygienemaßnahmen:** Nach jedem Stuhlgang Anus/Wunde duschen und trocknen.
- **Sitzbäder:** Warme Kamillensitzbäder, 3–4× 10 Minuten täglich.
- Gabe von Agarol 3× 1 Teelöffel täglich (weiche Stuhlkonsistenz erforderlich).
- **Sekundäreingriff:** Die Operation einer nach Abheilung oft vorhandenen Fistel kann nach 2–3 Monaten erfolgen (s. S. 673).

Postoperative Komplikationen

- **Abszeßrezidiv:** Bei ungenügend (nicht beidseits) drainiertem Hufeisenabszeß oder Übersehen einer supralevatorischen Komponente.

Hämorrhoidektomie (5–493)

Prinzip

- Abtragung der primären Hämorrhoiden (bei 3, 7 und 11 Uhr in Steinschnittlage) mit der bedeckenden Schleimhaut und Haut; Umstechungsligatur rektalwärts zur Unterbrechung der Blutzufuhr aus Aa. rectales; anschließende Wundnaht.

Indikationen

- Prolabierende Hämorrhoiden 3. Grades (s. S. 446).
- Inkarzerierte Hämorrhoiden, Status nach Inkarzeration.
- Rezidivierende Beschwerden durch innere Hämorrhoiden.
- Blutungen.

Vorbereitung

- **Stuhlregulation:** Bereits Wochen vor der Operation mit ballaststoffreicher Kost und reichlicher Flüssigkeitszufuhr.
- **Abführen:** Gabe eines milden oralen Abführmittels (z. B. Dulcolax 3 Drag., X-Prep 75 ml) am Vorabend.
- **Hoher Einlauf:** Am Vorabend.
- **Alternative:** Rasch abführender tiefer Einlauf (z. B. Practo-Clyss) 2 Stunden präoperativ (besser geeignet für ambulante Operation).
- **Anästhesie:** Durchführung des Eingriffs in Vollnarkose; alternativ Spinalanästhesie (für Einzipfelresektion auch Lokalanästhesie).

Operative Technik

- **Schritt 1:** Steinschnittlage. Desinfektion von Anus und Analkanal mit Betadine oder Oxycyanat.
- **Schritt 2:** Sphinkterdehnung bei hohem Tonus (4 Finger/4 Minuten).
- **Schritt 3:** Setzen von 3 Klemmen an den Hautteil der 3 Hämorrhoidalpfeiler (bei 3, 7 und 11 Uhr).
- **Schritt 4:** Zug an den „Hautklemmen", Setzen von 3 „Schleimhautklemmen" am oberen Pol der Pfeiler im Schleimhautbereich. Evtl. Unterspritzen der „Hautklemmen", dadurch Abheben der Haut vom Sphinkter.
- **Schritt 5:** Isolieren des Pfeilers bei 3 Uhr: Haut- und Schleimhautklemme des Pfeilers mit der linken Hand fassen und nach unten ziehen, dabei gleichzeitig mit dem linken Zeigefinger Druck auf die Schleimhautklemme ausüben. Peripher V-förmige Inzision des Hautteils des Pfeilers. Inzidieren der Schleimhaut parallel zum Pfeiler nach kranial bis zum Ende des Analkanals.
- **Schritt 6:** Abpräparieren der Venenkonvolute mit dem Haut-Schleimhautlappen en bloc von der Unterlage (Sphinktermuskulatur, Abb. 216). *Cave:* Zu breite Exzision des Anoderms!
- **Schritt 7:** Durchstechungsligatur des Pfeilers an seiner Basis mit Catgut 3/0. Abtragen 5 mm distal dieser Ligatur. Fortlaufende Mukosanaht mit Catgut atraumatisch.
- **Schritt 8:** Analoges Vorgehen bei 7 Uhr und 11 Uhr, wobei zwischen den Pfeilern eine mindestens 6 mm breite Schleimhaut-Haut-Brücke zu belassen ist.
- **Schritt 9:** Abtragen überhängender Wundränder.
- **Schritt 10:** Einfacher Verband, kein Stopfrohr, evtl. Analspongostan.

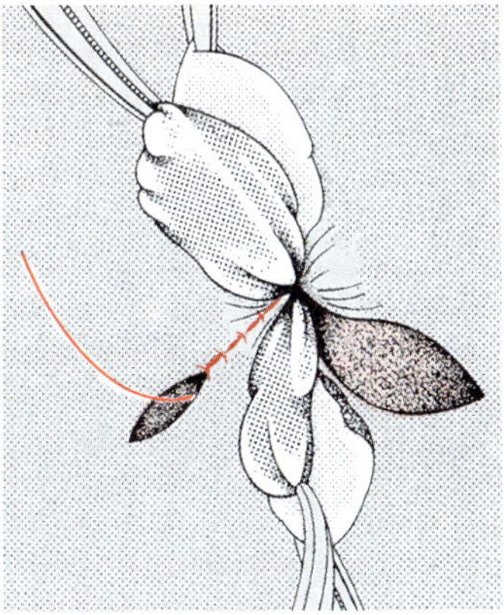

Abb. 216 Hämorrhoidektomie: 3-Zipfel-Methode.

✓ **Beachte besonders:**
- Die Haut-Schleimhaut-Brücke zwischen den Abtragungsstellen darf eine Mindestbreite von 6 mm auf keinen Fall unterschreiten! Gefahr der Analstenose!
- Sekundäre Knoten sollten nicht in gleicher Sitzung abgetragen werden, da hierdurch eine zu ausgedehnte Wundfläche entstehen würde.
- Exakte Blutstillung!

Nachbehandlung

- **Hygienemaßnahmen:** Nach jedem Stuhlgang Anus duschen und trocknen; trocken verbinden (Binde).
- **Sitzbäder:** Bei offener Wunde warme Kamillensitzbäder, 3 – 4× 10 Minuten täglich ab 1. postoperativen Tag.
- Gabe von Agarol 3× 1 Teelöffel täglich (weiche Stuhlkonsistenz erforderlich).

Postoperative Komplikationen

- **Nachblutung** → Lokale Umstechung der Blutungsquelle.
- **Schmerzbedingte Stuhlverhaltung** → Lokalbehandlung mit Lokalanästhesie-Gel (z. B. Xylocain-Gel). Gabe von Agarol (s. o.).

Hämorrhoidenligatur (5 – 493.0)

Prinzip

- Fixation der Schleimhaut durch Strangulationsnekrose.

Indikationen

- Blutende innere Hämorrhoiden, insbesondere bei schlaffem Sphinkter.
- Nicht prolabierende, sich spontan reponierende oder leicht zu reponierende innere Hämorrhoiden (s. S. 446).

Material

- Ringsetzinstrument mit Ladekonus und Gummiringen (Abb. 217).
- Hämorrhoidenfaßzange (für Saugringsetzinstrument überflüssig).
- Proktoskop.

Vorbereitung

- Keine besondere Vorbereitung notwendig.
- ✓ **Beachte:** Dieser Eingriff ist ohne Anästhesie möglich, da sich an inneren Hämorrhoiden (im Gegensatz zu äußeren!) keine Schmerzrezeptoren befinden.

Operative Technik

- **Schritt 1:** Steinschnittlage.
- **Schritt 2:**
  - Saugringsetzgerät oberhalb der Hämorrhoide auf die Mukosa setzen, Sog ausüben.
  - *Alternativ:* Hämorrhoide mit der Faßzange in den Zylinder ziehen, bis der Zylinder fest an der Rektalwand anliegt (Abb. 217). Bei Schmerzen proximaler ansetzen!
- **Schritt 3:** Gummiring über die Basis abstreifen.

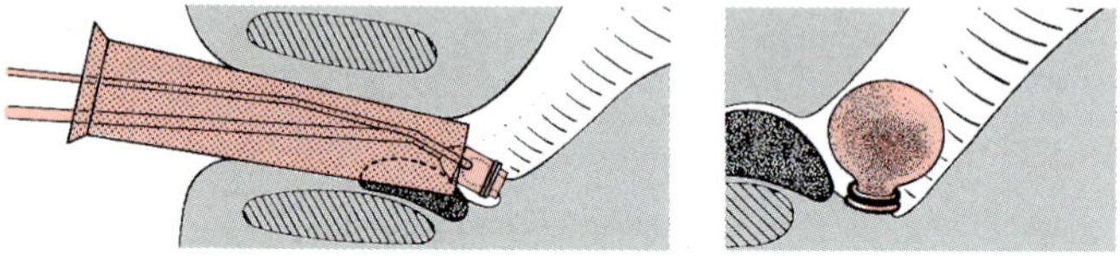

Abb. 217 Elastische Ligatur einer inneren Hämorrhoide.

✓ **Beachte besonders:**
- Das Fassen der Hämorrhoide selbst kann etwas schmerzhaft sein.
- Pro Sitzung sollten nur 1 große Hämorrhoide oder 2 kleine Hämorrhoiden ligiert werden.

Nachbehandlung

- Keine besondere Behandlung nötig.
- Nach 8 – 10 Tagen fällt die nekrotische Schleimhaut mitsamt dem Ring ab. Bei Nekroseabstoßung Blutung möglich.
- Nach 2 – 3 Wochen kann die nächste Sitzung durchgeführt werden.

Hämorrhoidensklerosierung (5–493.1)

Prinzip

- Erzeugung einer fibrosierenden Entzündung, die zur Fibrosierung des Hämorrhoidalknotens und Fixation der Schleimhaut führt.

Indikationen

- Blutende innere Hämorrhoiden, insbesondere bei schlaffem Sphinkter.
- Nicht prolabierende oder spontan reponierende innere Hämorrhoiden (s. S. 446).
- Sekundäre Hämorrhoiden als Rezidive nach Hämorrhoidektomie.

Material

- 2,4%iges Chinin-Urethan, 0,5–1 ml pro Injektionsstelle.
- **Alternativen:**
  - 5%iges öliges Phenol, 3–5 ml pro Injektionsstelle.
  - 1%ige wäßrige Sotradekollösung (Thrombovar), 0,3–0,5 ml pro Injektionsstelle.

Vorbereitung

- Keine besondere Vorbereitung notwendig.

Operative Technik

- **Schritt 1:** Steinschnittlage.
- **Schritt 2:** Einführen des Proktoskops.
- **Schritt 3:** Injektion der Lösung mit einer langen, dünnen Kanüle in die proximale Basis der Hämorrhoide, tangential unter die Schleimhaut (Tiefe ca. 8–12 mm; Kontrolle: Nach korrekter submuköser Injektion Bildung eines roten Buckels).
- **Schritt 4:** Pro Sitzung 3 Injektionen, je eine um 3, 7 und 11 Uhr.
- ✓ **Beachte besonders:**
  - Keine intramuköse Injektion (weißer Buckel)! Gefahr der Nekrose-, Ulkusentstehung!
  - Keine intravenöse Injektion! Gefahr der Anaphylaxie, Lebernekrose!
  - Keine Anwendung des Verfahrens bei äußeren Hämorrhoiden! Sehr schmerzhaft!
  - Keine Injektion in den Sphinkter! Sehr schmerzhaft!
  - Nie eine Papille, eine Thrombose, einen Polypen oder eine Mariske unterspritzen!
  - Keine Anwendung des Verfahrens bei Schmerzen und Entzündungen: Fisteln, Fissuren.
  - Keine Anwendung des Verfahrens während der Schwangerschaft!

Nachbehandlung

- Kontrolle nach 2 Wochen und Wiederholung der Sklerosierung bei Bedarf.

Prinzip

- In-toto-Exstirpation der Pilonidalfistel mit der Rima ani. Nur die Beseitigung der Rima ani bzw. ihr Ersatz durch eine Narbenplatte verhindert das Rezidiv.

Indikation

- Pilonidalfistel (s. S. 452) ohne akute Entzündung.

Vorbereitung

- Keine besondere Vorbereitung notwendig.

Operative Technik

- **Schritt 1:** Bauchlage. Injizieren von Methylenblau in den Fistelgang.
- **Schritt 2:** Richtung des Gangsystems durch Sondierung feststellen.
- **Schritt 3:** Breites spindelförmiges Umschneiden der Fistelöffnungen. Dabei sollte die Schnittführung so weit seitlich liegen, daß sich die Nates nicht mehr berühren.
- **Schritt 4:** Weiteres Inzidieren, wenn nötig bis auf das Periost des Sakrums, so daß das Fistelsystem mit allen Ausläufern im umschnittenen Gewebestück liegt. *Cave:* Unterminierung der Hautränder!
- **Schritt 5:** Nach Wegfall des Präparats sorgfältige Blutstillung mit Ligaturen für größere Gefäße, Elektrokoagulation für kleinere und Periostgefäße. Spülen mit Wasserstoffsuperoxid oder Betadine.
- **Schritt 6:** Durchgreifende Nähte (Nylon monofil 3) im Abstand vom ca. 3 cm vorlegen. In der Regel 3 Nähte. Abstand vom Wundrand 3 cm. In der Tiefe das Periost mitfassen.
- **Schritt 7:** Einlegen eines Redon-Drains am tiefsten Punkt der Wunde.
- **Schritt 8:** Auf Subkutannähte wird verzichtet. Hautverschluß mit Donati-Nähten.
- **Schritt 9:** Redon-Flasche anschließen und öffnen.
- **Schritt 10:** Knoten der vorgelegten durchgreifenden Nähte über einer Gazerolle von 5 – 7 cm Durchmesser ohne große Spannung.

✓ **Beachte besonders:**
  - Nates nicht nach lateral wegkleben. Beim offenen Vorgehen nach Exzision Nates leicht zusammendrücken: die Wunde muß trotzdem noch klaffen!
  - *Bei infizierter Wunde und Abszedierung:*
    - Kleine Abszesse: Exzision so breit, daß die Wundränder sich postoperativ nicht berühren. Haut nicht verschließen. Entspricht einer primär offenen Radikaloperation.
    - Große Abszesse: Zunächst nur breite Abszeßeröffnung. Nach Abheilung sekundär geschlossene Radikaloperation vorsehen.
  - Ist bei Elektivoperation die Haut nur unter Spannung verschließbar, wird auf einen Hautverschluß verzichtet!
  - Offengelassene Wunden p.s. heilen lassen.
  - Keine Verschieblappenplastiken zur Deckung von Defekten!

Pilonidalfistelexstirpation (5 – 891)

Nachbehandlung

- **Lagerung:** Bauch- und Seitenlage.
- **Hautfäden:**
  - *Entlastungsnähte:* Entfernung nach 6 Tagen.
  - *Hautnähte:* Entfernung nach 12 – 14 Tagen.

Postoperative Komplikationen

- **Stark verzögerte Wundreinigung und -heilung** nach primär offener Radikaloperation oder Abszeßdrainage → Evtl. Nachexzision der Hautränder. Die Hautränder dürfen sich nicht berühren!
- **Sekretansammlung und/oder Infektion** nach geschlossener Radikaloperation → Eröffnen der Wunde, Sekundärheilung.
- **Pilonidalfistelrezidiv:** Entstehung in der Regel nach zu wenig radikalem Vorgehen. Echte Rezidive sind selten. → Prophylaxe: Regelmäßige Rasur der Rima ani.

Prinzip

- Exstirpation der Nebenniere in toto.

Indikationen

- **Phäochromozytom** (s. S. 460): Absolute Indikation (keine medikamentöse Langzeittherapie zur Verfügung).
- **Primärer Aldosteronismus** (s. S. 460):
  - *Absolute Indikation:* Adenom.
  - *Relative Indikation:* Bilaterale Hyperplasie.
- **Morbus Cushing** (s. S. 460):
  - *Absolute Indikation:* Adrenale Form (ein- oder doppelseitiger Nebennierenrindentumor).
  - *Relative Indikation:*
    - Bilaterale Nebennierenrindenhyperplasie (hypophysenbedingt; Therapie der 1. Wahl ist die Hypophysenadenom-Resektion oder die totale Hypophysektomie).
    - Feinknotige familiäre Hyperplasie.

Vorbereitung

- **Phäochromozytom:**
  - Korrektur der Hypovolämie.
  - α-Rezeptorenblockade mit Phenoxybenzamin (Dibenzyran, Dibenzyline) 20–80 mg täglich.
- **Hyperaldosteronismus:** Korrektur der Hypokaliämie.
- **Cushing-Syndrom:**
  - Korrektur der Hypokaliämie.
  - Kortikosteroidsubstitution per infusionem ab Operationsbeginn (z. B. Hydrocortison 200 mg).
- **Bilaterale Adrenalektomie:** Kortikosteroidsubstitution per infusionem ab Operationsbeginn (z. B. Hydrocortison 200 mg).
- **Blutkonserven:** Bereitstellung von 3–5 Erythrozytenkonzentraten.
- **ZVK** (s. S. 49): Anlage eines Zentralvenenkatheters.
- **Arterielle Kanüle** (s. S. 55): Kontinuierliche invasive Blutdruckmessung intra- und postoperativ.

Operative Technik

- **Schritt 1:**
  - *Zugang für unilaterale Adrenalektomie:* Thorakoretroperitonealer Zugang ohne Eröffnen des Peritoneums.
  - *Zugang für bilaterale Adrenalektomie:* Große mediane Laparotomie (s. S. 525), evtl. laparoskopisch.
- **Schritt 2:** Freilegen der rechten Nebenniere:
  - Mobilisieren der Flexura hepatica coli und mediokaudales Abschieben.
  - Mobilisieren des Duodenums nach Kocher.
  - Befreien der Hinterfläche des rechten Leberlappens aus dem Retroperitoneum und Wegdrängen nach oben.

Adrenalektomie (5–071, 5–072)

- **Schritt 3:**
  - Freipräparieren der rechten Nebenniere (mit umgebendem Fettgewebe, meist inkl. Pol der Capsula adiposa renis).
  - Ligieren und Durchtrennen der Arterien (aus A. renalis und/oder Aorta) und der Venen (münden links in die V. renalis, rechts direkt in die V. cava).
  - Bei Phäochromozytom Ligieren der Gefäße, bevor am Tumor manipuliert wird.
  - In-toto-Exstirpieren der Drüse.
- **Schritt 4:** Freilegen der linken Nebenniere:
  - Flexura lienalis coli mobilisieren (*cave:* Milzkapseleinriß), mediokaudal abschieben.
  - Pankreasschwanz und Milz sorgfältig anheben und abdrängen.
- **Schritt 5:**
  - Freipräparieren der linken Nebenniere (mit umgebendem Fettgewebe; meist inkl. Pol der Capsula adiposa renis).
  - Ligieren und Durchtrennen der Arterien (aus Aorta und A. renalis) und Venen (münden in V. renalis und V. phrenica inferior).
  - Exstirpieren der Drüse.

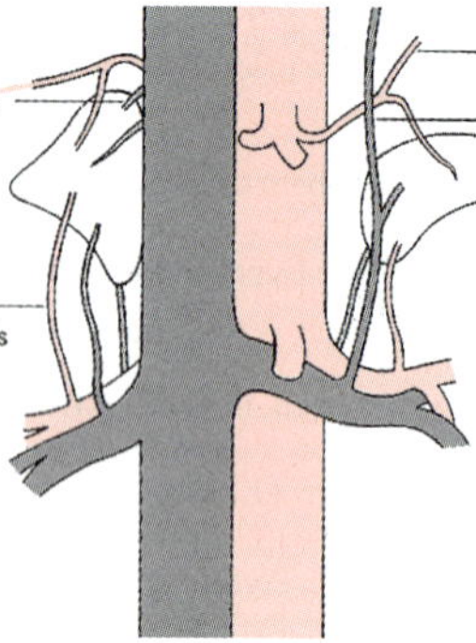

Abb. 218 Gefäßanatomie der Nebennieren.

- **Schritt 6:** Revision auf zusätzliche, extraadrenale Tumoren, insbesondere bei ungenügendem Befund an den Nebennieren sowie bei fehlendem Blutdruckabfall nach Phäochromozytomexstirpation.
- **Schritt 7:** Einlage eines Silikonkapillardrains in die Nebennierenloge, separates Hinausleiten. Reponieren der umgebenden Organe.
- **Schritt 8:** Schichtweiser Wundverschluß.

✓ **Beachte besonders:** Auslösung einer hypertensiven Krise durch intraoperative Palpation eines Phäochromozytoms möglich!

Nachbehandlung

- **Intensivtherapie:**
  - *Monitoring:* Engmaschige, besser kontinuierliche Blutdrucküberwachung; ggf. Korrektur.
  - *Bilanzierte Infusionstherapie* (s. S. 81) für 3 – 4 Tage.
- **Drainage:** Entfernung, sobald Sekret blutfrei, in der Regel am 2. oder 3. postoperativen Tag.
- **Kortisonsubstitutionstherapie:**
  - Nach *einseitiger* Adrenalektomie wegen Hyperplasie und Adenom (vor allem Morbus Cushing) vorübergehende Kortisonsubstitutionstherapie notwendig, z. B. Hydrocortison 37,5 mg/die p. o. (für normalgewichtigen Erwachsenen).
  - Nach *bilateraler* Adrenalektomie lebenslängliche Kortikosteroidsubstitution.
- **Hautklammern/-fäden:** Entfernung am 10. postoperativen Tag, bei Morbus Cushing am 14. Tag (verzögerte Wundheilung!).

Postoperative Komplikationen

- **Addison-Krise:** Bei ungenügender peri- und postoperativer Kortikosteroidsubstitution nach bilateraler Adrenalektomie. Symptome: Übelkeit, Erbrechen, Hypotonie bis zu Schocksymptomatik, Verwirrtheit, evtl. aufsteigende Lähmungserscheinungen; ausgeprägte Elektrolytverschiebungen ($Na^+ \downarrow$, $K^+ \uparrow$). → Hydrocortison 100 mg i. v. als Kurzinfusion 6 stündlich.

Nephrektomie (5–554)

Prinzip

- Transperitonealer Zugang, da auf diese Weise durch einen einzigen Schnitt beide oder eine Niere exstirpiert, die Ureteren wenn nötig bis zur Blase abgetragen und eventuelle Zusatzeingriffe (z. B. Appendektomie, Cholezystektomie) durchgeführt werden können.

Indikationen

- Indikationen für **vorzeitige bilaterale (evtl. unilaterale) Nephrektomie** bei terminaler Niereninsuffizienz und etablierter Dialyse als Vorbereitung für die Nierentransplantation:
  - Renale Hypertonie, nicht beherrschbar mit adäquater Dialyse und Medikation.
  - Infizierte Harnwege.
  - Große adulte Zystennieren.
  - Hydroureter, Hydronephrose, vesikoureteraler Reflux.
  - Status nach Nierentuberkulose.
  - Fraglicher Nierentumor.

Vorbereitung

- Adäquate Dialyse am Vortag.
- **Blutkonserven:** Bereitstellung von Testblut.

Operative Technik

- **Schritt 1:** Mediane Laparotomie (s. S. 525), vom Xyphoid bis zur Hälfte der Strecke zwischen Nabel und Symphyse.
- **Schritt 2:** Spalten des Peritoneums lateral des Kolons.
- **Schritt 3:** Anschlingen des Ureters (Bändchen oder dicker Faden).
- **Schritt 4:** Stumpfes Freilegen des unteren Nierenpols und Anlegen eines Haltefadens (Kreuzdurchstechung mit großer Nadel und Seide 1).
- **Schritt 5:** Stumpfes Ausschälen der Niere aus der Fettgewebskapsel, besonders auch des oberen Pols.

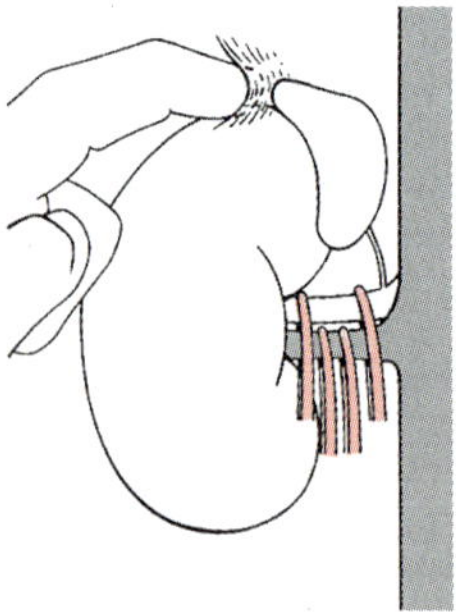

Abb. 219 Technik der Nephrektomie beim Nierentransplantatempfänger.

- **Schritt 6:** Separates nierennahes Abklemmen (Schonung der Nebennierengefäße!) und Durchtrennen von Nierenvene und Nierenarterie sowie von eventuellen zusätzlichen Polarterien.
- **Schritt 7:** Ligieren der Gefäßstümpfe. Dicke Arterien doppelt ligieren oder zusätzlich übernähen (Prolene 4/0).
- **Schritt 8:** Stumpfes Skelettieren des Ureters auf einer kurzen Strecke vor dem Übertritt ins kleine Becken. Bei chronisch infizierten Harnwegen und/oder vesikoureteralem Reflux mit Hydroureter hingegen Darstellen des Ureters bis zur Blase (mit Hilfe einer kleinen Peritonealinzision im Becken) und Abtragen an der Blasenwand.
- **Schritt 9:** Ligieren des Ureters (resorbierbarer Faden 0), Amputieren, Desinfizieren des Stumpfs.
- **Schritt 10:** Spülen der Wundhöhle. Kontrollieren der Blutstillung, Einlegen eines retroperitoneal herausgeführten weichen Silikondrains in die Nierenloge.
- **Schritt 11:** Zurücklegen des Kolons und fortlaufender Peritonealverschluß (synthetischer resorbierbarer Faden 2/0 atraumatisch).
- **Schritt 12:** Analoges Vorgehen auf der Gegenseite.
- **Schritt 13:** Eventuelle Zusatzeingriffe (z. B. Appendektomie).
- **Schritt 14:** Verschluß der Laparotomie (s. S. 526).

Nachbehandlung

- **Labor:**
  - *Kalium:* Kontrolle des Serumkaliums am gleichen Abend und am nächsten Morgen; ggf. Kaliumsubstitution.
  - *Blutbild:* Der Hämatokritwert fällt nach Nephrektomie meist unter 20 %, sofern kein Blut substituiert bzw. mit Erythropoetin behandelt wird.
- **Dialyse:**
  - Intensivere Dialyse nötig als vor der Nephrektomie, meist gleichbedeutend mit Übergang von zweimaliger auf dreimalige Hämodialyse pro Woche.
  - Sofern der Patient unter CAPD (Peritonealdialyse) steht, unmittelbar postoperativ intensiv dialysieren (zur Verhütung der Katheterverstopfung durch Koagula); ausgetauschte Volumina bis zur Wundheilung aber auf 500 – 1000 ml pro Durchgang beschränken.
- **Substitution von Erythropoetin** (z. B. Exprex), initial 50 U/kg KG s.c 2×/Woche.
- **Drainage:** Nierenlogendrain nach 1 – 2 Tagen entfernen.
- **Hautklammern/-fäden:** Entfernung am 10. postoperativen Tag.

Postoperative Komplikationen

- **Akute Hyperkaliämie** → Glukose-/Insulininfusion, Resoniumeinlauf, notfallmäßige Dialyse.
- **Nachblutung in die Nierenloge** → Operative Ausräumung und Blutstillung.

Operation nach Shouldice (5–530)

Prinzip

- Reposition des Bruchinhalts und Resektion des indirekten bzw. Reposition des direkten Bruchsacks. Anatomiegerechte Rekonstruktion der Hinterwand des Leistenkanals durch Doppelung der Fascia transversalis mit Einengung der indirekten und Verschluß der direkten Bruchlücke.

Indikationen

- Im Prinzip jede Leistenhernie in jedem Alter (s. S. 468).
- Bei Risikopatienten: Nur Inkarzeration, Status nach Inkarzeration, Irreponibilität, Beschwerden verursachende Hernie, große Hernie.
- Wunsch des Patienten nach Lokalanästhesie, Verweigerung von Fremdmaterial, Kontraindikationen gegen Fremdmaterial (z. B. HIV).

Vorbereitung

- Kleiner Einlauf (Practo-Clyss) und leichte Kost am Vorabend.
- **Rasur:** Unmittelbar vor der Operation.
- **Anästhesie:** In der Regel Lokalanästhesie (Durchführung s. u.), bei Kindern und sehr ängstlichen Erwachsenen Allgemeinnarkose. *Alternative:* Spinale oder peridurale Leitungsanästhesie.
- **Prämedikation:** z. B. mit Midazolam (Dormicum), 0,07–0,1 mg/kg KG plus Nicomorphin (z. B. Vilan) 0,1 mg/kg KG s. c.

Lokalanästhesie

- **Lokalanästhetikum:** 100 ml Mepivacain (Scandicain) 0,5% + 5 ml POR 8 (Vasopressin).
- **Durchführung** (s. Abb. 220):
  - 3 Querfinger medial der Spina iliaca ant. sup. die Nn. genitofemoralis, ilioinguinalis und iliohypogastricus subfaszial mit 10 ml Mepivacain unterbrechen.
  - Mit 5 ml auf dem Tuberculum pubicum und lateral davon den N. spermaticus ext. blockieren; zusätzlich 10 ml in den Skrotumhals injizieren.

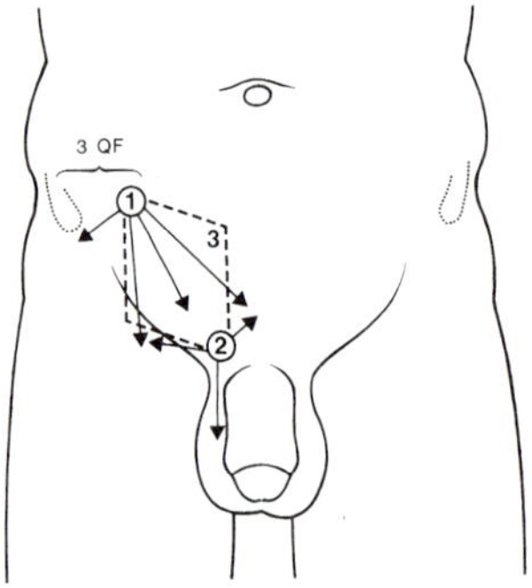

Abb. 220 Lokalanästhesie für Inguinalhernien- und Femoralhernienoperation.

– Von beiden Injektionsstellen aus das Operationsfeld, insbesondere das Gebiet der vorgesehenen Hautinzision, subkutan rautenförmig unterspritzen.
– Im Verlauf der Operation Infiltration des Peritoneums der Bruchlücke zur Abtragung des Bruchsacks.

Operative Technik

- **Schritt 1:** Hautschnitt 1–2 cm kranial und parallel zum Leistenband, vom Tuberculum pubicum in Hautspaltrichtung nach lateral (s. Abb. 224).
- **Schritt 2:** Spalten der Externusaponeurose in Faserrichtung vom Anulus inguinalis externus nach lateral. Schonung des N. ilioinguinalis. Liegt der N. ilioinguinalis völlig frei im Operationsfeld, kann er reseziert werden.
- **Schritt 3:** Anschlingen des Samenstrangs mit Bändchen.
- **Schritt 4:** Längsspalten der Kremasterhüllen und Exzidieren des Kremasters im Bereich des Leistenkanals.
- **Schritt 5:** Präparieren des Samenstranges am inneren Leistenring und Freilegen der Fascia transversalis. Präparieren des Bruchsacks und Ablösen vom Samenstrang bis in den inneren Leistenring hinein. Entfernen benachbarter Lipome unter vollständiger Befreiung und exakter Darstellung des inneren Leistenrings.
- **Schritt 6:** Durchstechungsligatur des indirekten Bruchsacks an der Basis und Abtragen.
- **Schritt 7:** Eingehen mit dem Zeigefinger in den inneren Leistenring und Unterfahren der Fascia transversalis in medialer Richtung.
- **Schritt 8:** Spalten der Fascia transversalis, am inneren Leistenring beginnend, nach medial, in der Regel bis zum Schambein. Epigastrische Gefäße darstellen und schonen!
- **Schritt 9:** Mobilisieren der durchtrennten Fascia transversalis von dem daruntergelegenen präperitonealen Fett. Überschüssiges und brüchiges Fasziengewebe resezieren. Direkte Hernien versenken.
- **Schritt 10:** Fixieren des kaudalen Schnittrandes der Fascia transversalis hinter der kranialen Fascia transversalis (s. Abb. 221). Als Nahtlager dient die Rektusscheide, die durch die Fascia transversalis weiß durchscheint, sowie im lateralen Anteil der Arcus aponeurosis musculi transversi. Die Naht (2/0 monofil, resorbierbar) beginnt medial am Schambein, wird hier geknotet und fortlaufend bis zum inneren Leistenring geführt. Hier kann der durchtrennte M. cremaster mitgefaßt werden. Mit demselben Faden zurücknähend fortlaufende Fixation des kranialen Anteils der Fascia transversalis am kaudalen. Als Nahtlager dient der Tractus iliopubicus (s. Abb. 221). Medial die fortlaufende Naht mit dem langgelassenen Faden am Schambein verknüpfen.
- **Schritt 11:** Annähen des M. transversus und der dorsalen Anteile des M. obliquus internus an das Leistenband dorsal mit monofilem, resorbierbarem Faden 2/0; am Schambein beginnend, fortlaufend bis zum inneren Leistenring.
- **Schritt 12:** Mit dem gleichen Faden von lateral nach medial zurücknähen, dabei den vorderen Anteil des M. obliquus internus an das Leistenband fixieren. Verknoten mit dem langgelassenen Ende der tieferen Naht. Anulus inguinalis internus so einengen, daß neben dem kremasterfreien Funikel eine Fingerspitze noch knapp eingeführt werden kann.

Operation nach Shouldice (5–530)

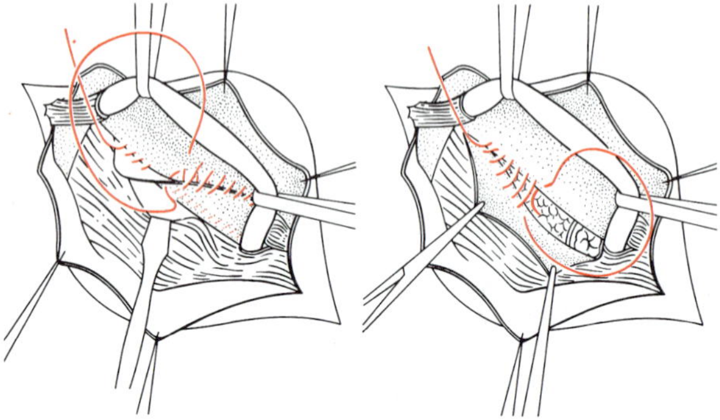

Abb. 221 Transversalisplastik rechts: 1. und 2. Schicht.

- **Schritt 13:**
  - Über dem Funikel fortlaufender Verschluß der Externusfaszie von lateral nach medial mit Vicryl 2/0. Medial Öffnung von Fingerkuppengröße neben dem Samenstrang belassen.
  - *Variante* (selten notwendig): Subkutanverlagerung des Funikels (nach Kirschner) durch eine Öffnung im M. obliquus externus etwas lateral des inneren Leistenrings. Externusfaszie medial davon total verschließen.
- **Schritt 14:** Einlage einer subkutanen Redondrainage, Subkutannaht.
- **Schritt 15:** Fortlaufende Intrakutannaht (s. S. 131).
- ✓ **Beachte besonders:**
  - Funikelgefäße nicht einengen oder verletzen (venöse Stase, Skrotalhämatom!).
  - Direkte Hernien sind häufig Gleithernien: Blase als Hernienwand.

Nachbehandlung

- Frühmobilisation.
- Thromboembolieprophylaxe (s. S. 100).
- Husten und Obstipation behandeln.
- **Drainage:** Entfernung am 2. postoperativen Tag.
- **Hautfäden:** Die Intrakutannaht muß nicht entfernt werden.
- **Arbeitsfähigkeit:**
  - *Büroarbeit:* 50% nach 2 Wochen, 100% nach 3 Wochen.
  - *Leichte körperliche Arbeit:* Nach 3 Wochen.
  - *Schwere körperliche Arbeit:* Nach 2 Monaten.
  - Das Heben schwerer Lasten (> 7 kg, z. B. Einkaufstasche) ist für 2 Monate unbedingt zu unterlassen!

Postoperative Komplikationen

- **Nachblutung:**
  - Diffuse Blutung → Kühlende Auflagen.
  - Umschriebene Blutung → Ggf. Punktion, Ausräumung.
- **Subkutane Infektion** → Eröffnen, p.s.-Heilung.
- **Persistierende Schmerzen im Narbenbereich:** Schädigung des N. ilioinguinalis suchen.
- **Rezidivhernie** → Netzplastik von innen, total extraperitoneale endoskopische Plastik oder Operation nach Stoppa (s. S. 700, 703).

Operation nach Lichtenstein (5–530.3)

Prinzip

- Reposition des Bruchinhaltes und Resektion des indirekten bzw. Reposition des direkten Bruchsacks. Spannungsfreie Verstärkung der Hinterwand des Leistenkanals durch Polypropylennetz mit Einengung der indirekten und Verschluß der direkten Bruchpforte.

Indikation

- Im Prinzip jede Inguinalhernie in jedem Alter (s. S. 468).
- Keine Verweigerung oder Kontraindikation bezüglich Fremdmaterial.
- Wunsch nach Lokalanästhesie.
- Notwendigkeit der schnellen Belastbarkeit.

Kontraindikation

- Inkarzeration mit Nekrose des Bruchinhaltes.

Vorbereitung

- Kleiner Einlauf (Practo-Clyss) und leichte Kost am Vorabend.
- **Rasur:** Unmittelbar vor der Operation.
- **Anästhesie:** In der Regel Lokalanästhesie (Durchführung s. S. 690), bei Kindern und sehr ängstlichen Erwachsenen Allgemeinnarkose. *Alternative:* Spinale oder peridurale Leitungsanästhesie.
- **Prämedikation:** z. B. mit Midazolam (Dormicum), 0,07–0,1 mg/kg KG plus Nicomorphin (z. B. Vilan) 0,1 mg/kg KG s. c.
- **Perioperative Antibiotikaprophylaxe** (s. S. 97): Amoxicillin (z. B. Augmentan) 2,2 g i. v., alternativ Cefuroxim (z. B. Zinacef) 1,5 g i. v. oder Ceftriaxon (z. B. Rocephin) 2 g i. v.

Operative Technik

- **Schritt 1:** Hautschnitt 1–2 cm kranial und parallel zum Leistenband, vom Tuberculum pubicum in Hautspaltrichtung nach lateral (s. Abb. 224).
- **Schritt 2:** Spalten der Externusaponeurose in Faserrichtung vom Anulus inguinalis externus nach lateral. Schonung des N. ilioinguinalis.
- **Schritt 3:** Anschlingen des Samenstranges mit Bändchen.
- **Schritt 4:** Präparieren des Samenstranges am inneren Leistenring und Freilegung der Fascia transversalis. Präparieren des Bruchsackes und Ablösen vom Samenstrang bis in den inneren Leistenring hinein. Entfernen benachbarter Lipome unter vollständiger Befreiung und exakter Darstellung des inneren Leistenringes.
- **Schritt 5:** Durchstechungsligatur und Abtragung des indirekten Bruchsackes an der Basis.
- **Schritt 6:** Reposition und Einstülpen des direkten Bruchsackes. Bei großem Bruchsack Fixation durch Tabaksbeutelnaht an der Basis mit resorbierbarem Faden 3/0.
- **Schritt 7:** Anpassen eines Polypropylennetzes (Marlex) von 5 × 10 cm. Fixation des Netzes am Lig. lacunare beginnend nach lateral am Leistenband bis ca. 2 cm über den inneren Leistenring hinaus mit fortlaufender Naht (Prolene 2/0).

➤ **Schritt 8:** Längsinzision lateral im Netz bis unmittelbar medial des inneren Leistenringes (s. Abb. 222). Durchzug der oberen äußeren Netzecke unter dem Samenstrang hindurch nach kranial.

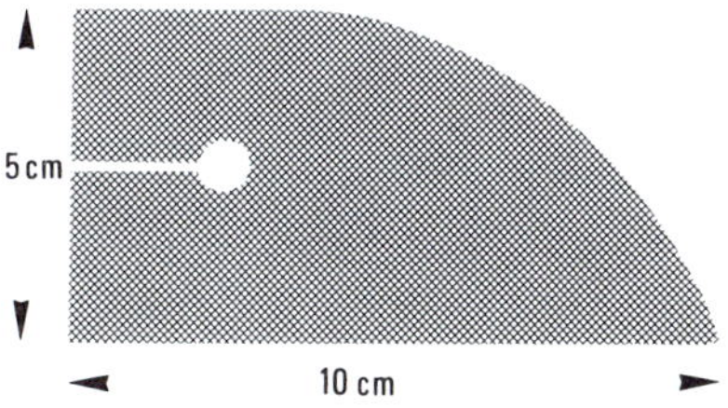

Abb. 222 Netzkonfektion (rechts) mit der Aussparung für den Funikel.

➤ **Schritt 9:** Medial beginnend wird der obere Netzrand bis lateral des inneren Leistenrings mit fortlaufender Naht (Prolene 2/0) an der Rektusscheide und am Unterrand des M. obliquus internus unter Fassen des Arcus tendineus fixiert.
➤ **Schritt 10:** Überkreuzen der beiden lateralen Lappen des Netzes und Vernähen derselben mit 2–3 EKN lateral des inneren Leistenrings so, daß neben dem durch die Netzlücke durchtretenden Samenstrang noch Platz für eine Fingerkuppe bleibt (s. Abb. 223).
➤ **Schritt 11:** Über dem Funikel fortlaufender Verschluß der Externusaponeurose von lateral nach medial mit Vicryl 2/0. Medial Öffnung von Fingerkuppengröße neben dem Samenstrang belassen.
➤ **Schritt 12:** Einlage einer subkutanen Redondrainage, Subkutannaht.
➤ **Schritt 13:** Fortlaufende Intrakutannaht (s. S. 131).
✓ **Beachte besonders:** Funikelgefäße nicht einengen oder verletzen (venöse Stase, Skrotalhämatom!).

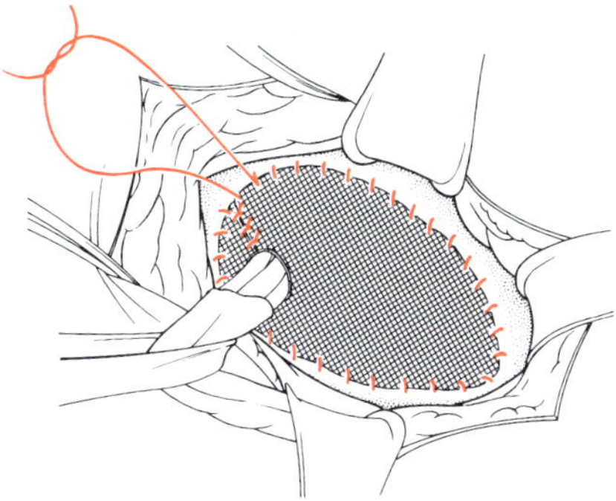

Abb. 223 Einnähen des Kunststoffnetzes beim spannungsfreien Hernienverschluß nach Lichtenstein rechts.

Operation nach Lichtenstein (5–530.3)

Nachbehandlung

- Frühmobilisation.
- Thromboembolieprophylaxe (s. S. 100).
- Husten und Obstipation behandeln.
- **Drainage:** Entfernung am 2. postoperativen Tag.
- **Hautfäden:** Die Intrakutannaht muß nicht entfernt werden.
- **Arbeitsfähigkeit:**
  - *Büroarbeit:* 50% nach 1 Woche, 100% nach 2 Wochen.
  - *Leichte körperliche Arbeit:* Nach 2 Wochen.
  - *Schwere körperliche Arbeit:* Nach 3 Wochen.
  - Das Heben schwerer Lasten (> 7 kg, z. B. Einkaufstasche) ist für 3 Wochen unbedingt zu unterlassen!

Postoperative Komplikationen

- **Nachblutung:**
  - *Diffuse* sub- und intrakutane Blutung: Nicht behandlungsbedürftig.
  - *Umschriebene* Blutung → Ggf. Punktion; operative Ausräumung größerer umschriebener Hämatome.
- **Netzinfektion** → Einlage einer Saugspüldrainage, antibiotische Abdeckung (s. S. 97); kann hiermit keine Abheilung erzielt werden, Entfernung des Netzes.
- **Persistierende Schmerzen im Narbenbereich:** Schädigung des N. ilioinguinalis.
- **Rezidivhernie** → Netzplastik von innen, total extraperitoneale endoskopische Plastik oder Operation nach Stoppa (s. S. 700, 703).

Operation nach Lotheissen/McVay (5–531.2)

Prinzip

- Suprainguinale Freilegung wie für Inguinalhernienoperation, Luxation des femoralen Bruchsacks in die inguinale Wunde. Reposition des Bruchinhalts, Resektion des Bruchsacks und Verschluß der Bruchlücke.

Indikationen

- Jede Femoralhernie (hohe Inkarzerationsgefahr; s. S. 471).
- Wunsch des Patienten nach Lokalanästhesie, Verweigerung von Fremdmaterial.
- Kontraindikationen gegen Narkose oder Fremdmaterial.

Vorbereitung

- Kleiner Einlauf (Practo-Clyss) und leichte Kost am Vorabend.
- **Rasur:** Unmittelbar vor der Operation.
- **Anästhesie:** In der Regel Lokalanästhesie (Durchführung s. S. 690), bei Kindern und sehr ängstlichen Erwachsenen Allgemeinnarkose. *Alternative:* Spinale oder peridurale Leitungsanästhesie.
- **Prämedikation:** z. B. mit Midazolam (Dormicum).

Operative Technik

- **Schritt 1:** Hautschnitt 1–2 cm kranial und parallel zum Leistenband, vom Anulus externus Richtung Spina iliaca anterior superior (s. Abb. 224).

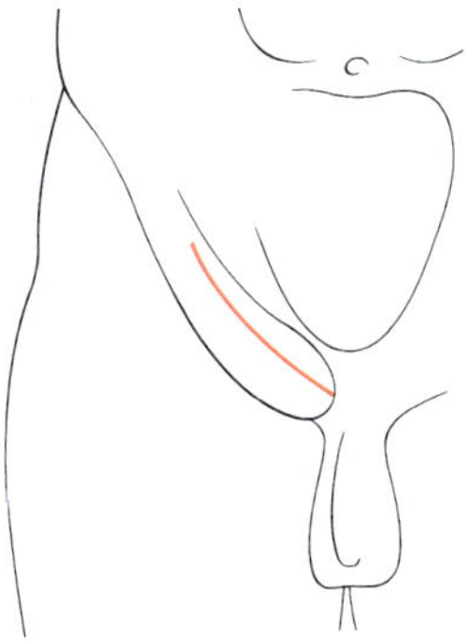

Abb. 224 Hautschnitt für Inguinalhernienoperation und Femoralhernienoperation rechts.

- **Schritt 2:** Blutstillung in der Subkutis mit Ligaturen und Elektrokauter.
- **Schritt 3:** Spalten der Externusaponeurose in Faserrichtung vom Anulus inguinalis externus nach lateral. Schonung des N. ilioinguinalis.
- **Schritt 4:** Liegt der N. ilioinguinalis völlig frei im Operationsfeld, kann er reseziert werden.
- **Schritt 5:** Anschlingen des Samenstrangs mit Bändchen.
- **Schritt 6:** Längsspalten der Kremasterhüllen und Exzidieren des Kremasters bis in den Anulus internus hinein.

Operation nach Lotheissen/McVay (5–531.2)

- **Schritt 7:** Präparieren des inneren Leistenrings und Freilegen der Fascia transversalis. Darstellen der unteren epigastrischen Gefäße unter sorgfältiger Schonung.
- **Schritt 8:** Spalten der Fascia transversalis, am inneren Leistenring beginnend nach medial, bis zum Schambein. Epigastrische Gefäße schonen!
- **Schritt 9:** Freilegen des femoralen Bruchsackhalses und Luxieren des Bruchsacks in die inguinale Wunde. Ist der Bruchsack schlecht luxierbar, wird er im Halsbereich eröffnet. Inspizieren und Reponieren des Inhalts, dann Luxieren des leeren Bruchsacks.
- **Schritt 10:** Durchstechungsligatur des Bruchsacks an der Basis und Abtragen.
- **Schritt 11:** Ca. 8 cm lange Entlastungslängsinzision des vorderen Blatts der Rektusscheide (s. Abb. 225).
- **Schritt 12:** Einengen der Lacuna vasorum mit 2–3 Nähten zwischen Lig. inguinale und Lig. Cooperi. *Cave:* Verletzung einer aberrierenden A. obturatoria!
- **Schritt 13:** Leistenverschluß analog Shouldice (s. S. 691, 692, Schritte 11–17). 1. Nahtreihe wie Shouldice. Fixation der Transversalisfaszie und des M. transversus mit der 2. Nahtreihe am Lig. Cooperi.

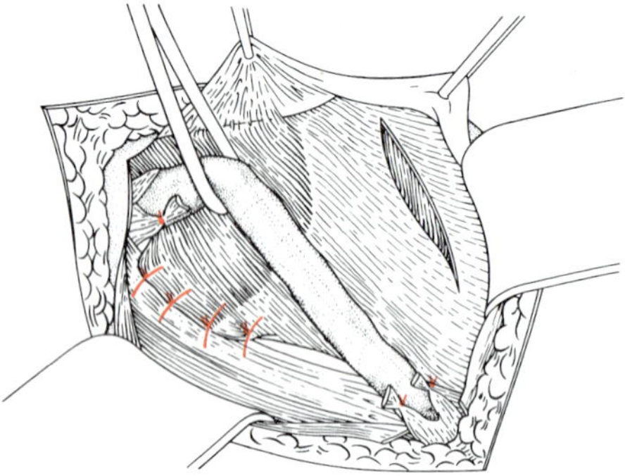

Abb. 225 Inzision der Rektusscheide zur Vermeidung einer Spannung beim Femoralhernienverschluß.

Nachbehandlung

- Frühmobilisation.
- Thromboembolieprophylaxe (s. S. 100).
- Husten und Obstipation behandeln.
- **Drainage:** Entfernung am 2. postoperativen Tag.
- **Hautfäden:** Intrakutannähte müssen nicht entfernt werden.
- **Arbeitsfähigkeit:**
  - *Büroarbeit:* 50% nach 2 Wochen, 100% nach 3 Wochen.
  - *Leichte körperliche Arbeit:* Nach 2 Wochen.
  - *Schwere körperliche Arbeit:* Nach 2 Monaten.
  - Das Heben schwerer Lasten (> 7 kg, z. B. Einkaufstasche) ist für 2 Monate unbedingt zu unterlassen!

Postoperative Komplikationen

- **Nachblutung:**
  - *Diffuse* Blutung → Kühlende Auflagen.
  - *Umschriebene* Blutung → Ggf. Punktion, Ausräumung.
- **Subkutane Infektion** → Eröffnen, p.s.-Heilung.
- **Persistierende Schmerzen im Narbenbereich:** Schädigung des N. ilioinguinalis suchen.
- **Rezidivhernie** → Netzplastik von innen, total extraperitoneale endoskopische Plastik oder Operation nach Stoppa (s. S. 700, 703).

Extraperitoneale Netzplastik nach Stoppa (5 – 530.3)

Prinzip

- Reposition des Bruchinhaltes und Verschluß sämtlicher Bruchpforten (direkt, indirekt, femoral und Obturatoria) durch Abdecken mit präperitoneal eingelegtem, großem Polypropylennetz.

Indikation

- Im Prinzip jede Hernie in jedem Alter (s. S. 468, 471).
- Keine Verweigerung oder Kontraindikation bezüglich Fremdmaterial.
- Keine Verweigerung der Allgemeinanästhesie.
- Rezidivhernien nach anderen Verfahren, insbesondere wenn schon Verfahren von ventral angewandt worden sind.
- Beidseitige Hernien.
- Kontraindikationen gegen endoskopische Verfahren.
- Notwendigkeit der schnellen Belastbarkeit.

Kontraindikation

- Inkarzeration mit Nekrose des Bruchinhaltes.

Vorbereitung

- Kleiner Einlauf (Practo-Clyss) und leichte Kost am Vorabend.
- **Rasur:** Unmittelbar vor der Operation.
- **Anästhesie:** In der Regel Allgemeinanästhesie. *Alternative:* Spinale oder peridurale Leitungsanästhesie.
- Harnblasenkatheter (s. S. 72).
- **Perioperative Antibiotikaprophylaxe** (s. S. 97): Amoxicillin (z. B. Augmentan) 2,2 g i. v., alternativ Cefuroxim (z. B. Zinacef) 1,5 g i. v. oder Ceftriaxon (z. B. Rocephin) 2 g i. v.

Operative Technik

- **Schritt 1:** Mediane Inzision von 8 cm Länge 1 Querfinger oberhalb der Symphyse beginnend.
- **Schritt 2:** Durchtrennung der Subkutis unter Kautern der sichtbaren Gefäße.
- **Schritt 3:** Spalten der Faszie in der Linea alba ohne Eröffnung der Abdominalhöhle.
- **Schritt 4:** Stumpfes Abschieben des Peritonealsackes von der gesamten Hinterwand des Os pubis, lateral bis zum M. psoas und kranial bis fast auf Nabelhöhe. Adhäsionsstränge werden mit der Schere durchtrennt.
- **Schritt 5:** Stumpfes, zirkuläres Auspräparieren des Samenstranges mit dem begleitenden indirekten Bruchsack. Anschlingen.
- **Schritt 6:** Fassen des Bruchsackes und Luxation aus dem Inguinalkanal. Ist der Bruchsack teilweise vom Samenstrang getrennt, erleichtert das Anschlingen des Samenstranges die Präparation. Anschließend teils stumpfes, teils scharfes Abpräparieren des Bruchsackes.
- **Schritt 7:** Parietalisieren des Funikels und der Testikulargefäße, d. h. Ablösen vom Peritoneum, bis die Strukturen spannungsfrei langstreckig frei liegen.

Extraperitoneale Netzplastik nach Stoppa (5 – 530.3)

- **Schritt 8:** Der direkte Bruchsack wird stumpf aus der Bruchlücke befreit. Bei großen direkten Brüchen sollte zur Vermeidung von Seromen die Faszia transversalis von innen gerafft werden.
- **Schritt 9:** Vorlegen von Nähten zur späteren Fixation des Netzes (Maxon, PDS, Biosyn 2/0) am Lig. Cooperi und lateral oben an der Abdominalmuskulatur. Bei großen indirekten Bruchpforten noch zusätzlich 1 – 2 Nähte am inneren Leistenring anbringen.

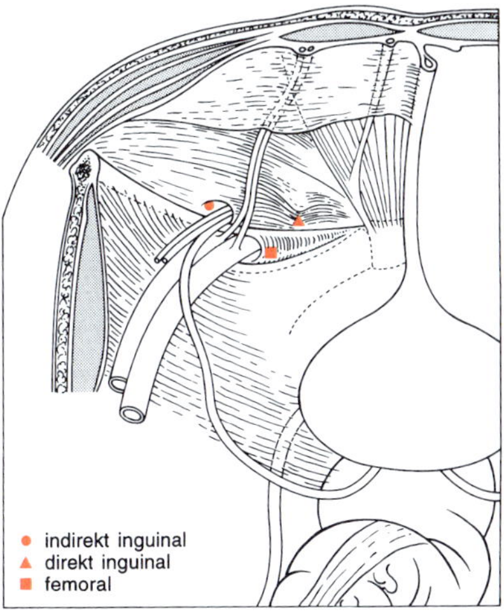

Abb. 226 Hinterseite der linken Inguinalregion mit den für die Netzplazierung entscheidenden Strukturen und den 3 Bruchpforten (inguinal indirekt, inguinal direkt, femoral).

- **Schritt 10:** Einbringen eines Polypropylennetzes (Marlex) von 12 × 15 cm. Fixation der medialen, unteren Ecke 1 – 2 cm überlappend mit der Naht am Lig. Cooperi.
- **Schritt 11:** Ausbreiten des Netzes mit leichtem Zug über die Samenstrangstrukturen. Durchzug und Knoten der Naht am M. psoas an geeigneter Stelle am Unterrand des Netzes.
- **Schritt 12:** Knoten der Naht in der äußeren oberen Ecke.
- **Schritt 13:** Einlage einer präperitonealen Redondrainage.
- **Schritt 14:** Fixation der oberen medialen Netzecke auf der Hinterseite der gegenüberliegenden Rektusscheide.
- **Schritt 15:** Bei bilateraler Hernie gleiches Vorgehen auf der Gegenseite. *Alternative:* Verwendung eines V-förmigen Netzes von 12 cm Kantenlänge lateral und 26 cm Breite.
- **Schritt 16:** Verschluß der Rektusmuskulatur mit resorbierbaren EKN (Dexon, Vicryl 1).
- **Schritt 17:** Einlage einer subkutanen Redon-Saugdrainage, Subkutannaht.
- **Schritt 18:** Fortlaufende Intrakutannaht (s. S. 131).

Extraperitoneale Netzplastik nach Stoppa (5 – 530.3)

✓ **Beachte besonders:**
- Funikelgefäße nicht einengen (Unterkante des Netzes nur leicht anspannen!) oder verletzen (Parietalisation).
- Peritonealdefekte verschließen (Adhäsionen!).

Nachbehandlung

- Frühmobilisation.
- Thromboembolieprophylaxe (s. S. 100).
- Husten und Obstipation behandeln.
- **Drainage:** Entfernung am 2. postoperativen Tag.
- **Hautfäden:** Intrakutannähte müssen nicht entfernt werden.
- **Arbeitsfähigkeit:**
  - *Büroarbeit:* 50% nach 1 Woche, 100% nach 2 Wochen.
  - *Leichte körperliche Arbeit:* Nach 2 Wochen.
  - *Schwere körperliche Arbeit:* Nach 3 Wochen.
  - Das Heben schwerer Lasten (> 7 kg, z. B. Einkaufstasche) ist für 2 Wochen unbedingt zu unterlassen!

Postoperative Komplikationen

- **Netzinfektion:** Sehr selten. → Einlage einer Saugspüldrainage, antibiotische Abdeckung (s. S. 97); hiermit kann in den meisten Fällen eine Abheilung erzielt werden.
- **Rezidivhernie:** Folge eines zu klein gewählten Netzes oder einer ungenügenden Fixation des Netzes.

Total extraperitoneale endoskopische Netzplastik (5 – 530.3)

Prinzip

- Reposition des Bruchinhaltes und Verschluß sämtlicher Bruchpforten (direkt, indirekt, femoral und Obturatoria) durch Abdecken mit präperitoneal eingelegtem, großem Polypropylennetz.

Indikation

- Im Prinzip jede Hernie in jedem Alter (s. S. 468, 471).
- Keine Verweigerung oder Kontraindikation bezüglich Fremdmaterial.
- Keine Verweigerung der Allgemeinanästhesie.
- Rezidivhernien nach anderen Verfahren, insbesondere wenn schon Verfahren von ventral angewandt worden sind.
- Beidseitige Hernien.
- Keine Kontraindikationen gegen endoskopische Verfahren.
- Notwendigkeit der schnellen Belastbarkeit.

Kontraindikation

- Inkarzeration mit Nekrose des Bruchinhaltes.

Vorbereitung

- Kleiner Einlauf (Practo-Clyss) und leichte Kost am Vorabend.
- **Rasur:** Unmittelbar vor der Operation.
- **Anästhesie:** Allgemeinanästhesie.
- Harnblasenkatheter (s. S. 72).
- **Perioperative Antibiotikaprophylaxe** (s. S. 97): Amoxicillin (z. B. Augmentan) 2,2 g i. v., alternativ Cefuroxim (z. B. Zinacef) 1,5 g i. v. oder Ceftriaxon (z. B. Rocephin) 2 g i. v.

Operative Technik

- **Schritt 1:** Rückenlage, Trendelenburg-Lagerung, beide Arme am Körper anliegend.
- **Schritt 2:** Kleine Inzision am Nabel auf der Seite der Hernie. Freilegung der Rektusscheide und quere Inzision des vorderen Blattes von 1 cm Länge.
- **Schritt 3:** Abschieben des M. rectus nach lateral. Vorschieben des stumpfen Führungsstabes medial und hinter dem M. rectus auf dem hinteren Blatt der Rektusscheide bis zur Symphyse.
- **Schritt 4:** Einführen eines 10 mm-Trokars über den Führungsstab. Stab entfernen und durch 30°-Optik ersetzen.
- **Schritt 5:** Mit der Kamera unter Sicht lockere Verwachsungen zwischen M. rectus und hinterem Faszienblatt („Angel hair") lösen und Platz schaffen.
- **Schritt 6:** Etwa 6 cm unter dem Nabel kleine Inzision paramedian auf der Gegenseite vornehmen und Einführen eines 5 mm- oder 12 mm-Trokars in die Rektusscheide auf der Seite der Hernie.
- **Schritt 7:** Stumpfes Abschieben des M. rectus vom hinteren Faszienblatt auf ganzer Länge mit einem Tupfer. *Achtung:* Die A. epigastrica inf. muß dabei am Muskel verbleiben. Insbesondere Darstellung der lateralen Ecke der Linea arcuata.

Total extraperitoneale endoskopische Netzplastik (5 – 530.3)

- **Schritt 8:** Stumpfes Abschieben des Peritonealsackes und der Blase von der vorderen Abdominalwand und von der Beckenschaufel.
- **Schritt 9:** Längsinzision des hinteren Faszienblattes an der lateralen Fixation der Linea arcuata.
- **Schritt 10:** Stumpfes Abschieben des Peritonealsackes mit dem Tupfer lateral bis zur Beckenschaufel und kranial bis auf Nabelhöhe. Adhäsionsstränge werden mit der Schere durchtrennt.
- **Schritt 11:** Unter Gegendruck von innen mit einem Tupfer wird lateral am Apex der geschaffenen Höhle unter Sicht ein 5 mm- oder 12 mm-Trokar eingeführt.
- **Schritt 12:** Stumpfes, zirkuläres Auspräparieren des Samenstranges mit dem begleitenden indirekten Bruchsack mit 2 Dissektoren.
- **Schritt 13:** Fassen des Bruchsackes und „Hand-über-Hand"-Reposition aus dem Inguinalkanal. Anschließend teils stumpfes, teils scharfes Abpräparieren des Bruchsackes bis zum Hals.
- **Schritt 14:** Parietalisieren des Funikels und der Testikulargefäße, d.h. Ablösen vom Peritoneum, bis die Strukturen spannungsfrei langstreckig frei liegen.
- **Schritt 15:** Der direkte Bruchsack wird stumpf aus der Bruchlücke befreit. Bei großen direkten Brüchen sollte zur Vermeidung von Seromen die Faszia transversalis von innen gefaßt und mit Staplern an der Bauchwand fixiert werden.
- **Schritt 16:** Darstellung des Lig. Cooperi und der Vorderfläche des M. psoas.
- **Schritt 17:** Eine Faßzange wird durch den kleinen Trokar hinein und durch den großen wieder nach außen geführt. Fassen des Polypropylennetzes von 12 × 15 cm an der zickzackförmig gefalteten Schmalseite und Durchziehen in das Operationsgebiet.
- **Schritt 18:** Nachschieben mit Faßzange durch den großen Trokar und Plazierung der medialen unteren Ecke etwa 2 cm unterhalb und medial des Lig. Cooperi. Fixation des Netzes mit Stapler am Lig. Cooperi.
- **Schritt 19:** Ausbreiten des Netzes und leichtes Anspannen der unteren Kante über Funikel und Testikulargefäßen. Fixation der medialen oberen Ecke sowie der lateralen und oberen Kante oberhalb der Linea terminalis mit Stapler. *Cave:* Nervenläsionen mit Staplern unterhalb dieser Grenze (Nn. femoralis, ilioinguinalis, iliohypogastricus), Verletzung der A. epigastrica inf.!
- **Schritt 20:** Bei bilateraler Hernie gleiches Vorgehen auf der Gegenseite unter Verwendung derselben Zugänge.
- **Schritt 21:** CO_2 entweichen lassen, Entfernung der Trokare. Naht der vorderen Rektusscheide am Nabel und der Faszie an der paramedianen Inzision.
- **Schritt 22:** Hautnaht sämtlicher Inzisionen.

✓ **Beachte besonders:**
  - Funikelgefäße nicht einengen (Unterkante des Netzes nur leicht anspannen!) oder verletzen (Parietalisation).
  - Peritonealdefekte verschließen (Adhäsionen!).
  - Gasverlust ins Abdomen führt zu starker Verengung des Operationsgebietes. Einführen einer Verres-Nadel durch die umbilikale Inzision als Überdruckventil verbessert die Situation.

Total extraperitoneale endoskopische Netzplastik (5 – 530.3)

Nachbehandlung

- Frühmobilisation.
- Thromboemboliepropylaxe (s. S. 100).
- Husten und Obstipation behandeln.
- **Drainage:** Entfernung am 2. postoperativen Tag.
- **Hautfäden:** Entfernung am 5. postoperativen Tag.
- **Arbeitsfähigkeit:**
  - *Büroarbeit:* 50% nach 1 Woche, 100% nach 2 Wochen.
  - *Leichte körperliche Arbeit:* Nach 1 Woche.
  - *Schwere körperliche Arbeit:* Nach 2 Wochen.

Postoperative Komplikationen

- **Netzinfektion:** Sehr selten. → Einlage einer Saugspüldrainage, antibiotische Abdeckung (s. S. 97); hiermit kann in den meisten Fällen eine Abheilung erzielt werden.
- **Rezidivhernie:** Folge eines zu klein gewählten Netzes oder einer ungenügenden Fixation des Netzes.

Nabelhernienoperation (5-534)

Prinzip

- Reposition des Inhalts, Resektion des Bruchsacks und Faszienverschluß.

Indikationen

- **Kinder:** Jede Nabelhernie (s. S. 473).
- **Erwachsene:** Hernien über Kirschgröße, mit Tendenz zu Wachstum oder mit Beschwerden (s. S. 473).
- Inkarzeration oder Status nach Inkarzeration.

Vorbereitung

- **Anästhesie:** Durchführung des Eingriffs in Allgemein- oder Lokalanästhesie.

Operative Technik

- **Schritt 1:** Rückenlage. Lordosieren durch Kissen.
- **Schritt 2:** Hautschnitt:
  - *Kleinere Hernien:* Bogenförmige horizontale, je nach Topographie kraniale oder kaudale Umschneidung des Nabels.
  - *Große Hernien:* Bogenförmige vertikale Umschneidung des Nabels.
- **Schritt 3:** Darstellen der Faszie links und rechts des Bruchsacks. Unterfahren des Bruchsacks (s. Abb. 227).

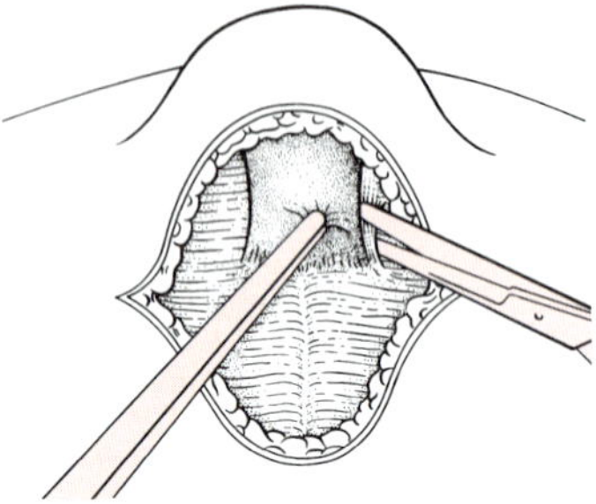

Abb. 227 Freipräparieren des Bruchsacks einer Nabelhernie.

- **Schritt 4:** Nabel vom Bruchsack ablösen, Hautnabel aufklappen.
- **Schritt 5:** Faszie zirkulär darstellen. Faszienlücke freipräparieren. Wenn notwendig, Erweitern der Faszienlücke durch Längsinzision.
- **Schritt 6:** Bruchsack eröffnen. Adhäsionen lösen, stark adhärentes Netz evtl. resezieren, übrigen Inhalt reponieren. Liegt nur ein präperitoneales Lipom vor, wird dies abgetragen oder subfaszial versenkt.
- **Schritt 7:** Bruchsack resezieren.
- **Schritt 8:** Peritoneum mit resorbierbarem Nahtmaterial 2/0 quer verschließen.

- **Schritt 9:** Verschließen der Faszie:
  - *Kinder:* Einfacher Querverschluß, Einzelknopfnähte.
  - *Erwachsene:* Querverschluß mit Fasziendoppelung; Fasziennaht lateral schon im Gesunden beginnen (s. Abb. 228).
  - *Nahtmaterial:*
    - 1. Schicht: Nichtresorbierbarer monofiler Faden (Prolene u. a.), bei Kindern 0–3/0, bei Erwachsenen 1 (s. auch S. 120).
    - 2. Schicht: Synthetischer resorbierbarer Faden (Dexon, Vicryl), bei Kindern 0–3/0, bei Erwachsenen 1 (s. auch S. 120).

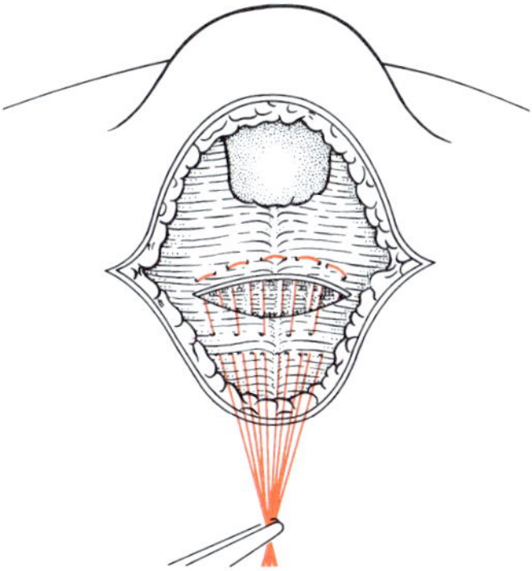

Abb. 228 Querer Faszienverschluß mit Fasziendoppelung bei Nabelhernie.

- **Schritt 10:** Inversion des Hautnabels, Fixieren an der Faszie mit resorbierbarem Faden. *Cave:* Haut nicht durchstechen!
- **Schritt 11:** Bei größeren Hernien Einlage einer Redondrainage.
- **Schritt 12:** Subkutannähte.
- **Schritt 13:** Hautnähte (s. S. 131).
- ✓ **Beachte besonders:**
  - Bei *großen Hernien* und bei Rezidiven Verschluß nach den Prinzipien der Narbenhernienoperation (s. S. 709).
  - Bei *sehr großen Hernien*, insbesondere bei solchen mit erodierter Haut, evtl. Exzision des Hautnabels angezeigt. Mit dem Patienten vorbesprechen (kosmetisches Problem!).

Nabelhernienoperation (5–534)

Nachbehandlung

- **Bauchbinde:** Bei großen Hernien und adipösen Patienten breite Bauchbinde oder Korsett bis zum sicheren Abschluß der Wundheilung.
- Frühmobilisation.
- Thromboemboliеprophylaxe (s. S. 100).
- Husten und Obstipation behandeln.
- **Drainage:** Entfernung am 1. postoperativen Tag.
- **Hautfäden:** Die Intrakutannaht muß nicht entfernt werden.
- **Arbeitsfähigkeit:** Entlassung aus der Klinik am 2. oder 3. postoperativen Tag; leichte Arbeit ab 7. postoperativen Tag; volle Belastung ab 14. postoperativen Tag.

Postoperative Komplikationen

- **Infektion** → Spreizen der Wunde, offene Wundbehandlung.
- **Rezidivhernie:** Folge einer unter Spannung verschlossenen Faszie oder ausgedünnten ungenügenden Faszienmaterials. → Reoperation wie Narbenhernie (s. S. 709).

Prinzip

- Spannungsfreier Verschluß der Faszien- und Muskelschichten bei absolut sauberen Verhältnissen mit primärem Hautverschluß.
- Netzplastik, sofern mit autochthonem Material kein spannungsfreier Verschluß erreicht werden kann.
- **Zeitpunkt des Eingriffs:** Frühestens $^1/_2$ Jahr nach Operation oder Unfall bzw. völligem Abheilen einer infizierten Wunde.

Indikationen

- Im Prinzip jede Narbenhernie. Insbesondere Narbenhernien, die Beschwerden verursachen sowie kleine Hernien (s. S. 477).

Vorbereitung

- Sanierung aller auch nur fraglichen Fadengranulome.
- Sanierung von Hauteffloreszenzen.

Operative Technik

- **Konventionelles Vorgehen:**
  - *Schritt 1:* Exzision der Hautnarbe.
  - *Schritt 2:* Darstellen der Faszie oder des Muskelrandes und des Übergangs zwischen dem echten Faszienrand und einer evtl. vorhandenen Pseudofaszie auf dem Bruchsack.
  - *Schritt 3:* Eröffnen des Bruchsacks.
  - *Schritt 4:* Ablösen des im Bruchsack verwachsenen Darms. Evtl. Resezieren des stark verwachsenen Netzes.
  - *Schritt 5:* Sparsames Resezieren des Bruchsacks.
  - *Schritt 6:* Weitere Präparation der Faszienränder, falls notwendig. Ablösen des Peritoneums und der Subkutis.
  - *Schritt 7:* Peritonealverschluß unter Verwendung der Ränder des abgetragenen Bruchsacks.
  - *Schritt 8:* Verschluß der Faszien- und Muskelschicht: Bei schmaler Bruchlükke Direktverschluß, wenn möglich mit Fasziendoppelung (s. Abb. 229) mit synthetischem, nicht resorbierbarem Faden (Prolene) Nr. 1, Einzelknopfnähte.
  - *Schritt 9:* Einlage einer Redondrainage.
  - *Schritt 10:* Evtl. Subkutannähte. Hautnähte (s. S. 131).

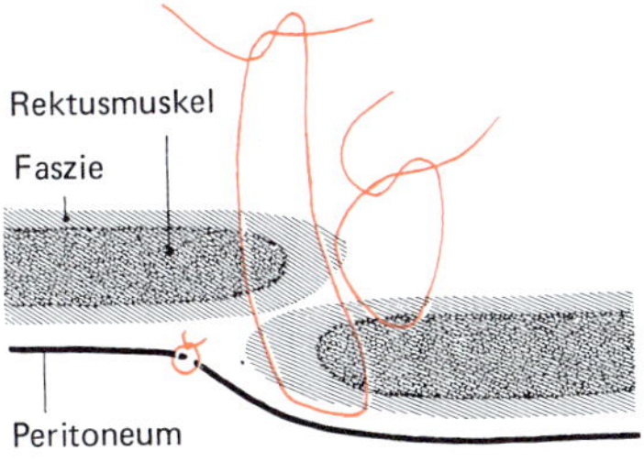

Abb. 229 Fasziendoppelung bei Narbenhernienverschluß in der Mittellinie. Gleicher Verschluß (Gilet-Verschluß) bei Nabelhernie des Erwachsenen und bei epigastrischer Hernie.

Narbenhernienverschluß (5–536)

➤ **Vorgehen bei breiter, nicht oder nur unter Spannung zu verschließender Bruchlücke:**
- *Schritte 1–5:* Wie oben.
- *Schritt 6:* Freipräparieren der Ränder der Bruchpforte (vernarbte Faszie) beidseits mit Entfernen von Resten des Bruchsacks.
- *Schritt 7:* Ablösen der Subkutis von der Vorderseite der Faszie auf 2 cm Breite. Inzision der narbigen Bruchlückenkante bis auf die Rektummuskulatur.
- *Schritt 8:* Abpräparieren des hinteren Faszienblatts mitsamt Peritoneum von der Muskulatur.
- *Schritt 9:* Abpräparieren des vorderen Faszienblatts von der Muskulatur, ebenfalls auf ca. 2 cm Tiefe.
- *Schritt 10:* Verschluß der hinteren Schicht (Peritoneum und hinteres Faszienblatt) mit fortlaufender, monofiler resorbierbarer Naht, 0 oder 2/0. Nach Fertigstellung noch nicht knoten und nicht anziehen!
- *Schritt 11:* Plazieren eines entsprechend zurechtgeschnittenen Marlex-Netzes zwischen hinteres Faszienblatt und Muskulatur. Fixation mit nicht resorbierbaren U-Nähten, die von der Subkutis transmuskulär durchgestochen werden und in der Subkutis geknotet werden. Der Abstand von Naht zu Naht sollte ca. 15 mm betragen.

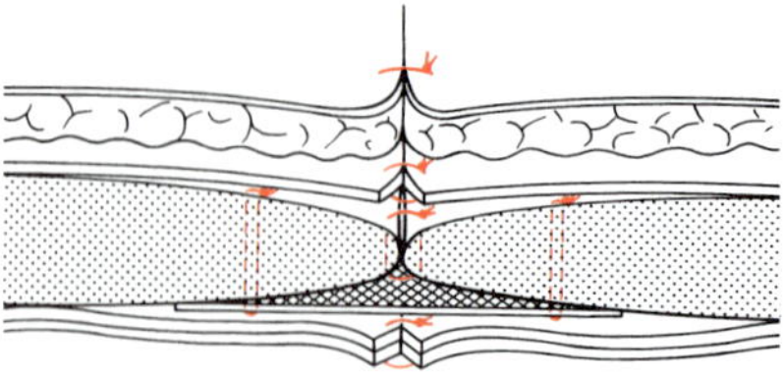

Abb. 230 Narbenhernienverschluß mit Kunststoffnetz: Plazierung des Netzes zwischen die Muskulatur und das hintere Faszienblatt.

- *Schritt 12:* Anziehen und Knoten der fortlaufenden Naht des hinteren Faszienblatts.
- *Schritt 13:* Readaption der Muskulatur mit lockeren, resorbierbaren Einzelknopfnähten.
- *Schritt 14:* Einlage einer Redondrainage auf das Netz, transkutanes Herausleiten der Drainage.
- *Schritt 15:* Verschluß des vorderen Faszienblatts mit fortlaufender Naht, resorbierbarer Faden.
- *Schritt 16:* Einlage einer subkutanen Redondrainage.
- *Schritt 17:* Subkutan- und Hautnähte.

✓ **Beachte besonders:**
- Der Darm kann direkt unter der Haut liegen, insbesondere bei großen postoperativen Narbenhernien (s. Abb. 117, S. 447). Deshalb Vorsicht beim Eröffnen der Narbe!
- Wird wider Erwarten ein Fadengranulom oder anderes Granulom angetroffen, wird dieses exzidiert und die Operation abgebrochen. Wunde p.s. heilen lassen, Radikaloperation zu einem späteren Zeitpunkt.

Nachbehandlung

- **Korsett:** Bei großen Hernien oder adipösen Patienten Korsett bis zum sicheren Abschluß der Wundheilung (3–4 Wochen).
- Thromboembolieprophylaxe (s. S. 100).
- Husten und Obstipation behandeln.
- **Drainagen:** Redondrainagen lange belassen (3–6 Tage).
- **Hautnähte:** Entfernung nach 10 Tagen.
- **Arbeitsfähigkeit:** Leichte Arbeit nach 3 Wochen; schwere körperliche Arbeit nach 3 Monaten.

Postoperative Komplikationen

- **Sekretansammlung auf dem Kunststoffnetz:** Folge zu früh entfernter Drainagen. → Evtl. Punktion.
- **Infektion:**
  - *Rein subkutane* Infektion → Spreizen der Wunde, offene Behandlung.
  - *Tiefer reichende, das Netz mitbeteiligende* Infektion → Einlage einer Saugspüldrainage, antibiotische Abdeckung, z. B. mit Amoxicillin (Augmentan) 3× 2,2 g als Kurzinfusion i. v.

Arteriovenöse Fistel nach Cimino (5 – 392.1)

Prinzip

- Interne arteriovenöse Fistel durch direkte chirurgische Anastomosierung einer Arterie mit einer subkutanen Vene. Durch den hohen arteriellen Durchfluß und Druck wird die Vene dilatiert und dickwandig, so daß sie ohne Thrombosegefahr immer wieder punktiert werden kann.
- **Günstigste Lokalisation:** Distaler Vorderarm (A. radialis und V. cephalica antebrachii) = Cimino-Fistel.
- **Vorteile:** Sehr geringe Thrombosefrequenz. Der Patient ist bei seinen Verrichtungen (Baden, Waschen usw.) kaum behindert.
- **Nachteil:** Bei kleineren Kindern kann die leicht schmerzhafte transkutane Punktion zu großen psychologischen Schwierigkeiten führen.

Indikation

- Hämodialyse bei terminaler Niereninsuffizienz (s. S. 465).

Vorbereitung

- **Schonung des Arms:** Sobald mit der Möglichkeit einer späteren Hämodialyse gerechnet werden muß, sollen an einem Arm keinerlei Venenpunktionen mehr vorgenommen werden (bei Rechtshändern in der Regel linken Arm schonen).
- **Anästhesie:** Durchführung des Eingriffs in Lokalanästhesie.

Operative Technik

✓ **Beachte:** Die genaue Lage der Fistel am Vorderarm richtet sich nach den Gefäßen, insbesondere nach noch vorhandenen subkutanen Venen. Im Zweifelsfall auf Venogramm abstellen!

- **Schritt 1:** Leicht bogenförmiger Hautschnitt, im Normalfall über dem distalen Radiusende, proximal des Processus styloideus, soweit wie möglich in Hautspaltrichtung.
- **Schritt 2:** Präparieren und Anschlingen der A. radialis.
- **Schritt 3:** Präparieren der dorsal der Radiuskante liegenden V. cephalica antebrachii. Auf Höhe des Handgelenks durchtrennen, distalen Stumpf ligieren. Proximalen Schenkel so weit mobilisieren, daß er spannungsfrei an die Arterie angelegt werden kann. Seitenäste ligieren.

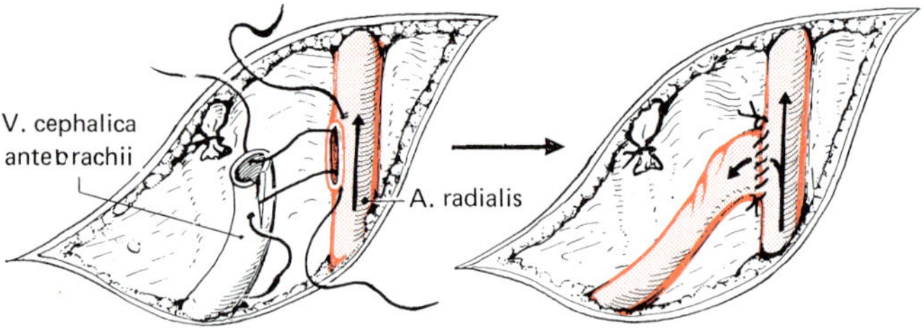

Abb. 231 Seit-zu-End a.v.-Fistel am linken Vorderarm.

- **Schritt 4:** Abklemmen beider Gefäße mit Mikro-Bulldog. 8–10 mm lange Längsinzision der Arterie.
- **Schritt 5:** Spülen aller Gefäßschenkel mit Heparinlösung (1 ml = 50 mg Heparin auf 20 ml NaCl). Durch abführenden venösen Schenkel so viel Heparinverdünnung injizieren, daß der Patient total 50 mg Heparin erhält.
- **Schritt 6:** Seit-zu-End-Anastomosierung der Arterie mit der geschlitzten (oder schräg angefrischten) Vene mit nichtresorbierbarem monofilem Faden (Prolene) 7/0; in der Regel fortlaufend, bei sehr kleinem Gefäßkaliber Einzelnähte (s. Abb. 231).
- **Schritt 7:** Freigeben der Zirkulation und Kontrollieren des venösen Abflusses. Evtl. Lösen von adventitiellen Strängen auf der Vene.
- **Schritt 8:** Finger-Redondrainage oder dünne Plastikdrainage.
- **Schritt 9:** Schichtweiser Wundverschluß.
- ✓ **Beachte besonders:**
  - Auf keinen Fall die Venen der palmaren Seite des Vorderarms verwenden (ergibt unbrauchbare variköse Konvolute).
  - R. superficialis n. radialis sowie N. cutaneus antebrachii sorgfältig schonen. Dies gilt insbesondere auch für Reoperationen, da hier der N. cutaneus antebrachii mit der Anastomose verwachsen sein kann.
  - Bei Unbrauchbarkeit der V. cephalica antebrachii kann die V. basilica am Vorderarm, ggf. auch am Oberarm verwendet werden.

Nachbehandlung

- **Lagerung:** Arm für 24 Stunden hochlagern, in den nächsten Tagen beim Sitzen und Gehen nie hängen lassen.
- **Thromboseprophylaxe** (s. S. 100):
  - *Heparin* (Liquemin), 4–6 stündlich 1 ml = 5000 I.E. i.v. für 24 Stunden.
  - *Dauerantikoagulation* (s. S. 97): Nur bei prekären Gefäßverhältnissen oder bekannter Thromboseneigung indiziert.
- **Drainage:** Entfernung nach 24 Stunden.
- **Hautfäden:** Entfernung nach 6–7 Tagen.
- ✓ **Beachte:** Vene erst nach Entwicklung einer ausreichenden Dilatation und Wandstärke punktieren! Der Zeitpunkt hängt weitgehend vom Vorzustand der Vene ab, meistens nach 2–4 Wochen.

Postoperative Komplikationen

- **Persistierende Blutung und umschriebenes Hämatom** → Operative Revision.
- **Fistelthrombose** → Operative Revision. Je nach Gefäßverhältnissen Thrombektomie oder Neuanlage der Fistel weiter proximal.

Arteriovenöse Fistel mit Interponat (5 – 392.3)

Prinzip

- Schaffung einer internen a.v.-Fistel durch Einschalten eines subkutan gelagerten freien Interponats zwischen eine Arterie und eine Vene des Armes, wobei der hohe arterielle Durchfluß und Druck die Thrombosierung des Interponats verhindert.
- **Vorteil:** Der Patient ist bei seinen Verrichtungen (Baden, Waschen usw.) kaum behindert.
- **Nachteile:** Aneurysmabildung und/oder thrombotischer Verschluß im Spätverlauf etwas häufiger als bei konventioneller a.v.-Fistel.

Indikation

- Gefäßzugang für Langzeithämodialyse bei Unmöglichkeit der Anlage einer direkten a.v.-Fistel (s. S. 712) aufgrund Zerstörung subkutaner Venen infolge früherer Punktionen, Thrombosen oder mißlungener Fisteloperationen oder wegen zu geringer Durchflußrate bei dünner A. radialis (Kinder).

Vorbereitung

- **Schonung des Arms:** Keine Venenpunktionen, keine Infusionen am betreffenden Arm.
- **Anästhesie:** Durchführung des Eingriffs in Lokalanästhesie, evtl. Plexusanästhesie.

Material

- Kleines Besteck, Gefäßinstrumente, kleiner Spreizer.
- Heparinlösung (z. B. 1 ml = 50 mg Heparin auf 20 ml NaCl).
- **Gefäßinterponat:** Verschiedene Möglichkeiten:
  - *Autologe V. saphena magna* (frisch entnommen): Gute Langzeitresultate, jedoch Allgemeinanästhesie und 1wöchiger Klinikaufenthalt notwendig.
  - *Xenotransplantat* (Omniflow; devitalisiert und deantigenisiert): Tendenz zu Aneurysmen.
  - *Humane Nabelvene* (Bioflow, Dardik Biograft; devitalisiert, gerade oder bogenförmig fixiert).
  - *Kunststoff* (Gore-Tex, Impra-flex): Infektionsgefährdet.
  - ✓ *Beachte:* Alle Interponate vor Gebrauch mit Heparinlösung spülen!

Operative Technik

- **Schritt 1:** Freilegen des arteriellen Anschlusses:
  - Freilegen der *A. radialis* am distalen Vorderarm, sofern sie offen ist und einen guten Durchfluß aufweist.
  - Alternativ Freilegen der *A. brachialis* knapp oberhalb der Ellenbeuge, durch queren Hautschnitt in der Ellenbeuge und Einkerben des Lacertus fibrosus.
- **Schritt 2:** Präparieren des venösen Anschlusses knapp distal der Ellenbeuge: subkutane Vene (V. basilica oder V. cephalica), wenn noch vorhanden, alternativ Begleitvene der A. brachialis. Spülen mit Heparinlösung. Mit einem großlumigen Venenkatheter oder Ballonkatheter wird nun geprüft, ob der Abfluß auf der ganzen Länge frei und nicht stenosiert ist.

- **Schritt 3:** Torsionsfreies Einziehen des Interponats in einen mit einer dicken Klemme oder Tunneliergerät vorgebohrten subkutanen Tunnel (nicht zu tief!).
  - Bei arterieller Anastomose mit der *A. radialis* am distalen Vorderarm kommt das Interponat gestreckt im Vorderarm zu liegen.
  - Bei arterieller Anastomose mit der *A. brachialis* schlaufenförmiges subkutanes Verlagern in den Vorderarm mit Hilfe von 1 – 2 kleinen Gegeninzisionen.
- **Schritt 4:** Seit-zu-End-Anastomosieren der Arterie mit dem schräg angeschnittenen Ende des Interponats. Synthetischer monofiler Faden (Prolene) 6/0 oder 7/0, fortlaufend.
- **Schritt 5:** Abklemmen des proximalen Interponatendes und Freigeben der arteriellen Füllung. Dichtigkeit kontrollieren.
- **Schritt 6:** Kürzen und schräges Anfrischen des proximalen Endes.
- **Schritt 7:** End-zu-End- oder End-zu-Seit-Einpflanzen des Interponats in die abführende Vene, synthetischer Faden, 6/0 oder 7/0.
- **Schritt 8:** Einlage einer Redondrainage.
- **Schritt 9:** Wundverschluß.
- ✓ **Beachte besonders:**
  - Kürzen des Interponats auf die optimale Länge (Vermeiden von Spannung oder Abknickung) erst bei Prallfüllung nach Fertigstellen der arteriellen Anastomose.
  - Torquierungsgefahr beim subkutanen Durchziehen.
  - Knickungsgefahr, wenn ein Xenotransplantat in eine Schlaufe gelegt wird.

Nachbehandlung

- **Lagerung:** Arm für 2 – 4 Tage hochlagern.
- **Thromboseprophylaxe** (s. S. 100):
  - *Heparin* (Liquemin), 4 – 6 stündlich 1 ml = 5000 I.E. i. v. für 24 Stunden.
  - *Thrombozytenaggregationshemmer:* Acetylsalizylsäure (z. B. Aspirin cardio oder Tiatral) 1× 100 mg/die.
  - *Dauerantikoagulation* (s. S. 97): Nur bei prekären Gefäßverhältnissen oder bekannter Thromboseneigung indiziert.
- **Drainage:** Entfernung nach 24 Stunden.
- **Hautfäden:** Entfernung nach 6 – 7 Tagen.
- ✓ **Beachte:** Interponat erst nach vollständiger Einheilung (ca. 14 Tage) punktieren! Zu frühe Punktion führt zu Blutungen und Aneurysmabildungen. Einstichstellen häufig variieren, besonders beim Omniflow-Interponat, da sonst das tragende Kunststoffnetz zerstört wird und Aneurysmen entstehen.

Postoperative Komplikationen

- **Thrombose des Interponats** → Sofortige Reoperation und Thrombektomie; Zugang bei unmittelbar postoperativ auftretenden Thrombosen durch eine Anastomose, im Spätverlauf durch das Interponat. Kontrolle der Anastomosenlumina mit Fogartykatheter. Nach durchgeführter Embolektomie auch Angiographie, insbesondere Kontrolle des venösen Abflusses.
- **Infektion des Interponats:** Meist primär umschriebene Infektionen an den Punktionsstellen. → Versuche zur lokalen Sanierung nicht erfolgversprechend! Exstirpation des Interponats (evtl. Stumpf vor der arteriellen Anastomose belassen) und Neuanlage am anderen Arm.

Voll implantierter Zentralvenenkatheter (5–399.4)

Prinzip

- Zentralvenöser Subclavia-Katheter, welcher mit einem subkutan auf der Pectoralisfaszie liegenden Reservoir zur Punktion verbunden ist.

Indikationen

- Häufige intravenöse Injektionen, Infusionen und Blutentnahmen bei vorgeschädigten oder schlecht punktierbaren peripheren Venen.
- Wiederholte Infusion oder Injektion von gefäßschädigenden Medikamenten (Zytostatika).
- Längerfristig notwendiger, zentralvenöser Zugang für Blutentnahmen, Transfusionen, Medikamentenverabreichung, parenterale Ernährung.

Material

- Port-A-Cath (Pharmacia), Metall.
- Celsite (Braun), Metall.
- Infus-A-Port (Fresenius), Plastik.

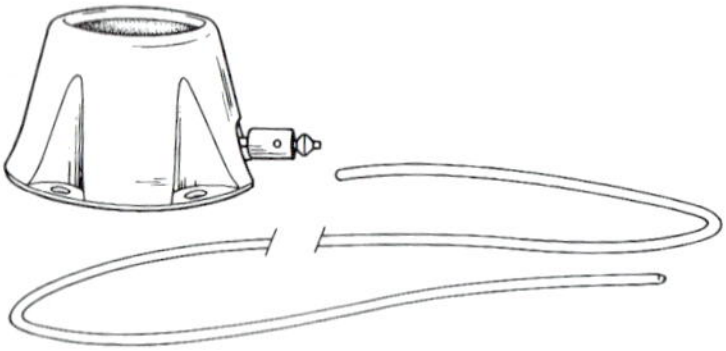

Abb. 232 Implantierbarer zentralvenöser Zugang mit Port und Katheter.

Vorbereitung

- **Anästhesie:** Durchführung des Eingriffs in Lokalanästhesie.

Operative Technik

- **Schritt 1:** Lokalanästhesie unterhalb des mittleren Klavikuladrittels und an der vorher bezeichneten Implantationsstelle des Reservoirs. Quere Inzision am oberen Ende der zu bildenden subkutanen Tasche von 3 × 3 cm.
  - ✓ *Beachte:* Die Narbe sollte nicht über der zu punktierenden Fläche (Silikonmembran) liegen!
- **Schritt 2:** Stichinzision und Punktion der V. subclavia mit einer Kanüle unter Aspiration. Einführen des J-Führungsdrahtes.
- **Schritt 3:** Vorschieben des Bougies mit Hülse bis in die Vene und Efernen des Führungsdrahtes samt Bougie.
- **Schritt 4:** Einführen des mit verdünnter Heparinlösung gefüllten und außen mit atraumatischer Klemme abgeklemmten Katheters.
- **Schritt 5:** Kontrolle der Lage der Katheterspitze mittels Bildverstärker.
- **Schritt 6:** Vorlegen von 4 Haltefäden für das Reservoir an der Pectoralisfaszie.

- **Schritt 7:** Abklemmen des Katheters direkt an der Austrittsstelle mit atraumatischer Klemme und Fixation am Stutzen des mit verdünnter Heparinlösung gefüllten Reservoirs.
- **Schritt 8:** Fixation des Reservoirs mit den vorgelegten Nähten.
- **Schritt 9:** Schichtweiser Verschluß der Inzision.

Nachbehandlung

- Bei anschließender Therapie transkutane Punktion des Reservoirs noch unter Lokalanästhesie und Beginn einer Infusion.
- Vor erstmaligem Gebrauch radiologische Dichtigkeitskontrolle mit Kontrastmittel, insbesondere bei Zytostatikatherapie.
- Bei Nichtgebrauch regelmäßige Spülung und Füllung des Systems mit verdünnter Heparinlösung.
- Nach Blutentnahme, Infusion oder Injektion System mit verdünnter Heparinlösung spülen und füllen.

Postoperative Komplikationen

- **Katheterthrombose** → Durchspülen mit Heparinlösung.
- **Katheter-Leckage** → Neuanlage.
- **Infektion des Katheters und/oder des Reservoirs** → Entfernung des gesamten Systems.

Permanent implantierter Dialysekatheter (5 – 399.4)

Prinzip

- Zentralvenöse Einlage eines röntgendichten Silikondoppelkatheters mit Filzmuffe über einen langen subkutanen Tunnel. Der subkutane Tunnel und die Filzmuffe verhindern das Vordringen einer Infektion. Um eine Rezirkulation zu vermeiden, ist der arterielle Schenkel des Katheters kürzer als der venöse.
- **Mögliche Gefäßzugänge:** Einlage der Katheterspitze in den rechten Vorhof über:
  - V. jugularis interna dextra (leichtes Positionieren).
  - V. jugularis externa.
  - V. subclavia (*Cave:* Thromben und Stenosen).
  - V. femoralis, V. saphena (Einlage am Bein jedoch nur als ultima ratio!).

Indikation

- Zentralvenöser Gefäßzugang zur Langzeithämodialyse bei Unmöglichkeit der Anlage einer direkten a.v.-Fistel (s. S. 712, 714), z. B. aufgrund eines Infektes an den Armen, eines Steel-Phänomens oder rezidivierender Shuntthrombosen.

Vorbereitung

- Steriles Abdecken.
- **Anästhesie:** Bei kooperativen Patienten Lokalanästhesie möglich, sonst Allgemeinnarkose.

Material

- **Kathetermodelle:**
  - Permcath (Quinton Instrument & Co.).
  - Hickman dialysis catheter (EverMed Products).
- **Katheterlänge:** Abhängig von der Größe des Patienten und der geplanten Katheterlage. Für Punktion der V. jugularis interna dextra ist beim normalen Erwachsenen in der Regel eine Katheterlänge von 36 cm ausreichend.

Operative Technik

- **Perkutane Technik:**
  - *Schritt 1:* Perkutane Venenpunktion und Vorschieben des Führungsdrahtes. Cave: Arterielle Punktion und Rhythmusstörungen! Wegen Abscherungsgefahr darf der Führungsdraht nicht durch die Punktionsnadel zurückgezogen werden!
  - *Schritt 2:* Kleine Inzision neben dem Führungsdraht. Unterhalb davon 2. Inzision für die Austrittsstelle des Katheters so wählen, daß dieser leicht bogenförmig eingelegt werden kann und die Filzmuffe ca. 2 cm vor der Austrittsstelle zu liegen kommt.
  - *Schritt 3:* Stumpfes subkutanes Tunnelieren zwischen den beiden Inzisionen und Durchziehen des Katheters (evtl. mit Hilfe eines im Set vorhandenen Tunneliergerätes). Lumina mit Liqueminlösung füllen und Abklemmen.

- *Schritt 4:* Dilatator und Einführkanüle über den Führungsdraht in die Vene vorschieben. Cave: Keine Kopftieflage wegen Luftembolien! Führungsdraht und Dilatator entfernen, Einführkanüle belassen. Um Luftembolien und Blutaustritt zu vermeiden, offenes Lumen mit dem Finger abdecken.
- *Schritt 5:* Katheterspitze über Einführkanüle vorschieben, Einführkanüle behutsam zurückziehen (läßt sich im eingekerbten Bereich spalten). Beachte, daß der Katheter nicht gleichzeitig mitgleitet.
- *Schritt 6:* Lagekontrolle unter dem Bildwandler. Katheterspitze in der Regel im rechten Vorhof plazieren. Das arterielle Lumen darf nicht wandständig zu liegen kommen.
- *Schritt 7:* Aspirationskontrolle über beide Lumina. Anschließend mit je 5 ml Heparinlösung spülen.
- *Schritt 8:* Wundverschluß über der Punktionsstelle. Keine Naht an der Katheteraustrittsstelle (Infektionsgefahr). Bei Bedarf Katheter am Y-Stück mit atraumatischer Naht für einige Tage sichern.

➤ **Offene Technik:**
- *Schritt 1:* Darstellen der gewählten Vene.
- *Schritt 2:* Einlegen des Katheters über subkutanen Tunnel (wie für perkutane Technik).
- *Schritt 3:* Vorlegen einer Tabaksbeutelnaht an der Venenvorderwand (Prolene 5/0), Stichinzision und Einführen des Katheters, Tabaksbeutelnaht erst nach Lagekontrolle definitiv sichern.
- *Schritt 4:* Lage- und Funktionskontrolle (Schritte 6–8 der perkutanen Technik).

Nachbehandlung

➤ Hämodialyse unmittelbar postoperativ möglich. Nach Gebrauch Lumina stets mit Heparinlösung füllen.

➤ **Antibiotikaprophylaxe** (s. S. 97): Amoxicillin (z. B. Augmentan) 2× 625 mg p. o.

Komplikationen

➤ **Einwegsobstruktion** (keine Aspiration möglich bei freiem Eingang in ein Lumen) → Vorgehen:
- Patient umlagern, Husten lassen.
- Evtl. kräftiges Spülen mit NaCl-Lösung.
- Evtl. Vertauschen der Lumina.
- Evtl. Applikation von Urokinase.

➤ **Infektion des Katheters und/oder des Reservoirs** → Entfernung des gesamten Systems.

Peritonealdialysekatheter (5–549.2)

Indikation

- Kontinuierliche (chronische) ambulante Peritonealdialyse (CAPD) bei irreversibler Niereninsuffizienz. Einfacher, schonender und billiger als Hämodialyse, jedoch zeitraubender. Besonders indiziert bei diabetischer Nephropathie und schlechten Gefäßverhältnissen.

Kontraindikationen

- Ausgedehnte peritoneale Verwachsungen.
- Hernien.
- Offene Bauchdeckenwunden.
- Ungeeignet im Falle von schlechter Kooperation, manueller Ungeschicklichkeit, Unverständnis für Anforderung der Asepsis.

Prinzip

- Einpflanzen eines Kunststoffkatheters in die Bauchhöhle, wobei Filzmuffen im Bereich der Bauchwand von Bindegewebe durchwachsen werden und damit das Vordringen einer Infektion im Katheterkanal verhindern.

Vorbereitung

- Korrektur einer evtl. bestehenden Hyperkaliämie.
- Mindestens 8 stündige Nahrungskarenz (auch bei Eingriff in Lokalanästhesie!).
- Blasenentleerung.

Material

- **Kathetermodelle:**
  - *Tenckhoff-Katheter* (Quinton, Lifemed, Physio-Control): Silikonkautschukkatheter, distales Ende abgerundet, über eine Strecke von 8 cm mit vielen seitlichen Öffnungen versehen, proximal mit zwei festhaftenden Dacronfilzmuffen. Am günstigsten ist die Verwendung eines Modells mit röntgendichtem Streifen.
  - *Oreopoulos-Katheter:* Kragen kurz vor der Spitze.
  - *Perforierte Scheibe* (Lifecath).

✓ **Beachte:** Anschlußsysteme für Beutel (Bichsel, Fresenius, Travenol) sind untereinander nicht kompatibel!

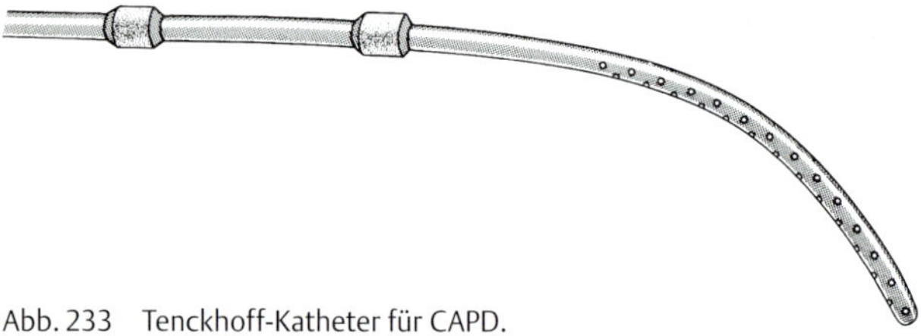

Abb. 233 Tenckhoff-Katheter für CAPD.

Operative Technik

- **Schritt 1:** Kleine (ca. 5 cm) untere mediane Laparotomie, 3 cm unterhalb des Nabels beginnend.
- **Schritt 2:** Katheter in die Peritonealhöhle einlegen. Spitze mit Hilfe des Fingers oder einer langen Klemme in den Douglas-Raum vorschieben. Die Spitze darf nicht am parietalen Peritoneum anstehen!
- **Schritt 3:** Durchspülen des Katheters mit lauwarmer Kochsalzlösung.
- **Schritt 4:** Peritonealverschluß.
- **Schritt 5:** Röntgenkontrolle der Katheterlage.
- **Schritt 6:** Verschluß der Faszie mit synthetischem resorbierbarem Faden über der distalen Muffe, die zwischen Peritoneum und Faszie zu liegen kommt.
- **Schritt 7:** Bogenförmiges Tunnelieren der Subkutis bis zur Katheteraustrittsstelle im rechten (evtl. linken) Unterbauch (s. Abb. 234). Die Länge des Tunnels soll so bemessen sein, daß die proximale Muffe 2–3 cm vor dem transkutanen Durchtritt liegt.
- **Schritt 8:** Anfeuchten der Dacronmuffe zur besseren Gleitfähigkeit und Durchziehen des Katheters.
- **Schritt 9:** Subkutan- und Hautnähte.
- **Schritt 10:** Nochmaliges Durchspülen des Katheters, röntgenologische Positionskontrolle, falls noch nicht geschehen.

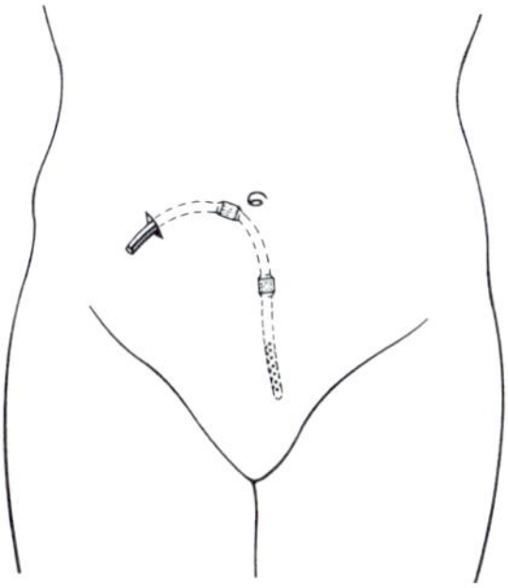

Abb. 234 Korrekte Katheterlage für CAPD.

Nachbehandlung

- Sofortiger Dialysebeginn mit Zusatz von Heparin zum Dialysat (2 mg = 100 I.E./Liter). Häufige Wechsel, bis Dialysat blut- und fibrinfrei. Während der ersten Woche nicht mehr als 1 Liter Dialysat pro Füllung einlaufen lassen.
- Später normaler Dialyserhythmus: 4–5× täglich Dialysatwechsel (jeweils 2 Liter).
- Anschließen der Dialysatbeutel am Katheter bzw. Wechseln der Beutel unter streng aseptischen Bedingungen.
- Regelmäßige Desinfektion der Katheteraustrittsstelle, steriler Verband.

Peritonealdialysekatheter (5–549.2)

Komplikationen

- **Akute Peritonitis:** Häufigste Komplikation der Methode infolge Dialysatinfektion. → Bakteriologische Untersuchung des Dialysats. Frühformen durch Zugabe von Antibiotika zur Dialyseflüssigkeit evtl. beherrschbar. Bei Nichtbeherrschbarkeit Ausbauen des gesamten Systems, Abheilung der Peritonitis abwarten, dann Neuanlage.
  ✓ *Beachte:* Bei Mischflora in der Bakteriologie V.a. Kolonperforation!
- **Chronische CAPD-Peritonitis:** Fibrosierende, nichtinfektiöse Peritonitis mit charakteristischer bräunlicher, z.T. gefältelter Verdickung des parietalen und insbesondere des viszeralen Peritoneums. Klinisches Zeichen ist eine progrediente Abnahme der Dialysekapazität. → Umstellung auf Hämodialyse in der Regel notwendig.

Tabelle 66 Biochemische Normalwerte in SI- und konventionellen Einheiten

Parameter	Normwert	SI-Einheit	UF	Normwert	Konventionelle Einheit
C-reaktives Protein (CRP)	< 10	mg/l	1	< 10	mg/l
Osmolalität	275–295	mosmol/kg	1	275–295	mosm/kg H_2O
Natrium	135–145	mmol/l	1	135–145	mval/l
Kalium	3,5–4,5	mmol/l	1	3,5–4,5	mval/l
Chlorid	97–110	mmol/l	1	97–110	mval/l
Kalzium	2,02–2,60	mmol/l	2	4,04–5,2	mval/l
Phosphat	0,87–1,45	mmol/l	1,8	1,57–2,61	mval/l
Gesamteiweiß	66–87	g/l	0,1	6,6–8,7	g/100 ml
Albumin	35–58	g/l	0,1	3,5–5,8	g/100 ml
Kreatinin	50–115	µmol/l	0,013	0,56–1,3	mg/100 ml
Harnstoff	3,0–8,0	mmol/l	6,01	18–48	mg/100 ml
Harnsäure	M: 140–420 F: 100–360	µmol/l	0,0168	2,35–7,06	mg/100 ml
Glukose	3,9–5,8	mmol/l	18	70–105	mg/100 ml
HbA1c (Gluko-Hb)	4,1–5,7	%	1	4,1–5,7	%
Cholesterin	3,10–6,50	mmol/l	38,7	120–250	mg/100 ml
HDL-Cholesterin	M: 0,90–1,40 F: 1,30–1, 60	mmol/l			
Triglyceride	0,8–1,9	mmol/l	87,5	70–166	mg/100 ml
Kreatinkinase (CK) U/l	< 195	IU/l	1	M: < 195	l
Kreatinkinase-MB	< 27	IU/l	1	M: < 27	IU/l
Bilirubin, total	< 25	µmol/l	0,0585	< 1,17	mg/100 ml
Bilirubin, direkt	< 5	µmol/l	0,0575	< 0,2	mg/100 ml
ASAT (GOT)[1]	< 40	IU/l	1	< 40	IU/l
ALAT (GPT)[1]	< 40	IU/l	1	< 40	IU/l

Normbereiche von Laborwerten

Tabelle 66 Fortsetzung

Parameter	Normwert	SI-Einheit	UF	Normwert	Konventionelle Einheit
LDH[1]	< 460	IU/l	1	M: < 460	IU/l
alkalische Phosphatase[1] (AP)	< 117	IU/l	1	< 117	IU/l
γ-GT[1]	< 28	IU/l	1	M: < 50	IU/l
LAP[1]	19 – 84	IU/l	1	19 – 84	IU/l
5-Nukleotidase	< 17	IU/l	1	< 17	IU/l
Cholinesterase[1]	3 – 11	kU/l	1	3 – 11	IU/l
Ammoniak	11,2 – 55,3	μmol/l	1,7	19 – 94	μg/100 ml
Laktat	0,6 – 2,44	mmol/l	9,01	5,4 – 22	mg/100 ml
alpha-Amylase[1]	< 220	IU/l	1	< 220	IU/l
Lipase[1]	< 190	IU/l	1	< 190	IU/l
Pankreas-Lipase[1]	7 – 59	IU/l	1	7 – 59	IU/l
Eisen	10,6 – 28,3	μmol/l	5,58	M: 60 – 160	μg/100 ml
Ferritin	10 – 300	μg/l	1	10 – 300	μg/k
Transferrin	23 – 45	μmol/l	0,0117	220 – 360	mg/100 ml
freies Hämoglobin	0	g/l			
Zink	10 – 24	μmol/l			
Magnesium	0,75 – 1,25	mmol/l	2	1,5 – 2,5	mval/l

[1] = Methoden-abhängiger Normalwert-Bereich
UF = Umrechnungsfaktor

Tabelle 67 Hämatologie

Parameter	Normbereich
Hämoglobin	F: 7,6 – 9,8 mmol/l, (12,3 – 15,8 g/dl) M: 8,9 – 10,9 mmol/l, (14,4 – 17,5 g/dl)
Hämatokrit	F: 0,37 – 0,47 % M: 0,41 – 0,53 %
Leukozyten	3,0 – 9,6/nl
Differentialblutbild	
Neutrophile Granulozyten	1,4 – 8,0/nl (40 – 74 %)
Lymphozyten	1,5 – 4,0/nl (19 – 48 %)
Monozyten	0,16 – 0,95/nl (3,4 – 9,0 %)
Eosinophile Granulozyten	0,00 – 0,70/nl (0,0 – 7,0 %)
Basophile Granulozyten	0,00 – 0,15/nl (0,0 – 1,5 %)
Erythrozyten	F: 4,0 – 5,2/pl M: 4,6 – 5,7/pl
Thrombozyten	143 – 400/nl
Retikulozyten	17 – 125/nl (0,5 – 2 %)
Blutsenkung	F: 0 – 20 mm/h M: 0 – 10 mm/h

Angaben in SI-Einheiten; in Klammern weitere häufig verwendete Einheiten

Tabelle 68 Blutgerinnung

Parameter	Normbereich
Quick-Test (Prothrombinzeit; Extrinsicsystem)	0,7 – 1,2 (INR < 1,2)
PTT (Partielle Thromboplastinzeit; Intrinsicsystem)	32 – 43 Sekunden
Thrombinzeit	≤ 18 Sekunden
Fibrinogen (Faktor I)	1,5 – 4 g/l
Einzelfaktoren (II, VII, X)	70 – 120 %
Einzelfaktoren (V, VIII, IX, XI, XII)	50 – 120 %
Fibrin-Spaltprodukte (D-Dimere)	< 0,5 mg/l
Fibrinogen/Fibrin-Spaltprodukte	< 10 mg/l
Reptilasezeit	≤ 18 Sekunden
Ethanoltest	negativ
Antithrombin III	80 – 120 %
Blutungszeit	≤ 8 (Simplate)

Cave: Die angegebenen Werte sind Richtwerte und sind von verschiedenen patientenspezifischen und labortechnischen Faktoren abhängig!

Tumormarker

Tabelle 69 Tumormarker

Marker •	Bezeichnung (Normbereich	Indikation
AFP	α-Fetoprotein (< 6 µg/l)	Primäres Leberzellkarzinom, Keimzelltumore für D und Th *Cave:* Hepatitis, Leberzirrhose, Gravidität
CA 125	Cancer Antigen (< 30 U/l)	Ovarialkarzinom (50 % im Stadium I, > 90 % im Stadium III–IV) für D und Th *Cave:* Leberzirrhose, Gravidität
CA 15 – 3	Carbohydrate Antigen (< 30 U/l)	Mammakarzinom, nur für V DD: Ovarial- und andere Malignome
CA 19 – 9	Cancer Antigen (< 30 U/ml)	Pankreaskarzinom (80 %), übrige gastrointestinale Tumoren für D, Th und V *Cave:* Benigne Pankreas- und Lebererkrankungen (in 15 – 30 % erhöht)
CA 549 (MCA)	Mucin-like cancer associated Antigen (< 11 U/ml)	Mammakarzinom für Th und V bei Stadium IV DD: Ovarial- und andere Malignome
hCT	Calcitonin (< 100 ng/l)	Medulläres Schilddrüsenkarzinom für D, Th und V
CEA	Carcinoembryonales Antigen (< 5 µg/l)	Kolorektalkarzinom (0 – 20 % im Stadium I/II, 60 – 90 % im Stadium III/IV) für Th und V DD: Mamma-, Lunge- u. a. gastrointestinale Tumoren *Cave:* Raucher, Leberzirrhose, Colitis u. a.
HCG	Human Choriongonadotropin (beta-core fragment < 5 U/l)	Keimzelltumoren (60 – 90 %) für D, Th und V DD: Gynäkologische u. a. Tumoren *Cave:* HCG erhöht bei Gravidität
NSE	Neuronspezifische Enolase (< 10 µg/l)	Kleinzelliges Bronchuskarzinom (39 % in limited, 87 % in extensive disease) für D, Th und V DD: Alle übrigen APUD-Tumoren
PP	Pancreatic Polypeptide (< 630 µg/l)	Endokrine Tumore des Gastrointestinaltrakts, für D, Th und V

Tabelle 69 Fortsetzung

Marker	Bezeichnung (Normbereich)	Indikation
PSA	Prostata-spezifisches Antigen (< 10 μm/l)	Prostatakarzinom hochsensitiv für Screening (umstritten), D, Th und V
SCC	Squamous cell carcinoma antigen (< 2 μg/l)	Plattenepithelkarzinome, v. a. Cervix uteri (20 % FIGO I, 80 – 90 % FIGO III/IV) für Th und V
TG	Thyreoglobulin (< 5 μg/l bei Z. n. Thyreoidektomie)	Follikuläres und papilläres Schilddrüsenkarzinom für Th und V
TPA	Tissue polypeptide antigen	zu unspezifisch!
Hormone		
Vasoaktives intestinales Polypeptid		VIPom für V
Vanillinmandelsäure im Urin		Phäochromozytom für D und V
Hydroxyindolessigsäure im Urin		Karzinoide für V
Steroide, Parathormon u. a.		Nebennierenrindentumor, meist paraneoplastisch, für D und V

D = Diagnose
V = Verlaufskontrolle
Th = Therapie
DD = Differentialdiagnose

Transplantationszentren in Deutschland, Österreich, Schweiz

Herztransplantationszentren

Klinikum der Rheinisch-Westfälischen Technischen Hochschule, Aachen, B. Messmer
Herz- und Diabeteszentrum Nordrhein-Westfalen, Bad Oeynhausen, R. Körfer, H. Posival
Inselspital, Bern, U. Althaus
Bergmannsheil, Bochum, A. Laczkovics
Deutsches Herzzentrum, Berlin, R. Hetzer
Kerkhoff Klinik, Bad Nauheim, W. Kloevekorn
Benedikt Kreutz Rehabilitationszentrum, Bad Krotzingen, W. Brett
Klinikum der Humboldt-Universität, Berlin, W. Konertz
Medizinische Akademie, Dresden, S. Schüler
Klinikum der Universität, Essen, Ch. Reidemeister
Klinik für Thorax-, Herz- und Gefäßchirurgie, Klinikum Fulda, Th. Stegmann
Klinikum der Johann-Wolfgang-Goethe-Universität, Frankfurt, P. Satter
Klinikum der Albert-Ludwigs-Universität, Freiburg, F. Beyersdorf
Hôpital Cantonal Universitaire, Genf, B. Faidutti
Klinikum der Justus-Liebig-Universität, Gießen, F. Dapper
Klinikum der Georg-August-Universität, Göttingen, H. Baryalei
Klinikum der Ruprecht-Karls-Universität, Heidelberg, S. Hagl
Klinik für Herz- und Thoraxchirurgie, Halle, H.-R. Zerkowski
Universitäts-Krankenhaus Eppendorf, Hamburg, P. Kalmar
Klinikum der Medizinischen Hochschule Hannover, A. Haverich
Chirurgische Universitätsklinik Innsbruck, R. Margreiter
Klinikum der Christian-Albrechts-Universität, Kiel, D. Regensburger
Klinik der Universität Köln-Lindenthal, Köln, E. de Vivie
Klinik für Herz- und Thoraxchirurgie, Kaiserslautern, W. Seybold-Epting
Hôpital Cantonal Universitaire Vaudois, Lausanne, L. von Segesser
Deutsches Herzzentrum, München, F. Sebening, Overbeck
Klinikum Großhadern der Ludwig-Maximilians-Universität, München, B. Reichart, Trienneman
Klinikum der Westfälischen Wilhelms-Universität, Münster, H. Scheld
Klinikum der Johannes-Gutenberg-Universität, Mainz, U. Hake
Klinikum der Universität Regensburg, D. Birnbaum
Universitätsklinik für Chirurgie, Wien, E. Wolner
Klinikum der Julius-Maximilians-Universität, Würzburg, R.-E. Silber
Universitätsspital Zürich, M. Turina

Lungentransplantationszentren

Deutsches Herzzentrum, Berlin, R. Hetzer
Hôpital Cantonal Universitaire, Genf, B. Faidutti
Klinikum der Universität, Essen, Ch. Reidemeister
Klinik für Thorax-, Herz- und Gefäßchirurgie, Klinikum Fulda, Th. Stegmann
Klinikum der Johann-Wolfgang-Goethe-Universität, Frankfurt, P. Satter, E. Beiersdorf
Klinikum der Medizinischen Hochschule Hannover, H. Borst
Chirurgische Universitätsklinik, Innsbruck, R. Margreiter
Klinikum der Christian-Albrechts-Universität, Kiel, A. Haverich
Hôpital Cantonal Universitaire Vaudois, Lausanne, L. von Segesser
Klinikum Großhadern der Ludwig-Maximilians-Universität, München, B. Reichart, Trienneman
Klinikum der Westfälischen Wilhelms-Universität, Münster, H. Scheld
Universitätsklinik für Chirurgie, Wien, E. Wolner
Klinik für Viszeralchirurgie, Universitätsspital Zürich, F. Largiadèr

Transplantationszentren in Deutschland, Österreich, Schweiz

Lebertransplantationszentren

Inselspital, Bern, M. Büchler
Klinikum der Medizinischen Universität, Bonn, A. Hirner, A. Müller
Klinikum der Humboldt-Universität, Berlin, K. Gellert
Klinikum Rudolf Virchow der Humboldt-Universität, Berlin, P. Neuhaus
Chirurgische Klinik der Universität Erlangen-Nürnberg, Erlangen, W. Hohenberger
Klinikum der Universität, Essen, F. Eigler
Klinikum der Johann-Wolfgang-Goethe-Universität, Frankfurt, A. Encke
Klinikum der Albert-Ludwigs-Universität, Freiburg, G. Kirste
Hôpital Cantonal Universitaire, Genf, Ph. Morel
Klinikum der Georg-August-Universität, Göttingen, B. Ringe, K. Dietrich
Universitätsklinik für Chirurgie, Graz, K. Tscheliessnigg
Klinikum der Ruprecht-Karls-Universität, Heidelberg, G. Otto
Universitäts-Krankenhaus Eppendorf, Hamburg, Ch. Broelsch
Klinikum der Medizinischen Hochschule Hannover, R. Pichlmayr
Chirurgische Universitätsklinik, Innsbruck, R. Margreiter
Klinikum der Christian-Albrechts-Universität, Kiel, B. Kremer
Hôpital Cantonal Universitaire Vaudois, Lausanne, M. Gillet
Klinikum der Universität, Leipzig, J. Hauss
Rehabilitationsklinik Föhrenkamp, Mölln, G. Oehler
Klinikum Rechts der Isar der Technischen Universität, München
Klinikum Großhadern der Ludwig-Maximilians-Universität, München, K. Jauch
Klinikum der Westfälischen Wilhelms-Universität, Münster, B. Buchholz
Klinikum der Eberhard-Karls-Universität, Tübingen, W. Lauchart
Universitätsklinik für Chirurgie, Wien, F. Mühlbacher
Klinikum der Julius-Maximilians-Universität, Würzburg, W. Timmermann
Klinik für Viszeralchirurgie, Universitätsspital Zürich, F. Largiadèr

Pankreastransplantationszentren

Knappschaftskrankenhaus Bochum, M. Büsing
Klinikum Rudolf Virchow der Humboldt-Universität, Berlin, P. Neuhaus
Klinikum der Universität, Essen, F. Eigler
Klinikum der Albert-Ludwigs-Universität, Freiburg, G. Kirste
Klinikum der Justus-Liebig-Universität, Gießen, W. Padberg
Klinikum der Ruprecht-Karls-Universität, Heidelberg, Ch. Herfarth, N. Senninger
Universitäts-Krankenhaus Eppendorf, Hamburg, Ch. Broelsch
Klinikum der Medizinischen Hochschule Hannover, R. Pichlmayr
Chirurgische Universitätsklinik, Innsbruck, R. Margreiter
Klinikum der Universität Köln-Lindenthal, Köln, H. Pichlmaier
Klinikum der Medizinischen Universität, Lübeck, J. Hoyer
Klinikum Rechts der Isar der Technischen Universität, München, G. Florack
Klinikum Großhadern der Ludwig-Maximilians-Universität, München, W. Land
Klinikum der Westfälischen Wilhelms-Universität, Münster, B. Buchholz
Klinikum der Lahnberge der Phillips-Universität, Marburg, M. Rothmund
Klinikum der Eberhard-Karls-Universität, Tübingen, I. Irkin, W. Lauchart
Klinikum der Universität, Ulm, D. Abendroth
Klinik für Viszeralchirurgie, Universitätsspital Zürich, F. Largiadèr

Transplantationszentren in Deutschland, Österreich, Schweiz

Nierentransplantationszentren

Zentralstelle in Deutschland:
Kuratorium für Dialyse und Nierentransplantation
Postfach 1562
D-63263 Neu-Isenburg
Tel. 06102/3590
Fax 06102/35940
Klinikum der Rheinisch-Westfälischen Technischen Hochschule, Aachen, G. Jakse
Zentralkrankenhaus Augsburg, H. Loeprecht
Kantonsspital, Basel, F. Harder
Klinikum Steglitz der Freien Universität, Berlin, B. Miller
Knappschaftskrankenhaus, Bochum, W. Kozuschek, M. Büsing
Kliniken der Freien Hansestadt, Bremen, K. Dreikorn
Urologische und Medizinische Klinik der Universität, Bonn, S. Müller
Klinikum der Humboldt-Universität, Berlin, A. Lindecke
Klinikum Rudolf Virchow der Humboldt-Universität, Berlin, P. Neuhaus
Medizinische Einrichtungen der Heinrich-Heine-Universität Düsseldorf, W. Sandmann
Krankenhaus am Friedrichshain, Berlin, G. May
Inselspital, Bern, M. Büchler
Medizinische Einrichtungen der Universität Erlangen-Nürnberg, Nürnberg, K. Schrott
Klinikum der Universität, Essen, F. Eigler
Klinikum der Johann-Wolfgang-Goethe-Universität, Frankfurt, D. Jonas, P. Kramer
Klinikum der Albert-Ludwigs-Universität, Freiburg, G. Kirste
Hôpital Cantonal Universitaire, Genf, Ph. Morel
Klinikum der Justus-Liebig-Universität, Gießen, W. Padberg
Klinikum der Georg-August-Universität, Göttingen, B. Ringe, K. Dietrich
Universitätsklinik für Chirurgie, Graz, K. Tscheliessnigg
Klinikum der Martin-Luther Universität, Halle, J. Schabel
Klinikum der Ruprecht-Karls-Universität, Heidelberg, G. Staehler
Universitäts-Krankenhaus Eppendorf, Hamburg, H. Huland
Nephrologisches Zentrum Niedersachse, Hann. Münden, W. Schott, K. Rohwer
Klinikum der Medizinischen Hochschule Hannover, R. Pichlmayr
Klinikum der Universität des Saarlandes, Homburg/Saar, M. Ziegler
Chirurgische Universitätsklinik, Innsbruck, R. Margreiter
Klinikum der Friedrich-Schiller-Universität, Jena, J. Schubert
Klinikum der Christian-Albrechts-Universität, Kiel, D. Henne-Bruns
Kinderklinik der Universität, Köln, A. Hölscher
Klinik der Universität Köln-Lindenthal, Köln, A. Hölscher
Städtische Krankenanstalten Köln-Merheim, Köln, A. Paul, H. Troidl
II. Medizinische Klinik, Kaiserslautern, W. Seybold-Epting
Hôpital Cantonal Universitaire Vaudois, Lausanne, M. Gillet
Klinikum der Universität, Leipzig, J. Hauss
Allgemeines Krankenhaus, Linz, P. Brücke
Krankenhaus der Elisabethinen, Linz, J. H. Böhmig
Klinikum der Medizinischen Universität, Lübeck, J. Hoyer
Klinikum der Stadt Mannheim, D. Lorenz, P. Trede
Klinikum Rechts der Isar der Technischen Universität, München, T. Beckurts
Klinikum Großhadern der Ludwig-Maximilians-Universität, München, W. Land
Klinikum der Westfälischen Wilhelms-Universität, Münster, B. Buchholz
Klinikum der Lahnberge der Phillips-Universität, Marburg, T. Kälble
Klinikum der Johannes-Gutenberg-Universität, Mainz, R. Hohenfellner

Kantonspital, St. Gallen, J. Lange
Klinikum der Eberhard-Karls-Universität, Tübingen, W. Lauchart
Klinikum der Universität, Ulm, D. Abendroth
Universitätsklinik für Chirurgie, Wien, F. Mühlbacher
Klinikum der Julius-Maximilians-Universität, Würzburg, H. Frohmüller
Klinik für Viszeralchirurgie, Universitätsspital Zürich, F. Largiadèr

Halbfett gedruckte Seitenzahlen = Haupttextstellen

A

B

C

E

F

G

I

L

N

O

P

Q

R

S

T

U

V

W

Notizen

Laborwerte – Normalbereiche

Normalbereiche von Laborwerten			
Parameter		Normwerte	
		konventionell	SI-Einheiten
B = Vollblut, C = Citratblut, E = EDTA-Blut, P = Plasma, S = Serum, U = Urin			
Albumin	S	3,5 – 5,5 g/dl	35 – 55 g/l
α-Amylase	P/S U	< 140 U/l < 600 U/l	
Alkalische Phosphatase (AP)	P/S	65 – 220 U/l	
Ammoniak	P/S	m: 19 – 80 µg/dl w: 25 – 94 µg/dl	m: 11 – 48 µmol/l w: 15 – 55 µmol/l
Antithrombin (AT III)	S	75 – 120%	
Bilirubin gesamt direkt indirekt	P/S P/S P/S	0,2 – 1,1 mg/dl 0,05 – 0,3 mg/dl < 0,8 mg/dl	3,4 – 18,8 µmol/l 0,9 – 5,1 µmol/l < 13,7 µmol/l
Blutgase (arteriell) pH pCO_2 pO_2 BE Standard-Bikarbonat O_2-Sättigung		7,36 – 7,44 35 – 45 mmHg 90 – 100 mmHg –2 bis +2 mmol/l 22 – 26 mmol/l 92 – 96%	 4,67 – 6,00 kPa 12 – 13,3 kPa 0,92 – 0,96
BSG (BKS)	C	m: 3 – 10 mm (1 h) w: 6 – 20 mm (1 h)	
Calcium	S U	2,3 – 2,6 mmol/l 4,0 – 5 mmol/l	
Chlorid	P/S U	98 – 112 mmol/l 160 – 178 mmol/24 h	
Cholesterin gesamt HDL LDL	P/S P/S P/S	120 – 240 mg/dl > 50 mg/dl < 150 mg/dl	3,1 – 6,2 mmol/l > 1,3 mmol/l < 3,87 mmol/l
Cholinesterase (CHE)	S	3000 – 8000 U/l	
C-reaktives Protein (CRP)	P/S	< 10 mg/l	
Creatinkinase (CK)	P/S	< 80 U/l	
Creatinkinase-Isoenzym MB (CK-MB)	P/S	< 6% der CK	

Normalbereiche von Laborwerten (Fortsetzung)			
Parameter		Normwerte	
		konventionell	SI-Einheiten
B = Vollblut, C = Citratblut, E = EDTA-Blut, P = Plasma, S = Serum, U = Urin			
Differentialblutbild: stabkernige neutrophile Granulozyten segmentkernige neutrophile Granulozyten eosinophile Granulozyten basophile Granulozyten Monozyten Lymphozyten	E	 0 – 5% 50 – 70% 0 – 5% 0 – 2% 2 – 6% 25 – 45%	
Eisen	S	m: 80 – 150 µg/dl w: 60 – 140 µg/dl	m: 14 – 27 µmol/l w: 11 – 25 µmol/l
Eiweißelektrophorese Albumin α_1-Globulin α_2-Globulin β-Globulin γ-Globulin	S	 45 – 65% 2 – 5% 7 – 10% 9 – 12% 12 – 20%	 36 – 50 g/l 1 – 4 g/l 5 – 9 g/l 6 – 11 g/l 8 – 15 g/l
Erythrozyten	E	m: 4,5 – 5,9 Mio/µl w: 4,0 – 5,2 Mio/µl	
Ferritin	S	30 – 200 µg/l	
Fibrinogen	P	200 – 400 mg/dl	5,9 – 11,8 µmol/l
Gesamteiweiß	S	6 – 8,4 g/dl	60 – 84 g/l
Glukose nüchtern	B/S	70 – 120 mg/dl	3,9 – 6,7 mmol/l
γ-GT	S	m: 6 – 28 U/l w: 4 – 18 U/l	
GOT	S	m: < 18 U/l w: < 15 U/l	
GPT	S	m: < 22 U/l w: < 17 U/l	
HbA_{1C}	E	< 6% des Hb	
Hämatokrit	E	m: 41 – 50% w: 37 – 46%	
Hämoglobin	E	m: 14 – 18 g/dl w: 12 – 16 g/dl	m: 8,7 – 11,2 mmol/l w: 7,5 – 9,9 mmol/l
Harnsäure	S	2,6 – 6,4 mg/dl	155 – 384 µmol/l
Harnstoff	S	10 – 55 mg/dl	1,7 – 9,3 mmol/l
Kalium	S U	3,5 – 5 mmol/l 30 – 100 mmol/24 h	